HANDBUCH DER NEUROLOGIE

HERAUSGEGEBEN

VON

O. BUMKE UND O. FOERSTER
MÜNCHEN   BRESLAU

ZWEITER BAND

ALLGEMEINE NEUROLOGIE II
EXPERIMENTELLE PHYSIOLOGIE

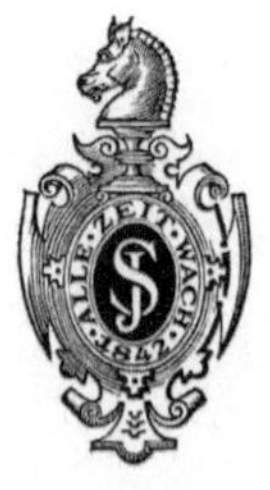

BERLIN

VERLAG VON JULIUS SPRINGER

1937

EXPERIMENTELLE PHYSIOLOGIE

BEARBEITET VON

H. BERGER · E. TH. v. BRÜCKE · J. G. DUSSER DE BARENNE
J. P. KARPLUS † · M. A. KENNARD · R. MAIR · G. G. J. RADEMAKER
E. SCHILF · K. WACHHOLDER · H. WINTERSTEIN · H. G. WOLFF

MIT 137 ABBILDUNGEN

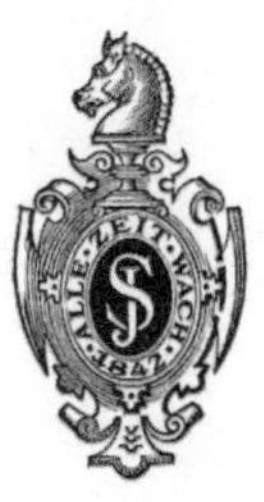

BERLIN
VERLAG VON JULIUS SPRINGER
1937

ISBN 978-3-642-48487-2   ISBN 978-3-642-48554-1 (eBook)
DOI 10.1007/978-3-642-48554-1

Inhaltsverzeichnis.

Seite

Allgemeine Muskelphysiologie. Von Professor Dr. K. Wachholder-Rostock . . 1

I. Die drei Grundarten seelischer Einwirkungsmöglichkeit auf die Muskulatur und die zugehörigen drei Grundformen funktioneller Muskelbeanspruchung 1

II. Das Substrat der Muskelfunktionen 2
  1. Histologischer Aufbau und submikroskopischer Feinbau der Muskulatur . 2
  2. Physikalischer Zustand der Muskulatur. Verhalten gegenüber Dehnung (Plastizität, Elastizität) 6
  3. Das chemische Substrat für die mechanischen Eigenschaften der Muskeln . 10

III. Die Reizung und Erregung der Muskulatur 10
  1. Die Kennzeichen der Erregung. Änderung der Durchlässigkeit, Aktionsströme 10
  2. Direkte und indirekte Reizbarkeit 12
  3. Erregungsübertragung vom Nerv zum Muskel und Abstufung der Erregung 13

IV. Die gewöhnliche tetanische Form der Kontraktion (Arbeitsleistung) 16
  1. Mechanik von Zuckung und Tetanus 16
  2. Begleiterscheinungen und Folgen der Arbeitsbeanspruchung (primäre Ankurbelung, Ermüdung, Abnutzung, Training) 21
  3. Energetik und Chemie der Arbeitsleistung 27

V. Starrezustände, Kontrakturen und tonische Kontraktionen 30

Literatur 34

Allgemeine Muskelmechanik. Von Professor Dr. R. Mair-Berlin.
(Mit 22 Abbildungen) 37

  Einleitung 37

I. Allgemeiner Teil 38
  Begriffsbestimmung S. 38. — Zugrichtung und Spannungsgröße S. 40.

II. Besonderer Teil 46
  Kinetik S. 46. — Kräftepaare S. 47. — Wirkung der Kräfte, die an einem starren Körper angreifen S. 49. — Das ebene, um eine feste Achse drehbare zweigliedrige Gelenksystem S. 50. — Das reduzierte System S. 52. — Über die Drehungsmomente der Muskeln S. 53. — Bestimmung der Drehungsmomente S. 54. — Über die Drehungsmomente der Schwere und Muskeln S. 55. — Gleichgewicht zwischen Schwere und Muskeln am beschränkt beweglichen zweigliedrigen System S. 57. — Das kinetische Maß eines Muskels (O. Fischer) oder das Drehungsverhältnis eines Muskels (R. Fick) S. 62. — Mechanologie und Allergismus (geführte Wirkung der Muskeln S. 66.

Literatur 68

Grundbegriffe der allgemeinen Nervenphysiologie. Von Professor Dr. H. Winterstein-Istanbul 69

I. Einige Begriffe der allgemeinen Physiologie 69
  Reiz, Reizbarkeit, Erregung, Erregbarkeit S. 69. — Alles-oder-Nichts-Gesetz, Erregungsleitung, Dekrement S. 73. — Refraktärstadium, Rhythmik und Automatie S. 76. — Reaktionsförderung und Reaktionshemmung S. 77. — Ermüdung S. 78.

II. Einige spezielle Begriffe der Nervenphysiologie 80
  Reflexe S. 80. — Automatie und Tonus S. 81. — Zentrentheorie S. 82. — Shock S. 85. — Gestalttheorie S. 85.

Literatur 87

Die Leistungen des normalen Rückenmarks. Von Professor Dr. E. Th. v. Brücke-Innsbruck. (Mit 19 Abbildungen) 88

  Einleitung 88

Seite

I. Grundlagen der Reflexlehre. Die spinalen Reflexe 89
  1. Die Fiktion des isolierten Reflexes 89
  2. Die Receptoren 89
  3. Die motorische Einheit 91
  4. Die Reaktion des motorischen Neurons 92
  5. Einteilung der Reflexe 94
II. Reflexkoordination 95
  1. Die elementare Abstufung der Reflexe im einzelnen Muskel 95
  2. Die „maximale" reflektorische Erregung des Einzelmuskels 96
  3. Die Okklusion 97
  4. Gegenseitige Förderung der Reflexe (Summation und Bahnung) 98
  5. Hemmung 103
  6. Die elementare intermuskuläre Koordination 108
III. Die zeitliche Koordination der Reflexe 111
  1. Der Reflexnachschub (Recruitment) 111
  2. Nachentladung 112
  3. Die Rückprallkontraktion (Rebound) 113
  4. Rhythmische Reflexe 115
  5. Die refraktäre Phase 120
  6. Die übernormale Phase 124
IV. Tonische Reflexe 124
  1. Spinale Impulse bei tonischen Reflexen 126
  2. Zum nervösen Mechanismus der Haltung 129
  3. Zur Frage spezifisch tonischer spinaler Erregungen 132
  4. Die Verlängerungs- und Verkürzungsreaktion 134
    Anhang: Vegetative Reflexe 135
V. Der Zeitfaktor im Reflexgeschehen 138
  1. Reflexzeit 140
  2. Die Variabilität der Zeiterregbarkeit im Bereiche des Reflexbogens . . . 144
  3. Sensible Chronaxie und zentrale Ansprechbarkeit 147
VI. Die Wandelbarkeit der Reizbeantwortung bei Reflexen 150
  1. Die Reflexumkehr 151
  2. Schaltungen 153
  3. Vegetativ-nervöse und humorale Einflüsse auf die Reflextätigkeit des soma-
    tischen Systems 156
VII. Die Leistungen des isolierten Rückenmarks und seiner Segmente 157
  1. Der „spinale Shock" 157
  2. Das spinale Tier 159
  3. Isolierte spinale Segmente 162
  4. Die segmentale Innervation 163
VIII. Spinale Automatie 169
    Anhang: Die nervöse Steuerung der Atmung 172
IX. Reflex und ganzheitliche Gestaltung 177
Literatur 179

Experimentelle Physiologie des Hirnstammes. (Mit Ausnahme der vegetativen
Funktionen.) Von Professor Dr. G. G. J. RADEMAKER-Leyden. (Mit 14 Abbildungen) 187
Das dezerebrierte Tier 188
Das großhirnlose Tier (Striatum-, Thalamus- und Mittelhirntier) 207
  Mesencephalon S. 224. — Hypothalamus S. 226. — Thalamus opticus S. 227. —
Corpus striatum S. 229.
Literatur 231

Experimentelle Physiologie des Kleinhirns. Von Professor Dr. J. G. DUSSER DE
BARENNE-New Haven (Conn. USA.). (Mit 5 Abbildungen) 235
Einleitung 235
Die Exstirpationsversuche 236
Die Reizversuche 243
Besprechung der experimentellen Ergebnisse 246
Das Lokalisationsproblem in der Kleinhirnrinde 261
Schlußbetrachtungen 266
Literatur 267

Seite

Physiologie der Grosshirnrinde. Von Professor Dr. J. G. Dusser de Barenne-New Haven (Conn. USA.). (Mit 31 Abbildungen). 268

Einleitung 268
Die Untersuchungsmethoden 272
Die Reizmethoden 272
Die Ergebnisse der Reizversuche 276
Die Ergebnisse der lokalen Strychninvergiftung der Rinde 290
Die elektrobiologischen Erscheinungen der Hirnrinde 292
Die Ergebnisse der Ausschaltungsversuche 296
   1. Die Ergebnisse der lokalisierten Ausschaltungen 296
   2. Das senso-motorische Gebiet bei der Katze und beim Hunde 296
Die Sehrinde 300
Die Hörsphäre 302
Die Riech- und Geschmackssphären 303
Der Frontallappen 303
Die Totalexstirpation der Großhirnrinde 304
Zum Problem der funktionellen Lokalisation in der Rinde 310
Literatur 317

Die bedingte Reaktion. Von Dr. H. G. Wolff-New York. (Mit 2 Abbildungen) . . . 320
Überblick 320
Methode. 325
Bedingte Reaktionen und ihre Eigenschaften 326
Die Größe bedingter Reaktionen 330
Die Stabilität bedingter Reaktionen und Faktoren, die sie stören 331
Die Voraussagbarkeit bedingter Reaktionen 332
Die Versuchstiere 332
Tierpersönlichkeit und Reaktionstypus 336
Die Wirkung der Überbeanspruchung 337
Die Wirkung von Chemikalien 342
Schwellenändernde Prozesse 348
Schlaf. 349
Lokalisation der Funktion 349
Vergleichende Physiologie der bedingten Reaktion 351
Die Bedeutung des Studiums bedingter Reize für die Psychobiologie 355
Literatur 356

Physiologie des vegetativen Nervensystems.

Physiologie der peripheren Apparate (periphere Nerven und Wurzeln).
Von Professor Dr. E. Schilf-Berlin. (Mit 4 Abbildungen) 359
  I. Einleitung 359
  II. Allgemeiner Teil 365
    1. Allgemeine Physiologie 365
    2. Pharmakologie 371
  III. Spezieller Teil 377
    1. Die Beziehung des autonomen Nervensystems zu den somatisch versorgten Organen 377
      a) Histologische Befunde 377
      b) Histologische Veränderungen im autonom denervierten Muskel . . . 378
      c) Experimentelle Angaben 379
    2. Innervation des Kreislaufapparates 382
    3. Innervation der glatten Muskeln des Auges 391
    4. Innervation der Bronchien 391
    5. Sekretion der Bronchialschleimhaut 392
    6. Innervation des Oesophagus und des Magens 392
    7. Innervation des Darmes einschl. der dazu gehörenden Drüsen 392
    8. Innervation der Speicheldrüsen 392
    9. Innervation der Schweißdrüsen 393
   10. Innervation der harnbereitenden und harnabführenden Organe 396
   11. Innervation der innersekretorischen Drüsen 397
    Anhang: Das Problem der übertragenen Schmerzen („referred pain") . . . 399
Literatur 399

Seite

Die Physiologie der vegetativen Zentren. (Auf Grund experimenteller Erfahrungen.) Von Professor Dr. J. P. KARPLUS †-Wien. (Mit 14 Abbildungen) . . 402

   I. Einleitung 402

  II. Segmentale Zentren 402

     1. Zusammenfassende Darstellung 402

     2. Einzelne Funktionen 410

 III. Höhere regulierende Zentren 416

     1. Allgemeine Übersicht 416

     2. Cerebrale Beeinflussung des Halssympathicus. Regulierung der Irisbewegungen. Schmerzreflexe 419

     3. Die zentrale Regulierung des Blutkreislaufs 426

     4. Die zentrale Regulierung der Schweißsekretion 431

     5. Gehirn und innere Organe 435

     6. Einfluß vegetativer Zentren auf Drüsen mit innerer Sekretion. Ist das Gehirn als eine Drüse mit innerer Sekretion anzusehen? 438

     7. Die zentrale Wärmeregulierung 445

     8. Die zentrale Regulierung des Stoffwechsels 449

       a) Zuckerstoffwechsel 449

       b) Wasser- und Salzstoffwechsel 452

       c) Fettstoffwechsel. Genitalatrophie 454

       d) Eiweißstoffwechsel. Purinkörper 455

       e) Allgemeines über Stoffwechselzentren 455

     9. Anhang: Trophik, Tonus, Schlaf 459

 IV. Zusammenfassende Bemerkungen 461

  Literatur 467

The Cortical Influence on the Autonomic Nervous System.
By Dr. MARGARET A. KENNARD-New Haven (Conn. USA.). 476

   I. Effect of Psychic Phenomena on the Autonomic System 476

  II. Cardiovascular System 477

 III. Sweating 483

 IV. Pilomotor Effect 484

  V. Gastro-intestinal Activity 484

 VI. Respiration 485

VII. Micturition 485

VIII. Pupillary Changes 486

Discussion 487

  Bibliography 489

Physiologische Begleiterscheinungen psychischer Vorgänge.
Von Professor Dr. H. BERGER-Jena. (Mit 26 Abbildungen) 492

Ausdrucksbewegungen 492

Pupille 495

Willkürliche Muskulatur 497

Atmung 502

Blutzirkulation 505

Speicheldrüsen und Abdominalorgane 515

Stoffwechsel 517

Körper- und Gehirntemperatur 518

Galvanischer Hautreflex 520

Allgemeines und Elektrencephalogramm 521

Literatur 523

Namenverzeichnis 527

Sachverzeichnis 538

Allgemeine Muskelphysiologie.

Von KURT WACHHOLDER-Rostock.

I. Die drei Grundarten seelischer Einwirkungsmöglichkeit auf die Muskulatur und die zugehörigen drei Grundformen funktioneller Muskelbeanspruchung.

Wenn der Neurologe sich über den Funktionszustand des Nervensystems seiner Patienten Rechenschaft ablegen will, so kann er dies im allgemeinen nur auf die Weise tun, daß er sich nicht an die Reaktionen des Nervensystems selbst hält, sondern an diejenigen der zugehörigen Erfolgsorgane. Dies zwingt ihn, die in normalen und pathologischen Zuständen zu erwartende spezifische Funktionsmöglichkeit dieser Erfolgsorgane in Rechnung zu stellen. Dementsprechend wurde die Aufgabe des vorliegenden Beitrages darin erblickt, klar herauszuarbeiten, was von den Funktionsweisen und -zuständen der Muskulatur als des Haupterfolgsorganes des Nervensystems derzeit bekannt ist, und was dementsprechend vom Neurologen berücksichtigt werden muß.

Aber nicht nur der Neurologe, sondern auch der Psychiater hat dies zu tun, wenn er sich leiten läßt von der wohlbegründeten Anschauung, daß sich die innersten seelischen Regungen eines Menschen mit am deutlichsten in der Eigenart seiner Haltung und Bewegung widerspiegeln, und wenn er sich demgemäß ebenso wie der Neurologe von der aktiven und passiven Bewegungsmöglichkeit der Gliedmaßen zu überzeugen pflegt. Die hier vom Psychiater ausgenutzte letzte Abhängigkeit des muskulären Verhaltens von seelischen Einflüssen zwingt aber nun wiederum den Neurologen und ebenso den Physiologen sich seinerseits darüber klar zu werden, daß auch seine Untersuchungsergebnisse letzten Endes von diesen seelischen Einwirkungen abhängig sind. Bei genauerem Zusehen ergibt sich, daß der allgemeine neurologische Untersuchungsgang dem in der Tat Rechnung trägt, indem er auf die Prüfung der folgenden Grundarten seelischer Einwirkungsmöglichkeiten auf die Muskulatur (WACHHOLDER) aufgebaut ist, nämlich 1. auf die Fähigkeit, durch einen besonderen Willens*entschluß* den Körper oder einzelne seiner Glieder aktiv gegen die Umwelt bewegen zu können (Prüfung der willkürlichen Bewegungsausführung im allgemeinen und der Bewegungsreflexe im einzelnen); 2. auf die Fähigkeit, durch eine besondere Willens*einstellung* die auf den Körper einwirkenden Umweltskräfte, insbesondere die Schwerkraft kompensieren und so die durch die Bewegung gewonnene Körperhaltung aufrecht erhalten zu können (Prüfung der normalen Körperhaltung im allgemeinen und der Haltungs- und Stellreaktionen z. B. Sehnenreflexe im einzelnen) und 3. auf die Fähigkeit, durch wieder eine andere Willenseinstellung (RIEGER) sich einem Wechsel der Umweltskräfte möglichst widerstandslos durch einen Wechsel der Gliedstellung anpassen zu können (Prüfung der passiven Beweglichkeit der Glieder). Für die Muskulatur bedeutet dies das Vorhandensein dreier verschiedener Grundformen der Beanspruchung, nämlich 1. die Aufgabe, sich unter Überwindung der Umweltskräfte durch Spannungsentwicklung aktiv verkürzen zu können; 2. die Aufgabe, ihre Länge gegen die dehnenden Umweltskräfte durch Spannungsentwicklung aufrecht erhalten zu können, und 3. die Aufgabe, ihre Länge mit dem Wechsel der Umwelt plastisch verändern zu können.

So dürfte es denn wohl das Gegebene sein, sich auch bei der folgenden Erörterung der wichtigsten an der Muskulatur zu beobachtenden physiologischen und pathophysiologischen Erscheinungen immer wieder an diesen ihren drei Grundfunktionen, also den Funktionen der Bewegung, Haltung und Plastizität zu orientieren. Das heißt, es wird in erster Linie darzustellen sein, welche Mechanismen in der Muskulatur gegeben sind, um diesen drei funktionellen Beanspruchungen gerecht zu werden. Nun ist die 3. Funktion von den beiden erstgenannten so grundverschieden, ja ihnen so diametral entgegengesetzt, daß wir für sie auf alle Fälle nach einem besonderen Mechanismus suchen müssen. Ob auch für jede der beiden ersten Funktionen ein besonderer Mechanismus besteht oder nicht, ist hingegen nicht von vornherein so klar. An und für sich ist beides möglich. Da es sich hier um eine prinzipielle Frage handelt, ist es verständlich, daß über diesen Punkt (das sog. Tonusproblem) seit Jahrzehnten in der physiologischen und klinischen Literatur eine lebhafte, keineswegs schon als abgeschlossen zu betrachtende Diskussion im Gange ist.

Gerade diese Frage würde aber gar nicht zu lösen sein, und überhaupt würde das ganze zu gewinnende Bild einseitig und für den Neurologen auch unvollkommen ausfallen, wenn man sich nur an die quergestreiften Skeletmuskeln des Menschen und der ihm näher stehenden Wirbeltiere halten würde. Es wird vielmehr auch die glatte Muskulatur einzubeziehen sein. Einmal hat es der Neurologe nicht selten auch mit Reaktionen an den glatten Muskeln der Eingeweide zu tun. Zweitens treten bei den glatten Muskeln manche funktionellen Eigentümlichkeiten in ausgeprägtem Maße hervor, welche bei den quergestreiften Muskeln normalerweise nicht ohne weiteres erkennbar sind, weil sie diesen Muskeln im Laufe der Entwicklung mehr oder minder weitgehend abhanden gekommen sind, aber doch nicht so vollständig, daß sie diese nicht unter pathologischen Verhältnissen wiedergewinnen könnten. Bei dieser Sachlage wird auch auf den embryonalen Zustand der Muskulatur wie überhaupt auf deren genetische Verhältnisse einzugehen sein.

II. Das Substrat der Muskelfunktionen.

1. Histologischer Aufbau und submikroskopischer Feinbau der Muskulatur.

Es liegt nahe, sich vor allem anderen zunächst einmal die Muskelsubstanz selbst näher daraufhin anzusehen, ob und wie weit sie schon an und für sich morphologisch oder physikalisch oder chemisch ein den obigen drei Beanspruchungsarten angepaßtes Substrat darstellt. Von histologischen Untersuchungen über einen der obigen Punkte versprach man sich anscheinend am meisten von solchen über den Mechanismus der ersten der drei genannten Grundfunktionen, d. h. über den Mechanismus der Kontraktion. Wenigstens sind besonders zahlreiche histologische Untersuchungen mit dem Ziele ausgeführt worden, die Strukturunterschiede zwischen ruhender langer und aktiv verkürzter Muskulatur festzulegen, und dies nach Möglichkeit nicht nur qualitativ, sondern auch quantitativ (Engelmann, Hürthle, v. Studnitz). Dies geschah in der Hoffnung, aus den histologischen Maßen Aufschluß über die beim Kontraktionsprozesse sich vollziehenden Energieumwandlungen (Quellungen, Oberflächenspannungsänderungen usw.) zu erhalten. Wir wissen jetzt, daß alle diese Versuche als gescheitert zu betrachten sind, daß sie scheitern mußten, weil die elementaren Vorgänge sich gar nicht an Gebilden von mikroskopisch wahrnehmbarer Größenordnung abspielen, sondern an Teilchen von submikroskopischer Kleinheit (Literatur bei Hürthle und Wachholder).

Daß ein solcher Feinbau bestehen müsse, war schon seit längerer Zeit aus der optischen Doppelbrechung der Muskelfasern erschlossen worden. Nach ENGELMANN sind Contractilität und Doppelbrechung zwangsläufig miteinander gekoppelt. Beim quergestreiften Muskel verkürzen sich jedenfalls nur die doppelbrechenden Schichten (HÜRTHLE). STÜBEL fand nun, daß beim quergestreiften Muskel sowohl eine „Eigendoppelbrechung" als auch eine „Stäbchendoppelbrechung" besteht. Daraus ergibt sich, daß die Muskelfibrillen aufgebaut sind aus submikroskopisch großen, eigendoppelbrechenden (und darum wahrscheinlich krystalloiden) Stäbchen, die mit ihren Längsachsen parallel liegend in ein andersbrechendes Medium eingebettet sind. Bei der Kontraktion nimmt die Doppelbrechung stark ab, selbst dann, wenn man die eigentliche Verkürzung verhindert (v. MURALT). Die Abnahme ist demnach nicht als eine Folge der Gestaltsveränderung zu betrachten, sondern als ein integrierender Bestandteil des Kontraktionsprozesses. Der hieraus zu ziehende Schluß, daß die Elementarvorgänge sich unter Änderungen des submikroskopischen Feinbaues vollziehen, wird vollkommen bestätigt durch röntgenspektrographisch gewonnene Ergebnisse. Der ruhende Muskel liefert ein typisches Faserdiagramm, also das Diagramm einer Substanz mit krystallinischen, parallel geordneten Elementarteilchen. Mit der Kontraktion verschwindet dieses Diagramm mehr oder weniger (K. H. MEYER, BOEHM). Es ist nur noch strittig, ob die beobachteten Änderungen der Doppelbrechung und des Röntgendiagramms auf eine Änderung an den Elementarteilchen selbst oder auf eine Störung ihrer Ordnung zueinander zu beziehen sind. Da die vom quergestreiften Muskel des Frosches und Kaninchens sowie vom glatten Schließmuskel der Teichmuschel erhaltenen Diagramme übereinstimmen, muß man annehmen, daß der elementare Feinbau und damit das morphologische Substrat für den Kontraktionsprozeß und sowohl auch dieser selbst bei allen Muskeln im Prinzip gleich ist. Mehr kann man zur Zeit nicht sagen; denn solange die obige Alternative nicht zu klären ist, bleibt das Kernproblem des eigentlichen Wesens des Kontraktionsvorganges nach wie vor völlig im Dunkeln.

Es ist verständlich, daß unter diesen Umständen auch denjenigen Bemühungen kein voller Erfolg beschieden sein konnte, welche die zwischen den verschiedenen Muskeln bestehenden Unterschiede in der Schnelligkeit und Dauerhaftigkeit des Kontraktionsvermögens und in der Art der funktionellen Beanspruchung mit Unterschieden in der Dicke der einzelnen Muskelfasern (GRÜTZNER, BONHOEFFER) oder mit solchen ihrer Anordnung zueinander, sog. Fibrillen- oder Säulchenfelderung (PAUKUL, BOZLER, KRUEGER) in Verbindung bringen wollen. Die Annahme, daß in dieser Hinsicht durchgehende feste Beziehungen bestehen, ist schon von ROLLETT, KNOLL und SCHAFFER widerlegt worden. Nach neueren Untersuchungen kann nicht einmal das Fehlen oder Bestehen der Querstreifung als durchgreifendes biologisches Kriterium angesehen werden. Jedenfalls ist die alte Einteilung in glatte und quergestreifte Muskeln an Hand der Ergebnisse der physiologischen und pharmakologischen Analyse als durchaus unzweckmäßig zu bezeichnen (RIESSER). Sie entspricht nicht, wie man meist fälschlicherweise meint, der biologisch funktionellen Einteilung in Haltungs- und Bewegungsmuskeln. Dasselbe gilt auch für Unterschiede im Kernreichtum und in der Farbe (RANVIER). Gerade den letzteren Unterschied, ob weiße oder rote Muskelfarbe, findet man auch heute noch immer wieder als sicheres Kriterium dafür angegeben, ob ein schnell zuckender „Bewegungsmuskel" oder ein langsamer sich verkürzender „Haltungsmuskel" vorliegt. So häufig dies auch zutreffen mag (z. B. bei den zwei- und eingelenkigen Streckern von Kaninchen und Katzen (ROBERTS), so vielfache Ausnahmen gibt es doch davon (ROLLET, KNOLL). Für die vorhandenen funktionellen Unterschiede in der chemischen

Zusammensetzung und Reaktionsfähigkeit ist die Farbe vollends ein ganz unzuverlässiges Kriterium (WACHHOLDER und QUENSEL). Beim Menschen sind übrigens alle Skeletmuskeln ausgesprochen rot mit nur ganz schwachen Unterschieden. Ferner sind nach WOHLFART schon in jedem primären Faserbündel dünne und dicke Fasern miteinander gemischt. In den Augenmuskeln sind einzelne dicke Fasern mit Säulchenfelderung und viele dünne mit Fibrillenfelderung zu finden. Für primäre Myopathien soll eine regellose Mischung von normalgroßen mit zahlreichen hypertrophischen Fasern charakteristisch sein.

Von der SHERRINGTONschen Schule (DENNY BROWN) wird derzeit sogar überhaupt jegliches Bestehen eines histologischen Kriteriums der Unterschiede im Kontraktionsprozeß geleugnet. Ehe man soweit gehen darf, bedarf es aber doch wohl nochmaliger eingehender vergleichender Untersuchungen, in denen, was bisher nicht oder nur ungenügend geschehen ist, histologischer Bau, physiologische und physiologisch-chemische Funktionseigentümlichkeiten und biologische Beanspruchungsunterschiede der verschiedenen Muskeln gleichzeitig berücksichtigt werden. Insbesondere wird hierbei auf die nicht fibrillär differenzierten Bestandteile der Muskeln zu achten sein. also auf das *Sarkoplasma* und die in ihm enthaltenen sog. interstitiellen Körner; denn in bezug auf den Gehalt an letzterem gibt auch die SHERRINGTONsche Schule einen erheblichen Unterschied zwischen biologisch verschieden langdauernd beanspruchten Muskeln zu.

Neuere exakte Untersuchungen über den Sarkoplasmagehalt der verschiedenen Muskeln (ältere siehe KNOLL) sind schon deshalb dringend wünschenswert, weil dem Sarkoplasma nach einer von BOTTAZZI aufgestellten, vielbeachteten Theorie eine besondere Fähigkeit zu langsamer, sog. tonischer Kontraktion zugeschrieben wird, welche im speziellen Dienste der zweiten Grundfunktion, also der Haltungsaufgabe stehen soll. Dabei wäre auch auf die neuestens von ROSKIN betonte Unterscheidbarkeit von rein trophischem Sarkoplasma und speziellem Kinoplasma als fraglichem kontraktilen Apparat zu achten. Daß der normale Skeletmuskel der Säugetiere und des Menschen neben der Fähigkeit zur schnellen Zuckung noch die Fähigkeit zu einer zweiten trägen und träg sich ausbreitenden Kontraktionsform besitzt — anscheinend von derselben Art, wie wir sie bei der Entartungsreaktion als sog. wurmförmige Kontraktion allein nur noch finden — ist nach einer Reihe von neueren Befunden nicht mehr zu bestreiten (s. S. 32). BOTTAZZI selbst hat eine Reihe von wichtigen Belegen dafür beigebracht. Fraglich ist nur, ob man für diese zweite Art sich zu verkürzen ein besonderes Substrat, und zwar das Sarkoplasma, postulieren darf oder gar muß. Letzteres ist nun von vornherein nicht notwendig, weil auch eine andere Erklärungsmöglichkeit besteht, nämlich diejenige, daß nur ein einziges Verkürzungssubstrat besteht (der fibrilläre Apparat) aber mit einer zweifachen Art der Erregbarkeit, von denen die eine die schnelle Zuckung, die andere die träge Kontraktion zur Folge hat (GASSER). Eine eindeutige Entscheidung für oder gegen die Sarkoplasmatheorie kann nur durch direkte histologische Beobachtungen erbracht werden. Bei solchen ist aber, nachdem es im Laufe der normalen Entwicklung zur Ausbildung von Fribillen gekommen war, bei allen Kontraktionen bisher immer nur das histologische Bild verkürzter Fibrillen gefunden worden. Dies trifft auch für die einzige bisher daraufhin untersuchte Kontraktur zu, bei welcher sich sogar ein allem Anscheine nach passives Zusammengeschobensein des Sarkoplasmas zeigte (BOZLER). Nach ROSKIN hat es sich hier allerdings nur um trophisches Sarkoplasma und nicht um eigentliches Kinoplasma gehandelt. Weiter spricht sehr gegen die Theorie, daß nach KNOLL sowie nach BOERNER-PATZELT, wenn man verschiedene Muskeln vergleicht, Sarkoplasmagehalt und Dauerkontraktionsfähigkeit durchaus nicht immer parallel gehen. Vor allem ist es nicht richtig, den glatten Muskel schlankweg als besonders sarkoplasmareich zu bezeichnen. Dies wird vielfach nur durch die wenig abweichende Lichtbrechung seiner besonders feinen und dichtgepackten Fibrillen vorgetäuscht. Für die Theorie läßt sich nur anführen, daß bei embryonalen Muskelfasern OLIVO sowie RENYI und HOGUE schon vor der Fibrillenbildung Kontraktionen beobachteten. Aber auch die Zurückführung dieser Kontraktionen auf das Sarkoplasma ist nicht unbestritten geblieben, da andere Autoren in den sich kontrahierenden Fasern jedesmal schon Reihen von doppelbrechenden Körnchen, also Andeutungen von Querstreifung feststellten (FRIEDHEIM, PÉTERFI und WILLIAMS). Die von diesen letzten Autoren beobachteten Fasern verkürzten sich aber nicht (nicht mehr?) auf mechanische Reize, welche nach RENYI in den völlig undifferenzierten Fasern spezifisch die Kontraktionen auslösen sollen. Nimmt man noch hinzu, daß das Protoplasma der Pseudopodien vieler Einzeller eine ganz eindeutige Fähigkeit zur Zusammenballung besitzt, so ist nach alledem nicht von der Hand zu weisen, daß auch die Kontraktionen der Muskeln in der genetisch frühesten Stufe durch eine Verkürzung oder besser gesagt Zusammenballung des Sarkoplasmas zustande kommen mögen. Das würde aber nach den obigen Ausführungen heißen, daß später mit der Entwicklung der für gerichtete Zugwirkungen viel besser geeigneten Fibrillen die Muskulatur die Fähigkeit zur Sarkoplasmaverkürzung entweder eingebüßt hat oder auch möglicherweise nur nicht mehr zur Geltung bringen kann.

Nun ist aber, wie weiter unten noch näher zu belegen sein wird, ebenso wie beim Nervensystem (z. B. beim BABINSKISCHEN Phänomen) so auch bei der Muskulatur die allgemeine Tendenz zu beobachten, genetisch ältere Mechanismen, welche mit der Entwicklung jüngerer Mechanismen für den normalen Betrieb ausgeschaltet wurden, in pathologischen Zuständen wieder zur Auswirkung kommen zu lassen. Danach ist es als durchaus nicht so fernliegend zu bezeichnen, daß auch die Sarkoplasmakontraktion unter pathologischen Umständen wieder eine Rolle spielte. Gerade für die Entartungsreaktion wäre dies durchaus denkbar, da sich hier auch andere Eigenschaften, z. B. die mechanische Reizbarkeit, wiederfinden, welche für die primären ontogenetischen Stufen in welchen die Muskulatur noch nicht oder noch nicht genügend neurotisiert war, charakteristisch sind.

Sollten nun die dringend zu wünschenden histologischen Untersuchungen wirklich ergeben, daß unter pathologischen oder gar auch unter normalen Umständen besondere Sarkoplasmakontraktionen vorkommen, so wäre damit aber immer noch keine Stütze für die auch geäußerte Ansicht gegeben, daß wir im Sarkoplasma das Substrat eines besonderen Sperrmechanismus im Dienste der Haltungsfunktion zu erblicken haben. Eine Versteifung durch vorübergehende starke Erhöhung der Viscosität wäre zwar bei dem kolloidalen Zustande der Muskelsubstanz durchaus denkbar (v. KRIES). Eine solche müßte aber der Verkürzung einen ebenso hohen Widerstand entgegensetzen wie der Verlängerung. Dies wurde jedoch von BOZLER beim Schließmuskel der Muschel, dem Paradigma der „Sperrmuskulatur", nicht gefunden. Damit fehlt also zur Zeit jede morphologische wie auch physikalisch-chemische experimentelle Grundlage für die Annahme eines besonderen Sperrmechanismus.

Beide Arten von Grundlagen sind dagegen vorhanden für die dritte der obengenannten Grundfunktionen, also für die Fähigkeit der plastischen Änderung der Ruhelänge der Muskeln. GRÜTZNER hat nämlich durch direkte histologische Messungen gezeigt, daß die glatten Muskeln in der Wand unserer Hohlorgane (z. B. der Blase), welche bei deren wechselnder Füllung besonders stark plastisch beansprucht werden, dieser Aufgabe neben einer Verschiebung der Muskelzellen gegeneinander vor allem auch durch eine plastische Änderung der Länge der einzelnen Zellen nachkommen (s. auch HAEGGQUIST).

2. Physikalischer Zustand der Muskulatur. Verhalten gegenüber Dehnung (Plastizität, Elastizität).

Da ein tieferes Verständnis der Muskeltätigkeit zweifellos an eine genaue Kenntnis der physikalischen Eigenschaften der Muskelsubstanz gebunden ist, sind diese schon sehr frühzeitig (E. Weber 1846) Gegenstand der Untersuchung geworden. Insbesondere hat sich eine lebhafte Diskussion darüber erhoben, ob der physikalische Zustand der Muskelsubstanz als flüssig oder als fest zu bezeichnen sei. Wir wissen jetzt, daß in dieser Beziehung sehr erhebliche Unterschiede bestehen. Jordan stellt eine phylogenetische Stufenleiter auf, welche mit den ganz flüssigen Pseudopodien von Sarkodinen beginnt. Dann folgen die Muskeln von Meeresweichtieren (Aktinien), welche sich ebenfalls stets wie eine Flüssigkeit verhalten, aber wie eine solche mit sehr hoher Viscosität, etwa wie noch nicht vulkanisierter Kautschuk. Genau so wie dieser sind sie vollkommen plastisch, d. h. gedehnt geraten sie nicht in einen Zustand elastischer Spannung und verkürzen sich daher nach Fortfall der Dehnung auch nicht wieder. Sie haben nicht eine einzige feste Ruhelänge, sondern sie können spannungslos in den verschiedensten Längen verharren. Mit diesem physikalischen Zustande ist begreiflicherweise das Vorhandensein stärkerer Spannungen, sei es innerer Kontraktions- oder äußerer Dehnungsspannungen, unverträglich. Derartige Muskeln sind demnach nur für Weichtiere brauchbar und dann auch nur für solche, welche im Meere leben, wo sie nur geringen Spannungsbeanspruchungen ausgesetzt sind. Bei auf dem Lande lebenden Weichtieren (Schnecken) findet sich die nächste Stufe, nämlich Muskeln, welche sich im ruhenden Zustande noch ebenso verhalten, welche aber bei Reizung fest werden oder, besser gesagt, dehnenden Kräften gegenüber die Eigenschaften vulkanisierten Kautschuks annehmen. Nach Jordan stehen auch die glatten Muskeln unserer Eingeweidehohlorgane noch auf dieser Stufe, während unsere Skeletmuskeln eine weitere letzte Stufe erreicht haben, nämlich schon in der Ruhe fest sein bzw. sich wie vulkanisierter Kautschuk verhalten sollen.

In der Tat erweisen sich die glatten Muskeln der Wirbeltiere schon im ausgeschnittenen Zustande als sehr unvollkommen elastisch und im ganzen Körperverbande müssen viele von ihnen vollends als im weiten Bereiche plastisch bezeichnet werden. Erwähnt wurde ja schon, daß nach Gruetzner die Fähigkeit der Harnblase und des Magens sich dem Wechsel ihres Inhaltes so anzupassen, daß der Binnendruck gleich bleibt (Mosso), wenigstens zum guten Teile auf einer Änderung der Ruhelänge der glatten Muskelzellen ihrer Wände beruht. Daß die Muskeln wirklich nur im ruhenden, ungereizten Zustande diese Fähigkeit besitzen, dafür spricht unter anderem sehr die Erfahrung, daß bei allen möglichen pathologischen Reizzuständen der Harnblase deren Binnendruck schon bei ganz geringer Füllung so groß wird, daß das Gefühl des Harndranges auftritt.

Es ist auch nicht zu bezweifeln, daß das elastische Verhalten bei den quergestreiften Skeletmuskeln sehr viel ausgesprochener ist, ja, daß man diese Muskeln im ausgeschnittenen Zustande nach ihrem Verhalten raschen Dehnungen gegenüber sogar als praktisch vollkommen elastisch bezeichnen kann. Sie zeigen dann nur eine elastische Ruhelänge. Bei Dehnung nimmt ihre Spannung zu, und zwar anfangs weniger und dann immer stärker. D. h. mit zunehmender Dehnung steigt der Elastizitätsmodul, es tritt ebenso wie beim Kautschuk eine Erhöhung der Zerreißfestigkeit ein. Dieses fand ten Horn auch bei den noch im Körperverband befindlichen Muskeln von nach Sauerbruch Amputierten. Bei längerdauernden Dehnungen zeigt sich aber, daß doch kein prinzipieller Unterschied zwischen glatten und quergestreiften Wirbeltiermuskeln besteht, sondern nur ein quantitativer. Denn unter diesen Umständen erweisen sich auch die ausgeschnittenen quergestreiften Muskeln als unvollkommen elastisch, bzw. als bis zu einem gewissen Grade plastisch. Innerhalb der Skeletmuskeln bestehen in dieser Beziehung wiederum recht erhebliche Unterschiede, indem die Haltungsmuskeln diese Fähigkeit noch in recht beträchtlichem Maße aufweisen, die phylogenetisch am weitesten entwickelten Bewegungsmuskeln — wenigstens im ausgeschnittenen Zustande — hingegen nur noch andeutungsweise (SOMMERKAMP, WACHHOLDER). Über den Muskel als viscös-elastisches System siehe LEVIN und WYMAN, SULZER, BOUCKART, CAPELLEN und DE BLENDE, BOZLER.

Die Frage, wie sich unsere Gliedermuskeln in dieser Beziehung im intakten Organismus verhalten, ist zuerst von GRUETZNER aufgeworfen worden. Diese Frage ist dann von WACHHOLDER und ALTENBURGER experimentell dahin beantwortet worden, daß unsere Glieder nicht nur *eine* elastische Ruhelage haben, sondern daß innerhalb eines mittleren Bewegungsbereiches jede beliebige Gliedstellung zur elastischen Ruhelage des Gliedes werden kann. So können bei unserer Hand nach Ausschaltung der Schwerkraft alle Stellungen zwischen 30^0 volar und 5^0 dorsal ohne jede Muskelanspannung beibehalten werden. Am Arm scheint das nach Härtemessungen am Biceps (SPRINGER) in allen Stellungen zwischen 80^0 und 150^0 Beugung im Ellbogengelenk möglich zu sein. Aus diesen und noch anderen Befunden (WACHHOLDER) ist der Schluß zu ziehen, daß unsere Skeletmuskeln unter normalen Umständen zumindest innerhalb des durch den mittleren Bewegungsbereich unserer Glieder gegebenen Umfanges ihre elastischen Ruhelängen zu verändern vermögen. Wichtig — und zwar auch praktisch klinisch wichtig — ist dabei, daß sie dies auf keinen Fall ohne weiteres bei einer passiven Bewegung der Glieder tun, sondern immer nur auf Grund einer besonderen psychischen Einstellung des Untersuchten (adaptative Einstellung v. WEIZSAECKERs), wie sie ihm vom Arzt ja durch die Worte: Locker lassen u. dgl. suggeriert wird.

Der physiologische Mechanismus dieses Adaptationsvorganges ist zur Zeit noch völlig dunkel. Auf Grund mancher Befunde könnte man an eine Beeinflussung auf dem Wege über die autonomen Nerven denken, sichere experimentelle Befunde dafür oder dagegen fehlen aber völlig. Wie dem auch sein mag, jedenfalls muß man wohl klinisch bei der Deutung mancher Fälle von Hypertonie neben anderem auch an eine Erschwerung oder gar Unmöglichkeit einer solchen Adaptation denken und umgekehrt in anderen Fällen, etwa bei der Katatonie, an eine gesteigerte Neigung hierzu. In manchen pathologischen Fällen handelt es sich aber sicher gar nicht um ein muskuläres, sondern um ein nervös-reflektorisches Phänomen. So fand YOSHIDA bei Rigorkranken nach passiver Beugung in den Beugern, nach Streckung in den Streckern erhebliche reflektorische Anspannungen (Adaptationsreflex von O. FOERSTER). Wurden diese durch leichte Lumbalanästhesie ausgeschaltet, war die jetzt rein muskuläre Adaptation von normaler Größe. Außerdem muß man nach dem eben Ausgeführten noch an psychische Ursachen denken, wenn man pathologische Abweichungen der Plastizität findet.

Weiter ist aber noch zu bedenken, daß man es bei der üblichen klinischen Prüfung des Widerstandes gegen passives Bewegen der Glieder (sog. klinische Tonusprüfung) durchaus nicht immer, ja bei pathologischen Hypertonien wohl nie mit völlig erschlafften Muskeln zu tun hat. Es wird also praktisch immer wohl stets ein Gemisch von zwei Fähigkeiten untersucht werden, nämlich neben der Fähigkeit, die Ruhelänge der Muskeln zu wechseln, noch die Fähigkeit, die aktive tetanische Anspannung der Muskeln so zu variieren, daß sie sich den Längenveränderungen der Muskeln durch die passive Bewegung der Glieder möglichst widerstandslos anpaßt. Über diese letztere Art der Längenadaptation liegen bisher nur ganz spärliche Untersuchungsergebnisse vor (v. Weizsaecker). Sie ist vielleicht die klinisch wichtigere Erscheinung, aber der von ihr überlagerte erstgenannte Mechanismus der Veränderung der Ruhelängen wird durch diese Überlagerung nicht bedeutungslos, wie sich aus der Analyse der normalen willkürlichen Bewegungsausführung ergibt (Wachholder). Dort ist nämlich diese Überlagerung auch feststellbar und es läßt sich zeigen, daß es im gesamten Kräftespiel von nicht geringer Bedeutung ist, daß willkürliche Hin- und Herbewegungen eines Gliedes um eine gleichbleibende elastische Ruhelage desselben ausgeführt werden (Pfahl), während bei einer Einzelbewegung von einer Gliedstellung in eine andere neben der entsprechenden aktiven Innervation der Muskeln noch deren Ruhelängen entsprechend mitverändert werden.

Durch diese Fähigkeit zur Plastizität wird also der Widerstand sowohl gegen eine passive als auch gegen eine aktive Bewegung der Glieder von einer Stellung in eine andere möglichst ausgeschaltet bzw. vermindert. Der trotz dieser möglichsten Verminderung doch noch übrigbleibende Rest von Widerstand gegen passive Bewegung ist das, was von der Klinik seit geraumer Zeit mit dem Namen Tonus belegt worden ist, wobei zunächst ganz offengelassen bleibt, worauf bieser Widerstand im einzelnen beruht. Plastizität und Tonus haben zwar bei oderflächlicher Betrachtung das Eine gemeinsam, daß in beiden Fällen eine Unabhängigkeit von Spannung und Länge zu konstatieren ist. Bei genauerem Zusehen ergibt sich aber, daß es sich doch um Verschiedenes handelt. Plastizität ist Längenänderung bei gleichbleibender Spannung. Tonus, oder besser gesagt tonische Sperrung wäre hingegen Spannungsänderung bei gleichbleibender Länge. Bei Plastizität und Tonus handelt es sich demnach, sowohl was den physiologischen Mechanismus als auch was die funktionelle Bedeutung anbetrifft, um zwei grundverschiedene, ja geradezu entgegengesetzte Dinge. Es ist kaum verständlich, wie man dies übersehen und glauben konnte, aus der Möglichkeit der Plastizität auf die Existenz eines Tonus schließen zu können und so zu der Bezeichnung „plastischer Tonus" kam. Diese Bezeichnung sollte als absolute contradictio in adiectum unbedingt ausgemerzt werden. Jedenfalls muß sich der Kliniker bewußt sein, daß, wenn er die Glieder des Patienten passiv bewegt, er diesem das Eine, das plastische Nachgeben suggeriert, und daß er auch voraussetzt, daß dieser Suggestion voll Folge geleistet wird, daß er aber das andere, den Widerstand, das Nichtnachgeben, als sog. klinischen Tonus allein abschätzt und in seiner Beurteilung verwertet.

Es ist also eine ganz besondere, nunmehr getrennt zu erörternde Frage, ob an diesem Widerstande die elastische Gegenspannung der Muskulatur einen nennenswerten Anteil hat. Auskunft hierüber gibt einmal die objektive Registrierung der Kurven passiver Bewegung menschlicher Glieder unter wachsender Gewichtsbelastung, wie sie von Mosso und Benedicenti, Rieger, Spiegel u. a. mit besonderen Apparaten sog. (Myotonometern) vorgenommen worden ist, und zweitens auch die Messung des elastischen Rückschlages, mit welchem die Glieder bei fehlender Adaptation wieder in ihre Ausgangsstellung zurückstreben (Wachholder und Altenburger). Beide Methoden haben ergeben, daß normalerweise, sofern die Muskeln wirklich erschlafft sind und man sich an den mittleren Bewegungsbereich der Gelenke hält, schon Zugkräfte von weniger als 1 kg genügen, um Gelenkbewegungen von 10—20° und mehr auszulösen. Bei ausgiebigeren passiven Bewegungen sind die erforderlichen Zugkräfte erheblicher. Trotzdem handelt es sich auch dann immer nur um Bruchteile der Schwerkraft der betreffenden Glieder und um wenige Prozent desjenigen Widerstandes, der durch aktive Anspannung der Muskeln aufgebracht werden kann. Außerdem entfällt davon immer noch ein gewisser, wenn wohl auch nicht sehr großer Anteil auf die Dehnung und Verschiebung der anderen Weichteile (Haut, Sehnenscheiden usw.) und auf die Überwindung der Reibung in den Gelenken. Beim normalen Menschen spielen demnach für die Kompensation von Außenkräften zum Zwecke der Aufrechterhaltung unserer Gliedstellungen die Elastizitätskräfte der ruhenden Muskeln sicher nur eine ganz untergeordnete Rolle. Dies dürfte auch bei willkürlich angespannter Muskulatur der Fall sein, da der Elastizitätskoeffizient des kontrahierten Muskels sogar kleiner ist als der des ruhenden. Entgegengesetzte Angaben konnten später nicht bestätigt werden (Literatur bei LINDHARD). Auch bei einer Reihe von chemischen Kontrakturen ist ein niedrigerer Elastizitätsmodul gefunden worden (SCHLEIER, RICHTER) und lediglich bei einigen irreversiblen Starrezuständen, wie z. B. bei der Chloroformstarre ein höherer (VERZÁR). Beim pathologischen Rigor fand v. WEIZSAECKER keine wesentliche Abweichung vom normalen Elastizitätsmodul.

In diesem Zusammenhange muß aber noch der von neurologischer Seite mehrfach stark betonten Erscheinung der sog. Bremsung (RIEGER) gedacht werden. Hierunter versteht man den erst von MOSSO, später von RIEGER, SPIEGEL, KUNTZ und KERPER u. a. erhobenen Befund, daß bei gleichen Zusätzen von dehnenden Gewichten die Gelenkbewegungen zunächst kleiner sind als dann, wenn die ersten 10—15⁰ Drehung vorüber sind. Nach SPIEGEL fehlt die Bremsung bei Hypotonikern und ist bei Hypertonikern besonders ausgeprägt.

Wenn die Bremsung nun eine muskulär bedingte Erscheinung wäre, dann müßte sie auch am ausgeschnittenen Muskel nachweisbar sein, was aber sicher nicht der Fall ist. Sie ist auch nicht bei direkter Dehnung des in situ befindlichen, völlig innervierten Muskels unnarkotisierter Tiere (MCKINLEY und WACHHOLDER) oder Menschen (TEN HORN) vorhanden. Damit fällt auch der Einwand von KUNTZ und KERPER fort, daß sie deshalb beim ausgeschnittenen Muskel nicht mehr nachweisbar sei, weil sie an die Intaktheit seiner sympathischen Innervation gebunden sei. Übrigens fanden entgegen diesen Autoren COATES und TIEGS, daß die Bremsung durch Sympathektomie nicht beeinflußt wird. So bleibt denn nur übrig, daß die Bremsung entweder auf kleinen technischen Fehlern beruht, welche sich zu leicht einschleichen, wenn man statt der einzelnen Muskeln ganze Glieder untersucht (MCKINLEY und WACHHOLDER), oder daß sie nicht ein muskuläres, sondern ein nervös-reflektorisches Phänomen ist (SPIEGEL). Wie dem auch sein mag, jedenfalls ist selbst in den pathologischen Fällen, in welchen sie besonders stark ausgeprägt ist, das Ausmaß der durch sie bedingten Widerstandserhöhung immer noch so gering, daß die ihr für die klinische Tonusmessung zuzuschreibende Bedeutung nicht sehr hoch veranschlagt werden darf. Als Ausdruck eines besonderen muskulären Tonusmechanismus kommt sie keineswegs in Frage.

Fragen wir uns zum Schlusse noch, wieviel sich denn aus der obigen physikalischen Untersuchungen für das Verständnis des Wesens des Kontraktionsmechanismus ergeben hat, so ist zunächst das eine als klargestellt zu betrachten, daß die alte Vorstellung von FICK, nach welcher der Muskel beim Übergang in den tätigen Zustand einfach in einen neuen elastischen Körper mit kürzerer elastischer Ruhelänge verwandelt wird, nicht zutrifft (SULZER). Der Muskel ist überhaupt nicht ein einfacher elastischer Körper, sondern ein solcher mit erheblicher viscöser Dämpfung (GASSER und HILL, LEVIN und WYMAN, BOUCKART, BOZLER u. a.). Aber auch mit der Vorstellung eines viscös-elastischen Systems kommt man noch nicht aus, sondern muß für den Übergang vom ruhenden in den tätigen Zustand noch das Auftreten hypothetischer Anziehungskräfte hinzunehmen (SULZER). Das heißt aber nichts anderes, als daß mit solchen rein physikalischen Untersuchungen der eigentliche Kern des Kontraktionsvorganges nicht erfaßt werden konnte.

3. Das chemische Substrat für die mechanischen Eigenschaften der Muskeln.

Es erhebt sich nunmehr die weitere Frage, ob die oben angeführten physikalischen Eigenschaften des Gesamtmuskels nicht etwa darin begründet sind, daß schon eine oder mehrere der die Muskeln aufbauenden chemischen Substanzen alle diese physikalischen Eigenschaften besitzen. Die Untersuchungen über den submikroskopischen Feinbau legten dies schon nahe (Stuebel), und zwar mußte man, wenn überhaupt, dann an die Eiweißkörper denken (v. Fürth). Nach H. Weber ist nun in der Tat das Gesamtverhalten schon vollkommen in den besonderen Eigenschaften des Muskeleiweißkörpers Myosin wiederzufinden. Dieses Myosin ist nicht nur prozentual betrachtet der Haupteiweißkörper (wenigstens bei den Säugetiermuskeln, z. B. bei den roten und weißen Kaninchenmuskeln mit etwa 40%), sondern es ist auch der am wenigsten flüssige Eiweißkörper und so ziemlich allein das Eiweiß der festesten Bestandteile der Muskeln, also der Fibrillen, und hier wieder speziell der sich allein verkürzenden doppelbrechenden Abschnitte derselben.

Das Myosin hat nun die Eigenschaft, sich innerhalb eines gewissen Bereiches fließend dehnen zu lassen. Es ist stark thixotrop. Das Verhältnis Nachdehnung zu Gesamtdehnung erreicht bei isolierten Myosinfäden den Wert von 0,6 und ist damit ebenso groß wie das von Bouckart, Capellen und de Blende beim ganzen Muskel gemessene Verhältnis. Bei seiner fließenden Dehnung tritt auch schon eine starke Doppelbrechung und ein ausgesprochenes Röntgendiagramm auf, wie es beim Gesamtmuskel mit einer Parallelordnung vorher ungeordneter Fadenmoleküle in Beziehung gebracht worden ist. v. Muralt und Edsall fanden in so verschiedenen Muskeln wie den quergestreiften Skeletmuskeln der Säugetiere und dem glatten Fußmuskel einer Meeresschnecke ein Myosin mit genau den gleichen Eigenschaften. Dies spricht doch sehr für eine wenigstens qualitativ gleiche Grundlage in allen Arten von Muskeln. Worin dann aber die außerordentlich großen quantitativen Unterschiede in der Plastizität der verschiedenen Muskeln begründet sind, das ist chemisch (und auch histologisch) noch nicht untersucht worden.

Nun ist es aber, so sehr in allem Sonstigen Myosinfaden und ganzer Muskel übereinstimmen, bisher auffallenderweise doch noch nicht möglich gewesen, am Myosinfaden mit irgendeinem der bekannten Kontrakturmittel eine nennenswerte Verkürzung zu erzielen. Dies führt Boehm zu der Vermutung, daß die Contractilität vielleicht gar nicht wie die sonstigen mechanischen Eigenschaften allein an die micellare Feinstruktur, wie sie im Myosin gegeben ist, gebunden sei, sondern außerdem auch an eine irgendwie übergeordnete Struktur. Bei diesem Stande der Dinge erübrigt es sich, hier auf die von verschiedenen Seiten aufgestellten kolloidchemischen Kontraktionstheorien näher einzugehen (Literatur bei Boehm).

III. Die Reizung und Erregung der Muskulatur.

1. Die Kennzeichen der Erregung: Änderung der Durchlässigkeit, Aktionsströme.

Wie in allen anderen Organen ist auch im Muskel der Übergang von der Ruhe zur Tätigkeit an das Auftreten eines komplizierten Lebensprozesses gebunden, den wir mit dem kurzen Namen Erregung zu bezeichnen pflegen. Wenigstens trifft dies für alle natürlichen Betätigungen zu. Künstlich kann auch ohne Erregung eine Betätigung des Kontraktionsmechanismus ausgelöst werden.

Als allgemeine Kennzeichen einer jeden Erregung gelten: 1. eine Änderung der Zellmembranen in der Richtung einer Erhöhung ihrer Durchlässigkeit und 2. damit gekoppelt das Auftreten von elektrischen Potentialen in dem Sinne, daß jede erregte Stelle im Verhältnis zu jeder unerregten elektrisch negativ wird. Diese Potentialänderung können wir mit Hilfe von Galvanometern, Oszillographen u. dgl. in der Form der sog. Aktionsströme nachweisen.

Die Frage, ob das erstgenannte Kriterium der Erregung auch beim Muskel nachzuweisen ist, hat aus methodischen Gründen eine recht widerspruchsvolle Beantwortung gefunden. Einzelne Autoren (ACHELIS) haben sogar über Befunde berichtet, welche auf eine Abnahme der Durchlässigkeit hindeuteten. Diese Ergebnisse sind aber bestritten worden, und in neuesten Arbeiten von DUBUISSON sowie von BUCHTHAL scheint eine Widerstandsverminderung gegenüber dem Durchtritt des elektrischen Stromes sichergestellt worden zu sein, die kaum anders als im Sinne einer Durchlässigkeitserhöhung gedeutet werden kann [1].

Von unvergleichlich größerer theoretischer und praktischer Bedeutung ist das zweite Kriterium geworden, liefern uns doch die Aktionsströme nicht nur ein getreues Maß dafür, ob dieser oder jener Muskel an einer speziellen Tätigkeit beteiligt ist oder nicht, sondern auch dafür, zu welchem Zeitpunkte den einzelnen Muskeln und Muskelteilen vom Zentralnervensystem aus Erregungen zufließen, von welcher Frequenz und bis zu einem gewissen Grade auch von welcher Stärke die einzelnen Erregungen sind.

Im Gegensatz zum Herzen, dessen als Elektrokardiogramm bekanntes Aktionsstrombild ein relativ kompliziertes ist, hat beim Skeletmuskel die dem einzelnen Erregungsstoß entsprechende Aktionsstromschwankung eine sehr einfache Form. Sie besteht nämlich bei der üblichen technischen Ableitung von unverletzten Muskeln (beim Menschen am besten mit eingestochenen Nadelelektroden [TRENDELENBURG, WACHHOLDER]) aus einer einfachen Hin- und Herschwankung.

Dabei ist es für die obige Auswertung der Aktionsstrombefunde bedeutungslos, daß noch keine völlige Klarheit darüber herrscht, ob neben dem Erregungsprozeß auch der durch ihn ausgelöste Kontraktionsvorgang an der Entstehung des Aktionsstromes noch einen gewissen Anteil hat (BISHOP und GILSON jr.); denn wenn dies der Fall ist, dann ist dieser Anteil jedenfalls ein sehr geringer. Auch wenn HENRIQUES und LINDHARD entgegen der allgemein herrschenden Lehre damit Recht behalten sollten, daß das Aktionsstrompotential gar nicht ein solches der Muskelfaser selbst ist, sondern ein solches der die Nervenerregung vermittelnden motorischen Endplatte, ändert sich nichts an dem, daß jede einzelne Aktionsstromschwankung uns den Zustrom eines besonderen Erregungsstoßes vom Zentralnervensystem zum Muskel anzeigt.

Voraussetzung für diesen Schluß ist nur, daß die Erregungen dem Muskel ausnahmslos vom Nerven aus zufließen und nicht zum Teil in ihm selbst im Sinne einer Automatie erzeugt werden. Diese Voraussetzung trifft aber für die Skeletmuskulatur des erwachsenen Säugetieres und Menschen bei deren normaler natürlicher Betätigung vollkommen zu. Im ersten Stadium der ontogenetischen Entwicklung freilich, wenn noch keine Verbindung mit dem Nervensystem besteht, sieht man nach einigen Autoren (Literatur bei WACHHOLDER) eine ausgedehnte automatische Erregungsbildung in den Muskeln selbst. Nach dem Eindringen der Nerven aber sieht man die Muskeln, abgesehen vom Herzen, sich dieser Fähigkeit nicht mehr bedienen, sondern in ihrer Funktion vollkommen abhängig werden vom Zuflusse der nervösen Impulse, welche für sie nunmehr normalerweise *die* einzigen adäquaten Erregungen liefern.

Schließlich sei noch kurz die Frage erörtert, ob dem Muskel nicht mehrere qualitativ verschiedene Arten von Erregungen zufließen, zumal eine besondere

---

[1] Aus anderen Gründen für die natürliche indirekte Erregung bestritten von ERNST und Csúcs sowie von MOND und NETTER; siehe dagegen GELLHORN und NORTHRUP, Literatur bei v. MURALT (1935).

Art von Erregung für die hypothetische tonische Sperrfunktion. Dazu kann nur gesagt werden, daß wir hierfür nicht den geringsten positiven Anhaltspunkt haben. Rijlant meint zwar, eine besondere tonische Form der Aktionsstromschwankungen gefunden zu haben, muß aber selbst zugeben, daß diese durch Interferenzen vorgetäuscht sein kann. Spätere Untersucher (Smith, Bergami) haben auch seine Befunde nicht bestätigen können.

2. Direkte und indirekte Reizbarkeit.

Die schon hervorgehobene Eigentümlichkeit, daß, ebenso wie beim Zentralnervensystem, so auch beim Muskel genetisch alte, im normalen erwachsenen Zustande zurückgedrängte Mechanismen unter pathologischen Umständen wieder in Erscheinung zu treten pflegen, zeigt sich auch bei der Erregbarkeit der Muskelsubstanz durch direkt einwirkende äußere Reize. Hier sehen wir, daß die mechanische Reizbarkeit, welche die embryonale Muskelfaser in ganz ausgeprägtem Maße besitzt (Renyi und Hogue), dem entwickelten Skeletmuskel durch besondere sich ausdifferenzierende Nervenendorgane wie Muskelspindeln usw. so völlig abgenommen wird, daß die Letzteren zu den einzigen Reizaufnehmern bei den biologisch und auch klinisch diagnostisch so wichtigen Dehnungsreaktionen wie den sog. Sehnenreflexen usw. werden. Aber unter besonderen pathologischen Umständen, wie vor allem nach der Nervendegeneration, sehen wir dann in der Form der sog. idiomuskulären Kontraktion auch die direkte Anspruchsfähigkeit der Muskelsubstanz auf mechanische Reize wieder auftreten.

Auch die elektrische Reizbarkeit der Muskelsubstanz ist beim normalen Erwachsenen so stark von derjenigen des Nervensystems überlagert, daß es schon besonderer Bedingungen und Kunstgriffe bedarf, um überhaupt etwas festzustellen, was man vielleicht als solche ansprechen könnte. So erklärt es sich, wieso ein nunmehr schon jahrelang geführter lebhafter Streit entstehen konnte über die Richtigkeit der von Lapicque aufgestellten Theorie, daß der Übergang der Erregung vom Nerv zum Muskel daran gebunden sei, daß diese beiden Organe bei der elektrischen Reizung einen gleichen Zeitbedarf an Reizstrom, einen sog. Isochronismus erkennen lassen. Zahlreiche Befunde (Rushton, Wachholder und v. Ledebur, Grundfest, Bouman, siehe dagegen Lapicque) passen nicht zu der Theorie und haben auch schon Lapicque selbst bewogen, die ursprünglich geforderten Grenzen der Gleichheit des Zeitbedarfs (innerhalb 1:2) erheblich weiterzustecken (1 : 3). Wenn der Neurologe bei Reizung des sog. motorischen Punktes eines Muskels und bei Reizung des zu diesem Muskel führenden motorischen Nerven dieselben Chronaxien findet, so beweist das nicht, daß Muskel und Nerv die gleiche Zeiterregbarkeit besitzen. Der motorische Punkt ist nämlich immer eine Stelle, an welcher auch ein größerer Nervenast mitgereizt wird (Bourguignon) und da die Nervenfasern eine weit niedrigere Reizintensitätsschwelle besitzen als die Muskelfasern, liegt also auch dann in Wirklichkeit eine indirekte Reizung vor. Zu einer sicheren direkten Reizung vom motorischen Punkte aus kommt man augenscheinlich erst dann, wenn entweder die Nervenerregbarkeit schon gelitten hat, wie bei der partiellen Nervendegeneration, oder wenn die Muskelerregbarkeit gesteigert ist wie bei der Myotonie. Dann findet man bei direkter Reizung vielfach längere Chronaxien, also einen ausgesprochenen Heterochronismus und doch noch eine indirekte Reizbarkeit, also Überleitung der Erregung vom Nerv zum Muskel (Adrian, Siems, Buessow). Da in einem gewissen Stadium der ontogenetischen Entwicklung, nämlich dann, wenn der Nerv seinen Einfluß auf den Muskel eben geltend gemacht hat und es eben zur Herstellung einer indirekten Erregbarkeit gekommen ist, ganz dasselbe Verhalten festgestellt worden ist (Colombo und

ROWINSKI), haben wir hier ein erneutes Beispiel dafür, wie unter pathologischen Umständen alte genetische Reaktionsweisen wieder zum Vorschein kommen. Technisch ausgedrückt entspricht dieses veränderte Verhalten übrigens einer gesteigerten galvanischen und gesunkenen faradischen Reizbarkeit der Muskulatur. Die träge glatte Muskulatur ist entsprechend ihrem großen Reizzeitbedarf auch faradisch schlecht und galvanisch gut reizbar. Es ist verschiedentlich behauptet worden, daß, wenn man verschiedene Muskeln miteinander vergleicht, Größe der Chronaxie und Schnelligkeit der Zuckung immer miteinander parallel gehen sollen (BAIRD und FULTON, BREMER und CAMBIER, CHAUCHARD). Durchgehend ist dies aber sicher nicht der Fall (VIERSMA, VERPEAUX, COVACIN und Mitarbeiter). Ein träge tätiger Muskel ist zwar im allgemeinen auch träge erregbar, aber direkt hat die Chronaxie nichts mit dem eigentlichen Kontraktionsmechanismus zu tun. Überhaupt muß man sich merken, daß Erregbarkeit und Leistungsfähigkeit eines Organes nicht fest aneinander gekoppelt sind, sondern unabhängig voneinander variieren und dies sogar häufig im entgegengesetzten Sinne tun.

BOURGUIGNON unterscheidet neuerdings die Chronaxie der völlig erschlafften Muskeln des wachen, ausgeruhten Menschen als „statische" Chronaxie von der „dynamischen" Chronaxie, welche die Muskeln vorübergehend während ihrer Tätigkeit sowie in der Ermüdung, im Schlafe und bei Schmerzen zeigen. Die statische Chronaxie wird als die Basis der physiologischen Architektur des Nervensystems betrachtet (siehe dazu QUINCKE und STEIN). Die dynamische Chronaxie soll die Grundlage seiner Funktion bilden. Wenn irgend eines der mit dem Muskel in funktioneller Beziehung stehenden zentralen oder peripheren Neurone geschädigt ist, ändert sich nach BOURGUIGNON die statische Chronaxie des Muskels, und zwar immer im Sinne einer Verlängerung. Die Degeneration wird als der extremste Fall hiervon betrachtet, und die sog. Reperkussionen werden als leichte beginnende Degenerationen angesehen. Pathologisch können statische und dynamische Muskelchronaxie getrennt gestört sein. Zum Beispiel ist bei Myasthenikern die statische Chronaxie normal. Bei kurzer tetanischer Reizung oder auch nur bei mehrfacher rasch aufeinander folgender Chronaxiemessung kommt es alsbald zu einer Verdoppelung der dynamischen Chronaxie, während beim Normalen selbst nach 45 Minuten dauernder Reizung noch keine Chronaxieverlängerung eintritt. Ebenso ist bei rheumatischen Schmerzen die dynamische Muskelchronaxie verlängert.

3. Erregungsübertragung vom Nerv zum Muskel und Abstufung der Erregung.

Die überaus große Beliebtheit von Prüfungen der elektrischen Reizbarkeit der Muskulatur bei Physiologen und Neurologen ist einmal deshalb berechtigt, weil man mit keinem anderen Verfahren auch nur annähernd eine so gute Abstufbarkeit der Reizung erreicht. Es ist zweitens auch das einzige Verfahren, das man ohne längerdauernde oder gar bleibende Schädigung der Erregbarkeit der Muskulatur anwenden kann. In dieser Beziehung kommt lediglich noch die chemische Reizung mittels Acetylcholin in Frage. Aber hier leidet die Erregbarkeit nur bei schwachen Konzentrationen bzw. Reizwirkungen nicht.

Schließlich ist die elektrische Reizung deswegen noch besonders bedeutungsvoll, weil wir nach LINDHARD damit rechnen müssen, daß wir in der Elektrizität den natürlichen Reiz für die Muskulatur vor uns haben. Vergleichend physiologisch und anatomisch ergeben sich nämlich viele Übereinstimmungen zwischen der motorischen Endplatte und den elektrischen Organen der Fische. Das hat schon BABUCHIN den Gedanken äußern lassen, daß „die Muskeln elektrische Organe sind, in welchen unter allen elektrischen Platten Muskelfasern eingeschoben sind". Nach LINDHARD ist die Sohlenplatte der motorischen Nervenendigung eine mehrkernige Riesenzelle, welche die Funktion hat, Elektrizität zu produzieren und diese Elektrizität bildet den adäquaten natürlichen Reiz für die Muskelfasern. Nach Henriques und Lindhard liegen den sog. Aktionsströmen nicht Potentialveränderungen in den erregten Muskelfasern zugrunde, sondern solche in den motorischen Endplatten, was sich darin zeigt, daß die Aktionsströme nach Aufhebung der Funktion der Endplatten nicht mehr zu erhalten sind. Dieser Befund ist allerdings bestritten worden (Adrian). Neuerdings haben Buchthal und Lindhard zwischen Endplatten und Muskelfasern elektrostatische Potentialdifferenzen gefunden, welche die zwischen einzelnen Stellen der Muskulatur selbst zu findenden um mindestens das zehnfache übertreffen und welche auch nach Aufhebung der Funktion der Endplatten bzw. nach Aufhebung der indirekten Erregbarkeit durch Curare verschwinden.

Auf alle Fälle aber sind die Aktionsströme, das ist unbestritten, ein Maß für die Stärke der Erregung, welche die Muskulatur in Tätigkeit versetzt, insofern als die Größe der einzelnen Aktionsstromschwankungen der Stärke der einzelnen Erregungsstöße entspricht.

Nun sieht man aber bei der reflektorischen und willkürlichen Betätigung der Skeletmuskeln nicht die Größe, sondern nur die Frequenz der Aktionsströme der einzelnen motorischen Nervenfasern bzw. diejenige der einzelnen Muskelfasern variieren (Adrian und Bronk). Das heißt aber, daß bei allen natürlichen Erregungen die einzelnen Fasern nur maximal starke Erregungsstöße erreichen. Man drückt dies auch so aus, daß die einzelnen Erregungsstöße dem Alles-oder-Nichts-Gesetz folgen. Eine Abstufung der Erregung kommt dann einmal durch die erwähnte Veränderung der Frequenz der den einzelnen Muskelfasern zufließenden Erregungsstöße zustande (Wachholder) und zweitens durch die Ausbreitung der Erregung auf mehr und mehr Faserbündel bzw. motorische Einheiten des betreffenden Muskels (Haas, Adrian und Bronk).

Es ist klar, daß auch die Möglichkeit der Abstufung der Kontraktionen unserer Gliedmuskeln bei allen natürlichen Betätigungen derselben durch die geschilderten Eigentümlichkeiten der die Kontraktion auslösenden Erregungen mitbestimmt sein müssen. So kommt es, daß obwohl Aktionsstrom und Kontraktion direkt nichts miteinander zu tun haben, ihre Größen normalerweise doch gewisse Beziehungen zueinander erkennen lassen. Einige Forscher treten sogar für eine absolute Parallelität zwischen Aktionsstromgröße und Spannungsintegral ein (Stetson, Stevens und Snodgrass). Praktisch kann man jedenfalls bei allen willkürlichen und reflektorischen Kontraktionen unserer Muskeln aus der Stärke der dabei abzuleitenden Aktionsströme nicht nur auf die Stärke der dem Muskel zufließenden Erregung schließen, sondern auch auf die Stärke der von ihm entwickelten Kontraktionsspannung (Haas).

Es sei nicht unerwähnt, daß neuerdings von einigen Seiten ein ganz anderer Mechanismus der Erregungsübertragung vom Nerv zum Muskel diskutiert wird als der von Lindhard angenommene durch Elektrizitätsproduktion in der motorischen Endplatte, nämlich durch Produktion eines Erregungsstoffes in den motorischen Nervenendigungen. Ein solcher humoraler Übertragungsmechanismus dürfte für die vegetative Innervation des Herzens (O. Loewi, Hansen und Rech u. a.) und für die glatte Muskulatur (Dale und Feldberg) endgültig sichergestellt worden sein. Weiter dürfte wohl erwiesen sein, daß wir im Acetylcholin oder in einem diesem verwandten Körper den Erregungsstoff zu erblicken haben. Dale ist nun der Meinung, daß auch die motorische Innervation der Skeletmuskeln nach demselben Mechanismus erfolge, ohne es aber bisher endgültig beweisen zu können. Im Speziellen fehlt noch der exakte Beweis dafür, daß wir auch hier im Acetylcholin den Erregungsstoff zu erblicken haben (Kruta, Franel). So ist es vorläufig noch nicht mehr als eine bloße

Hypothese, wenn ROSENBLUETH und MacRIOCH die Abstufung der Erregung der Skeletmuskeln nach motorischen Einheiten und das Fehlen einer solchen Abstufung bei den glatten Muskeln damit erklären, daß bei ersteren der Erregungsstoff nicht von Muskelfaser zu Muskelfaser diffundieren könne, während bei den letzteren eine freie Diffusion stattfinde und darum hier von jeder einzelnen Nervenfaser aus eine Erregung bzw. Hemmung aller Muskelzellen bewirkt werde. Sicher ist nur, daß ebenso wie es vom Herzmuskel bekannt ist, auch beim glatten Muskel die einzelnen Fasern bzw. Zellen breit miteinander verbunden sind, so daß der ganze Muskel ein einheitliches Syncytium bildet. Die gestreifte Skeletmuskulatur wird zwar auch syncytial angelegt, doch gehen die Verbindungen im Laufe der Entwicklung offenbar verloren (HAEGGQUIST). Beim erwachsenen Menschen und Säugetier sind jedenfalls die einzelnen Muskelfasern durch das jede Faser umhüllende Sarkolemm streng voneinander isoliert. Es ist einleuchtend, daß hierdurch die Ausbreitung der Aktivierung verhindert wird, aber es ist nicht gesagt, daß dies eine Behinderung der Ausbreitung eines Erregungsstoffes sein muß. Ebensogut kann der Erregungsprozeß selbst in einem seiner Phänomene, etwa in den elektrischen Potentialen an der Ausbreitung behindert werden.

Wie dem auch sein mag, jedenfalls bleibt bei der Skeletmuskulatur auf Grund dieser morphologischen Besonderheit die Erregung auf die einzelnen jeweils davon getroffenen Fasern beschränkt. Damit ist die Möglichkeit einer Abstufung der Erregungsstärke (bzw. dann auch der Kontraktionsstärke) durch Änderung der Zahl der erregten (bzw. betätigten) Fasern gegeben. Die Feinheit dieser Abstufungsmöglichkeit wird aber nun bei der natürlichen Erregung vom Nerven aus dadurch wieder eingeschränkt, daß nicht jede einzelne Muskelfaser ihre besondere motorische Vorderhornzelle hat. Die von den Vorderhornzellen ausgehenden Neuriten teilen sich vielmehr kurz vorm und im Muskel mehrfach, so daß von jeder einzelnen motorischen Ganglionzelle stets eine Reihe von Muskelfasern versorgt werden. Die motorische Einheit (SHERRINGTON) ist demnach gegeben durch das zu einer Vorderhornzelle gehörende und von ihr gleichzeitig innervierte Bündel von Muskelfasern. Nach älteren rein histologischen Untersuchungen von TERGAST sowie BORS besteht die Einheit bei den äußeren Augenmuskeln aus 3—12 Fasern, während sie bei den Gliedmuskeln 50 bis 125 Fasern umfaßt. Es ist aber fraglich, ob bei diesen älteren Messungen alle sensiblen Nervenfasern von der Zählung wirklich ausgeschaltet waren. Exaktere neuere Untersuchungen mit kombinierter histologischer und physiologischer Methodik von ECCLES und SHERRINGTON sowie CLARK ergaben bei der Katze für den Soleus 120 Muskelfasern pro Einheit, für den Extensor digitorum 165 und für den Gastrocnemius gar 300—400. CLARK zieht aus dem auffälligen Unterschied zwischen Soleus und Gastrocnemius den Schluß, daß die Einheiten bei den roten Haltungsmuskeln kleiner seien als bei den weißen Bewegungsmuskeln. Dieser auch funktionell naheliegende Schluß bedarf aber doch wohl noch der Stütze durch Untersuchungen auf breiterer Basis.

Nach COOPER liegen die zu einer motorischen Einheit gehörenden Muskelfasern nicht nebeneinander, sondern kettenförmig hintereinander in der Längsrichtung des Muskels, so daß sich bei ihrer Verkürzung ein durch die ganze Länge des Muskels reichender schmaler Kontraktionsstreifen bildet. WOHLFAHRT fand hingegen bei Menschen mit Muskelatrophien durch Degeneration von Vorderhornzellen über den ganzen Querschnitt verteilt in jedem Muskelfaserbündel 10—30 Feldchen atrophierter Fasern.

Die Frage, ob nicht umgekehrt auch eine Muskelfaser von mehreren Nervenfasern versorgt wird, ist eine Zeitlang lebhaft diskutiert worden, und zwar mit Rücksicht auf die Möglichkeit der plurisegmentellen Innervation der einzelnen quergestreiften Muskelfasern (AGDUHR). Diese Frage dürfte wohl dahin entschieden sein, daß eine solche plurisegmentelle Innervation, wie überhaupt die Versorgung einer Muskelfaser mit zwei motorischen Endplatten, zwar vorkommt, aber in einem so geringen Umfange, daß diese biologisch keine Rolle spielt (E. FISCHER).

IV. Die gewöhnliche tetanische Form der Kontraktion (Arbeitsleistung).

1. Mechanik von Zuckung und Tetanus.

Sowie die Erregung stattgefunden hat, erfolgt beim quergestreiften Muskel nach einer sehr kurzen Latenzzeit von Millisekunden, beim glatten Muskel nach einer erheblich längeren von Sekunden die Entwicklung von Spannkräften, welche den Muskel zu verkürzen trachten. Steht dem kein zu großer Widerstand entgegen, so kommt es tatsächlich zur Kontraktion, wobei im Sinne der Physik Arbeit geleistet wird, deren Maß das Produkt aus der durch die Kontraktion gehobenen Last (Glied- bzw. Körperschwere mit oder ohne äußere Belastung) mal der erreichten Hubhöhe darstellt. Sind Last bzw. Widerstand größer als die entwickelten inneren Zugkräfte, dann bleibt die Verkürzung aus, und es wird lediglich Spannkraft entwickelt. Den Grenzfall, daß alle Spannkraft, sowie sie entwickelt wird, sogleich in Verkürzung umgesetzt wird und die innere Spannung gleichbleibt, nennt man isotonische Kontraktion. Den anderen Grenzfall, daß alles für eine Erhöhung der inneren Spannung verwendet wird und die Muskellänge gleichbleibt, nennt man isometrische Kontraktion. Muskeln, welche sich stets praktisch isotonisch kontrahieren, sind wohl nur die äußeren Muskeln unserer Augen, solche, welche dies praktisch isometrisch tun, die Kaumuskeln. Alle anderen Muskeln, vor allem diejenigen unserer Glieder, werden vielfach Mischbeanspruchungen ausgesetzt. Entweder muß erst Spannung entwickelt werden bis etwas über die Höhe des Widerstandes und dann erfolgt eine Verkürzung (sog. auxotonische Kontraktion) oder es erfolgt erst Verkürzung bis zum Anschlag an einen Widerstand und dann Spannungsentwicklung gegen diesen (sog. Anschlagskontraktion).

Welcher Art die Kontraktion aber auch sein mag, sie erfolgt immer — und dabei auch einerlei, ob es sich um den quergestreiften Skeletmuskel, den glatten Muskel (COHNHEIM; COHNHEIM und v. UEXKÜLL; SERENI; BOZLER) oder das Herz handelt — unter Energie- und Stoffverbrauch. Daraus ergibt sich, daß man in der Muskelphysiologie bzw. in der Physiologie der körperlichen Arbeitsleistung mit dem Arbeitsbegriff der Physik nicht auskommt. Der Physiker kennt nur die obengenannte Bewegungsarbeit (dynamische Arbeitsleistung). Unsere Muskulatur vollbringt aber auch Haltungsarbeit (statische Arbeitsleistung). Das Maß für letztere ist das Produkt aus entwickelter Spannung mal der Zeit der Spannungsentwicklung (Tragerekord BETHE).

Für alle Arten von Muskeln gilt ferner, daß unmittelbar nach dem Prozeß der Spannungsentwicklung (wahrscheinlich sogar gleichzeitig mit demselben GAD) schon der entgegengesetzte Prozeß der Wiedervernichtung der Spannung einsetzt. Muskelspannung und Wiedererschlaffung sind zwangsläufig miteinander gekoppelt und ebenso — mit Ausnahme einiger phylogenetisch ältester Formen, wie z. B. der Muskeln gewisser Meeresweichtiere (JORDAN) — auch Verkürzung und Wiederverlängerung. Zur Wiederverlängerung trägt beim Skeletmuskel sehr wesentlich bei, daß der diese Muskeln umhüllende bindegewebige Sarkolemm- bzw. Fascienschlauch seine elastische Ruhelage in der Ruhelänge des Muskels hat.

So entsteht auf den einzelnen nervösen Erregungsstoß hin als das Element der Muskeltätigkeit die einzelne Zuckung.

Die quergestreiften Muskeln kontrahieren sich im allgemeinen erheblich schneller als die glatten. Aber es ist sehr fraglich, ob dies direkt etwas mit der Querstreifung zu tun hat und nicht auf sonstigen damit parallel gehenden Unterschieden beruht. Jedenfalls besteht auch in diesem Punkte nicht der so gern konstruierte prinzipielle Gegensatz zwischen glatten und quergestreiften Muskeln; denn es sind in letzter Zeit glatte Muskeln gefunden worden, die wesentlich schneller zucken als viele quergestreifte. Vielmehr findet man in dieser Beziehung sowohl unter dem glatten als auch unter den quergestreiften Muskeln ganz außerordentliche Unterschiede, und immer stehen diese in ausgesprochener Anpassung zu der vorzugsweisen Beanspruchung des betreffenden Muskels als Haltungs- oder als Bewegungsmuskel. So haben z. B. die vorzugsweise im Dienste der Körperhaltung stehenden eingelenkigen Muskeln bzw. Muskelköpfe der Gliedstrecker der Säugetiere durchschnittlich eine 2 bis 3mal längere Zuckungsdauer als die zugehörigen zweigelenkigen, welchen vorzugsweise die Aufgabe der Körperbewegung zukommt (KRONECKER und STIRLING, COOPER). Über die Zuckungsdauer menschlicher Gliedmuskeln ist relativ wenig bekannt, diejenige des Biceps brachii beträgt z. B. etwa $^{1}/_{10}$ Sekunde (CHING und HARTRIDGE, COVACIN). Da bei demselben Muskel eine Ausbreitungsgeschwindigkeit der Erregung bzw. Kontraktion von der motorischen Endplatte aus von 10 m pro Sekunde gemessen worden ist, ergibt sich, daß die Kontraktion praktisch gleichzeitig den ganzen Muskel erfaßt.

Wenn der Skeletmuskel, sei es nach Nerven-, sei es nach Sehnendurchschneidung (was in jeder Beziehung — histologisch, chemisch und auch funktionell — auf dasselbe herauskommt [AUDOVA]) atrophisch wird, so nimmt seine Kontraktion wieder einen langsamen (wurmförmigen) Charakter an, wie sie ihn ursprünglich auf embryonaler Entwicklungsstufe besessen hat (SOLTMANN, WESTPHAL, KRASNOGORSKI, EGIDI).

Nach der älteren Auffassung erfolgt die Übertragung der bei der Muskelverkürzung entwickelten Zugspannung lediglich an den Enden des Muskels, wo die Muskelfasern kontinuierlich in die Sehnenfasern übergehen sollten. Nach neueren Untersuchungen von PETERSEN und HAEGGQUIST trifft letzteres aber gar nicht zu, sondern die Muskelfaser sitzt mit stumpfem Ende so in ihrem Sarkolemmschlauch, wie etwa das Bein in einem Trikotextensionsverband, und die Spannungsübertragung erfolgt wie dort in der ganzen Länge der Faser. Vom Sarkolemm aus bestehen kontinuierliche Zusammenhänge über das die einzelnen Fasern umgebende bindegewebige Endomysium zum Perimysium und schließlich zu der den ganzen Muskel umgebenden Fascie (NAGEL). So wird es verständlich, daß ein bloßer Einriß der Facie — oft fälschlicherweise als Muskelriß bezeichnet — genügt, um die Funktion des betreffenden Muskels praktisch völlig lahmzulegen. SCHÜLE tritt neuerdings, auf gute histologische Präparate gestützt, wieder dafür ein, daß doch ein kontinuierlicher Übergang von Muskelin Sehnenfibrillen besteht, ohne dabei den Zusammenhang über Sarkolemm— Fascien zu bestreiten. Danach fände die Übertragung der Zugspannung also auf beide Arten statt.

Folgen mehrere Erregungsstöße rasch aufeinander — und das ist, wie Muskelgeräusch und besonders Aktionsstrombild beweisen, *die* natürliche Form der Muskelerregung bei allen unseren willkürlichen und reflektorischen Erregungen (WACHHOLDER) — so verschmelzen, falls die Aufeinanderfolge der Erregungsstöße rascher ist als die Dauer der einzelnen Zuckungen, diese rein mechanisch zu einer gemeinsamen anhaltenden Kontraktion. Diesen Kontraktionszustand nennt man seit MATTEUCCI (1838) Tetanus. Die Verschmelzung bzw. der Tetanus wird erst vollkommen, wenn die Abstände der Einzelerregungen kürzer sind als die Dauer des aufsteigenden Schenkels der Zuckungen. Hierzu sind bei den besonders schnell zuckenden äußeren Augenmuskels der Säugetiere etwa 350 Einzelerregungen pro Sekunde erforderlich, bei den auch sehr schnell zuckenden zweigelenkigen Bewegungsmuskeln der Glieder (Gastrocnemius) immer noch 100 und erst bei den relativ trägen eingelenkigen Haltemuskeln (Soleus) nur etwa 30 pro Sekunde (Cooper und Eccles). Mithin kann der Organismus ganz erheblich an zentralnervösen Impulsen sparen, wenn er vorzugsweise die letzteren zu den langdauernden Haltungsreaktionen heranzieht. Er nutzt dies auch insofern aus, als er diese Muskeln mit einer besonders niedrigen Frequenz inverviert, die sogar zu niedrig ist, um die einzelne Muskelfaser in vollkommenen Tetanus zu versetzen. Die zusammenhängende Gesamtkontraktion des Muskels wird dann durch ein asynchrones Tätigsein seiner einzelnen motorischen Einheiten bewerkstelligt.

Die extremste Ausprägung an Erregungsökonomie (und damit an Energie- und Stoffwechsel) liegt bei den ausgesprochenen Dauerhaltern unter den glatten Muskeln vor, z. B. bei den Schließmuskeln der Muscheln, welche nur in Abständen von vielen Sekunden einen neuen Erregungsstoß brauchen, um dauernd kontrahiert zu bleiben. Da man, was unter diesen Umständen verständlich ist (Bayliss), im tätigen Zustande keinen höheren Stoffwechsel messen konnte als im untätigen und auch keine Ermüdung (Parnas, Bethe), so glaubte man hier den Beweis für die Existenz des sog. Sperrtonus, d. h. für die Fähigkeit zu einer besonderen ohne Energie- und Stoffverbrauch und ohne Ermüdung möglichen Daueranspannung gefunden zu haben. Wir wissen jetzt, daß die negativen Befunde nur durch die erwähnte besonders große Ökonomie bedingt waren. Mit der Verfeinerung der Methodik haben auch hier sich Energieverbrauch (Bozler) und Ermüdung (Gartkiewicz) nachweisen lassen, und damit ist die einzige allgemein anerkannt gewesene Stütze für die Existenz eines solchen Sperrtonus in sich zusammengebrochen.

Zu einem echten Tetanus gehört aber noch, daß eine Superposition der einzelnen Verkürzungen bzw. Spannungen stattfindet, so daß eine größere Verkürzungs- bzw. Spannungshöhe erreicht wird, als dies maximal bei einer Einzelzuckung möglich ist. Der Mechanismus der Superposition ist noch nicht restlos geklärt (Diskussion bei Wachholder).

Die Fähigkeit zur Superposition bzw. zum echten Tetanus ist bei den einzelnen Muskeln sehr verschieden ausgeprägt. Vergleichend physiologisch findet man immer wieder, daß sie bei den Haltemuskeln wesentlich stärker entwickelt ist als bei den Bewegungsmuskeln (Kronecker und Stirling, Wachholder). Letzteren kann sie entweder völlig abgehen, wie z. B. normalerweise dem Herzen, das ja ein reiner Bewegungsmuskel ist. Oder sie können sie nur zu gewissen Jahreszeiten besitzen, wie z. B. die Bewegungsmuskeln der Frösche. Oder die Superposition zeigt sich erst bei viel höherer Erregungsfrequenz wie bei den Bewegungsgliedmuskeln der höheren Säugetiere (H. Fischer).

Immer aber sieht man die Höhe der Verkürzung bzw. Spannungsentwicklung mit der Erregungsfrequenz steigen bis zu einem Maximum, welches etwa bei derjenigen Frequenz erreicht wird, bei welcher der Muskel in vollkommenen Tetanus gerät (Adrian und Bronk, Cooper und Eccles). Wir haben hiermit eine zweite Abstufungsmöglichkeit der Kontraktionsstärke (Abstufung durch zeitliche Summation) neben der schon geschilderten durch Inbetriebnahme von mehr und mehr motorischen Einheiten des Muskels (Abstufung durch räumliche Summation). Von dieser zweiten Möglichkeit macht unser Organismus bei allen reflektorischen und willkürlichen Innervationen vollen Gebrauch; denn die Frequenz der Einzelerregungen steigt ja, wie schon erwähnt, mit der

Verstärkung dieser Innervationen ganz erheblich an, und zwar scheint sie dies charakteristischerweise gerade bis zu dem eben genannten Maximum zu tun. Bei einzelnen Muskeln, wie z. B. beim Zwerchfell, scheint die Abstufung allein auf diesem Wege zu erfolgen (ADRIAN und BRONK).

An und für sich besitzt die Skeletmuskelfaser, wie nunmehr einwandfrei festgestellt sein dürfte (ASMUSSEN), noch eine dritte Möglichkeit der Kontraktionsabstufung, nämlich die auf verschieden starke direkte Reize mit verschieden starken Zuckungen zu reagieren. Diese Möglichkeit wird aber schon bei der künstlichen indirekten Erregung vom Nerven aus nicht ausgenutzt, bei welcher die einzelne Faser dem sog. Alles-oder-Nichts-Gesetz folgend sich immer maximal kontrahiert (LUCAS, PRATT, KATO), anscheinend weil die motorische Endplatte sich nur so entladen kann (ASMUSSEN). Bei den natürlichen Erregungen ist das erst recht der Fall, da hier schon die in den einzelnen Nervenfasern zufließenden Erregungen maximal sind (s. S. 14). Wie sich die einzelne glatte Muskelfaser in dieser Beziehung verhält, ist unbekannt und auch uninteressant, weil sich die Erregung hier wegen der syncytialen Struktur doch immer auf den ganzen Muskel ausbreitet. Dieser besitzt nach ROSENBLUETH und McRIOCH eine ausgiebige Abstufungsmöglichkeit durch räumliche und durch zeitliche Summation. Dem Herzmuskel fehlen hingegen alle drei Möglichkeiten der Abstufung. Er reagiert normalerweise immer als Ganzes, niemals tetanisch und folgt schon bei direkter künstlicher Reizung dem Alles-oder-Nichts-Gesetz (BOWDITCH). Damit ist aber nicht gesagt, daß die einzelnen Herzkontraktionen immer gleich seien. In Wirklichkeit ist das Gegenteil der Fall.

Neben den eben besprochenen Abstufungen der Kontraktion auf Verschiedenheiten der Erregung und völlig unabhängig von diesen — also auch bei gleichbleibender Erregung — bestehen nämlich bei den Muskeln noch ausgiebige Schwankungen ihrer Kontraktionsleistung, und zwar in Abhängigkeit von den gegebenen mechanischen Bedingungen. Hier ist einmal die Anfangslänge bzw. -spannung der Muskeln von besonderem Einfluß, derart, daß der völlig unbelastete, ungedehnte Muskel auf einen gegebenen Reiz hin eine weniger starke Verkürzung oder Spannung entwickelt als der unter einer mäßigen Dehnungsspannung bzw. Dehnungslänge gehaltene. Die Zunahme an Verkürzungsfähigkeit ist zwar nur gering, und ein Maximum wird schon bei ganz geringen Anfangsspannungen erreicht (SANTESSON, SULZER) und bei weiterer Belastungen sinken die Verkürzungen bald wieder. Um so bedeutungsvoller sind die Unterschiede in der Spannungsentwicklung ungedehnter und gedehnter Muskeln, wobei ein ganz ausgesprochenes Optimum bei einer nicht unerheblichen Anfangsbelastung bzw. Dehnung besteht. Bei glatten Muskeln findet man dies noch dadurch kompliziert, daß infolge ihrer großen Plastizität das Optimum bei ganz verschiedenen Muskellängen liegen kann (BROCKLEHURST, WINTON). Entsprechendes dürfte auch für die ausgesprochenen Haltemuskeln unter den quergestreiften Muskeln gelten, da diese ebenfalls eine nicht unbeträchtliche Plastizität besitzen (WACHHOLDER). Dieses dürfte mit einer derjenigen Faktoren sein, welche die eingelenkigen Muskeln für die Übernahme der Haltungsfunktion so geeignet machen; denn dadurch werden diese befähigt, in einem nicht unbeträchtlichen Bereich von Gelenkstellungen ein Maximum an Spannung zu entwickeln. Daß demgegenüber die nur in ganz geringem Maße plastischen Bewegungsmuskeln und hier insbesondere unsere zweigelenkigen Muskeln diese Anpassungsfähigkeit nicht oder wenig besitzen und nur in der äußersten sie dehnenden Gelenkstellung das Maximum an Spannung entwickeln können, zeigt sich z. B. sehr sinnfällig beim Faustschlusse. Dieser ist nur dann kraftvoll, wenn die Fingerbeuger durch eine synergische Dorsalflexion im Handgelenk gedehnt gehalten werden. Aus diesem Grunde nehmen wir auch vor kraftvoll auszuführenden Bewegungen entgegengesetzte Ausholstellungen ein. In anderen Fällen, wie z. B. bei der Beugung im Ellbogengelenk tritt komplizierend hinzu, daß der für die Kraftentwicklung wirksame Hebelarm in einem mittleren Gelenkstellungsbereich günstiger ist als in der Endstellung. Dies kompensiert dann den obigen Faktor so, daß hier aus einem ziemlich breiten, mittleren Stellungsbereiche heraus die gleiche maximale Kraft entwickelt werden kann (Franke). Für die Funktion des Herzens schließlich spielen die geschilderten Beziehungen ebenfalls eine bedeutungsvolle Rolle, wird doch so ermöglicht, daß trotz stark wechselnder diastolischer Füllung systolisch immer der ganze Inhalt ausgetrieben wird (Starling). Dazu ist auch die Änderung der Verkürzung in Abhängigkeit von der Ausgangslage beim Herzmuskel unvergleichlich größer als beim Skeletmuskel. Beim Herzen ist ebenfalls ein Optimum der Spannungsentwicklung bei einer mittleren durch die diastolische Füllung erzeugten Dehnungsspannung vorhanden (O. Frank, Straub, Sulzer), und auch die Möglichkeit einer plastischen Veränderung der Verhältnisse fehlt nicht (Sulzer). Letztere ist erforderlich, da ja der Zwang besteht, bei verschiedener Füllung die nötige Spannung zu entwickeln, um den Aortendruck überwinden zu können. Schließlich hat das Versagen der Kontraktionsleistung des Herzens bei mangelhaftem „Tonus", d. h. bei mangelhafter Ausgangsspannung beim Skeletmuskel sein Analogon in der mangelhaften Grundspannung derselben beim Tabiker, was v. Bayer dazu führte, diese durch den passiven Zug elastischer Bandagen zu ersetzen und auf dieser Grundlage die Kontraktionsfähigkeit zu verbessern. Über die Konsequenzen aus dem eben Geschilderten für die möglichst zweckmäßige Art der Sehnentransplantation siehe Beck.

Wird umgekehrt der Skeletmuskel passiv stark zusammengeschoben, dann können sein Ursprung und Ansatz einander so weit genähert sein, daß der Muskel aus der dadurch bedingten Spannungslosigkeit heraus nicht in der Lage ist, sich aktiv noch weiter zu verkürzen, als es mit ihm passiv schon geschehen ist. Er ist dann aktiv insuffizient. Die Gefahr einer solchen Insuffizienz liegt aber nur bei den zweigelenkigen Muskeln vor, einmal, weil diese durch die Kombination zweier Gelenkbewegungen besonders stark zusammengeschoben werden können, und zweitens weil sie die Zusammenschiebung wegen ihrer geringen Plastizität nur wenig ausgleichen können. Als Haltungsmuskeln, welche in allen Gliedstellungen bereit sein müssen, sind sie darum wenig geeignet im Gegensatz zu den gegen aktive Insuffizienz durch ihre Anordnung und ihre höhere Plastizität geschützten eingelenkigen Muskeln.

In diesen Kreis von Erscheinungen gehört weiter noch die für die Arbeitsphysiologie wichtige Erfahrung, daß der Muskel auch bei seiner aktiven Kontraktion, je mehr er sich verkürzt, desto weniger Spannung entwickeln kann und schließlich auf der Höhe der Verkürzung gar keine mehr. Dementsprechend hat sich sowohl beim isolierten Muskel als auch beim im Körperverbande befindlichen diejenige Kontraktionsform als die ökonomischste herausgestellt, bei welcher ganz im Beginn unter starker Anspannung große Trägheitskräfte entwickelt werden, worauf unter geringer Spannung die Verkürzung erfolgt (Starke, Fick, Hill, Hansen und Lindhard). Vorteilhaft ist dies auch deshalb, weil dann am Schlusse der Bewegung keine Spannungen übrig bleiben, die ohne als äußere Arbeit ausgenutzt werden zu können, vernichtet werden müssen (E. A. Mueller).

Der hier hervortretende gewisse Gegensatz zwischen Verkürzungs- und Spannungsleistung zeigt sich auch noch darin, daß je schneller auf eine gegebene Erregung hin ein Muskel sich verkürzt, desto weniger äußere Arbeit geleistet wird. Dies ist sowohl beim isolierten Muskel zu beobachten (Hartree und Hill, Gasser und Hill) als auch bei den willkürlichen Kontraktionen im Körperverband (LUPTON). HILL führt dies darauf zurück, daß für die Formveränderung bei der Verkürzung ein erhebliches Quantum an Energie zur Überwindung der Viscosität des Muskels verbraucht werde. Ein viscöser Widerstand wächst aber proportional mit der Schnelligkeit der Formveränderung. Andere Untersucher (HANSEN und LINDHARD, ABRAMSON, STEVENS und METCALF) sind aber zu dem Ergebnis gekommen, daß hierin nicht der einzige Grund für die Erscheinung liegen kann. Nach BOZLER wirkt bei glatten Haltemuskeln von Wirbellosen die Viscosität nicht deren Verkürzung, sondern nur deren Wiederverlängerung entgegen.

Rechnet man die bei maximaler Innervation und unter günstigsten mechanischen Bedingungen zu erhaltende maximale Kraft (Spannung) noch auf die Querschnittseinheit um, dann erhält man die sog. absolute Muskelkraft. Darin ist stillschweigend die allgemein anerkannte Voraussetzung enthalten, daß — alle anderen Bedingungen gleich — ein Muskel proportional seinem Querschnitte Kraft entwickeln kann, wie er proportional seiner Faserlänge Hubhöhe entwickeln kann. Unter Querschnitt ist dann nur nicht der einfache anatomische Querschnitt zu verstehen, sondern der sog. physiologische, d. h. die Summe der Einzelquerschnitte aller Fasern. Dieser ist niemals gleich dem anatomischen Querschnitte, auch nicht bei parallelfaserigen Muskeln, da auch hier die einzelnen Fasern nicht durch die ganze Länge des Muskels hindurchziehen. Bei gefiederten Muskeln ist der physiologische Querschnitt ganz besonders viel größer als der anatomische, und so sehen wir bei allen Muskeln, welche biologisch besonders auf Kraftleistungen beansprucht werden, diesen Aufbau. Über selbstregulatorische Veränderungen des Muskelaufbaus unter pathologischen Umständen siehe JOACHIMSTHAL. Die absolute Muskelkraft beträgt beim Menschen gut 10 kg pro Quadratzentimeter Querschnitt (FRANKE).

Bei der normalen willkürlichen Innervation wird aber die muskulär gegebene absolute Grenze der Spannungsentwicklung nicht erreicht. Das Maximum kann man nur durch elektrische Reizung des motorischen Nerven oder des Muskels selbst herausholen. Dies liegt daran, daß bei starker Spannung im Muskel sensible Erregungen entstehen, welche eine weitere Verstärkung der Innervation hemmen. Diese „autogene Hemmung" fällt nach Durchschneidung der sensiblen hinteren Wurzeln fort (FULTON und LIDDELL). So erklären sich auch die überschießenden ataktischen Kontraktionen der Bewegungsagonisten bei den Tabikern (ALTENBURGER). Die willkürliche Innervation führt allein wohl auch niemals zu so starken und vor allem plötzlichen Spannungsentwicklungen, daß die Zerreißgrenze überschritten wird. Muskelrisse sind immer nur bei dynamischer Beanspruchung zu beobachten, wenn zu der Innervation eine starke plötzliche Dehnung des betreffenden Muskels hinzukommt.

2. Begleiterscheinungen und Folgen der Arbeitsbeanspruchung (Primäre Ankurbelung, Ermüdung, Abnutzung, Training).

Jeder Sportsmann weiß nun, daß die eben erwähnte Gefahr des Muskelrisses besonders groß ist, wenn der Muskel nach längerem Ruhezustande sofort sehr stark beansprucht wird. Der ausgeruhte Muskel ist hart, d. h. er hat eine besonders hohe Viscosität und muß erst durch einige vorbereitende aktive oder auch passive Bewegungen weicher gemacht werden. Dies hat, wie sich schon beim ausgeschnittenen Muskel zeigt, auch einen erheblichen Einfluß auf die Kontraktionsleistung. Bei in rhythmischen Abständen folgenden gleichstarken Erregungen nimmt nämlich die Kontraktionshöhe (bzw. Spannungsentwicklung) zunächst nicht unerheblich zu. Zugleich verbessert sich auch noch der Wirkungsgrad, d. h. es wird weniger Energie für dieselbe Arbeitsleistung verbraucht

(E. Fischer). Diese sog. Treppe erklärt sich am leichtesten aus der Thixotropie der Muskelkolloide (Freundlich), d. h. aus ihrer Fähigkeit, durch mechanische Beeinflussung aus einem zähflüssigen hochviscösen vorübergehend in einen mehr leichtflüssigen Zustand zu geraten. Eine solche Viscositätsabnahme im Beginne der Tätigkeit stellte Fulton fest. So wird an Energieverbrauch zur Überwindung des viscösen Widerstandes bei der Formveränderung gespart und es steht ein höherer Anteil am Gesamtenergieverbrauch für die produktive äußere Arbeitsleistung zur Verfügung. Auch der Neurologe kann, besonders bei Erkrankungen im extrapyramidalen System nicht selten den Befund machen, daß nach einigen einleitenden Bewegungen die Muskeln wesentlich weicher werden und dann aktive (und auch passive) Bewegungen der Glieder sehr viel besser von statten gehen. Es bedarf aber noch der genaueren Untersuchung, ob dies auch auf solchen Viscositätsänderungen beruht, die dann aber viel stärker sein müßten als normalerweise, oder ob hier Änderungen der Innervation die Ursache sind oder beides. An dem Zustandekommen der Treppe scheinen aber doch noch andere Faktoren beteiligt zu sein, wie Zunahme der Erregbarkeit, leistungssteigernder Einfluß der Stoffwechselendprodukte, solange deren Konzentration noch nicht groß ist u. dgl. Kurzum, nach längerem Ausruhen muß erst in der Muskulatur ein allmähliches Ankurbeln stattfinden, bis sie zur Vollleistung bereit ist. Im Körperverbande wird dieser Ankurbelungsprozeß noch sehr wesentlich durch eine außerordentliche Zunahme der Durchblutung der Muskeln verstärkt. Nach Krogh ist im ruhenden Muskel höchstens etwa der 10. Teil aller Capillaren offen und von Blut durchströmt. Erst bei der Tätigkeit (aber auch bei passiver mechanischer Beanspruchung in der Massage, wie auch bei Diathermiebehandlung, Eppinger) öffnet sich dann das ganze Strombett. Insgesamt kommt die riesige Zahl von etwa 3000 Capillaren auf den Quadratmillimeter Querschnitt. Die langdauernd beanspruchten Muskeln sollen ein ausgiebigeres Gefäßnetz besitzen als die gewöhnlich nur kurzdauernd beanspruchten (Cameron). Dementsprechend wurde beim Herzen die höchste Zahl mit über 5000 Capillaren pro Quadratmillimeter beobachtet. Die Haltungsmuskeln zeigen aber auch schon ohne Durchblutung eine viel ausgiebigere und vor allem länger anhaltende Treppe als die Bewegungsmuskeln (Wachholder). Nach Martin sind im Ruhezustande in einzelnen Faserbündeln die Capillaren alle offen, in anderen alle geschlossen. Die Eröffnung des capillaren Strombettes findet durch direkte chemische Einwirkung der bei der Muskeltätigkeit entstehenden Stoffwechselprodukte statt, wobei einmal deren saurer Charakter eine Rolle spielt (Fleisch, Ganter), dann aber auch einzelne Stoffe besonders spezifisch erweiternd wirken wie die Muskeladenylsäure und das Acetylcholin. Mittels durch das Strombett zurücklaufender Gefäßreflexe werden dann auch die zuführenden Arterien erweitert (Schretzenmayr). Hierbei ist das Acetylcholin auch wieder besonders wirksam, die Adenylsäure hingegen unwirksam (Fleisch).

Die so gesteigerte Leistungsfähigkeit schlägt dann bei längerdauernder Beanspruchung so gut wie immer in einen Zustand verminderten Arbeitsvermögens um, den wir mit *Ermüdung* zu bezeichnen pflegen. Am ausgeschnittenen Skeletmuskel der Wirbeltiere sieht man als auffälligste Ermüdungserscheinungen: Kleinerwerden der Hubhöhe bzw. der Spannungsentwicklung, Trägerwerden des ganzen Zuckungsverlaufes mit besonderer Verzögerung der Wiedererschlaffung bis zum Verbleiben eines Kontraktionsrückstandes und schließlich die Entstehung einer besonderen Art von Dauerzusammenziehung, die sog. Ermüdungskontraktur. Letztere ist nicht immer zu beobachten, ist demnach kein integrierendes Ermüdungszeichen und tritt, wenn überhaupt, nur in sehr späten Beanspruchungsstadien bei hochgradiger Ermüdung auf.

Die beiden erstgenannten Symptome fehlen hingegen niemals völlig, doch können auch sie sehr verschieden stark ausgeprägt sein. Bei den Kaltblütern besteht in dieser Beziehung ein ausgesprochener Unterschied zwischen den Bewegungsmuskeln und den Haltungsmuskeln. Bei den ersteren sieht man in der Hauptsache nur die Hubhöhen (Spannungen) abnehmen bis zur völligen Kontraktionsunfähigkeit, während bei den Haltungsmuskeln die Dehnung des Zuckungsverlaufes ganz im Vordergrunde steht und die Hubhöhen bei gleichzeitiger Reizung erst sehr viel später abnehmen (WACHHOLDER). Bei Warmblütermuskeln (LEE) und beim Menschen (ROLLETT) ist das erstere Verhalten gefunden worden. Man hat daraus einen allgemeinen Unterschied zwischen Kalt- und Warmblütermuskeln ableiten wollen. Soweit letztere untersucht worden sind, hat es sich aber zufälligerweise immer um ausgesprochene Bewegungsmuskeln gehandelt. Es bleibt darum die Frage offen, ob nicht dies der wirkliche Grund für den gefundenen Unterschied bildet und ob nicht auch bei Warmblütern und beim Menschen derselbe Unterschied zwischen Haltungs- und Bewegungsmuskeln besteht.

Daß das Kleinerwerden der Hubhöhe (Spannungsentwicklung) einer Abnahme des Arbeitsvermögens gleichkommt, ist ohne weiteres klar, nicht hingegen ist es bei der Dehnung des Zuckungsverlaufes. Diese bedeutet auch in der Tat nur dann eine Abnahme, wenn man die dynamische Form der Arbeit und hier noch besonders die Leistung, also die Arbeit pro Zeiteinheit ins Auge faßt. Bei statischer Arbeitsleistung liegt die Sache aber ganz anders. In bezug auf diese bedeutet die Dehnung im Gegenteil eine Verbesserung; denn sie gestattet dem Muskel schon mit viel selteneren Einzelkontraktionen in vollkommenen Tetanus zu geraten und damit viel ökonomischer seiner Haltungsaufgabe gerecht zu werden. So betrachtet ist die Dehnung eher als eine Schutzmaßnahme gegen die Ermüdung denn als eine eigentliche Ermüdungserscheinung anzusehen und so wird auch erst der biologische Sinn davon klar, daß man sie in ausgeprägter Form nur bei den Haltemuskeln findet. Ebenso wie die andere Schutzmaßnahme, nämlich die Erweiterung der Blutgefäße, scheint auch die Dehnung durch die sich ansammelnden Stoffwechselendprodukte ausgelöst zu werden. Wenigstens sah BOZLER beim Prototyp der Haltemuskeln, den Schließmuskeln der Muscheln, schon auf minimale Mengen von Kohlensäure, also des Hauptstoffwechselprodukts, eine starke Dehnung sich entwickeln. So bleibt die Abnahme der Verkürzung bzw. der Spannungsentwicklung als einziges wirkliches Kriterium für den Grad der Ermüdung, sofern man sich an die, wie mir scheint, einzig brauchbare Definition der Ermüdung als einer reversiblen Abnahme des Arbeitsvermögens infolge Beanspruchung hält.

An Hand dieses Kriteriums zeigt sich nun, daß die Frequenz der Beanspruchung und die Blutversorgung die Hauptfaktoren darstellen, von denen die Schnelligkeit des Eintritts der Ermüdung abhängt. Eine langdauernde tetanische Kontraktion (also statische Beanspruchung) ermüdet den Muskel viel schneller als eine Folge von Einzelzuckungen oder von kurzen Tetani (also dynamische Beanspruchung). Im letzteren Falle kann man, wenn die Pausen zwischen den Einzelbeanspruchungen nicht zu klein sind, nach anfänglichem, mäßigem Absinken der Kontraktionen einen Zustand bekommen, in welchem praktisch keine weitere Ermüdung mehr sich zu entwickeln scheint (ROSSBACH, ASHER und Schüler, KELLER und LOESER). Dies ist auch bei ausgeschnittenen Muskeln möglich, nur müssen dann die Pausen zwischen den einzelnen Kontraktionen wesentlich länger sein als bei in situ befindlichen gut durchbluteten Muskeln.

LUCIANI wies schon auf die Vergleichsmöglichkeit mit den Dauerleistungen der rhythmisch tätigen Herz- und Atmungsmuskulatur hin. Dem Neurologen liegt das Beispiel der praktischen Unermüdbarkeit der unwillkürlichen rhythmischen Zitter- und Schüttelbewegungen beim Parkinsonkranken usw. nahe. Ein Unterschied liegt nur in der absoluten Höhe der dynamischen Arbeit, welche auf diese Weise von den einzelnen Muskeln in der Zeiteinheit geleistet werden kann. Pro Gramm Muskel ausgerechnet ist diese nämlich beim Herzmuskel 7—12mal größer als beim Skeletmuskel (Zuntz, v. Weizsaecker, Keller und Loeser). Es ist aber zu beachten, daß zu diesen Vergleichen immer nur typische Bewegungsmuskeln unter den Skeletmuskeln herangezogen worden sind. Daß bei den Haltungsmuskeln das Verhältnis wohl anders ausfallen würde, zeigt das Beispiel der relativ unermüdbaren Haltungsreaktionen vom Labyrinth und vom Nacken aus, bei denen die hier vorzugsweise beteiligten eingelenkigen roten Muskeln ja sogar ununterbrochene tetanische Dauerkontraktionen vollbringen. Die genauere Analyse ergab, daß hierbei die einzelnen Fasern allerdings auch nur in einer relativ geringen Frequenz von etwa 5 Erregungen pro Sekunde innerviert werden und der Zustand eines vollkommenen Tetanus des Gesamtmuskels nur durch ein asynchrones Arbeiten der einzelnen Muskelfasern vorgetäuscht wird (Denny-Brown). Möglicherweise schützt in einigen Fällen (aber sicher nicht in allen) noch ein alternierendes Tätigsein der Fasern vor Ermüdung. Bei allen anderen normalen reflektorischen Haltungsreaktionen und auch bei unseren willkürlichen (Wachholder) herrscht dasselbe Betätigungsprinzip. Als pathologisches Prototyp haben wir die praktisch unermüdbare Enthirnungsstarre, und die Aktionsstrombilder lassen keinen Zweifel, daß die pathologischen Dauerkontraktionen, mit welchen es der Neurologe zu tun hat, von den als irreversible Endstadien auftretenden Starreformen abgesehen, alle auf dem gleichen Prinzip basieren (Hansen, Hoffmann und v. Weizsaecker, Weigeldt u. a.).

Daß die bei solchen Haltungsreaktionen vorzugsweise herangezogenen Muskeln an und für sich besonders geeignet dafür sind, zeigt sich darin, daß sie schon im ausgeschnittenen Zustande langdauernden tetanischen Beanspruchungen gewachsen sind im Gegensatze zu den Bewegungsmuskeln, deren Kontraktionshöhe bei solcher Beanspruchung rasch abnimmt (Kronecker und Stirling, H. Fischer).

Sehr fraglich geworden ist dagegen die in älteren Arbeiten und auch in neueren (Fuchs und Winterstein) immer wieder betonte Abhängigkeit der Ermüdung bzw. des zu erreichenden Arbeitsmaximums von der Höhe der Belastung. In neuesten Untersuchungen wurde nämlich übereinstimmend sowohl beim Herzen (Fried) als auch beim Skeletmuskel (Riesser und Mitarbeiter, Toda) gefunden, daß die Ermüdungsgeschwindigkeit von der Größe der geleisteten Arbeit völlig unabhängig ist.

Beim Skeletmuskel gilt das aber nur unter der Voraussetzung, daß mit dem Wechsel der Belastung bzw. Arbeitsleistung nicht auch die Reizung bzw. Erregung nach Frequenz oder Stärke geändert wird. Das kann man bei künstlicher Reizung schon machen, und insofern sind die Befunde der letztgenannten Autoren von erheblicher theoretischer Bedeutung für das Verständnis der Energetik der Muskeltätigkeit selbst (s. folgender Abschnitt). Bei der natürlichen Innervation ist es aber ganz anders; denn bei allen willkürlichen und reflektorischen Tätigkeiten wird ja, wie schon erörtert, die Abstufung der Spannungsentwicklung bzw. Arbeitsleistung gerade durch eine Änderung der Frequenz und Stärke der Erregungen bewirkt. So steht es nicht im Widerspruche zu den Ergebnissen von Riesser, wenn bei willkürlicher Tätigkeit alle Untersucher übereinstimmend eine erhebliche Zunahme der Ermüdungsgeschwindigkeit mit der Belastung gefunden haben, und zwar sowohl bei dynamischer Arbeit (Maggiora, Lombard, Palmén) als auch bei statischer (Wachholder, E. A. Mueller).

Hier sind dann aber auch noch andere außerhalb der Muskulatur gelegene Faktoren mitbestimmend (s. unten).

Die Hauptursache für die Ermüdung der Muskulatur ist wohl in der Ansammlung von Stoffwechselschlacken (sog. Ermüdungsstoffen) zu erblicken; denn eine bloße Ausspülung von solchen macht den Muskel wieder leistungsfähig (RANKE), und ein leistungsfähiger Muskel bzw. Organismus wird schon allein dadurch leistungsunfähig, daß man ihm die Stoffwechselschlacken eines anderen ermüdeten Organismus einspritzt (MOSSO). Die Ermüdungsstoffe sind saurer Natur, und unter ihnen spielt die Milchsäure eine große, aber nicht, wie man früher gemeint hat, die allein ausschlaggebende Rolle. Diese sauren Stoffe werden zunächst vom Muskel abgepuffert bzw. ans Blut und von diesem wiederum an andere Gewebe (vor allem an andere nicht mitbeanspruchte Muskeln) abgegeben und dort abgepuffert. Zum kleineren Teile werden sie auch durch den Schweiß und Harn gleich ausgeschieden. Die endgültige Beseitigung findet aber in der Hauptsache im Körper (bzw. Muskel selbst) auf chemischem Wege statt, und zwar nur unter oxydativen Prozessen. Dies braucht sich wegen der vorläufigen Unschädlichmachung der Produkte durch die Abpufferung erst nach der eigentlichen Tätigkeit in der Erholungsphase zu vollziehen. Der Körper geht gewissermaßen zunächst einmal eine Sauerstoffschuld bei sich selbst ein, die er dann in der Erholung durch vermehrte Verbrennung (bzw. Atmung) abbezahlt (HILL). Die Ermüdung ist vollständig, wenn die Pufferungsfähigkeit erschöpft ist, was beim Menschen der Fall ist, wenn die Sauerstoffschuld eine Höhe von maximal 15 Litern erreicht hat. Auf diese Weise erklärt sich die große Abhängigkeit der Leistungsdauer der Muskeln von ihrer Blutversorgung und so erklärt sich auch die Notwendigkeit von Erholungspausen zwischen den einzelnen muskulären Arbeitsleistungen, d. h. die raschere Ermüdung bei andauernder statischer als bei von Erholungspausen unterbrochener dynamischer Arbeit. Bei willkürlicher Tätigkeit kommen allerdings noch andere Faktoren hinzu (s. unten). Das obengenannte Stadium der relativen Unermüdbarkeit ist offenbar dann erreicht, wenn sich Bildung und Beseitigung der Ermüdungsstoffe gerade die Waage halten (steady state von HILL). Es ist verständlich, daß dies bei Kreislaufkranken oder auch bei Stoffwechselkranken (z. B. Fettsüchtigen, KUGELMANN) nur bei viel kleineren Arbeitsleistungen möglich ist als bei Normalen. Über abnorm starke Ansammlung von Milchsäure und über verzögerte Wiederbeseitigung derselben bei Erkrankungen des extrapyramidalen Systems berichten neuerdings SUGIMOTO und MIYAMOTO.

Zweitens kommt als Ermüdungsursache eine Erschöpfung des Energievorrates (Brennmaterials) des Muskels in Frage. Dies scheint aber praktisch keine Rolle zu spielen. Bedeutungsvoll sind hingegen drittens physikalisch-chemische Veränderungen wie erhöhte Durchlässigkeit u. dgl., welche bei längerdauernder Beanspruchung bzw. Erregung nachbleiben und zum Verluste der Erregbarkeit führen. Hiervor hat man sich besonders bei künstlicher Reizung zu hüten, die einzelnen elektrischen Reizmethoden sind in dieser Beziehung sehr ungleichwertig (SCHEMINZKY). Bei der natürlichen Erregung scheint aber auch dies nur eine untergeordnete Rolle zu spielen und die erstgenannte Ermüdungsursache scheint dann, soweit der Muskel selbst in Frage kommt, die allein ausschlaggebende zu sein.

Wir dürfen aber beim Ermüdungsproblem den Muskel nicht für sich isoliert betrachten, einmal weil eine ganze Reihe von anderen Organen an der Entmüdung der Muskeln mitbeteiligt sind (s. oben) und zweitens, weil bei seiner natürlichen Beanspruchung andere Gewebe in den Erregungsweg eingeschaltet sind und durch ihre frühere Ermüdung das Gesamtbild ausschlaggebend bestimmen können. Hier fällt von vornherein nur der periphere Nerv aus als

gesichertermaßen praktisch völlig unermüdbar. Hingegen gilt die motorische
Nervenendplatte seit Mosso als besonders ermüdungsempfindlich. Nach Reid
trifft dies aber nur bei mangelhafter Blutversorgung zu, während unter normalen Verhältnissen bei indirekter Reizung kein schnelleres Absinken der
Kontraktionen zu beobachten sei als bei direkter. Ischämie allein ohne Tätig-
keit genügt beim Menschen schon, um die indirekte Erregbarkeit erst reversibel
und nach längerer Dauer auch irreversibel aufzuheben. Es wird aber zur Zeit
noch lebhaft darüber gestritten, ob bei gewissen Formen der willkürlichen
Tätigkeit, namentlich bei schwerer statischer Arbeit, die Durchblutung der
Muskeln mechanisch abgedrosselt wird (Lindhard, Dolgin und Lehmann,
E. A. Mueller) oder nicht (Dusser de Barenne und Burger, Simonson,
Rein).

In anderer Beziehung scheint aber ein Einfluß der Einschaltung der motorischen Endplatte in den Erregungsweg auf die Ermüdung sichergestellt zu sein,
nämlich darin, daß nur bei indirekter Reizung ein entmüdender Einfluß des
Sympathicus auf die Muskulatur besteht (Orbeli, Bouman, Corkill und
Tiegs, dagegen ist nur Michol). Über schnellere Ermüdung menschlicher
Muskeln nach Sympathektomie berichtet Altenburger. Auch eine ermüdungs-
verzögernde Wirkung der Zufuhr von Calcium (das ja sympathicomimetisch
wirkt) ist nur bei indirekter Reizung festzustellen. Man führt dies auf eine
Wiederverbesserung der durch Ermüdung verschlechterten Erregungsüberleitung
vom Nerv zum Muskel zurück (Walidow, s. dagegen Gellhorn).

Auch das zentrale Nervensystem ist nicht, wie man vielfach meint, ganz
allgemein und unter allen Umständen ermüdbarer als die von ihm innervierte
Muskulatur. Von einer Ermüdung der automatisch tätigen Teile des Zentralnervensystems kann schon gar keine Rede sein, und was die reflektorischen
Reaktionen angeht, so findet man wenigstens bei denjenigen, welche im Dienste
der Körperhaltung stehen, im Gegensatz zu obiger Meinung eine ganz ausgezeichnete Übereinstimmung zwischen nervösem Zentrum und dem von ihm
innervierten Muskel in der Dauer und in der Art der Tätigkeit und Leistungsfähigkeit (Sherrington und Schüler, Brémer und Moldaver). Es sind dann
beide gleich relativ unermüdbar. Demgegenüber ist die leichte Ermüdbarkeit
der reflektorischen Bewegungsreaktionen wohl sicher eine rein zentralnervöse.
Auch bei der willkürlichen Tätigkeit ist das der Fall, vorausgesetzt daß dabei
einigermaßen kräftige Spannungen entwickelt werden; denn dann kommt es
zu sensiblen Reizerscheinungen, welche zum Ermüdungsschmerz sich summierend
uns vor der Entwicklung einer nennenswerten objektiv nachweisbaren Muskelermüdung zum Abbruche der Tätigkeit zwingen (Altenburger, Haas). So
erklärt sich insbesondere die so außerordentlich rasche „Ermüdung" bei kräftiger statischer Arbeitsleistung (Frumerie, Dusser de Barenne). Aber so
erklärt sich auch manches bei der dynamischen Arbeitsleistung, so z. B. die
hier ebenso wie bei der statischen Beanspruchung zu beobachtende Zunahme
der Ermüdungsgeschwindigkeit mit steigender Belastung. Bei allen willkürlichen Tätigkeiten, bei welchen nur mäßig starke Kontraktionen erforderlich
sind, und die dementsprechend lange Zeit durchgeführt werden können, spielt
sicherlich auch die periphere Ermüdung eine erhebliche Rolle. Dies gilt besonders
für geübte und damit stark automatisierte Betätigungen. Über die sonstigen
komplizierten Zusammenhänge zwischen subjektiver und objektiver Ermüdung
bei unserer willkürlichen Muskeltätigkeit siehe Durig oder Wachholder.

Von der Ermüdung ist streng zu unterscheiden die infolge ihrer Beanspruchung eintretende *Abnutzung* der Muskulatur. Eine solche tritt ganz allmählich
aber unaufhaltsam im Laufe der Jahre ein, auch wenn zwischen den einzelnen
Beanspruchungen eine scheinbar völlige Erholung stattgefunden hatte. Die

Abnutzung zeigt sich in einem Nachlassen der maximal entwickelbaren Kraft und in einem Nachlassen der Zerreißfestigkeit der Muskelfascien, der Sehnen und des Muskelgewebes selbst. Von ersterem ist es erwiesen, daß es in einem um so früheren Alter einsetzt und um so schneller verläuft, je schwerere Muskelarbeit der Betreffende im Berufe zu leisten hatte (SIMONSON). Hiervor schützt auch nicht, daß man die Arbeit unter möglichst optimalem Wirkungsgrade ausführen läßt. Unter diesen Umständen ist eher das Gegenteil zu befürchten (siehe dazu ebenfalls DURIG oder WACHHOLDER). Ein Schutz läßt sich nur dadurch erzielen, daß die zu leistende Kraftentwicklung auf eine möglichst große Muskelmasse verteilt wird, so daß pro Querschnittseinheit weniger Spannung entwickelt zu werden braucht. Dies kann einmal erreicht werden durch Übung in der Verteilung der Last auf möglichst viele und massige Muskeln (tragen mit den breiten Schulter- und Rückenmuskeln).

Zweitens aber kommt hier ein *Training* in Frage, welches geeignet ist, ein Dickenwachstum der Muskeln herbeizuführen. Ein derartiges Training, das zugleich ein solches auf maximale Kraftentwicklung ist, kann nur durch große Arbeitsleistung in der Zeiteinheit erzielt werden (PETOW und SIEBERT), d. h. durch hohe Anspannungsbeanspruchung. In dieser Beziehung verhält sich der Skeletmuskel genau so wie der Herzmuskel, der auch nur hypertrophiert, wenn er sich gegen erhöhten arteriellen Widerstand anzuspannen hat. Nach MORPURGO, SIEBERT liegt der Hypertrophie nur eine Dickenzunahme der einzelnen Muskelfasern zugrunde, nicht eine Zunahme der Zahl der Fasern. Auch soll der Hauptanteil an der Verdickung auf das Sarkoplasma fallen (MORPURGO). Die nach Eingipsung der Extremitäten in den gespannt gehaltenen Muskeln zu beobachtende Hypertrophie ist nach JAMIN wahrscheinlich ebenfalls eine Arbeitshypertrophie. Völlige Untätigkeit führt umgekehrt zur Atrophie. Zwischen der Inaktivitätsatrophie nach Sehnendurchschneidung und der nach Nervendurchschneidung besteht kein Unterschied (AUDOVA).

Auch ein Training auf Dauerleistung ist ganz wesentlich ein solches der Muskulatur. Wenigstens sind nach langdauernden Beanspruchungen verschiedene Veränderungen in der chemischen Zusammensetzung der Muskeln gefunden worden (Literatur bei LEHNARTZ) und auch in deren physikalisch-chemischem Verhalten (DEUTICKE). Allerdings läßt sich bei den meisten dieser Befunde, aber nicht bei allen (WACHHOLDER und UHLENBROOCK) einwenden, daß sie nur nach wiederholter künstlicher Reizung erhalten worden sind und ohne Kontrolle, ob die Leistungsfähigkeit bei natürlicher Beanspruchung auch tatsächlich gesteigert war. Demgegenüber besteht kein muskuläres Training auf Geschicklichkeit, sondern die Übung hierin ist eine rein zentralnervöse Angelegenheit. Ebenso gibt es auch kein Training ·der Muskeln auf Erhöhung der Kontraktionsgeschwindigkeit.

3. Energetik und Chemie der Arbeitsleistung.

Woher stammt die Energie, welche der Muskel bei seiner Arbeitsleistung umsetzt? Welches sind die einzelnen Stufen und Wege dieses Umsatzes? Welches sind die Beziehungen zwischen dem gesamten Energieumsatz und dem Gewinn an mechanischer Energie? Diese Grundfragen zu einer Theorie der Muskeltätigkeit sind zwar in manchen Kernpunkten trotz intensivster Bemühungen immer noch so ungeklärt geblieben, wie sie es vor 30 Jahren waren als BERNSTEIN und ENGELMANN ihre klassisch gewordenen Theorien aufstellten. In einem Kernpunkte ist aber doch ein außerordentlicher Fortschritt erzielt worden, nämlich mit der grundlegenden Erkenntnis, daß es sich bei der Muskeltätigkeit nicht, wie man früher als selbstverständlich voraussetzte, nur um einen einzigen Mechanismus handelt, sondern um zwei ganz getrennte bzw. voneinander trennbare Mechanismen. Man muß, wie v. WEIZSAECKER als Erster erkannt hat, einen Kontraktionsmechanismus im eigentlichen Sinne und einen Restitutionsmechanismus unterscheiden. Bei einem Vergleiche mit Maschinen zeigt sich der Unterschied der Auffassungen wohl am deutlichsten. Die ursprüngliche Vorstellung ging dahin, daß der Muskel einer Dampfmaschine entspräche mit einer direkten Überführung der chemischen in mechanische Energie. FICK errechnete, daß der Muskel nicht solch ein einfacher Verbrennungsmotor sein könne, denn dann müßte bei seinem hohen Wirkungsgrade in seinem Inneren eine Temperatur von 170° herrschen. Man nahm daraufhin eine Energieübertragung über Zwischenformen an wie über eine Änderung des osmotischen Druckes, der Oberflächenspannung, über Quellungsenergie usw., redete statt von einer thermodynamischen von einer chemodynamischen Maschine, blieb also bei der Grundvorstellung einer Eintaktmaschinerie mit dem Prinzip einer direkten Verwertung des Brennwertes für die Entwicklung von Spannkraft. Man glaubte, daß nach deren Umsetzung in mechanische Arbeit bzw. Wärme der ursprüngliche energielose Zustand des ruhenden Muskels wieder vorhanden sei.

Wir wissen jetzt, daß der erschlaffte Muskel im Gegenteil ein mit potentieller Energie hochgeladenes und darum arbeitsfähiges System darstellt, einem aufgeladenen Akkumulator vergleichbar. Bei der Erregung bzw. Kontraktion findet dann eine Umwandlung der potentiellen in kinetische Energie statt, also eine Energieentwertung. Der kontrahierte weiter arbeitsunfähige Muskel gleicht einem entladenen Akkumulator. Er und nicht der ruhende Muskel ist in energielosem Zustande. Sauerstoffzufuhr bzw. Verbrennungsvorgänge sind für die Entladung dieser Kontraktionsmaschine völlig unnötig (v. WEIZSAECKER, MEYERHOF). Sie dienen zur Erholung, zur Wiederaufwertung der Energie, zur Zurückführung des Muskels in einen energiegeladenen, wiederarbeitsfähigen Zustand, vergleichbar einer Wiederaufladung eines Akkumulators durch einen Dynamo, der von einem Verbrennungsmotor getrieben wird (HILL).

Dabei verlaufen die chemischen Umsetzungen in zwei durch chemische Eingriffe voneinander isolierbaren Hauptphasen, welchen auch zwei dabei ebenfalls trennbare Phasen der Wärmeabgabe, also der Energieumsetzungen entsprechen. Die erste Phase ist eine solche anaerober, fermentativer Spaltungen. In der zweiten Phase wird ein Teil der Spaltungsprodukte oxydativ verbrannt, und mit der so gewonnenen erheblichen Energie wird einmal der Kontraktionsmechanismus wieder aufgeladen und zweitens noch der andere Teil der Spaltungsprodukte wieder resynthetisiert (MEYERHOF). Die oxydativen Vorgänge fallen sicher ausschließlich in die Erschlaffung und Erholung. Mit der Verfeinerung der Methodik ist dies auch für einen immer größer werdenden Teil der anoxydativen Vorgänge gefunden worden, so daß schon die Auffassung laut geworden ist, daß die chemischen Vorgänge vielleicht überhaupt nur dem Erholungsmechanismus dienen möchten und der eigentliche Kontraktionsmechanismus ein rein physikalischer oder physikalisch-chemischer sei (RITCHIE). Hier ist die Forschung noch lebhaft im Flusse.

Soviel ist aber jedenfalls schon klar, daß auf Grund dieser Zusammenhänge der Muskel wenigstens bei kurzdauernden Beanspruchungen nicht durch das mögliche Ausmaß der chemischen Umsetzungen und vor allem nicht durch die Schwierigkeit momentaner erheblicher Sauerstoffzufuhr in seiner maximalen Leistungsfähigkeit beschränkt wird. Er ist dies nur bei langdauernden Beanspruchungen, bei welchen die durch die chemischen Umsetzungen diktierte Erholung maßgebend wird. Wie erheblich die auf diese Weise erreichte Steigerung der momentanen Leistungsfähigkeit ist, ergibt sich daraus, daß der ganze Mensch bei kurzdauernden Beanspruchungen eine Leistung von über 1 Pferdestärke entwickeln kann, bei langdauernden hingegen nur etwas über $^1/_{10}$ PS.

Auf die komplizierten Einzelheiten der chemischen Umsetzungen einzugehen, würde zu weit führen (neueste Zusammenfassungen bei LINDHARD, sowie LEN-HARTZ oder PARNAS), zumal hier vollends noch alles im Flusse ist. Soviel ist aber in den letzten Jahren klar geworden, daß es sich keinesfalls, wie man eine Zeitlang dachte, nur um eine Umsetzung von Kohlehydraten handelt. Vor allem hat die Anschauung von der zentralen Stellung der Milchsäure völlig aufgegeben werden müssen. Es findet außerdem noch eine lebhafte Umsetzung stickstoff-haltiger Stoffe wie Phosphorkreatin und Adenosinphosphorsäure statt, und wenn überhaupt chemische Umsetzungen mit dem Kontraktionsprozeß direkt etwas zu tun haben, dann sind es diese und nicht die Bildung der Milchsäure (LUNDSGAARD, BETHE). Außerdem dürfte es für den Abbau der Kohlehydrate nicht nur einen, sondern zwei Wege geben (AUBEL und SIMON, siehe dagegen MEYERHOF und KIESSLING), und manches spricht dafür, daß Haltungs- und Bewegungsmuskeln sich in der Benutzung des einen oder des anderen Weges unterscheiden (FREUND, HAARMANN). Auch im Gehalt an stickstoffhaltigen sowie an lipoidartigen Stoffen und damit wahrscheinlich auch im Umsatz an solchen unterscheiden sich diese beiden Arten von Muskeln sehr wesent-lich. Dabei findet zugleich mit der postembryonalen funktionellen Diffe-renzierung dieser beiden Muskeltypen zugleich auch deren chemische statt (WACHHOLDER und QUENSEL, KOSCHTOJANZ und RJABINOWSKOJA), was für den Gehalt an rotem Muskelfarbstoff vor einigen Jahren schon GUNTHER zeigte. Ebenso geht mit der funktionellen Entdifferenzierung und Rückkehr zum embryonalen Verhalten nach der Denervierung des Muskels auch die chemische einher (HINES und KNOWLTON). Zur näheren Erforschung der Zusammenhänge ist hier aber noch viel systematische Arbeit unter gleichzeitiger Berücksichtigung chemischer und biologischer Gesichtspunkte zu leisten. Es spricht auch manches im Gesamtstoffwechsel des Organismus, wie z. B. das Verhalten des respira-torischen Quotienten dafür, daß die chemischen Umsetzungen bei ausgesprochener Kraft- und Dauerbeanspruchung nicht identisch sind. Hier ist auch an die vermehrte N-Ausscheidung im Harn und an den Eiweißhunger im ersteren Falle und an den Kohlehydrathunger im letzteren Falle zu erinnern.

Was schließlich die Frage der Beziehungen zwischen dem gesamten Stoff-bzw. Energieumsatz und der Größe der mechanischen Arbeitsleistung anbetrifft, so könnte natürlich trotz der geschilderten komplizierten Verhältnisse eine quantitative Proportionalität zwischen diesen beiden bestehen. Dies ist aber nicht der Fall; vielmehr wiesen nicht nur NAGAYA sowie RIESSER und MIURA beim Skeletmuskel eine Unabhängigkeit der Größe der stofflichen Umsetzungen von der Arbeitsleistung nach und STARLING und VISSCHER sowie BOHNEN-KAMP und Mitarbeiter beim Herzen eine solche des Sauerstoffverbrauches, sondern auch BOHNENKAMP eine solche der Wärmebildung, also des gesamten Energie-umsatzes. Dies gilt alles wohlgemerkt nur für die Einzelkontraktion. Variiert die Zahl der Einzelkontraktionen bzw. die Zahl der sie auslösenden Erregungen, wie dies bei unseren willkürlichen Kontraktionen der Fall ist, so steigt wenigstens innerhalb eines gewissen mittleren Bereiches proportional damit auch der ge-samte Umsatz.

Nach alledem ergibt sich folgendes Bild: Wir haben zunächst einen primären Erregungsvorgang (nach LINDHARD Elektrizitätsproduktion der motorischen Endplatte), welcher dem Alles-oder-Nichts-Gesetz gehorcht. Dieser löst einen Energieumsatz aus, der ebenfalls diesem Gesetz gehorcht und damit erstens — ob auf chemischem oder auf physikalischem oder auf physikalisch-chemischem Wege bleibt fraglich — einen Kontraktionsmechanismus und zweitens — diesmal sicher auf chemischem Wege — ein Restitutionsmechanismus. Wieviel von der beim Kontraktionsmechanismus umgesetzten Gesamtenergie in nutzbringende Arbeit übergeführt wird und wieviel davon anderweitig verbraucht oder bei mangelhafter mechanischer Ausnutzung gleich in Form von Wärme abgegeben wird, liegt nicht im Mechanismus selbst begründet, sondern hängt von äußeren Faktoren ab. Dabei sei nur noch daran erinnert, daß eine solche Wärmeabgabe vom Standpunkte des Gesamtorganismus aus keine Vergeudung darstellt, weil die Muskulatur im Organismus außer ihrer Aufgabe der mechanischen Arbeitsleistung noch die zweite wichtige Aufgabe der Beteiligung an der Wärmeregulation durch Wärmeproduktion hat, ja für diese den Hauptort darstellt.

V. Starrezustände, Kontrakturen und tonische Kontraktionen.

Es sind speziell an der Skeletmuskulatur schon früh Kontraktionserscheinungen beobachtet worden, welche anderer Art und Genese zu sein schienen als die gewöhnlichen tetanischen. Für solche stets ausgesprochen langdauernden Kontraktionszustände haben sich die Bezeichnungen Starre und Kontraktur eingebürgert, wobei leider mit der einen oder anderen Bezeichnung ganz Verschiedenes, nicht Zusammengehöriges belehnt wurde. So schwer es auch sein mag, falsche Bezeichnungen wieder auszumerzen, sollte man dies hier doch versuchen, um einer sonst heillosen Begriffs- und Erkenntnisverwirrung mal ein Ende zu machen. Diese Verwirrung wird noch dadurch erhöht, daß man fälschlicherweise auch rein tetanische Kontraktionen, wie z. B. die sog. Enthirnungsstarre, mit solchen Bezeichnungen bedacht hat. Mit Bernstein, Riesser und Bottazzi sollte man mit dem Namen *Starre* ausschließlich irreversible, nicht tetanische Zustandsänderungen (Dauerverkürzungen) belehnen, und sollte die Bezeichnung *Kontraktur* für völlig reversible, nicht tetanische Kontraktionen vorbehalten.

Danach trüge die arteriosklerotische Muskelstarre, wenn man deren nichttetanisches Endstadium im Auge hat, ihren Namen zu Recht, während z. B. hemiplegische „Kontraktur" falsch ist. Auch sind die in der Narkose oder Hypnose zu beobachtenden „Starren", da völlig reversibel, Kontrakturen.

Starrezustände sind demnach immer pathologische Endzustände mit, biologisch gesehen, stets ausgesprochener Funktionsstörung. Kontrakturen können hingegen auch physiologisch sein und können biologisch funktionelle Bedeutung haben, wobei allerdings zu fordern ist, daß sie ohne bleibende Schädigung des Muskels, insonderheit ohne jede Schädigung seiner Erregbarkeit rückgängig zu machen sind. Nimmt man dieses Kriterium, dann ist eine große Gruppe unbiologischer von einer ganz kleinen Gruppe anscheinend biologischer Kontrakturen abzuteilen. Schließlich gibt es noch eine Gruppe von Kontrakturen, welche sich von den anderen dadurch unterscheiden, daß sie niemals isoliert auftreten, sondern immer nur im Anschlusse an Zuckungen. Sie seien darum mit Bottazzi von den echten Kontrakturen abgetrennt und als *tonische Kontraktionen* bezeichnet.

Über die Starrezustände wissen wir so gut wie nichts, so noch nicht einmal mit Sicherheit, ob sie mit einer Erhöhung des Energie- und Stoffumsatzes verbunden sind oder nicht. Bei den Kontrakturen ist dies sicher der Fall. So ist bei ihnen eine Steigerung des O_2-Verbrauches nachgewiesen (Fenn, v. Ledebur) und, soweit man das überhaupt schon untersucht hat, auch eine solche der Wärmebildung (v. Neergard, Hartree und Hill). Daß keine oder nur eine unbeträchtliche Milchsäurebildung gefunden wurde (Zondek) spricht nicht mehr dagegen, nachdem auch bei der tetanischen Kontraktion die Milchsäurebildung die ihr früher zugedachte zentrale Stellung eingebüßt hat. Ferner scheinen alle echten Kontrakturen mit elektrischen Erscheinungen verbunden zu sein, aber nicht wie der Tetanus mit solchen rhythmisch oszillierender Natur, sondern mit der Entwicklung eines kontinuierlichen negativen Potentials (E. Fischer, Verzar, Dittler). Es liegt nahe, daraus auf das Bestehen eines Erregungsvorganges zu schließen, der sich von demjenigen, welcher die gewöhnliche Zuckung auslöst, nur durch seine Dauerhaftigkeit unterscheidet (E. Frey, Beritoff, Gasser). Dafür ließe sich auch anführen, daß entsprechend dem Refraktärstadium auf der Höhe der natürlichen Erregung auch auf der Höhe der Kontraktur die Erregbarkeit eine minimale wird (Tiegel). Sollte es richtig sein, daß die Kontraktur die Folge einer echten Erregung ist, dann unterscheidet sich diese von der natürlichen tetanischen Erregung aber noch dadurch, daß sie sich nicht wie diese über den Muskel ausbreitet, sondern auf die direkt gereizte Stelle lokalisiert bleibt und ferner dadurch, daß sie nicht dem Alles-oder-Nichts-Gesetz gehorcht (Gasser). In diesen Punkten entspricht das Verhalten in der Kontraktur vollkommen demjenigen der durch direkte elektrische Reizungen ausgelösten Muskelzuckungen (Riesser und Richter). Allerdings sollen bei Letzteren die elektrischen Erscheinungen fehlen (Henriques und Lindhard, Gelfan und Bishop), was aber nicht unbestritten ist (Adrian). Nach Bethe, Fraenkel und Wilmers sollen einige kontrakturerzeugende Substanzen ohne vorangehende Erregung direkt auf den contractilen Mechanismus wirken. In diesen Fällen scheint es sich aber immer um nicht völlig reversible Zustände zu handeln, also nach obiger Definition nicht um echte Kontrakturen, sondern um starreähnliche Zustände. Komplizierend kommt noch hinzu, daß eine Reihe von kontrakturauslösenden Substanzen nach kurzer Einwirkung auch das Bindegewebe angreifen und in diesem Verkürzungsstarren auslösen (Weiss, Florkin, Wöhlisch, Thauer). Solche Mischungen von Kontrakturen und Starren sind natürlich nur Kunstprodukte und bieten biologisch kein Interesse.

Die einzige chemische Kontraktur, welche wirklich völlig reversibel ist, keine Schädigung hinterläßt und welche auch sonst physiologisch und biologisch höchst bemerkenswert ist, ist diejenige auf Acetylcholin. Sie besitzt alle die obengenannten Kennzeichen einer Erregungskontraktur (gesteigerter O_2-Verbrauch, gesteigerte Wärmebildung und elektrisches Dauerpotential). Das physiologisch Bemerkenswerte ist, daß die einzelnen Muskeln oder Muskelköpfe verschieden auf Acetylcholin reagieren, die einen mit einer langdauernden Kontraktur, die anderen gar nicht oder nur mit einer flüchtigeren Verkürzung. Sommerkamp nannte die ersten „tonische" Muskeln, die zweiten „nichttonische". Wachholder und v. Ledebur zeigten dann, daß die „tonischen" mit den Haltungsmuskeln und die „nichttonischen" mit den Bewegungsmuskeln identisch sind. Es hat sich immer wieder gezeigt, daß das Verhalten eines Muskels dem Acetylcholin gegenüber ein weit besseres Kennzeichen für die Art seiner biologischen Beanspruchung darstellt als die anderen Kennzeichen, welche wir sonst besitzen, vor allem ein besseres als seine Farbe, ob rot oder weiß (Quensel und Wachholder). Die Unterschiede in der Ermüdbarkeit, die man zwischen Haltungs- und Bewegungsmuskeln findet (Wachholder), ferner diejenigen in der Fähigkeit zur Superposition der Einzelzuckungen, zum echten Tetanus (Wachholder) und auch chemische Unterschiede sind an die Unterschiede in der Reaktionsfähigkeit auf Acetylcholin gekoppelt (Quensel und Wachholder). Krüger und Mitarbeiter glauben, daß es sich um zwei getrennte Arten von Muskelfasern handelt, die sich im histologischen Querschnitte an einer Säulchen- bzw. Fibrillenfelderung unterscheiden lassen. Hiergegen spricht aber sehr, daß beim Frosch (Wachholder und Nothmann) und auch beim Igel und Hamster (Wachholder und v. Ledebur) im Sommer völlig „nichttonische" Muskeln im Winter ebenfalls „tonisch" werden und daß sich diese jahreszeitlichen Schwankungen künstlich in wenigen Tagen nachahmen lassen. Es kann sich danach nur um wandelbare funktionelle Unterschiede innerhalb einer einzigen Art von Muskeln handeln. Im Übrigen findet man vergleichend physiologisch durchaus nicht bei allen Haltungsmuskeln eine Säulchen- und bei allen Bewegungsmuskeln eine Fibrillenfelderung (s. S. 3). Im fetalen Leben reagieren noch alle Skeletmuskeln der Säugetiere ausgesprochen „tonisch" (Rueckert), und postembryonal tritt dann die obige Differenzierung im Verhalten gegenüber dem Acetylcholin ein, und zwar etwa gleichzeitig mit der Herausbildung anderer charakteristischer Unterschiede zwischen Haltungs- und Bewegungsmuskeln (Quensel und Wachholder). Auch die Wiederentdifferenzierung nach der Nervendurchschneidung fehlt nicht und sie verläuft in dem Sinne, daß dann alle Muskeln wieder stark „tonisch" werden, wie sie es im fetalen Zustande waren (Dale und Gasser).

Charakteristischerweise findet sich mit der Fähigkeit zur Acetylcholinkontraktur immer auch die Fähigkeit zu der einzigen anderen wirklich echten, d. h. ohne bleibenden Schaden reversiblen Kontraktur, die wir sonst noch kennen, gekoppelt, nämlich mit der Fähigkeit zur Dauerkontraktion während des Durchfließens eines konstanten Stromes (Rueckert, s. auch Roberts, Ludanyi). Ebenso findet sich charakteristischerweise auch eine Koppelung zwischen der Fähigkeit zur Acetylcholinkontraktur und der Fähigkeit zur tonischen Nachkontraktion nach einer Zuckung (Wachholder). Dies trifft sowohl für die unmittelbar nach einer Zuckung sich entwickelnde sog. Tiegelsche Kontraktur zu als auch für die nach längerer Reizung entstehende Ermüdungskontraktur.

Diese *tonischen Nachkontraktionen* nach einer Zuckung oder einem Tetanus sind dadurch für den Neurologen von besonderem Interesse geworden, weil nach Schaeffer und nach Brémer die myotonische Kontraktur eine solche tonische Nachkontraktion ist. Schaeffer zeigte, daß man sie nicht einfach als eine Nachdauer der Kontraktion nach willkürlicher Innervation ansehen darf, sondern daß sie eine eigene neue Kontraktionserscheinung darstellt, und zwar keine reflektorische (Gregor und Schilder), sondern eine rein myogene. Es finden sich allerdings rhythmische Aktionsströme, diese sind aber nur einer tetanischen Überlagerung der eigentlichen tonischen Kontraktion zuzuschreiben. Dasselbe gilt auch für die bei der Tiegelschen Kontraktur zu findenden Aktionsströme (Schaeffer); denn sie kann auch ohne solche beobachtet werden (Beritoff, Brémer). Schaeffer sucht alle Eigentümlichkeiten der myotonischen Kontraktur von der Bottazzischen Grundauffassung aus zu erklären, daß die Kontrakturen und tonischen Kontraktionen auf einer besonderen Verkürzungsfähigkeit des Sarkoplasmas beruhen (s. auch Pässler). Über Stützen für die gegenteilige Ansicht, daß diese (und im besonderen die Acetylcholinkontraktur) auf der Tätigkeit des gleichen fibrillären Apparates beruhen wie die tetanische Kontraktion siehe Hess und v. Neergard sowie Wachholder. Eine endgültige Entscheidung zwischen diesen beiden Auffassungen kann zur Zeit noch nicht gefällt werden (s. S. 4). Brémer führt für die letztere Möglichkeit an, daß die tonische Kontraktion auch durch eine Summation von ganz gewöhnlichen Nervenerregungen ausgelöst werden kann. Nach Bottazzi ist aber auch dies mit der Theorie der Sarkoplasmakontraktion vereinbar. Wie dem auch sein mag, jedenfalls ist der Befund von Brémer an und für sich bedeutungsvoll, liefert er doch erst den Beweis, daß solche tonische Kontraktionen nicht nur Kunstprodukte infolge überstarker direkter Reizung sind, sondern daß wirklich auch die natürlichen Erregungen imstande sind, sie auszulösen, sofern nur die entsprechenden Vorbedingungen im Muskel gegeben sind. Die Brémerschen Versuche zeigen weiterhin, daß diese Vorbedingungen nicht nur erst bei besonders pathologisch veränderten Muskeln, wie z. B. in der Myotonie, gegeben sind, sondern schon bei ganz normalen Muskeln. BOTTAZZI hatte dies übrigens schon früher aus entsprechenden Befunden am Phrenicus-Zwerchfellpräparat von Säugetieren gefolgert.

Wenn somit die tonischen Kontraktionen unter physiologischen Verhältnissen vorhanden sein können, kommt ihnen dann auch biologisch eine Bedeutung zu, und welche? BOTTAZZI glaubt, daß ihnen ganz allgemein die Aufgabe zukomme als eine dauernde Stütze in der tetanischen Verkürzung zu diesen. v. FREY zeigte auch schon, daß sie dazu in der Tat imstande sein können. Sie sind es aber nach WACHHOLDER nur bei den „tonischen" Haltungsmuskeln, nicht dagegen bei den „nichttonischen" Bewegungsmuskeln. Es gehört demnach noch ein unbekannter Faktor dazu, den die ersteren besitzen müssen und der sie erst unterstützungsfähig macht und der den Letzteren abgeht. Eine solche Unterstützung ist ferner wahrscheinlich nur für die Erreichung einer maximalen Verkürzung möglich, nicht für die Spannungsentwicklung; denn es ist eine Merkwürdigkeit der tonischen Kontraktionen, daß in ihnen im Verhältnis zur Verkürzung auffallend geringe Spannungen entwickelt werden (BRÉMER). Dies trifft auch für die meisten chemischen Kontrakturen zu (BETHE, SCHWENKER). Eine Ausnahme macht wiederum nur Acetylcholinkontraktur (NOTHMANN). In diesem Zusammenhange ist es bemerkenswert, daß aus den tonischen Haltemuskeln viel mehr an einer acetylcholinartigen Substanz gewonnen werden kann als aus den „nichttonischen" Bewegungsmuskeln (PLATTNER). Ob aber bei den natürlichen Betätigungen der Muskeln eine Acetylcholinabspaltung (wenn überhaupt, s. S. 14) in dem Umfange stattfindet, daß eine zur Kontrakturauslösung notwendige Konzentration erreicht wird, ist sehr fraglich. Eher dürfte dies schon für die viel schwächeren Konzentrationen der Fall sein, welche nötig sind, um stark ermüdungsverzögernd zu wirken (O. WEBER).

Auf keinen Fall aber kommt die Acetylcholinkontraktur, wie überhaupt irgendeine der bekannten tonischen Kontraktionserscheinungen als Unterlage für eine getrennte, durch besondere Ökonomie sich auszeichnende Haltungsfunktion in Frage, für einen energielosen Sperrtonus. Das schließt der Nachweis von einem ebenso hohen O_2-Verbrauch und einer ebenso hohen Wärmeproduktion und Ermüdung, wie sie bei gleichstarker tetanischer Spannungsentwicklung statthaben, völlig aus (v. LEDEBUR, v. NEERGARD). Wenn man die durch das Kontrakturvermögen erwiesene Fähigkeit unserer Skeletmuskeln zu relativ langdauernden, nicht tetanischen Verkürzungen mit dem „Tonus" unbedingt in Beziehung bringen möchte, dann kann man es nicht mit dem „Sperrtonus", sondern nur mit dem von LANGELAAN und RIESSER davon als „contractiler Tonus" unterschiedenen tun. Es scheint mir aber, daß damit nichts gewonnen würde, sondern daß man vielmehr im Interesse der so dringend notwendigen Bereinigung und Klärung des Tonusbegriffes die Bezeichnung „contractiler Tonus" besser ebenso vermeiden sollte wie die Bezeichnung „plastischer Tonus", und daß man lieber einfach nur von Kontrakturvermögen und von Plastizität reden sollte. Das Wort „Tonus" sollte man ausschließlich für den sog. Sperrtonus vorbehalten, d. h. für eine Fähigkeit zur energie- und stoffwechsellosen und damit unermüdbaren Spannungsentwicklung. Eine solche Fähigkeit ist aber, nachdem nun auch noch die Kontraktur als Grundlage dafür fortgefallen ist, völlig hypothetisch geworden. Übrigens scheint, daß auch die bisher eifrigsten Verfechter einer solchen Fähigkeit (Schule von v. UEXKÜLL [SUSSNER und HEINRICH]) sich neuerdings davon überzeugt haben, daß sie wenigstens normalerweise beim Menschen sicher nicht vorhanden ist.

Literatur.

Abramson: Arb.physiol. 2, 89 (1929). — Achelis: Pflügers Arch. 230, 412 (1932). — Adrian: Brain 39, 1 (1916). — Adrian and Bronk: J. of Physiol. 67, 119 (1929). — Adrian and Owen: J. of Physiol. 55, 326 (1921). — Agduhr: Anat. Anz. 52, 273 (1919). Altenburger, H.: Pflügers Arch. 202, 645 (1923). — Z. Neur. 116, 471 (1928); 132, 490 (1931). — Audova: Skand. Arch. Physiol. (Berl. u. Lpz.) 44, 1 (1923). Dort die Literatur. Aschersche Schule: Z. Biol 77 (1923) u. folgende Bände. — Asmussen: Pflügers Arch. 230, 263 (1932). — Skand. Arch. Physiol. (Berl. u. Lpz.) 70, 233 (1934); dortselbst die Literatur; 72, 51 (1935). — Aubel u. Simon: Biochem. Z. 276, 306 (1935).

Babuchin: Zit. nach Lindhard. — Baeyer, v.: Münch. med. Wschr. 1922 II. — Baird and Fulton: Amer. J. Physiol. 81, 462 (1927). — Bayliss: J. of Physiol. 65, 1 P (1928). Beck, O.: Arch. orthop. 20, 64 (1922). — Bergami: Arch. di Sci. biol. 21, 311 (1935). — Beritoff: Pflügers Arch. 198, 590 (1923). — Z. Biol. 84, 417 (1926). — Bethe: Pflügers Arch. 142, 291 (1911); 199, 491 (1923). — Naturwiss. 1930, 678. — Bethe, Fraenkel u. Wilmers: Pflügers Arch. 194, 45 (1922). — Bishop and Gilson jr.: Amer. J. Physiol. 82, 478 (1927). — Boehm, G.: Medizinische Kolloidlehre von Lichtwitz, Liesegang u. Spiro. Dresden: Theodor Steinkopff 1935. — Z. Biol. 91, 203 (1931). — Boerner-Patzelt: Z. mikrosk.-anat. Forsch. 18, 93 (1929). — Bohnenkamp: Z. Biol. 84, 79 (1926). — Bohnenkamp, Eismayer u. Ernst: Z. Biol. 87, 489 (1928). — Bohnenkamp u. Ernst: Z. Biol. 88, 429 (1929). — Bonhoeffer: Pflügers Arch. 97, 125 (1890). — Bors: Anat. Anz. 60, 415 (1926). — Bottazzi: J. of Physiol. 21, 1 (1896). — Arch. Anat. u. Physiol. 1901, 377. — Red. Accad.Lincei 1915/16. — Scientia (Milano) 1934, 192. — Bouckaert, Capellen and de Blende: J. of Physiol. 69, 473 (1936). — Arch. internat. Physiol. 35, 9 (1932). — Bouman: Arch. néerl. Physiol. 16, 350 (1931); 20, 296 (1935). — Bourguignon: La chronaxie chez l'homme. Paris: Masson & Cie 1923. — Arch. Electr. méd. 43, 353 (1935). — Bowditch: Ber. Sächs. Ges. Wiss. math.-physik. Kl. 1871, 687. — Bozler: Z. vgl. Physiol. 7, 407 (1928); 8, 371 (1928); 12, 578 (1930); 14, 429 (1931). — J. of Physiol. 69, 442 (1930). — Brémer: C. r. Soc. Biol. Paris 98, 601 (1928). — Erg. Physiol. 34, 678 (1932). — J. of Physiol. 76, 65 (1932). — Brémer et Cambier: C. r. Soc. Biol. Paris 93, 61 (1925). — Brémer et Mage: Arch. internat. Physiol. 102, 336 (1929). — Brémer et Moldaver: C. r. Soc. Biol. Paris 114, 929; 115, 418 (1933); 117, 818, 821 (1934). — Brocklehurst: J. of Physiol. 61, 275 (1926). — Buchthal: Skand. Arch. Physiol. (Berl. u. Lpz.) 70, 199 (1934). — Buchthal u. Lindhard: Skand. Arch. Physiol. (Berl. u. Lpz.) 72, 35 (1935). — Buessow: Mschr. Psychiatr. 89, 1 (1934).

Cameron: J. of Physiol. 67, 39 P (1929). — Chauchard, A. et B.: C. r. Acad. Sci. Paris 191, 155 (1930). — Ching and Hartridge: J. of Physiol. 83, 40 P (1935). — Clark: Amer. J. Physiol. 96, 296 (1931). — Coates and Tiegs: Austral. J. exper. Biol. a. med. Sci. 4, 9 (1928). — Cohnheim: Hoppe-Seylers Z. 76, 298 (1912). — Cohnheim u. v. Uexküll: Hoppe-Seylers Z. 76, 314 (1912). — Colombo e Rowinski: Boll. Soc. Biol. sper. 9, 119 (1934). — Cooper: J. of Physiol. 67, 1 (1929). — Cooper and Eccles: J. of Physiol. 69, 377 (1930). — Corkill and Tiegs: J. of Physiol. 78, 161 (1933). — Covacin u. Mitarbeiter: C. r. Soc. Biol. Paris 120, 991 (1935). — Creed, Denny-Brown, Eccles, Liddell and Sherrington: Reflex activity, p. 58. Oxford 1932.

Dale: Reizübertragung durch chemische Mittel im peripheren Nervensystem. Berlin u. Wien: Urban & Schwarzenberg 1935. — Dale and Feldberg: J. of Physiol. 81, 320 (1934). — Dale and Gasser: J. of Pharmacol. 29, 53 (1926). — Dechard u. Vischer: Amer. J. Physiol. 103, 400 (1933). — Denny-Brown: Proc. roy. Soc. Lond. B 104, 371 (1928). — Deuticke: Pflügers Arch. 224, 1 (1930). — Dittler: Sitzgsber. Ges. Naturwiss. Marburg 61 (1926). — Dolgin u. Lehmann: Arb.physiol. 2, 248 (1929). — Dubuisson: Arch. internat. Physiol. 37, 35 (1933); 38, 85, 460, 468 (1934). — Durig: Theorie der Ermüdung in Atzler: Körper und Arbeit. Leipzig: Georg Thieme 1927. — Dusser de Barenne u. Burger: Pflügers Arch. 218, 239 (1927).

Egidi: Arch. di Sci. biol. 20, 549 (1934). — Eccles and Sherrington: Proc. roy. Soc. Lond. B 106, 326 (1930). — Engelmann: Pflügers Arch. 7, 176 (1873); 11, 432 (1875;) 23, 571 (1880). — Eppinger: Handbuch der normalen und pathologischen Physiologie, Bd. 16, Teil 2, S. 140. 1931. — Ernst u. Csúcs: Pflügers Arch. 223, 663 (1929).

Fenn: J. of Pharmacol. 42, 81 (1931). — Fick: Muskeltätigkeit. Leipzig 1882. — Mechanische Arbeit und Wärmeentwicklung. Leipzig 1882. — Compendium der Physiologie, 3. Aufl., S. 13. 1882. — Fischer, E.: Pflügers Arch. 203, 580 (1924); 225, 532 (1930); 230, 563 (1932). Dort die Literatur. — Fischer, H.: Pflügers Arch. 125, 541 (1913). — Fischer, H.: Pflügers Arch. 125, 541 (1913). — Fischer, H. and A. Davis: Amer. J. Physiol. 101, 339 (1932). — Fleisch: Z. allg. Physiol. 19, 270 (1921). — Arch. internat. Physiol. 41, 141 (1935). — Florkin: Arch. internat. Physiol. 32, 114 (1930). — Foerster, O.: Handbuch der normalen und pathologischen Physiologie, Bd. 10, S. 893. 1927. — Franel: Arch. internat. Physiol. 41, 256 (1935). — Frank, O.: Z. Biol. 32, 370 (1895). — Erg. Physiol. 3 II, 348 (1904). — Franke: Pflügers Arch. 184, 300 (1920). — Freund: Klin. Wschr. 1932 II, 137. — Freundlich: Kapillarchemie, Bd. 2, 4. Aufl. Leipzig 1932. — Frey, v.:

Festschrift für Ludwig. S. 55. 1887. — Frey, E.: Pflügers Arch. **184**, 156 (1920). — Fried: Z. Biol. **87**, 210 (1928). — Friedheim: Arch. exper. Zellforsch. **11**, 385 (1931). — Frumerie: Skand. Arch. Physiol. (Berl. u. Lpz.) **30**, 409 (1913). — Fuchs, R. F. u. H. H. Winterstein: Arb.physiol. **5**, 125 (1932). — Fürth, v.: Erg. Physiol. **17**, 363 (1919). Fulton: Amer. J. Physiol. **75**, 211, 235 (1925). — Fulton and Liddel: Proc. roy. Soc. Lond. B **98**, 214 (1925).

Gad: Arch. f. Physiol. **1893**, 164. — Ganter: Naunyn-Schmiedebergs Arch. **138**, 276 (1928). — Gartkiewicz: Ber. Physiol. **58**, 62. — Gasser: Physiologic. Rev. **10**, 35 (1930). — Gasser and Hill: Proc. roy. Soc. Lond. **96**, 398 (1924). — Gelfan and Bishop: Amer. J. Physiol. **101**, 678 (1932). — Gellhorn: Amer. J. Physiol. **100**, 447 (1932). — Gellhorn and Northrup: Amer. J. Physiol. **100**, 173 (1932). — Gregor u. Schilder: Z. Neur. **17**, 206 (1913). — Grützner: Breslau. ärztl. Z. **1883**, Nr 18. — Erg. Physiol. **3** II, 12 (1904). — Grundfest: J. of Physiol. **76**, 95 (1932). — Gunther: Arch. path. Anat. **230**, 146 (1921).

Haarmann: Biochem. Z. **255**, 103 (1932). — Haas: Pflügers Arch. **212**, 651 (1926); **218**, 386 (1927). — Haeggquist: Handbuch der mikroskopischen Anatomie des Menschen, Bd. 2, Teil 3, S. 223 f. 1931. — Hansen, Hoffmann u. v. Weizsaecker: Z. Biol. **75**, 121 (1922). — Hansen and Lindhard: J. of Physiol. **57**, 287 (1923); **58**, 314 (1924). — Hansen u. Rech: Z. Biol. **92**, 197 (1932). — Hartree and Hill: Philos. trans. roy. Soc. Lond. B **210**, 153 (1920). — J. of Physiol. **56**, 294 (1922); **58**, 441 (1924). — Henriques u. Lindhard: Pflügers Arch. **183**, 1 (1920); **200**, 11 (1923). — Hess u. v. Neergard: Pflügers Arch. **205**, 506 (1924). — Hill, A. V.: J. of Physiol. **56**, 19 (1922). — Muscular activity, Baltimore 1926. Muscular movements in man. New York-London 1927. — Hill und Meyerhof: Erg. Physiol. **22**, 299 (1923). — Hines and Knowlton: Amer. J. Physiol. **105**, 51 (1933). — Hürthle: Pflügers Arch. **125**, 1 (1909). — Hürthle u. Wachholder: Bethes Handbuch der Physiologie, Bd. 8, 1, S. 108. 1925.

Jamin: Handbuch der normalen und pathologischen Physiologie, Bd. 8, 1, S. 500. 1925. — Joachimsthal: Arch. Anat. u. Physiol. **1896**, 338. — Jordan: Arch. néerl. Zool. **1**, 1 (1934). — Zool. Anz. **7**, 175, Suppl. (1934).

Kato: Jap. J. med. Sci. **2**, 181 (1932). — Keller u. Loeser: Z. Biol. **89**, 396 (1929). — Knoll: Denkschr. Akad. Wiss. Wien. Math.-naturwiss. Kl. **58**, 633 (1891). — Koschtojanz u. Rjabinowskoja: Pflügers Arch. **235**, 416 (1934). — Krasnogorski: Jb. Kinderheilk. **79**, 263 (1914). — Kries, v.: Pflügers Arch. **190**, 66 (1921). — Krogh: Physiologie der Capillaren. Berlin: Julius Springer 1924. — Kronecker u. Stirling: Arch. f. Physiol. **1878**, 1. — Krueger, Duspiva u. Fuerlinger: Pflügers Arch. **231**, 750 (1933). — Kruta: Arch. internat. Physiol. **41**, 187 (1935). — Kugelmann: Z. klin. Med. **115**, H. 3/4 (1931). — Kuntz and Kerper: Proc. Soc. exper. Biol. a. Med. **24**, 103 (1926).

Langelaan: Brain **38**, 235 (1915); **45**, 434 (1922). — Lapicque, L.: L'excitabilité en fonction du temps. Paris 1926. — J. of Physiol. **73**, 189 (1931); **81**, 113 (1934). — Lapicque, L. u. M.: Pflugers Arch. **230**, 381 (1932). — Ledebur, v.: Pflügers Arch. **229**, 390 (1932). Ledebur, v. u. Wachholder: Pflügers Arch. **231**, 114 (1932). — Lee: Pflügers Arch. **110**, 400 (1905). — Lehnartz: Erg. Physiol. **35**, 574 (1933). — Levin and Wyman: Proc. roy. Soc. Lond. B **101**, 218 (1927). — Liebert: Z. klin. Med. **109**, 350 (1928). — Lindhard: Skand. Arch. Physiol (Berl. u. Lpz. **40**, 145 (1920); **69**, 59 (1934). — Erg. Physiol. **33**, 337 (1931). — Loewi, O.: Pflügers Arch. **189**, 239 (1921) u. spätere Bände. — Lombard: J. of Physiol. **13**, 1 (1892). — Lucas: J. of Physiol. **33**, 125 (1905); **38**, 113 (1909). — Luciani: Physiologie des Menschen, Bd. 3. Allgemeine Muskelphysiologie. Jena: Gustav Fischer 1907. — Ludanyi: Arb. ung. Forsch.inst. **2**, 256 (1929). — Lundsgaard: Biochem. Z. **217**, 227 (1930); **236** (1931). — Lupton: J. of Physiol. **57**, 68 (1922); **58**, 334 (1924). —

Maggiora: Arch. Anat. u. Physiol. **1890**, 191. — Martin, Woolley and Miller: Amer. J. Physiol. **100**, 407 (1932). — McKinley u. Wachholder: Z. Neur. **121**, 24 (1929). — Meyer, K. H.: Biochem. Z. **214**, 253 (1929). — Meyerhof: Pflügers Arch. **182**, 185 (1920); **188**, 191 (1921). — Handbuch der normalen und pathologischen Physiologie Bd. 8, 1. Hälfte S. 500. 1925. — Meyerhof u. Kiessling: Biochem. Z. **283**, 83 (1935). — Michol: Z. Biol. **90**, 313 (1930). — Mond u. Netter: Pflügers Arch. **224**, 702 (1930). — Moore u. Brücke: Pflügers Arch. **228**, 619 (1931). — Morpurgo: Virchows Arch. **150**, 522 (1897). Mosso: Die Ermüdung. Leipzig 1892. — Mosso e Benedicenti: Arch. ital. de Biol. (Pisa) **25**, 349, 385 (1896). — Mosso e Pellacani: Arch. ital. de biol. (Pisa) **1**, 97, 291 (1882). — Müller, E. A.: Arb. physiol. **3**, 477 (1930); **5**, 605 (1932). — Muralt, v.: Pflügers Arch. **230**, 299 (1932). — Kolloid-Z. **63**, 228 (1933). — Erg. Physiol. **37**, 406 (1935). — Muralt, v. and Edsall: J. of biol. Chem. **89**, 315, 351 (1930).

Nagaya: Pflügers Arch. **221**, 720, 733 (1928). — Nagel: Z. Zellforsch. **22**, 694 (1935). Neergard, v.: Pflügers Arch. **204**, 515 (1924). — Nothmann: Pflügers Arch. **229**, 588 (1932).

Olivo: Arch. exper. Zellforsch. **1**, 427 (1925); **8**, 250 (1929). — Orbeli: Ref. von Brücke in Klin. Wschr. **1927** I, 703.

Paessler: Neur. Zbl. **1906**, 1065. — Palmén: Skand. Arch. Physiol. (Berl. u. Lpz.) **24**, 197 (1910). — Parnas: Pflügers Arch. **134**, 441 (1910). — Klin. Wschr. **1935** II, 1017. — Paukul: Arch. f. Physiol. **1904**, 100. — Peterfi u. Williams: Arch. exper. Zellforsch. **16**, 230 (1934). — Petersen: Histologie und mikroskopische Anatomie, 3. Absch. München: J. F. Bergmann 1924. — Petow u. Siebert: Z. klin. Med. **102**, 427 (1925). — Pfahl: Z. Biol. **81**, 211 (1924); **82**, 378 (1925). — Plattner: Pflügers Arch. **230**, 356, 705 (1932). — Pratt: Amer. J. Physiol. **97**, 551 (1931).

Quensel u. Wachholder: Pflügers Arch. **235**, 70 (1934). — Quincke u. Stein: Erg. Physiol. **34**, 907 (1932).

Ranke: Arch. Anat. u. Physiol. **1863**, 422; **1864**, 320. — Ranvier: Arch. Physiol. norm. et path. **6**, 1 (1874). — Reid: Quart. J. exper. Physiol. **19**, 17 (1928). — Rein u. Talbott: Z. Biol. **96**, 15 (1935). — Renyi u. Hogue: Arch. exper. Zellforsch. **16**, 167 (1934). — Richter: Pflügers Arch. **218**, 17 (1927). — Rieger: Z. Psychol. u. Physiol. Sinnesorg. **31**, 1; **32**, 377 (1903). — Über Muskelzustände. Jena: Gustav Fischer 1906. — Riesser: Handbuch der normalen und pathologischen Physiologie, Bd. 8, 1. Hälfte, S. 192, 218 (1925. — Naunyn-Schmiedebergs Arch. **120**, 282 (1927). — Riesser u. Miura: Pflügers Arch. **232**, 513, 539 (1933). — Riesser u. Richter: Pflügers Arch. **207**, 287 (1925). — Riesser u. Schneider: Pflügers Arch. **221**, 713 (1929). — Rijlant: Ann. de Physiol. **9**, 843 (1933). — Ritchie: J. of Physiol. **78**, 322 (1933). — Roberts: Brain **39**, 297 (1916). — Rollett: Denkschr. Akad. Wiss. Wien, Math.-naturw. Kl. **51**, 23 (1886). — Pflügers Arch. **71**, 209 (1898). — Rosenblueth and McRioch: Amer. J. Physiol. **106**, 365 (1933); **108**, 384 (1934). — Roskin: Z. Zellforsch. **22**, 771 (1935). — Rossbach u. Harteneck: Pflügers Arch. **15**, 1 (1877). — Rückert: Naunyn-Schmiedebergs Arch. **150**, 221 (1930). — Pflügers Arch. **226**, 323 (1931). — Rushton: Amer. J. Physiol. **97**, 557 (1931).

Santesson: Skand. Arch. Physiol. (Berl. u. Lpz.) **1**, 3 (1889). — Schaeffer: Pflügers Arch. **185**, 42 (1920). — Dtsch. Z. Nervenheilk. **67**, 225 (1921). — Schaffer: Sitzgsber. Akad. Wiss. Wien, Math.-naturw. Kl. III, **102** (1893). — Scheminzky: Pflügers Arch. **229**, 43 (1931). — Schleier: Pflügers Arch. **197**, 543 (1923). — Schretzenmayr: Pflügers Arch. **232**, 743 (1933). — Schüle: Z. mikrosk.-anat. Forsch. **37**, 501 (1935). — Schwenker: Pflügers Arch. **157**, 443 (1914). — Sereni: Boll. Soz. ital. **5**, 1045 (1930). — Sherrington: Proc. roy. Soc. Lond. **105**, 332 (1930). – Siebert: Z. klin. Med. **109**, 350 (1928). – Siems: Dtsch. Z. Nervenheilk. **134**, 82 (1934). — Simonson: Handbuch der normalen und pathologischen Physiologie, Bd. 15, 1. Hälfte, S. 519. 1930. — Simonson u. Sirkina: Arb.-physiol. **6**, 528 (1933). — Smith, O. C.: Amer. J. Physiol. **108**, 629 (1934). — Soltmann: Lehrbuch der Kinderheilkunde. 1878. — Sommerkamp: Naunyn-Schmiedebergs Arch. **128**, 99 (1928). — Spiegel: Z. Neur. **81**, 517 (1923); **122**, 475 (1929). — Spiegel: Der Tonus der Skeletmuskulatur. Berlin: Julius Springer 1927. — Springer: Z. Biol. **63**, 201 (1914). — Starke: Abh. math.-naturwiss. Kl. Ges. Wiss. Leipzig **16**, 1 (1890). — Starling: The law of the heart. London: Longmans 1918. — Starling and Visscher: J. of Physiol. **62**, 243 (1927). — Stetson, Stevens and Snodgrass: Amer. J. Physiol. **109**, 103 (1934). — Stevens and Metcalf: Amer. J. Physiol. **107**, 568 (1934). — Straub, H.: Dtsch. Arch. klin. Med. **115**, 531; **116**, 409 (1914). — Handbuch der normalen und pathologischen Physiologie Bd. 7,1, S. 237 (1926). — Studnitz, v.: Z. Zellforsch. **23**, 1 (1935). — Stuebel: Pflügers Arch. **201**, 629 (1923). — Sugimoto and Miyamoto: Tohoku J. exper. Med. **24**, 215 (1934). — Sulzer: Z. Biol. **87**, 472 (1928); **90**, 13, 29 (1930); **92**, 545, 562, 571 (1932). Sussner u. Heinrich: Pflügers Arch. **234**, 521 (1934).

ten Horn: Dtsch. Z. Chir. **169**, 185 (1922). — Tergast: Arch. mikrosk. Anat. **9**, 36 (1873). — Thauer: Pflügers Arch. **234**, 276 (1934). — Tiegel: Pflügers Arch. **13**, 71 (1876). — Toda: Pflügers Arch. **224**, 403 (1930). — Trendelenburg, W.: Z. Biol. **74**, 113 (1922). Uexküll, v.: Pflügers Arch. **212**, 1 (1926).

Verpeaux: Arch. internat. Physiol. **35**, 431 (1932). — Verzár: Biochem. Z. **132**, 64 (1922). — Verzár u. Peter: Pflügers Arch. **207**, 192 (1925). — Viersma: Arch. néerl. Physiol. **14**, 549 (1929).

Wachholder: Pflügers Arch. **199**, 595 (1923); **209**, 218 (1925); **226**, 255, 276 (1930); **229**, 133, 143 (1931); **233**, 683 (1934). — Willkürliche Haltung und Bewegung, München: J. F. Bergmann 1929. — Bethes Handbuch der normalen und pathologischen Physiologie, Bd. 15, 1. Hälfte, S. 587, 590. 1930. — Fortschr. Neur. **2**, H. 2/4 (1930); **7**, 65 (1935). — Wachholder u. Altenburger: Pflügers Arch. **215**, 627 (1927). — Wachholder u. v. Ledebur: Pflügers Arch. **225**, 627 (1930); **228**, 183 (1931); **229**, 657, (1932); **231**, 77 (1932). — Wachholder u. Nothmann: Pflügers Arch. **229**, 120 (1931). — Wachholder u. Quensel: Pflügers Arch. **235**, 70 (1934). — Wachholder u. Uhlenbroock: Pflügers Arch. **236**, 20 (1935). — Walidow: Pflügers Arch. **235**, 147 (1934). — Weber, H.: Erg. Physiol. **36**, 109 (1934). — Pflügers Arch. **235**, 234 (1934). — Weber, O.: Pflügers Arch. **232**, 727 (1933). — Weigeldt: Z. Nervenheilk. **74**, 129 (1922). — Weiss, P.: Biol. Zbl. **48**, 387 (1928). — Weizsaecker, v.: Pflügers Arch. **141**, 476 (1911). — J. of Physiol. **48**, 396 (1914). — Arch. néerl. Physiol. **7**, 547 (1922). — Dtsch. med. Wschr. **1923** II, — Verh. Ges. dtsch. Nervenärzte Düsseldorf **1927**, 270. — Westphal, A.: Arch. f. Psychiatr. **26**, 1 (1894). — Winton: J. of Physiol. **61**, 368 (1926). — Woehlisch: Z. Biol. **87**, 353 (1928). Wohlfart: Z. mikrosk.-anat. Forsch. **37**, 621 (1935).

Yoshida: Acta Scholae med. Kioto **17**, 378 (1935).

Zondek: Biochem. Z. **214**, 320 (1929). — Zuntz: Nagels Handbuch Bd. 1, S. 873. 1909.

Allgemeine Muskelmechanik.

Von RUDOLF MAIR-Berlin.

Mit 22 Abbildungen.

Einleitung.

Der Abschnitt über allgemeine Muskelmechanik wurde von dem Gesichtspunkt aus behandelt, in möglichst einfacher Weise die Grundgesetze darzutun, die bei der Beurteilung von Muskelwirkungen berücksichtigt werden müssen. Erst aus einem Einblick in die allgemeine Muskelmechanik lassen sich die Schwierigkeiten ermessen, die nicht nur bei der Bestimmung der Wirkungsweise einzelner Muskeln, sondern vor allem bei muskelmechanischen Erklärungsversuchen von Bewegungen bestehen. Auch die scheinbar einfachste Bewegung ist ein derart verwickelter Vorgang, daß eine erschöpfende Analyse heute noch nicht möglich ist, denn es sind immer mindestens zwei Arten von Kräften, die am Gliedersystem sich auswirken, die Schwerkraft und die Muskelkraft. Da ferner die meisten unserer Gelenke mehr als einen Freiheitsgrad haben, also nicht zwangsläufig sind wie die Scharniergelenke, wirkt sich ein Muskel je nach der augenblicklichen Stellung des Gelenkes verschieden aus, worauf R. FICK in seinem Handbuch aufs eindringlichste hinweist. Da unsere Glieder zusammenhängende Ketten bilden, beeinflussen sie sich gegenseitig in der Bewegung schon durch das bloße Wirken der Schwerkraft auf die Einzelglieder. Aber wir haben nicht nur Gliederketten, sondern auch Muskelketten, so daß bei einer Bewegung Muskeln nicht nur aktiv, sondern auch passiv in Anspruch genommen werden, nicht nur etwa die Antagonisten einer Bewegung, sondern auch auf der Bewegungsseite liegende Muskeln. Wenn z. B. das Kniegelenk bewegt wird, so wird auch das Hüft- und Sprunggelenk beeinflußt und alle über diese Gelenke hinwegziehenden Muskeln; bei den einen nähern sich Ursprung und Ansatz, bei den anderen entfernen sich die beiden Haftstellen (muskuläre Koordination, v. BAEYER). Jede Bewegung stellt außerdem eine Störung des am Beginn der Bewegung herrschenden Gleichgewichtszustandes dar und verlangt daher den vielfach unbewußten Einsatz einer Reihe von Muskeln zur Aufrechterhaltung der neuen Gewichtsverteilung. Zur Schwerkraft und Muskelkraft treten nicht selten noch äußere Widerstände hinzu, die neue Kräfte darstellen und daher die Wirkungsweise der Muskeln nach Richtung und Beschleunigung beeinflussen. Es ist also häufig ein sehr verwickeltes Spiel von Kräften zu berücksichtigen, wenn eine Bewegung muskelmechanisch zerlegt werden soll.

Bei der Beurteilung der Muskelwirkung am Lebenden spielt der Zustand der Muskeln eine wesentliche Rolle. Ein Muskel in Spannung fühlt sich hart an und die Härte nimmt mit der Spannung zu. Diese Härte des gespannten Muskels wird immer wieder mit Kontraktion verwechselt. Hart kann sich ein kontrahierter und ein passiv gedehnter Muskel anfühlen, die Härte hängt vom Willenseinfluß ab, dem der Muskel augenblicklich untersteht bzw. vom Widerstand, gegen den er eingesetzt wird. Der *Vorgang* der Kontraktion ist immer mit Bewegung verbunden, der *Zustand* der Spannung braucht nicht mit Bewegung verbunden zu sein, sondern kann auch zur Erhaltung eines Gleichgewichts-

also Ruhezustandes aufgewendet werden. Die Verwechslung von Kontraktion und Spannung ist ein dauernd sprudelnder Quell von Irrtümern bis zur paradoxen Vorstellung „einer mit Kontraktion verbundenen Dehnung". Würde man statt Kontraktion das weniger gewaltsam klingende Wort Verkürzung gebrauchen, dann gäbe es vielleicht weniger Mißverständnisse. *Kontraktion ist ein Vorgang, Spannung ein Zustand.* Ein gedehnter Muskel fühlt sich immer etwas fest an, ein sich kontrahierender oder ein kontrahierter Muskel kann ganz weich sein oder hart.

Die Schwierigkeiten des Gebietes bringen es offenbar mit sich, daß das Schrifttum darüber so wenig umfangreich ist. BORELLI gab im dritten Viertel des 17. Jahrhunderts durch sein Werk „De motu animalium" einen vergeblichen Anstoß zur näheren Beschäftigung mit diesem Gegenstand. Fast ein Jahrhundert später leitete A. FICK mit seinen Untersuchungen über die Drehungsmomente der Oberschenkelmuskeln eine Zeit lebhafterer Tätigkeit auf diesem Gebiete ein und wurde damit zum eigentlichen Begründer der Muskelmechanik. Zusammenhängende Darstellungen gab dann A. FICK in seiner „Medizinischen Physik", O. FISCHER in seinen „Grundlagen für eine Mechanik der lebenden Körper". Leichter verständlich sind die Ausführungen in O. FISCHERs „Medizinische Physik", in STRASSERs Handbuch und im Handbuch von R. FICK, in dem eine besonders leicht faßliche Form der Darstellung gefunden wurde.

Wenn sich die folgenden Darlegungen aufs engste an O. FISCHER und ganz besonders an die Arbeiten meines Lehrers R. FICK anschließen, dann ist das wohl eine Selbstverständlichkeit und bedarf daher im einzelnen nicht immer eines besonderen Hinweises. Ein Entweder-oder gibt es auf dem Gebiete der Muskelmechanik eigentlich nicht, sondern nur ein Wissen oder Nichtwissen; dieses beherrscht allerdings heute noch das Feld, besonders auf dem Gebiet der Erfassung der Vorgänge am Lebenden.

I. Allgemeiner Teil.

Begriffsbestimmung. Die Muskelmechanik (Kinetik) ist die Lehre vom „mechanischen Effekt der Muskelkontraktion, also der Bewegungs- und Gleichgewichtszustände, welche dem menschlichen oder allgemein tierischen Körper durch die Muskeln im Verein mit anderen Kräften erteilt werden" (O. FISCHER). Äußere und innere Kräfte sind es, die auf unseren Körper einwirken. Unter den äußeren Kräften ist es vor allem die Schwerkraft, die auf den ganzen Körper und jeden einzelnen Körperteil einwirkt, dazu kommen Widerstände anderer Körper durch Druck, Reibung usw. Diesen äußeren Kräften stehen die inneren gegenüber, die Eigenkräfte des Organismus, die Muskelkraft, die Bänderspannungen, Gewebespannungen usw. Niemals ist der Körper seinen inneren Kräften allein ausgesetzt, immer wirken äußere und innere Kräfte zusammen.

Von den äußeren Kräften ist nur die Schwerkraft einer Bestimmung von vornherein zugänglich, während sich die Größen der Einwirkung anderer äußerer Kräfte erst im Laufe der Bewegung ergeben. Bei der Bestimmung der Wirkung der Schwerkraft ist zu berücksichtigen, daß wir es bei unserem Körper nicht mit einer einzigen starren Masse zu tun haben, sondern mit einer Reihe durch Gelenke miteinander verbundener Teilmassen, einem Gliedersystem. Es genügt daher nicht den Schwerpunkt der Gesamtmasse zu ermitteln, sondern es müssen die einzelnen Teilmassen berücksichtigt werden, da jede Teilmasse durch ihre gelenkige Verbindung mit den übrigen Teilen auch auf alle anderen Teilmassen und damit auf die Gesamtmasse wirkt.

Bei der Schwerpunktbestimmung der einzelnen Körperteile läuft allerdings ein Fehler unter, der unvermeidlich ist und sich auch jeder Nachprüfung entzieht.

Die einzelnen Glieder des Körpers sind nicht Maschinenteile von unveränderlicher Gestalt und ein für allemal festliegendem Schwerpunkt, sondern ihre Gestalt und sogar ihre Masse und Massenverteilung sind fortwährenden Änderungen unterworfen durch die in ihnen sich abspielenden Lebensvorgänge. Will man also die einzelnen Körperglieder für die Mechanik zugänglich machen, so muß man von diesen unvermeidbaren Veränderungen absehen und die einzelnen Glieder als starre Massen auffassen. Unter dieser Voraussetzung lassen sich, wie O. FISCHER gezeigt hat, Masse und Schwerpunktlage jedes Körperteiles bestimmen. Für die Wirkung eines Muskels kommt aber auch noch die Verteilung der Masse innerhalb eines Gliedes in Betracht, da durch den Abstand der Massenteilchen von der Drehungsachse der „Trägheitswiderstand" oder das „Trägheitsmoment" sich ändert. Je größer der Trägheitsradius eines Massenteilchens, desto größer sein Trägheitswiderstand. A. FICK hat bereits darauf aufmerksam gemacht, daß der Trägheitswiderstand der menschlichen Glieder ziemlich groß ist.

Kennt man nun von einem starren Körper die Massengröße, die Schwerpunktlage und die Größe der Trägheitsmomente für alle Achsen durch den Schwerpunkt, dann ist er für die Mechanik hinreichend bekannt.

Die inneren Kräfte, welche bei den statischen oder Halteleistungen — wie R. FICK sie nennt — und den Bewegungen die Hauptrolle spielen, werden von den Muskeln geliefert. Bei den Halteleistungen mögen da und dort die Bänder eine nicht unbedeutende Rolle spielen, auch beim Rückbewegen aus einer äußersten Grenzstellung wird die Bänderspannung besonders bei elastischen Bändern nicht außer acht zu lassen sein, aber die eigentliche Kraftquelle der Bewegung wird immer die Muskulatur bleiben. Dabei wird die im Muskel durch die Zusammenziehung erzeugte Spannung und Kraftentfaltung als etwas Gegebenes betrachtet, der physiologische Vorgang selbst spielt für die Muskelmechanik keine Rolle.

Eine oft übersehene oder auch mißverstandene Tatsache muß bei der Untersuchung der Muskelwirkung immer vor Augen gehalten werden: *die inneren Kräfte des Organismus, die durch die Muskelspannung ausgelöst werden, treten immer paarweise* auf, d. h. ein sich zusammenziehender oder in Spannung befindlicher Muskel zieht sowohl vom Ansatz zum Ursprung hin als auch vom Ursprung zum Ansatz, er sucht mit zwei gleichgroßen, aber entgegengesetzt gerichteten Kräften die beiden Haftstellen einander zu nähern. Wenn in den Lehrbüchern die Muskelwirkung vielfach anders dargestellt wird, so gilt diese Darstellung nur unter ganz bestimmten vereinfachenden Voraussetzungen. Der M. brachialis z. B. beugt den Unterarm gegen den Oberarm nur unter der Voraussetzung, daß der Oberarm durch innere oder äußere Kräfte festgehalten wird, sonst bewegt der M. brachialis auch den Oberarm gegen den Unterarm und bewegt somit das Schultergelenk, obwohl er gar nicht über dieses Gelenk hinwegzieht. Ob die auf beide Glieder mit genau derselben Größe einwirkende Muskelkraft auch an beiden Gliedern dieselbe Größe der Bewegung hervorruft, ist wieder eine andere Frage. Wieweit die Schwere hemmend oder fördernd auf die vom Muskel ausgelöste Bewegung einzuwirken versucht, ist wieder ein anderer Gesichtspunkt, der berücksichtigt werden muß.

Zweierlei Aufgaben sind es, die die Muskelmechanik zu lösen bestrebt ist. Die Untersuchungen, welche sich mit den Ruhe- bzw. Gleichgewichtszuständen befassen, sind das Gebiet der Muskelstatik; die Ermittlungen der Bewegungen und deren gegenseitige Abhängigkeit und die Untersuchungen des Zusammenspiels der inneren und äußeren Kräfte bei den Bewegungen gehören der Muskeldynamik an.

Zugrichtung und Spannungsgröße. Die Muskeln sind die Kraftquellen, die Motoren des menschlichen Körpers. Ihre Wirkung kann sich in der verschiedensten Art äußern. Entweder sie leisten durch ihre Zusammenziehung mechanische Arbeit durch Hervorrufen einer Bewegung gegen die Schwere oder andere Kräfte, oder sie setzen durch ihre Spannung einer von außen einwirkenden Kraft einen Widerstand entgegen, d. h. sie verhindern eine Bewegung, was man nicht ganz glücklich oft als statische Arbeit bezeichnet hat. Man spricht in einem solchen Falle besser und vom physikalischen Standpunkt aus richtiger wohl von „Halteleistungen" (R. FICK), die von einer vorübergehenden Beanspruchung des Muskels bis zu „Dauerleistungen" gehen können [1]. Es geht aber nicht an, die Muskeln etwa in Halte- und Bewegungsmuskeln einzuteilen, wie man es mitunter hören kann, denn jedem Muskel kommen beide Fähigkeiten zu und wir nützen sie auch wahlweise im Leben aus [2]. Man könnte höchstens sagen, im gewöhnlichen Leben verwenden wir die eine Muskelgruppe mehr für Halteleistungen, die andere mehr für Bewegungen. Ja es gibt zweifellos auch Übergänge zwischen diesen beiden Grenzfällen von Leistungsarten. Es sind das Muskeln, die wir nicht so sehr zur Bewegung, die ihrer Lage zum Gelenk entspricht, ausnützen, als vielmehr, um die entgegengesetzte Bewegung, die von anderen Kräften ausgelöst wird, durch jederzeit bereiten Widerstand zu führen (M. flex. hall. long. z. B. s. MAIR: Beiträge zur Muskelmechanik).

Mag man nun die eine oder andere Wirkungsart im Auge haben, immer bleibt zu erwägen, daß wir es bei der Beurteilung der Muskelwirkung nicht schlechthin mit den anatomischen Muskeln zu tun haben, sondern mit motorischen bzw. mechanischen Einheiten. Als *motorische Einheiten* werden *die* Muskelbündel aufgefaßt, für die sich eine *gemeinsame Zugrichtung* um eine bestimmte Drehungsachse angeben läßt.

Am einfachsten liegt die Bestimmung der *Zugrichtung* bei einem Muskel, der sich bei allen Stellungen seines Ursprungs- und Ansatzgliedes geradlinig ausspannt. Verbindet man in einem solchen Falle die Mitte des Ursprungsfeldes mit der Mitte des Ansatzfeldes, so gibt diese Verbindungslinie die Zugrichtung, die *Muskelresultante* (R. FICK) an (Abb. 1a). Schon daraus kann man erkennen, daß die Muskeln der anatomischen Nomenklatur gar nicht selten mehrere mechanische Einheiten enthalten, indem sie verschiedene Zugrichtungen zu einer Drehungsachse umfassen. Die Bündel eines nach der anatomischen Benennung einheitlichen Muskels können sogar so um eine Drehungsachse gelagert sein, daß ein und derselbe Muskel Bewegungen in zwei einander entgegengesetzten Richtungen ausführen kann, also sein eigener Gegenwirker (Antagonist) ist. Auch kreuzen können sich die Zugrichtungen in einem Muskel, wie z. B. die Zugrichtung der Pars clavicularis und abdominalis im großen Brustmuskel (Abb. 1b, 1c u. 3b). Spannt sich ein Muskel aber nicht geradlinig aus, sondern wird er in seinem Verlauf durch Knochenvorsprünge, Bandschleifen oder dergleichen aus der geraden Richtung abgelenkt, dann wird auch die Zugrichtung eine andere. Wir erhalten dann als Zugrichtung die Gerade, die sich von der Mitte des Ansatzfeldes zum Mittelpunkt der Sehne oder des Muskelquerschnittes an der Ablenkungsstelle ziehen läßt oder auch von diesem Punkt der Ablenkungsstelle zum Mittelpunkt des Ursprungsfeldes. Nur dieses Stück

---

[1] Allerdings ist auch der Begriff „Leistung" in der Physik fest umrissen: Leistung ist die Arbeit in der Zeiteinheit. Man würde vielleicht am zweckmäßigsten sagen: Arbeit *mit* Verkürzung und Arbeit *ohne* Verkürzung, denn daß der Muskel auch ohne Verkürzung Arbeit im volkstümlichen Sinne zu leisten vermag, ist ja unbestritten.

[2] Denn, wenn ich z. B. ein Gewicht hebe, so leiste ich mit den entsprechenden Muskeln mechanische Arbeit, halte ich nun in einer bestimmten Lage das Gewicht fest, so mache ich das im großen und ganzen mit denselben Muskeln, mit denen ich die Bewegung ausgeführt habe, ich vollbringe eine Halteleistung.

ist dann die „*maßgebende Strecke*", wie es R. Fick genannt hat (Abb. 1d). Diese
Strecke kann oft weit ab vom Muskelbauch liegen, sie liegt im Gebiet des zu be-
dienenden Gelenkes, während der Motor, der Muskelbauch, weit entfernt und in
ganz anderer Richtung liegt. Die Kraft*richtung* wird von der Lagerung des
Treibriemens bestimmt, die Kraft*größe* von der Kraftquelle, dem Muskelbauch.
Durch diese Unabhängigkeit der Kraftrichtung von der Kraftquelle ergibt sich
auch die Möglichkeit der zweckmäßigsten Anordnung der Muskulatur an den
menschlichen und überhaupt tierischen Gliedern, das Schlankerwerden der
Glieder vom Stamm gegen das Endglied hin, das Zusammendrängen der Massen
gegen die Drehungsachse des Gliedes (A. E. Fick).

Da die eigentliche motorische Einheit die Muskelfaser darstellt, hängt die
mögliche Kraftleistung eines Muskels, die *Größe der Muskelresultante*, von der

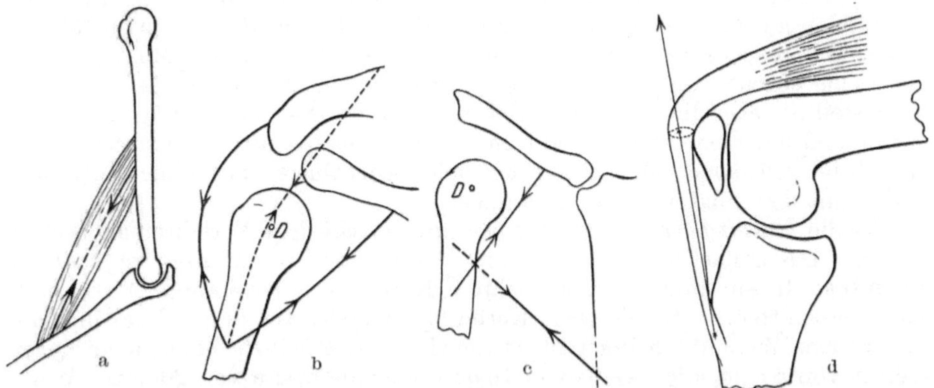

Abb. 1 a—d. a Zugrichtung in einem geradlinig ausgespannten Muskel. b Antagonistische Zugrichtungen im Deltamuskel. c Gekreuzte Zugrichtungen im großen Brustmuskel. d Ablenkung
der Zugrichtung im Quadriceps fem.

Summe seiner motorischen Einheiten ab, und zwar von den motorischen Einheiten, die *nebeneinander geschaltet* sind. Schon seit langem vergleicht man die
Muskelfaser mit einem gespannten Gummifaden. Zwei Gummifäden haben selbstverständlich nur dann eine doppelte Spannung bzw. Tragfähigkeit, wenn man
sie nebeneinander anbringt und nicht hintereinander. Bei der Nebeneinanderschaltung hängt dann die Last tatsächlich an zwei Fäden oder, wie man auch
sagen kann, bei zwei nebeneinander geschalteten Fäden trägt jeder nur die
halbe Last. Durch Hintereinanderschaltung wird der Faden zwar länger, aber
nicht dicker, sein Tragvermögen hat sich durch den zweiten Faden nicht erhöht,
sondern nur die Dehnungsgröße. So ist es auch beim Muskel. Fasern, die *hintereinander geschaltet* sind, vergrößern nur die Dehnungs- bzw. Zusammenziehungs-
größe, nicht aber die Kontraktionskraft, die mögliche Arbeitsleistung. Im Körper
kommen Muskeln beiderlei Art vor: der gerade Bauchmuskel hat hintereinander
geschaltete Fasern, nach den Untersuchungen R. Ficks teilweise auch der
Schollenmuskel, auch am Halbsehnigen des Oberschenkels bedingt die sehnige
Einstrahlung eine teilweise Hinter- bzw. Übereinanderschaltung der Fasern.
Meist zeigen die Muskeln allerdings die Nebeneinanderschaltung. Es kommt
also für die Beurteilung der *Spannungsgröße* eines Muskels nur die Dicke des
Muskels in Frage nicht aber die Länge. Unter Dicke des Muskels ist die Summe
der Querschnitte sämtlicher Muskelfasern zu verstehen, wenn es sich um Nebeneinanderschaltung handelt. Bei Hinter- oder Übereinanderschaltung dürfen
die Fasern natürlich nur einmal gezählt werden, also beim geraden Bauchmuskel z. B. nur die Querschnittsgröße zwischen zwei sehnigen Einstrahlungen
oder das Querschnittsmittel sämtlicher Einzelabschnitte. An dieser Forderung

ändert auch die Tatsache nichts, daß nicht alle Fasern an einer sehnigen Einstrahlung unterbrochen werden, sondern manche Fasern erst zur übernächsten sehnigen Einstrahlung ziehen, das wäre nur etwa bei Beurteilung der Faserlänge zu berücksichtigen.

Die *Summe aller Faserquerschnitte* (mit der bei Hintereinanderschaltung gebotenen Einschränkung) stellt den „*physiologischen Querschnitt*" des Muskels dar. Bei spindelförmigen Muskeln (Biceps) oder parallelfaserigen (platte Bauchmuskeln) fällt der physiologische Querschnitt mit dem „anatomischen" zusammen, d. h. ein senkrecht zur Faserrichtung an der dicksten Stelle des Muskels geführter Schnitt trifft alle Muskelfasern.

Nicht so einfach ist die Bestimmung des physiologischen Querschnittes bei den einfach- oder doppeltgefiederten Muskeln. Hier würde ein Querschnitt an der dicksten Stelle durchaus nicht alle Muskelfasern treffen, sondern unter Umständen nur einen geringen Bruchteil. Es ist also der Schnitt so zu führen, daß er alle Faserbündel senkrecht trifft; bei doppeltgefiederten Muskeln kann dabei eine bogenförmige Schnittlinie herauskommen. Nur wenn die Fiederung recht steil ist, also die Muskelfaserrichtung sich der Sehnenrichtung sehr stark nähert und die Fiederung sich auf eine nicht zu lange Strecke erstreckt, fällt auch beim gefiederten Muskel der physiologische Querschnitt ohne allzugroße Fehler mit dem anatomischen zusammen.

Für die *Messung der Querschnittgröße* sind verschiedene Verfahren angegeben worden. Das einfachste, schnellste und zweckmäßigste Verfahren ist das von Buchner. In ein Brett werden mehrere Kerben von bestimmter Breite und Tiefe geschnitten. z. B. die erste Kerbe $^1/_2$ cm breit, die zweite 1 cm und die dritte 2 cm. Wenn die Kerben 10 cm tief sind, entspricht die erste einem Querschnitt von 5 qcm, die zweite von 10 qcm und die dritte von 20 qcm. Wenn man die Ränder der Kerben noch mit einem entsprechenden Längenmaßstab versieht, kann man den Querschnitt eines zu messenden Muskels direkt ablesen, wenn man ihn in eine der Kerben einlegt, so daß er den Wänden überall anliegt und auch auf der freien Seite eben begrenzt ist (Abb. 2a und 2b). Die direkte Zählung der Fasern wäre das genaueste Verfahren, wenn es sich darum handeln sollte, Vergleiche über die Kraft verschiedener Muskeln anzustellen [1].

Bei allen diesen Untersuchungen hat man sich aber immer vor Augen zu halten, daß von Mensch zu Mensch außerordentlich große Unterschiede bestehen und mit solchen Messungen nur die Mengenunterschiede, nicht aber die Verschiedenheiten im inneren Gehalt, die Qualitäten, erfaßt werden können. Es dürfte wohl keinem Zweifel unterliegen, daß die nicht meß-, zähl- und wägbaren Unterschiede nicht minder groß sind zwischen Mensch und Mensch wie die rein äußerlichen Verschiedenheiten. Daher betont R. Fick ausdrücklich, daß es sich nur um ganz ungenaue Schätzungen handeln kann, wenn es gilt, die Gesamtkraft eines Muskels zu berechnen. Es bestehen sogar Verschiedenheiten beim selben Menschen unter den verschiedenen Muskelgruppen, Arm, Bein usw. Wie R. Fick schon immer betont hat, ist auch die Stimmung von maßgeblichem Einfluß, besonders in der Angst kann die Muskelkraft zu ungeahnten Höchstleistungen fähig sein.

Die Querschnittsgröße dient nämlich zur Ermittlung der *Spannungsgröße* eines Muskels. Aus verschiedensten Beobachtungen hat sich ergeben, daß die Spannungsgröße von 1 qcm Muskelquerschnitt bei mittlerer Gelenkstellung und stärkstem Willensaufwand (Innervation) etwa 10 kg beträgt. Man nennt sie die *Muskelkrafteinheit* (R. Fick) oder *absolute Muskelkraft*. Sie stellt nur

---

[1] Gefiederte Muskeln müssen zuerst aufgefasert werden, um eine möglichst genaue Querschnittsgröße zu bekommen, während andere Muskeln ganz oder in Teilstücken in die Meßgabel eingelegt werden können.

einen Mittelwert dar, denn die Spannung eines Muskels ändert sich ja mit seiner Dehnung bzw. Zusammenziehung; sie hat aber den Vorteil der bequemen Anwendung bei Schätzungen und Berechnungen und dürfte vom wahren Durchschnittswert nach oben oder unten wenig abweichen. Die von physiologischer Seite angegebene Zahl 11,1 scheint zwar genauer zu sein, bestimmt ist sie unhandlicher. Querschnittsgröße in Quadratzentimeter $\times$ 10 ergibt also die *Spannungsgröße* eines Muskels bei mittlerer Gelenkstellung und stärkstem Willensaufwand.

Verkürzungsgröße. Bei unverletztem Gelenkapparat und normal wirkenden Antagonisten stehen die größte Dehnungslänge und die größtmögliche Verkürzung eines Muskels in einem bestimmten Verhältnis zueinander. Nach dem

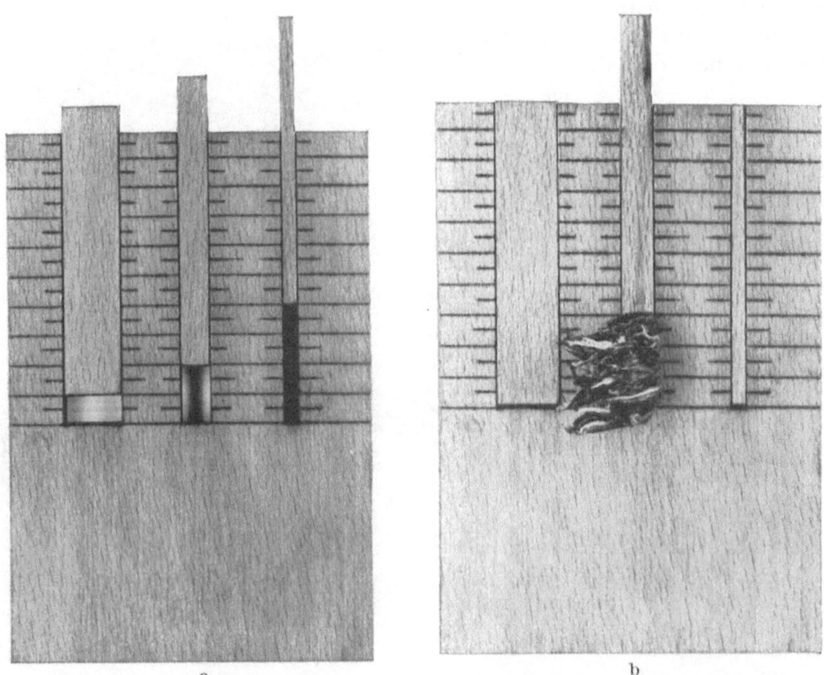

Abb. 2a und b. a Meßbrett nach BUCHNER, b mit eingelegten Muskelbündeln.

WEBER-FICK*schen Gesetz* beträgt die kürzeste Länge etwa gerade die Hälfte der Länge, die der Muskel in der antagonistischen Stellung des Gelenkes hat. Vor allem gilt das Gesetz bei den eingelenkigen Muskeln, es kann aber, wie A. FICK auseinandergesetzt hat, auch bei den mehrgelenkigen Muskeln als zutreffend betrachtet werden, wenn man nur dabei berücksichtigt, daß die äußerste Grenzlage der übersprungenen Gelenke, bei der Ansatz und Ursprung am meisten einander genähert sind, gewöhnlich gar nicht vorkommt. Es sind das vielleicht Bewegungszusammenstellungen, die keinen Nutzwert haben und aktiv daher gar nicht ausgeführt werden können; passiv können sie natürlich jederzeit herbeigeführt werden. Solche „*aktiv insuffiziente*" *Muskeln* (an der Hinterseite des Oberschenkels z. B.) sind bei vielen Menschen auch „*passiv insuffizient*", sie lassen auch die äußerste Gegenstellung nicht zu (z. B. größte Beugung im Hüftgelenk bei durchgestrecktem Kniegelenk). Allerdings nimmt die Dehnungsfähigkeit durch Übung sehr ausgiebig zu, was man heute im Zeitalter des Sports und der Gymnastik täglich beobachten kann. Der von seinem Ansatz losgelöste

Muskel läßt sich künstlich ja noch weiter dehnen als es der antagonistischen Stellung in dem ihm zugehörigen Gelenkapparat entspricht. Auch die größtmögliche Verkürzung am unverletzten Gelenkapparat zeigt nicht etwa das Ende des Verkürzungsbestrebens des Muskels an, denn sonst würde ja, wie R. FICK betont, der Muskel in dieser Stellung, weil er keine Spannung mehr hätte, gar nichts mehr leisten können.

In den meisten Fällen kann man schon am Muskelpräparat feststellen, ob ein Muskel bei einer bestimmten Bewegung gedehnt wird oder erschlafft. Will man genauere Angaben bekommen, dann wendet man vorteilhaft eine von A. FICK angegebene Meßart an, deren Anordnung aus den Abb. 3a und 3b leicht ersichtlich ist. Vom Sehnenstumpf läuft zur Mitte der Ursprungsfläche, die durch eine

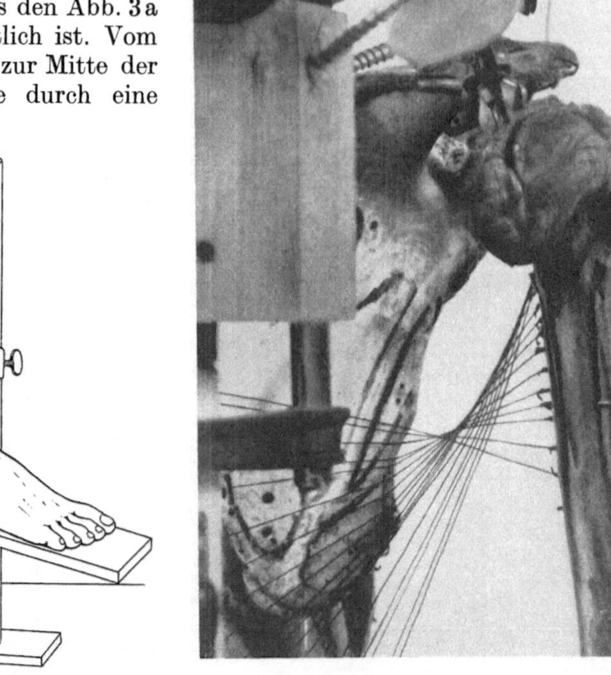

a   b

Abb. 3a und b. Vorrichtung zur Bestimmung der Verkürzungsgröße eines Muskels nach R. FICK. b Zugrichtungen im Latissimus dorsi. [Aus KOPITS: Verh. dtsch. orthop. Ges. 27 (1932)].

Öse gekennzeichnet ist, ein nicht dehnbarer Faden. Dieses Fadenstück stellt die Zugrichtung des zu untersuchenden Muskels dar. Von der Öse läuft der Faden über eine Rolle und wird durch ein Gewicht mit scharfem unteren Rande in Spannung gehalten. Das Gewicht läuft an einem Maßstab vorbei und man kann alle Ausschläge am Gelenk als Verlängerung bzw. Verkürzung des Muskels ablesen. Die Ergebnisse kann man allerdings nicht schlechthin auf den Lebenden übertragen, aber man bekommt immerhin brauchbare Annäherungswerte, wie sie R. FICK bereits für fast alle Gelenke ermittelt hat.

Ein Umstand ist jedoch dabei besonders zu beachten. Haben wir es mit Muskeln zu tun, deren Muskelfasern die unmittelbare Verlängerung der Sehne darstellen, so entspricht die Länge der Sehnenverschiebung auch der Verkürzungsgröße der Muskelfasern, d. h. lesen wir z. B. am Maßstab 5 Maßeinheiten ab, so hat sich sowohl der Ansatzpunkt um 5 Maßeinheiten verschoben (gehoben oder gesenkt), als auch die Muskelfasern um 5 Maßeinheiten verkürzt oder verlängert. Anders jedoch, wenn es sich um einen gefiederten Muskel handelt. Hier deckt sich der Wert der Muskelverkürzung nicht mit dem Wert der Sehnenverschiebung. Das ist aus Abb. 4 leicht einzusehen. Verkürzt sich die Muskelfaser b um den Betrag v und kann sich die Sehne durch entsprechende Einrichtungen (doppelte Fiederung, Retinacula oder dergleichen) nur in der Richtung des Pfeiles verschieben, dann kommt die Haftstelle der Muskelfaser nach dem Punkt A', d. h. der Endpunkt der Sehne wird um den Betrag $A—A'$ verschoben. Das Höchstmaß der Verschiebung wäre dann erreicht, wenn der Winkel α 90° geworden ist. Bei der Annahme, daß sich die Muskelfaser nur um die Hälfte ihrer gedehnten Länge zusammenziehen kann, wäre eine Stellung der Faser zur Sehne von 90° nur bei einem Fiederungswinkel α von höchstens 30° möglich. Die Endstellung ist in der Abbildung durch die gestrichelte Linie gekennzeichnet. Wir haben ein rechtwinkeliges Dreieck mit den spitzen Winkeln von 30° bzw. 60°, die gestrichelte

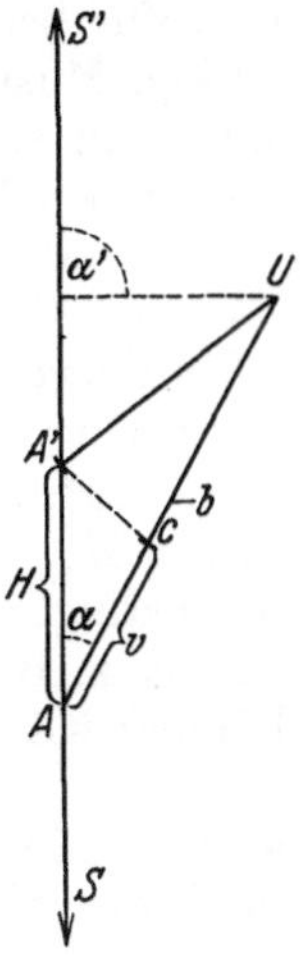

Abb. 4. 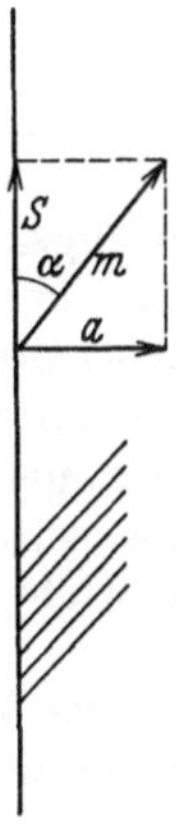　　　　Abb. 5. 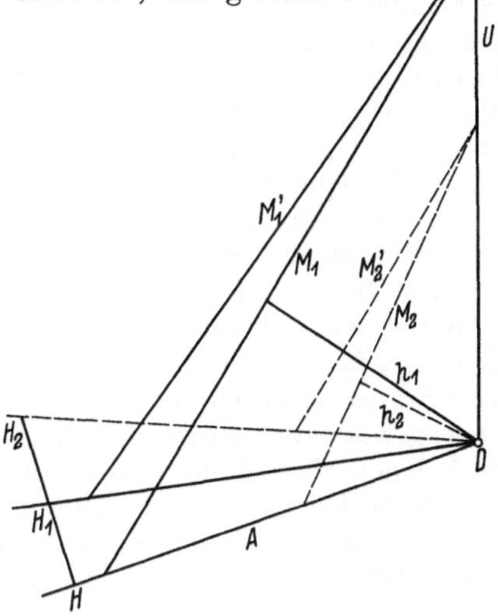　　　　Abb. 6.

Abb. 4. Verhältnis der Verkürzung der Muskelfaser zur Verschiebung der Sehne bei einem gefiederten Muskel.
Abb. 5. Kraftkomponenten eines gefiederten Muskels.
Abb. 6. Hebelarm und Hubhöhe bei gleicher Verkürzung der Muskelfaser.

Kathete ist gleich der halben Hypotenuse und kleiner als die dem Winkel von 60° gegenüberliegende. Der Ansatzpunkt der Muskelfaser hat sich also mehr verschoben als die Faser verkürzt wurde. Was für das Endergebnis gilt, gilt natürlich auch für jede Teilstrecke, denn es handelt sich ja durch die Zusammenziehung der Muskelfaser um eine fortlaufende Änderung des Winkels α bis 90°.

Auch für die Kraftentfaltung in der Richtung der Sehne kommt der Fiederungswinkel in Betracht. Bildet die Muskelfaser die gerade Fortsetzung der Sehne, dann wirkt die ganze Spannkraft in der Sehnenrichtung. Setzt aber die Faser unter einem Winkel an der Sehne an, dann wirkt nur ein Bruchteil der Spannkraft in der Richtung der Sehne, der andere Teil sucht die Sehne nach der Seite zu bewegen, sofern eine solche Sehnenverschiebung nicht durch besondere Einrichtungen unmöglich gemacht ist. Aus der Abb. 5 ist zu sehen, daß der in der Sehnenrichtung wirkende Teil der Muskelspannung $s = m \cdot \cos \alpha$ beträgt.

Wie aber aus dem Vorhergehenden ersichtlich, beeinflußt die Fiederung die Hubhöhe in dem Sinne, daß bei gleicher Verkürzung der gefiederte Muskel die Sehne mehr in ihrer Längsrichtung verschiebt als der nichtgefiederte. Daraus ist die Vermutung berechtigt, daß die *Gesamtarbeitsleistung vom Fiederungswinkel unabhängig* ist. Die Arbeit im physikalischen Sinne ist bekanntlich

Gewicht $\times$ Hubhöhe oder Spannung $\times$ Wegstrecke oder Muskelspannung $\times$ Muskelverkürzung. Die Muskelspannung ist das Produkt aus physiologischem Querschnitt $\times$ „absoluter Muskelkraft". Bereits 1892 hat R. Fick den Vorschlag gemacht, auf diese Weise die Größe der Arbeit eines Muskels zu bestimmen, die er im günstigsten Falle leisten kann[1]. Hat sich z. B. die Muskelfaser b (Abb. 4) um den Betrag v verkürzt und bedeutet b die Spannung der Faser, so wirkt sie nach dem Vorhergehenden mit dem Anteil $b \cdot \cos \alpha$ in der durch Pfeile angedeuteten Sehnenrichtung. Der Ansatzpunkt A kommt dabei nach A'.

Nimmt man v unendlich klein an, dann ist $A' \, c \perp b$, woraus $H = \dfrac{v}{\cos \alpha}$; setzen wir jetzt die Hubhöhe in die Arbeitsformel ein, so bekommen wir: Spannung $\times$ Wegstrecke $= b \cdot \cos \alpha \times \dfrac{v}{\cos \alpha} = b \, v$. Der Fiederungswinkel fällt aus der Formel heraus, spielt also für die Arbeitsleistung keine Rolle.

Auch der Hebelarm spielt für die Arbeitsleistung keine Rolle, wofür bereits A. Fick den Beweis geliefert hat. Stellt man sich z. B. zwei eingelenkige Muskeln vor, die in derselben Drehungsebene wirken (Abb. 6), so erkennt man schon ohne weiteres, daß der Muskel mit dem kleineren Hebelarm bei derselben Verkürzungsgröße dem Ansatzknochen einen größeren Ausschlag erteilt als der Muskel mit größerem Hebelarm. Verkürzt sich in Abb. 6 der Muskel M_1 um 1 cm, so hebt er den Ansatzknochen A (Ursprungsknochen U unbeweglich gedacht) von H nach H_1, der Muskel M_2 aber bei derselben Verkürzung nach H_2, obwohl er, wie es heißt, einen „weitaus ungünstigeren Hebelarm" hat, denn sein Hebelarm h_2 ist im Fall der Abb. 6 gerade halb so groß wie h_1 des M_1. Was anderes wäre es natürlich, wenn man unter den angenommenen Bedingungen das Gleichgewichtsverhältnis ins Auge faßt. Da würde Muskel M_1 z. B. im Punkte H einem doppelten Gewicht das Gleichgewicht halten können wie M_2, wenn beide Muskeln dieselbe Spannung hätten.

Für die mögliche Arbeitsleistung eines Muskels kommt also tatsächlich nur die Verkürzung und die Spannung (Querschnitt $\times$ Muskelkrafteinheit) in Betracht.

II. Besonderer Teil.

Kinetik. Ändert ein Körper seinen Bewegungszustand, so schließen wir auf eine Kraft als Ursache dieser Änderung. Diese Kraft kann entweder einen ruhenden Körper in Bewegung setzen oder einen bereits in Bewegung befindlichen nach Beschleunigung und Bewegungsrichtung beeinflussen. Bei gleichzeitiger Einwirkung mehrerer Kräfte auf einen Körper kann der Fall eintreten, daß der Körper seinen Bewegungszustand nicht ändert, weil jede der einwirkenden Kräfte nach Größe und Richtung allen anderen gerade entgegengesetzt ist; die Kräfte halten sich das Gleichgewicht. Es stellt also jede Beschleunigung eine Kraftwirkung dar, aber nicht umgekehrt, nicht jede Kraftwirkung ruft effektive Beschleunigung hervor, da die Möglichkeit vorliegt, daß mehrere gleichzeitig wirkende Kräfte vorhanden sind, deren beschleunigende Wirkungen zusammen gleich Null sind (Strasser).

Jede an einem starren Körper angreifende Kraft kann man sich im Angriffspunkt als Zug oder Druck von bestimmter Größe und Richtung vorstellen. Als Einheit der Kraft gilt im praktischen Leben der Zug oder Druck von 1 kg.

---

[1] Diese Untersuchungen erstrecken sich bereits auf die Muskeln der Fußgelenke, des Schulter- und Hüftgelenkes. Hat man z. B. bei einem Muskel einen Querschnitt von 5 cm² gefunden und eine größtmöglichste Verkürzungsgröße von 5 cm $=$ 0,05 m, dann würde der Muskel im günstigsten Falle $50 \times 0,05 = 2,5$ kgm Arbeit leisten können. Bei einer anderen Bewegung aber, bei der er die größtmögliche Verkürzung nicht erreicht, würde auch die mögliche Arbeitsleistung geringer sein.

Zur vollständigen Bestimmung einer Kraft gehört die Angabe der Größe und Richtung. Man stellt sie daher landläufig als eine Strecke von bestimmter Länge und Richtung dar, die Anzahl der Längeneinheiten dieser Strecke entspricht der Anzahl der Krafteinheiten, die Pfeilspitze der Richtung (Abb. 7a). Wohin man schließlich den Angriffspunkt der Kraft verlegt, ist gleichgültig, wenn nur der gewählte Angriffspunkt in der geraden Verlängerung der gegebenen Kraftrichtung liegt.

Greifen zwei oder mehrere Kräfte am gleichen Punkt eines starren Körpers an, dann läßt sich stets eine einzige Kraft angeben, die dieselbe Wirkung hervorbringt wie die ursprünglichen Kräfte zusammen; man nennt diese Kraft die „Resultante der Kräfte", daher auch der Ausdruck Muskelresultante. Die Resultante erhält man, wenn man die Kraftstrecken (Vektoren) ihrer Richtung und Größe entsprechend aneinanderfügt, wo man anfängt ist gleichgültig. Abb. 7a stellt 3 an einen Punkt angreifende Kräfte (1, 2, 3) nach Größe und Richtung dar. Setzen wir an 1 die Kraft 2 (2') an und an deren Endpunkt die Kraft 3 (3'), dann stellt die gestrichelte Linie die Resultante dar. Liegen die Kräfte in einer

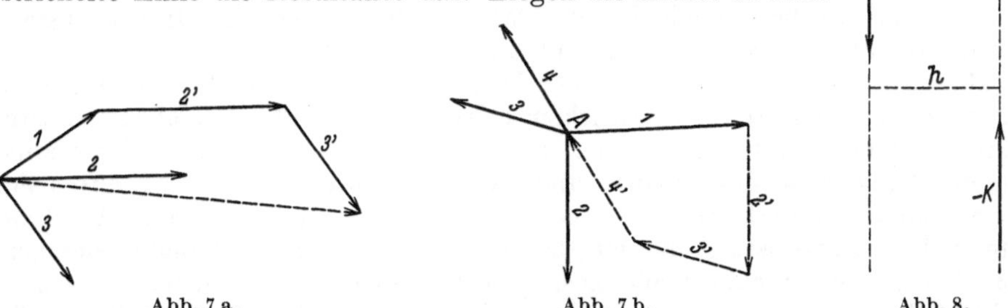

Abb. 7 a.
Abb. 7 b.
Abb. 8.

Ebene, fällt das aus den 3 Kräften gebildete Polygon auch in diese Ebene, wenn nicht, dann ist das Polygon räumlich oder windschief.

Soll nun zwischen den Kräften Gleichgewicht herrschen, so schließt die zuletzt angefügte Kraft das Polygon, d. h. sie kehrt zum Ausgangspunkt zurück. Das ist die vollkommen hinreichende Gleichgewichtsbedingung (Abb. 7b). Bei Gleichgewicht lautet also die Formel $K_1 + K_2 + K_2 + \cdots K_n = 0$, herrscht nicht Gleichgewicht, dann ist die symbolische Form $K_1 + K_2 + K_3 + \cdots K_n = K_r$.

Kräftepaare. Die Bewegungen unserer Glieder sind immer Drehungen in Gelenken. In diesen kann, wie schon A. Fick hervorgehoben hat, niemals eine Drehung durch eine Kraft allein ausgeführt werden, sondern nur durch ein Kräftepaar. Ein „Kräftepaar" sind zwei zusammengehörige, gleichgroße Kräfte von entgegengesetzter Richtung, welche in parallelen Geraden wirken (O. Fischer) (Abb. 8). Ein solches Kräftepaar hat das Bestreben, den Körper um eine Achse zu drehen, welche gegen die Ebene des Kräftepaares senkrecht gerichtet ist. Die Größe dieses Bestrebens ist das „Drehungsmoment" des Kräftepaares. Es hängt ab von der Größe der Kräfte und dem Abstand der beiden parallelen Kraftrichtungen: Drehungsmoment $D = K \cdot h$ (Kraftgröße $\times$ Abstand der beiden Parallelen). Zwei Drehungsmomente sind also gleich, wenn sich die Kraftgrößen umgekehrt wie die Abstände der beiden Parallelen verhalten. Die Wirkung eines Kräftepaares ändert sich nicht, wenn man seine Ebene ohne Änderung des Abstandes der Parallelen im Raume parallel verschiebt. Die Achse des Kräftepaares steht zur Ebene der Kräfte senkrecht, ihre Länge entspricht dem Drehungsmoment $K \cdot h$ und ihre Richtung wird nach der Seite hin gerichtet, von der aus gesehen der Drehungsversuch des

Kräftepaares im Sinne des Uhrzeigers verlaufen würde. Man spricht dann vom „*Achsenmoment des Kräftepaares*". Alle Achsenmomente verschiedener Kräftepaare an demselben Körper lassen sich zu einem resultierenden Achsenmoment vereinigen nach denselben Grundsätzen, die vorhin für die verschiedenen auf einen Körper einwirkenden Kräfte dargetan wurden.

Für die Hervorbringung einer Drehung um eine Achse spielt die Massenverteilung innerhalb eines Körpers eine große Rolle. Der Widerstand, den ein Körperteilchen der Drehung entgegensetzt, wächst mit dem Quadrat seiner Entfernung von der Drehungsachse, das „*Trägheitsmoment*" ist also $= mr^2$, wenn m das Massenteilchen und r die Entfernung von der Drehungsachse darstellt. Die Summe der Trägheitsmomente aller Massenteilchen stellt das Trägheitsmoment des ganzen Körpers in bezug auf die betreffende Drehungsachse dar. Stellt man sich sämtliche Massenpunkte eines Körpers in einem Punkt vereinigt vor oder auf einem geraden Zylinder um die Drehungsachse verteilt, und zwar in einer solchen Entfernung von der Achse, daß sich das gleiche Trägheitsmoment ergeben würde wie bei der tatsächlichen Lagerung der Massenteilchen, so nennt man diese Entfernung den „*Trägheitsradius*" des Körpers in bezug auf die betreffende Drehungsachse. Bezeichnet man diesen Abstand mit x, so wäre das Trägheitsmoment mx^2.

Braune und Fischer haben das Trägheitsmoment und den Schwerpunkt der einzelnen Teile des menschlichen Körpers bestimmt. Bei allen größeren Extremitätenabschnitten, von der Hand abgesehen, liegt der Schwerpunkt auf der Längsachse des Gliedes, und zwar so, daß die Längsachse durch den Schwerpunkt im Verhältnis 4 : 5 geteilt wird, wobei der proximale Abschnitt immer der kürzere ist. Außerdem hat sich gezeigt, daß das Trägheitsmoment bei allen Gliedern für die Drehung um die Längsachse am kleinsten ist, woraus sich z. B. ergibt, daß für Längsdrehungen der Glieder ein verhältnismäßig geringer Kraftaufwand nötig ist und daher die reinen Pro- und Supinationsmuskeln nur einen kleinen physiologischen Querschnitt zu haben brauchen (R. Fick). Ferner ergab sich, daß die Trägheitsradien in bezug auf alle zur Längsachse des Gliedes senkrechten Achsen durch den Schwerpunkt gleich groß sind und zur Länge des Gliedes annähernd konstant sich verhalten, nämlich 3 : 10. Bezeichnet also m die Masse des Gliedes und l die Länge, so beträgt der Trägheitsradius für alle diese Schwerpunktsachsen 0,3 l, das dazugehörige Trägheitsmoment 0,09 ml^2. Auch zwischen dem Trägheitsradius für die Drehung um die Längsachse und der mittleren Dicke der größeren Extremitätenabschnitte besteht ein annähernd konstantes Verhältnis, nämlich 7 : 20 (0,35). Ist der Wert der mittleren Dicke d, dann ist der Trägheitsradius für die Längsachse 0,35 d, das Trägheitsmoment 0,12 md^2.

Ein Kräftepaar erteilt einem frei beweglichen Körper eine Winkelbeschleunigung oder Drehungsbeschleunigung, worunter man die Bahnbeschleunigung des Punktes im Abstand 1 von der Drehungsachse versteht. Fällt die Richtung der Achse des Kräftepaares mit einer der Hauptträgheitsachsen des Schwerpunktes zusammen, so findet die Winkelbeschleunigung um diese Achse durch den Schwerpunkt statt und es besteht die Beziehung: β (Winkelbeschleunigung) $= \dfrac{D}{mx^2}$ (D = Drehungsmoment des Kräftepaares, mx^2 = Trägheitsmoment). Hauptträgheitsachsen für einen Punkt eines Körpers sind die Richtungen, für welche das Trägheitsmoment den größten und kleinsten Wert annimmt; sie stehen bei jedem Körper für jeden Punkt desselben aufeinander senkrecht; dazu kommt noch als dritte die zu der Ebene der beiden vorhergehenden Achsen senkrechte Richtung (O. Fischer). Dreht sich der Körper aber nicht um einen mit dem Schwerpunkt zusammenfallenden festen Drehpunkt und liegt die

Achse des Kräftepaares in einer Hauptträgheitsachse dieses Punktes in der Entfernung r vom Schwerpunkt, so geht die Formel über in: $\beta = \dfrac{D}{m(x^2 + r^2)}$.

Die Bedeutung dieser Formel erhellt aus der Tatsache, daß die Längsachse eines Gliedes sowohl als auch alle zu derselben senkrechten Achsen Hauptträgheitsachsen des Gliedes darstellen.

Wirkung der Kräfte, die an einem starren Körper angreifen. Für die Untersuchungen der Muskelmechanik muß man die Gelenkachsen, um die sich unsere Glieder drehen, als feststehend betrachten. Bei einem um eine feststehende Achse drehbaren Körper ist man nun genötigt, die in einem Punkte dieses Körpers angreifende Kraft parallel nach dem Achsenpunkt zu verlegen, denn dadurch entsteht erst das Kräftepaar $(+ K, - K)$, das die Drehung des Körpers hervorbringt. Sei $+ K$ die in A des Körpers (Abb. 9) angreifende Kraft und C die

feste Drehungsachse (Kraftrichtung und Schwerpunkt S in der Papierebene, Achse C senkrecht zur Papierebene), so verursacht diese Kraft eine gleichgroße und gleichgerichtete in C. Diese in C angreifende Kraft ruft ihrerseits wieder die „Reaktionskraft" $- K$ wach und damit ist das notwendige Kräftepaar $+ K - K$ gegeben. Das Moment dieses Paares ist $K \cdot h$, man spricht daher

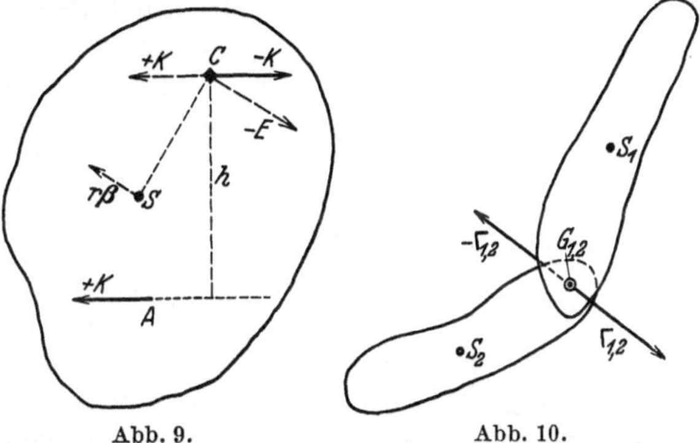

Abb. 9.   Abb. 10.

vom Drehungsmoment der in A angreifenden Kraft $+ K$ in bezug auf die Drehungsachse C. Die im Drehpunkt auftretende Druckkomponente $+ K$ bezeichnet man auch als die „statische" Druckkomponente.

Bei der Drehung um die Achse C erhält aber auch der Schwerpunkt S eine lineare Beschleunigung, die gleich ist dem Produkt aus der Winkelbeschleunigung (β) um die Achse $C \times$ dem Abstand S von C, also $= r\beta$. Die Kraft, welche diese Beschleunigung des Schwerpunktes hervorruft, ist Masse $\times$ Beschleunigung $= mr\beta$. Diese Kraft ruft aber im Achsenpunkt C eine gleichgroße, entgegengesetzt gerichtete Reaktionskraft hervor $- E$. Der Achsendruck besteht also aus 2 Komponenten, $+ K$ und $- E$. Man nennt diese Kraft, die im Schwerpunkt angreifen müßte, um ihm die tatsächlich vorhandene Beschleunigung zu erteilen, die Effektivkraft des Schwerpunktes. Während man $+ K$ als statische Druckkomponente bezeichnet, ist $- E$ die kinetische.

Stellen wir uns jetzt zwei starre Körper mit den Massen m_1 und m_2 und den Schwerpunkten S_1 und S_2 vor, die durch ein Gelenk G_{12} beweglich miteinander verbunden sind (Abb. 10). Es ist nun wohl ohne weiteres klar, daß die Bewegung *eines* dieser Glieder nicht mehr *allein* von den an ihm angreifenden Kräften abhängig ist, d. h. das Glied kann durch irgendwelche an ihm angreifende Kräfte nicht mehr so bewegt werden, wie wenn es ganz für sich allein im Raume stünde. Die Bewegung dieses Gliedes wird vielmehr durch die Bewegung des anderen Gliedes und die an diesem angreifenden Kräfte beeinflußt werden. Der Einfluß des einen Gliedes auf das andere kann natürlich nur dort angreifen, wo die beiden Glieder miteinander in Verbindung stehen, also im Gelenk. Jedes der beiden Glieder drückt im Gelenkmittelpunkt G_{12} auf das Nachbarglied. Ist die vom 2. Glied auf das 1. ausgeübte Druckkraft $= D$, so löst diese nach dem NEWTONschen Gesetz eine gleichgroße, entgegengesetzte

Druckkraft $— D$ aus. Diese beiden Kräfte stellen den resultierenden Gelenkdruck dar. Stellt man sich jetzt die beiden Glieder gelöst vor, unter Beibehaltung der auf jedes Glied in G_{12} neben sonstigen Kräften angreifenden Druckkraft des Nachbargliedes, dann würde sich jedes Glied für sich genau so bewegen als ob der Gelenkzusammenhalt nicht gelöst wäre. Wenn wir jetzt auf das vorhin Gesagte zurückgreifen, so ergibt sich, daß die Bewegung des 2. Gliedes die des 1. durch die dem Schwerpunkt S_2 erteilte Beschleunigung bzw. auch Verzögerung beeinflußt. Die Einwirkung des 2. auf das 1. Glied entspricht also der Effektivkraft des Schwerpunktes S_2, daher der Ausdruck kinetische Komponente des Achsendruckes.

Das ebene, um eine feste Achse drehbare zweigliedrige Gelenksystem. In Abb. 11 bezeichnet G_{12} eine Scharniergelenkachse, O_1 eine feste, zu G_{12} ||-Achse, beide Achsen sollen auf der Papierebene senkrecht stehen. Jeder Punkt der beiden Glieder kann sich dann nur in der Papierebene bewegen. Die Schwer

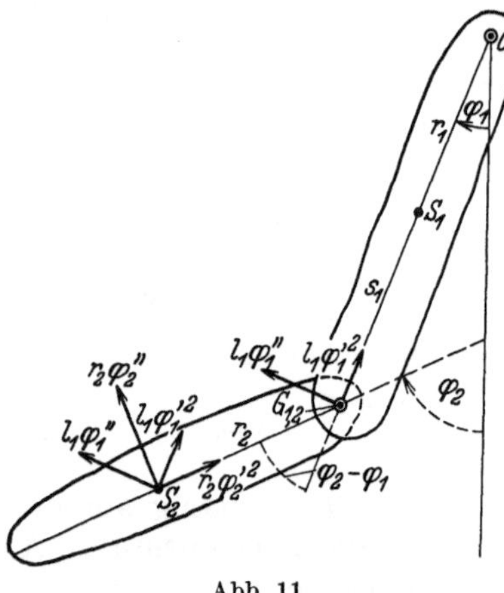

Abb. 11.

punkte S_1 und S_2 sollen, wie aus der Zeichnung hervorgeht, auf der Längsachse ihrer Glieder liegen: $O_1 G_{12} =$ Längsachse des 1., $G_{12} S_2 =$ Längsachse des 2. Gliedes. Die Lage des Schwerpunktes S_1 sei durch die Entfernung r_1 und s_1 gegeben und $r_1 + s_1 = l_1 \cdot S_2$ liege von G_{12} in der Entfernung r_2. Die Massen der beiden Glieder seien m_1 und m_2, die Summe der beiden Massen m_0.

Aus diesen Angaben sieht man schon, daß ein solches Gelenksystem im Körper nicht vorkommt, sondern nur annähernd erreicht wird. Ellbogen- und Schultergelenk können unter Umständen diesen Annahmen einigermaßen gerecht werden, auch Knie und Hüften kann man sich beiläufig unter diese Bedingungen gestellt denken oder Sprung- und Kniegelenk. Beim Zehenstand z. B. hat O. Fischer zur Hilfsannahme gegriffen, daß die Füße das 1., der ganze übrige Körper vom Sprunggelenk aufwärts das 2. Glied darstellen, die feste Achse O_1 sei durch die quere Achse der Zehengrundgelenke gegeben.

Aus einem derartigen System hat nun O. Fischer die „Bewegungsgleichungen" abgeleitet. Durch diese Gleichungen wird die Abhängigkeit der Bewegungen der einzelnen untereinander verbundenen Glieder und damit auch die Abhängigkeit der Muskelwirkungen von den verschiedenen Einflüssen in eine mathematisch genaue Formel gebracht.

Die Ausgangsstellung ist durch die Winkel φ_1 und φ_2 vollkommen gekennzeichnet, es sind die Winkel der Längsachsen der Glieder mit irgendeiner festen Geraden in der Bewegungsebene. Die Bewegung wird durch die stetige Änderung dieser Winkel gekennzeichnet sein. Die Geschwindigkeit dieser Änderung sind die Winkelgeschwindigkeiten der beiden Glieder, ausgedrückt durch φ_1' und φ_2'. Da es sich bei der Muskelwirkung um eine stetige Krafteinwirkung handelt, erfährt die Winkelgeschwindigkeit eine Beschleunigung, die durch φ_1'' und φ_2'' ausgedrückt sein mag.

Wenn wir z. B. den Unterarm gegen den feststehenden Oberarm beugen, würde die Bewegung immer rascher ablaufen, denn die stetig einwirkende Muskelkraft würde in jedem Augenblick der Bewegung dem Unterarm eine Beschleunigung erteilen, ganz unabhängig davon, ob wir die Beuger rasch oder langsam kontrahieren. Wir würden nicht nur nicht die Geschwindigkeit der Bewegung bestimmen können, sondern wir würden die Bewegung willkürlich auch gar nicht zum Stillstand bringen können, sondern müßten nach Aufhören der

Muskelwirkung den Ablauf der Bewegung den *körperfremden* Kräften Schwerkraft, Reibung, Luftwiderstand usw. überlassen.

Da wir aber tatsächlich die Bewegung in jedem Augenblick in der Gewalt haben, sowohl nach der Geschwindigkeit als auch nach der Größe des Ausschlages, muß immer noch eine zweite Kraft vorhanden sein, die Geschwindigkeit und Beschleunigung regelt (vgl. S. 40). Jede Bewegung ist also in Wirklichkeit das Ergebnis einer „Resultierenden", auch wenn wir z. B. die Schwerkraft durch Senkrechtstellen der Bewegungsachsen als bewegende Kraft ausschalten, sie ist das Ergebnis der resultierenden Kraft aus Agonisten und Antagonisten. Auch aus diesem Grunde handelt es sich in dem FISCHERschen Beispiel um eine Hilfsannahme, die im Körper niemals ganz zur Verwirklichung kommt. Ihr theoretischer Wert ist aber ungeschmälert, denn in den folgenden Bewegungsgleichungen sind schließlich *alle* am System angreifenden Kräfte berücksichtigt.

Nun ist FISCHER so vorgegangen, wie es vorhin geschildert wurde. Im Gelenkmittelpunkt G_{12} werden zunächst sämtliche im 2. Glied direkt angreifenden Kräfte und die Effektivkraft des S_2 in entgegengesetztem Sinne angebracht gedacht. Dann bewegt sich das 1. Glied wie ein einzelner starrer Körper.

Die ganze Bewegung des zweiten Gliedes setzt sich zusammen aus der Bewegung des Gelenkmittelpunktes G_{12}, die sich infolge des Zusammenhanges der beiden Glieder als Kreisbewegung um O_1 mit dem Radius l_1 darstellt, und der Drehung des 2. Gliedes um die Achse G_{12}.

Durch die Bewegung um O_1 erfährt der Gelenkpunkt G_{12} eine Winkelbeschleunigung vom Betrage $l_1\varphi_1''$, die auf der Richtung der Längsachse des 1. Gliedes senkrecht steht und die Tangentialbeschleunigung darstellt. Dazu kommt, weil es sich ja um eine Kreisbewegung handelt, die Zentripetal- oder Normalbeschleunigung von der Größe $l_1\varphi_1'^2$ in der Richtung der Längsachse des 1. Gliedes.

Der Schwerpunkt S_2 bewegt sich um G_{12} auf einem Kreisbogen mit dem Radius r_2. Seine Tangentialbeschleunigung relativ zu G_{12} beträgt $r_2\varphi''_2$ und ist zur Längsachse des 2. Gliedes senkrecht gerichtet. Bei einer merklichen Winkelgeschwindigkeit bei der Drehung des 2. Gliedes um G_{12} kommt zur Tangentialbeschleunigung von S_2 noch die Normalbeschleunigung von der Größe $r_2\varphi_2'^2$, die in der Richtung der Längsachse des 2. Gliedes wirkt (Abb. 11).

Aus diesen Tangential- bzw. Normalbeschleunigungen ergeben sich die 4 Komponenten der Effektivkraft des Schwerpunktes S_2. Ihre absoluten Werte sind: $m_2 l_1\varphi_1''$, $m_2 l_1\varphi_1'^2$, $m_2 r_2\varphi_2''$ und $m_2 r_2\varphi_2'^2$, denn die Kraft ist Masse $\times$ Beschleunigung. Die Richtungen dieser Kräfte ergeben sich aus der Abb. 11. Diese 4 Komponenten bilden aber, mit negativem Vorzeichen versehen, die Einwirkung der Effektivkraft von S_2 auf das 1. Glied. Wie diese 4 Komponenten auf die Winkel φ_1 und φ_2 wirken, läßt sich auch ohne weiteres aus der Abbildung entnehmen, wobei angenommen ist, daß die Winkelgeschwindigkeiten oder -beschleunigungen im positiven Sinne auf φ_1 und φ_2 wirken. Alle diese Kräfte und die direkt am 2. Glied angreifenden Kräfte muß man sich in G_{12} (zum 1. Glied gehörend gedacht) angreifend denken, dann kann man sich das 2. Glied einfach fortdenken, wenn es sich um die Untersuchung der Bewegungen des 1. Gliedes handelt.

Es wirken also auf das 1. Glied die direkt an ihm angreifenden Kräfte, ferner die direkt am 2. Glied angreifenden Kräfte und die negative Effektivkraft von S_2. Das resultierende Drehungsmoment aller direkt am 1. bzw. 2. Glied angreifenden Kräfte sei D_1. Berücksichtigt man ferner, daß die äußeren Kräfte immer mit Kräftepaaren (S. 49) wirken und sei x_1 der Trägheitsradius des 1. Gliedes für die zu O_1 parallele Achse durch S_1, so ist das Trägheitsmoment des 1. Gliedes für die Achse $O_1 = m_1(x_1^2 + r_1^2)$.

So entwickelte schließlich FISCHER für das 1. Glied folgende Bewegungsgleichung:

$$[m_1 (x_1^2 + r_1^2) + m_2 l_1^2]\,\varphi_1'' + m_2 l_1 r_2 \cos(\varphi_2 - \varphi_1)\,\varphi_2'' - m_2 l_1 r_2 \sin(\varphi_2 - \varphi_1)\,\varphi_2'^2 = D_1$$

Entsprechend ergab sich die Bewegungsgleichung des 2. Gliedes:

$$m_2\,(x_2^2 + r_2^2)\,\varphi_2'' + m_2\,l_1\,r_2\cos(\varphi_2-\varphi_1)\,\varphi_1'' + m_2\,l_1\,r_2\sin(\varphi_2-\varphi_1)\,\varphi_1'^2 = D_2$$

Diese Gleichungen sind die Grundlage, von der aus jede beliebige Bewegung eines zweigliedrigen Gelenksystems, dessen eines Glied mit der Umgebung mit einer festen Achse verbunden ist, untersucht werden könnten.

Das reduzierte System. O. Fischer ist aber noch weiter gegangen. Er hat die Hilfsannahme (Fiktion) des „*reduzierten Systems*" und der „*Hauptpunkte*" eingeführt. Denkt man sich nämlich das 2. Glied vom 1. losgelöst (Abb. 12), aber im Gelenkmittelpunkt G_{12} die Masse m_2 dem 1. Glied hinzugefügt, so erhält man ein Massensystem $m_1 + m_2 = m_0$. Das ist das „erste reduzierte System", weil es aus dem ersten Glied hervorgegangen ist; in ganz entsprechender Weise erhält man das „zweite reduzierte System". Da die Masse des einen Gliedes

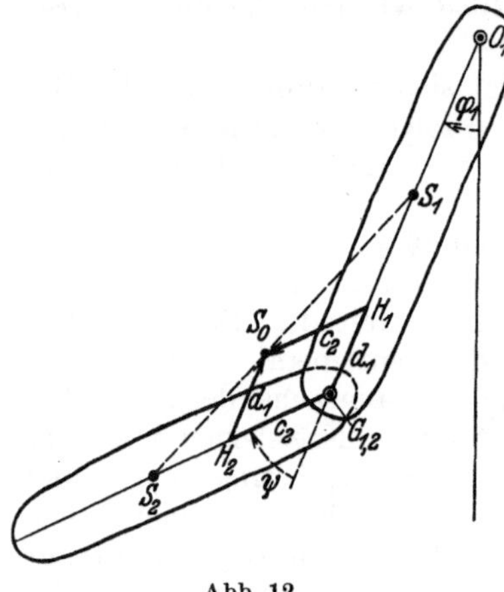

Abb. 12.

nicht gleichmäßig auf das andere verteilt wird, sondern in G_{12} zusammengedrängt sich vorzustellen ist, erleidet natürlich die Lage des Schwerpunktes eine Änderung entsprechend der geänderten Massenverteilung. Der Schwerpunkt des 1. reduzierten Systems liegt auf der Verbindungsstrecke $G_{12} - S_1$ und teilt diese Strecke im Verhältnis $m_2 : m_1$; er ist der „Hauptpunkt" des 1. Gliedes *(H_1)*, seine Entfernung vom Gelenkmittelpunkt eine „Hauptstrecke" des 1. Gliedes *(d_1)* (Abb. 12). Der „Hauptpunkt" des 2. Gliedes, der Schwerpunkt des 2. reduzierten Systems, ist H_2, er teilt die Strecke $S_2 - G_{12}$ ebenfalls im Verhältnis $m_2 : m_1$, die „Hauptstrecke" des 2. Gliedes ist c_2.

Aus der Lage dieser Hauptpunkte läßt sich, wie Abb. 12 ergibt, ohne weiteres der Gesamtschwerpunkt S_0 ermitteln. Er liegt im Parallelogramm aus d_1 und c_2 dem Gelenkpunkt gegenüber; das gilt für alle Stellungen des Systems. S_0 teilt die Verbindungslinie $S_1 - S_2$ im Verhältnis $m_2 : m_1$.

Durch die Einführung der reduzierten Systeme hat O. Fischer die Bewegungsgleichungen auf noch einfachere Form gebracht, nämlich:

$$m_0\,(\lambda_1^2 + l_1\,c_2\cos\psi)\cdot\varphi_1'' + m_0\,l_1\,c_2\cos\psi\cdot\psi'' - m_0\,l_1\,c_2\sin\psi\,(\varphi_1' + \psi')^2 = D_1$$
$$m_0\,\lambda_2^2\,\psi'' + m_0\,(\lambda_2^2 + l_1\,c_2\cos\psi)\cdot\varphi_1'' + m_0\,l_1\,c_2\sin\psi\cdot\varphi_1'^2 = D_2,$$

wobei λ_1 = Trägheitsradius des 1. reduzierten Systems für die Achse O_1 bedeutet und λ_2 = Trägheitsradius des 2. reduzierten Systems für die Gelenkachse G_{12}. Der Winkel ψ steht, wie bereits aus Abb. 11 ersichtlich, in einem ganz bestimmten Verhältnis zu φ_1 und φ_2, nämlich $\psi = \varphi_2 - \varphi_1$; ψ ist der Gelenkwinkel.

Trotz der Vereinfachung durch das „reduzierte System" bleibt die Anwendung der Bewegungsgleichungen für den einzelnen Sonderfall eine zeitraubende und rechnerisch schwierige Angelegenheit. Für die Praxis kommt es aber gar nicht so sehr auf die Anwendung der Bewegungsgleichungen an, als vielmehr auf die durch O. Fischer in diesen Gleichungen mathematisch dargetane Tatsache, daß für das Verständnis der Muskelwirkung alle am System angreifenden Kräfte berücksichtigt werden müssen, körpereigene und körperfremde, daß mindestens *eine* körperfremde Kraft, die Schwerkraft, überhaupt nicht ausgeschaltet werden kann, denn auf ihr beruhen die mechanischen Eigenschaften der Glieder.

Über die Drehungsmomente der Muskeln. Wie im allgemeinen Teil schon erwähnt wurde, wirkt ein Muskel, sofern er sich überhaupt in Spannung befindet, immer auf mindestens zwei Körperteile ein. Er zieht an seiner Ansatzstelle mit einer nach dem Ursprung hin gerichteten Kraft und umgekehrt, vom Ursprung mit derselben Kraft gegen den Ansatz hin. Es sind also immer zwei entgegengesetzt gleiche Kräfte, die bei der Spannung eines Muskels auftreten, und für das Verständnis der Muskelwirkung ist die Berücksichtigung dieser beiden Kräfte unerläßlich.

Abb. 13 stellt ein freies, zweigliederiges Gelenksystem dar mit geradlinig ausgespanntem Muskel U—A. Dieser Muskel zieht am Ursprungsglied mit einer Kraft von der Größe und Richtung des Pfeiles in U. Dieser Zug in U pflanzt sich im Gelenkpunkt als Druck auf das Ansatzglied fort, er löst hier aber keine Reaktionskraft aus, da ja beide Glieder als freibeweglich gedacht sind. Der Muskel U—A zieht aber auch in A mit derselben Kraft, aber im entgegengesetzten Sinne am Ansatzglied. Dieser Zug pflanzt sich in derselben Größe und Richtung durch den Gelenkpunkt auf das Ursprungsglied fort. Wir haben jetzt an jedem Gliede zwei gleichgroße, aber entgegengesetzt gerichtete Kräfte, ein Kräftepaar, mit dem Abstand h (virtueller oder ideeller Hebelarm).

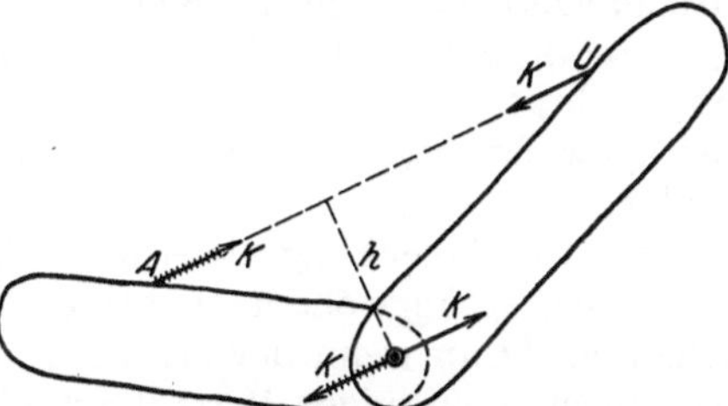

Abb. 13. Kräftepaare eines eingelenkigen Muskels.

Jedes dieser beiden Kräftepaare sucht den *Körperteil*, an dem es angreift, zu drehen. Das Drehungsmoment sucht also zunächst *den Körperteil* um eine senkrecht zur Ebene des Kräftepaares stehende Achse zu drehen, nicht etwa um die Gelenkachse. Die Wirkung auf die Gelenkachse ist erst eine sekundäre. Daher kommt es auch gar nicht auf den Mechanismus der übersprungenen Gelenke an, ja nicht einmal auf ihre Beweglichkeit. Auch vom Bewegungszustand des Körpers ist das Kräftepaar unabhängig; ob der Muskel sich aus der Ruhe kontrahiert oder die beiden Körperteile bereits in beliebiger Bewegung begriffen sind, immer ist das

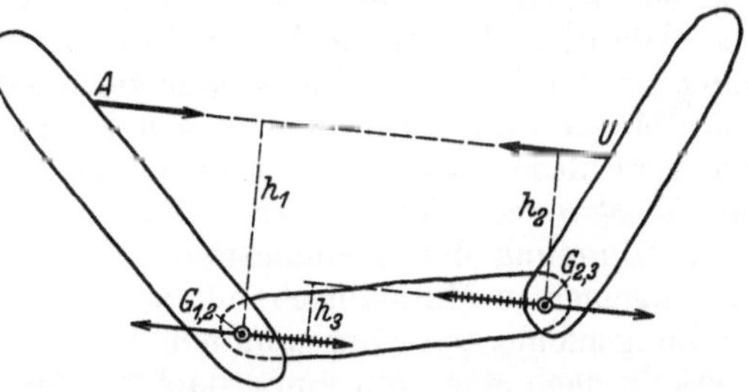

Abb. 14. Kräftepaare eines zweigelenkigen Muskels.

Drehungsmoment das gleiche. Das Drehungsmoment ändert sich jedoch im allgemeinen mit der Winkelstellung des Gelenkes.

Die Momente der Kräftepaare eines eingelenkigen Muskels sind gleich groß aber entgegengesetzt gerichtet, ihre algebraische Summe ist also $= 0$.

In entsprechender Weise leiten sich die Drehungsmomente bei einem zweigelenkigen Muskel ab. Die Ursprungskraft (Abb. 14) wirkt durch das Mittelglied im Gelenk G_{12} gleich und gleichgerichtet auf das Ansatzglied und bildet mit der Ansatzkraft das Kräftepaar des Ansatzgliedes mit dem Abstand h_1. In derselben Weise wirkt die Ansatzkraft auf das Ursprungsglied im Gelenk G_{23}; dieses Kräftepaar hat den Abstand h_2. Ursprungs- und Ansatzkraft wirken aber auch in dem ihnen zunächst liegenden Gelenkpunkt des Mittelgliedes als Druckkräfte, wodurch das Kräftepaar des Mittelgliedes (in der Abbildung gestrichelte Pfeile) entsteht mit dem Abstand h_3. Das Kräftepaar des Ansatzgliedes sucht in positivem, die Kräftepaare des Ursprungs- und Mittelgliedes suchen in negativem Sinne ihre Körperteile zu drehen.

Die Drehungsmomente sind, wie bereits erwähnt, von der Beweglichkeit der Gelenke ganz unabhängig. Das kommt auch darin zum Ausdruck, daß die algebraische Summe dieser 3 Drehungsmomente $= 0$ ist. Drehungsmoment 1 ist positiv, die beiden anderen sind negativ; dem absoluten Werte nach ist Drehungsmoment $1 = 2 + 3$, denn, wie man aus der Abbildung entnehmen kann, ist $h_1 = h_2 + h_3$. Würden also diese 3 Drehungsmomente auf einen starren Körper einwirken — bei festgestellten Gelenken z. B. —, so würden sie keine Drehung mehr hervorbringen, sondern sich das Gleichgewicht halten.

Ganz entsprechend lassen sich die Kräftepaare eines Muskels darstellen, der über mehr als 2 Gelenke hinwegzieht. Im Ursprungs- und Ansatzkörperteil setzen sich die Kräftepaare wieder aus der unmittelbar angreifenden Zugkraft und der durch die Mittelglieder fortgeleiteten Druckkraft zusammen. In den Mittelgliedern bestehen die Kräftepaare immer aus den gleichgroßen, aber entgegengesetzt gerichteten Druckkräften der Ursprungs- bzw. Ansatzkraft. Auch beim mehrgelenkigen Muskel gilt, daß sich die verschiedenen Kräftepaare das Gleichgewicht halten würden, wenn sie an einem starren Körper angreifen würden.

Auch die Ablenkung eines Muskels von seinem geradlinigen Verlauf durch Knochenvorsprünge ändert nichts an dem tatsächlichen Verhalten der Drehungsmomente. Denn wenn der Muskel z. B. am Mittelglied durch einen Vorsprung aus seinem geradlinigen Verlauf zwischen Ursprung und Ansatz abgelenkt wird, verhält er sich eben wie 2 eingelenkige Muskeln von genau derselben Spannung (vgl. a. S. 40 über Zugrichtung).

Das Drehungsmoment kennzeichnet aber etwa nicht die Wirkungsweise eines Muskels, denn es gilt ja im allgemeinen nur für eine bestimmte Gelenkstellung. Die Bewegung, welche ein Muskel schließlich hervorruft, hängt auch noch von der Masse und Massenverteilung der Körperteile, an denen er angreift, von den Nachbargliedern und vom Mechanismus der übersprungenen Gelenke ab. Alle diese Umstände finden ihre Berücksichtigung in O. Fischers Bewegungsgleichungen. Wohl aber kennzeichnet das Drehungsmoment den Einfluß eines Muskels auf die verschiedenen Körperteile, wenn Gleichgewicht zwischen den verschiedenen Kräften herrscht. *Das Drehungsmoment ist also ein Maßstab für die statische Wirkung eines Muskels.*

Bestimmung der Drehungsmomente. A. Fick, der eigentliche Begründer der allgemeinen Muskelmechanik, war auch der erste, der die Bestimmung von Drehungsmomenten vorgenommen hat. Bereits 1849 hat er die Hüftgelenkmuskeln nach einer von ihm erdachten Methode auf ihre Drehungsmomente hin untersucht. Er projizierte die Endpunkte der Muskelresultanten und die Drehpunkte des Hüftgelenks auf ein räumliches Koordinatensystem und berechnete dann auf trigonometrischem Wege die Abstände der Kräftepaare, die virtuellen Hebelarme. Zum Vergleich der einzelnen Muskelkräfte bestimmte er das Gewicht 3 cm hoher Muskelquerschnitte aus der dicksten Stelle des Muskelbauches. 27 Jahre später hat dann A. Fick den Vorschlag gemacht, die Drehungsmomente durch Messung der Verkürzungsgröße bei fortlaufenden kleinen Drehungen zu bestimmen. Der Vorschlag wurde von A. E. Fick und Weber an den Schultermuskeln in die Tat umgesetzt. Von ähnlichen Gedanken ausgehend wurden dann von W. Braune und O. Fischer die Drehungsmomente der Ellbogenmuskeln festgestellt.

Im Jahre 1894 hat dann O. Fischer eine neue, wesentlich einfachere Bestimmungsart vorgenommen. Er hat die notwendigen Teile (an Hüft- und Kniegelenk), die Knochenränder, die Muskelresultanten und den Gelenkmittelpunkt parallel auf eine Ebene entworfen und an der Zeichnung den virtuellen Hebelarm der betreffenden Muskeln direkt gemessen. Für Zwangsgelenke hat er einen einfachen Mechanismus aus Pappestreifen angegeben, der sozusagen von selbst für jede Gelenkstellung den zugehörigen Hebelarm angibt.

Da das Drehungsmoment eine Funktion des Gelenkwinkels ist, ändert es sich also, wie bereits früher erwähnt, mit der Gelenkstellung. Bei eingelenkigen Muskeln ändert sich das Drehungsmoment natürlich nur mit der Stellung des einen Gelenkes. Bei mehrgelenkigen Muskeln aber hängen die Drehungsmomente im allgemeinen von der Stellung aller übersprungenen Gelenke ab.

O. FISCHER hat die Drehungsmomente auch graphisch sehr anschaulich dargestellt. Bei eingelenkigen Muskeln stellen die verschiedenen Drehungsmomente graphisch eine Kurve dar, bei mehrgelenkigen in der Regel eine Fläche.

Bei eingelenkigen Muskeln trägt man die verschiedenen Winkelstellungen des Gelenkes auf einer horizontalen geraden Linie in entsprechenden Abständen auf. Jedem Punkt dieser Linie entspricht dann ein bestimmter Gelenkwinkel. Trägt man nun von jedem „Winkelpunkt" der Geraden nach oben bzw. nach unten den zugehörigen Drehungsmomenten entsprechende Strecken ab — deren Längeneinheit ganz willkürlich gewählt werden kann — dann gibt die Verbindung der Endpunkte dieser Strecken die „Momentkurve". Allgemeiner Gepflogenheit gemäß werden die positiven Drehungsmomente nach oben, die negativen nach unten von der horizontalen Linie abgetragen.

Als Maßeinheit für die beiden Faktoren des Drehungsmomentes wählt man nach dem Vorschlage R. FICKS wohl am zweckmäßigsten das Kilogramm für die Muskelspannung und den Zentimeter für den Hebelarm. Hat man also unter dieser Voraussetzung z. B. ein Drehungsmoment 10 gefunden, so würde das heißen, daß bei der und der Winkelstellung der untersuchte Muskel einem Gewicht von 10 kg in der Entfernung von 1 cm von der Drehungsachse das Gleichgewicht zu halten vermöchte, oder auch einem Gewicht von 1 kg in der Entfernung von 10 cm.

Bei einem zweigelenkigen Muskel (die beiden Gelenke um 2 zueinander parallele Achsen drehbar!) wird die „Momentfläche" folgendermaßen gefunden. Auf einer Ebene zeichnet man sich ein rechtwinkeliges Koordinatensystem. Vom Anfangspunkt der Koordinaten aus trägt man auf der Abszisse die Winkel des einen, auf der Ordinate die Winkel des anderen Gelenkes ab. So kann man dann jede zusammengehörende Winkelstellung der beiden Gelenke durch einen Punkt in der Koordinatenebene kennzeichnen. Trägt man nun die Werte der positiven Drehungsmomente nach oben, die der negativen in proportionalen Abständen nach unten auf, so ergibt die Verbindung aller dieser Ordinatenpunkte die Momentfläche des betreffenden Muskels.

Näheres über die Drehungsmomente findet sich bei O. FISCHER: „Theoretische Grundlagen für eine Mechanik der lebenden Körper" und den dort verzeichneten Schriften; eine sehr klare und leicht verständliche Darstellung findet sich in R. FICKS Handbuch, Bd. 2.

Über die Drehungsmomente der Schwere und Muskeln. Die Bewegungsgleichungen kennzeichnen den gegenseitigen Einfluß zweier Glieder auf die Bewegung. Den einfachsten Fall stellt ein frei bewegliches, zweigliedriges System dar, zwischen dessen beiden Gliedern ein Muskel frei ausgespannt ist; andere Muskeln kann es übrigens an einem solchen von jedem andern Körper losgelösten System gar nicht geben (Abb. 15).

Die Schwerkraft greift in jedem der beiden Glieder im Schwerpunkt S_1 bzw. S_2 an und sei mit G_1 bzw. G_2 bezeichnet. G_2 wirkt aber im Gelenkpunkt G_{12} auch auf das 1. Glied. Die beiden nun am ersten Glied angreifenden Kräfte bilden die Resultante G_0, die im „Hauptpunkt" H_1 angreift. Entsprechend wirkt G_1 auch auf das 2. Glied, so daß in H_2 wiederum die Resultante G_0 angreifend zu denken ist. Der Muskel löst schon infolge seiner Spannung (Tonus) am Ursprungs-

und Ansatzpunkt Kräfte aus, die entgegengesetzt gleich sind, $+ K$ und $- K$, und die in der Zugrichtung des Muskels wirken.

Die beiden Kräfte $+ K$ und $- K$ wirken im Gelenkpunkt in derselben Größe und Richtung und bilden mit den direkt angreifenden Kräften die Kräftepaare $K \cdot h$ des 1. bzw. 2. Gliedes. Das 1. Glied würde durch das Kräftepaar entgegengesetzt dem Sinne des Uhrzeigers, das 2. Glied durch sein Kräftepaar im Sinne des Uhrzeigers gedreht werden. Das Drehungsmoment des 1. Gliedes wäre also $- K \cdot h$, das des 2. $+ K \cdot h$; sie sind also entgegengesetzt gleich und ihre algebraische Summe $= 0$. Das gilt für jeden einzelnen Muskel, liege er auf der Beuge- oder Streckseite des Gelenks. Haben die Drehungsmomente der Beuge- und Streckmuskeln absolut gleichen Wert, dann halten sie sich das Gleichgewicht.

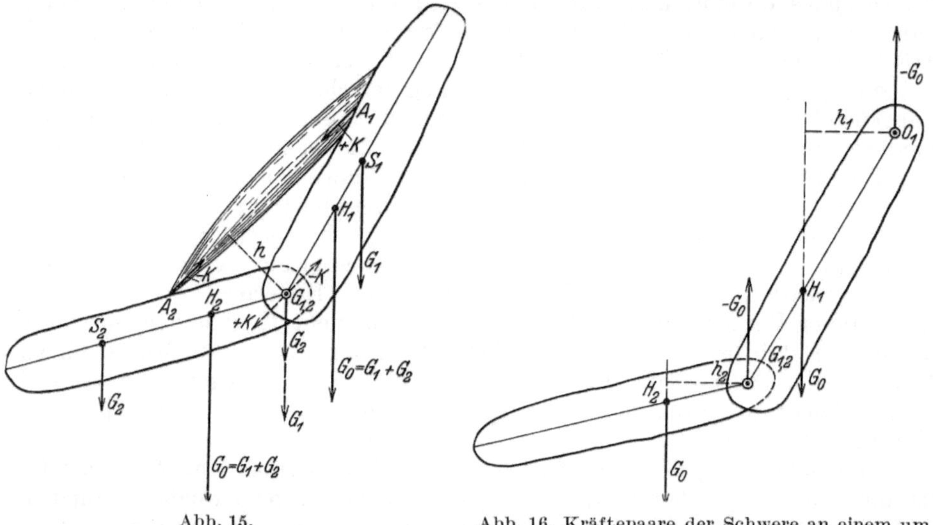

Abb. 15.   Abb. 16. Kräftepaare der Schwere an einem um eine feste Achse (O_1) beweglichen zweigliedrigen System.

Hingegen kann in einem *solchen* System *kein Gleichgewicht zwischen Schwere und Muskeln* eintreten, da die Schwere keine Drehungsmomente ausübt, sondern einfach das ganze System zum freien Fall nach unten bringen würde.

Stellen wir nun dieses Gelenk unter eine Einschränkung, indem wir das 1. Glied an einer zu G_{12}||-Achse durch O_1 uns drehbar vorstellen, wie es in Abb. 16 dargestellt ist. In H_1 wirkt wieder vertikal nach unten das Gewicht des reduzierten 1. Systems G_0, in H_2 das Gewicht des 2. reduzierten Systems, ebenfalls G_0. Die in H_1 wirkende Gewichtskraft G_0 ruft in O_1 eine gleich große, aber entgegengesetzt gerichtete Reaktionskraft $- G_0$ wach, die mit $+ G_0$ in H_1 das wirksame Kräftepaar der Schwere des 1. Gliedes darstellt. Die Reaktionskraft $- G_0$ wirkt aber auch im Gelenkpunkt G_{12} gleich groß und gleich gerichtet auf das 2. Glied bzw. 2. reduzierte System und bildet mit $+ G_0$ in H_2 das wirksame Kräftepaar der Schwere für das 2. reduzierte System. Das eine Drehungsmoment ist $G_0 \cdot h_1$, das andere $G_0 \cdot h_2$. Beide Drehungsmomente sind negativ zu rechnen, weil beide ihre Glieder entgegengesetzt dem Sinne des Uhrzeigers zu drehen versuchen.

Zweierlei Muskeln kann es an einem solchen System geben. Zunächst solche, die nur über das Gelenk G_{12} hinweggehen. Ihre Drehungsmomente sind von denen an frei beweglichen Systemen dieser Art nicht verschieden, sie sind entgegengesetzt gleich. Das Kräftepaar des einzelnen Muskels würde das 1. Glied entgegengesetzt dem Sinne des Uhrzeigers, das Paar des 2. Gliedes aber im Sinne des Uhrzeigers zu drehen versuchen. Am 1. Glied wirken also das Kräftepaar des Muskels, sofern es sich um einen Beuger handelt, und das Kräftepaar der Schwere im selben Sinne, nämlich beide negativ. Am 2. Glied wirkt das Kräftepaar des Muskels positiv, das der Schwere negativ. In einem solchen System sind die eingelenkigen Muskeln des Zwischengelenks G_{12} *innere* Kräfte des Systems.

Die zweite Art von Muskeln sind solche, deren Ursprung *außerhalb* des Systems gelegen ist. Es sind dann *äußere* Kräfte des Systems und ihre Wirkungsweise hängt nur von ihrem Ansatz ab, da ja der Ursprung außerhalb des Systems gedacht ist und als unbeweglich anzunehmen ist. Der Ansatz kann nun entweder am 1. oder 2. Glied liegen.

Der am 1. Glied in A_1 (Abb. 17) an-greifende Muskel mit der Kraft $+ K$ ruft in O_1 einen gleichgroßen und gleichgerichteten Druck hervor, der seinerseits wieder die Reaktionskraft $- K$ auslöst. Diese Reaktionskraft bildet mit der in A_1 direkt angreifenden Muskelkraft $+ K$ das Kräftepaar, mit dem der Muskel auf das 1. reduzierte System einzuwirken sucht. Das Moment dieses Kräftepaares ist $K \cdot h_1$ und ist, wie man aus der Abbildung erkennt, negativ zu rechnen. Auf das 2. Glied sucht dieser Muskel überhaupt nicht drehend einzuwirken, da sich die nach G_{12} ver-legten Kräfte $+ K$ und $- K$ aufheben bzw. sich das Gleichgewicht halten. Trotzdem der Muskel in A_1 kein Drehungsmoment auf das 2. Glied ausübt, dürfte

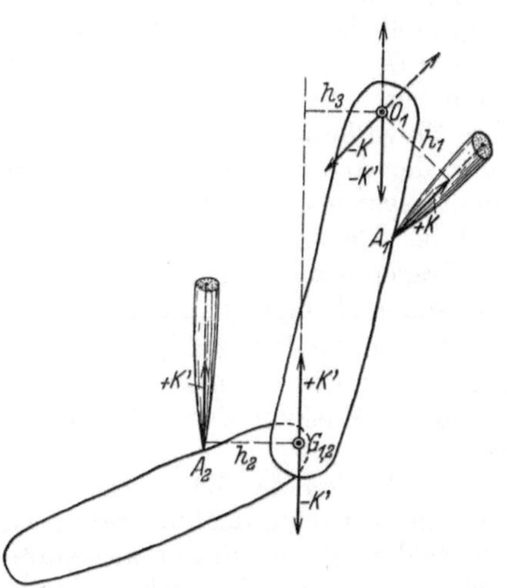

Abb. 17. Kräftepaare verschiedener Muskeln an einem um eine feste Achse (O_1) beweglichen zweigliedrigen System.

man aber etwa nicht daraus schließen, daß er auch auf das Gelenk in G_{12} ohne Einfluß sei. Eine Bewegung im Gelenk kann natürlich entweder nur mit dem einen oder mit dem anderen Knochen oder mit beiden zugleich ausgeführt werden.

Anders verhält es sich mit dem Muskel in A_2. Zunächst ist der Zug $+ K'$ in A_2 auch als Druck in G_{12} aufzufassen. Dieser Druck wirkt aber auch gleich und gleich gerichtet in O_1 und ruft dort eine entgegengesetzt gleiche Reaktionskraft $- K'$ wach. Wir haben jetzt am 1. reduzierten System ein Kräftepaar, $+ K' - K'$, dessen Moment $= K' \cdot h_3$ und positiv zu rechnen ist.

In G_{12} wird aber durch den Druck $+ K'$ eine gleichgroße, aber entgegengesetzt gerichtete Reaktionskraft $- K'$ hervorgerufen, die ihrerseits nun mit der in A_2 direkt angreifenden Muskelkraft $+ K'$ das Kräftepaar für das 2. reduzierte System darstellt. Das Moment dieses Kräftepaares ist $K' \cdot h_2$ und positiv zu rechnen.

Zu all diesen Drehungsmomenten kommen noch die Drehungsmomente der Schwere. Man braucht nur Abb. 16 und 17 nebeneinander zu betrachten, um das bestätigt zu finden.

Gleichgewicht zwischen Schwere und Muskeln am beschränkt beweglichen zweigliedrigen System. Gleichgewicht kann an einem Gelenksystem nur dann herrschen, wenn an jedem reduzierten System die algebraische Summe aller von irgendwelchen Kräften ausgeübten Drehungsmomente gleich Null ist. An einem frei beweglichen System, wie es in Abb. 15 dargestellt ist, übt die Schwere überhaupt kein Drehungsmoment aus, sondern würde nur zum freien vertikalen Fall nach unten führen. Der Schwere kann also in einem solchen System durch *innere* Kräfte nicht das Gleichgewicht gehalten werden. Um ein grobes Beispiel anzuführen: alle Muskeln des Körpers können auch bei stärkster Willensanspannung (Innervation) den seiner Unterstützung beraubten Körper nicht vor dem freien Fall bewahren, sondern nur die Stellung der einzelnen Glieder zueinander beeinflussen. Es kann auch eine Körperstellung, bei der der Schwerpunkt des Körpers nicht senkrecht unter oder über dem Unterstützungspunkt liegt, durch unsere Muskelkräfte allein nicht aufrechterhalten werden. Solche Stellungen kommen zwar im Zuge einer Bewegung vor, dann ist aber die Schwungkraft des bewegten Körpers die Gegenkraft zur Schwerkraft.

Entzieht man ein beschränkt bewegliches Gliedersystem, wie es in Abb. 16 dargestellt ist, zunächst dem Einfluß der Schwere, indem man sich die Achsen O_1 und G_{12} vertikal vorstellt, so daß also die Bewegungsebene horizontal steht, dann tritt keinerlei Bewegung ein, solange nicht Muskeln oder sonstige Kräfte ihre Einwirkung geltend machen. Alle Kräfte, welche nicht gerade in der Richtung der Achsen oder an den Achsen selbst angreifen, werden eine Bewegung dieses Systems hervorrufen, wenn nicht von anderen Kräften entgegengewirkt und das Gleichgewicht gehalten wird. Es kann sich also in einem solchen Falle bei Fragen des Gleichgewichts nur um gleichzeitige Einwirkung entgegengesetzt wirkender Muskeln handeln.

O. Fischer hat gezeigt, daß nur in Ausnahmefällen bereits zwei Muskeln genügen, um in einem solchen System Gleichgewicht zu halten, und zwar eingelenkige Muskeln des Zwischengelenks (G_{12}) oder eingelenkige Muskeln des Gelenkes O_1.

Ein Muskel des Zwischengelenkes G_{12} sucht beide Glieder zu drehen, das eine im positiven, das andere im negativen Sinne. Die von diesem Muskel auf die beiden Systemglieder ausgeübten Drehungsmomente sind entgegengesetzt gleich in jeder erdenklichen Gelenkstellung; daher hat auch das Verhältnis seiner Drehungsmomente den konstanten Wert — 1. Soll nun diesem Muskel bzw. seinem Drehungsbestreben Gleichgewicht gehalten werden, so kann das nur durch einen andern Muskel geschehen, dessen Drehungsmomente auch das Verhältnis — 1 aufweisen, aber die beiden Systemglieder gerade umgekehrt zu drehen versuchen. Das ist z. B. nach den Untersuchungen O. Fischers der Fall beim M. brachialis und dem medialen + lateralen Tricepskopf. Dann ist ja auch die Bedingung erfüllt, daß im Falle von Gleichgewicht die algebraische Summe aller Drehungsmomente = 0 ist.

Greift ein Muskel nur über das Gelenk O_1, so sucht er nur das 1. Glied zu drehen, sein Moment für das 2. Glied = 0. Daher ist auch in diesem Falle das Verhältnis der beiden Drehungsmomente konstant, nämlich $\frac{D_1}{D_2} = \infty$. Soll nun Gleichgewicht herrschen, so muß der Gegenmuskel auf das 1. Glied mit einem gleichen, aber entgegengesetzt gerichteten Drehungsmoment wirken, auf das 2. wirkt er ja mit dem Drehungsmoment = 0, sofern er nur über das Gelenk O_1 hinwegzieht.

Für das Schultergelenk z. B. erfüllen diese Bedingung die vorderen Fasern des M. deltoideus und der M. coracobrachialis. Andere Muskeln, welche über beide Gelenke hinwegziehen, besitzen nach den Untersuchungen O. Fischers gewöhnlich weder ein konstantes Verhältnis ihrer Drehungsmomente, noch lassen sich in der Regel zwei Muskeln finden, welche für alle oder auch nur den größten Teil der möglichen Gelenkstellungen ein gleiches Verhältnis der Drehungsmomente besäßen. Zur Herstellung des Gleichgewichts im zweigliedrigen System ist also im allgemeinen noch mindestens ein dritter, wenn nicht mehrere Muskeln notwendig.

Bisher war angenommen, das Gelenksystem sei durch die vertikale Stellung der Achsen in O_1 und G_{12} dem Einfluß der Schwere entzogen. Unter dieser Annahme bleibt das Gelenksystem in Ruhe, da die Schwere kein Drehungsmoment ausübt. Eine Bewegung in diesem System kann dann nur durch Muskeln hervorgerufen werden und Gleichgewicht kann nur herrschen, wenn sich die angreifenden Muskeln das Gleichgewicht halten. Bei Gleichgewichtsfragen in einem solchen System kommen also immer mindestens zwei Muskeln in Betracht.

Wenn nun aber die Achsen nicht vertikal stehen, dann wirkt in der Regel die Schwerkraft auf jeden Körperteil mit Kräftepaaren ein (s. Abb. 16) und es kann an einen Muskel die Aufgabe herantreten, dem Drehungsbestreben der Schwere das Gleichgewicht zu halten.

Nach den Ausführungen auf S. 55f. wirkt die Schwere auf beide Glieder mit derselben Kraft ein, das Verhältnis der beiden Drehungsmomente hängt also nur von den Armen der Kräftepaare ab. Der Arm des Kräftepaares des 1. Gliedes ist gleich dem kürzesten Abstand des Hauptpunktes H_1 von der durch O_1 gehenden Vertikalen in Abb. 16, der Arm des Kräftepaares des 2. Gliedes entspricht dem kürzesten Abstand des Hauptpunktes H_2 von der Vertikalen durch G_{12}.

Verbindet man nach den Angaben O. FISCHER: O_1 mit S_0 und verlängert man diese Linie bis zum Schnitt mit der Längsachse des 2. Gliedes, so erhält man den Punkt R, den sogenannten „Richtpunkt". Verlängert man die Längsachse des 2. Gliedes über G_{12} hinaus bis zum Schnitt mit der Vertikalen durch O_1, dann erhält man den sogenannten „Gleichgewichtspunkt" Y. Die Arme der Kräftepaare der Schwere des 1. und 2. Gliedes verhalten sich dann genau so zueinander wie die Strecken YG_{12} und $G_{12}R$ (Abb. 18).

Der Richtpunkt R hat eine feste Lage auf der Längsachse des 2. Gliedes, er hängt ab von der ein für allemal festgelegten Lage der Hauptpunkte H_1 und H_2 und läßt sich durch Konstruktion bestimmen.

Der Gleichgewichtspunkt Y hat auch insofern wenigstens eine bestimmte Lage, als er immer vertikal unter oder über O_1 gelegen ist. Was aber seine Lage auf der Längsachse des 2. Gliedes anlangt, so wechselt sie mit den Stellungen des Gelenksystems. Er kann überall auf der Längsachse des 2. Gliedes bzw. deren Verlängerung liegen. Aus seiner Lage ergibt sich aber der Drehungssinn der Kräftepaare der Schwere auf die beiden Glieder. Liegt er wie in Abb. 18, also auf der Verlängerung der Längsachse des 2. Gliedes über G_{12} hinaus, dann haben die Drehungsmomente der Schwere an beiden Gliedern negativen Sinn, das Verhältnis der beiden Drehungsmomente der Schwere hat also positiven Wert. Hingegen hat dieses Verhältnis negativen Wert, wenn Y auf RG_{12} oder über R hinaus liegt (Abb. 19). Fällt schließlich Y mit R zusammen, liegt also der Gesamtschwerpunkt S_0 mit O_1 in einer Vertikalen, dann ist das Verhältnis der beiden Drehungsmomente $= -1$, d. h. die beiden Drehungsmomente sind gleich groß, aber entgegengesetzt gerichtet. Steht endlich die Längsachse des 2. Gliedes vertikal, dann liegt Y in unendlicher Ferne und das Verhältnis der Drehungsmomente $= \infty$.

Wie wohl ohne weiteres einzusehen ist, würde die Schwerkraft in einem solchen Gelenksystem so lange drehend einwirken, bis H_1 und H_2 senkrecht unter O_1 liegen, d. h. bis der Arm der Kräftepaare gleich 0 ist. Die Schwere würde natürlich auch dann kein Drehungsmoment ausüben, wenn H_1 und H_2 senkrecht über O_1 liegen würden, denn dann wäre der Arm der Kräftepaare auch gleich 0.

Soll nun trotz der Einwirkung der Schwere Gleichgewicht herrschen, dann handelt es sich im allgemeinen um die Einwirkung von Muskeln, wenn wir von Bänderspannungen usw. absehen. Handelt es sich dabei nur um einen Muskel, dann muß das Verhältnis seiner Drehungsmomente mit dem Verhältnis der

Drehungsmomente der Schwere übereinstimmen. Bei einem Muskel des Zwischengelenks G_{12} kommt diese Übereinstimmung nur in einer ganz bestimmten Stellung des Gelenksystems tatsächlich vor. Bei einem eingelenkigen Muskel des Zwischengelenks ist das Verhältnis der auf die beiden Körperteile ausgeübten Drehungsmomente in allen erdenklichen Gelenkstellungen immer $= -1$. Also vermag er der Schwere in einem solchen Gelenksystem nur das Gleichgewicht zu halten, wenn der Gesamtschwerpunkt S_0 des Systems vertikal unter oder über O_1 liegt, oder, was auf dasselbe hinausläuft, wenn der „Richtpunkt" und „Gleichgewichtspunkt" zusammenfallen; nur dann ist nach dem Vorhergehenden das Verhältnis der Drehungsmomente der Schwere auch $= -1$. Liegt S_0 vertikal unter O_1,

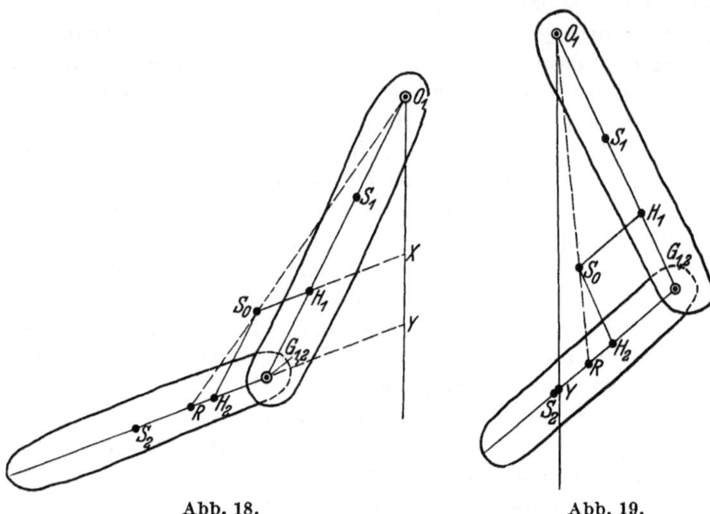

Abb. 18.   Abb. 19.

dann handelt es sich um einen Beuger, liegt S_0 vertikal über O_1, dann ist es ein Strecker, der der Schwere das Gleichgewicht hält. Daß dem tatsächlich so ist, geht auch daraus hervor, daß sich an der Stellung des Gelenksystems gar nichts ändern würde, wenn man das Gelenk G_{12} versteifen würde. Es würde sich dann bei voller Pendelfreiheit in O_1 so einstellen, daß S_0 vertikal unter O_1 zu liegen käme, bzw. es würde in Ruhe verbleiben, wenn S_0 vertikal über O_1 läge. Die algebraische Summe sämtlicher Drehungsmomente wäre in beiden Fällen $= 0$.

S_0 vertikal über O_1 ist z. B. der Fall bei dem von O. Fischer analysierten Zehenstand. O_1 ist die quere Achse durch die Mittelfußköpfchen der große Zehen, G_{12} ist die gemeinsame Achse durch die Sprunggelenke. Das Drehungsmoment der Schwere ist dann gleich: Gewicht des Körpers mal Abstand der Köpfchenachse von der Knöchelachse. Das Drehungsmoment, das entgegenwirkt im Falle tatsächlich ausgeführten Zehenstandes, ist gleich: Spannung der Wadenmuskulatur mal Abstand der Resultante dieser Muskulatur von der queren Sprunggelenkachse, denn infolge der großen Masse des 2. Gliedes (ganzer Körper mit Ausnahme der beiden Füße) fällt der Hauptpunkt des 1. Gliedes (die beiden Füße) nahezu an den Mittelpunkt der Knöchelachse, die dem Zwischengelenk G_{12} entspricht.

Ganz entsprechend verhält es sich mit einem eingelenkigen Muskel des Gelenkes O_1. Sein Drehungsmoment auf das 2. Glied $= 0$, daher das Verhältnis seiner Drehungsmomente auf beide Glieder $= \infty$. Die Drehungsmomente der Schwere zeigen aber nur dann dieses Verhältnis zueinander, wenn die Längsachse des 2. Gliedes vertikal steht, bzw. der Gleichgewichtspunkt Y im Unendlichen liegt. Nur unter dieser Voraussetzung kann ein Muskel des O_1-Gelenkes dem ganzen System Gleichgewicht halten, sofern das Zwischengelenk G_{12} frei beweglich ist.

Wenn es sich darum handelt, die Stellung des Gelenksystems aufzusuchen, in denen ein über beide Gelenke hinwegziehender Muskel der Schwere das Gleichgewicht zu halten vermag, ist es zuerst notwendig, sich die „Momentfläche" der Schwere und die des Muskels zu entwerfen. Wenn die beiden Momentflächen keine Punkte in der Koordinatenebene miteinander gemein haben, dann gibt es auch keine Stellung des Gelenksystems, für die der betreffende Muskel als Gleichgewichtshalter in Betracht käme. Überschneiden sich aber die Momentflächen der Schwere und des Muskels, dann entsprechen die Projektionen der Schnittkurve auf die Koordinatenebene den Winkelstellungen, in denen der Muskel bei geeigneter Spannung der Schwere das Gleichgewicht halten würde. Dabei ist aber noch erforderlich, daß die Drehungsmomente des Muskels auf die beiden Körperteile gerade entgegengesetzt einwirken wie die der Schwere. Hätte nämlich das Drehungsmoment des Muskels z. B. auf das 1. Glied dasselbe Vorzeichen wie das der Schwere, dann wäre ja die algebraische Summe der Drehungsmomente nicht 0, wie es für das Gleichgewicht erforderlich ist.

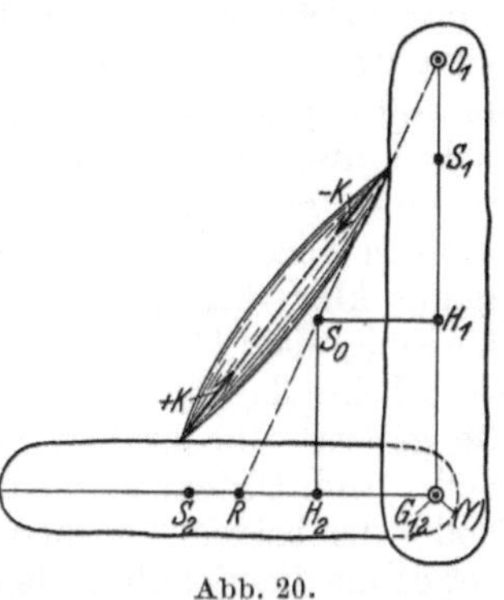

Abb. 20.

Wie O. FISCHER gezeigt hat, sind für den größten Teil der möglichen Stellungen des Systems meist mehrere Muskeln, mindestens aber zwei nötig, um der Schwere entgegenzuwirken. In der in Abb. 20 z. B. dargestellten Stellung, bei der G_{12} senkrecht unter O_1 liegt, also der Gleichgewichtspunkt Y in G_{12}, sieht man wohl schon ohne weiteres, daß der dargestellte Muskel diese Stellung des Systems nicht zu halten vermag, wenn O_1 beweglich ist. Auch mehrere Muskeln dieser Art zusammen vermögen das nicht, denn es sind diese eingelenkigen Muskeln des Zwischengelenks immer nur *innere* Kräfte des Systems, die der auf das *ganze* System einwirkenden Schwerkraft nicht das Gleichgewicht zu halten vermögen. Wenn man die Drehungsmomente bei der in der Abbildung dargestellten Stellung berücksichtigt, sieht man sofort, daß die algebraische Summe der auf das System einwirkenden Drehungsmomente nicht 0 ist, wie es das Gleichgewicht erfordern würde. Das Gleichgewicht in dieser Stellung kann nur dadurch gehalten werden, daß sich mit dem eingelenkigen Muskel des Zwischengelenks mindestens noch ein Muskel des O_1-Gelenkes vereinigt.

Die Fragen der Statik spielen auch für die Dynamik eine wichtige Rolle. Der Ruhezustand vor dem Beginn einer Bewegung ist ein Gleichgewichtszustand zwischen den am betreffenden System angreifenden Kräften. Dieser Gleichgewichtszustand kann entweder dadurch bedingt sein, daß auf das System nur die Schwere wirkt, der die von der Schwere ausgelösten Reaktionskräfte das Gegengewicht halten, oder er kann durch das gegenseitige Wirken von Muskel- und Schwerkraft bedingt sein oder nur durch Muskeln allein.

Eine Bewegung im System kann nun dadurch zustande kommen, daß eine neue Kraft angreift oder eine der bereits vorhandenen Kräfte in ihrer Größe oder Richtung sich ändert. In jedem Falle ist die ausgelöste Bewegung wieder das Ergebnis einer *resultierenden Kraft* (aus den bereits vorhandenen und der neuen oder geänderten Kraft) und nicht schlechthin die Wirkung dieser neuen bzw. geänderten Kraft. Das geht auch daraus hervor, daß eine Bewegung im

System auch ausgelöst würde, wenn man eine der bereits im Gleichgewichtszustande vorhandenen Kräfte ausschalten würde.

Die Wirkung einer neuen oder bereits vorhandenen aber nach Größe oder Richtung geänderten Kraft wird also nur verständlich, wenn man *alle am System bereits im Ruhezustande* angreifenden Kräfte berücksichtigt. Daher sind die an einem System vor Beginn einer Bewegung herrschenden Gleichgewichtsbedingungen *zuerst* zu ermitteln, denn erst dann kann man die Wirkung der neuen oder geänderten Kraft mechanisch verständlich machen. Das gilt besonders von Versuchen an Muskelmodellen, deren Aufstellung schon die Anbringung von Widerständen erfordern kann, die dann bei der Analyse der untersuchten Muskelwirkung übersehen werden (vgl. den Schlußabschnitt).

Das kinetische Maß eines Muskels (O. Fischer) oder das Drehungsverhältnis eines Muskels (R. Fick). Ein Muskel wirkt durch seine Spannung bzw. Zusammenziehung immer auf beide Körperteile, er sucht den Ursprungs- dem Ansatzteil zu nähern und umgekehrt. Dadurch wirkt er aber nicht nur auf die übersprungenen Gelenke, sondern auch auf Nachbargelenke, über die er gar nicht hinwegzieht, die also scheinbar außerhalb seines Wirkungsbereiches liegen. So unwahrscheinlich das vielleicht im ersten Augenblick klingen mag, so ist es doch schon aus der bloßen Überlegung und unmittelbaren Anschauung heraus klar, daß dem tatsächlich so sein muß. Wenn der M. brachialis z. B. den Ober- dem Unterarm und den Unter- dem Oberarm nähert, so wird ja nicht schlechthin das Ellbogenende der beiden Knochen in Bewegung gesetzt, sondern die ganzen Glieder bzw. Knochen, also beim Oberarm auch das proximale Ende, beim Unterarm das distale. Diese Bewegung des proximalen und distalen Endes der beiden Knochen des Ellbogengelenks ist aber nichts anderes als eine Bewegung im Schulter- bzw. Handgelenk. Wenn ich praktisch die Bewegung auch so ausführen kann, daß im Schulter- und Handgelenk keine Stellungsänderung eintritt, dann schalte ich eben an diesen Gelenken die entsprechenden Hemmungen ein, die die Mitbewegung in Schulter- und Handgelenk verhindern.

Obwohl nun der Muskel am Ursprungs- und Ansatzglied mit derselben Kraft zieht, werden die beiden Glieder nur unter ganz bestimmten Voraussetzungen gleichgroße Drehungen ausführen, nämlich dann, wenn die beiden Glieder vollkommen symmetrisch gebaut sind oder zumindest die reduzierten Systeme die gleichen Trägheitsradien haben. Das ist aber bei den menschlichen Gliedern wohl nirgends der Fall. Im allgemeinen wird die Drehung um so größer sein, je kleiner das Trägheitsmoment des betreffenden reduzierten Systems ist für die Achse durch den Hauptpunkt. Auf ein sehr einleuchtendes Beispiel, wie die Masse und Massenverteilung die Bewegung beeinflussen, weist R. Fick hin. Wenn sich ein auf dem Rücken liegender Säugling aufzurichten versucht, dann gehen ihm die Beine mehr in die Höhe als der Rumpf, weil der Rumpf schwerer ist als die Beine und dieselbe Kraft an zwei in ihren mechanischen Eigenschaften höchst ungleichen Gliedern angreift.

Diese Abhängigkeit der Bewegung von den mechanischen Eigenschaften der Glieder kommt in den „Bewegungsgleichungen" O. Fischers zum Ausdruck.

Die Wirkung eines Muskels äußert sich also in den verschiedenen Gelenken verschieden und *das Verhältnis*, in dem ein Muskel die verschiedenen Gelenke in Bewegung setzt, die „Wirkungsqualität" (R. Fick), nicht etwa die Wirkungsquantität, wird durch das „kinetische Maß" zum Ausdruck gebracht. Da die Wirkung eines Muskels, die Art seines Einflusses auf einen Körperteil, von seinem Drehungsmoment abhängig ist, kommt natürlich durch das „Verhältnis der Drehungsmomente" in erster Linie zum Ausdruck, wie sich die Wirkung des Muskels auf die einzelnen Körperteile verteilt, eben seine Wirkungsqualität.

Durch die einwirkende Muskelkraft erhalten die Glieder eine Winkelbeschleunigung, deren Richtung und Größe ganz und gar von der Richtung und Größe der Drehungsmomente abhängig ist; daher kann das Verhältnis der Drehungsmomente auch durch das Verhältnis der Winkelbeschleunigungen ausgedrückt werden. Da aber das Drehungsmoment in der Regel für jede Stellung des Gliedersystems ein anderes ist, muß auch das Verhältnis der Drehungsmomente bzw. Winkelbeschleunigungen in jeder Stellung ein anderes sein, was nichts anderes besagt, als daß das kinetische Maß eines Muskels eine dauernd sich ändernde Größe darstellt und nur für eine bestimmte Ausgangsstellung einen ein für allemal gültigen Wert aufweist.

Bei der Berechnung des kinetischen Maßes eines Muskels kann es sich also nur darum handeln, die Anfangsbewegung zu ermitteln, welche ein Muskel auslöst unter der Voraussetzung, daß weder die Schwere noch andere Kräfte auf das betreffende Gliedersystem wirken. Da aber unsere Glieder, von den reinen Scharniergelenken abgesehen, meist in mehreren Ebenen drehbar sind, ja häufig unendlich viele Drehungsachsen aufweisen, gestaltet sich die Berechnung des kinetischen Maßes eines Muskels bei der Annahme vollkommener Freiheit aller in Betracht kommenden Gelenke außerordentlich verwickelt. Schon bei der Ableitung der Bewegungsgleichungen wurde das Gliedersystem unter ganz bestimmte Bewegungsbedingungen gestellt, indem angenommen wurde, daß die Gelenke G_{12} und O_1 nur um zwei zueinander $\parallel$ Achsen drehbar sein sollen und alle anderen Bewegungen ausgeschlossen seien. Auch für die Berechnung des kinetischen Maßes eines Muskels muß man zu diesen im Leben wohl nur ganz selten einmal verwirklichten Hilfsannahmen greifen, wenn die Berechnung praktisch durchführbar sein soll. Diese einschränkenden Voraussetzungen ändern aber nichts, wenn es sich nur darum handelt, ganz allgemein das Grundsätzliche bei der Frage nach der Wirkungs*qualität* eines Muskels darzutun; sie vereinfachen nur die Berechnung und erleichtern ganz wesentlich das Verständnis für den Kern der Sache.

Den Schlüssel zur Berechnung geben die allgemeinen Bewegungsgleichungen (S. 51 f.), denn diese berücksichtigen ja die mechanischen Eigenschaften der in Betracht kommenden Glieder, von denen schließlich die qualitativen Verschiedenheiten der Muskelwirkung in den benachbarten Gelenken abhängig ist.

Bei einer Anfangsbewegung eines Gliedersystems sind die Winkelgeschwindigkeiten $= 0$, während die Winkelbeschleunigungen, die von der einwirkenden Muskelkraft erteilt werden, natürlich einen endlichen Wert haben müssen, da ja doch eine Bewegung eingeleitet werden soll. Setzt man also in den allgemeinen Bewegungsgleichungen die Winkelgeschwindigkeiten φ_1' und $\varphi_2' = 0$, dann nehmen sie die Form an:

$$m_0 \left(\lambda_1^2 + l_1 c_2 \cos \psi\right) \cdot \varphi_1'' + m_0 l_1 c_2 \cos \psi \cdot \psi'' = D_1$$
$$m_0 \left(\lambda_2^2 + l_1 c_2 \cos \psi\right) \cdot \varphi_1'' + m_0 \lambda_2^2 \cdot \psi'' = D_2.$$

Aus diesen beiden Gleichungen läßt sich nun das Verhältnis der Winkelbeschleunigungen im Gelenk O_1 bzw. G_{12} darstellen:

$$\frac{\varphi_1''}{\psi''} = \frac{\lambda_2^2 \dfrac{D_1}{D_2} - l_1 c_2 \cos \psi}{\left(\lambda_1^2 + l_1 c_2 \cos \psi\right) - \left(\lambda_2^2 + l_1 c_2 \cos \psi\right) \cdot \dfrac{D_1}{D_2}}$$

Wie man aus der Gleichung sieht, kommt tatsächlich nur das Verhältnis der Drehungsmomente in Betracht, die Größe der Muskelspannung spielt dabei keine Rolle. Nur das Ausmaß der Drehung in jedem Gelenk würde von der Muskelspannung abhängig sein, d. h. in der gleichen Zeit würde in jedem Gelenk das Ausmaß der Drehung um so größer sein, je größer die Muskelspannung ist; aber am Verhältnis der Drehungsmomente würde sich dadurch nichts ändern. Die *Drehungsmomente* für sich sind *statische Maße* (s. S. 54), das *Verhältnis* derselben gibt die Verteilung der ausgelösten Bewegungen auf die entsprechenden Gelenke an, daher der Name *kinetisches Maß.*

Die Formel gilt, wie bereits erwähnt, nur unter den sehr einschränkenden Voraussetzungen über die Beweglichkeit des Gliedersystems. Sind z. B. in O_1 3 Freiheitsgrade offen, dann genügt natürlich eine Winkelbeschleunigung für dieses Gelenk nicht mehr, sondern es müssen 3 Winkelbeschleunigungen berücksichtigt werden. Handelt es sich hingegen um 3 zwangsläufige Gelenke, also um ein dreigliedriges System, dessen 3. Winkel mit χ bezeichnet sein mag, so müßten die Verhältnisse der Winkelbeschleunigungen $\dfrac{\chi''}{\varphi_1''}$ und $\dfrac{\varphi_1''}{\psi''}$ berücksichtigt werden. Man sieht, daß sowohl die Vermehrung der Glieder eines Systems als auch die Vermehrung der Freiheitsgrade eines der Gelenke des Systems die Anzahl der Verhältnisse der Drehungsmomente bzw. Winkelbeschleunigungen entsprechend vermehren würde.

Verhältnismäßig einfach gestaltet sich die Formel des kinetischen Maßes für alle eingelenkigen Muskeln des Zwischengelenkes G_{12}. Nach den früheren Ausführungen ist das Verhältnis der Drehungsmomente eines solchen Muskels $= -1$. Auch für Muskeln, die nur über das Gelenk O_1 hinwegziehen, läßt sich das Verhältnis ihrer Drehungsmomente nach dem Früheren leicht angeben: $D_1 = \infty$ oder $\dfrac{D_2}{D_1} = 0$. Dabei ergibt sich auch, daß für beide Muskelarten der Wert des kinetischen Maßes nur vom Winkel ψ (Gelenkwinkel des Zwischengelenkes) abhängig ist, während die Stellung des Gelenkes O_1 ohne Einfluß ist, denn der Winkel φ_1 kommt in der Formel für sich allein ja gar nicht vor.

Mehrgelenkige Muskeln haben aber kein konstantes Verhältnis ihrer Drehungsmomente, man muß also erst für die verschiedenen Gelenkstellungen diese Werte ermitteln.

O. Fischer, der uns durch seine Zerlegung des Körpers in mechanisch bestimmte Einheiten die Grundlagen zur mathematischen Erfassung der Muskelwirkung geliefert hat, hat auch an besonderen Beispielen die allgemeinen Grundsätze dargetan.

Bei der Untersuchung der eingelenkigen Muskeln des Ellbogen- und Kniegelenkes kam er zu dem auffallenden Ergebnis, daß deren kinetisches Maß nahezu vollkommen gleich ist. Man könnte demnach einen eingelenkigen Ellbogenmuskel nach dem Kniegelenk übertragen und er würde am Ober- bzw. Unterschenkel dieselben Anfangsdrehungen hervorrufen, sofern man ihn so anbringen könnte, daß sein statisches Maß an beiden Gliedmaßen gleich wäre.

Wohl ohne weiteres einzusehen ist, daß sich das Drehungsverhältnis ändern muß, wenn das eine oder andere Glied belastet wird. Durch die Belastung ändern sich ja die mechanischen Eigenschaften des betreffenden Gliedes. In der Formel würde die Belastung des einen oder anderen Gliedes durch Änderung von λ_1 bzw. λ_2 zum Ausdruck kommen, da die beiden Größen die Trägheitsradien der betreffenden Glieder ausdrücken; auch c_2, der Abstand des Hauptpunktes des 2. Gliedes vom Mittelpunkt des Zwischengelenkes würde sich ändern.

Das kinetische Maß für die eingelenkigen Muskeln des Ellbogen- bzw. Kniegelenkes lautet nach O. Fischer $-\dfrac{0{,}9 + \cos \psi}{3{,}0 + 2 \cos \psi}$, für die Muskeln, die nur über das Schulter- bzw. Hüftgelenk hinweggehen — unter der Annahme eingeschränkter Beweglichkeit, d. h. nur drehbar um eine zur Ellbogen- bzw. Kniegelenksachse, ||-Achse — lautet das kinetische Maß: $-\dfrac{0{,}9}{0{,}9 + \cos \psi}$. Da ψ den Gelenkwinkel an G_{12} bedeutet, sieht man aus den Formeln, wie das kinetische Maß nicht nur eine Funktion des Gelenkwinkels darstellt, sondern, daß Muskeln des O_1-Gelenkes auch das G_{12}-Gelenk beeinflussen, obwohl sie gar nicht darüber hinweggehen. Das negative Vorzeichen an beiden Werten zeigt an, daß die beiden Glieder in entgegengesetztem Sinne bewegt werden, d. h. ein Beuger des Ellbogengelenkes bewegt den Unterarm im Sinne des Uhrzeigers, den Oberarm umgekehrt (der rechte oder linke Arm von links her betrachtet).

Das kinetische Maß läßt sich also für jede beliebige Gelenkstellung als Ausgangsstellung in eine einwandfreie mathematische Formel kleiden, trotzdem ist es nicht so ohne weiteres anschaulich, weil die aus der Formel sich ergebenden Werte streng genommen nur für unendlich kleine Bewegungen gelten, da sich ja mit jeder Änderung der Gelenkstellung das Drehungsverhältnis ändert. Die Formel drückt also nur einen Augenblickswert aus, der, kaum wahr geworden, schon einem neuen Werte Platz macht. Denn die Formel für die eingelenkigen Muskeln des Ellbogen- oder Kniegelenkes sagt nur, daß z. B. bei einer Ausgangsstellung $\psi = 90^0$ einer dieser Muskeln das Gliedersystem so bewegen würde, daß auf die Rückwärtsdrehung im Schultergelenk nur $^3/_{10}$ der Vorwärtsdrehung im Ellbogengelenk entfallen. Die zweite Formel würde für eine Ausgangsstellung $\psi = 90^0$ besagen, daß beide Gelenke im selben Ausmaße aber natürlich im entgegengesetzten Sinne bei der Anfangsdrehung eines der in Betracht kommenden Muskeln bewegt würden.

Um nun das Wesen des kinetischen Maßes anschaulicher zu machen, hat O. FISCHER zur Hilfsannahme gegriffen, das Drehungsverhältnis ändere sich nicht von Augenblick zu Augenblick, sondern behalte für eine bestimmte Änderung der Gelenkstellung seinen Wert bei. Die Frage lautet dann: Wie groß ist der Winkel φ_1 (Gelenk O_1), der z. B. zu einer Drehung von 30^0 im Verbindungsgelenk G_{12} gehört? Nach der vorhin angegebenen Formel erhält man dann z. B. für den M. brachialis für die Ausgangsstellung $= 0^0$, 30^0, 60^0, 90^0 die in der folgenden Tabelle von FISCHER angegebenen Werte:

Ellbogenwinkel	0^0	30^0	60^0	90^0
$\dfrac{D_1}{D_2}$	$-0{,}38$	$-0{,}37$	$-0{,}35$	$-0{,}3$
Rückwärtsstreckung im Schultergelenk entsprechend 30^0 Beugung im Ellbogengelenk .	$11{,}4^0$	$11{,}1^0$	$10{,}5^0$	9^0

Das heißt also, würde sich das Drehungsverhältnis nicht ändern, so würde die Drehung im Gelenk G_{12} von $\psi = 0^0$ bis zu einem Winkel $\psi = 30^0$ so zustande kommen, daß im Schultergelenk (O_1) eine Drehung von $11{,}4^0$ nach rückwärts und damit auch eine Drehung des distalen Humerusendes im Ellbogengelenk (G_{12}) um denselben Betrag ausgeführt würde; der Rest von $18{,}6^0$ würde durch Drehung des Unterarmes im Sinne des Uhrzeigers (im Gelenk G_{12}) zustande kommen.

Auch für den M. coracobrachialis als eingelenkigen Muskel des Schultergelenkes hat O. FISCHER dieses Verfahren angewandt, dessen Ergebnis in der folgenden Aufstellung niedergelegt ist:

Ellbogengelenkwinkel ψ	0^0	30^0	60^0	90^0
Wert des Drehungsverhältnisses	$-0{,}47$	$-0{,}51$	$-0{,}64$	-1
Rückwärtsstreckung im Schultergelenk entsprechend 30^0 Beugung im Ellbogengelenk . .	$14{,}1^0$	$15{,}3^0$	$19{,}2^0$	30^0

In ähnlicher Weise hat O. FISCHER auch den langen Bicepskopf des Armes durchgearbeitet als Beispiel eines mehrgelenkigen Muskels. Dabei ergab sich die bemerkenswerte Tatsache, daß der lange Bicepskopf nicht nur das Ellbogengelenk beugt, sondern auch das Schultergelenk streckt wie ein eingelenkiger Muskel des Ellbogengelenkes. Er wird eben durch die Auflagerung seiner Sehne auf den Oberarmkopf sozusagen in zwei eingelenkige Muskeln zerlegt: Humeruskopf-Radius ist ein volarer Ellbogenmuskel, Oberarmkopf-Schulterblatt ein Schultergelenkmuskel. Als volarer Ellbogengelenkmuskel verhält er sich genau so wie der Brachialis z. B., er bewegt die beiden Glieder in entgegengesetzter Richtung, den Unterarm im Sinne des Uhrzeigers, den Oberarm umgekehrt. Der Schultergelenkteil des Muskels würde allerdings den Oberarm nach vorne, das Schulterblatt nach hinten drehen; nach den Untersuchungen O. Fischers überwiegt aber in den meisten Stellungen die Rückwärtsdrehung des Oberarmes im Schultergelenk.

Bei allen diesen Untersuchungsergebnissen muß man sich aber immer vor Augen halten, daß sie zwar das Grundsätzliche der Muskelwirkung in einer geradezu unübertrefflichen Weise dartun, aber unter sehr einschränkenden Bedingungen über die Beweglichkeit des Gelenksystems gewonnen wurden. Beim Lebenden fallen nicht nur die Bewegungseinschränkungen der Gelenke weg, sondern es spielen alle zusammengehörenden Muskeln, die Synergeten oder Agonisten, bei einer Bewegung mit. Zu dieser aktiven Tätigkeit der Agonisten treten zumindest die passiven Widerstände der Antagonisten, sehr wahrscheinlich aber sogar noch aktive Eingriffe der Gegenwirker. Es ist wohl möglich, jeden einzelnen Muskel nach den von Fischer dargelegten Methoden zu untersuchen, aber schon wenn man z. B. zwei Synergisten betrachtet, ist es ausgeschlossen, den Anteil eines der beiden bei einer auszuführenden Bewegung genau zu bestimmen. Tatsächlich spielen aber im Leben selbst bei scheinbar ganz einfachen Bewegungen eine ganze Reihe von Muskeln mit- und ineinander, teils aktiv, teils passiv, dazu kommen noch Bänderspannungen, „kurz eine ganz unübersehbare Reihe von Komplikationen, die eine exakte Berechnung einfach unmöglich machen" (R. Fick).

Mechanologie und Allergismus (geführte Wirkung der Muskeln). H. v. Baeyer hat in einer Reihe von Arbeiten der letzten Jahre auf Muskelwirkungen hingewiesen, die so ganz und gar von der üblichen Vorstellung über die Wirkungsweise der Muskeln abzuweichen scheinen, daß man für das gesamte Arbeitsgebiet, das sich mit der Wirkungsweise der Muskeln unter verschiedenen mechanischen Bedingungen der Gliederkette beschäftigt, den Begriff der Mechanologie geprägt hat. Auf den ersten Blick überraschende Modellversuche scheinen die Neuartigkeit der Befunde zu bestätigen.

Der Begriff Mechanologie ist vollkommen überflüssig, denn sein Umfang und Inhalt weicht in nichts von dem Begriff Muskelmechanik ab, wie ihn O. Fischer umschrieben hat. Zur Mechanik der lebenden Körper gehört doch wohl auch die Lehre von der Mechanik des menschlichen Körpers (Mechanologie), denn seine Bewegungen laufen nach den gleichen mechanischen Gesetzen ab wie die aller anderen lebenden Körper mit gleichen oder ähnlichen Einrichtungen.

Unter „Allergismus oder geführte Wirkung eines Muskels" versteht H. v. Baeyer die unter der Annahme bestimmter mechanischer Voraussetzungen bedingte „Fernwirkung oder geänderte Auswirkung eines Muskels auf Gelenke". Der Soleus z. B. soll das eine Mal das Knie beugen, das andere Mal strecken können, je nach den mechanischen Voraussetzungen, unter denen das Gliedersystem steht.

Wenn der Fuß freischwebend angenommen wird, übt der Soleus auf den Unterschenkel ein Drehungsmoment aus, das infolge der Verbindung im Kniegelenk zu einer Streckbewegung des Unterschenkels im Kniegelenk führt, d. h. eine Verkürzung des Soleus wirkt sich bei freiem Sprung- und Kniegelenk so aus, daß sowohl eine Plantarflexion des Fußes als auch eine Streckbewegung des Unterschenkels im Kniegelenk zustande kommt. Das ist ja der erste Grundsatz aller Muskelwirkung überhaupt, daß immer sowohl auf den Ursprungs- als auch Ansatzknochen Drehungsmomente ausgeübt werden. Ob beide Drehungsmomente zur Auswirkung kommen und in welchem Verhältnis zu einander, ließe sich aus den Bewegungsgleichungen O. Fischers und dem kinetischen Maß — dieses allerdings nur für eine bestimmte Ausgangsstellung — feststellen; daß auch der Mechanismus der Gelenke dem Sinn der Drehungsmomente entsprechen muß, ist eine Selbstverständlichkeit.

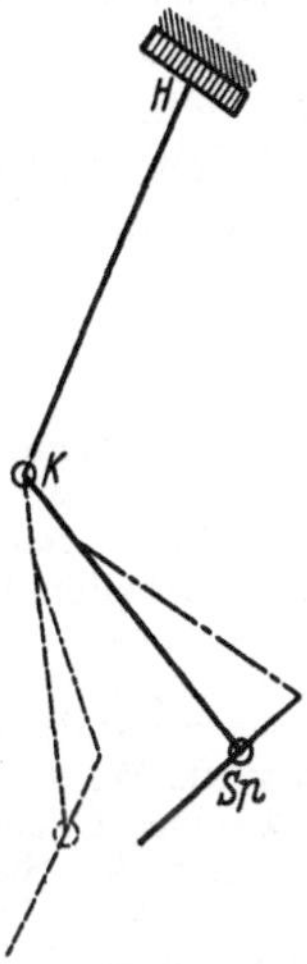

In Abb. 21 ist die Wirkungsweise des Soleus bei freier Beweglichkeit des Unterschenkels und Fußes und feststehendem Oberschenkel schematisch dargestellt. An der Wirkungsweise des Soleus würde sich gar nichts ändern, wenn in dem dargestellten Schema der Oberschenkel und der mit ihm fest verbunden gedachte Rumpf frei beweglich wären, nur die endliche Stellung im Raume wäre eine andere, weil der Kniepunkt einen Kreisbogen um den Sprunggelenkpunkt als Mittelpunkt beschreiben würde und der Oberschenkel diese Bewegung dem Sinne nach wenigstens mitmachen würde. Der Oberschenkel beeinflußt zwar bei freier Beweglichkeit die Bewegungen des Unterschenkels infolge der Veränderung der Masse, des Trägheitswiderstandes usw., kurz infolge der Änderungen der mechanischen Eigenschaften, die der Unterschenkel durch die Verbindung mit dem Oberschenkel erfährt, was man sich in der Vorstellung durch die Annahme eines reduzierten Systems vereinfachen kann. *Ein Drehungsmoment übt aber der Soleus auf den Oberschenkel nicht aus.*

Abb. 21.

Wenn wir uns jetzt den Fuß fest auf den Boden aufgesetzt denken und das Kniegelenk gebeugt (Abb. 22), dann kann eine Streckstellung nur dadurch erreicht werden, daß auf den Oberschenkel ein Drehungsmoment ausgeübt wird, das ihn entgegengesetzt dem Sinne des Uhrzeigers (im dargestellten Schema) bewegt. Da der Soleus auf diese Bewegung des Oberschenkels für sich allein ganz einflußlos ist, müssen noch andere Kräfte, äußere oder innere, diese Bewegung herbeiführen oder herbeiführen helfen. *Das ist der Kernfehler in allen Darstellungen, die v. Baeyer von der Muskelwirkung gibt, daß er übersieht, daß nicht nur die ins Auge gefaßten Muskeln am System oder seinen Modellen angreifen, sondern auch die von ihm gesetzten mechanischen Bedingungen, Widerstände usw. Kräfte darstellen, die das Gliedersystem im Verein mit der angenommenen Muskelkraft in Bewegung setzen.* Es handelt sich also in den v. Baeyerschen Modellversuchen gar nicht

Abb. 22.

um einfache Auswirkungen, Fernwirkungen oder geführte Wirkungen der angenommenen Muskeln, sondern um ein Zusammenspiel verschiedener Kräfte. In den Modellversuchen sind es entweder die haltende und führende Hand oder sonstige Einrichtungen am Modell, also system- oder körperfremde Kräfte, die im Verein mit dem angenommenen Muskel die scheinbar so ungewöhnliche Bewegung auslösen; in den praktischen Beispielen, die v. Baeyer anführt, sind es körpereigene Kräfte, nämlich andere Muskeln, die mit dem angenommenen Muskel zusammen die gewollte Bewegung herbeiführen.

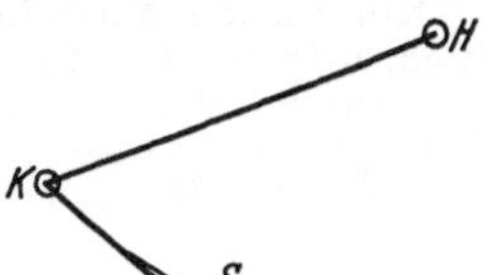

Genau so verhält es sich mit den von K. Fischer angeführten Beispielen für Allergismus mit dem Unterschied, daß K. Fischer bei seinen Beobachtungen am Lebenden den häufigen, aber deshalb nicht minder groben Fehler begeht *Kontraktion und Spannung eines Muskels zu verwechseln.*

Es erscheint daher nicht angebracht, von Allergismus zu sprechen, denn jeder Muskel wirkt im organischen Verband des Gesamtkörpers anders, als er wirken würde, wenn er allein am System angreifen würde. Die Beuger des Ellbogengelenkes z. B. wirken bereits anders, wenn ich die Hand belaste, wieder anders, wenn ich die Belastung erhöhe oder vermindere, es wird deshalb niemandem einfallen, in jedem Einzelfall von einer besonderen Wirkungsweise zu sprechen, obwohl in jedem Fall die mechanischen Bedingungen andere sind und daher auch die Auswirkungen der Muskelkräfte auf die Gliederkette.

Literatur.

Einem Wunsche des Herausgebers folgend, sind nur die Schriften angeführt, die sich unmittelbar auf den Inhalt des bearbeiteten Abschnittes beziehen. In den meisten der angeführten Schriften finden sich weitere Schriftenverzeichnisse, die auf einschlägige Sonderarbeiten hinweisen.

BAEYER, H. v.: Geführte Wirkung der Muskeln (Allergismus). Verh. anat. Ges. **1923**. — Bewegungslehre und Orthopädie. Verh. dtsch. orthop. Ges. **1925**. — Die Wirkung der Muskeln auf die menschlichen Gliederketten in Theorie und Praxis. Z. orthop. Chir. **46**. — BRAUNE, W. u. O. FISCHER: Bestimmung der Trägheitsmomente des menschlichen Körpers und seiner Glieder. Abh. sächs. Ges. Wiss., math.-physik. Kl. **1892**.

FICK, A.: Statische Betrachtung der Muskulatur des Oberschenkels. Z. ration. Med. **1850**. — Medizinische Physik. Braunschweig 1885. — Gesammelte Schriften. Würzburg 1903—1905. — FICK, A. E.: Über zweigelenkige Muskeln. His' Arch. **1879**. — FICK, R.: Über die Arbeitsleistung der auf die Fußgelenke wirkenden Muskeln. Festschrift für KÖLLIKER. Würzburg 1892. — Handbuch der Anatomie und Mechanik der Gelenke. Jena 1904—1911. — Übersicht über die Fragen der Gelenk- und Muskelmechanik. 90. Tagg dtsch. Naturforsch. 1928. — Über die Arbeitsleistung der Schultergelenkmuskeln. Sitzgsber. preuß. Akad. Wiss., Math.-physik. Kl., **1929**. — Über die Bewegungen und die Muskelarbeit an den Sprunggelenken. Sitzgsber. preuß. Akad. Wiss., Math.-physik. Kl., **1931**. — FICK, R. u. ROSCHDESTWENSKI: Über die Bewegungen im Hüftgelenk und die Arbeitsleistung der Hüftmuskeln. Arch. f. Anat. **1913**. — FISCHER, O.: Physiologische Mechanik. Enzyklopädie der mathematischen Wissenschaften, Bd. 4, Abt. 8. 1904. — Theoretische Grundlagen für eine Mechanik der lebenden Körper. Leipzig u. Berlin 1906. — Medizinische Physik. Leipzig 1913. — FISCHER, K.: Zur geführten Wirkung der mehrgelenkigen Muskeln. Z. Anat. Entwg. **83** (1927).

KOPITS, J.: Muskelmechanische Untersuchungen an der oberen Extremität. Verh. dtsch. orthop. Ges. **27** (1932).

MAIR, R.: Mechanologie, Wirkungsweise der Muskeln, Allergismus. Z. Anat. **101** (1933). — Beiträge zur Muskelmechanik. Z. Anat. **104**, 4 (1935).

STRASSER, H.: Lehrbuch der Muskel- und Gelenkmechanik, Bd. 3. Berlin 1917.

Grundbegriffe der allgemeinen Nervenphysiologie.

Von Hans Winterstein-Istanbul.

Für jeden Forscher versteht es sich wohl von selbst, daß er zu Beginn einer Untersuchung zunächst einmal die Apparatur, mit der er zu arbeiten gedenkt, einer sorgfältigen Prüfung unterzieht, um festzustellen, ob sie richtig funktioniert und ob sie für den beabsichtigten Zweck geeignet und genau genug ist. Aber leider fühlen sich nur wenige bemüßigt, das bei jeder Forschung stets und ständig benötigte *logische Instrumentarium,* nämlich die angewandten *Begriffe,* einer entsprechend gründlichen Prüfung zu unterwerfen. Man muß sich darüber klar sein, daß schon die anscheinend einfachste ,,objektive Feststellung eines Sachverhaltes'', wie es etwa eine ,,Steigerung der Reflexerregbarkeit'' darstellt, in Wirklichkeit ein überaus kompliziertes gedankliches Gebilde bedeutet, bei dem mit einer Reihe von keineswegs leicht zu analysierenden Begriffen, wie ,,Reflex'', ,,Erregbarkeit'' und ,,Erregbarkeitssteigerung'' gearbeitet wird. Wenn manche Autoren glauben, daß die ,,Naturwissenschaft es nicht mit logischen Gebilden zu tun hat'' (G. Ricker), so ist dies eine völlige Verkennung des Sachverhaltes. In Wahrheit hat jede Art von Forschung, mag sie natur- oder geisteswissenschaftlicher Art sein, *nur* mit logischen Gebilden zu tun; nur diese sind einer gedanklichen Verknüpfung überhaupt zugänglich.

In der Klarheit und Eindeutigkeit der Diktion und Begriffsbildung stehen die mathematischen und chemischen Formeln an dem einen, gewisse Sorten von Philosophie, die man treffend als ,,systematischen Mißbrauch eigens dazu erfundener Begriffe'' definiert hat, an dem anderen Ende und zwischen diesen Extremen bewegen sich im Zick-Zack die biologisch-medizinischen Denk- und Ausdrucksformen. Dies ist ein schwerer Mißstand. Unklare Begriffsbildung und mißbräuchliche Begriffsanwendung können die Veranlassung zu gänzlich nutzlosen Untersuchungen sein, der Ausgangspunkt erbitterter Streitigkeiten, wo gar keine Meinungsverschiedenheiten zu bestehen brauchen, die Grundlage von Trugschlüssen, die verhängnisvolle Konsequenzen nach sich ziehen können. Um nur einige Beispiele aus neurologischem Gebiete zu nennen: Man streitet und untersucht, ob die Chronaxie das ,,wahre'' Maß der Erregbarkeit sei, aber man untersucht nicht, was denn ,,Erregbarkeit'' überhaupt bedeutet, man streitet und untersucht, ob die Nervenerregung dem ,,Alles-oder-Nichtsgesetz'' gehorcht, ohne dieses Gesetz klar zu formulieren, man streitet und untersucht, ob es einen ,,Muskeltonus'', ob es ,,Hirnzentren'' gibt, und hält es meist nicht für nötig zunächst einmal festzustellen, was man denn unter ,,Tonus'' und was man unter ,,Zentren'' verstehen will. So mag der Versuch nicht überflüssig erscheinen, im folgenden einige der wichtigsten und gebräuchlichsten Begriffe der allgemeinen Nervenphysiologie einer genaueren Analyse zu unterziehen.

I. Einige Begriffe der allgemeinen Physiologie.

Reiz, Reizbarkeit, Erregung, Erregbarkeit. Die allgemeine Funktion des Nervensystems besteht darin, auf eine Einwirkung hin eine Reaktion des Organismus oder eines Teiles desselben herbeizuführen. Die auf diese Grundfunktion sich beziehenden Begriffe des *Reizes*, der *Erregung*, der *Reizbarkeit* und *Erregbarkeit* bedürfen daher in erster Linie einer genaueren Analyse. Es könnte vielleicht scheinen, als sei diese überflüssig, da es sich doch eben um Begriffe handelt, die sozusagen zum täglichen Hausgebrauch der Neurologie gehören und deren Sinn daher jedem geläufig sein muß. Wir werden alsbald sehen, daß gerade das Gegenteil der Fall ist. Wenn auch bei der Anwendung im Spezialfall meist kein Zweifel über die Bedeutung der angewandten Ausdrücke aufzutreten pflegt, so wird doch die herrschende Unklarheit und Verwirrung sogleich offenbar, wenn es sich darum handelt, ihren *allgemeinen* Sinn zu präzisieren.

Die „Reizbarkeit" oder „Irritabilität" spielt schon seit alten Zeiten in der allgemeinen Lebenslehre eine wichtige Rolle. Ihre „Entdeckung" ist vielfach für eine große wissenschaftliche Tat gehalten worden, die eine neue Epoche der Lebensforschung eingeleitet, uns „einen tiefen Einblick in das «Wesen des Lebens»" (BIER) verschafft hat und eines seiner wichtigsten Kriterien darstellen soll. Es ist hier nicht der Ort, die verschiedenen Definitionen der Reizbarkeitsbegriffes der einzelnen Autoren zu kritisieren; hierfür muß auf die an anderer Stelle [WINTERSTEIN (1)] gemachten Ausführungen verwiesen werden. Es genügt festzustellen, daß es tatsächlich nicht möglich ist, Reizbarkeit besser zu definieren als dies VERWORN, gleichfalls ein begeisterter Anhänger der Irritabilitätslehre, getan hat: „Die Reizbarkeit der lebendigen Substanz ist die Fähigkeit, auf Veränderungen in ihrer Umgebung mit einer Veränderung ihres stofflichen und dynamischen Gleichgewichtes zu reagieren." Legt man aber eine solche allgemeine Definition zugrunde, so liefert sie auch nicht das geringste Verständnis der Lebenserscheinungen und auch nicht ein Kriterium, durch das sich das lebende System von zahllosen leblosen Gebilden, z. B. einer explosiblen Substanz, einer Gasflamme u. dgl. mehr unterscheiden würde. Das gilt nicht nur für das lebende System im allgemeinen, dies gilt genau so für das Nervensystem im Speziellen. Die Reizbarkeit unterscheidet das lebende funktionsfähige Nervensystem von dem toten oder jedenfalls nichtfunktionsfähigen; das ist alles. Durch das — im ersten Anfang befindliche — Studium der im erregten Nervensystem auftretenden Veränderungen seines stofflichen und dynamischen Gleichgewichtes hoffen wir zu einem Verständnis der Nervenfunktion zu gelangen; die Feststellung, daß solche Veränderungen existieren, hat an sich nicht den geringsten erkenntnisfördernden Wert und bietet uns nicht den geringsten Einblick in ihr Wesen.

Der erkenntnisfördernde Wert der Begriffe „Reizbarkeit" und „Erregbarkeit" (s. unten) liegt auf ganz anderem Gebiet, nämlich auf dem der *Vergleichung*; es sind rein *relative Begriffe*, die eine Kennzeichnung der *Veränderungen* ermöglichen, die die Eigenschaften eines bestimmten lebenden Systems, also z. B. eines Teiles des Nervensystems unter verschiedenen Bedingungen erfahren. Untersuchen wir nämlich, wie sich ein Nerv oder ein Teil des Zentralnervensystems ein und derselben Umgebungsänderung („Reiz" s. unten) gegenüber verhält, so finden wir, daß unter verschiedenen Umständen beträchtliche Unterschiede, meist quantitativer Art, zu beobachten sind, die uns gestatten, von einer „*Veränderung* der Erregbarkeit" bzw. wenn jede Reaktion ausbleibt, von einem Fehlen derselben zu sprechen. Die Tatsache, daß Umgebungsänderungen überhaupt eine Reaktion herbeizuführen vermögen, stellt, wie oben gesagt, in keiner Weise eine brauchbare Erkenntnis dar; daß aber diese Reaktion unter verschiedenen Bedingungen Unterschiede aufweist, so daß wir sie, von einer für gewöhnlich zu beobachtenden „normalen" Reaktionsgröße ausgehend, als „gesteigert" oder „vermindert" oder auch als gänzlich fehlend kennzeichnen können, gestattet uns in ganz knapper Ausdrucksform eine bedeutungsvolle Charakterisierung eines bestimmten Zustandes. *„Reizbarkeit" und „Erregbar-*

keit" bezeichnen mithin nichts anderes als die relative Größe der Reaktion auf bestimmte Reize.

Aus dieser Erkenntnis aber ergibt sich eine weitere wichtige Schlußfolgerung. Da die als Reaktion auf den Reiz auftretenden stofflichen und dynamischen Veränderungen mannigfachster Art sind, so ergibt sich ohne weiteres daraus, daß es ein absolutes Maß der Erregbarkeit auch in relativ vergleichendem Sinne nicht geben kann, daß vielmehr stets festgesetzt werden muß, welche Veränderungen man eigentlich vergleichend zu messen wünscht. Auch diese klare und einfache logische Schlußfolgerung findet meist keineswegs Beachtung und eine große Zahl von Scheinproblemen gründet sich auf diesen Umstand. In den meisten Fällen wird als Maß der „Erregbarkeit" eine äußerlich ohne weiteres wahrnehmbare Reaktion verwendet. So dient z. B. seit alten Zeiten die Größe einer Muskelzuckung bzw. das Auftreten einer eben wahrnehmbaren Muskelzuckung als Index der Nerven- oder Muskelreizbarkeit. Wie längst bekannt, hängt diese Muskelzuckung innerhalb gewisser Grenzen von der Stärke des Reizes ab, und so wurde bei der am häufigsten angewandten Art der Reizung, der elektrischen, die Stärke oder Dichte des Reizstromes oder seine Spannung bzw. eine diesen Größen parallel gehende, leicht meßbare Veränderung in der Versuchsanordnung (Größe des Widerstandes, Rollenabstand des Induktionsapparates oder dergleichen) als Maß der Reizbarkeit benutzt, besonders der schwächste eben wirksame Reizstrom, die „Reizschwelle" oder *Rheobase.* Später wurde gefunden, daß die Wirkung nicht bloß von der Reizstärke, sondern innerhalb gewisser Grenzen auch von der Zeitdauer der Einwirkung abhängt, und so glaubt man jetzt in der *Chronaxie* oder Zeitschwelle der doppelten Rheobase das „wahre" Maß der Erregbarkeit gefunden zu haben. Die Chronaxie ist für viele Fälle sicher ein vortrefflicher Vergleichsmaßstab und hat vor der einfachen Bestimmung der Reizschwelle eine Reihe von Vorteilen voraus; *das* Maß der Erregbarkeit ist sie genau so wenig wie irgendein anderes, weil ein solcher Ausdruck gar keinen Sinn hat, oder ihn doch erst dann erhalten könnte, wenn uns das „Wesen" der Nervenfunktion, d. h. die ihr zugrunde liegenden physikalisch-chemischen Vorgänge genau bekannt wären. Es ist keineswegs belanglos sich dies vor Augen zu halten. Es kann sehr wohl sein, und ist tatsächlich unter bestimmten Bedingungen, z. B. bei der *Tetanie,* beobachtet, daß Rheobase und Chronaxie sich in entgegengesetztem Sinne ändern, daß ein Gebilde eine Reaktion schon auf schwächere Reize zeigt, die aber länger als gewöhnlich einwirken müssen, oder umgekehrt erst auf stärkere Reize anspricht, die aber kürzere Zeit einzuwirken brauchen. Ist die Erregbarkeit nun in solchen Fällen gesteigert oder herabgesetzt? Die Willkürlichkeit, ja Sinnlosigkeit, das eine als wahre, das andere als falsche Herabsetzung bzw. Steigerung der Erregbarkeit zu bezeichnen, liegt auf der Hand. — Nicht anders verhält es sich, wenn wir außer der Größe der äußerlich wahrnehmbaren Reaktion, wie sie in einer Muskelzuckung oder einem Aktionsstrom zum Ausdruck kommt, etwa die chemischen Prozesse berücksichtigen, also statt der dynamischen die stofflichen Veränderungen, die auf Reizeinwirkungen hin auftreten. In der Mehrzahl der Fälle wird die Größe der durch eine Reizwirkung ausgelösten chemischen Umsetzungen der Größe der dynamischen Reaktion parallel gehen oder sich wenigstens gleichsinnig verändern; aber es braucht dies durchaus nicht immer der Fall zu sein. So kann z. B. unter dem Einfluß von Alkohol die Reaktionsfähigkeit des Zentralnervensystems eine bedeutende Herabsetzung erfahren, der Sauerstoffverbrauch dagegen eine Steigerung aufweisen; es kann aber auch umgekehrt im Anfang einer Narkose der mechanische Effekt von Reizwirkungen eine Erhöhung zeigen, während die chemische Untersuchung eine Verminderung der Stoffwechselvorgänge ergibt. Was ist nun das „wahre" Maß der Erregbarkeit?

Nimmt man wie üblich die Reaktionsgröße als Index, so ist im ersten
Falle die Erregbarkeit „in Wahrheit" herabgesetzt, chemisch aber „scheinbar"
gesteigert, im zweiten Falle umgekehrt; hält man dagegen die chemischen Veränderungen für einen besseren Maßstab, dann spricht man im zweiten Falle
von einem „scheinbaren Erregungsstadium" (Fr. W. Fröhlich) zu einer Zeit,
in der die Erregbarkeit „in Wahrheit" bereits vermindert ist. Alle diese Feststellungen bedeuten zweifellos eine Förderung unserer Kenntnisse und selbst
die Ausdrucksform kann zulässig sein, sofern man sie vorher klar definiert und
ihre durchaus relative Bedeutung erfaßt hat; sie kann aber nur Verwirrung
stiften, wenn man darüber nicht ins Klare gekommen ist. Wenn nun gar, wie
es durchaus möglich ist, die einzelnen dynamischen Erscheinungen oder die
einzelnen chemischen Veränderungen selbst untereinander unter bestimmten
Einwirkungen Veränderungen in entgegengesetztem Sinne erfahren, dann
verliert eben der Erregbarkeitsbegriff jeden Sinn und Wert und muß durch die
Angabe der einzelnen beobachteten Veränderungen ersetzt werden. Es kann
gar nicht scharf genug betont werden, wie wichtig es ist, sich über das begrenzte
Anwendungsbereich *aller* Begriffe klar zu sein [1].

Die Ausdrücke „Reizbarkeit" und „Erregbarkeit" werden meist gleichbedeutend verwendet. Das mag hingehen, obwohl, wie wir gleich sehen werden,
es auch hier möglich sein dürfte, eine sinnvolle Unterscheidung durchzuführen.
Schlimmer ist es, daß auch die Ausdrücke „Reiz" und „Erregung" durcheinander geworfen werden, obwohl sie einen durchaus verschiedenen logischen
Inhalt besitzen. Die ganz übliche mißbräuchliche Anwendung des Ausdruckes
„Reizleitung" ist ein klarer Beweis dieser Verwirrung. Wir definieren als *„Reiz"
jede mehr minder plötzliche äußere Veränderung, die in einem lebenden Gebilde
Energieumwandlungen hervorzurufen vermag* [Winterstein (2)]. Der Reiz ist
also die in der Umgebung, *außerhalb des reizbaren Gebildes* sich abspielende
Veränderung, und unter *„Reizleitung"* darf demgemäß auch nur die *außerhalb
des reizbaren Gebildes erfolgende Weiterführung einer äußeren Energieform durch
Teile des lebenden Organismus* verstanden werden, nicht aber, wie dies meist
geschieht (z. B. „Reizleitungssystem der Herzens"), die Leitung des durch den
Reiz erzeugten Zustandes der „Erregung". Die Leitung der Schallwellen vom
äußeren Ohr durch Trommelfell, Gehörknöchelchen, Endolymphe zum Corti-
schen Organ, die Leitung der Lichtstrahlen durch die verschiedenen Medien
des dioptrischen Apparates des Auges zur Netzhaut, sind Beispiele von „Reizleitung", die Weiterführung der im Nervenendapparat dann erzeugten physiologischen Vorgänge ist eine *„Erregungsleitung"*.

Wenn wir einen „Reiz" auf ein lebendes Gebilde einwirken lassen, so wird er,
sofern er „wirksam" ist, in ihm eine Energieumwandlung herbeiführen. Diese
kann wieder physikalisch-chemische Vorgänge auslösen, die sich in dem lebenden
Gebilde ausbreiten, in ihm weitergeleitet werden. Obwohl schon ältere Autoren
diese beiden Arten von Prozessen voneinander geschieden haben, ist dies in
neuerer Zeit meist nicht geschehen und beide sind ohne weiteres als identisch
betrachtet worden. Mit Unrecht. Die genauere Untersuchung, besonders der
beim Nervensystem diesen Vorgängen zugrunde liegenden chemischen Prozesse
hat gezeigt, daß die lokal am Reizort auftretenden Vorgänge von den weiter-

---

[1] v. Weizsäcker (vgl. u. a. 2, 3) hat neuerdings verschiedentlich hervorgehoben, daß
sowohl die zentralen wie die peripheren Organe unter verschiedenen Bedingungen „Umstimmungen der Erregbarkeit" erfahren. Daraus würde hervorgehen, daß die „Erregbarkeit nicht eine Eigenschaft, sondern selbst eine Funktion" sei. Wenn damit gemeint sein
soll, daß solche Veränderungen der Erregbarkeit bei der Funktion des Organs eine bedeutungsvolle Rolle spielen, so ist gegen eine solche Annahme theoretisch nichts einzuwenden. Die Ausdrucksweise aber, daß die Erregbarkeit selbst eine Funktion sei, kann die
herrschende Konfusion nur noch erhöhen.

geleiteten weitgehend verschieden sein können und daß sie offenbar nicht nur von der Natur des reizbaren Gebildes, sondern auch von jener des Reizes abhängen So hat sich gezeigt, daß die im Nervensystem durch einen z. B. elektrischen Reiz ausgelösten *lokalen* Vorgänge mit einer gewaltigen Steigerung der Oxydationsvorgänge einhergehen, während die weitergeleiteten Prozesse nicht, oder doch oft in viel geringerem Maße von solchen begleitet sind [WINTERSTEIN (3)]. Es ist daher wichtig, diese Vorgänge auch begrifflich und sprachlich voneinander zu scheiden. Es wird sich empfehlen, die lokalen Prozesse als „*Reizung*" und die Fähigkeit durch einen Reiz zu solchen veranlaßt zu werden als „Reizbarkeit" zu bezeichnen, die durch die Reizung ausgelösten physikalisch-chemischen Vorgänge dagegen als „*Erregung*" die Fähigkeit in eine solche zu geraten als „Erregbarkeit" und die Ausbreitung dieses Erregungszustandes als „Erregungsleitung" [WINTERSTEIN (2)]. Die Ausdrücke „Reizbarkeit" und „Erregbarkeit" würden danach einen verschiedenen Sinn erhalten, wenn sie auch beide auf das engste miteinander verwandt sind. Denn da man sich allgemein die Erregungsleitung in der Weise vorstellt, daß die Erregung eines Teilchens den „Reiz" darstellt, der das Nachbarteilchen in Erregung versetzt, so wird Erregbarkeit gleichbedeutend mit Reizbarkeit für den Erregungsreiz. Gerade die Unterscheidung aber zwischen der Fähigkeit eines Gebildes durch den physiologischen Erregungsvorgang des Nachbarteilchens selbst zu einem solchen veranlaßt zu werden („Erregbarkeit") und der Fähigkeit auf einen von außen kommenden künstlichen Reiz hin in einen solchen zu geraten („Reizbarkeit"), erweist sich als zweckmäßig und wichtig, weil sich besonders am Nervensystem zeigen läßt, daß diese beiden Fähigkeiten einer gesonderten Beeinflussung zugänglich sind, ja, daß die eine erhalten und die andere verloren sein kann. So geht im allgemeinen nach Schußverletzungen von Nerven die Restitution so vor sich, daß zuerst die Funktion wiederkehrt, also Erregbarkeit und physiologische Erregungsleitung, während die elektrische Reizbarkeit erst viel später zur Norm zurückkehrt (FOERSTER). Aber auch das umgekehrte Verhalten konnte er gelegentlich beobachten, „daß bei der Restitution manchmal Muskeln, die noch keine Spur von willkürlicher Innervierbarkeit besitzen, doch faradisch, und zwar sowohl vom Nerven aus wie direkt erregbar (= reizbar) sind". Da die durch künstliche Reizung des Nerven ausgelösten Prozesse ja auch zum Muskel geleitet werden müssen, um einen Erfolg zu erzielen, so zwingen diese Beobachtungen zu der Schlußfolgerung, daß auch die physiologisch (vom Zentralnervensystem aus) und die künstlich (durch äußere Reize) ausgelösten Vorgänge der Erregungs*leitung* voneinander verschieden sind. Das gleiche ergibt sich aus den bemerkenswerten Versuchen von P. WEISS (2), nach welchen das selektive Ansprechen transplantierter Muskeln nur bei physiologisch reflektorischer und nicht bei elektrischer Reizung der sie versorgenden Nerven zu beobachten ist. Dies alles zeigt, daß nicht bloß die Unterscheidung der *lokalen Reizungsvorgänge* mit ihrem *Reizungsstoffwehsel* von den *Erregungsvorgängen* und ihrem *Erregungsstoffwechsel*, sondern auch die der „*Reizbarkeit*" für künstliche Reize von der „*Erregbarkeit*" durch die physiologischen Erregungsvorgänge begründet und zweckmäßig erscheint.

Alles-oder-Nichtsgesetz, Erregungsleitung, Dekrement. Die Erregungsleitung beruht, wie schon oben erwähnt, nach der üblichen Auffassung auf der Reizung eines Teilchens durch die Erregung des benachbarten. Die speziellen Vorstellungen von der Art und Weise, wie dieser Vorgang sich abspielen soll, haben uns hier nicht zu beschäftigen. Wohl aber bedürfen die Begriffe, die zur Kennzeichnung der Größe des Erregungsvorganges und ihrer Abhängigkeit von der Reizgröße gebildet wurden, einer Analyse, da auch hier überraschend viele Unklarheiten vorkommen. Die Beziehung zwischen der Größe des Reizes und der durch ihn erzeugten Erregung kann offenbar zweifacher Art sein: Entweder die letztere ist von der ersten abhängig, etwa so wie die durch einen Steinwurf im Wasser erzeugten Wellen in ihrer Größe und Ausbreitung von der Größe des hineingeschleuderten Steines abhängen, oder die Erregungsgröße ist von der Reizgröße unabhängig. In diesem Falle wird ein Reiz entweder unwirksam sein oder er wird eine Erregung erzeugen, deren Größe nur durch den jeweiligen Zustand des Systems, nicht aber durch die Stärke des Reizes bestimmt wird, etwa so wie eine Pulverladung durch einen Schlag oder einen elektrischen Funken entweder nicht oder zur Gänze zur Explosion gebracht wird; die Größe der Explosion hängt nicht von der Stärke des Schlages oder des elektrischen Funkens, sondern nur von der Menge und den Eigenschaften des Pulvers ab. Beide Möglichkeiten sind bekanntlich im Bereich des lebenden Systems verwirklicht. Die Größe einer Muskelzuckung, die Intensität einer Sinneserregung geht innerhalb gewisser Grenzen der Reizstärke parallel, während beim Herzen ein wirksamer Reiz eine von seiner Größe unabhängige Kontraktion hervorruft. Diese hier zuerst beobachtete Reaktionsform, bei der entweder *alles* an Wirkung aufgebracht wird, was unter den gegebenen Bedingungen erzielbar ist, *oder —* bei einem unwirksamen Reiz — *nichts* geschieht, hat den Namen *Alles-oder-Nichtsgesetz* erhalten. Wir haben hier natürlich nicht zu untersuchen, ob und unter welchen Umständen das periphere oder zentrale Nervensystem diesem Gesetz gehorcht oder nicht, aber der Sinn einer solchen Behauptung und die Bedeutung dieses immer wieder mißverstandenen Gesetzes muß noch einmal klar auseinandergesetzt werden.

Die Behauptung, daß ein System dem Alles-oder-Nichtsgesetz (ANG) gehorcht, besagt, daß die durch einen Reiz zu erzielende Wirkung *unter den gegebenen Verhältnissen* eine konstante Größe darstellt, die von der Stärke des Reizes unabhängig ist. Das ist alles. Erstaunlicherweise wird dieser einfache Sachverhalt immer wieder dahin mißverstanden, daß die zu erzielende Wirkung *unter allen Umständen* eine konstante Größe darstellen müsse, was selbstredend beim lebenden System niemals möglich ist. Es widerspricht — um nur einige solcher Irrtümer zu erwähnen — also nicht dem ANG, wenn eine Extrasystole größer oder kleiner ist als eine normale, es ist nur erforderlich, daß ihre Größe unabhängig von der Stärke des Reizes ist, sofern dieser das Herz an der gleichen Stelle und in der gleichen Phase trifft. Es widerspricht nicht dem ANG, wenn Ermüdung und Arbeitsleistung des Muskels verschieden sind, je nach der Belastung und je nachdem ob er direkt oder indirekt gereizt wird. Nur unter den *gleichen* Bedingungen und bei gleichartiger Reizwirkung braucht der Erfolg der gleiche zu sein. Und Analoges gilt natürlich auch im Bereiche des Nervensystems. Eine Minenexplosion wird immer dem ANG gehorchen; aber die Größe der Wirkung wird selbstredensd von der Menge und Art des Explosivstoffes und von den Umständen abhängen, unter denen die Explosion erfolgt.

Von Wichtigkeit ist es auch, sich die Beziehungen zwischen dem ANG und der Art der Erregungsleitung klar zu machen. Das ANG fordert natürlich nur die Unabhängigkeit der Erregungsgröße von der Reizstärke an einer *bestimmten* Stelle eines lebenden Systems und verlangt keineswegs, daß die Erregungsgröße an verschiedenen Stellen die gleiche sei. Deshalb ist mit der Feststellung der Gültigkeit des ANG auch nichts über die Art der Erregungsleitung ausgesagt. Denken wir uns in einer Linie eine Reihe verschieden großer Pulverladungen angeordnet, so wird jede einzelne durch einen wirksamen Funken zur Gänze zur Explosion gebracht werden, die mithin dem ANG gehorcht. Ist aber eine Vorrichtung vorhanden, durch welche jede Explosion einer Ladung die der Nachbarladung herbeiführt, so werden die Explosionen bald größer, bald kleiner werden, je nach der Größe der explodierenden Ladung. So wird die Erregung eines

Nerven beim Eintritt in eine narkotisierte Strecke kleiner, bei ihrem Austritt in die normale wieder größer, ohne daß dies irgendwie dem ANG widerspricht. Wenn dagegen die Erregungsweile bei ihrem Verlaufe durch eine gleichartige Nervenstrecke immer schwächer wird, wenn eine Leitung mit *Dekrement* erfolgt, so spricht dies jedenfalls gegen eine Gültigkeit des ANG, da dieses Verhalten am einfachsten durch die Annahme zu erklären ist, daß die Erregungsgröße eines Teilchens von der Stärke der als Reiz wirkenden Erregung des Nachbarteilchens abhängt; sie muß daher immer kleiner werden, wenn an irgendeiner Stelle eine Abschwächung der Erregung eingetreten ist, weil die schwächere Erregung eine Verminderung der Erregung des Nachbarteilchens hervorruft und so fort.

Es sind nun noch die begrifflichen Grundlagen der *wechselseitigen Beziehungen zwischen Erregbarkeit, Reizbarkeit und Leitfähigkeit* zu erörtern. Wenn man sich auf den, wie schon mehrfach erwähnt, fast allgemein anerkannten (aber durchaus nicht etwa logisch geforderten und auch nicht erwiesenen) Standpunkt stellt, daß die Erregungsleitung auf der Erregung eines Teilchens durch die des Nachbarteilchens beruht, so ist es klar, daß es unmöglich einen Verlust der „*Erregbarkeit*" bei erhaltener Leitfähigkeit geben kann, da die letztere ja die erste zur Voraussetzung hat. Wohl aber kann es einen Verlust der „*Reizbarkeit*" bei erhaltener Leitfähigkeit geben, d. h. ein Gebilde kann *für künstliche Reize* unempfänglich sein und doch die Erregung des Nachbarteilchens weiterleiten. Ein solches Verhalten ist tatsächlich unter verschiedenen Bedingungen nachgewiesen und die oben erwähnten Beobachtungen über das Verhalten regenerierender Nerven gehören in diese Kategorie. Dagegen ist die öfters anzutreffende umgekehrte Behauptung, es sei die Leitfähigkeit eines Nerven bei erhaltener Reizbarkeit verloren gegangen, in den meisten Fällen logisch unhaltbar. Denn wenn, wie dies gewöhnlich geschieht, als Index der Leitfähigkeit das Auftreten einer *Reizwirkung am Erfolgsorgan* verwendet wird, dann liegt es auf der Hand, daß das Auftreten einer solchen auch die Erhaltung der Leitfähigkeit zur Voraussetzung hat, da die an irgendeiner Stelle erzeugte Erregung ja sonst nicht zum Erfolgsorgan gelangen könnte. Die Behauptung bleibt auch dann unhaltbar, wenn man sie auf eine bestimmte, etwa durch Narkose oder Erstickung oder dergleichen geschädigte Nervenstrecke beschränkt, denn immer wird die in ihr erzeugte Erregung ein wenn auch noch so kurzes Stück durch sie hindurchwandern müssen, um das Erfolgsorgan bzw. die zu ihm führende normale Nervenstrecke zu erreichen. Die Behauptung kann also nur dann einen Sinn haben, wenn sie besagen soll, daß die *Reizung an einer bestimmten Stelle* erfolgreich ist, während die *Leitung von einer anderen Stelle her* ohne Wirkung bleibt. Eine solche Möglichkeit ist bei Leitung mit Dekrement gegeben, bei der die Leitung durch eine kurze Strecke hindurch erfolgen kann, während sie auf dem Wege durch eine längere Strecke erlischt. Der Grenzfall wäre offenbar der, daß die Reizung nur einen ganz lokalen Erfolg erzielt, der sich auch auf das Nachbarteilchen nicht mehr auszubreiten vermag; dann, aber auch nur dann, wäre in der Tat eine Reizbarkeit bei gänzlichem Verlust der Leitfähigkeit vorhanden. Der Nachweis eines solchen durchaus denkbaren Verhaltens ist aber dann nicht durch Untersuchung eines Erfolgsorgans, sondern nur durch Untersuchung der an Ort und Stelle sich abspielenden Prozesse denkbar.

Wie schon oben erwähnt, scheinen einige Beobachtungen dafür zu sprechen, daß in ein und demselben erregbaren Gebilde verschiedenartige Erregungsvorgänge sich abspielen können. Dies ist die Vorstellung, die der von P. WEISS aufgestellten *Resonanztheorie der Nervenleitung* zugrunde liegen. Diese nimmt an, daß in einem bestimmten Teile des Nervensystems gleichzeitig eine ganze Anzahl verschiedener Erregungsvorgänge ablaufen können und daß es von der Natur, von der „Abstimmung" des Endapparates abhängt, wo (z. B. in welcher Muskelgruppe) diese Erregung eine Resonanz findet und zur Wirkung kommt. Der ganze Vorgang wäre vielleicht am besten unseren Radioapparaten vergleichbar, die, je nach ihrer Einstellung, von den zahlreichen gleichzeitig im Raume existierenden Wellen eine bestimmte zur Wahrnehmung bringen. Es ist hier nicht der Ort, die Argumente kritisch zu erörtern, die zur Aufstellung dieser logisch wohldurchdachten Theorie geführt haben; es genügt ihren begrifflichen Inhalt gekennzeichnet zu haben.

Refraktärstadium, Rhythmik und Automatie. Jedes lebende System befindet sich nach Ablauf eines Erregungsvorganges eine gewisse (sehr wechselnde) Zeit lang in einem Zustande, in welchem es zu einem erneuten Erregungsprozeß nicht oder doch nur in vermindertem Grade befähigt ist. Diese Zeit heißt *Refraktärstadium*. Ist Reizbarkeit und Erregbarkeit völlig verschwunden, so spricht man von einem *absoluten*, sind die bloß herabgesetzt, so spricht man von einem *relativen* Refraktärstadium. In diesem letzteren ist nicht nur die Reizbarkeit vermindert, sondern es pflegt auch die Größe der Reaktion von der Reizstärke abhängig zu sein; d. h. das lebende System gehorcht nicht mehr dem Alles-oder-nichts Gesetz, auch wenn dies unter gewöhnlichen Umständen der Fall ist[1].

Vielfach wird ein enger Zusammenhang zwischen den Erscheinungen des Refraktärstadiums und der *Rhythmik* angenommen. Wir verstehen unter *Rhythmizität* das *Auftreten einer Reaktion in regelmäßigen Intervallen*. Von einer Rhythmizität unterscheiden wir eine *Periodik*, worunter man meist das Auftreten von komplizierteren Reaktionsgruppen in mehr oder weniger regelmäßigen Intervallen versteht, also eine Rhythmik zweiter Ordnung. Ein klassisches Beispiel dafür ist etwa das Cheyne-Stokessche Atmungsphänomen, bei dem die einzelnen Atmungsbewegungen den „Rhythmus" der Atmung, die durch Pausen unterbrochenen Atmungsgruppen die „Periodik" darstellen. Eine scharfe Trennung dieser beiden Begriffe wird übrigens vielfach nicht durchgeführt.

Die Genese der Rhythmik und Periodik, die bei allen Lebenserscheinungen außerordentlich verbreitet sind, kann sicher eine sehr verschiedene sein. Rhythmik kann durch außerhalb des Systems wirksame Faktoren erzeugt werden, wie etwa die durch die Tageszeiten bewirkte Periodik der Lebensäußerungen oder sie kann durch die in einem Organ selbst sich abspielenden physikalisch-chemischen Prozesse hervorgerufen werden, wie z. B. bei der Herztätigkeit. Hierbei dürfte das Refraktärstadium eine wichtige Rolle spielen. Eine solche in den Lebensvorgängen eines Organs selbst begründete Rhythmik bezeichnet man als *automatische*. Das Kriterium einer automatischen Rhythmik ist mithin, daß sie nicht durch eine solche der Umgebungsbedingungen zu erklären ist, also nicht etwa durch rhythmisch zufließende Nervenimpulse oder rhythmisch erfolgende Änderungen der Beschaffenheit des zirkulierenden Blutes. Der Versuch, eine automatische Rhythmik auf „konstante Reize" zurückzuführen, ist begrifflich völlig verfehlt. Konstanter Reiz ist, wie aus der Erörterung des Reizbegriffes ersichtlich (vgl. S. 72), eine contradictio in adjectum. Der Begriff des Reizes ist von dem einer *Veränderung* nicht abtrennbar. Wenn unter *konstanten* Bedingungen ein *inkonstanter* Ablauf von Lebenserscheinungen sich vollzieht, ist die Berücksichtigung der ersteren für die Erklärung, d. h. die

---

[1] Die Zeit der Reaktionslosigkeit braucht nicht immer mit der Zeit des Fehlens der Anspruchsfähigkeit auf Reize übereinzustimmen. Ein während des Refraktärstadiums applizierter Reiz kann zunächst wirkungslos bleiben, die Reaktion aber dann doch verspätet eintreten. Diese am Herzen schon lange bekannte Erscheinung ist von Lucas als „irresponsive Periode" bezeichnet worden. Ihre Erklärung liegt wohl einfach darin, daß künstliche Reize solche Veränderungen herbeiführen können, daß ihre Nachwirkung das Refraktärstadium zu überdauern vermag, nach dessen Ablauf sie dann zur Wirkung kommen.

gedankliche Nachbildung, der *Rhythmik* ohne Wert. Daß auch der rhythmische Ablauf von Lebenserscheinungen an bestimmte Bedingungen („Lebensbedingungen") geknüpft ist, ist eine Selbstverständlichkeit, die keine weitere Erörterung erfordert; andererseits steht auch die Regulierung der Rhythmik durch nervöse oder humorale Einflüsse mit dem Begriff der Automatie in keinerlei Widerspruch. Das beste Beispiel im Organismus ist die rhythmische Tätigkeit der Atemzentren, die unter ständiger Kontrolle sowohl nervöser Impulse wie der Blutbeschaffenheit steht, aber nachweislich auch bei Ausschaltung aller rhythmischen Nervenimpulse oder rhythmischen Änderungen dieser Blutbeschaffenheit vor sich geht und daher automatischer Natur ist. Es kann aber auch ebensogut ein lebloses Modell zur Veranschaulichung herangezogen werden, etwa die rhythmische Gasblasenbildung bei einem unter konstantem Druck durch eine Waschflasche strömenden Gas. Es liegt auf der Hand, daß die Erklärung dieser Rhythmik nicht in dem konstanten Druck, sondern nur in den eigenartigen Verhältnissen des Gasausströmens durch eine Flüssigkeit gesucht werden kann, was nicht ändert, daß die ganze Erscheinung mit dem Abstellen des Gasdruckes ihr Ende findet und in ihrer Eigenart durch die Größe des Druckes und durch die Menge und Beschaffenheit der Flüssigkeit in der Waschflasche entscheidend beeinflußt wird.

Reaktionsförderung und Reaktionshemmung. Jede Reaktion des lebenden Systems, die durch einen Reiz ausgelöst wird, kann durch gleichzeitig oder vorher einwirkende Reize in ihrem Ablauf beeinflußt werden. Eine solche Beeinflussung ist offenbar in zweifacher Weise möglich: Der Ablauf kann erleichtert, „*gefördert*", oder er kann erschwert, behindert, mehr oder weniger „*gehemmt*" werden. Vielleicht wäre es am zweckmäßigsten, sich auf diese beiden Ausdrücke „Förderung" und „Hemmung" zu beschränken, weil sie, ohne irgend etwas über den Mechanismus aussagen zu wollen, einen einfachen Tatbestand wiedergeben. Dies ist bei den anderen zur Kennzeichnung der hierher gehörigen Erscheinungen üblichen Ausdrücken nicht der Fall, denn ihnen liegen bereits bestimmte Vorstellungen über das Zustandekommen der Reaktionsänderungen zugrunde. Betrachten wir zunächst die *Reaktionsförderung*, so ist eine solche grundsätzlich auf zweifache Weise denkbar: 1. Die durch einen Reiz ausgelöste Erregung hinterläßt ein gewisses Quantum eines für die Reaktionsauslösung erforderlichen „Etwas" (das man als „*Erregungsrückstand*" bezeichnet und das man sich auf Grund der neueren Erkenntnisse über die Reizstoffe, die z. B. bei Reizung der Herznerven wirksam werden, tatsächlich als Quantum einer solchen Erregungssubstanz denken könnte); der zweite, dritte usw. Reiz fügt zu diesem Quantum immer neue hinzu, bis durch Addition die zur Reaktionsauslösung benötigte Menge entstanden ist. Dies ist die Vorstellungsweise, die dem viel verwendeten Ausdruck „*Summation*" zugrunde liegt. 2. Die durch einen Reiz ausgelöste Erregung verändert die „Erregbarkeit" eines Teiles des Systems so, daß eine zweite eintreffende Erregung auf der zur Reaktionsauslösung einzuschlagenden Bahn weitergelangen kann als die vorhergehende; der zweiten oder folgenden Erregung wird durch vorangehende der Weg bereitet: „*Bahnung*".

Von einer Summation wird man am ehesten dann sprechen, wenn die Reaktionsförderung durch mehrfache Wiederholung eines gleichen Reizes bewirkt wird, wie bei der im Zentralnervensystem besonders auffälligen Erscheinung der „Summation einzeln unwirksamer Reize". Der Ausdruck Bahnung diente ursprünglich zur Kennzeichnung der Reaktionsförderung, welche die von der Hirnrinde ausgehenden Erregungen auf Reflexe in bestimmten Gebieten auszuüben vermögen. Man wird sich das rein Hypothetische dieser Vorstellungen stets klar vor Augen halten müssen. Wollte man nämlich unter „Summation" nicht einen hypothetischen Mechanismus, sondern die einfache Feststellung einer Wirkung wiederholter Reizung verstehen, so würde sich sogleich die Möglichkeit schwerer Mißverständnisse ergeben. Denn die Wirkung einer summierten Reizung braucht keineswegs in einer Reaktionsförderung zu bestehen, sie kann auch eine Reaktionshemmung ergeben. Wie es eine Reaktionsförderung durch Summation einzeln unwirksamer Reize gibt, gibt es nämlich auch eine Reaktionshemmung durch Summation einzeln wirksamer Reize; eine der wichtigsten Vorstellungen von dem Mechanismus der nervösen Hemmungsvorgänge beruht auf der — in einzelnen Fällen erweislich richtigen — Annahme, daß sie durch ein Zusammentreffen, durch eine Interferenz von Reizwirkungen oder von Erregungen entstehen; kann doch unter Umständen, besonders am peripheren Nerven, bloße Steigerung der Reizfrequenz zu solchen Reaktionshemmungen führen. Solange wir also die Genese der beobachteten Reaktionsänderungen im Einzelfalle nicht anzugeben vermögen, werden die indifferenten Ausdrücke „Förderung" und „Hemmung" die zweckmäßigsten sein.

Ermüdung. *Die durch fortgesetzte Funktion eines Organs bedingte Verminderung seiner Funktionsfähigkeit bezeichnen wir als Ermüdung.* Wir glauben nicht, daß es möglich ist, eine andere widerspruchslose Definition zu geben. Hierbei ist es gleichgültig, worin diese Funktion besteht. Es kann sich beim Muskel um die Entwicklung mechanischer Energie, bei einer Drüse um die Absonderung des Sekretes, bei einem Organ des intermediären Stoffwechsels um die Bildung bestimmter Produkte, bei einem nervösen Organ um die Erregungsleitung, bei einem Sinnesapparat um das Aufnahmevermögen für adäquate Reize handeln; immer aber sollten nur Funktionen gemeint sein, die sich unter *physiologischen* Bedingungen abspielen. Man kann ein Organ auch durch ganz abnorme, gekünstelte Einwirkungen zu seiner Funktion veranlassen; diese kann dann unter dem Einfluß der Schädigungen, die solche Einwirkungen erzeugen, allmählich immer geringer werden, und diese Verminderung seines Funktionsvermögens kann auch reversibel sein, d. h. wieder zur Norm zurückkehren, wenn man die schädigenden Einwirkungen beseitigt oder abändert. So entsteht unzweifelhaft ein der physiologischen Ermüdung ähnliches Bild; aber es kann nur Verwirrung stiften und zu Trugschlüssen über das physiologische Geschehen führen, wenn man, wie dies häufig geschieht, solche *reversible Schädigungen* durch äußere Einflüsse als *Ermüdung* bezeichnet.

Das klarste Beispiel liefert die Einwirkung des elektrischen Stromes, der beliebtesten Art von „künstlicher Reizung", die zur Erzielung einer Funktion angewandt wird. Die Einwirkung des elektrischen Stromes kann Schädigungen hervorrufen, die bei entsprechender Wiederholung die Möglichkeit auf *diesem* Wege die Funktion des Organs herbeizuführen in wachsendem Maße beeinträchtigen. So wird eine Verminderung des Funktionsvermögens herbeigeführt, die aber gar nicht durch die Funktion als solche, sondern durch die schädigende Art ihrer Erzeugung bedingt ist und mit eigentlicher Ermüdung gar nichts zu tun haben muß. (vgl. dazu die früher, S. 73, erörterte, inhaltlich verwandte Sonderung von Reizungs- und Erregungsvorgängen). So findet man, daß der Erfolg einer faradischen Reizung markloser Nerven, mag er nun am Erfolgsorgan oder durch Ableitung der Aktionsströme am Nerven selbst untersucht werden, oft sehr rasch erlischt und man hat daraufhin von einer außerordentlich leichten Ermüdbarkeit der marklosen Nerven gesprochen. Es läßt sich aber zeigen, daß die Fähigkeit eines solchen Nerven, eine an anderer Stelle ausgelöste Erregung zu leiten, gar nicht gelitten hat. Die Verminderung der Funktionsäußerung ist also nicht durch die physiologische Funktion, das ist die Erregungsleitung, verursacht, sondern durch eine lokale Schädigung durch den elektrischen Strom; sie ist also keine Ermüdung. Es wäre etwas anderes, wenn ich etwa untersuchen würde, was gleichzeitige Durchleitung eines elektrischen

Stromes für einen Einfluß auf die Ermüdbarkeit ausübt, die durch physiologische Erregungsvorgänge herbeigeführt wurde. Dann könnte ich sagen, daß der Durchgang eines elektrischen Stromes die Ermüdbarkeit steigert oder vermindert, genau so wie etwa ein Arzneimittel dies zu tun vermag. SCHEMINZKY und seine Mitarbeiter haben gezeigt, daß bei *jeder* auch nur kurzdauernden, z. B. durch Induktionsschläge bewirkten, direkten Reizung eines Muskels polare Wirkungen an den Veränderungen mitbeteiligt sind, die der Ablauf der Muskelzuckungen bei Wiederholung der Reizung erfährt, so daß der bloße Wechsel der Stromrichtung die verminderte Funktionsfähigkeit des Organs zu verbessern vermag („Wendungseffekt"). SCHEMINZKY hält die von uns vertretene Auffassung, daß man diese Erscheinungen nicht als „Ermüdung" bezeichnen dürfe, für unhaltbar, einmal mit Rücksicht auf die klassischen Untersuchungen zahlreicher Autoren über Ermüdung, die sich alle der elektrischen Reizungsmethodik bedient haben, und dann, weil „neben der physikalisch-chemischen Stromeswirkung die Ermüdung im Sinne WINTERSTEINs (4) als Folge der Kontraktionstätigkeit einen unbestreitbaren Anteil an der Abnahme der Leistungsfähigkeit hat" (SCHEMINZKY S. 47). Er schlägt statt dessen vor, zwischen „relativer" und „absoluter" Ermüdung zu unterscheiden. Unter relativer Ermüdung soll ein Zustand verstanden werden, in welchem ein Organ unter den gegebenen Reizungsbedingungen nicht mehr arbeitet, aber durch eine Veränderung derselben wieder zu neuer Tätigkeit veranlaßt werden kann, während dies bei der „absoluten" Ermüdung nicht der Fall wäre. Darauf ist zu erwidern, daß die Ergebnisse noch so klassischer Untersuchungen, bei denen die von SCHEMINZKY aufgedeckten Fehlerquellen noch nicht bekannt waren, die Klarheit der Begriffsbildung nicht beeinflussen dürfen. Und gerade die Vermengung echter Ermüdungserscheinungen mit mannigfachen reversiblen Reizungsschädigungen beweist, daß eine solche Unterscheidung von größter Wichtigkeit ist; daher muß jeder, der über physiologische Ermüdung Aufschluß erhalten will, sich einer Methodik bedienen, die solche unphysiologische Schädigungen vermeidet, genau so wie dies für das Studium der chemischen Prozesse gilt, die den physiologischen Erregungsvorgängen zugrunde liegen [WINTERSTEIN (4)].

Auch die Ausdrücke „relativ" und „absolut", die stets zur Kennzeichnung quantitativer, nicht aber qualitativer Unterschiede angewandt werden, dürfen nicht dazu dienen, um Erscheinungen voneinander zu sondern, die durchaus wesensverschieden sein können. Höchstens könnte man von „echter" und von „Pseudoermüdung" sprechen, und es wird eben in Zukunft nötig sein, diese beide Arten sorgfältig voneinander zu unterscheiden. Sie können bei unphysiologischer Reizung in jedem Verhältnis miteinander vermischt sein, nicht nur, wie SCHEMINZKY betont, je nach der Dauer der Stromstöße, sondern auch je nach der Natur des Versuchsobjektes. Bei direkter Reizung des Muskels mit Induktionsschlägen ist die Pseudoermüdung gering und es tritt fast nur die echte hervor, bei marklosen Nerven kann, wie oben erwähnt, schon bei faradischer Reizung der ganze Erscheinungskomplex eine Pseudoermüdung darstellen, deren dynamische und chemische Wirkungen unter physiologischen Bedingungen überhaupt nicht auftreten.

Vielleicht kann ein — allerdings etwas simples und gewaltsames — Gleichnis den Sachverhalt noch klarer veranschaulichen: Läßt man ein Pferd zu wiederholten Malen einen Hochsprung ausführen, so wird es allmählich immer weniger hoch springen, weil seine Leistungsfähigkeit durch (echte) Ermüdung vermindert wird. Nehmen wir nun an, das Signal zum Sprung werde durch Anziehen einer am Pferde befestigten Leine gegeben. Wenn nun infolge einer Ungeschicklichkeit der Versuchsanordnung die Leine sich allmählich immer mehr aufwickelt und verkürzt, so wird das Pferd auch immer weniger hoch springen können, weil es durch die Leine daran verhindert wird. Und diese Verminderung seiner

Leistungsfähigkeit wird auch reversibel sein, denn ich brauche die Leine nur wieder zurückzuwickeln und das Pferd wird wieder so hoch springen können, als es sein tatsächliches Funktionsvermögen (seine echte Ermüdung) zuläßt. Würde jemand die Sprungbehinderung durch die Leine als „relative Ermüdung" bezeichnen?

Das Wesen der Ermüdung läßt sich vorläufig nur ganz allgemein charakterisieren. Wir haben schon bei Erklärung des Refraktärstadiums gehört, daß jeder Erregungsvorgang einen Zustand herbeiführt, in welchem ein neuer Erregungsprozeß nicht oder jedenfalls nicht in gleichem Umfange abzulaufen vermag. Damit ist im Grunde auch das Wesen des Ermüdungsvorganges gekennzeichnet. Erfolgt nämlich eine Funktionsäußerung oder -anregung immer wieder, ehe die durch sie bewirkte Verminderung der Funktionsfähigkeit des Organs wieder völlig beseitigt ist, so wird diese Veränderung solange bestehen bleiben, bzw. das Funktionsvermögen sich fortdauernd noch weiter verschlechtern bis eine entsprechend lange Erholungspause die vollkommene Restitution gestattet. Die *Ermüdung hängt* also ausschließlich *von dem Funktionsrhythmus ab* und wird auch bei größter Intensität der Tätigkeit niemals eintreten, wenn diese so beschaffen ist, daß die der Funktionsäußerung folgende Erholungspause zur völligen Wiederherstellung des ursprünglichen Zustandes ausreicht. Die tatsächliche Unermüdbarkeit des Herzens oder der Atemzentren sowie des gesamten peripheren Nervensystems, die unter physiologischen Bedingungen während des ganzen Lebens besteht, beweist die Richtigkeit dieser Auffassung, ebenso wie die Möglichkeit, am Ergographen unbegrenzt lange zu arbeiten, wenn die Größe des zu hebenden Gewichts und der Rhythmus der Kontraktionen entsprechend ausgewählt werden.

II. Einige speziellen Begriffe der Nervenphysiologie.

Reflex. Die Funktion des Nervensystems besteht in der Verknüpfung von Zustandsänderungen, die sich an verschiedenen Stellen des Körpers abspielen. Hierbei wird eine ihrer Natur nach nicht genau bekannte Zustandsänderung, die wir als Erregung bezeichnen, von dem einen Orte zum anderen „geleitet". In diesem Sinne verstanden ist, unabhängig von allen Theorien, die Erregungsleitung, die allgemeine Funktion des peripheren und zentralen Nervensystems. Eine Erregungsleitung, die auf ihrem Wege das Zentralnervensystem passiert, wird als reflektorisch und der durch eine solche Leitung bewirkte Vorgang als *Reflex* bezeichnet. Bei dieser Definition trifft es daher keineswegs allgemein zu, daß, wie v. Weizsäcker (1) behauptet, das, was wir einen Reflex nennen, ein „durch ein vivisektorisches Experiment aus dem Lebensvorgang abgesprengtes Geschehen" sei. Wenn wir die Verengerung der Pupille bei Lichteinfall oder das Vorwärtsschleudern des Unterschenkels bei einem Schlag auf die Patellarsehne beobachten, so ist dieser Vorgang in keiner Weise abgesprengt und ist in keiner Weise „ein Vorgang eines künstlich veränderten Lebensablaufes".

Der unter gewöhnlichen Bedingungen zu beobachtende Reflexablauf kann durch die verschiedensten Einflüsse eine Abänderung erfahren. Wenn angesichts dieser Tatsache Goldstein [(1) S. 644] die Frage aufwirft: „Woher nehmen wir bei so verschiedenem Reflexablauf unter verschiedenen Bedingungen das Recht, den unter der *einen* Bedingung auftretenden als den normalen, den anderen als den veränderten „gehemmten" oder „geförderten" zu bezeichnen...?", so ist darauf zu erwidern, daß wir dies mit demselben Recht tun, mit dem wir überhaupt einen Vorgang in der Welt als normalen beschreiben, einem Körper bestimmte Eigenschaften zusprechen usw. Alle diese Aussagen haben nicht, wie der naive Verstand annimmt, einen absoluten Wert, sondern haben immer bestimmte Beobachtungsbedingungen zur Voraussetzung, nämlich die, unter denen die Beobachtung *für gewöhnlich* erfolgt. Und darin liegt auch ihr denkökonomischer Wert. Wenn wir z. B. von der Farbe eines Körpers sprechen, so hat die Beobachtung dieser Farbe ganz bestimmte Beleuchtungsverhältnisse zur Voraussetzung, nämlich die des gewöhnlichen Tageslichtes. Es ist aber einfacher von der Farbe schlechthin zu sprechen und dabei die gewöhnlichen Beleuchtungsbedingungen ohne weiteres vorauszusetzen, und andererseits zu sagen, daß diese Farbe im Zwielicht, bei Lampenlicht usw. anders aussieht. Die Angabe der *besonderen* Bedingungen wird auf diese Weise nur unter *besonderen* Verhältnissen erforderlich, darin liegt die Denkökonomie. Genau das gleiche gilt auch in der Reflexlehre.

Automatie und Tonus. Es kann wohl keinem Zweifel unterliegen, daß von bestimmten Teilen des Zentralnervensystems Erregungsimpulse ausgehen können, die nicht reflektorisch, d. h. nicht von der Peripherie her ausgelöst sind. Dies gilt z. B. für die Impulse der Atmungsinnervation, die auch nach Ausschaltung aller regulatorisch in Betracht kommenden afferenten Erregungen durch operative Eingriffe, durch Curarisieren oder tiefe, jede Sensibilität aufhebende Narkose in ihrer charakteristischen rhythmischen Form erhalten bleiben. Solche Erregungen, die aus dem Zentralnervensystem selbst ihren Ursprung nehmen, ohne durch afferente Impulse erzeugt werden zu müssen, werden als *automatische* bezeichnet (vgl. S. 76).

Zu diesen gehört vermutlich auch ein Teil der sogenannten *tonischen* Einflüsse des Zentralnervensystems. Der *Begriff des Tonus* läßt leider an Präzision sehr zu wünschen übrig und verlangt dringend eine Revision der Nomenklatur. Da über den Tonus des Nervensystems selbst direkte Untersuchungen kaum vorliegen, muß die Begriffsbestimmung von den Erfolgsorganen ausgehen, deren tonische Innervation angenommen wird, d. h. von den Muskeln. Gerade hier aber herrscht über den Begriff des *Muskeltonus* große Verwirrung. Es dürfte genügen zwei Formen auseinanderzuhalten, von denen die eine experimentell sichergestellt, die andere mehr spekulativ abgeleitet ist. Es ist eine Tatsache, daß sowohl die Körpermuskulatur wie die Eingeweidemuskulatur (Blutgefäße, Darmrohr usw.) sich normalerweise dauernd in einem gewissen Spannungszustande befinden, der sich in der Größe des Widerstandes gegen passive Dehnung äußert, und der sowohl eine Verstärkung wie eine Herabsetzung gegenüber dem gewöhnlich vorhandenen Grade zeigen kann (Hyper- und Hypotonie). Dieser als Tonus bezeichnete Spannungszustand wird unzweifelhaft auf nervösem Wege, meist reflektorisch, zum Teil aber wohl auch automatisch (Vasomotorenzentrum) erhalten, durch Impulse, die der Muskulatur vermutlich rhythmisch zufließen und sich von den zu momentanen Spannungsänderungen führenden Impulsen vielleicht nur quantitativ durch die Frequenz unterscheiden. — Diesem auf die Tatsachen der Beobachtung fundierten Begriff des Tonus steht nun ein speziellerer gegenüber; er geht von der Annahme aus, daß es auch einen Muskeltonus in Form eines Gleichgewichtszustandes gibt, der ohne Energieaufwand und auch ohne nervöse Impulse erhalten werden kann. Er würde darin bestehen, daß die Muskelfasern eine veränderliche Ruhelänge besitzen können, etwa wie ein zusammenschiebbares Fernrohr. Nur um sie aus einer Gleichgewichtslänge in eine andere überzuführen wäre ein Energieaufwand erforderlich, sonst nicht. Ob es einen solchen Tonus, für den zweckmäßig ein besonderer Namen gewählt werden sollte, überhaupt gibt, ist zum mindesten beim Warmblüter, noch nicht sicher.

Automatische Impulse müssen offenbar irgendwo im Zentralnervensystem ihren Ursprung nehmen; dieser Teil ist dann das „*Zentrum*" der Automatie.

Damit sind wir bereits bei dem in neuerer Zeit so heftig umstrittenen Begriff des „Zentrums" und der „Zentrentheorie" angelangt.

Zentrentheorie. Daß, wie eben erwähnt, eine nicht von der Peripherie ausgelöste automatische Erregung von irgendeiner Stelle des Zentralnervensystems ausgehen und daß auch eine reflektorische Erregung irgendwo durch das Zentralnervensystem hindurchgehen muß, ist eine Tatsache, die auch die schärfsten Gegner der Zentrentheorie nicht werden bestreiten können. Wenn wir also das *Zentrum* definieren als den „*Teil des Zentralnervensystems, der für das Zustandekommen eines zentralnervösen Vorganges eine ausschlaggebende Bedeutung besitzt*", so müßte eine derartige Definition eigentlich allgemeine Zustimmung finden können. Der Streit um die Existenz und Bedeutung der Zentren dürfte dann lediglich „quantitativer" Natur sein und die Frage betreffen, welche Schärfe der Umgrenzung und welchen Grad von Starrheit oder Unveränderlichkeit man einem solchen Zentrum zubilligen soll. Hierüber gehen nun allerdings die Ansichten weit auseinander. Während die einen (besonders unter den Morphologen und Pharmakologen beheimateten) Forscher sich das ganze Zentralnervensystem als ein Mosaik mit selbständigen Funktionen ausgestatteter Zentrensteinchen vorstellen, lehnen am entgegengesetzten Ende die der Gestalttheorie Zugeneigten jede Bestimmheit und Abgrenzbarkeit von Zentrenfunktionen ab; sie nehmen an, daß jedes zentralnervöse Geschehen nicht bloß unbegrenzt wandelbar, „plastisch", ist, sondern auch stets das Zentralnervensystem in seiner Gesamtheit beeinflußt und daher eine Lokalisierbarkeit streng genommen gar nicht zuläßt. Es kann hier nicht unsere Aufgabe sein, das experimentelle und sonstige Beobachtungsmaterial, das für und wider diese Auffassungen geltend gemacht wird, zusammenzustellen. Nur soweit eine *logische* Untersuchung des Sachverhaltes vielleicht zu einer Klärung beitragen kann, soll eine solche hier versucht werden.   .

Die Zentrentheorie scheint 2 Wurzeln zu haben, eine experimentelle und eine logische oder vielleicht richtiger gesagt, spekulative. Die experimentelle Wurzel liegt in der Feststellung scharf umschriebener Funktionsausfälle bei lokaler Ausschaltung zentraler Substanz (z. B. Hemi- und Quadrantenanopsie u. dgl.), sowie scharf lokalisierter Reizerfolge (z. B. im Bereiche der motorischen Zone). Beide ergeben unzweifelhaft und unbestreitbar einen besonderen Zusammenhang zwischen bestimmten Stellen des Gehirns und bestimmten Leistungen, einen Zusammenhang, der noch durch die besondere Cytoarchitektonik gestützt erscheint. Selbstredend beweist dieser Zusammenhang nicht, daß diese Teile des Zentralnervensystems unter *physiologischen* Bedingungen jemals *isoliert* in Funktion treten oder überhaupt isoliert funktionieren können. Die spekulative Wurzel liegt nun darin, daß man allen diesen unter abnormen oder künstlichen Bedingungen herauslösbaren Erscheinungskomplexen und den für ihr Zustandekommen erforderlichen Teilen des Zentralnervensystems eine sozusagen selbständige Existenz zuschrieb, das ganze Zentralnervensystem in ein Mosaik anscheinend unabhängig nebeneinanderliegender Zentren auflöste, ja schließlich für alle komplizierten Mechanismen koordinierter Bewegungen besondere einheitliche Koordinationszentren (Beuge-, Streck-, Kau-, Schluck-, Brechzentrum usw.) annahm. Besonders in der Toxikologie erschien die Annahme besonderer Zentren ein sehr dankbares „Erklärungsprinzip". Die überaus komplexen Erscheinungen der verschiedenen Giftwirkungen ließen sich auf das einfachste durch die Annahme erklären, daß ein Gift auf das eine Zentrum so, und auf das andere wieder anders wirkt, oder daß ein Gift bloß dieses und das andere bloß jenes Zentrum beeinflußt und dergleichen mehr. Schließlich wurden für die Giftwirkungen selbst besondere Zentren ersonnen und man schreckte nicht einmal vor der Annahme eines besonderen „Krampfzentrums" zurück, das die Natur offenbar konstruiert hatte, damit die Pharmakologen ihre Krampfgifte darauf wirken lassen können.

Den Autoren ist anscheinend entgangen, daß in allen diesen Fällen das zu Erklärende bereits als Eigenschaft in das Erklärungsprinzip hinein verlegt ist, aus dem man es dann natürlich wieder herausnehmen kann. So handelt es sich meist um eine völlig wertlose Scheinerklärung, genau so wie bei den Begriffen der Lebenskraft oder des Lebensstoffes, die gleichfalls zur „Erklärung" der unerklärlichen Lebenseigenschaften einfach annehmen, daß diese Eigenschaften der Kraft oder dem Stoff eben innewohnen. Wenn nun gegen diese Deus-ex-machina-Maschinerie der Koordinationszentren mit Recht Einspruch erhoben wird, was übrigens LANGENDORFF schon vor mehr als 40 Jahren getan hat, so schüttet man doch andererseits wieder das Kind mit dem Bade aus, wenn man nun jede anatomische Lokalisierbarkeit bestimmter Beziehungen von Teilen des Zentralnervensystems zu bestimmten Leistungen in Abrede stellen will.

Zum Teil erscheint freilich dieses Inabredestellen nur als ein Streit um Worte. So schreibt z. B. GOLDSTEIN [(1) S. 636]: „Die erwähnten Tatsachen zeigen, daß *umschriebene Störungen* eigentlich nur auftreten bei *circumscripten Läsionen der Bahnen, die die Rinde mit der Peripherie verbinden, oder bei Läsionen jener Rindengebiete, mit denen diese Bahnen zunächst in Beziehung treten.* Nur hier gibt es eigentlich eine Lokalisation nebeneinander. Diese ist so eigentlich ein rein anatomisches Phänomen; über die Funktion bestimmter Teile besagt sie nichts. Sie drückt nur aus, daß eine bestimmte Erregungsbeziehung zwischen bestimmten Teilen der Peripherie und bestimmten Teilen des Zentralorgans besteht und daß die diese Beziehung vermittelnde Bahn sowie die Endstätten dieser Bahnen in der Rinde notwendig sind, damit die Erregungen auftreten, denen einerseits die Erlebnisse der spezifischen Sinnesqualitäten parallel gehen, die andererseits zu Bewegungen führen." Aber alle Versuche diese „bestimmten Erregungsbeziehungen" zwischen bestimmten Teilen der Peripherie und des Zentralorganes anders als durch eine räumliche Zuordnung zu erklären, d. h. sie zu lokalisieren, schlagen in Wahrheit fehl. Wenn GOLDSTEIN [(2) S. 1149] behauptet, „einer Leistung entspricht ja nicht eine Erregung einer fixierten Struktur, sondern eine bestimmte Form der Erregung, ein räumlich und zeitlich bestimmt gestalteter Ablauf," so ist das ein innerer Widerspruch, weil „räumlich bestimmt" genau das gleiche besagt wie feststehend oder fixiert (wobei natürlich „bestimmt" oder „fixiert" nicht mit „unter allen Umständen unabänderlich" verwechselt werden darf; s. weiter unten die Ausführungen über Plastizität). Und wenn GOLDSTEIN weiter zugesteht „ganz gleiche Leistungen gibt es nur bei unveränderter Struktur", so könnte dieser Satz genau so gut von einem orthodoxen Anhänger der Lokalisationslehre geschrieben sein. Sieht man also ab von der auch von uns zurückgewiesenen Auffassung, die in etwas mystischer Weise den „Sitz" einer Funktion in bestimmte Teile des Zentralnervensystems verlegt, so unterscheidet sich im Grunde die oben gegebene Darstellung GOLDSTEINs von jener der Lokalisationslehre nur durch die gequälte Kompliziertheit, mit der sie den experimentell festgestellten und daher nicht zu leugnenden Zusammenhang zwischen bestimmten Strukturen und bestimmten Leistungen zum Ausdruck bringt.

Zweifellos trifft es zu, daß, wie GOLDSTEIN [(1) S. 637/8] hervorhebt, „ein Apparat durch einen Defekt an einer Stelle außer Funktion gesetzt werden kann, daß also durch eine Läsion an dieser Stelle bestimmte Leistungsstörungen auftreten können, ja Leistungen evtl. fortfallen können, ohne daß etwa der Apparat, der zum Ablauf dieser bestimmten Leistungen notwendig ist, ausschließlich an dieser Stelle lokalisiert zu sein braucht." Aber wann hat die Zentrentheorie etwas derartiges postuliert? Hat einer ihrer Anhänger behauptet, daß der *ganze* zentralnervöse Mechanismus der Atmungsinnervation im Kopfmark, der einer Beinbewegung im oberen Teile der vorderen Zentralwindung ausschließlich lokalisiert sei, wo doch der ganze Vorgang der Weiterleitung und der Umschaltung auf die zweiten motorischen Neurone erforderlich ist und unzweifelhaft einen unentbehrlichen Bestandteil des motorischen Apparates darstellt? Der wesentliche Unterschied der Auffassung Goldsteins gegenüber der bisher üblichen liegt also gar nicht in der Lehre von der Lokalisations an sich, sondern, wie bereits oben angedeutet, in der Schärfe ihrer Abgrenzung und in der Vorstellung von der Mitbeteiligung des übrigen Zentralnervensystems. Auf diese Frage kommen wir weiter unten noch zurück.

Plastizität und Funktionswandel. Im Mittelpunkt der gegen die Zentrentheorie vorgebrachten Einwände steht die Veränderlichkeit der Koordinationsmechanismen, wie sie besonders in den von Bethe als *Plastizität*, von v. Weizsäcker als *Funktionswandel* bezeichneten und genauer studierten Erscheinungen zum Ausdruck kommt. Nach Zerstörung eines Koordinationsmechanismus kann sich, wie längst bekannt, ein neuer ausbilden, und Bethe (1, 2) hat an zahlreichen Beispielen gezeigt, daß eine solche Ausbildung nicht wie dies gewöhnlich bei den Kompensationserscheinungen der Fall zu sein pflegt, ganz langsam und allmählich zur Entwicklung kommen muß, sondern in vielen Fällen sofort, unmittelbar nach der Zerstörung des alten schon in Erscheinung tritt. Nach Bethe und anderen würde die Zentrentheorie die *Unersetzbarkeit und Unabänderlichkeit* der von den Zentren beherrschten Funktionsmechanismen zur Voraussetzung haben, ebenso wie eine Unabänderlichkeit der rezeptorischen und effektorischen Endstellen. Wir wollen ganz davon absehen, daß es solche Unabänderlichkeiten zum mindesten beim Menschen — leider — nur zu viele gibt, daß eine Zerstörung eines umgrenzten Gebietes der motorischen oder der optischen Region bei ihm meist dauernde und irreparable Funktionsausfälle verursacht. Auch wenn es diese nicht gäbe, wäre dies keine Widerlegung einer den Beobachtungstatsachen entsprechend formulierten Zentrentheorie, die eine gesetzmäßige Zuordnung bestimmter Teile des Zentralnervensystems zu bestimmten Funktionen unter *physiologischen* Bedingungen annimmt. Weder Unabänderlichkeit noch Unersetzbarkeit ist ihre Voraussetzung. Uns scheint hier ein ähnlicher Trugschluß vorzuliegen wie bei Driesch, der auf eine solche Plastizität oder funktionelle Anpassungsfähigkeit ebenso wie auf die von ihm als „äquipotentielle" bezeichneten Systeme seine Lehre von der Unbestimmtheit des Lebensgeschehens bzw. ihre Bestimmtheit durch außerhalb des Systems befindliche Entelechien begründet hat. Weil, je nach dem operativen Eingriff, aus einem Ei oder, bei der Regeneration, aus einem Gewebsteil ganz verschiedene Bildungen entstehen können, mithin die gleiche „Potenz" zur Erzeugung aller möglichen Strukturen oder — beim Zentralnervensystem — funktionellen Leistungen vorhanden ist, soll eine kausale Gesetzmäßigkeit des Geschehens fehlen. In Wirklichkeit aber ist doch die Welt nur *einmal* da, niemals kann gleichzeitig sowohl das eine wie das andere vor sich gehen, sondern immer geschieht dies unter *anderen* Bedingungen, die eben den Ausfall des Experiments bestimmen. Auch beim Zentralnervensystem kann nicht gleichzeitig der eine *und* der andere Innervationsmechanismus in Kraft treten, sondern der eine ist unter physiologischen, der andere unter den durch die Operation erzeugten abgeänderten Bedingungen vorhanden. Daß auch eine solche zweite oder dritte oder zehnte Innervationsmöglichkeit existiert, beweist in keiner Weise, daß die normale, unter physiologischen Bedingungen zu beobachtende Innervation *nicht* in der Verknüpfung bestimmter Teile, in ihrer anatomischen Anordnung und ihrem histologischen Aufbau völlig eindeutig festgelegt ist. Wenn wir das alte Gleichnis vom Zentralnervensystem als Rangierbahnhof heranziehen, so entsprechen die einzelnen Zentren den Stationsbahnhöfen, in denen durch entsprechende Weichenstellung der fahrplanmäßige Ablauf der Züge geregelt wird. Existieren diese Bahnhofzentren etwa deshalb nicht, weil bei ihrer Zerstörung eine Umleitung der Züge erfolgt? Und zwar *sofort*, wenn entsprechende Umleitungsgeleise vorhanden sind oder erst nach einiger Zeit, wenn solche fehlen und erst eine neue Gleisanlage fertiggestellt werden muß. Auch wenn, worauf BETHE besonderen Wert legt, das Geschehen an der Peripherie mit von entscheidender Bedeutung für den in Kraft tretenden Koordinationsmechanismus ist, wenn in diesem Sinne die „Peripherie Zentren bildet", ändert dies nichts; wir brauchen das Gleichnis weiterführend nur anzunehmen, daß die Weichenstellung, die in den Bahnhofzentren vor sich geht, durch Signale reguliert wird, die von der Peripherie kommen oder beim Durchlaufen der Erregungszüge von den Zwischenstationen gegeben werden.

Shock. Wenn man, wie oben dargelegt, unter „Zentren" die Teile des Zentralnervensystems versteht, die unter physiologischen Bedingungen für den Ablauf bestimmter Vorgänge eine besondere Bedeutung besitzen, dann kann gegen eine so definierte Zentrentheorie aus den Erscheinungen der Plastizität eigentlich nur dann ein Einwand abgeleitet werden, wenn man sich selbst wieder auf den Standpunkt einer extremen Zentrentheorie stellt, die alle unter dem Einfluß *abnormer* Bedingungen zu beobachtenden „Plastizitätskoordinationen" wieder als Ausdruck präformierter Zentralmechanismen auffaßt. In diesen Fehler ist man in der Tat vielfach verfallen; die ganze *Shock*lehre ist darauf aufgebaut. Aus der Beobachtung, daß einige Zeit nach Durchtrennung des Zentralnervensystems Funktionen unterhalb der durchtrennten Stelle zur Beobachtung kommen, die den normalen ähneln und unmittelbar nach dem Eingriff nicht vorhanden waren, hat man gefolgert, daß die sie bedingenden Mechanismen auch unter *physiologischen* Bedingungen bestanden haben und nur vorübergehend durch den Shock, d. h. durch die Erschütterung der Operation oder Verletzung außer Funktion gesetzt waren, um nach „Abklingen des Shocks" wieder zurückzukehren. Nichts dergleichen ist zu erweisen, wie die Versuche mit reizloser Ausschaltung einwandfrei dartun. Einen Shock dieser Art gibt es nicht. Die nach einiger Zeit feststellbaren Funktionen sind nicht die Wiederkehr eines präformierten Mechanismus, sondern das Auftreten eines neugebildeten; sie gehören gleichfalls in das Erscheinungsgebiet der Plastizität. Sie sind Neukonstruktionen oder Umarbeitungen lokaler Rangierbahnhöfe nach endgültiger und irreparabler Unterbrechung der großen Verbindungslinien mit den Rangierbahnhöfen der „höheren" Zentren. Der Begriff des Shocks in dem eben dargelegten Sinne sollte daher völlig fallen gelassen und auf die Erscheinungen bei Hirnerschütterung u. dgl. beschränkt werden, wo tatsächlich durch eine „Erschütterung" ein vorübergehender Fortfall *unter den gleichen Bedingungen* sonst vorhandener Funktionen festzustellen ist.

Gestalttheorie. Wir wollen unsere Ausführungen mit einigen Bemerkungen zur Gestalttheorie abschließen. Die Zentrentheorie in ihrer sozusagen orthodoxen Form, die, um es noch einmal zu wiederholen, das Zentralnervensystem in ein starres Mosaik voneinander unabhängiger Zentrensteinchen zerlegte, ist zweifellos unhaltbar. Und wenn sie in dieser krassen Form wohl auch kaum je von den Physiologen und Neurologen vertreten wurde, so haben doch diese sicher früher nicht geahnt, in welchem Umfange eine Plastizität besteht, und vor allem wie eng die wechselseitigen Beziehungen aller Teile, wie groß die gegenseitige Beeinflussung eines jeden Vorganges durch die an anderer Stelle sich abspielenden ist. Dies erkannt zu haben ist ein sehr großes Verdienst der neueren Forschung (Bethe, Goldstein, v. Weizsäcker). Man kann in der Tat niemanden hindern, die extreme Annahme zu machen, daß es einen isolierten Erregungsablauf im Zentralnervensystem überhaupt nicht gibt und daß jeder wie immer geartete nervöse Impuls so die *Gestalt des Erregungsbildes als Ganzes* verändert. „Nach dieser Theorie stellt sich der Organismus als ein System von durch Anlage und Erfahrung bestimmter Struktur dar, der stets als Ganzes funktioniert. Jede Leistung ist ein Ausdruck einer ganz bestimmten Gestaltung des ganzen Organismus durch die Reize, die durch die Veränderung in dem zum Organismus gehörigen Milieu geliefert werden" [Goldstein (2) S. 1131]. Die jeweilige Gestaltung des Erregungsbildes zu erfassen wäre die Aufgabe der Physiologie und Pathologie. v. Uexküll hat bekanntlich für die Erregung das Vorstellungsbild einer strömenden Flüssigkeit gewählt und neuerdings hat Verzár auf die Brauchbarkeit dieses Gleichnisses für verschiedene Verhältnisse hingewiesen. Auch wir wollen es verwenden, freilich unter dem (anscheinend durchaus nicht immer gemachten) ausdrücklichen Vorbehalt, daß dies nichts sein soll als ein sicher sehr rohes Bild, das mit der Wirklichkeit nicht das geringste zu tun hat. Dann können wir uns das Gesamterregungsbild wie ein überaus kompliziertes System von Flüssigkeitskanälen vorstellen, die an zahllosen Stellen miteinander kommunizieren. Sicher wird theoretisch jede Strömungsänderung in einem dieser Kanäle die Gesamtströmung auch in allen anderen beeinflussen, aber praktisch wird dies natürlich nur dann bemerkbar werden, wenn sie wichtige Zentralstellen der Strömungsregulierung (Schleusenanlagen, Staubecken u. dgl.) betrifft oder wenn gleichzeitig in einem großen Teile des Strombettes eine solche Änderung eintritt. So gewinnen wir vielleicht ein Verständnis, warum, wie neuerdings wieder vielfach hervorgehoben, die Größe einer Störung etwa bei Hirnaffektionen nicht nur, wie dies die lokalisierende Zentrentheorie erfordert, von dem *Ort,* sondern den alten Flourensschen Vorstellungen entsprechend auch von dem *Umfange* des Defektes abhängt. — Jedes durch eine Störung bedingte sich Stauen oder Leerlaufen eines Kanalgebietes wird automatisch zu *„neuroregulatorischen"* [1] Flüssigkeitsverschiebungen führen, die das ursprüngliche Strömungsniveau wieder herstellen.

Wie aber kann denn nun eine Erkenntnis der jeweiligen „Gestalt" eines Erregungsbildes gewonnen werden? Offenbar nicht anders als bisher, durch eine möglichst sorgfältige *Analyse* der in jedem einzelnen Teile sich abspielenden Vorgänge und ihrer gegenseitigen Rückwirkung aufeinander. Der Begriff der Ganzheit gibt, wie auch v. Weizsäcker zugesteht, nicht eine neue Erklärung, er gibt aber auch nicht, wie er annimmt, eine neue Methode. *Ganzheitsbetrachtungen können,* wie Bethe (1, S. 1189) mit Recht hervorhebt, *erst in der Synthese, kaum aber bei der Analyse von Wert sein.* Wer die Analyse verwirft und ein Problem mit dem Hinweis auf „Gestalt" und „Ganzheit" für erledigt ansieht, verfährt nicht anders wie der Anhänger der Lebenskraft, der es für eine „Erklärung" von Erscheinungen hält, sie als den Ausdruck einer solchen Lebenskraft zu bezeichnen. Dies bedeutet in Wahrheit Verzicht auf Erkenntnis und Lahmlegung der Forschung.

---

[1] „Neuroregulationen", v. Weizsäcker (2). „Regulationen" können immer nur Mechanismen sein, die zur „Regel", zur Norm zurückführen. Wenn v. Weizsäcker auch hier diese einfache und klare Begriffsbildung abändern und gerade „das Einmalige oder Einzigartige" in der Bewältigung einer Leistung damit bezeichnet wissen will, so kann auch diese Begriffsverschiebung nur Verwirrung stiften und den denkökonomischen Wert dieses Begriffes vernichten. Natürlich hat er diesen Wert überhaupt nur, wenn man sich darüber klar ist, was „reguliert" wird.

Literatur.

BETHE, A.: (1) Handbuch der normalen und pathologischen Physiologie, Bd. 15, II, S. 1045, 1175. 1931. — (2) Handbuch der normalen und pathologischen Physiologie, Bd. 18, S. 399. 1932. — BIER, A.: Münch. med. Wschr. **73**, 783 (1926).

FOERSTER, O.: Handbuch der Neurologie, Erg.-Bd. II, 2, S. 1158. 1929. — FRÖHLICH, FR. W.: (1) Z. allg. Physiol. **9** (1909). — (2) Erg. Physiol. **16**, 40 (1918).

GOLDSTEIN, K.: (1) Handbuch der normalen und pathologischen Physiologie, Bd. 10. 1927. — (2) Handbuch der normalen und pathologischen Physiologie, Bd. 15, II. 1931.

LANGENDORFF, O.: Korresp.bl. allg. Mecklenburg. Ärztever. **1893**, Nr 150. Vgl. auch NAGELS Handbuch der Physiologie, Bd. 4, I, S. 295 f. 1905.

SCHEMINZKY, F.: Pflügers Arch. **229**, 43 (1932).

VERWORN, M.: Allgemeine Physiologie, 3. Aufl., S. 369. Jena 1901. — VERZÁR, F.: Schweiz. med. Wschr. **1932** I.

WEISS, P.: (1) Erg. Biol. **3**, 1 (1928). (Zusammenfassende Darstellung.) — (2) Pflügers Arch. **226**, 600 (1931). — WEIZSÄCKER, V.: (1) Handbuch der normalen und pathologischen Physiologie, Bd. 10, S. 35. — (2) Verh. dtsch. Ges. inn. Med. 43. Kongr. **1931**, 13. — (3) Dtsch. Z. Nervenheilk. **124**, 117 (1932). — WINTERSTEIN, H.: (1) Kausalität und Vitalismus, 2. Aufl. Berlin: Julius Springer 1928. — (2) Roux' Arch. **116** (SPEMANN-Festschrift), 7 (1929). — (3) Handbuch der normalen und pathologischen Physiologie, Bd. 18, S. 246. 1932. — (4) Naturwiss. **19**, 247 (1933).

Die Leistungen des normalen Rückenmarks.

Von **E. Th. v. Brücke**-Innsbruck.

Mit 19 Abbildungen.

Einleitung.

Eine Darstellung der Rückenmarksphysiologie stößt in dieser Zeit, wie manch anderer, so auch wissenschaftlicher Krisen auf besondere Schwierigkeiten. Als Pflüger vor 80 Jahren an „enthaupteten Wirbeltieren" die „Leitungsgesetze der Reflexionen" studierte, kam er zu der Überzeugung, daß die Bewegungen dekapitierter Frösche nicht rein reflektorisch sein könnten. Er fand, „daß es sich nach Anbringung eines auf das Tier wirkenden Reizes nicht darum handelt, bestimmte Motoren zu innervieren, sondern bestimmte Zwecke zu erreichen", und er nahm an, daß wir es bei einem isolierten Rückenmark „mit empfindenden und wollenden Tierfragmenten zu tun hätten". Dieser Gedanke ist in der Folgezeit aufgegeben worden. Jahrzehnte hindurch versuchte man, speziell die Lokomotion und die ihr zugrunde liegenden Reflexe durch immer komplizierter werdende Annahmen intrazentraler Schaltungsmöglichkeiten usw. zu erklären. Diesen theoretischen Vorstellungen dienten die Neuronen als willkommenes histologisches Substrat. Wir verdanken den Forschungen dieser auch heute noch andauernden Ära eine außerordentliche Erweiterung unserer Kenntnisse; es seien nur drei Namen genannt: Verworn, Sherrington und Magnus, die neben anderen mit ihren Schülern die heute in der Physiologie wie in der Klinik meist noch uneingeschränkt vertretene mechanistische Reflexlehre entwickelt haben.

Aber auch dieses, scheinbar auf so fester Basis ruhende Lehrgebäude ist heute wieder ins Wanken geraten. Mehr und mehr gewinnt die Anschauung an Boden, daß die regulatorischen Leistungen der nervösen Zentralorgane durch die Annahme noch so komplizierter Kombinationen einiger Elementarvorgänge nicht erklärbar seien, daß auch die gewissenhafteste Untersuchung der Einzeltatsachen uns keine Bausteine zu einer *das Ganze* ergebenden Synthese liefern kann. Diese vorwiegend in deutschen Ländern heimischen Gedankengänge (ich nenne Bethe und Hess) laufen parallel mit dem Erstarken neovitalistischer, vor allem von Driesch ausgehender Anschauung, und sie sind von der psychologischen und psychiatrischen Forschung mitbeeinflußt. Pflügers „Rückenmarksseele" feiert ihre Wiederauferstehung.

Die Aufgabe, die Physiologie des Rückenmarkes darzustellen, ist heute nicht nur schwierig, sie ist oft geradezu peinlich, wenn man, wie der Verfasser, nicht mehr auf dem Boden der erwähnten mehr oder weniger mechanistischen Vorstellungen steht. Bei der Erörterung all der unendlich reichen Erfahrungen, die unter künstlich weitgehend vereinfachten Bedingungen über die Rückenmarksreflexe gesammelt worden sind, müssen ständig Zweifel auftauchen, wieweit die beobachteten Gesetzmäßigkeiten auch für das nervös geregelte Verhalten des *normalen* Tieres gültig sind. Wir geraten ferner bei dem Arbeiten an den üblichen Reflexpräparaten und bei den Versuchen einer Synthese der beobachteten Tatsachen immer wieder in Gefahr, umfassende, allgemeiner gültige Gesetzmäßigkeiten teils zu übersehen, teils ihnen überhaupt nicht begegnen zu können, weil aus den isolierten Funktionen untergeordneter nervöser Instanzen die Ordnung und Verfassung des zentralnervösen Gesamtstaates nicht mehr zu erkennen ist. Für den Biologen wäre also auch vor die hier gegebene Darstellung der Physiologie des Rückenmarkes ein entschiedenes *Als ob* zu setzen!

Diese Bedenken verringern sich etwas bei einer für *Ärzte* bestimmten Darstellung. Auch der Neurologe hat es ja oft mit funktionell mehr oder weniger isolierten Teilen des Rückenmarkes zu tun, so daß für ihn die unter ähnlichen Bedingungen am Tiere gewonnenen Erfahrungen der Experimentalphysiologie einen Wert gewinnen, den sie für den rein biologisch interessierten Forscher nicht haben können. Auch für den Musiker ist — um einen krassen Vergleich zu wählen — die Kenntnis etwa der Schwingungszahl der Töne wertlos.

I. Grundlagen der Reflexlehre. Die spinalen Reflexe.

1. Die Fiktion des isolierten Reflexes.

Unter einem Reflex versteht man allgemein die durch afferente Impulse auf dem Wege über ein nervöses „Zentrum" ausgelöste Erregung efferenter Nerven. Meist erfolgt dabei die Erregung des afferenten Nerven vermittels Receptoren, und der efferente Nerv erregt in der Peripherie unter normalen Verhältnissen sein Erfolgsorgan, eine Gruppe von Muskel- oder Drüsenzellen. In dem üblichen Schema zeichnen wir den Reflexbogen als nur aus zwei Neuronen bestehend und als Erfolgsorgan zeichnen wir einen einzelnen Muskel. Dieses einfache Schema ist bei den spinalen Reflexen gewiß nie realisiert. Bei der weitaus größeren Mehrzahl der Reflexe sehen wir ganze *Muskelgruppen* mitunter an verschiedenen Körperstellen in Aktion treten, gleichzeitig wird die Tätigkeit ihrer Antagonisten herabgesetzt, meist ändert sich dabei wohl auch die Erregungsverteilung im vegetativen System, und so gibt es nur ganz wenige Beispiele, die etwa zur Illustration des einfachsten Reflexschemas herangezogen werden könnten. Zu diesen gehören die sogenannten Sehnenreflexe und die photischen Pupillarreflexe. In diesen Fällen beteiligt sich am Reflex scheinbar wirklich nur ein einzelner Muskel, zweifellos greift aber auch hier die afferente Erregung intrazentral noch auf weite Gebiete über, wenn wir dies auch mit unseren Mitteln zunächst noch schwer feststellen können. Der elementare Reflex ist sicher eine Fiktion.

2. Die Receptoren.

Als Receptoren kommen für die spinalen Reflexe einerseits die Sinnesorgane und die freien Schmerznervenendigungen in der Haut in Frage, andererseits die mannigfachen tiefen Receptoren, unter denen die durch Spannungsänderungen erregbaren Sehnen- und Muskelspindeln eine besonders wichtige Rolle spielen. Die Gesamtheit der Receptoren, von denen aus ein bestimmter Reflex ausgelöst werden kann, bildet das „*receptive Feld*" des betreffenden Reflexes. Die Ausdehnung dieses Feldes steht — soweit es sich um Hautreflexe handelt — im allgemeinen in keiner Beziehung zum Innervationsbezirk eines bestimmten sensiblen Nerven. Es sei hier an die häufig abgebildete sattelförmige Rückenhautpartie erinnert, von der aus beim Hund nach SHERRINGTONs [1911 (9)] Beobachtung der Kratzreflex auslösbar ist. Dabei sind die einzelnen Reizstellen innerhalb eines receptorischen Feldes untereinander nicht gleichwertig. Es gibt meist eine oder mehrere Stellen, von denen aus ein bestimmter Reflex besonders leicht ausgelöst werden kann, den „Fokus" des receptiven Feldes.

Die Erregung eines Receptors durch adäquate Reize (Berühren der Haut, Ziehen an einem Muskel, Dehnung z. B. des Sinus caroticus u. dgl. m.) löst in den zugehörigen afferenten Nervenfasern, wie ihre Aktionsströme zeigen, nie eine *einzelne* Erregungswelle aus, sondern immer kürzere oder längere *Serien* zentripetal fortschreitender Wellen von erst hoher, dann allmählich abnehmender Frequenz. Bei plötzlich einwirkenden kräftigen Reizen ist die Frequenz dieser Wellen gleich anfangs maximal, sie sinkt aber dann rasch ab. Bei allmählich ihre volle Stärke erreichenden Reizen nimmt die Frequenz zunächst bis zu einem Maximum zu, um erst dann allmählich niedriger zu werden [MATTHEWS, 1931 (2)]. Diese Abnahme der Frequenz ist als Ausdruck einer Adaptation des Sinnesorganes an den fortwirkenden Reiz anzusehen. Sie tritt bei Hautreceptoren viel rascher ein als bei Muskel- und Sehnenreceptoren, und es ist wahrscheinlich, daß dieser Unterschied mit der Art der Reflexe zusammenhängt, die von diesen beiden Receptorengruppen aus auslösbar sind: Tonische Stellungsreflexe einerseits, rasch abklingende, „phasische" Reaktionen andererseits. Je stärker der Reiz, der den Receptor trifft, desto höher wird die Frequenz

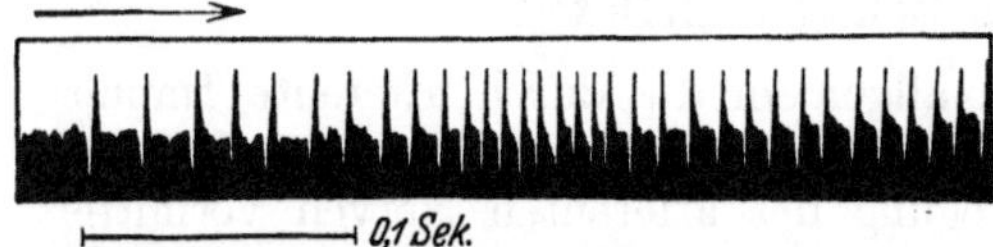

Abb. 1. Erregungswellen in einer einzelnen sensiblen Froschnervenfaser bei Reizung einer Muskelspindel durch eine allmählich zunehmende, dann aber weiter konstant bleibende Spannung des Muskels. (Nach Adrian, 1932.)

der Wellen im afferenten Nerven, und desto länger wird bei sonst rasch sich adaptierenden Receptoren die Serie. Die Frequenz der Impulse in einer Faser kann zwischen den Werten 5 und 300 [Matthews, 1931 (2), Adrian, McKeen, Cattell und Hoagland] variieren. Noch frequentere Erregungen des Receptors könnte die Nervenfaser wegen der Dauer ihres Refraktärstadiums nach jeder einzelnen Erregungswelle nicht fortleiten. Irgendeine *Spezifität*, etwa in der Frequenz oder in der Gruppierung der Entladungen, konnte für keines der untersuchten Sinnesorgane festgestellt werden.

Abb. 1 läßt an der Frequenz der ausgelösten Erregungswellen das außerordentlich regelmäßige An- und Abklingen der Erregung einer Muskelspindel erkennen.

Nach dem Alles- oder Nichtsgesetz sind die einzelnen Erregungswellen einer Nervenfaser gleich stark und unabhängig von der Art der Reize, durch die sie ausgelöst werden. Die reflexauslösenden Impulse können sich also — ceteris paribus — nur in dreierlei Weise voneinander unterscheiden: Durch die Zahl der erregten Fasern, durch die Frequenz und durch die Gesamtzahl der durch die dorsalen Wurzeln ins Rückenmark einlaufenden Wellen. (Leitungsgeschwindigkeit 20—90 m in der Sekunde.) Je stärker der Reiz, desto mehr Fasern werden, entsprechend der verschiedenen Höhe ihrer Reizschwellen, erregt und desto frequenter wird in jeder einzelnen Faser die Folge der Erregungswellen. Durch den vielfaserigen afferenten Nerven laufen also *„Erregungsschwärme"* zum Rückenmark, die entweder „geschlossen", salvenartig in allen Fasern *gleichzeitig* verlaufen können (z. B. bei der elektrischen Reizung eines Nervenstammes) oder — was wohl unter physiologischen Bedingungen die Regel ist — „aufgelöst", also in den einzelnen Fasern des Nervenstammes *nicht synchron*.

Auch durch eine *einzige* afferente Nervenfaser können Reflexe ausgelöst werden. Kato und seinen Mitarbeitern ist es gelungen, alle Fasern des N. peroneus der Kröte bis auf eine einzige zu durchschneiden; die Reizung dieser einen Faser löste teils Kontraktionen des kontralateralen, teils Hemmung des ipsilateralen M. gastrocnemius aus.

Die Schwärme zentripetaler Impulse gelangen durch die dorsalen Wurzeln in das Rückenmark und werden hier durch die Kollateralen der Hinterstrangfasern in das zentrale Grau geleitet. Hier wird ihre Spur schwer verfolgbar;

vielleicht gibt es Kollateralen, die unmittelbar zu den Vorderhornzellen ziehen, meist aber (vielleicht immer) verläuft der Reflexbogen innerhalb der grauen Substanz (oder auf Umwegen auch ein Stück weit wieder durch die weiße Substanz) durch *mehrere* Neuronen. Die eigentliche Übertragungsstelle von den letzten Endigungen der afferenten Bahn auf die motorische Vorderhornzelle ist in den zahlreichen feinen Endfüßchen zu suchen, durch die Fibrillen an oder in die Vorderhornzellen gelangen. Sherrington bezeichnet die ganze Fläche zwischen den Endfüßchen und der Zelloberfläche als *„Synapse"*; er schreibt speziell dieser Stelle Eigenschaften zu, die für charakteristische Eigenheiten des Reflexablaufes maßgebend wären. Während jede Nervenfaser Erregungswellen nach beiden Richtungen hin gleich gut leitet, geht bei der Reizung des motorischen Nerven nie eine Erregung auf eine sensible Faser über. Auch diese Irreziprozität könnte auf einer Eigenschaft der synaptischen Grenzfläche beruhen.

Die Neuronenlehre spielt bei unseren Vorstellungen über die spinalen Reflexe zur Zeit noch eine integrierende Rolle. Es würde eine überaus große Umwälzung unserer ganzen Vorstellungen bedingen, wenn wir den Boden dieser Lehre verlassen wollten. Ob dies nötig werden wird oder nicht, hängt wohl in erster Linie davon ab, ob es sich einwandfrei wird nachweisen lassen, daß die Fibrillen das leitende Element innerhalb des Nervensystems sind. Sollte dieser Beweis erbracht werden, so müßten wir das gesamte Nervensystem als ein ungeheueres kontinuierliches Fibrillennetz betrachten, innerhalb dessen eine Gliederung nach Neuronen kaum mehr durchführbar wäre. Trotz der heute bestehenden Bedenken (vgl. Held) müssen wir das Neuronengerüst als hypothetisches Korrelat zum mindesten der einfacheren nervösen Funktionen auch für das Rückenmark beibehalten, so wie wir dies auch für das vegetative System tun, obwohl auch hier die histologischen Befunde (Stoehr) diesen Konservativismus nicht berechtigt erscheinen lassen.

3. Die motorische Einheit.

Der efferente Ast des Reflexbogens läuft für die Skeletmuskeln durch die Achsenzylinder der betreffenden Vorderhornzellen (ventrale Wurzel, peripherer Nerv), für die vegetativen Reflexe durch die prä- und postganglionären sympathischen Fasern (ventrale Wurzel, R. comm. albus, Grenzstrang, R. comm. griseus, peripherer Nerv). Wichtig ist die Feststellung, daß der Achsenzylinder einer Vorderhornzelle sich vor dem Eintritt in den Muskel, vor allem aber innerhalb des Muskels in viele Ästchen aufsplittert, so daß er stets eine ganze *Gruppe* von Muskelfasern innerviert. Ganglienzelle, Nervenfaser und die von ihr innervierte Muskelfasergruppe bilden eine funktionelle Einheit, die sogenannte *„motorische Einheit"* Sherringtons (1925 und 1929).

Diese motorische Einheit kann immer nur als Ganzes in Aktion treten und die Abstufbarkeit einer reflektorischen Muskelkontraktion hängt demnach von der Zahl der verfügbaren motorischen Einheiten ab. Für den „roten" M. soleus und den „weißen" M. extensor digit. longus der Katze hat Clark, 1931 (2) die durchschnittliche Größe der motorischen Einheiten durch Zählung der motorischen Nervenfasern (nach Degeneration der sensiblen) und der Muskelfasern bestimmt. Eine motorische Faser innerviert beim M. soleus durchschnittlich 120 Muskelfasern, beim M. ext. digit. longus durchschnittlich 165. An menschlichen Muskeln hat Bors solche Zählungen ausgeführt. Nach diesen entfallen auf eine Nervenfaser bei den äußeren Augenmuskeln 5—6 Muskelfasern, beim M. lev. palp. 12 und beim M. semitend. 50. Nimmt man an, daß nur $^2/_3$ der in den Nerven gezählten Fasern motorisch sind, so würde eine motorische Einheit bei den drei genannten Muskeln durchschnittlich 7—9, 18 bzw. 75 Muskelfasern umfassen. Jedenfalls zeigen diese Zahlen, wieviel feiner abstufbar die nervöse Beeinflussung der Augenmuskeln ist im Vergleich zu der der Extremitätenmuskulatur.

Als Erfolgsorgane spinaler Reflexe kommen auch alle sympathisch innervierten glatten Muskeln und Drüsen in Betracht. Das Studium dieser Reflexe wird durch die fast bei jeder Sympathicuswirkung gleichzeitig auftretende Adrenalinausschüttung erschwert. Aber auch nach der Ausschaltung der Nebennieren müssen die Gesetzmäßigkeiten, die den rein nervösen Anteil solcher vegetativer Reflexe betreffen, nicht immer reinlich zum Ausdruck kommen, weil bei der Erregung aller vegetativer Nerven immer *auch in der Peripherie* Reizstoffe gebildet werden, die dann auf entfernte, nicht selbst reflektorisch erregte Organe einwirken und so die Isolation eines etwa nur ein bestimmtes peripheres Organ beeinflussenden Reflexes erschweren können.

4. Die Reaktion des motorischen Neurons.

Die Elementarerregung der Muskelfaser — gekennzeichnet durch den Ablauf einer *einzigen* Aktionsstromwelle — ist die *Muskelzuckung*. Reflexe, deren motorischer Erfolg in einer solchen Einzelzuckung besteht, bei denen also auch durch die Fasern des motorischen Nerven nur *ein* Schwarm von je einer einzelnen Erregungswelle in jeder Faser verläuft, sind relativ selten. Zu ihnen zählen bei der üblichen Art der experimentellen Auslösung die Sehnenreflexe (Hoffmann, 1922) und der Zungenkieferreflex von Cardot und Laugier (Isayama). Wenn man nicht, wie in den bisher genannten Fällen, die Receptoren erregt, sondern den *Stamm* des afferenten Nerven selbst mit einzelnen Induktionsschlägen oder Kondensatorentladungen reizt, so beobachtet man an den so reflektorisch erregten Muskeln manchmal Einzelzuckungen [Beritoff, 1924 (4), Matthes und Ruch, 1933 (2)]. Mit Sicherheit läßt sich dies aber nur dann sagen, wenn der *Aktionsstrom* des Muskels registriert wird, wie z. B. in Versuchen Sherringtons (1932)[1] am M. tibialis ant. bei Reizung des N. popliteus. Vielleicht kann eine reflektorische Einzelzuckung nur dann auftreten, wenn die Kollateralen der afferenten Fasern ohne Zwischenschaltung eines weiteren Neurons direkt an die Vorderhornzelle herantreten.

Sinkt das zeitliche Intervall von Reizen, die nacheinander den Muskel treffen, unter die Dauer der Einzelzuckung herab, so beginnen sich die einzelnen Zuckungen zu „superponieren", und bei einer genügend hohen Reizfrequenz, der „Verschmelzungsfrequenz", zeigt der Muskel während der Reizung eine gleichmäßige Dauerverkürzung, einen „*Tetanus*". Die Verschmelzungsfrequenz ist, ebenso wie die Dauer der Einzelzuckung, bei den einzelnen Muskeln ganz verschieden. In technisch einwandfreien Versuchen mit isometrischer Anordnung ergab sich für den „roten" M. soleus der Katze eine Verschmelzungsfrequenz von 31—32, für den M. gastrocnemius von 100, für den M. extensor digit. longus von 108—115 Reizen und beim M. rectus med. wurde eine volle Verschmelzung der Einzelkontraktionen zu einem „glatten" Tetanus erst bei 350 Reizen in der Sekunde erzielt (Cooper und Eccles). Unter biologischen Verhältnissen sind fast alle Reflexe tetanisch, d. h. also, daß von den Vorderhornzellen aus durch den motorischen Nerven nicht nur ein einziger Erregungsschwarm nach Art einer Salve zum Muskel gelangt, sondern eine Serie von Erregungsschwärmen nach Art eines Maschinengewehrfeuers.

Eingehend ist die Frage untersucht worden, mit welcher Frequenz die Vorderhornzellen sich entladen, wie viele Erregungswellen also in der Sekunde einem reflektorisch innervierten Muskel durch den motorischen Nerven zufließen. Wenn man einen einfachen Reflex künstlich durch eine repetierende, z. B.

---

[1] Unter „Sherrington (1932)" zitiere ich das Buch von R. S. Creed, D. Denny Brown, J. C. Eccles, E. G. T. Liddell und C. S. Sherrington: „Reflex activity of the spinal cord." Oxford 1932.

faradische Reizung des afferenten Nervenstammes auslöst, so folgen die Aktionsströme des so erregten Muskels sehr häufig vollkommen dem Reizrhythmus, d. h., daß jede einzelne afferente Erregungswelle in solchen Fällen immer wieder eine einzelne Welle von der Vorderhornzelle zum Muskel ausgehen läßt. Dieses Verhalten zeigt z. B. der ipsilaterale Beugereflex bei decerebrierten Katzen. Hier folgt der Erregungsrhythmus des Muskels dem des künstlich gereizten afferenten Nerven fast so vollkommen, wie wenn der motorische Nerv selbst gereizt würde. Erst wenn Reizfrequenzen von über 250—300 Reizen pro Sekunde gewählt werden, hört diese Übereinstimmung auf [LIDDELL und SHERRINGTON (1923), COOPER und ADRIAN, ADRIAN und BRONK (1929)]. Anders verhält sich

z. B. der gekreuzte Streckreflex, bei dem die Aktionsströme des reflektorisch erregten Muskels oft auch schon bei niedrigen Reizfrequenzen überhaupt keine Beziehung zur Rhythmik der Reizung des afferenten Nerven zeigen.

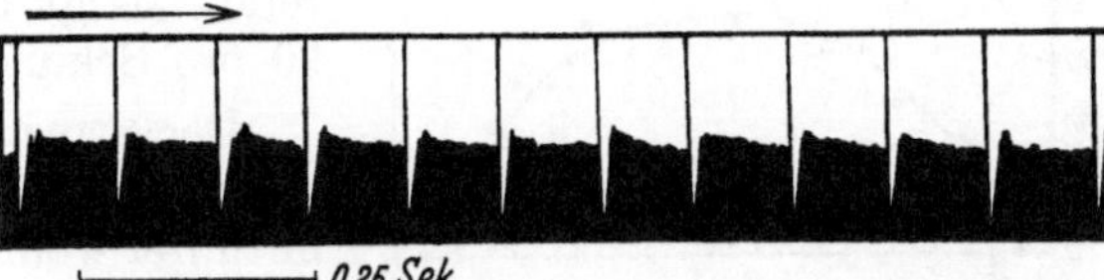

Abb. 2. Langsame Entladungen in einer motorischen Einheit des M. quadriceps während der Enthirnungsstarre. Die Muskelaktionsströme wurden mittels der Nadelelektrode abgeleitet. (Nach ADRIAN u. BRONK, 1929.)

Viel schwieriger ist diese Frage für die physiologisch, also durch adäquate Reizung der Receptoren ausgelösten Reflexe zu beantworten. An einem vielfaserigen erregten Nerven ist dies Problem überhaupt nicht zu lösen, denn die Erregungswellen laufen in den einzelnen Fasern unter normalen Bedingungen

nicht als geschlossene Salven, sondern als aufgelöste Schwärme, wobei auch die Frequenz in den einzelnen Fasern nicht vollkommen identisch ist. Betrachtet man also das Aktionsstrombild eines reflektorisch erregten motorischen Nerven, so sieht man, daß es aus einer Unzahl meist regelloser Zacken besteht, aus denen sich der Erregungsrhythmus in einer

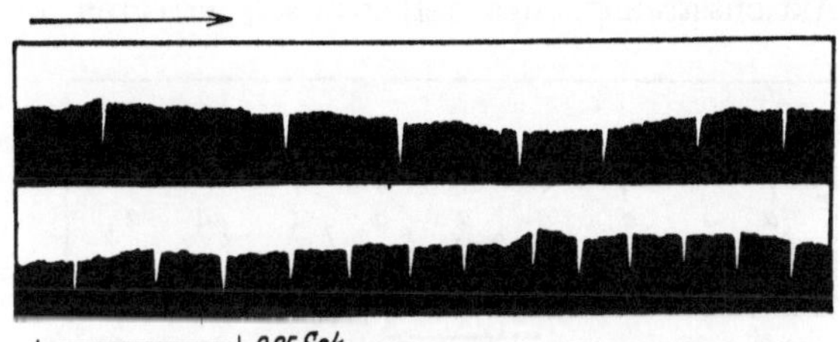

Abb. 3. Rhythmische Aktionsströme des Nerven für den M. peroneus long. einer decerebrierten Katze während eines durch Pfotendruck ausgelösten Beugereflexes. Oben: Beginn der Entladungen; unten: eine Sekunde später. (Nach ADRIAN u. BRONK, 1929.)

einzelnen Faser nicht entnehmen läßt. Diese Schwierigkeit läßt sich dadurch umgehen, daß man Nerven zur Untersuchung wählt, die entweder an und für sich aus ganz wenigen Fasern bestehen, oder daß man innerhalb eines stärkeren Nervenstammes alle Fasern bis auf eine oder wenige Fasern durchschneidet. Solche Versuche sind zuerst von ADRIAN ausgeführt worden. Eine andere Technik für solche Versuche besteht darin, daß man die Aktionsströme nur von einem ganz dünnen Bündel des reflektorisch erregten Muskels ableitet (ADRIANs konzentrische Nadelelektroden).

Schon bei dem durch propriozeptive reflektorische Erregungen unterhaltenen Tonus der Extensoren während der Enthirnungsstarre lassen sich in den Streckern in langsamem Rhythmus (5—25 pro Sekunde) eintreffende spinale Impulse nachweisen (ADRIAN und BRONK, 1929), wie sie die Abb. 2 zeigt.

Löst man durch mechanische Reizung der Pfotenhaut entweder einen gleichseitigen Beugereflex (bei der spinalen Katze) oder einen gekreuzten Streckreflex (bei der decerebrierten Katze) aus, so treten in den betreffenden motorischen Nerven bzw. den Muskeln ganz ähnliche, mehr oder weniger frequente Serien von Einzelerregungen auf, wie sie bei der Erregung der Receptoren beobachtet werden. Während eines ipsilateralen Beugereflexes registrierten Adrian und Bronk in einer motorischen Nervenfaser für den M. peroneus longus 5—25 Wellen pro Sekunde, wobei die Frequenz mit dem Anwachsen der Kontraktion zunahm. In den Fasern für den M. tibialis anterior stieg die Erregungsfrequenz bis zu 45. Abb. 3 zeigt die rhythmischen Aktionsströme motorischer Nervenfasern des M. peroneus zu Beginn eines Beugerreflexes sowie eine Sekunde später, und aus der Kurve der Abb. 4 ist die Änderung der Erregungsfrequenz in einer Nervenfaser für den M. tibialis anterior während

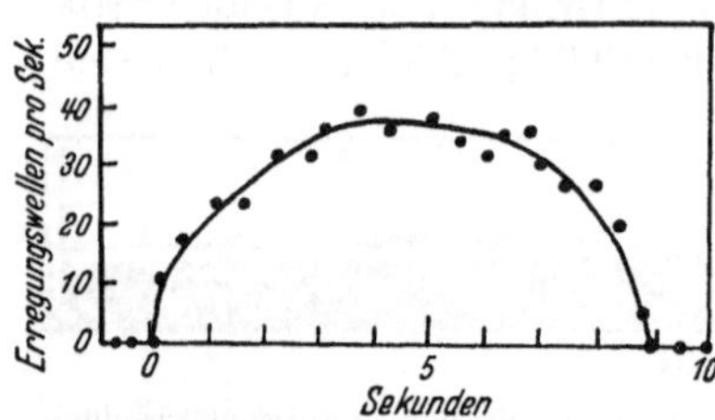

Abb. 4. Allmähliche Zunahme und Wiederabnahme der Erregungsfrequenz in einer Nervenfaser für den M. tibialis ant. einer dekapitierten Katze während eines Beugereflexes. (Nach Adrian u. Bronk, 1929.)

eines 9 Sekunden dauernden Beugereflexes zu ersehen. Beim kontralateralen Streckreflex steigt die Erregungsfrequenz bis auf 90 pro Sekunde.

Der Erregungsrhythmus im efferenten Ast des Reflexbogens kann bei adäquater Reizung mitunter wohl als Eigenrhythmus der Vorderhornzellen anzusehen sein. In anderen Fällen spiegelt sich in ihm der Rhythmus der vom Receptor ausgehenden afferenten Erregungswellen. Zwingende Beweise liegen für diese Annahme bisher noch nicht vor; man müßte hierzu — etwa mit der Methode Katos — eine einzelne oder ganz wenige afferente Fasern in einen Nervenstamm isolieren, ihre Aktionsströme verzeichnen und sie mit den gleichzeitig registrierten Aktionsströmen des reflektorisch erregten motorischen Nerven vergleichen.

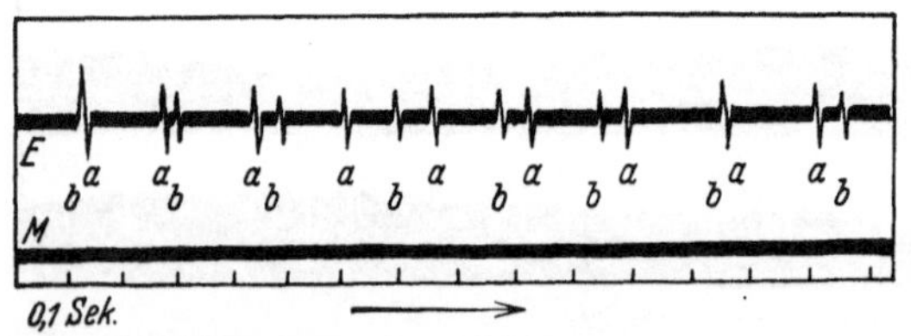

Abb. 5. Aktionsströme (E) zweier motorischer Einheiten eines M. soleus (decerebrierte Katze). Der Muskel wird andauernd leicht gedehnt. Eine motorische Einheit (a) zeigt 7 Erregungswellen in der Sekunde, die andere (b) 5—5,5. Diese Periodik entspricht vielleicht der von zwei durch die Dehnung erregten Sehnenspindeln. [Nach Denny Brown, 1929 (2).]

Aus Bildern, wie hier eines in Abb. 5 wiedergegeben ist, läßt sich aber wohl mit allergrößter Wahrscheinlichkeit vermuten, daß eine solche Erregungsrhythmik motorischer Einheiten identisch ist mit der Receptorrhythmik.

Durch die heute gegebene Möglichkeit der Beobachtung *einzelner* erregter motorischer Einheiten erscheinen die meisten früheren, oft sehr mühseligen und verdienstvollen Versuche, die zentrale Erregungsrhythmik festzustellen [Dittler (1910), Dittler und Garten (1912), Foà u. v. a.) und den Eigenrhythmus der motorischen Zentren von reflektorischen Impulsen zu trennen [Beritoff (1914), Dusser de Barenne und Brevée] usw. überholt.

5. Einteilung der Reflexe.

Die mannigfaltigen Reflexe können nach den verschiedensten Gesichtspunkten eingeteilt werden. Zunächst ist zu sagen, daß auch eine rein individuelle Bezeichnung eines Reflexes oft eine ganze Gruppe gleichartiger, aber nicht identischer Reflexe umfassen kann. So verläuft z. B. der Wischreflex des Frosches oder der ähnliche Kratzreflex des Hundes jedesmal etwas anders, je nachdem welche Stelle innerhalb des receptorischen Feldes gerade gereizt wird. Nur der *Reflextypus* (Sherrington), den eben der betreffende Name bezeichnet, bleibt in allen Einzelfällen dieser Reflexe derselbe.

Mitunter ist es zweckmäßig, die Reflexe einzuteilen nach dem Organ oder dem rezeptiven Feld, von dem sie ausgelöst werden (z. B. „akustische Reflexe", „Sinus caroticus-Reflexe" oder „Hautreflexe") oder nach dem Organ, auf das sie einwirken („Herzreflexe"). Viele Reflexe können unter die Gruppe der „Fluchtreflexe", „Abwehrreflexe" u. ä. m. subsummiert werden. Auch nach der Beziehung eines Reflexes zu einem größeren Funktionskomplex kann eine Klassifizierung vorgenommen werden; so sprechen wir z. B. von Lokomotionsreflexen, Begattungsreflexen usf.

Zwei Gruppen von Reflexen, die einander oft gegenübergestellt werden, sind die „phasischen" und die „tonischen" Reflexe. Wir verstehen unter phasischen Reflexen kurze und rasch ablaufende, oft zum Repetieren neigende reflektorische Kontraktionen, während die lange anhaltenden oder auch dauernd bestehenden tonischen Reflexe den Muskeln jenen variablen Spannungsgrad verleihen, der die Grundlage vor allem für die jeweilige Haltung des Körpers und seiner Teile bildet. Unter Umständen kann ein Reiz je nach der Art seiner Applikation am gleichen Muskel einmal einen phasischen, ein anderes Mal einen tonischen Reflex auslösen (z. B. Sehnenreflex und Dehnungsreflex).

Als überaus wertvoll hat sich SHERRINGTONs Einteilung der Reflexe nach der Art und dem Angriffsort der sie auslösenden Reize erwiesen: Reflexe, die durch äußere Einwirkungen auf die Oberfläche des Tierkörpers ausgelöst werden, bezeichnen wir heute allgemein als *„exterozeptive" Reflexe,* alle Reflexe, die von den Receptoren *innerhalb* des Tierkörpers ausgelöst werden, die also auf Reize zurückzuführen sind, die auf den mannigfaltigen Veränderungen innerhalb des Organismus selbst beruhen, nennen wir *„propriozeptiv".* Propriozeptiv sind also z. B. alle von den Muskeln und Sehnen ausgelösten Reflexe, reflektorische Einflüsse von einer Gefäßwand, von den Lungen aus usf. Auch die Vestibularisreflexe werden zu den propriozeptiven gezählt. Als dritte Gruppe unterscheidet SHERRINGTON alle vom Verdauungstrakt ausgehenden Reflexe auf die Magen-Darmmuskulatur und auf die Verdauungsdrüsen, die sogenannten *„enterozeptiven"* Reflexe.

II. Reflexkoordination.

Es soll in diesem Abschnitt vorwiegend das gleichzeitige Zusammenwirken von Reflexen, ihre wechselseitige Beeinflussung erörtert werden, während die zeitlich geordnete Aufeinanderfolge reflektorischer Vorgänge in dem folgenden Abschnitt getrennt besprochen wird.

1. Die elementare Abstufung der Reflexe im einzelnen Muskel.

Die einfachste Koordination, der wir bei jedem Reflex begegnen, liegt in dem Zusammenwirken der einzelnen afferenten Fasern auf das motorische Zentrum. Von den synergisch wirkenden Einzelreflexbogen kann je nach der Stärke des auslösenden Reizes eine ganz verschiedene Anzahl erregt werden. Diese Variation der *Zahl* der in Aktion tretenden motorischen Einheiten ermöglicht eine weitgehende Abstufung der reflektorisch ausgeführten Bewegungen, eine Abstufung, deren Feinheit auch noch durch die Veränderung der *Frequenz* der Erregungswellen weiter gesteigert werden kann. Am Aktionsstrombild einer tätigen, circumscripten Muskelpartie (ADRIANs Nadelelektroden) läßt sich die Zahl der jeweils erregten motorischen Einheiten nur bei sehr schwachen Reflexen verfolgen, also dann, wenn nur ganz wenige Einheiten in etwas ungleichem Rhythmus sich entladen, wie dies z. B. an den zwei unabhängig voneinander verlaufenden Erregungsserien in der Abb. 5 zu sehen ist. Sobald eine größere Zahl motorischer Einheiten erregt wird, zeigt das Aktionsstrombild eine Interferenz so zahlreicher, nicht synchroner Zacken, daß seine Analyse unmöglich wird, wie dies die mühseligen und doch vergeblichen Versuche aus früherer Zeit seit Pipers erster Beobachtung gezeigt haben.

Bei den ersten Verstärkungsstufen ganz schwacher Reflexe läßt sich also der jeweils wirkende Verstärkungsmodus an den Aktionsströmen verfolgen. Die einzelnen Reflexe verhalten sich dabei nicht alle gleich; so spielt z. B. beim ipsilateralen Beugereflex die Erhöhung der Erregungsfrequenz die Hauptrolle, während bei der Verstärkung des kontralateralen Streckreflexes von Anfang an eine Zunahme der Zahl aktivierter motorischer Einheiten zu beobachten ist [Adrian und Bronk (1929)]. Ein solcher schwacher, also wenige motorische Einheiten in Tätigkeit versetzender Reflex kann dadurch zustande kommen, daß — entsprechend der Schwäche des Reizes — nur wenige, und zwar die besonders hoch erregbaren afferenten Fasern erregt werden. Andererseits können aber auch verschiedene intrazentrale Bedingungen dahin wirken, daß die Erregung auch vieler afferenter Fasern doch nur einen schwachen Reflex auftreten läßt.

Die Abstufbarkeit der Reflexe durch die Zahl der jeweils agierenden motorischen Einheiten ist nicht allzu fein. Es liegen eingehende Versuche hierüber von Sherrington und seinen Schülern vor. Bestimmt man die maximale Spannung, die ein Muskel bei der Reizung seines motorischen Nerven erreichen kann und teilt man diesen Wert durch die Zahl der ihn versorgenden motorischen Nervenfasern, so erhält man einen Spannungswert, den man gewöhnlich als die durchschnittliche Spannung der motorischen Einheit bezeichnet. Soviel ich sehe, wird bei dieser Rechnung nicht darauf Rücksicht genommen, daß die verschiedenen motorischen Endplatten einer längeren Muskelfaser von verschiedenen Nervenfasern versorgt werden können. In einem solchen Falle ergibt der hier angeführte Modus der Berechnung zu kleine Werte für die Maximalspannung einer motorischen Einheit. Die beistehende Tabelle gibt Durchschnittswerte, die Clark (1931) und Eccles und Sherrington [1930 (1)] gefunden bzw. aus den Beobachtungen an verschiedenen Katzenmuskeln berechnet haben.

Tabelle 1.

Muskel	Anzahl der motorischen Einheiten	Innervationsverhältnis (Nervenfaser: Muskelfasern)	Maximale Spannung	
			pro Muskelfaser (mg)	pro motorische Einheit (g)
M. soleus	250	1 : 200	84,0	9,9
M. extensor digit. l. .	330	1 : 165	48,5	8,6
M. gastrocnemius (medialer Kopf) .	430	—	—	30,1
M. semitendinosus .	630	—	—	5,5

Wenn also ein M. soleus der Katze eine maximale Spannung von 2,5 kg entwickeln kann und von 250 motorischen Nervenfasern versorgt wird, so kann seine Spannung — wenn wir nur die numerischen Verhältnisse ins Auge fassen — in 250 Stufen von je 10 g Spannungszuwachs von Null bis zum Maximum ansteigen.

2. Die „maximale" reflektorische Erregung des Einzelmuskels.

Es taucht hier die Frage auf, wie stark ein Reflex, gemessen an der Zahl der erregten motorischen Einheiten, überhaupt sein kann, ob jemals *sämtliche* Fasern eines Muskels reflektorisch erregt werden können oder immer nur ein

Teil, und wie groß dieser Teil ist. Zur Beantwortung dieser Frage muß zunächst die maximale Spannung eines Muskels bei der Reizung seines motorischen Nerven bestimmt werden und mit diesem Spannungswert müssen jene verglichen werden, die der Muskel bei einer *reflektorischen* Erregung erreichen kann [COOPER, DENNY BROWN und SHERRINGTON (1926)]. Die „reflektorische" Spannung eines Muskels ist fast immer niedriger als die maximal mögliche Spannung, das heißt also, daß allermeistens nur ein Teil der motorischen Einheiten eines Muskels im Reflex erregt wird. Wenn nun ein Reflex, wie z. B. der Beugereflex von mehreren Nerven aus auslösbar ist, so kommt jedem dieser Nerven zentral ein eigener Abschnitt des motorischen Zentrums zu (nach unserem Schema eine Gruppe von Ganglienzellen). Diese Partialzentren sind aber keineswegs voneinander isoliert zu denken, sondern sie überlappen einander, so daß also eine Zelle in den Wirkungsbereich *mehrerer* afferenter Nerven fallen kann und wohl auch meistens fällt (SHERRINGTONs „Prinzip der Konvergenz"). Dies geht ohne weiteres aus den Daten der beistehenden Tabelle 2 (nach SHERRINGTON, 1932) hervor.

Tabelle 2.

M. tibialis anterior (Katze). Maximale Spannung bei Reizung des motorischen Nerven 2460 g.

Gereizter afferenter Nerv	Spannung des maximalen Reflextetanus in g	Reflektorische Spannung in Prozenten der maximalen Spannung
N. saphenus int.	800	32
N. obturatorius superfic.	165	6,7
N. obturatorius prof.	400	16
Nerv zum Quadriceps und Sartorius	1190	44
N. peroneus superfic.	1700	69
N. plantaris ext.	1240	50
N. plantaris int.	1330	54
Ein Ischiadicus-Ast	680	28
Äste zum Semitendinosus und Semimembranosus	565	23
Nerv zum M. triceps surae	300	12
Summe	8370	

Die Tabelle zeigt, daß die Summe der von den verschiedenen Nerven aus erzielbaren Spannungen 3—4mal so groß ist wie die Spannung bei der gleichzeitigen Erregung sämtlicher motorischer Einheiten, daß aber andererseits in diesem Falle keiner der geprüften Reflexe eine maximale Spannung des Muskels (100%) auslösen konnte.

Die hier gemessene, einem bestimmten afferenten Nerven zugängliche „Fraktion" eines motorischen Zentrums ist keineswegs ein für allemal von fixer Größe, sondern diese unterliegt starken Schwankungen. So ist sie z. B. verringert, während der Shockwirkung nach der Decerebrierung oder der Rückenmarksdurchschneidung und andererseits vergrößert während der Strychninwirkung. Nur in seltenen Fällen kann ein einzelner starker sensibler Nervenstamm auch einmal das gesamte Aggregat der motorischen Einheiten eines Muskels reflektorisch erregen. Am M. soleus der Katze läßt sich am gekreuzten Streckreflex nur eine Spannung erzielen, die höchstens 75—85% der maximalen Spannung des vom motorischen Nerven aus tetanisierten Muskels beträgt [MATTHES und RUCH (1932)].

3. Die Okklusion.

Das Schema der Abb. 6 versinnbildlicht das Übereinandergreifen der intrazentralen Wirkungsbereiche zweier afferenter, „konvergierender" Nerven; es

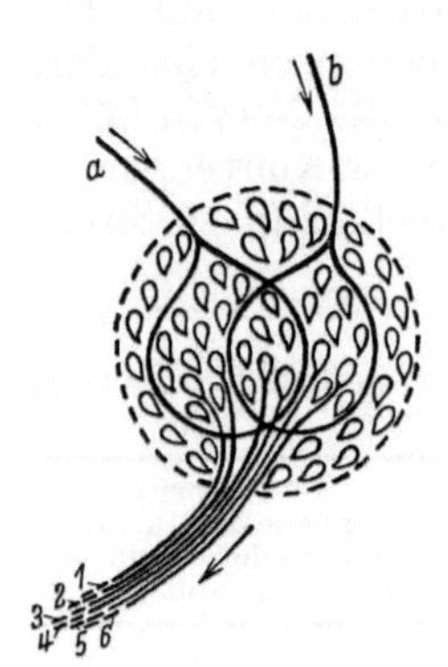

zeigen auch oft extero- und propriozeptive Reflexe. So fördern einander z. B. zwei unterschwellige Erregungen einerseits der Haut der Hinterpfote, anderer-seits der sensiblen Fasern des M. semitendinosus bei der Auslösung des Beuge-reflexes („*alliierte*" Reflexe).

Eine solche Bereitstellung einzelner motorischer Einheiten erfolgt nicht nur durch unterschwellige Reize, sondern sie ist auch bei überschwelligen Reizen anzunehmen: außer den motorischen Einheiten, die durch eine afferente Faser erregt werden, enthält das motorische Zentrum noch eine Gruppe anderer Einheiten, die zwar nicht erregt, aber doch im Sinne einer Erregbarkeitssteige-rung beeinflußt werden. SHERRINGTON spricht von einem „*unterschwelligen Saum*" (subliminal fringe) des zentralen Wirkungsgebietes einer afferenten Faser.

Bei den einzelnen Reflexen kann im Falle einer gleichzeitigen faradischen Reizung zweier afferenter Nerven die wechselseitige Förderung, die Okklusion oder auch eine gegenseitige Hemmung den Reizerfolg in der verschiedenartigsten Weise beeinflussen. Als Beispiel sei hier die sehr eingehend untersuchte Wechsel-wirkung gekreuzter Streckreflexe der Katze erwähnt (ECCLES und GRANIT). Löst man gleichzeitig von zwei afferenten Nerven je einen nicht maximalen gekreuzten Streckreflex aus, so tritt bei diesem Reflex eine außerordentliche Verstärkung der bei der Erregung nur eines Nerven beobachteten Kontraktion ein, die auch dann noch weiter andauern kann, wenn die Reizung des einen der beiden Nerven unterbrochen wird *(zentrale Nachentladung)*. Diese verstärkende Wirkung eines zweiten Reflexreizes auf einen gleichzeitig oder auch schon vorher ausgelösten Reflex wird erst dann maximal, wenn schon alle durch den ersten Reiz reflektorisch zu erregenden motorischen Fasern in Tätigkeit geraten sind (also nach Beendigung des „Recruitment"); bald danach wird die fördernde Wirkung wieder geringer. Wir finden also hier eine optimale Zeit, während derer eine zweite reflektorische Erregung fördernd auf eine andere wirkt.

Eine ebenso wichtige Rolle wie die simultane Summation spielt im Reflex-geschehen die fördernde Wirkung einer unterschwelligen Erregung auf eine ihr *zeitlich folgende* zweite Erregung („*Bahnung* EXNER), „*Sukzessivsummation*" (MATTHAEI, 1919).

Es gibt eine Reihe von Reflexen, die durch eine *einzige*, dem Rückenmark zufließende Erregungswelle ausgelöst werden [Sehnenreflexe STERNBERG, HOFF-MANN (1922)], der Zungenkieferreflex (CARDOT und LAUGIER), der gekreuzte Streckreflex (MATTHES und RUCH, 1933 u. a. m.). Bei weitem die Mehrzahl der Reflexe wird aber entweder überhaupt nur oder doch viel leichter durch *Serien* zentripetaler Erregungswellen ausgelöst, wie sie ja auch bei der physio-logischen Erregung der Receptoren im afferenten Nerven auftreten.

Die Literatur über das Summationsproblem ist außerordentlich groß (vgl. BRÜCKE, 1929). Es wurde bei solchen Versuchen in erster Linie nach Gesetz-mäßigkeiten gesucht, die zwischen Stärke, Frequenz und der nötigen Gesamt-zahl der Reize bei der Auslösung eines eben merklichen Reflexerfolges bestehen. Als vierte Variable kommt noch der Erregbarkeitszustand des Zentralnerven-systems hinzu (Ermüdung, Refraktärstadium, Strychnin, Narkose usw.).

Schon STIRLING fand, daß das Intervall zwischen dem Beginn einer rhythmi-schen Reizung der Froschpfotenhaut und dem Beginn der Reflexkontraktion sowohl von der Reizstärke als auch von der Reizfrequenz abhängt. Innerhalb gewisser Grenzen war dies Intervall um so kürzer, je stärker und frequenter die Reize waren. Zu dem gleichen Ergebnis kam auch SHERRINGTON beim Kratzreflex des Hundes. Die Beurteilung dieser Versuchsergebnisse wird in kaum übersehbarer Weise dadurch erschwert, daß mit zunehmender Reizstärke durch Stromschleifen neue Receptoren oder neue afferente Fasern erregt werden, also frische Reflexbogen in Aktion treten (vgl. Rosenak). L. und M. Lapicque (1912) beobachteten an Kröten, daß die zur Erreichung der Schwelle nötige Reizstärke im umgekehrten Verhältnis zur Reizfrequenz stand, während die zur Auslösung des Reflexes nötige Gesamtzahl der Reize um so größer wird, je frequenter die Reize einander folgen. Diese „Schwellenzahl" steigt aber nach Matthaei (1919) mit der Reizfrequenz nur dann an, wenn diese Frequenz einen gewissen Wert (6—21 pro Sekunde) überschreitet; bei niedrigeren Reizfrequenzen nimmt dagegen die Schwellenzahl mit steigender Frequenz ab. Ceteris paribus kann die Schwellenzahl als ein Maß für die Reflexerregbarkeit verwendet werden (Mangold und Eckstein, Matthaei, 1921).

Auch durch *wirksame* kurze faradische Reizungen kann die Reflexerregbarkeit des Rückenmarkes vorübergehend erhöht werden [Wundt (1876), Veszi]. Diese Erhöhung ist aber nur nach relativ geringer funktioneller Beanspruchung zu beobachten, nach ermüdenden Reizen sinkt die Erregbarkeit (Matthaei, 1921).

Für das Studium der Bedeutung der *Reizfrequenz* sind Versuche von Interesse, in denen das zeitliche Intervall nur *zweier* auf das Reflexzentrum einwirkender Reize variiert wurde. Das kürzeste Intervall, in dem zwei Wellen im sensiblen Nerven einander folgen können, um eben noch eine summierte Reflexzuckung auszulösen, entspricht etwa dem Refraktärstadium des Nerven [Eichholtz, Bremer, 1930 (4)]. Andererseits kann beim Kratzreflex des Hundes ein einzelner, allein unwirksamer Induktionsschlag noch nach 1,4 Sekunden einem zweiten, gleichen folgenden Reiz über die Schwelle helfen (Sherrington, 1911). Auch Stirling sah bei seinen Versuchen die fördernde Wirkung eines Reizes nach 1,5 Sekunden verschwinden.

Beobachtungen aus den allerletzten Jahren haben gezeigt, daß schon dieser einfachste Fall der zentralen Summation sehr komplizierte, zum Teil unverständliche Gesetzmäßigkeiten erkennen läßt. Nimmt man die bei den Reflexzuckungen erreichte Spannung des Muskels, also die Zahl der erregten motorischen Einheiten als Maß der jeweils erfolgenden Summation, so zeigt sich, daß die Größe der Summation bei den einzelnen Reflexen in verschiedener Weise von dem zeitlichen Intervall der Reize abhängt. Beim Beinhebereflex des Frosches findet sich z. B. ein Optimum für die Summation bei einem Reizintervall von etwa 6 σ (3,5—9 σ); oft aber findet sich nach diesem ersten noch ein zweites optimales Intervall von etwa 50 σ [Bremer, 1930 (2,4)]. Beim gekreuzten Beugereflex (Kröte) kann unter Umständen dieses zweite Zeitoptimum auch allein nachweisbar sein. Bei Schwellenreizen zeigt sich mitunter auch beim Säugetierrückenmark eine Summation der zentralen Wirkung zweier einzelner in einem afferenten Nerven aufeinander folgender Erregungsschwärme: die zweite Aktionsstromzacke im motorischen Nerven wird dann größer als die erste, obwohl beide Reize gleich stark sind. Für den ipsilateralen Beugereflex vom N. popliteus auf den N. peroneus der Katze ließ sich in vereinzelten solchen Fällen ein optimales Reizintervall zwischen 20 und 30 σ nachweisen (Forbes, Querido, Whitaker und Hurxthal).

Erreichen die beiden Impulse das Rückenmark nicht durch *denselben* Nerven, sondern durch zwei den gleichen Reflex auslösende afferente Nerven, so zeigt sich die stärkste Summation dann, wenn die beiden Reize gleichzeitig wirken. Aber auch bei dieser Versuchsanordnung fand sich bei der reflektorischen Erregung des Tibialis ant. der Katze [Eccles und Sherrington, 1930 (2)] ein zweites optimales Reizintervall von etwa 12 σ.

Dieses Auftreten zweier verschiedener, für die Summation optimaler Reizintervalle kann verschieden gedeutet werden. Man könnte sich vorstellen, daß der Reflexweg bei dem langen Reizintervall über mehrere Schaltneuronen mit langem Refraktärstadium verliefe, im Gegensatz zur Summation bei kurzen Reizintervallen, die über einen kurzen, rasch zu durchlaufenden intrazentralen Verbindungsweg gehen könnte [BREMER, 1930 (4)]. ECCLES und SHERRINGTON [1930 (2)] nehmen an, daß dem zweiten Optimum eine ganz kurz dauernde reflektorische Hemmung vorangeht, auf die dann eine Rückprallkontraktion (rebound) folgt, die für das Auftreten des zweiten, späteren optimalen Reizintervalles maßgebend wäre.

Unter Umständen kann auch eine lange dauernde unterschwellige Reizung eines afferenten Nerven ein Reflexzentrum für eine ihm dann von einem zweiten afferenten Nerven zufließende Erregung sensibilisieren. Besonders deutlich ist dies z. B. am Schluckreflex des Kaninchens bei Reizung eines N. laryngeus sup. nach unterschwelliger Reizung des zweiten Nerven zu beobachten (AUERSPERG).

Es kommt auch vor, daß ein Reflex von einem sensiblen Nerven aus gefördert wird, dessen Reizung allein den betreffenden Reflex nie auslöst. So wird z. B. der Zungen-Kieferreflex durch eine Reizung des zentralen Ischiadicusstumpfes gefördert [CARDOT, CHERBULIEZ und LAUGIER, 1923 (2)]. Ob hierbei nicht eine reflektorische Erregung des Sympathicus und eine Adrenalinausschüttung mit im Spiele ist, wäre noch zu untersuchen.

In dem Wort „*Summation*" zeigt sich schon die heute im allgemeinen vertretene Anschauung über das Zustandekommen der hier geschilderten Erscheinungen: es wird angenommen, daß ein einzelner, wenn auch unwirksamer Reiz doch irgendeine Veränderung im Nervensystem hinterläßt, zu der sich die Wirkung eines oder mehrerer folgender Reize irgendwie „addieren" läßt. Es handelt sich dabei nicht um Vorgänge an der Reizstelle selbst, denn die Erscheinungen der Summation treten in ganz der gleichen Weise auf, ob nun die beiden Reize nacheinander *denselben* oder zwei in ihrer Wirkung *gleichartige* Receptoren oder afferente Nerven treffen. Auch innerhalb der afferenten Leitung kann keine solche Addition eintreten; einerseits gilt ja für die Fasern das Gesetz der isolierten Leitung, die Erregung einer Faser kann also eine Erregungswelle in einer zweiten Faser nicht beeinflussen; andererseits sind die einzelnen Erregungswellen, wie dies das Aktionsstrombild zeigt, Elementarvorgänge, die nicht miteinander verschmelzen können.

Die hypothetische Summierung kann also nur intrazentral angenommen werden. SHERRINGTON stellt sich vor, daß jede zentral ankommende Erregungswelle, auch wenn sie zunächst noch keinen Reflex auslöst, für einige Zeit an den Synapsen einen „*zentralen Erregungszustand*" hinterläßt, der allmählich abklingt, der aber durch eine rasch nachfolgende zweite afferente Erregungswelle verstärkt werden kann, so daß er durch sie oder eine noch später ankommende Welle über die Schwelle gehoben wird und zu einer Erregung der motorischen Einheit führt. Über das Wesen dieses zentralen summationsfähigen Erregungszustandes weiß man nichts. Es liegt der Gedanke nahe, daß es sich um einen Erregungsstoff im Sinne des Vagusstoffes LOEWIS oder des CANNONschen Sympathins handelt. Man könnte dann annehmen, daß die Konzentration dieses zum Teil abdiffundierenden oder sonstwie verschwindenden Stoffes um so höher wird, je frequenter die erregenden Wellen sind, die an den Synapsen ankommen oder von je mehr Dendriten gleichzeitig Wellen zu den betreffenden Synapsen gelangen (SHERRINGTON, 1925).

Neuerdings neigt SHERRINGTON (1932) mehr zu der Annahme, daß der zentrale Erregungszustand auf einer partiellen Depolarisation an den Synapsen beruhe, ähnlich wie der von LUCAS beobachtete „lokale Erregungszustand" des peripheren Nerven nach der Membrantheorie der Nervenleitung als eine partielle Depolarisation der Achsenzylindergrenzfläche angesehen wird.

Ein anderer Erklärungsversuch der Summation (Adrian und Lucas) geht von der Beobachtung aus, daß die Nervenfaser nach Ablauf des einer Erregungswelle folgenden Refraktärstadiums für kurze Zeit (etwa 0,015—0,1 Sekunden) in einen Zustand erhöhter Erregbarkeit gerät („übernormale Phase"), und daß die Fasern während dieser Phase eine Erregungswelle besser leiten als sonst. Auch an Reflexzentren läßt sich eine solche übernormale Phase nachweisen (Isayama, 1925), und es wäre denkbar, daß das Versagen eines ersten und das Wirksamwerden eines späteren Reflexreizes darauf zurückzuführen ist, daß die erste Erregungswelle an einer Synapse erlischt, während eine spätere Welle, die dann zeitlich in die der ersten Welle folgende übernormale Phase fällt, dadurch verstärkt wird und so das relative Leitungshindernis an der Synapse zu überwinden vermag. Ich halte es für sehr wahrscheinlich, daß dieser Mechanismus im Reflexablauf neben der eigentlichen Summation noch eine Rolle spielt.

Die Erscheinungen der Summation sind nicht nur an Reflexen, sondern besonders schön auch bei der Reizung vieler vegetativer Nerven zu beobachten. Solche Reizversuche haben gewisse Gesetzmäßigkeiten erkennen lassen, die mehrfach zur Aufstellung recht detaillierter, mathematisch gefaßter Theorien der Summation verleitet haben [L. Lapicque (1925), Ozorio de Almeida, Rosenblueth]. Ob diese Theorien einmal für die Erkenntnis zentraler Vorgänge von Wert sein werden, läßt sich zur Zeit noch nicht sagen. Ich glaube es kaum.

Auch bei Reflexen, die wir im allgemeinen geneigt sind als „rein spinal" anzusehen, scheinen die Summationsbedingungen nicht nur vom Verhalten des Rückenmarkes, sondern auch von dem höherer Zentren mit abzuhängen (Schriever). Dies zeigte sich bei der vergleichenden Untersuchung einfacher spinaler Reflexe an normalen Fröschen und an Fröschen nach Abtrennung der Lobi optici. Trennt man das Mittelhirn einige Stunden oder auch Tage vor der Reflexprüfung ab, so steigt die für niedrige Reizfrequenzen zur Auslösung der Reflexe nötige Spannung der Reizströme steil an, die Summationsfähigkeit nimmt also ab. Die Basis des Mittelhirns ist aber nicht nur von Bedeutung für das Summationsvermögen des Rückenmarks, sondern nach ihrer Abtrennung ändert sich auch der Reflexablauf: Die Reflexausbreitung wird geringer, das Refraktärstadium länger, und der Tonus der gesamten Körpermuskulatur läßt nach. Ähnlich wie die Abtragung des Mittelhirns soll die Durchschneidung der Hinterstränge im Bereiche des Halsmarks wirken. Schriever nimmt daher an, daß die vom Mittelhirn ausgehende Bahnung der spinalen Reflexe, ebenso wie z. B. der Tonus, reflektorisch angeregt werde.

Die hier bisher erörterten und erwähnten Versuche einer Deutung der Summationserscheinungen stützen sich auf den festen Boden der Physiologie des peripheren Nerven. Ich halte es für sehr wahrscheinlich, daß ihnen ein richtiger Kern zugrunde liegt, und daß bei relativ einfachen Reflexen, wie wir sie an einem decerebrierten oder spinalen Tier beobachten, intrazentral wirklich eine *Kumulierung* irgendeines mit dem Erregungsvorgang zusammenhängenden Etwas stattfindet. Untersuchen wir aber die Wirkung von verschieden aufgebauten Reizserien an komplizierteren Reflexvorgängen, so lassen uns die sogenannten Summationsgesetze so gut wie vollkommen im Stich. Sehr deutlich ist dies in den Versuchen Auerspergs am Schluckreflex zu sehen: Löst man diesen Reflex beim Kaninchen durch Reizung des N. laryngeus superior mit Serien verschieden frequenter Kondensatorentladungen aus, so findet man, daß die Chronaxie des N. laryngeus sich oft mit der Reizfrequenz ändert. Dieser außerordentlich wichtige Befund weist darauf hin, daß die Änderung der Reizfrequenz keineswegs nur die *Frequenz* der im Zentrum eintreffenden Erregungswellen ändert, sondern gleichzeitig auch ihre *Qualität*, denn mit der Chronaxie ändert sich nach vielfacher Erfahrung auch der Ablauf der einzelnen Erregungswelle. Wahrscheinlich ist dieses Verhalten auf eine je nach der Reizfrequenz wechselnde, elektive Ansprechbarkeit des Zentrums auf die Erregungswellen in verschiedenen afferenten Fasern zurückzuführen, so zwar, daß das Schluckzentrum bei hoher Reizfrequenz nur auf die Erregung von Fasern mit kurzer Chronaxie reagiert, bei niedriger Reizfrequenz auf die Erregung von Fasern mit langer Chronaxie. Die Frequenz ist also hier nicht nur für die Wirksamkeit der Reizserie maßgebend, sondern es kommt ihr auch eine ordinative Leistung zu, also eine Leistung, die wir messend, als Größe überhaupt nicht erfassen können.

Ob diese Beziehung zwischen wirksamer Reizfrequenz und Chronaxie der erregten sensiblen Fasern allgemeingültig ist oder nicht, bedarf noch der Untersuchung. L. und M. LAPICQUE (1929) haben bei der reflektorischen Erregung des M. dorso-cutaneus des Frosches mit verschiedenen Reizfrequenzen die gleiche Chronaxie gefunden; dagegen liegen Angaben über eine Änderung der Zeiterregbarkeit sensibler Nerven des Menschen mit der Reizfrequenz vor (ALTENBURGER, 1932).

Das Beispiel des Schluckreflexes zeigt ohne weiteres, wie kompliziert sich die Vorgänge in einem relativ noch einfachen Reflexgeschehen bei der Variation der einwirkenden Reize gestalten können. Bei einem völlig intakten und in jeder Hinsicht normal reagierenden Tiere kann von einer reinen Verstärkung oder Abschwächung der Reaktionen auf die als Reize wirkenden Umweltsänderungen überhaupt nicht mehr gesprochen werden, und damit verlieren wir dann jede feste Basis für das Studium der sogenannten Summationsvorgänge. „Wir können zwar im Experiment physikalisch streng definierte und variierbare Reize anwenden, aber die von der Reizgestalt abhängige *biologische* Wirksamkeit eines Reizes im Reflexgeschehen können wir nur schätzungsweise an seinem Erfolg erkennen. Damit hängt es zusammen, daß Reihen aufeinanderfolgender Reize nie wirklich „Reizsummen", sondern Reizgestalten sind, daß also alle sogenannten Summationsgesetze theoretisch schwach fundiert sind" (AUERSPERG).

5. Hemmung.

Wenn wir von dem rätselhaften Prinzip absehen, das ordnend in alle Leistungen des Rückenmarkes sowie in die Leistungen *jedes* lebenden Gebildes eingreift, so zeigen die spinalen Funktionen ein wechselvolles Ineinandergreifen zweier antagonistischer Vorgänge: der Erregung und der Hemmung motorischer Einheiten. So wie bei der Reizung eines afferenten Nerven bestimmte motorische Einheiten reflektorisch in Aktion treten, so wird durch die gleiche Reizung die Tätigkeit anderer motorischer Einheiten aufgehoben, oder es wird ihr In-Aktiontreten erschwert. Wir bezeichnen diese Erscheinung als *reflektorische Hemmung*.

Am motorischen Nerven oder an den Muskelfasern ließ sich während einer noch so starken reflektorischen Hemmung bisher keine Erregbarkeitsänderung nachweisen (VERWORN). Somit muß der Ort der Hemmungswirkung intrazentral liegen. Wahrscheinlich kann die Tätigkeit der Vorderhornzellen selbst gehemmt werden, sicher spielen sich aber auch Hemmungsvorgänge an anderen zentralen Funktionsstätten ab, an automatisch tätigen Zentren usf.

Im allgemeinen gelten für die Auslösung und für den Verlauf von hemmenden Reflexen genau die gleichen Gesetzmäßigkeiten wie für erregende Reflexe. Dies ergibt sich schon aus der Tatsache, daß jeder Reiz, der reflektorisch eine Muskelerregung hemmt, gleichzeitig andere Muskeln zur Kontraktion bringt. Dabei besteht dann zwischen den erregten und den gehemmten Muskeln immer ein *funktioneller Antagonismus*, so daß wir mit SHERRINGTON von einer „reziproken" *Innervation* der Antagonisten sprechen. Ganz allgemein gilt für die der Lokomotion dienenden Extremitätenreflexe das Gesetz, daß die Reizung einer Hautstelle oder eines sensiblen Nerven eine Kontraktion der Beuger und eine Hemmung der Strecker an dem Bein der gereizten Seite auslöst und gleichzeitig eine Kontraktion der Strecker und eine Hemmung der Beuger an dem Bein der Gegenseite.

So wie ein Einzelreiz eine Reflexzuckung auslösen kann, so kann auch ein den sensiblen Nerven treffender Einzelreiz, also ein Einzelschwarm afferenter Erregungswellen in einem Nervenfaserkabel (ja vielleicht sogar eine Einzel-erregung in einer einzigen afferenten Faser) eine hemmende Wirkung ausüben. Diese hemmende Wirkung kann sich z. B. in einer Abschwächung einer später ausgelösten Reflexzuckung äußern. Variiert man nun systematisch das zeitliche Intervall zwischen einem hemmenden und einem ihm folgenden erregenden Einzelreiz, so läßt sich aus der jeweiligen Abnahme der bei der Reflexzuckung erreichten Spannung annähernd der zeitliche Verlauf des durch den ersten Einzelreiz ausgelösten Hemmungsvorganges ermitteln [Samojloff und Kisse-leff, 1927 (1), Bremer, 1931, Eccles und Sherrington, 1931 (6), Matthes und Ruch, 1933]. Die Gesamtdauer einer solchen „Einzelhemmung" ist bei den einzelnen Reflexen verschieden. Beim ipsilateralen Beugereflex der Katze beginnt die Wirkung eines hemmenden Einzelreizes auf einen ihm folgenden erregenden Einzelreiz etwa nach 6—8 σ, und sie erreicht ihr Maximum nach 0,03—0,08 Sekunden; nach einigen Zehntelsekunden ist sie erloschen. Viel länger hält die hemmende Wirkung eines ipsilateralen Einzelreizes bei Streck-reflexen an; der Patellarreflex der spinalen Katze ist nach einem den zentralen Ischiadicusstumpf treffenden Reiz 0,3 Sekunden lang überhaupt nicht aus-lösbar, und noch während etwa 1—3 Sekunden geschwächt (Ballif, Fulton und Liddell). Wahrscheinlich beseitigt hier der hemmende Reiz auch jenen dauernden unterschwelligen Erregungszustand des Extensorenzentrums, der zur Auslösung des Kniesehnenreflexes nötig ist. Ebenso wie die Sehnenreflexe können auch die übrigen Erregungsformen der Strecker (der gekreuzte Streck-reflex, die Nachentladung nach Beendigung einer kontralateralen Reizung, der Streckertonus während der Enthirnungsstarre usf.) durch Einzelreizungen eines ipsilateralen Nerven gehemmt werden.

Wesentlich kräftiger wird die Hemmung, wenn nicht Einzelreize, sondern — wie dies physiologischerweise bei der Receptorenerregung wohl immer der Fall ist — *Reizserien* als hemmende Reize wirken. Auch hält die Hemmung bei repetierenden Reizen viel länger an.

Die Tatsache, daß eine einzige Erregungswelle in einem Nerven unter Um-ständen Sekunden lang hemmend wirken kann, war maßgebend für die theo-retische Deutung der Hemmungsvorgänge, die ich hier einschalten will.

Noch bis vor kurzem glaubte man, die intrazentralen Hemmungen als einen Spezialfall des sogenannten Wedensky-*Phänomens* ansehen zu können. Dieses Wedensky-Phänomen tritt bei einer zu frequenten Reizung eines motorischen Nerven auf; es fällt dann jeder einzelne Reiz in das relative Refraktärstadium der vorangehenden Erregungswelle, so daß er nur eine schwache Erregung (analog einer früh auftretenden Extrasystole des Herzens) auszulösen vermag. Solche schwache Erregungswellen sind im Gegensatz zu normalen nicht im-stande, eine mit einem Dekrement leitende Stelle, auf die sie in ihrem weiteren Verlaufe, z. B. im Nervenendorgan stoßen, zu passieren. Sie können also den Muskel nicht mehr erregen. Fröhlich, 1907 (1), 1907 (2), hat als erster die Theorie aufgestellt, daß auch die *intrazentralen* Hemmungen auf diese Weise zustande kämen, und in der Tat hat eine Reihe von Versuchsergebnissen für die Richtigkeit dieser „*Interferenztheorie*" gesprochen, die von Verworn (1914), Adrian (vgl. Lucas, 1917), Forbes (1921) und von mir selbst [1922 (3), 1929 (6)] vertreten wurde.

Reizt man einen reflexerregenden und einen -hemmenden sensiblen Nerven gleichzeitig mit Reizserien von etwas verschiedener Frequenz (z. B. mit 50 und mit 51 Reizen pro Sekunde), so zeigt es sich, daß jedesmal dann eine Hemmung eintritt, wenn die erregenden Wellen (z. B. die „50"er Wellen) in das Refraktärstadium der hemmenden (z. B. der „51"er) fallen, und daß umgekehrt die Hemmung aufhört, sobald die hemmenden Wellen ihrerseits in das Refraktärstadium der erregenden fallen (Methode der „schwebenden" Reizung, BRÜCKE, 1922). Aus diesen Versuchen geht zweifellos hervor, daß die erregenden und die hemmenden Impulse intrazentral über eine gemeinsame Strecke verlaufen müssen, ferner daß die hemmenden Wellen im Refraktärstadium der erregenden ihre Wirkung verlieren und umgekehrt.

Für den Ausbau der Interferenztheorie war aber noch die Annahme nötig, daß sich die erregenden und die hemmenden Wellen irgendwie voneinander unterscheiden müßten, und zwar wurde angenommen, daß die hemmenden Wellen relativ *schwächer* seien als die erregenden [vgl. hierzu die ausführliche Darstellung bei BRÜCKE, 1929 (6)].

Wenn die Vorstellung richtig wäre, daß die Reflexhemmung dadurch zustande käme, daß die reflexerregenden Wellen in das Refraktärstadium schwächerer, nicht erregender Wellen fallen, so dürfte eine einzelne hemmende Welle nur während der Dauer ihres Refraktärstadiums, also nur wenige Tausendstelsekunden lang, eine hemmende Wirkung ausüben. Wir haben aber gesehen, daß eine Einzelwelle mehrere Sekunden lang hemmend wirken kann, wir werden ferner noch die Tatsache besprechen, daß sich der Hemmungseffekt mehrerer Wellen („starke Hemmungsreize") summieren kann, und daß eine Hemmung die Entladungsfrequenz der motorischen Einheiten herabsetzen kann. Alle diese Tatsachen, die wir in erster Linie den Untersuchungen SHERRINGTONs und seiner Mitarbeiter verdanken, zwingen uns dazu, die Interferenztheorie aufzugeben. Auch ADRIAN, der diese Theorie früher vertreten hat, hat sich jetzt den Vorstellungen SHERRINGTONs angeschlossen (ADRIAN und BRONK, 1929).

Über den Wirkungsmechanismus der peripheren Hemmungen im vegetativen System haben wir durch die Entdeckung des Vagus- und des Acceleransstoffes (O. LOEWI) und des Sympathins (CANNON) Klarheit gewonnen. Es liegt der Gedanke nahe, daß auch die intrazentralen Hemmungsvorgänge in ähnlicher Weise zustande kommen [SHERRINGTON, 1925, SAMOJLOFF und KISSELEFF, 1927 (1)]. So wie SHERRINGTON die zentrale Summation der Erregung auf einen „zentralen Erregungszustand" zurückführt, ebenso nimmt er an, daß die hemmenden Impulse an den Synapsen der Vorderhornzellen oder interkalierter Neuronen einen „*zentralen Hemmungszustand*" setzen, dessen Wirkungen in jeder Hinsicht dem Erregungszustand entgegengesetzt sind. Die erwähnten Beobachtungen über das An- und Abklingen einer intrazentralen Hemmung würden uns also den Verlauf dieses zentralen Hemmungszustandes lehren.

Die Annahme, daß die intrazentralen Endigungen sensibler Nervenfasern bei ihrer Erregung an ihrer Wirkungsstätte (den Synapsen ?) spezifische Hemmungs- oder Erregungsstoffe freiwerden lassen, hat an und für sich nichts Befremdendes, denn wir wissen, daß zu den Gefäßen ziehende Kollateralen sensibler Nerven bei ihrer Erregung vasodilatatorisch wirkende Stoffe auftreten lassen (LEWIS), und daß die Reizung sensibler Nerven in motorisch entnervten Muskeln zur Bildung acetylcholin-ähnlicher Substanzen führt (DALE und GASSER).

Es fragt sich nun, wie diese Annahme eines *spezifischen* intrazentralen Hemmungsvorganges mit den feststehenden Ergebnissen der schwebenden Reizung erregender und hemmender afferenter Fasern in Einklang zu bringen ist. Diese Ergebnisse sprechen unbedingt dafür, daß die erregenden und hemmenden Impulse intrazentral eine gemeinsame Strecke durchlaufen. Andererseits hatten aber schon die Anhänger der Interferenztheorie angenommen, daß zwischen den erregenden und den hemmenden Wellen ein Unterschied bestehen müsse. Wenn dieser Unterschied wirklich nur in der *Stärke* der Wellen bestünde, so müßte man annehmen, daß schwache Erregungswellen an den Synapsen der Ganglienzellen den zentralen Hemmungszustand, starke Wellen den zentralen Erregungszustand auslösten. Dabei könnte die Frage offen bleiben, ob die Hemmung und die Erregung von den gleichen oder von verschiedenen Synapsen aus die Ganglienzelle beeinflußt. Wenn nur eine einzige Synapsenart vorläge, müßten wir eine elektive Abstimmung der im Zentrum erregend und hemmend wirkenden Mechanismen auf die Art der den Synapsen zufließenden Erregungswellen annehmen, ähnlich wie dies die Resonanztheorie von P. Weiss fordert.

Wenn wir bei der Reizung einer Hautstelle oder eines Nervenstammes sowohl erregende als auch hemmende Reflexwirkungen beobachten, so taucht die Frage auf, ob diese beiden Wirkungen von den gleichen oder von verschiedenen afferenten Nervenfasern ausgelöst werden. Die Schemata der Abb. 7 zeigen diese beiden Möglichkeiten. Wir können annehmen, daß eine afferente Faser im Rückenmark einerseits erregende, andererseits hemmende Kollateralen abgibt (H. E. Hering, 1902). Dies ist die heute im allgemeinen herrschende Ansicht (Schema a der Abb. 7). Andererseits könnten wir auch annehmen, daß in den gemischten Nerven reflexerregende und -hemmende Fasern getrennt verlaufen (Schema b). Daß eine solche funktionelle Trennung afferenter Fasern vorkomme, scheint aus Versuchen von G. Kato und seinen Mitarbeitern hervorzugehen.

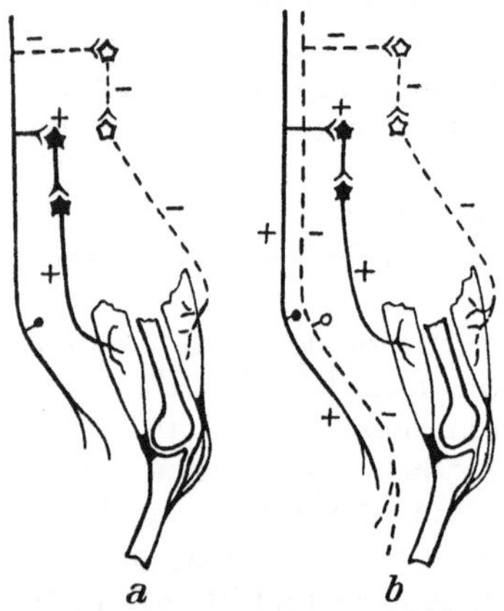

a   *b*

Abb. 7 a u. b. Schemata zur Erklärung der reziproken Hemmung beim gleichseitigen Beugereflex. Die ausgezogenen und mit + bezeichneten Fasern wären erregend; die gestrichelten und mit — bezeichneten hemmend. a Annahme einer einzigen, sich intrazentral gabelnden Faser; b Annahme getrennter erregender und hemmender afferenter Fasern.

Kato hat eine einzelne Faser des N. peroneus der Kröte auf eine bis zu 10 mm lange Strecke isoliert und alle übrigen Fasern dieses Nerven durchschnitten, so daß also alle den peripheren Abschnitt treffenden Reize nur durch diese eine Nervenfaser zum Rückenmark gelangen konnten. Unabhängig von der Stärke und der Frequenz der verwendeten Reize löste eine solche isolierte Nervenfaser immer nur entweder eine Kontraktion des kontralateralen oder eine Hemmung des ipsilateralen M. gastrocnemius aus. Dabei erwies sich der Effekt abhängig vom Durchmesser der Faser: Fasern von 9—11 μ Durchmesser wirkten unter allen Umständen (auch nach Strychninvergiftung) hemmend, sie haben ihr physiologisches Reizende innerhalb der Muskulatur; Fasern von 6—7 μ Durchmesser lösten stets Reflexkontraktionen aus (Reizende in der Haut oder in den Gelenken). Nach diesen Beobachtungen wären also Reflexerregung und -hemmung als Funktionen *verschiedener*, auch durch Unterschiede ihres Querschnittes charakterisierter Nervenfasern anzusehen.

Eine andere Hypothese für die Erklärung der reziproken Hemmung hat Graham Brown, 1914 (5) aufgestellt: Vom Neuriten einer motorischen Vorderhornzelle zweigen bald nach seinem Austritt aus der Zelle Kollateralen ab; wenn nun z. B. solche Kollateralen, die von einer Flexoren-Nervenfaser abgehen, zu den Ursprungszellen der Extensorenfasern hinzögen, so könnten bei der Erregung des betreffenden Flexorenneurons durch diese Kollateralen hemmende Impulse zu der Extensor-Vorderhornzelle verlaufen. Diese Hypothese hat sich bei einer experimentellen Prüfung durch Forbes und seine Mitarbeiter (1933) als nicht haltbar erwiesen.

So wie eine zentral ausgelöste Kontraktion auf zweierlei Weise verstärkt werden kann durch Zunahme der Zahl der erregten motorischen Einheiten sowie durch eine Erhöhung ihrer Entladungsfrequenz, so kann auch die Hemmung in doppelter Weise abgestuft werden; es können durch Erregung hemmender afferenter Fasern einzelne oder auch alle erregten motorischen Einheiten zur Ruhe gebracht werden oder es kann ihre Entladungsfrequenz abnehmen. Auch hierdurch wird die Spannung des erregten Muskels herabgesetzt. Der schönste Beweis für diese Graduierbarkeit der Hemmung innerhalb einer einzelnen motorischen Einheit scheint mir in dem Verhalten der Aktionsströme zu liegen. Die Abb. 8 zeigt die Abnahme der Wellenfrequenz in einer motorischen Einheit eines reflektorisch erregten Extensors während einer vorübergehenden Hemmung durch Reizung eines ipsilateralen Nerven. Die (von der Reizfrequenz völlig unabhängige) Frequenz der Erregungswellen nimmt während der Hemmung von 20 auf etwa 7 pro Sekunde ab und kehrt nach Schluß der hemmenden Reizung rasch wieder zur ursprünglichen Höhe zurück [DENNY BROWN, 1929 (2)].

Wie dies schon aus den bisher erörterten Tatsachen hervorgeht, gelten fast alle Gesetzmäßigkeiten, die für die erregenden Reflexe gültig sind, auch — mutatis mutandis — für die hemmenden Reflexe. Der Hemmungsvorgang kann bei der Erregung nur weniger hemmender afferenter Fasern unterschwellig bleiben; je mehr hemmende Fasern erregt werden, desto mehr motorische Einheiten werden teils vollkommen außer Aktion gesetzt, teils zu einer Ver-

langsamung der Entladungsfrequenz gebracht. Aufeinanderfolgende Erregungswellen im hemmenden afferenten Nerven führen zu einer zentralen Summation, zu einer Verstärkung des Hemmungsvorganges. Der zentrale Hemmungszustand ist dem zentralen Erregungszustand antagonistisch; eine schwache Hemmung kann

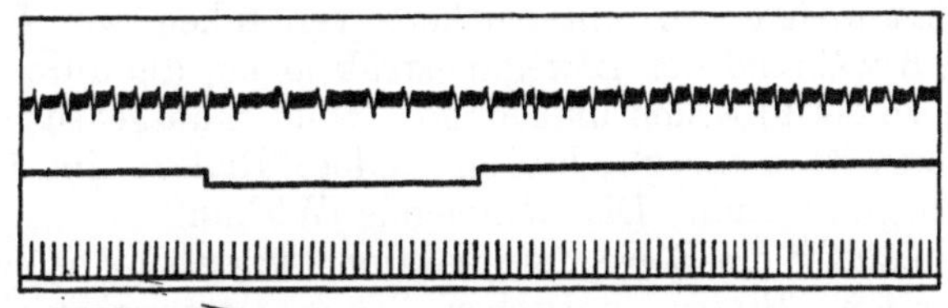

Abb. 8. Frequenzabnahme der Aktionsströme einer einzelnen motorischen Einheit eines Extensors während einer vorübergehenden reflektorischen Hemmung. (Das Reizsignal gibt die Dauer der Hemmung an; Zeitmarken = 0,02 Sek.) [Nach DENNY BROWN, 1929 (2).]

die Entwicklung des Erregungszustandes in den einzelnen motorischen Einheiten in verschiedenem Ausmaße verzögern, so daß der Gesamtablauf des Reflexes träger wird; eine stärkere Hemmung kann einen bestehenden Erregungszustand vollständig kompensieren, so daß die betreffenden motorischen Einheiten in Ruhe bleiben, und bei starken und frequenten Reizen kann der zentrale Hemmungszustand so stark werden, daß die betroffenen motorischen Einheiten auch auf relativ starke erregende Reize nicht mehr reagieren.

So wie die Schlagfrequenz des Herzens sowohl vom Vagus als auch vom Accelerans durch Steigern oder Senken des Tonus dieser Nerven doppelsinnig verändert werden kann, so kann auch jede Muskelkontraktion durch Änderung des zentralen Erregungs- oder Hemmungszustandes sowohl gesteigert als auch herabgesetzt werden. Der jeweilige Spannungszustand beruht auf einem „Kompromiß", auf der „algebraischen Summe" der beiden entgegengesetzten zentralen Einflüsse [SHERRINGTON, 1908 (6)].

Ein bemerkenswerter Unterschied zeigt sich zwischen dem zentralen Erregungs- und dem Hemmungszustand bei der Einwirkung *rückläufiger* Erregungswellen auf das motorische Zentrum. Diese Methode der rückläufigen Erregung (antidromic impulse, backfiring) ist von DENNY BROWN, 1929 (2) erdacht worden. Reizt man einen gemischten Nerven nach Durchschneidung seiner dorsalen Wurzeln mit einem Einzelreiz, so beobachtet man einerseits eine Muskelzuckung, andererseits verläuft aber (entsprechend dem doppelsinnigen Leitungsvermögen der Nervenfaser) auch eine Erregungswelle zentripetal zur Vorderhornzelle. Es hat sich nun gezeigt, daß nach einer solchen antidromen Erregung die Reflexerregbarkeit des motorischen Zentrums etwa 5 σ lang ganz aufgehoben und weitere 5 σ lang herabgesetzt ist [DENNY BROWN, 1929 (2), ECCLES, 1931]. Es besteht also sozusagen nach dem Eintreffen einer rückläufigen Erregungswelle erst ein absolutes, dann ein relatives Refraktärstadium der Vorderhornzelle. Es wurde oben erörtert, daß zwei unterschwellige, den sensiblen Nerven treffende Einzelreize einen Reflex auslösen können, daß also der erste Reiz einen unterschwelligen zentralen Erregungszustand setzt, der die Wirkung des zweiten fördert. Schickt man nun zwischen zwei solchen unterschwelligen Reizen eine antidrome Erregungswelle durch die motorische Faser (nach Durchschneidung der dorsalen Wurzeln) in die Vorderhornzelle, so zeigt es sich, daß diese Welle den durch den ersten sensiblen Einzelreiz gesetzten unterschwelligen Erregungszustand aufhebt oder abschwächt. Im Gegensatz hierzu wird der zentrale Hemmungszustand durch antidrome Impulse nicht beeinflußt [Eccles und Sherrington, 1931 (6)].

Wir haben bisher im allgemeinen isolierte Hemmungsvorgänge an einzelnen Muskelgruppen betrachtet und ihre theoretische Deutung versucht. Unser Gesichtsfeld war auf die isolierten Hemmungserscheinungen am Reflexpräparat beschränkt. Nun wissen wir aber aus täglichen Erfahrungen an Tieren wie auch am Menschen, daß viele Umweltreize viel weiter reichende Hemmungen der Motorik bewirken können. Einen Versuch, diese Vorgänge am Verhalten des Gesamttieres zu untersuchen, verdanken wir Beritoff (1929). Er zeigte, daß während der Bewegungsreaktionen, die durch sehr verschiedene Schmerzreize bei Fröschen und jungen Hunden ausgelöst werden (Abwehr-, Befreiungsversuche usf.), gleichzeitig andere Reflexe im Bereich des ganzen Körpers gehemmt sind. Die hemmende Wirkung ist im allgemeinen um so stärker, je stärker die Bewegungsreaktion ist; dabei sind propriozeptive Reflexe (Lokomotion, Zittern, statischer Tonus, Atmung) viel leichter unterdrückbar als nozizeptive Reflexe. Dieser Zustand einer sich weit ausbreitenden Hemmung geht auch bei fortdauernder Reizung nach einer oder mehreren Minuten vorüber, worauf die Reflextätigkeit zur Norm zurückkehrt. In diesem Zusammenhange sei auch der interessanten Beobachtung von Hess (1924) gedacht, daß die Muskeln eines gebrochenen, schmerzenden Beines eines Hundes sich am allgemeinen Kältetremor des Tieres nicht beteiligten. Es sind aber nicht nur Schmerzreize, die so ausgedehnte Hemmungen auslösen können; ähnlich, wenn auch schwächer, können auch leichte Hautreize, wie z. B. das Streicheln, wirken. Daß auch an diesen Hemmungen das Großhirn nicht beteiligt zu sein braucht, wissen wir aus der beruhigenden Wirkung, die das Streicheln auch am großhirnlosen Kinde hat (Edinger).

6. Die elementare intermuskuläre Koordination.

Alles bisher über die Reflexabstufung Gesagte gilt mutatis mutandis nicht nur für den Fall, daß ein einzelner Muskel als Erfolgsorgan der Reflexe betrachtet wird. Normalerweise reagieren — wenn wir von den Eigenreflexen der Muskeln absehen — auf jeden afferenten Reiz immer motorische Einheiten *mehrerer* Muskeln, die eben in ihrer gemeinsamen Aktion den erforderlichen Bewegungs- oder Spannungseffekt zustande bringen. Jedes motorische Zentrum ist plurimuskulär. Der einfachste spinale Reflex „*denkt*", wie Hughlings Jackson sagte, *in Bewegungen und nicht in Muskeln*. Ich wähle als Beispiel den von Sherrington (1910) so eingehend studierten nozizeptiven ipsilateralen Beugereflex („Verkürzungsreflex") der Katze. Bei diesem Reflex werden schon bei schwachen Reizen annähernd gleichzeitig einzelne motorische Einheiten in all jenen Muskeln erregt, die zu einer Beugung im Hüft-, Knie- und Sprunggelenk führen. Wird der Reiz verstärkt, so treten alle diese Muskeln, wenn auch nicht proportional, stärker in Aktion, mitunter auch von einzelnen Muskeln, je nach ihrer Insertion, nur bestimmte Anteile. Gleichzeitig werden die Antagonisten gehemmt. Sherrington fand, daß einzelne Muskeln der hinteren Extremität sich an diesem Reflex überhaupt nicht beteiligen; er nennt unter ihnen die verschiedenen Glutei, den Peroneus brevis und tertius und den Tibialis posticus. Auch je nach der Hautstelle oder dem sensiblen Nerven, von dem aus der Beugereflex ausgelöst wird, ist die Reflexgestalt, also der Anteil, den die einzelnen Muskeln an der Bewegung nehmen, verschieden. Auch bei einer an einer gemeinsamen Sehne angreifenden Muskelgruppe finden sich Differenzen in dem Verhalten der einzelnen Partner. Solche Unterschiede sind z. B. im Verhalten der einzelnen den M. quadriceps fem. zusammensetzenden Muskelbäuche beim gekreuzten Streckreflex beobachtet worden; der Vastus lat. und med. reagieren im allgemeinen gleichartig, während das Verhalten des Rectus femoris — vielleicht weil er über zwei Gelenke wirkt — recht abweichend ist (Eccles und Granit).

Eine elementare Reflexkoordination zeigt sich bei allen exterozeptiven Reflexen („Fremdreflexen") in der *reziproken Innervation der Antagonisten*. Ganz allgemein definiert, verstehen wir unter reziproker Innervation die Erscheinung, daß bei der Erregung der Zentren efferenter Nerven gleichzeitig fast immer die Zentren jener efferenter Nerven gehemmt werden, deren Erfolgsorgan dem erregten Erfolgsorgan irgendwie entgegenwirkt. Den einfachsten Fall bilden die Beuger und Strecker eines Gelenkes; eine reflektorische, spontane oder willkürliche Erregung der Beuger eines Gelenkes wird in der Regel von einer Hemmung des zugehörigen Streckerzentrums begleitet und umgekehrt. Überflüssige und störende Kontraktionszustände werden so während der Ausführung einer Bewegung durch zentrale Hemmung abgeschwächt oder völlig aufgehoben. Auch hier gilt Pflügers Wort, daß es sich „nicht darum handelt, bestimmte Motoren zu innervieren, sondern bestimmte Zwecke zu erreichen". Dementsprechend erschlafft bei der reziproken Hemmung nie ein einzelner Muskel, sondern immer eine Gruppe von Muskeln mit gleicher Funktion. Der Physiologe muß den Begriff des Antagonismus viel weiter fassen als der Anatom. Zwei Muskeln können einmal als Synergisten, das andere Mal als Antagonisten wirken. So z. B. sind Zwerchfell und Bauchmuskulatur bei der Atmung Antagonisten, für die Bauchpresse Synergisten. Das gleiche gilt bei den äußeren Augenmuskeln für die beiden Recti mediales: sie arbeiten zusammen bei Konvergenzbewegungen der Bulbi, aber gegeneinander bei der Seitwärtswendung des Blickes; während also beim Blick nach rechts der linke Rectus medialis sich kontrahiert, erschlafft reziprok der rechte, fixieren wir aber ein nahes Objekt, so kontrahieren sich beide Mediales gleichzeitig.

Auch an den Extremitäten kennen wir Reflexe, bei denen statt der reziproken Hemmung eine gleichzeitige Kontraktion antagonistisch wirkender Muskeln eintritt. Dies ist z. B. dann der Fall, wenn eine möglichst kräftige Fixierung einer Gelenkstellung erreicht werden soll. Besonders deutlich ist dies bei der dem Stehakt dienenden „positiven Stützreaktion" zu sehen. Diese tonische Reaktion besteht in einer reflektorischen statischen Streckerversteifung der Extremitäten bei Druck auf die Sohlenhaut. Sie erlischt bei der passiven Beugung des Endgliedes der Extremität („negative Stützreaktion"). Bei der positiven Stützreaktion kontrahieren sich z. B. an der vorderen Extremität gleichzeitig alle Strecker und Beuger von Zehen und Handgelenken, Triceps und Biceps fixieren gemeinsam das Ellbogengelenk, ebenso wird das Schultergelenk allseitig festgestellt und die Scapula an den Rumpf fixiert [Schoen, 1926 (1, 2)]. An der hinteren Extremität wird mitunter beim Eintreten der Stützreaktion während der Kontraktion der Strecker eine reziproke Erschlaffung der Beuger beobachtet (Pritchard). „Es kommt völlig auf die Gesamthandlung, in die ein Paar antagonistischer Muskeln hineingestellt ist, an; sie entscheidet, ob reziproke oder simultane Innervation erfolgt" (v. Weizsäcker).

Ein Muskel, der über zwei Gelenke hinwegzieht, wirkt oft auf das eine als Beuger, auf das andere als Strecker, so zieht z. B. der Gastrocnemius über die Beugeseite des Kniegelenkes und über die Streckseite des Sprunggelenkes, dennoch kontrahieren sich der Gastrocnemius und der Quadriceps femoris beim Streckreflex gleichzeitig und die Insertionsverhältnisse des Gastrocnemius wirken dahin, daß eine Quadricepskontraktion nicht nur das Kniegelenk, sondern zugleich auch das Sprunggelenk streckt, wobei der Gastrocnemius die Quadricepswirkung schon rein passiv, gewissermaßen wie ein langes Band, auf das Sprunggelenk überträgt. Quadriceps und Gastrocnemius wirken also beim Streckreflex in gewissem Sinne synergisch, sie sind im Hinblick auf das Kniegelenk nur „Pseudoantagonisten" (Sherrington, 1932).

Eine reziproke Beziehung besteht auch zwischen dem Verhalten symmetrischer Muskelgruppen der rechten und linken Extremität bei den meisten Formen der Lokomotion (Anspannen der Strecker eines Beines, während das andere Bein gehoben wird).

Die reziproke Innervation findet sich aber nicht nur in der Motorik: bei jeder reflektorischen Erregung des Herzvagus wird der Tonus des Accelerans gehemmt (Brücke, 1917); die gleiche reziproke Beziehung besteht zwischen dem Tonus der Vasodilatatoren und Constrictoren, und wahrscheinlich auch bei allen übrigen doppelsinnigen vegetativen Organinnervationen. Ein funktioneller Antagonismus besteht weiter zwischen der Wandmuskulatur von Hohlorganen und den sie abschließenden Sphincteren, und so dürfen wir wohl auch von einer reziproken nervösen Beeinflussung des Detrusor und des Sphincter vesicae, vielleicht der Rectal- und Bauchmuskulatur und des Sphincter ani sprechen, und in noch weiterem Sinne könnten wir auch die gleichzeitige Kontraktion und Erschlaffung benachbarter Partien eines schlauchförmigen Hohlorganes bei der Peristaltik mit hier anführen.

Für die Zusammenarbeit der verschiedenen Muskeln, also auch für die reziproke Innervation, könnten die spinalen Mechanismen zum Teil durch die Verteilung der afferenten Wege auf die Gesamtheit der beeinflußten motorischen Kerne *prädestiniert* sein. Dennoch spielt aber bei der Koordination der Muskelaktionen noch ein zweiter Modus eine wichtige Rolle; wenn ein Muskel z. B. durch einen exterozeptiven Reflex (oder auch nur durch Reizung seines motorischen Nerven) zur Kontraktion gebracht wird, so werden durch die Spannungszunahme seiner Fasern seine propriozeptiven Receptoren und die seiner Sehne gereizt, und diese lösen nun selbst wieder neue propriozeptive Reflexe aus, die sinnvoll mit dem sie auslösenden exterozeptiven zusammenarbeiten („alliierte" Reflexe, Sherrington). Diese Reflexallianz spielt sicher bei jedem Bewegungsvorgang eine Rolle und sie ist — wenigstens zum Teil — maßgebend für die reziproke Innervation der Antagonisten. Bringt man z. B. die M. semimembranosus und semitendinosus (Kniebeuger) durch die Reizung der ersten sacralen ventralen Wurzel zur Kontraktion, so werden propriozeptive Endigungen in diesen Muskeln erregt, die ihrerseits reflektorisch den Tonus des Quadriceps (des Kniestreckers) herabsetzen (Cooper und Creed).

Weit mehr Erfahrungen liegen über die Allianz *gleichsinniger,* einander unterstützender extero- und propriozeptiver Reflexe vor. Die Mehrzahl der von der Haut auslösbaren Reflexe (Lokomotionsreflexe, Reflexe, die eine Änderung der Lage des Körpers oder seiner Teile bewirken, usw.) lassen sich nicht nur von dem betreffenden Hautrezeptionsfelde, sondern auch von den sensiblen Nerven der in Aktion tretenden Muskeln auslösen. Sie besitzen also ein zweites, ein *propriozeptives Rezeptionsfeld.* Es gilt dies aber nicht für alle Reflexe, z. B. nicht für einen so rein transitorischen phasischen Reflex, wie den Kratzreflex. Auffallend ist es, daß sich auch durch Dehnung oder elektrischer Reizung eines

Augenmuskels keine Reflexe auf das zweite Auge auslösen lassen (GÖRAN DE MARÉ).

Diese Reflexallianz hat wohl immer eine *Selbstverstärkung* der Reflexe zur Folge; wenn der exterozeptiv ausgelöste Reflex eine gewisse Stärke erreicht hat, werden die intramuskulären Receptoren durch die Spannungszunahme (wahrscheinlich nicht durch Formänderung) des Muskels erregt, und sie lassen neue Reflexbogen in Aktion treten, deren Wirkung sich zu der der exterozeptiven summiert. Im allgemeinen scheint die propriozeptive Komponente der Reflexe träger zu verlaufen, und so dürfte — wenigstens zum Teil — von ihr die Glätte des An- und Abklingens von Reflexen abhängen [SHERRINGTON (1909), RANSON, HINSEY und TAYLOR (1929)]. Auch wissen wir aus den Versuchen von BRONK, daß Muskelreceptoren während der Dehnung des betreffenden Muskels viele Minuten lange erregt bleiben, so daß der Übergang eines phasischen Reflexes zu einer tonischen Haltung wohl in erster Linie auf sekundäre propriozeptive Impulse zurückzuführen sein dürfte; „die Haltung folgt der Bewegung wie ein Schatten".

III. Die zeitliche Koordination der Reflexe.
1. Der Reflexnachschub (Recruitment).

Wenn wir von Augenblicken größter Gefahr absehen, so innervieren wir bei unseren Bewegungen nie *alle* Fasern einer Muskelgruppe, und auch von jenen motorischen Einheiten, die wir zur Erreichung eines Zieles jeweils innervieren, treten zunächst nur wenige, und erst allmählich immer mehr und mehr in Aktion. Die gleiche Beobachtung können wir bei Reflexen machen und hier läßt sich auch das Tempo des Anklingens der Innervation in der Weise feststellen, daß wir den allmählichen Anstieg eines Reflextetanus vergleichen mit dem steilen Anstieg eines vom motorischen Nerven aus ausgelösten Tetanus, bei dem ja alle erregten motorischen Einheiten *gleichzeitig* erregt werden. SHERRINGTON hat für das allmähliche In-Aktion-treten der an einem Reflex beteiligten motorischen Einheiten den Ausdruck „recruitment" gewählt (Verstärkung einer Truppe, Aushebung neuer Rekruten) für den wir kein ebenso prägnantes Wort haben. Am ehesten scheint mir „Reflexnachschub" seinen Sinn wiederzugeben.

Es gibt aber auch Reflexe, bei denen der Anstieg fast oder ebenso steil verläuft wie bei einem motorischen Tetanus. Ein Beipsiel hierfür bietet der nozizeptive Beugereflex, bei dem es ja darauf ankommt, die Extremität möglichst rasch aus der Gefahrenzone zu bringen. Solche Reflexe werden heute nach SHERRINGTONs Vorschlag vielfach als Reflexe vom „d'emblée-Typus" bezeichnet, also als plötzlich, auf einmal anspringende Reflexe. Dieser Typus scheint speziell für viele nozizeptive Reflexe charakteristisch zu sein; so finden wir ihn bei den verschiedenartigsten durch taktile Reize auslösbaren Ohrmuschelreflexen der Katze, beim Zungen-Kieferreflex, beim Blinzelreflex und auch bei den ihrem Sinne nach auch als nozizeptiv anzusehenden Sehnenreflexen.

Im Reflexnachschub äußert sich die einfachste Koordination der Elementarreflexe. Der Nachschub erfolgt um so langsamer, je schwächer und je weniger frequent die auslösenden Reize sind, je langsamer also die zentrale Summation eine motorische Einheit nach der anderen in Erregung versetzt und je langsamer dementsprechend auch neue propriozeptive Reflexbogen in Aktion treten. Vollkommen analog zum Reflexnachschub sieht man bei entsprechend gewählten hemmenden Reizen oft ein ganz *allmähliches* Absinken des Reflextetanus, also sozusagen eine allmähliche Demobilisierung der motorischen Einheiten, ein „derecruitment" oder ein „Hemmungsrecruitment". Eine große Rolle spielen bei diesem zeitlichen Protrahieren des Reflexan- und -abstieges auch die Verkürzungs- und Verlängerungsreaktionen, jene eigentümlichen, dem „plastischen

Tonus" zugrunde liegenden propriozeptiven Kontraktionen bzw. Hemmungen bei passiver Annäherung oder Entfernung der Ansatzpunkte eines Muskels.

Wie groß die Rolle ist, die der propriozeptiven Reflexkomponente bei dem allmählichen Reflexnachschub zufällt, geht aus einem Vergleich des Anstieges des gekreuzten Streckreflexes an einem normalen und einem desafferentierten Muskel hervor; während normalerweise die Reflexkontraktion eines Vastus durch viele Sekunden hindurch ansteigt, erreicht sie an einem seiner sensiblen Innervation beraubten Muskel 90% der Maximalspannung schon nach einer Zeit (z. B. 200 σ), die nur wenig länger ist als die entsprechende Anstiegszeit bei der faradischen Reizung des motorischen Nerven (160 σ). Am desafferentierten Muskel (ebenso wie in der Strychninvergiftung) zeigt also auch der gekreuzte Streckreflex den d'emblée-Typus [Liddell und Sherrington, 1923 (2).

2. Nachentladung.

So wie bei den meisten Reflexen das Kontraktionsmaximum nur allmählich erreicht wird, so sinken sie normalerweise auch nur langsam wieder ab. Es hängt dies damit zusammen, daß das Reflexzentrum auch nach Beendigung eines Reizes noch eine Zeitlang weiter Impulse in eine allmählich abnehmende Zahl von motorischen Einheiten entsendet („Nachentladung"). Die Dauer der Nachentladung ist bei künstlich ausgelösten Reflexen zum Teil von der Reizdauer abhängig. So erreicht sie z. B. beim Beinhebereflex des Frosches ihr Maximum nach einer Reizdauer von 1—2 Sekunden, um dann, wohl infolge einer zentralen Ermüdung, allmählich wieder abzunehmen (Plattner, 1921). Beim ipsilateralen Beugereflex der Katze kann aber die Nachentladung auch nach einem afferenten Einzelreiz bis über 0,1 Sekunden lang anhalten. Besonders lang andauernde Nachentladungen zeigt der gekreuzte Streckreflex. Die Nachentladung kommt nicht nur, wie man zunächst annehmen könnte, durch Andauern einer propriozeptiven, vom Muskel selbst ausgelösten reflektorischen Erregung zustande, denn wir finden sie auch — wenn auch abgeschwächt — an desafferentierten Muskeln [Fulton und Liddell, 1925 (1)].

Die Nachentladung setzt sozusagen schon während der Reflexreizung selbst ein. Dies läßt sich leicht an den Aktionsströmen eines reflektorisch erregten Muskels verfolgen: Lösen wir z. B. einen Beugereflex mit einer faradischen Reizung von 50 Reizen in der Sekunde aus, so zeigen die Aktionsströme des Muskels zwar diesen „50"er-Rhythmus durch größere Zacken an, zwischen diesen „primären Wellen" treten aber kleinere, unregelmäßige, in den einzelnen motorischen Einheiten nicht synchrone Aktionsstromzacken („sekundäre Wellen") auf, die den Nachentladungen der Vorderhornzellen entsprechen. In Abb. 9 ist die Spannungs- *(M)* und die Aktionsstromkurve *(E)* eines reflektorisch erregten Kniestreckers der Katze wiedergegeben. Wir sehen die relativ stärkeren primären Wellen im Elektrogramm und sehen, daß ihnen auch in der Spannungskurve während des Reflexanstieges einzelne Erhebungen entsprechen, daß also die isometrischen Reflexzuckungen bei dieser Reizfrequenz (14 pro Sekunde) noch nicht zu einem glatten Tetanus verschmolzen sind.

Bei der Erscheinung der Nachentladung spielen sicher verschiedene Faktoren eine Rolle. Zunächst wäre die Frage zu beantworten, ob die Erregung bei der Nachentladung von den Vorderhornzellen oder von einer weiter zentral gelegenen Stelle des Reflexbogens ihren Ausgang nimmt. Eine während einer Nachentladung in die Vorderhornzelle geschickte antidrome Erregungswelle stellt das betreffende Neuron für eine Zeit von etwa 20—60 σ still; dann beginnen die spontanen Nachentladungswellen von neuem. Da diese Zeit der Ruhe viel länger ist als das durch eine antidrome Welle in der Vorderhornzelle gesetzte

Refraktärstadium (10 σ), so müssen wir annehmen, daß die antidrome Welle den „zentralen Erregungszustand" der Vorderhornzelle aufhebt, und daß die Nachentladungen erst wieder beginnen, wenn dieser zentrale Erregungszustand durch neue, der Vorderhornzelle zufließende Erregungswellen wieder eine gewisse Höhe erreicht hat [DENNY BROWN, 1929, ECCLES und SHERRINGTON, 1931 (5)]. Nach dieser Überlegung wäre also die Nachentladung zurückzuführen auf einen überdauernden Erregungszustand in irgendeinem Zwischenneuron, von dem die Vorderhornzellen rhythmische Impulse erhalten.

Es ist auch die Ansicht geäußert worden, daß die Nachentladung dadurch zustande käme, daß die afferenten Impulse intrazentral außer auf dem direkten Wege auch noch auf weiten Umwegen, also mit einer starken Verspätung, zu den Vorderhornzellen gelangten (FORBES, 1922). Wir sehen, daß im desafferentierten Quadriceps die Nachentladung bei dem gekreuzten Streckreflex bis über 5 Sekunden lang anhalten kann; eine so lange dauernde intrazentrale Verzögerung der Erregungswellen können wir wohl kam annehmen (FULTON, 1926). Den Vorstellungen von FORBES nähert sich auch die Annahme, daß eine Erregungswelle innerhalb einer Gruppe motorischer Ganglienzellen ähnlich „kreisen" kann, wie dies z. B. von DE BOER für die Erregungswelle im flimmernden Herzen angenommen wird, und daß die lange Dauer der Nachentladung von Reflexen so erklärt werden könnte (RANSON und HINSEY, 1930).

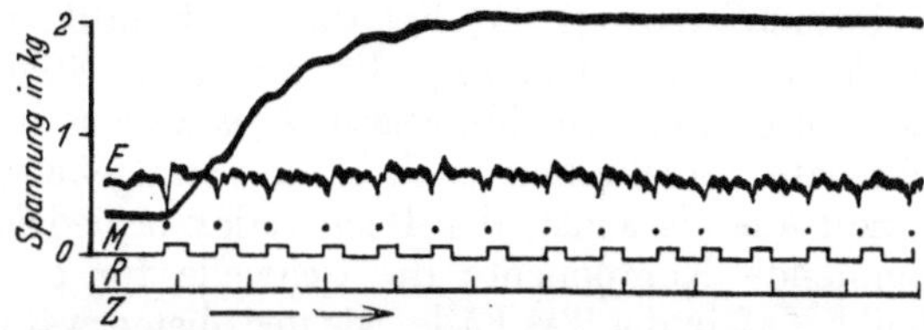

Abb. 9. Primäre und sekundäre Wellen im Elektrogramm (*E*) eines reflektorisch 14mal in der Sekunde erregten Kniestreckers. Die primären Wellen sind durch Punkte markiert. Zeitmarken (*Z*) = 0,1 Sek. [Nach LIDDELL u. SHERRINGTON, 1923 (1).]

Eine sehr wesentliche Rolle spielen in vielen Fällen bei der Nachentladung neue, propriozeptive Reflexentladungen, die bei der passiven Dehnung des erschlaffenden Muskels von seinen eigenen Receptoren ausgelöst werden („Dehnungsreflexe"). Eine scharfe Trennung der eigentlichen zentralen Nachentladungen von einem solchen gleichzeitig auftretenden Dehnungsreflex ist nur durch Desafferentierung des im Reflex geprüften Muskels möglich; oft geht die eigentliche Nachentladung fließend in eine solche propriozeptive reflektorische Nachwirkung über, so daß diese beiden nicht voneinander zu trennen sind. Gerade beim gekreuzten Streckreflex ist die auffallend lange Nachwirkung zum großen Teil auf dieses Ineinanderübergehen der Nachentladung und des Dehnungsreflexes zurückzuführen.

3. Die Rückprallkontraktion (Rebound).

Auch nach Abschluß einer *hemmenden* Reizung sieht man mitunter, daß die Hemmung nur allmählich wieder zurückgeht, also eine Art hemmender Nachentladung. Oft beobachtet man aber ein gerade entgegengesetztes Verhalten, nämlich nach einer relativ langen Latenzzeit das Auftreten einer besonders kräftigen tetanischen, allmählich abklingenden Kontraktion nach Wegfall der hemmenden Reize. Wir bezeichnen diese Kontraktion als „Rückprallkontraktion" (Rebound). Sie ist besonders häufig nach der Hemmung des Streckreflexes zu beobachten. Ihre Stärke ist aber bei verschiedenen Präparaten verschieden; oft fehlt sie auch vollkommen. Sie ist sowohl bei spinalen wie auch decerebrierten Tieren und auch an desafferentierten Muskeln zu beobachten; die vorangehende hemmende Reizung muß relativ kräftig sein und darf nicht allzu lange fortgesetzt werden (SHERRINGTON, 1906). Meist geht die Rückprallkontraktion nach einer Hemmung mit einer ausgesprochenen Erschlaffung der zuvor erregt gewesenen Antagonisten einher („Hemmungsrückprall", inhibitory rebound).

Dies ist aber nicht die einzige Form, in der eine Rückprallerregung beobachtet wird: es kann sich eine Rückprallkontraktion auch an einen schwachen *Reflextetanus* anschließen, und ebenso kann nach einer schwachen Hemmung die Rückprallerregung in Form einer weiteren Verstärkung dieser Hemmung, also in Form einer „*Rückprallerschlaffung*" auftreten [Graham Brown, 1911 (1)].

Fast alle Untersuchungen über die Rückprall-Phänomene sind an Reflexen ausgeführt worden, die durch Reizung von *Nervenstämmen* ausgelöst wurden. Bei Reizung mittels *adäquater* Reize sieht man diese Erscheinung äußerst selten. Der einzige mir bekannte Fall ist der Kieferöffnungsreflex bei der decerebrierten Katze: bei einem breitflächigen, leichten Druck gegen den Oberkiefer kontrahiert sich reflektorisch der M. digastricus, während die Masseteren und Temporales erschlaffen. Sobald nun der Druck aufhört, erfolgt eine kräftige Rückprallkontraktion der Kieferschließer, ein Biß (Bremer, 1923). Daß Rückprallerregungen auch bei der *normalen* Innervation eine Rolle spielen können, zeigt die Tatsache, daß sie auch bei Willkürkontraktionen zu beobachten sind (H. E. Hering, 1895, Rieger, Isserlin).

Sherrington (1911) hat die Rückprallkontraktionen in die Gruppe jener Erscheinungen eingereiht, die auf eine Steigerung der Erregbarkeit zuvor gehemmter Zentren hinweisen (*„sukzessive Induktion"*). So fällt z. B. der gekreuzte Streckreflex nach einer vorangehenden nicht zu starken Hemmung stärker aus als sonst, der Beugereflex erniedrigt also durch seine die Strecker hemmende Komponente die Schwelle für einen folgenden Streckreflex. Ich glaube, daß in der Tat Fälle, wie der oben erwähnte aktive Biß nach einer vorhergehenden Masseter- und Temporalishemmung als sukzessive Induktion zu deuten sind. Auch auf Analogien zwischen den Rückprallerscheinungen und den negativen optischen Nachbildern hat Sherrington hingewiesen, und er hat im Anschluß an Herings Theorie vom Gleichgewicht zwischen assimilatorischen und dissimilatorischen Vorgängen die spontane Entladung und die Übererregbarkeit eines zuvor gehemmten Zentrums als Ausdruck einer „Stauung" von Energie in dem gehemmten Zentrum gedeutet (gewissermaßen als sukzessiven „spinalen Kontrast"). Dies würde die Beobachtung erklären, daß ein Reflexzentrum in der Ruhe oft viel weniger erregbar ist als nach einer hemmenden Reizung.

Mit Sherringtons Theorie war die Tatsache schwer vereinbar, daß oft starke Rückprallkontraktionen auftreten nach Hemmungen, die nur einen Bruchteil einer Sekunde dauerten, während sie nach länger dauernden Hemmungen fehlen können [Sherrington, 1908 (5)]. Daher müssen wir wohl die gesteigerte Erregung eines Zentrums nach Ablauf (ja schon während) einer länger dauernden Hemmung prinzipiell von der Rückprallkontraktion nach kurzer Hemmung trennen (Forbes, Davis und Lambert). Forbes und seine Mitarbeiter stellen sich vor, daß z. B. die Rückprallkontraktion nach einem gekreuzten Streckreflex durch Reizung des Ischiadicus in folgender Weise zu erklären sei: Im Ischiadicus laufen sowohl reflexhemmende als auch -erregende Fasern für den gekreuzten Quadriceps; während der Reizung des Nerven kommt nur die hemmende, nach Wegfall der Reizung aber ihre länger überdauernde erregende Komponente zum Vorschein [Forbes, 1912 (1)], sowie etwa während einer gleichzeitigen Reizung von Vagus und Accelerans die Herztätigkeit gehemmt, nach Schluß der Reizung aber oft gefördert wird. Auch Sherrington, der schon früher ähnliche Vorstellungen entwickelt hatte (Sherrington und Sowton, 1911), schließt sich heute dieser Auffassung der Rückprallkontraktion an. Für ihre Richtigkeit spricht die Beobachtung, daß die Hemmungsfasern in der Regel eine andere Chronaxie zeigen als die den Rebound auslösenden (Brücke, Hou und Krannich). Wahrscheinlich haben wir es bei diesen im Tierexperiment bei der Reizung von Nervenstämmen beobachteten extremen Formen des Wettstreites von erregenden und hemmenden Impulsen

mit Vorgängen zu tun, die bei der *normalen* Muskelinnervation im Gegensatz
zur sukzessiven Induktion keine Rolle spielen.

4. Rhythmische Reflexe.

Vom Standpunkt der klassischen Schaltungslehre aus gesehen, können
wir fast das ganze motorische Verhalten eines Tieres als eine Reihe fortlaufend
einander ergänzender, ineinander übergehender und einander ablösender Reflexe
betrachten. Wir müssen uns dabei gegenwärtig halten, daß im Wachzustand
ständig zahllose Haut- und Tiefenreceptoren in wechselnd starker Erregung sind,
daß also das Rückenmark andauernd von afferenten Wellen verschiedenster
Herkunft und von verschiedener Frequenz „bombardiert" wird, deren Zusammenspiel in erster Linie mitbestimmend ist für die Haltung des Tierkörpers
und für das Auftreten seiner wechselnden Bewegungsfolgen.

In vielen Fällen, so bei der Lokomotion, beim Atmen, Kauen, Kratzen usw.,
kehren bestimmte Bewegungskomplexe in einem meist recht konstanten Rhythmus wieder. Wir werden im folgenden noch zu erörtern haben, daß wir in solchen
Fällen nicht ohne weiteres von einem Reflexrhythmus sprechen können, weil
das Rückenmark auch ohne alle afferenten Impulse „automatisch" Muskelgruppen in rhythmische Tätigkeit versetzen kann. Möglicherweise spielen bei
allen rhythmischen Bewegungsvorgängen normaler Tiere einerseits eine zentrale
Automatie, andererseits reflektorische Regulationsvorgänge eine Rolle, wie
dies zuerst für die Atembewegungen von HERING und BREUER erkannt worden
ist, und es taucht die Frage auf, wieweit in den einzelnen Fällen die automatische,
wieweit die rein reflektorische Komponente reicht.

Ein relativ einfacher Fall scheint bei den schon erwähnten rhythmisch
wiederkehrenden Beißbewegungen decerebrierter Katzen vorzuliegen (SHER-
RINGTON, 1917, BREMER, 1923): wirkt ein schwacher mechanischer Reiz auf
den harten Gaumen oder auf das Zahnfleisch ein, so tritt der kräftige Kieferöffnungsreflex auf, der von einer Rückprallkontraktion abgelöst wird, die so
kräftig ist, daß die Zähne hörbar aufeinander schlagen; dieser Kieferschluß
löst neuerdings den Öffnungsreflex aus usf. So kommt eine Reihe rasch aufeinanderfolgender Bisse zustande, ähnlich, wie wenn ein Raubtier mehrmals
nacheinander rasch zubeißt, um sich eine Beute zu sichern. Dieses Zubeißen
beim Erfassen der Beute ist natürlich kein reiner Reflexakt, aber es liegt hier,
wie wir dies bei nervösen Leistungen so oft sehen, einer instinktiv ausgelösten
komplizierten Handlung des Tieres ein Ähnliches leistender primitiver Mechanismus zugrunde.

Eine solche *rein periphere* Ursache rhythmischer Vorgänge, also eine regelmäßige „Wiederreizung" dürfte wohl nur in seltenen Fällen zu beobachten sein.
Man sieht bei narkotisierten oder decerebrierten Katzen oft ein rhythmisches
Hin- und Herbewegen eines verschieden langen Stückes der Schweifspitze;
nun wissen wir aus den klassischen Versuchen von MAGNUS, 1909 (2), daß der
gleiche Reiz je nach der Lage des Schweifes verschiedene Bewegungen auslösen
kann, und daß sich dabei immer die jeweils gedehnten Muskeln kontrahieren.
Es wäre also denkbar, daß dem Schweifwedeln ein Mechanismus zugrunde liegt,
der auf einer regelmäßig wechselnden Umschaltung durch jede einzelne Abduktion des Schweifes beruht.

BAGLIONI (1900 und 1903) hielt ursprünglich auch die Phasik der Strychnintetani für
die Folge dauernder reflektorischer Wiedererregungen der Reflexzentren von der Peripherie
her, bis BOURDON SANDERSON, BUCHANAN, 1902 (1), (2) und HENKEL (1913) ihre rein
zentrale Genese durch den Nachweis sicherstellten, daß diese Phasik auch nach der Desafferentierung des Tieres zu beobachten ist. Auch der rhythmisch alternierende Wischreflex des Frosches hat sich als unabhängig von sekundären, speziell von propriozeptiven
Impulsen erwiesen (WACHHOLDER, 1922).

Beim wiederholten Beißreflex löst automatisch die eine Phase des Reflexes immer wieder die zweite aus. Wir bezeichnen solche Reflexe als „doppelphasisch". Es ist dies gewissermaßen der einfachste Fall der sogenannten Kettenreflexe (Loeb), bei denen innerhalb einer Serie verschiedener Reflexe jeder einzelne die Bedingungen für das Auftreten des nächsten setzt. Solche Kettenreflexe spielen neben der zentralen Automatie sicher eine große Rolle bei den verschiedenen Arten der Lokomotion des Tierkörpers und bei der „Lokomotion" der Ingesta (Schluckakt, Peristaltik, Kotentleerung).

Ein ähnliches, aber komplizierteres rhythmisches Spiel von Antagonisten und Agonisten sehen wir bei dem bekannten Kratzreflex des spinalen Hundes, den Sherrington eingehend untersucht hat. Auch hier handelt es sich nicht um einen automatischen spinalen Rhythmus, denn der Reflex tritt nur ein bei Reizung der Hautreceptoren am Hals, an der Brust oder an der Flanke; aber nach dieser Einleitung des Reflexes werden die einzelnen Beuge- und Streckbewegungen des Hinterbeines nicht wie beim Beißreflex durch immer neu gesetzte Reize, sondern durch den *dauernden* Hautreiz ausgelöst. Die Rhythmik des Kratzreflexes beruht auch nicht etwa auf einer immer erneuten Reizung der Muskelreceptoren, denn die Desafferentierung des kratzenden Beines ändert den Reflexrhythmus gar nicht. Wohl aber sind die propriozeptiven Muskelerregungen dazu nötig, daß das kratzende Bein die gereizte Hautstelle richtig erreicht; das desafferentierte Bein kratzt zwar im normalen Rhythmus, aber es kratzt ataktisch. Hier liegt also im Gegensatz zum Beißreflex eine *zentral* bedingte Rhythmik in der Beantwortung eines Dauerreizes vor. Neben den rhythmischen Beuge- und Streckbewegungen des Hinterbeines sind aber am Kratzreflex auch noch tonische Kontraktionen anderer Muskeln beteiligt: neben einem gewissen Haltungstonus des kratzenden Beines selbst werden Rumpf und Hals nach der gereizten Seite konkav gebogen und auch der Kopf wird dementsprechend gedreht. Im ganzen beteiligen sich nach Sherrington (1932) 36 Muskeln an diesem Reflex. Die Kratzbewegungen wiederholen sich mit einer Frequenz von etwa 4 pro Sekunde. Diese Rhythmik in der reflektorischen Beantwortung eines Dauerreizes hat Sherrington, in Analogie zu der üblichen Deutung der Rhythmik des Herzschlages, durch die Annahme eines zentralen Refraktärstadiums zu erklären gesucht. Jede einzelne Kratzbewegung müßte dann einem zentralen Einzelerregungsakt entsprechen, dem ein Refraktärstadium folgt, mit dessen Ablauf die Reflexerregbarkeit erst wieder soweit ansteigt, daß der dauernd anhaltende Hautreiz eine neue Kratzbewegung auslösen kann.

Nach Graham Brown, 1911 (1) soll bei narkotisierten Meerschweinchen der Kratzreflex nicht durch rhythmische Kontraktionen der Strecker zustande kommen, sondern durch rhythmisch wiederkehrende kurze Hemmungen der tonisch kontrahierten Beuger.

Ein drittes Beispiel, das eine noch weitergehende Unabhängigkeit des Rhythmus von peripheren Reizen zeigt, finden wir in den Lokomotionsbewegungen. Auch nach der Durchschneidung der dorsalen Wurzeln, also nach Ausschaltung aller extero- und propriozeptiven Erregungen, zeigt ein spinaler Hund, wenn man das Hintertier frei hängen läßt, alternierende Laufbewegungen der Hinterbeine. Es besteht also eine Automatie der spinalen Lokomotionszentren, ähnlich der Automatie des bulbären Atemzentrums. Aber so wie normalerweise der Atemrhyhtmus mit von Reflexen geregelt wird, so wirken auch bei der Lokomotion neben der automatisch wiederkehrenden Folge der Extremitätenbewegungen zahllose verschiedenartige Reflexe mit, um die Geh- oder Laufbewegungen den jeweiligen Verhältnissen des Bodens, des Tieres selbst und seiner Umwelt sinnvoll anzupassen. So läßt sich z. B. bei spinalen oder decerebrierten Katzen und Hunden durch leichten Druck gegen die Sohlenhaut eine kurze kräftige

Streckkontraktion „der Streckstoß" (extensor thrust) auslösen, ein Hautreflex, der wahrscheinlich eine Rolle beim Galopp spielt, da er meist an beiden Hinterpfoten zugleich auftritt (SHERRINGTON, 1910). Im übrigen scheinen aber fast alle die Lokomotion regulierenden Reflexe propriozeptiv zu sein; wenn man nämlich bei Katzen an allen 4 Pfoten die Hautnerven durchschneidet, so daß die Füße sensibel vollkommen entnervt sind, so sieht man, daß diese Tiere nach der Operation fast genau so geschickt gehen und laufen wie normale; nur selten treten sie versehentlich auf die Oberseite der Zehen auf. SHERRINGTON (1932) gibt an, daß solche Katzen ohne zu zögern und ohne zu stolpern rasch über die Sprossen einer langen horizontal liegenden Leiter gehen.

Wird während eines rhythmischen Kratz- oder Laufreflexes ein anderer Reflex auf die hinteren Extremitäten ausgelöst, etwa ein gleichseitiger kräftiger Beugereflex, so kann dieser die rhythmischen Bewegungen unterdrücken. Ebenso kann man die Schreitbewegungen spinaler Tiere reflektorisch durch Unterstützung einer herabhängenden Hinterpfote zum Stillstand bringen.

In Analogie zur Wirkung zentrifugaler vegetativer Hemmungsnerven auf rhythmische Reaktionen der Eingeweidemuskulatur (Herz, Darm usw.) können afferente hemmende Impulse auch die *Frequenz* der vom Zentrum ausgesandten Erregungswellen herabsetzen. Nach der Terminologie der vagalen Herzwirkungen hätten die zentripetalen Hemmungsfasern also auch eine „negativ chronotrope" Wirkung.

Weitaus der größte Teil aller Reflexe, die wir an den Extremitäten beobachten, läßt eine Beziehung zur Lokomotion erkennen. Wir müssen aber dabei bedenken, daß wir diese Reflexe fast immer unter abnormen Bedingungen, meist an schwerverstümmelten Tieren untersuchen, so daß wir nicht immer sicher sagen können, welche Rolle sie im biologischen Verhalten des Tieres spielen. Wir wissen ja auch aus der menschlichen Pathologie, daß nach Schädigungen höherer Teile des Zentralnervensystems Reflexe auftreten können, die wir bei Gesunden nicht beobachten, die also normalerweise wohl gehemmt oder durch kompliziertere nervöse Mechanismen überlagert sind.

Für „alternierende" Reflexe, wie den Lauf- oder Kratzreflex ist es charakteristisch, daß die eine Phase der Bewegung *allmählich* in die entgegengesetzte übergeht, und daß der Wendepunkt der Phasen, also der Übergang der Tätigkeit der Protagonisten in die Kontraktion der Antagonisten in allen Muskeln *gleichzeitig* auftritt. Auch dies hängt sicher damit zusammen, daß diese Rhythmik eben zentral bedingt ist. Es liegt der Gedanke nahe, daß ihr träge rhythmische intrazentrale Vorgänge zugrunde liegen, die gleichzeitig auf das ganze große motorische Kerngebiet der jeweils an einer Reflexphase beteiligten Muskeln einwirken. Solche intrazentrale Vorgänge stellen wir uns heute gerne als ganz träge ablaufende „Erregungswellen" vor; sie wären dann prinzipiell den Wellen in anderen erregbaren Organen (Nerven, Muskeln) gleichzusetzen, nur daß sie außerordentlich langsam verliefen, ähnlich wie z. B. Erregungswellen in der glatten Muskulatur oder wohl auch manchmal in den Zentren des vegetativen Nervensystems. Solche träge „primäre zentrale Wellen" (BRÜCKE, 1930) habe ich für eine Reihe periodisch wiederkehrender zentralnervöser Vorgänge angenommen. Seither ist die Existenz solcher träger, vorläufig nicht weiter analysierbarer Vorgänge im Zentralnervensystem von ADRIAN und BUYTENDIJK am isolierten Atemzentrum des Goldfisches aus den sie begleitenden Aktionsströmen direkt nachgewiesen worden. Auch SHERRINGTON (1932) nimmt als funktionelle Grundlage für die rhythmischen spinalen Reflexe zentrale, träge „Depolarisationswellen" an.

Dieser zentrale rhythmische Vorgang kann „spontan", d. h. ohne zunächst noch nachweisbare Reize auftreten. Er kann aber auch durch direkte

Reizungen des Rückenmarkes ausgelöst werden. Reizt man bei einer Katze am caudalen Querschnitt des durchschnittenen Rückenmarkes einen Seitenstrang, so tritt in einer oder auch in beiden hinteren Extremitäten der Kratz- oder Laufreflex auf (Roaf und Sherrington). Die Reaktion beginnt mit einer Beugung des gleichseitigen Beines, während das andere gestreckt wird. Verstärkung der Reize läßt die Bewegungen kräftiger und den Rhythmus frequenter werden. Besonders kräftig werden die Laufbewegungen bei gleichzeitiger „konkurrierender" Reizung beider Seitenstränge. Aber auch in diesem Falle bleibt die Phasendifferenz zwischen den Bewegungen des rechten und linken Hinterbeines erhalten. Nur bei ganz starker Reizung können die rhythmischen Bewegungen in beiden Beinen synchron werden: Übergang von Trab- zum Galopprhythmus. Wahrscheinlich sind auch die so oft zu beobachtenden „spontanen" Laufbewegungen decerebrierter Katzen auf Reize zurückzuführen, die von der cerebralen Schnittfläche ihren Ausgang nehmen. Aber auch durch *afferente* Erregungen, also reflektorisch, kann der zentrale, rhythmische Erregungsprozeß ausgelöst werden. Hierzu eignet sich besonders die gleichzeitige, entsprechend abgestufte Reizung zweier auf die Lokomotionszentren einerseits erregend, andererseits hemmend wirkender afferenter Nerven, also z. B. des rechten und des linken zentralen Ischiadicusstumpfes oder anderer symmetrischer Nerven [Graham Brown, 1912 (2), Forbes, 1912 (2)]. Propriozeptive Erregungen von den rhythmisch sich kontrahierenden und erschlaffenden Muskeln aus spielen hierbei keine Rolle, denn diese Laufbewegungen treten, ebenso wie jene bei Reizung der Seitenstränge, auch an desafferentierten Extremitäten auf [Sherrington, 1913 (12)].

Als ein günstiges Versuchsobjekt zum Studium der rhythmischen Laufbewegungen haben sich Katzen in Äthernarkose erwiesen, die vorher wiederholt lange dauernde Äther- oder Alkoholnarkosen überstanden hatten (Ebbecke). Solche Tiere zeigen spontan oder auf irgendeinen mechanischen Dauerreiz hin lange andauernde, regelmäßige, rhythmische Lokomotionsreflexe. Ebbecke nimmt an, daß die Katzen durch die chronische Äther- oder Alkoholwirkung gewissermaßen eine Anpassung an die temporäre Ausschaltung der cerebralen Mechanismen erfahren, so daß sie sich also dann etwa wie „chronisch spinale Tiere" (längere Zeit nach der Rückenmarksdurchschneidung) verhalten. Abkühlung erhöht bei narkotisierten Katzen die Reflexerregbarkeit. Bei dem in solchen Fällen zu beobachtenden Kältetremor oder Kälteklonus bewegen sich die Extremitäten rechts und links synchron und in *gleicher* Phase, also nicht alternierend wie bei den Laufbewegungen. Der feinschlägige Kälterhythmus kann sich mit dem Laufrhythmus kombinieren, „wie etwa ein Oberton mit dem Grundton".

An spinalen *Amphibien* sind koordinierte Schreitreflexe nur unter ganz bestimmten Versuchsbedingungen zu beobachten, wie z. B. dann, wenn man die Hinterpfoten des Präparates passiv über eine horizontale Fläche hinweggleiten läßt (Landé).

Auch bei den Lokomotionsreflexen werden natürlich Protagonisten und Antagonisten reziprok innerviert, so daß also einer rhythmischen Kontraktion und Erschlaffung der einen eine phasengleiche Erschlaffung und Kontraktion der anderen entspricht. Wir haben es also mit einem Doppelrhythmus oder nach Graham Browns Theorie mit der Rhythmik zweier gekoppelter Halbzentren zu tun.

Auf dieser Beteiligung der Antagonisten hat Graham Brown (1912 und 1916) seine Theorie solcher phasischer Reflexe aufgebaut. Er nimmt an, daß zunächst eines der beiden Halbzentren, sagen wir z. B. das Beugerzentrum, in Erregung gerate, und daß es dabei das andere Halbzentrum, das Streckerzentrum, hemme; infolge eines Ermüdungsprozesses nimmt dann die Erregung des Beugerzentrums und mit ihr auch die Hemmung des Streckerzentrums solange ab, bis es schließlich durch einen Rebound zu einer Erregung des Streckerzentrums kommt, die ihrerseits wieder zu einer Hemmung des Beugerzentrums führt. Dann beginnt das Spiel mit vertauschten Rollen von neuem. Die wesentlichen Faktoren für das Auftreten solcher phasischer Reflexe wären also nach dieser Theorie einerseits eine relativ früh einsetzende Ermüdung, andererseits die zentrale Rückprallerregung. Diese beiden Faktoren können aber nur dann in diesem Sinne wirken, wenn beide Halbzentren annähernd gleich erregbar sind und jedesmal etwa gleich stark erregt werden. GRAHAM BROWN sieht deshalb auch eine Stütze seiner Theorie in der erwähnten Beobachtung, daß phasische Reflexe bei gleichzeitiger, entsprechend abgestufter Reizung zweier antagonistischer afferenter Nerven auftreten.

SHERRINGTON, 1913 (10), deutet die phasischen reziproken Vastocrureuskontraktionen (Schreitbewegungen) bei simultaner, schwacher Reizung zweier symmetrischer afferenter Nerven als ein alternierendes Überwiegen der erregenden und hemmenden Impulse, die von je einem der beiden sensiblen Nerven ausgehen, und er vergleicht diese Erscheinung mit dem Wettstreit der Konturen bei der binokularen Verschmelzung verschiedener Bilder [SHERRINGTON, 1913 (11)].

SHERRINGTON und seine Schüler haben ihre grundlegenden Versuche vor allem an den Reflexen der hinteren Extremitäten der Katze angestellt, und diese Reflexe wurden seither ganz allgemein für Versuchszwecke verwendet. Es hat sich aber gezeigt, daß die Reflexe der vorderen Extremitäten in ihrem Verlaufe, in Rebound, Reziprozität usf. im allgemeinen alle jene Merkmale zeigen, die von den Reflexen der hinteren Extremitäten her bekannt sind (MILLER).

Relativ wenig untersucht ist die Wechselbeziehung zwischen den Reflexen der hinteren und vorderen Extremitäten. SPIEGEL und WORMS haben an decerebrierten Katzen bei Reizung eines zentralen Ischiadicus eine Rotation des Rumpfes und der Vorderpfoten nach der Gegenseite beschrieben, ein Reflex, den man bei kräftigen Reizungen häufig zu sehen bekommt. Er kann sowohl durch Hautreize als auch durch eine passive Dehnung des Quadriceps ausgelöst werden, doch ist der exterozeptive Reflex viel leichter auslösbar als der propriozeptive (KUROSAWA).

Biegt man gegen den Widerstand des Quadriceps bei einer decerebrierten Katze das Hinterbein im Kniegelenk kräftig ab, so beobachtet man eine Reihe von Reflexen (PI-SUÑER und FULTON): 1. Eine Streckung der kontralateralen Hinterpfote (PHILLIPSON), 2. eine Streckung des gleichseitigen Vorderbeines und 3. eine Beugung des Vorderbeines der Gegenseite. Die gleichen Reaktionen lassen sich durch schwache faradische Reizung des Ischiadicus oder seiner Äste oder auch durch einen kräftigen Zug an der Patellarsehne sowie auch durch Druck auf diese Sehne auslösen, nicht aber von den Kniebeugern aus. Diese Reflexkombination steht natürlich in inniger Beziehung zum Lokomotionsmechanismus; sie entspricht dem Grundprinzip bei den Schreitbewegungen der Vierfüßler (soweit sie nicht Paßgänger sind), daß nämlich die Last des Tierkörpers jeweils von einer vorderen und der ungleichnamigen hinteren Extremität getragen wird, und daß während des Streckertonus in diesen Extremitäten die beiden anderen in die Beugestellung übergehen, also sich für den nächsten Schritt vorbereiten.

Sicher spielen bei allen rhythmischen Reflexen die wechselnden Erregbarkeitsverhältnisse während und nach dem Ablaufe einer einzelnen Reflexphase eine große Rolle. Es seien daher im Anschluß an diese Reflexe die „refraktäre" und die „übernormale Phase" nach Ablauf der Reflexe besprochen.

5. Die refraktäre Phase.

Nach dem Ablauf einer Einzelerregung ist jedes Organ für eine kurze Zeit ganz unerregbar (absolutes Refraktärstadium), dann erholt es sich, d. h. seine Erregbarkeit steigt — während des „relativen Refraktärstadiums" — wieder zur Norm an. Während dieses relativen Refraktärstadiums sind *starke* Reize wirksam; schwächere, die für das normal erholte Organ überschwellig wären, sind noch unwirksam. Die Zeit, innerhalb derer zwei Einzelerregungen eines Organes einander folgen können, muß demnach immer länger sein als das absolute Refraktärstadium, und weil Erregungswellen während des relativen Refraktärstadiums abgeschwächt sind, so können zwei Wellen von *normaler* Stärke nur dann nacheinander ablaufen, wenn ihr zeitliches Intervall größer ist als die Summe von absolutem und relativem Refraktärstadium.

Die refraktären Phasen der einzelnen, einen Reflexbogen aufbauenden Elemente, sind meist nicht gleich lang. Bei einer exakten Bestimmung des „*Refraktärstadiums eines Reflexes*" würden wir also immer nur das *längste* innerhalb des Reflexbogens wirksam werdende Refraktärstadium messen.

Bei somatischen, nicht ermüdenden Nervenfasern schwankt das absolute Refraktärstadium mit ihren übrigen Eigenschaften (Faserdicke, Leitungsgeschwindigkeit usf.) etwa zwischen 1 und 3 σ. Beim motorischen Froschnerven (16^0 C) dauert es etwa 2,5 σ, das relative 10 σ. Ähnlich sind nach den Beobachtungen an Froschmuskeln die Werte für die Skeletmuskulatur; exakte Messungen an entnervten Säugetiermuskeln sind mir nicht bekannt. Ein taktiler Receptor der Froschhaut kann bei repetierender Reizung (Anblasen der Haut mit einem frequent unterbrochenen Luftstrahl) bis 300 Erregungswellen in seiner sensiblen Nervenfaser auftreten lassen. Demnach muß auch sein Refraktärstadium zeitlich etwa dem der afferenten Faser entsprechen (Adrian, McKeen Cattell und Hoagland). Das gleiche gilt für die propriozeptiven Receptoren des Muskels [Matthews, 1931 (1)]. Das Refraktärstadium der schmerzvermittelnden Fasern dürfte länger sein (Adrian, McKeen Cattell und Hoagland).

Es liegt eine sehr große Zahl von Untersuchungen vor, das Refraktärstadium von Reflexzentren zu bestimmen. In den allermeisten Versuchen wurde das Intervall gesucht, das zwischen zwei Reizen liegen muß, damit *beide* von ihnen ausgelösten afferenten Erregungswellen je eine Reflexzuckung hervorrufen, damit also eine summierte Reflexzuckung auftritt. Solche Versuche lassen sich natürlich nur bei jenen Reflexen anstellen, bei denen, wie z. B. beim gleichseitigen Beugereflex, der efferente Erregungsrhythmus den Reizrhythmus genau wiederspiegelt, bei denen man also mit Sicherheit damit rechnen kann, daß jede einzelne afferente Erregungswelle eine *Einzelentladung* im efferenten Schenkel des Reflexbogens auslöst. Die meisten dieser Versuche haben ganz auffallend kurze Zeiten ergeben.

Für Reflexzuckungen des M. triceps femoris des Frosches bei Reizung des gleichseitigen zentralen Ischiadicusstumpfes fand Eichholtz eine als absolutes Refraktärstadium angesehene Zeit von etwa 2 σ; Sherrington und Sowton (1915) bestimmten das zeitliche Intervall, das zwischen zwei den N. peroneus und den N. popliteus treffenden Reizen liegen mußte, um eine summierte Reflexzuckung des M. tensor fasciae latae bei der Katze auszulösen. Sie fanden, daß diese Zeit länger als 0,4 und kürzer als 1,08 σ dauert. Adrian und Olmstedt (1922) untersuchten bei dekapitierten Katzen das Reizintervall, das zur Erzielung summierter Reflexzuckungen des M. tibialis ant. vom N. tibialis aus nötig war; es schwankte bei 8 Präparaten zwischen 1,2 und 2,4 σ.

Es ist sehr fraglich, ob bei diesen Versuchen überhaupt das „Refraktärstadium des Reflexbogens", also das *längste* innerhalb des Reflexbogens bestehende Refraktärstadium gemessen worden ist, denn es bleibt bei solchen Doppelreizversuchen als Fehlerquelle wohl immer die Möglichkeit bestehen, daß die beobachteten summierten Zuckungen nicht durch Erregung der *gleichen* motorischen Einheiten zustande gekommen sind, sondern daß die zweite Zuckung als Antwort vorher *nicht erregter* Fasern auf die Summation der beiden Reize anzusehen ist [BREMER, 1930 (3)]. Dieser Einwand bleibt auch für jene Versuche bestehen, in denen der afferente Nerv maximal, d. h. in denen *alle* Fasern des Nerven von beiden Reizen erregt wurden. Das Refraktärstadium, das man bei solchen starken Reizen findet, wäre dann jenes der sensiblen Nerven (ECCLES, 1931). Die Bestimmung des Refraktärstadiums auf Grund des kürzesten Zeitintervalles zweier eben noch getrennt wirksamer Reize muß auch deshalb bedenklich erscheinen, weil der erste von beiden Reizen eventuell auch einmal hemmende Fasern erregen könnte, wodurch die Zeit der Nichtansprechbarkeit des Reflexzentrums verlängert werden könnte.

Statt der Zuckungssummation haben FORBES und seine Mitarbeiter (1928) die Einzelaktionsströme des efferenten Nerven bei der Einwirkung zweier, in verschiedenem zeitlichen Abstand dem Zentrum zufließender Erregungswellen beobachtet. Ihre Versuche am ipsilateralen Beugereflex führten bei verschiedenen Präparaten zu wechselnden Ergebnissen. Immerhin glaubten sie annehmen zu dürfen, daß das Refraktärstadium dieses Reflexes länger sei als das der peripheren Nervenfasern.

Eine geeignetere Methode zur Messung des Refraktärstadiums von Reflexen scheint mir die der schwebenden Reizung (BRÜCKE) zu sein, weil wir bei solchen Versuchen nicht nur zwei, sondern eine lange Reihe afferenter Impulse in das Zentrum schicken, von denen man eher annehmen kann, daß sie immer wieder die gleichen Neurone erregen. Es bleibt aber auch dies nur eine Annahme, und somit kann auch dieser Weg nicht mit Sicherheit als einwandfrei angesehen werden. Ich habe mittels schwebender Reizungen das Refraktärstadium für die Einzelerregungen beim Zungenkieferreflex zu bestimmen gesucht und fand dabei Werte, die etwa zwischen 10 und 20 σ lagen [BRÜCKE, 1929 (7)]. Neuerdings haben COOPER und DENNY BROWN (1929) diese Methode auch am Beugereflex der spinalen Katze angewendet; nach ihren Versuchen wäre das Refraktärstadium des motorischen Neurons nach einer Einzelentladung nicht länger als das absolute Refraktärstadium des Nerven.

In den letzten Jahren hat man versucht, das Refraktärstadium der Vorderhornzellen auf einem ganz anderen Wege zu bestimmen: Man reizt den motorischen Nerven (nach Durchschneidung der dorsalen Wurzeln) mit einem maximalen Einzelreiz, schickt auf diesem Wege, also „antidrom", eine Erregungswelle in die Vorderhornzellen und bestimmt dann die Zeit, die vom Eintreffen dieser Welle im Zentrum an verstreichen muß, ehe es von einer afferenten Erregungswelle, also reflektorisch wieder erregt werden kann. Bei der Anwendung dieser Methode wird stillschweigend vorausgesetzt, daß die Erregung und die ihr folgende Refraktärphase der Vorderhornzelle bei einer antidromen Reizung zeitlich ebenso verlaufen wie bei einer reflektorischen Erregung; es ist möglich, daß diese Voraussetzung richtig ist, aber selbstverständlich oder gar bewiesen scheint mir dies nicht.

Beim ipsilateralen Beugereflex der Katze setzt ein antidromer Impuls die Erregbarkeit der Vorderhornzellen für die Dauer von etwa 10,5 σ herab. Nach ECCLES (1931) müssen wir annehmen, daß diese Steigerung der Schwelle auf ein zentrales Refraktärstadium zurückzuführen ist; die Phase der absoluten Unerregbarkeit dauert bis zu 2,5 σ, während der weiteren 8 σ verhält sich das Zentrum relativ refraktär. Auch an einer einzelnen motorischen Einheit eines M. soleus der Katze versuchten ECCLES und HOFF durch antidrome Impulse das Refraktärstadium des Zentrums zu bestimmen. Die Deutung ihrer individuell stark schwankenden Versuchsergebnisse ist sehr schwierig, doch scheint das absolute Refraktärstadium der den Soleus innervierenden Vorderhornzellen nach einem antidromen Impuls wesentlich länger zu sein als das bei den

Versuchen von Eccles am Tibialis anterior beobachtete. Mit einer ähnlichen Reizmethodik hat Umrath das absolute Refraktärstadium der Vorderhornzellen des Frosches untersucht, wobei als Kriterium der Erregung ihr Aktionsstrom diente. Bei 10—15⁰ C fand er Werte, die zwischen 7 und 16 σ lagen. Versuche über den Verlauf der Summationskurve hatten schon früher Bremer, 1930 (3) zu der Annahme geführt, daß das Refraktärstadium beim Beugereflex des Frosches 7—15 σ betrage, Werte, die vollkommen mit den auf ganz anderem Wege von Umrath gefundenen übereinstimmen.

Zu den Reflexen, bei denen der Muskel mit einer Einzelzuckung antwortet, zählen schließlich auch die Sehnenreflexe. Das Refraktärstadium für diese „Eigenreflexe" der Wadenmuskulatur des Menschen (Auslösung durch Reizung des N. tibialis) schätzt P. Hoffmann (1922) auf 5 σ. Bei einem zeitlichen Abstande zweier Reize von 5,6 σ muß der zweite Reiz 5mal so stark gewählt werden wie der erste, wenn er überhaupt wirksam werden soll. Da noch bei einer Reizfrequenz von 20 Reizen pro Sekunde die einzelnen Aktionsströme der reflektorischen Zuckungen kleiner ausfallen als bei einer noch niedrigeren Reizfrequenz, so dürfte das relative Refraktärstadium in diesem Falle sehr lange dauern (bis über 200 σ).

Diese Sehnenreflexe zeigen in ihrem Aktionsstrombild ein Verhalten, das zunächst als Hemmung (Hoffmann, 1920) oder als Refraktärstadium gedeutet worden ist, das aber wohl zum Teil auf andere Weise zustande kommt. Löst man durch eine Einzelreizung des sensiblen Nerven in einem Muskel einen starken „Eigenreflex" aus, so sieht man, daß nach der kräftigen Aktionsstromzacke, die der Reflexzuckung entspricht, jene kleinen Aktionsstromwellen, die sonst dauernd von dem tonisch innervierten Muskel ableitbar sind, für eine kurze Zeit (etwa 0,05 Sekunden) verschwinden, um dann von neuem wieder aufzutreten (vgl. Abb. 10). Ganz das gleiche wurde bei Sehnenreflexen an den Streckern decerebrierter Katzen beobachtet (Fulton und Pi Suñer und Denny Brown, 1928). Die Erklärung für diese Erscheinung gibt die folgende Beobachtung (vgl. Abb. 10): Leitet man von den sensiblen Fasern eines ausgeschnittenen, künstlich leicht gespannten Muskels die Aktionsströme jener Erregungswellen ab, die von den Muskelspindeln propriozeptiv in die afferenten Nervenfasern entsendet werden, und läßt man diesen Muskel dann eine Einzelzuckung (z. B. durch Reizung seines motorischen Nerven) ausführen, so sieht man an dem Aktionsstrombild (Abb. 10b), daß die propriozeptiven Impulse während der Zuckung des Muskels aufhören. Während dann der Muskel nach Ablauf seiner Zuckung wieder erschlafft, so daß er nun durch das an ihm hängende Gewicht des Hebels plötzlich wieder passiv gedehnt wird, werden die Muskelspindeln wieder erregt, und es treten die periodischen Aktionsstromzacken im sensiblen Nerven neuerdings, zunächst mit erhöhter Frequenz auf [Matthews, 1931 (2)].

Es hat nach diesen Beobachtungen den Anschein, als ob die zuerst von Hoffmann beobachtete Ruheperiode im wesentlichen durch den Wegfall der propriozeptiven reflektorischen Erregungen infolge der Entspannung der Muskelreceptoren zustande käme [Fulton und Pi Suñer und Matthews, 1931 (2)]. Der Einwand von Perez-Cirera gegen die reflektorische Genese der Ruheperiode ist nicht stichhaltig. Es bleibt aber dabei noch manches ungeklärt, so vor allem die Tatsache, daß in Hoffmanns Versuchen am Menschen eine *willkürliche* Kontraktion den tonischen Hintergrund bildet, der während des Sehnenreflexes vorübergehend erlischt. Weiter ist bemerkenswert, daß sich bei der Auslösung des Patellarreflexes an Tieren die Ruheperiode auch am M. gastrocnemius nachweisen läßt und daß z. B. beim Achillessehnenreflex während der Ruheperiode der Tibialis anterior (also ein Antagonist) reziprok erregt wird. Hier spielen also sicher auch noch komplizierende hemmende Reflexe eine Rolle (SHERRINGTON, 1932), wofür auch die Beobachtungen von LINDSLEY sprechen.

Als Refraktärstadium eines Reflexes im strengen Sinne des Wortes wäre eigentlich nur die Phase der Unerregbarkeit nach einer reflektorischen *Einzelerregung* anzusprechen. Nun beobachten wir aber nach *allen* Reflexen, also auch nach tetanischen reflektorischen Erregungen, regelmäßig eine Phase der zentralen Unerregbarkeit, die allgemein auch als „Refraktärstadium" der betreffenden Reflexe bezeichnet wird. Es wurde oben erörtert, daß wir möglicherweise als Grundelement auch der tetanisch verlaufenden Reflexe eine ganz träge ablaufende intrazentrale Einzelerregung — eine primäre zentrale Welle — anzunehmen haben. Wenn diese Vorstellung richtig ist, so wäre die nach solchen Reflexen beobachtete Periode der Unerregbarkeit vielleicht als echtes intrazentrales Refraktärstadium nach Ablauf einer solchen trägen Welle anzusehen.

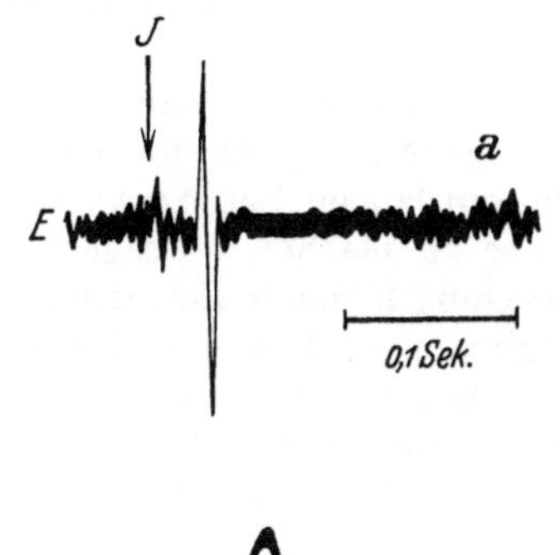

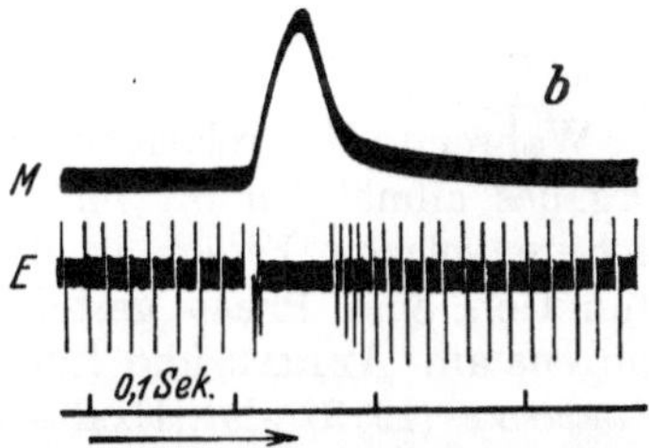

Den tetanisch verlaufenden Reflexvorgängen folgt regelmäßig ein Refraktärstadium von relativ *sehr langer Dauer*. Beim Lidschlag wird eine Doppelreaktion eben merklich, wenn das Intervall zwischen den beiden taktilen Reizen etwa 0,15 Sekunden beträgt (DODGE). Der von ZWAARDEMAKER und LANS angegebene Wert von 0,5—1 Sekunde ist sicher zu lang.

Dem „Extensorstoß" folgt nach SHERRINGTON ein Refraktärstadium von etwa 1 Sekunde Dauer, obwohl dieser Reflex selbst nur 170 σ dauert.

Als Beispiel für das Refraktärstadium eines typischen Koordinationszentrums kann die bekannte Unerregbarkeit des Schluckzentrums unmittelbar nach der Auslösung einer Schluckwelle dienen. Eine exakte Bestimmung dieses Refraktärstadiums stößt auf technische Schwierigkeiten, weil der Schluckreflex nicht durch einen Einzelinduktionsschlag auslösbar ist. Bei Anwendung möglichst kurz (0,1—0,2 Sekunden)

Abb. 10 a und b. a Aktionsströme des menschlichen Gastrocnemius bei Zehenstand. Bei *J* trifft ein Induktionsschlag den N. tibialis. Es folgt eine Reflexzuckung (hohe Zacke), dann eine Pause, bzw. Abschwächung der kleinen Aktionsstromzacken. (Nach P. HOFFMANN, 1920.) b Während einer Zuckung des M. peroneus longus der Katze (*M*) hören die streng rhythmischen Entladungen (*E*) eines einzelnen Spannungsreceptors vorübergehend auf, um dann mit zunächst erhöhter Frequenz von neuem zu beginnen. (Nach BRYAN u. MATTHEWS aus SHERRINGTON, 1932. Etwas schematisiert.)

dauernder, faradischer Reizungen des N. laryngeus sup. fand ZWAARDEMAKER an narkotisierten Katzen für den Schluckreflex ein Refraktärstadium von 0,5—1,0 (in maximo 3,3) Sekunden (bestätigt von LANGENDORFF).

Im vegetativen Nervensystem finden sich nach Ablauf von Reflexen refraktäre Perioden von noch viel längerer Dauer, doch liegen keine messenden Versuche an ihnen vor. Es muß hier, sowie auch bei den Reflexen im somatischen Nervensystem, hervorgehoben werden, daß Refraktärstadien immer nur bei Reflexen nachweisbar sind, die sich in einer *einmaligen*, relativ kurz dauernden Muskelleistung äußern, nicht aber bei tonischen Reflexen. So können wir bei der tonischen reflektorischen Beeinflussung der Blutgefäße kein Refraktärstadium beobachten, wohl aber ein sehr langdauerndes Refraktärstadium z. B. beim Ejaculationsreflex.

Wenn wir uns vorstellen, daß ein Organ unter dem Einfluß eines dauernden Reizes steht, wie z. B. wahrscheinlich das Herz, so ist es klar, daß ein solches Organ immer wieder nach Ablauf des einer Erregung folgenden Refraktärstadiums von neuem erregt werden wird, und daß so eine rhythmische Folge von Erregungsvorgängen zustande kommen kann. Dabei muß aber die Frequenz des Erregungsrhythmus nicht unmittelbar von der Dauer des Refraktärstadiums abhängen, sondern es kann hiefür ein anderes Moment maßgebend sein, die sogenannte *„irresponsive Periode"* (K. Lucas, 1909, 1910). Unter einer irresponsiven Periode verstehen wir die Zeit, die, vom Beginn eines Erregungsvorganges angefangen verstreichen muß, ehe das betreffende Organ neuerdings in Erregung geraten kann. Diese Zeit deckt sich keineswegs mit dem Refraktärstadium, denn ein zweiter Reiz kann bereits wirksam sein, ehe noch das gereizte Organ wieder fähig ist zu reagieren; in diesem Falle tritt die durch den zweiten Reiz ausgelöste Erregung erst nach Ablauf der irresponsiven Periode, also nach einer abnorm langen Latenzzeit auf. Wir können — um diese Verhältnisse anschaulicher zu machen — sagen, das Refraktärstadium ist die nach Beginn einer Erregung folgende Zeit der *Unerregbarkeit,* die irresponsive Periode ist die nach Beginn einer Erregung folgende Zeit der *Leistungsunfähigkeit.*

Wie groß die Rolle ist, die refraktären und irresponsiven Perioden bei der Genese der verschiedenen Formen zentraler Rhythmik zufällt, läßt sich heute noch nicht entscheiden.

6. Die übernormale Phase.

Während des relativen Refraktärstadiums kehrt die Erregbarkeit eines Organes allmählich oft nicht nur bis zur Norm zurück, sondern es schließt sich in solchen Fällen an die Phase der aufgehobenen bzw. herabgesetzten Funktion eine Phase gesteigerter Erregbarkeit und erhöhten Leistungsvermögens an. Adrian und Lucas haben diese Periode als „übernormale Phase", Beritoff (1913) als „Exaltationsphase" bezeichnet.

An Reflexen ist die Erregbarkeit nach Ablauf des relativen Refraktärstadiums bisher nur in einem Falle untersucht worden, und zwar beim Schluckreflex. Wenn man beim Kaninchen durch kurze faradische Reizungen des N. laryngeus sup. reflektorisch den Schluckakt auszulösen versucht, so zeigt es sich, daß ein Reiz, der normalerweise unterschwellig ist, doch eine Welle auszulösen vermag, wenn er eine gewisse Zeit nach dem Ablauf einer Schluckwelle gesetzt wird. Diese Erregbarkeitssteigerung des Schluckzentrums dauert etwa 20 Sekunden und sie schließt sich unmittelbar an das Refraktärstadium an (Isayama, 1925). Aber nicht nur die Erregbarkeit des Schluckzentrums ist während dieser Periode gesteigert, sondern eine Schluckwelle, die einer vorangehenden nach etwa 10 Sekunden folgt, läuft auch meist kräftiger, rascher und weiter über den Oesophagus ab als sonst; die übernormale Phase erleichtert und beschleunigt also auch den intrazentralen Ablauf der Erregung beim Schluckreflex (Reisch, 1925).

Ich bin davon überzeugt, daß sich eine solche Periode gesteigerter Erregbarkeit auch nach anderen Reflexen wird nachweisen lassen. Die übernormale Phase erinnert an das ähnliche aber viel kompliziertere Reboundphänomen; beide Mechanismen bedingen eine Erregbarkeitssteigerung nach einer vorangehenden Periode der Ruhe und sie sind dadurch sicher geeignet, eine rhythmische Wiederkehr gleicher reflektorischer Erregungsphasen zu fördern.

IV. Tonische Reflexe.

Der gesamte Reflexapparat hat eine doppelte Aufgabe zu erfüllen: Einerseits hat er die Lage des Tierkörpers und seiner Teile je nach den herrschenden Bedürfnissen zu verändern, andererseits hat er aber auch die Aufgabe, der Stellung des Tierkörpers im Raum und der Lage seiner Teile eine gewisse *Kon-*

stanz zu verleihen. Diese Konstanz wird durch wechselnde, aber im allgemeinen lange dauernde, reflektorisch ausgelöste und regulierte Spannungszustände der Skeletmuskulatur und der glatten Muskulatur (durch ihren „*Tonus*") aufrecht erhalten. Sehr verschiedene Kräfte können die normale Haltung des Tieres bedrohen; zufällige, kürzer oder länger dauernde einseitige Druckwirkungen, Trägheitskräfte u. a. m.; in erster Linie dienen aber die tonischen Reflexe zur Aufrechterhaltung des Tierkörpers gegen die Wirkung der *Schwerkraft*. Eine von diesen Reflexen annähernd befreite Ruhelage finden die meisten Tiere, sowie der Mensch, nur dann, wenn sie den ständigen Kampf gegen die Schwerkraft aufgeben und ihren Körper breit auf eine entsprechende Unterlage legen. Tonische Zustände und kinetische Reaktionen unterstützen einander. So genügt z. B. für das normale Laufen oder Gehen eines Tieres die alternierende rhythmische Innervation der Extremitäten nicht, sondern es sind hiefür auch alle jene tonischen Reflexe nötig, welche die Haltung des Tieres, eine gewisse Versteifung des Rumpfes, des Nackens usw. bewirken.

Für die normale Haltung und für die Widerstandsfähigkeit gegen die Einwirkung äußerer Kräfte kommen wahrscheinlich neben den hier im wesentlichen zu besprechenden Dehnungsreflexen sowie den mannigfaltigen Haltungs- und Stellreflexen noch andere Reaktionen in Frage, deren Prüfung beim Tier auf viel größere Schwierigkeiten stößt als am Patienten. Ich erinnere z. B. an die „Widerstandsreaktion", wie sie an Hirnkranken und Säuglingen von MAYER und REISCH beschrieben worden ist („Gegenhalten", KLEIST).

Viele tonische Reflexe sind bulbärer Natur, so daß sie nur zum Teil in den Bereich der Rückenmarksphysiologie gehören; wohl aber fällt die Aufgabe der tonischen Muskelinnervation in erster Linie spinalen Zentren zu, so daß auch diese Fragen hier kurz besprochen werden sollen.

Im Gegensatz zur glatten Muskulatur, die auch nach der Durchschneidung ihrer vegetativen Nerven nach einer vorübergehenden Periode der Atonie ihren Tonus (auf peripherer Grundlage) wieder erlangt, ist der Tonus der Skeletmuskulatur *rein neurogen*, er erlischt nach der dauernden Entnervung des Muskels für immer.

Wir haben gesehen, daß die Muskelkontraktionen bei den „phasischen", relativ rasch abklingenden Reflexen auf einzelne, mehr oder weniger frequente und mehr oder weniger lang dauernde Serien von Einzelerregungen in verschieden großen Gruppen von motorischen Einheiten zurückzuführen sind. Das erste Problem, das uns die tonischen Reflexe stellen, liegt in der Frage, ob auch diese lang anhaltenden Spannungszustände der Muskulatur nur durch solche rhythmische Erregungswellen zustande kommen, oder ob dem Tonus ein grundsätzlich anderer, wenn auch gleichfalls spinal gesteuerter muskulärer Erregungsprozeß zugrunde liegt. Seit Jahrzehnten wird an diesem Fragenkomplex gearbeitet, und dabei hat, wie wir sehen werden, die Annahme eines *spezifischen* tonischen Muskelzustandes immer mehr an Boden verloren.

Wir wissen seit RANVIER, daß die vorwiegend tonischen Reaktionen dienenden Muskeln meist auch makro- und mikroskopisch als „rote", sarkoplasmareiche Muskeln von den „weißen", sarkoplasmaarmen, flinken Muskeln unterscheidbar sind. Diese funktionelle Differenz zwischen zwei Muskeltypen finden wir auch bei jenen Tieren, bei denen, wie z. B. bei den Affen (und beim Menschen) der Farbunterschied kaum merklich ist. Da an den Extremitäten der Kampf gegen die Schwerkraft vorwiegend den Streckern zufällt, so finden wir als allgemeine Regel, daß die Extensoren der Extremitätengelenke im Gegensatz zu den meist flinken Beugern aus einem tiefen, langsam reagierenden Anteil und aus einem oberflächlichen, rasch reagierenden bestehen. Dieses Verhältnis zeigt sich z. B. bei der Katze an den Extensoren des Sprunggelenkes: Soleus (träg) und Gastrocnemius (rasch); bei den Kniestreckern: M. crureus (träg) und Vastus lat. (rasch); bei den Ellbogenstreckern: der mediale kurze Kopf des Triceps (träg) und sein lateraler kurzer Kopf (rasch); bei den Streckern im Schultergelenk: der tiefe Kopf des Supraspinatus (träg) und der oberflächliche (rasch) [Denny Brown, 1929 (3)]. Die rasch reagierenden Muskeln beteiligen sich in erster Linie an jenen Reflexen, die sich in raschen Bewegungen äußern, die „roten" Muskeln sind dagegen weitaus empfindlicher für Dehnungsreize und reagieren auch viel kräftiger auf labyrinthäre Einflüsse und auf Bewegungen der Halswirbelsäule [Denny Brown, 1929 (2)]. Auch beim Kaltblüter sind die tonischen Fähigkeiten nicht immer gleich; so finden wir z. B. an manchen Froschmuskeln (Gastrocnemius, Ileofibularis und Semitendinosus) tonisch reagierende Fasern zu einem eigenen „Tonusbündel" vereinigt (Sommerkamp).

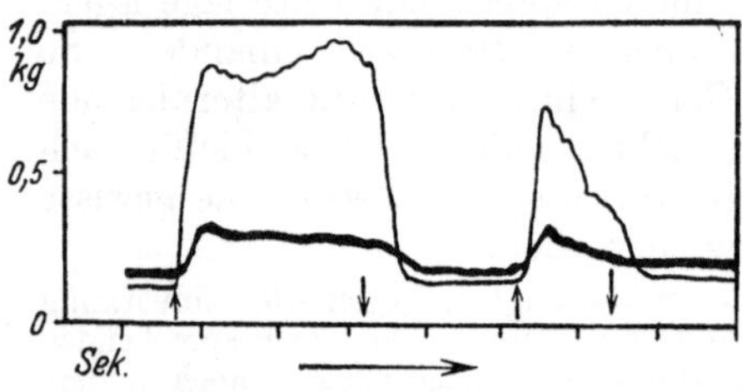

Abb. 11. Kontraktionen des M. triceps einer decerebrierten Katze. Die dünne Linie entspricht der Kontraktion des „roten", kurzen, medialen Kopfes, die dicke der Kontraktion des „weißen", kurzen lateralen Kopfes. Bei ↑ passive Dorsalflexion, bei ↓ Ventralflexion des Halses. [Nach Denny Brown, 1929 (2).]

Die Abb. 11 zeigt die viel stärkere Beteiligung des trägen Muskelanteiles des M. triceps der Katze an einem tonischen Reflex.

1. Spinale Impulse bei tonischen Reflexen.

Was können wir aus der Untersuchung der *Aktionsströme*, diesem einzig greifbaren Ausdruck der spinalen Impulse, über das Wesen der tonischen Innervation erfahren? Es liegt eine lange Reihe von Angaben vor, daß bei verschiedenen tonischen Muskelzuständen von den Muskeln entweder ein kontinuierlich fließender elektrischer Strom ableitbar sei, oder daß sie überhaupt keine elektrische Begleiterscheinungen des tonischen Zustandes zeigten. Die meisten dieser Angaben stammen aus einer Zeit, in der die Verstärkertechnik in die Elektrophysiologie noch nicht eingeführt war, und ich glaube, daß wir für die Erörterung dieser Fragen, nur Untersuchungen heranziehen können, die mit den Hilfsmitteln der modernen Technik der Aktionsstromuntersuchung ausgeführt worden sind. Diese hat den Nachweis oszillatorischer Erregungsvorgänge vielfach auch in Fällen gebracht, in denen frühere Beobachter sie nicht hatten finden können.

Als Beispiel sei hier das Verhalten der tonisch erregten Vorderarmbeuger bei dem bekannten Umklammerungsreflex der männlichen Frösche beim Geschlechtsakte erwähnt. Auch hier führten die ersten Untersuchungen zu dem Ergebnis, daß sich von den Vorderarmbeugern eines ruhig umklammernden Froschmännchens keine Aktionsströme ableiten ließen, daß dieser Tonus also nicht durch die sonst beobachteten rhythmischen, dem Muskel zufließenden Erregungswellen unterhalten werde (A. Fröhlich und H. H. Meyer, Kahn). In der Tat lassen sich auch mit verfeinerter Methodik bei vollkommener Ruhe des Paares mitunter kaum Aktionsströme in den Unterarmflexoren nachweisen; es genügen aber die allerschwächsten mechanischen Reize, um sofort reflektorische Erregungswellen in diese Muskulatur einfließen zu lassen, und daher kommt es, daß man in der Regel doch auch bei ruhiger Umklammerung vereinzelte Aktionsströme oder kleine Gruppen in Abständen von etwa 0,4 Sekunden nachweisen kann (Wachholder, 1923). Es genügen hierzu als Reflexreize die Atembewegungen des umfaßten Weibchens. Lullies (1926) bildet eine Kurve ab, aus der ersichtlich ist, daß bei jeder Atembewegung des Weibchens je zwei schwache Erregungswellen in den Vorderarmmuskeln des umklammernden Männchens auftreten. Der Druck, den das Männchen bei vollkommener Ruhe auf das Weibchen ausübt, ist minimal, kleiner als 1 cm Wasser (Lullies, 1923).

Das Wesen des Umklammerungsreflexes liegt also nicht so sehr in der Dauerverkürzung, als „in dem stets wachsamen Reflex, der den geringsten Reiz, der die Umklammerung gefährden könnte, mit einer Kontraktion der geeigneten Muskeln der vorderen Extremitäten beantwortet" (LULLIES, 1923).

Ich glaube, daß wir, sowie im Falle des Umklammerungsreflexes, auch sonst sehr oft die Stärke eines tonischen Kontraktionszustandes deshalb überschätzen, weil wir ihn bei jedem Versuch seiner Prüfung reflektorisch steigern. Es gilt dies sowohl für den Tonus der Skeletmuskulatur, bei dessen Prüfung wir immer wieder Dehnungsreize setzen, die propriozeptive Reflexe auslösen, sowie auch z. B. für den Tonus von Sphincteren (Analreflex bei Prüfung des Sphinctertonus).

Bemerkenswert sind die Verhältnisse beim Umklammerungsreflex auch deshalb, weil hier ein Fall vorliegt, in dem ein tonischer Reflex *exterozeptiv* (vor allem von den Daumenschwielen, aber auch von der Brusthaut usf.) ausgelöst wird, während die meisten tonischen Zustände sonst *propriozeptiv* angeregt und reguliert werden. Eine sehr geringe Rolle spielen propriozeptive Erregungen auch bei dem Tonus der Flügelmuskulatur der Taube (W. TRENDELENBURG, 1908).

An solchen propriozeptiven tonischen Reflexen ist das Verhalten der Aktionsströme besonders eingehend bei Dehnungsreflexen an den Extremitätenstreckern untersucht worden. Dehnungsreflexe treten unter verschiedenen Formen auf: bei dauernder schwacher Dehnung eines Streckmuskels decerebrierter Versuchstiere äußert sich der Dehnungsreflex als tonische *Enthirnungsstarre* oder zum mindesten als eine wesentliche Komponente in diesem Starrezustand, bei Zunahme der Dehnung sehen wir den eigentlichen „*Dehnungsreflex*" oder „myotatischen" Reflex (LIDDELL und SHERRINGTON) auftreten, der sich gewissermaßen als Verstärkung der dauernden Starre äußert, und bei ganz *plötzlicher* und kurzdauernder Dehnung tritt die „phasische Form" des Reflexes, der „Sehnenreflex" auf. (Die Wahl dieser Bezeichnung wäre auch vom *theoretischen* Standpunkt aus durchaus glücklich gewesen, wenn es wirklich die Sehnenspindeln sind, von denen aus die propriozeptive Erregung des Muskels erfolgt [DENNY BROWN, 1929 (2)]. Als „Eigenreflexe" (HOFFMANN) sollte man meines Erachtens eher die ganze *Gruppe* der von dem Muskel- und Sehnenreceptoren auslösbaren propriozeptiven Reflexe bezeichnen).

Bei allen Schreittieren sind die Sehnenreflexe an den hinteren Extremitäten normaler weise nur an den direkt gedehnten Muskeln nachweisbar. Dagegen tritt beim Kaninchen der Patellarreflex beim Beklopfen des Ligamentum patellae stets bilateral auf. Offenbar hängt dies mit der Art der Fortbewegung (hoppen, springen) dieser Tiere zusammen (KUNDE und NEVILLE).

Nach der Enthirnung lassen sich von einem „starren" Streckmuskel Aktionsströme ableiten, die eine ununterbrochene Reihe unregelmäßiger, verschieden hoher und verschieden frequenter Einzelzacken zeigen, ähnlich wie z. B. das Elektrogramm willkürlich innervierter Muskeln. Wird die Enthirnungsstarre durch Reizung eines ipsilateralen afferenten Nerven gehemmt, so hören diese Zacken auf, es fließen also dann dem Muskel keine spinalen Erregungen mehr zu (DUSSER DE BARENNE, 1911). Das gleiche gilt für den Fall, daß der Muskel nach Durchschneidung seiner Sehne völlig entspannt worden ist. Dehnt man dagegen einen solchen Muskel durch Zug an seiner Sehne, so nimmt die Höhe der Aktionsstromzacken etwas zu, ohne daß sich ihre Frequenz ändert. Die Größenzunahme der Zacken hängt dabei von der Art ab, wie die Dehnung ausgeführt wird: verstärkt man den Zug an der Sehne gleichmäßig und allmählich, so steigt die Zackenhöhe nur wenig an, während jedem *plötzlichen* Zug eine kräftige Aktionsstromwelle folgt. Ein solcher Ruck nähert sich eben dem Auslösungsmodus des Sehnenreflexes, bei dem dann eine besonders kräftige, zweiphasische Aktionsstromzacke auftritt.

Daß die einzelnen Aktionsstromzacken trotz der starken Spannung der Strecker in der Enthirnungsstarre eine so kleine Amplitude zeigen, ist offenbar dadurch zu erklären, daß die Erregungswellen in den einzelnen motorischen Einheiten nicht synchron sind, so daß benachbarte Muskelfaserbündel das Galvanometer oft in entgegengesetztem Sinne beeinflussen. Für diese Deutung spricht auch die Beobachtung von Adrian und Zotterman, daß die einzelnen Receptoren eines Muskels (bei allmählicher Zunahme der passiven Spannung) niemals phasengleiche zentripetale Erregungswellen aussenden. Die Asynchronie der reflektorischen Erregungswellen besteht also *schon im afferenten Schenkel* der einzelnen Reflexbogen. Bei einem plötzlichen kräftigen Zug an der Sehne wird dagegen eine größere Gruppe motorischer Einheiten *gleichzeitig* reflektorisch erregt und dann addiert sich die Wirkung ihrer Aktionsströme auf das registrierende Instrument, die Zacken werden wesentlich größer. Aber auch bei Sehnenreflexen erfolgt die Erregung der einzelnen motorischen Einheiten nicht so streng synchron, wie etwa bei einer vom motorischen Nerven aus ausgelösten Zuckung, und zwar gilt dies in erster Linie für die Sehnenreflexe spinaler Tiere, weniger für die Reflexe decerebrierter (Ballif, Fulton und Liddell; vgl. die ausführliche Darstellung bei Fulton, 1926).

Denny Brown, 1929 (2), der die Haltungsreflexe mit sehr verschiedenen Methoden besonders eingehend untersucht hat, nimmt an, daß der Dehnungsreflex von den *Sehnenspindeln* (Golgis Sehnenorgane) ausgelöst wird, während die Erregung der Muskelspindeln bei der Kontraktion des Muskels eine reflektorische *Hemmung* des Dehnungsreflexes bewirken würde.

Diese Annahme ist von Bedeutung für die Theorie der Genese des *Klonus* geworden. In manchen Fällen beobachtet man nämlich bei decerebrierten Katzen, z. B. nach einem leichten Schlag auf die Sehne, eine Synchronisierung der sonst ganz unregelmäßig auftretenden Erregungswellen während des Dehnungsreflexes. Dann zeigt das Myogramm nicht mehr den üblichen glatten Verlauf, sondern eine Reihe regelmäßig wiederkehrender kleiner Wellen, einen Muskelklonus. Das Entstehen eines solchen Klonus könnte man sich in folgender Weise vorstellen: nach einem schwachen Sehnenreflex erlöschen die zentripetalen Erregungen der entspannten Sehnenspindeln, und andererseits wirken die erregten Muskelspindeln ihrerseits wahrscheinlich auch noch reflektorisch hemmend auf den Dehnungsreflex (vgl. S. 122 f.). Nach dieser Hemmung folgt eine kräftigere Rückprallkontraktion, der dann neuerdings eine Hemmungsphase folgt, und so fort. Der Klonus bestände nach dieser Annahme aus repetierenden Rückprallkontraktionen, er würde auf der dauernden Wirkung zweier alternierender, eines selbsterregenden und eines selbsthemmenden Mechanismus beruhen, und jede Welle des Klonus wäre ein Rebound nach einer ganz kurz dauernden Hemmungsperiode. Denny Brown bezeichnet den Klonus direkt als synchrone Form des Dehnungsreflexes im Gegensatz zur asynchronen, tonischen Form.

Besonders aufschlußreich war für die Erkenntnis der spinalen, tonischen Innervation die Untersuchung der Aktionsströme *einzelner* motorischer Einheiten. Die Abb. 12 zeigt zu Beginn der Kurve einen regelmäßigen Aktionsstromrhythmus einer einzelnen motorischen Einheit eines leicht gedehnten Soleus, dann geht dieser Rhythmus bei stärkerer Dehnung des Muskels in das regellose Zackengewirr über, das für das Elektrogramm der propriozeptiv erregten Streckmuskeln auch sonst charakteristisch ist.

Die Entladungsfrequenz der einzelnen motorischen Einheiten ist beim Dehnungsreflex auffallend niedrig und sie ändert sich mit zunehmender Dehnung kaum merklich; sie bleibt anscheinend immer unter 35 Wellen pro Sekunde, eine Verstärkung des Dehnungsreflexes bei stärkerem Zug an der Sehne äußert sich vielmehr dadurch, daß *neue* motorische Einheiten in Aktion treten (Reflexnachschub). Oft läßt sich der Rhythmus einer einzelnen motorischen Einheit durch längere Zeit im Elektrogramm verfolgen. Ganz ähnlich, wie die roten, verhalten sich während der tonischen Kontraktion auch die weißen Muskeln, soweit sie sich überhaupt an diesen Reflexen beteiligen; so zeigt z. B. der Vastus med. genau die gleiche, langsame Erregungsfrequenz wie sein roter Partner. Mit dieser niedrigen Frequenz hängt wahrscheinlich auch der an Myogrammen zu beobachtende relativ rasche Beginn des Abfalles der Kontraktion nach Abschluß der dehnenden Reizung zusammen. Experimentelle Tatsachen sprechen dafür, daß die Langsamkeit dieses Entladungsrhythmus zum Teil auf konkurrierende hemmende Einflüsse (vielleicht von den bei der Muskelkontraktion erregten Muskelspindeln aus) zurückzuführen ist.

Die große Ausdauer der tonischen Reflexe beruht sicher in erster Linie auf dieser niedrigen Erregungsfrequenz, also auf der Länge der Pausen, die zwischen je zwei Erregungswellen den motorischen Einheiten gegönnt sind. Dazu kommt noch die bekannt geringe Ermüdbarkeit der roten, an diesen Reflexen in erster Linie beteiligten Muskeln, und es ist auch die Durchblutung der Muskeln während der tonischen Kontraktion besonders ausgiebig [DENNY BROWN, 1929 (2)].

FORBES (1922) hatte zur Erklärung der geringen Ermüdbarkeit der tonischen

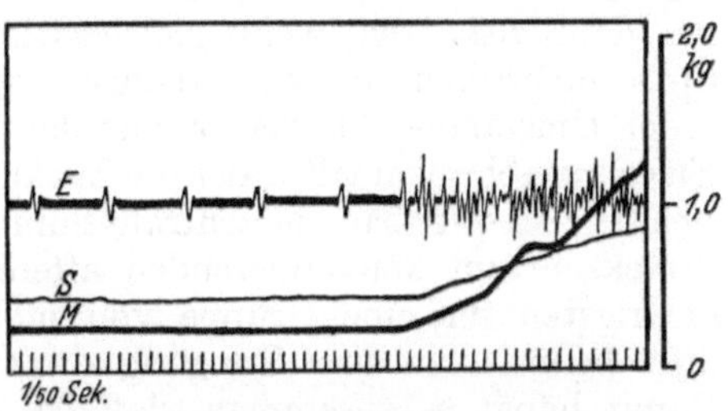

Abb. 12. Aktionsströme des Soleus einer decerebrierten Katze. Anfangs Entladungen einer einzelnen motorischen Einheit (Frequenz: 7 pro Sek.), dann, bei stärkerer Spannung, asynchrone Aktionsströme zahlreicher Einheiten. *E* Elektrogramm, *M* isometrische Spannungskurve (vgl. Skala rechts), *S* Markierung der durch Zug an der Sehne bewirkten Dehnung des Muskels. [Nach D. DENNY BROWN, 1929 (2).]

Reflexe die Hypothese aufgestellt, daß die einzelnen motorischen Einheiten einander ständig ablösen, so daß jede einzelne immer nur relativ kurze Zeit in Aktion bleibt. Die zentripetalen Erregungen würden also nacheinander auf verschiedene motorische Neuronen übergreifen, diese würden abwechselnd in Erregung geraten. Ich bin davon überzeugt, daß dieser Vorstellung ein richtiger Kern zugrunde liegt, und daß ein solches Abwechseln auch sonst bei der Motorik eine Rolle spielt. Denken wir z. B an den Fall des Stiegensteigens: die Strecker des auf die nächsthöhere Stufe gesetzten Beines haben die Last des Körpers, also z. B. 70 kg, zu heben, sie müssen also eine Spannung von über 70 kg entwickeln. Nun beträgt der physiologische Querschnitt der Strecker des Kniegelenkes 177 qcm (E. WEBER). Rechnen wir die absolute Muskelkraft pro Quadratzentimeter mit 10 kg, so wäre die absolute Kraft der genannten Muskulatur 1770 kg, also das 25fache der Kraft, die sie normalerweise zu überwinden hat. Es scheint mir demnach sehr wahrscheinlich, daß bei aufeinanderfolgenden Schritten beim Stufen- oder Bergsteigen keineswegs immer wieder die *gleichen* motorischen Einheiten innerviert werden. Andererseits spricht aber die erwähnte Beobachtung von DENNY BROWN, daß die Aktionsströme einer einzelnen motorischen Einheit, an ihrem Rhythmus kenntlich, durch längere Zeit im Elektrogramm eines schwach gespannten Streckers verfolgbar sind, zum mindesten dafür, daß dieses Abwechseln doch in relativ langen Intervallen erfolgt.

2. Zum nervösen Mechanismus der Haltung [DENNY BROWN, 1929 (2)].

Der Dehnungsreflex ermöglicht bei Tieren — gewiß neben manchem anderen — das Stehen. In allen jenen Fällen, in denen er schwach entwickelt ist (nach frischer Rückenmarksdurchschneidung oder Durchschneidung des Hirnstammes oberhalb der Vierhügel) fehlt auch die Fähigkeit des reflektorischen Stehens. Es gibt aber eine Reihe von anderen Reflexen, deren Wirkung die des Dehnungsreflexes fördert. Zu ihnen gehören die Labyrinth- und Halsreflexe sowie die positive Stützreaktion, und zu diesen Reflexen gesellen sich sicher auch noch Einflüsse vom Hirnstamm aus. Unter besonders günstigen Umständen können solche reflektorische Erregungen auch allein (nach sensibler Entnervung des Muskels) eine allerdings geringfügige, durch rhythmische schwache Erregungswellen bedingte Dauerkontraktion eines Streckmuskels herbeiführen.

Wir müssen uns vorstellen, daß die einzelnen motorischen Einheiten für die propriozeptiven Impulse ganz verschieden erregbar sind: die erregbarsten reagieren schon, wenn ihnen aus nur wenigen Receptoren rhythmische Erregungen zufließen; eine Reihe anderer Einheiten kann aber auf solche Impulse nur dann reagieren, wenn gleichzeitig die Enthirnung oder labyrinthäre Einflüsse mitwirken und die wenigst erregbaren motorischen Einheiten sprechen unter Umständen überhaupt nur dann an, wenn sie ein mächtiger synchroner Erregungsschwarm trifft, der die Zuckung beim Sehnenreflex auslöst. Es handelt sich hierbei offenbar um zentrale Summationswirkungen der verschiedenen zum Streckzentrum konvergierenden afferenten Erregungen. Die Schwelle ist am niedrigsten für eine Gruppe von motorischen Einheiten roter Muskelfasern; diese bedürfen zu ihrer Erregung also auch der geringsten summativen Wirkung. Damit hängt es zusammen, daß bei einem schwachen Schlag auf die Sehne der Reflex auffallend träge verläuft, weil er eben nur „rote" Einheiten von besonders hoher Erregbarkeit erreicht. Bei stärkeren Schlägen, also bei der Erregung einer größeren Zahl propriozeptiver Receptoren werden bei optimaler Labyrinthwirkung und optimaler Stellung der Halswirbelsäule auch „rote" Einheiten von höherer Schwelle und schließlich auch „weiße" Einheiten reflektorisch erregt. Der spinale Shock setzt dagegen die Erregbarkeit des Streckerzentrums so weit herab, daß auch seine erregbarsten motorischen Einheiten nur auf synchrone afferente Erregungsschwärme ansprechen; wir können also im Shock wohl einen trägen Sehnenreflex roter Muskelfasern beobachten, aber der Dehnungsreflex ist nicht auslösbar.

Beobachtet man das Verhalten eines spontan oder reflektorisch tonisch kontrahierten kleinen isolierten Schwanzmuskels einer enthirnten Ratte, so sieht man, daß sein Tonus — sobald er sich ändert — nie allmählich ansteigt oder abnimmt, sondern immer *stufenweise*. Dabei sind diese Stufen annähernd ebenso groß wie jene, die man bei allmählicher Verstärkung der Reizung des motorischen Nerven dieses Muskels beobachtet. Offenbar entspricht auch hier jede Verstärkung des Tonus der Erregung einer oder mehrerer neuer motorischer Einheiten (E. L. Porter).

Vereinzelt enthalten auch die Beugemuskeln so hoch erregbare motorische Einheiten mit roten Muskelfasern, daß sie auf Dehnungsreize ansprechen. Vielleicht hängt hiermit auch die Tatsache zusammen, daß bei der Enthirnungsstarre nicht nur die Strecker, sondern zum Teil auch die Beuger der Extremitäten (Wachholder, 1928) sowie auch die des Schwanzes (Rademaker und Hoogerwerf) eine tonische Spannung zeigen. Wachholder meint sogar, daß die Streckstellung der Extremitäten während der Enthirnungsstarre „durch das periphere Überwiegen der mechanischen Wirkung der Strecker über die der Beuger" zustande käme. Gegen diese Ansicht spricht die Beobachtung, daß eine hintere Extremität, deren Streckmuskulatur ausgeschaltet wurde, während der Enthirnungsstarre schlaff bleibt und keinen Beugertonus zeigt (Dusser de Barenne und Koskoff, 1932).

An Beugemuskeln ist der Dehnungsreflex zuerst von Asayama, und zwar am M. tibialis anticus decerebrierter Katzen beschrieben worden. Relativ leicht auslösbar ist er auch am Semitendinosus der Katze, der ein Beuger des Kniegelenkes und Strecker des Hüftgelenkes ist. Gleichzeitig mit dieser reflektorischen Erregung des Semitendinosus wird der Dehnungsreflex des Quadriceps gehemmt, und mitunter tritt bei der Dehnung des Semitendinosus auch eine kräftige Beugung des betreffenden Beines in allen Gelenken auf. Dieser letztgenannte Reflex bildet wahrscheinlich eine Komponente des Zurückspringens auf einem Bein, das man bei normalen Katzen, die sich nur mit einem Bein auf die Unterlage stützen können, während die drei übrigen hochgehalten werden, dann beobachtet, wenn man den Rumpf des Tieres caudalwärts zieht, wobei der Semitendinosus gedehnt wird (RADEMAKER und HOOGERWERF).

Interessant ist die Beobachtung, daß beim Faultier, bei dessen normalen Hängen die *Beuger* der Schwerkraft entgegenzuwirken haben, in der Enthirnungsstarre eine Beugehaltung der Beine eintritt (RICHTER). Beim Kaninchen, bei dessen Ruhestellung tonische Extremitätenkontraktionen wohl nur eine geringe Rolle spielen, beobachtet man nach der Decerebrierung nur anfangs eine ganz geringfügige Starre der Streckmuskeln; nach etwa 10 Minuten ist das Tier wieder fast ganz schlaff (AIRILA und LOIMARANTA).

Auch andere Reflexe auf die Strecker können den Dehnungsreflex fördernd beeinflussen, so z. B. der *gekreuzte Streckreflex*, dem ja auch, z. B. bei einer schmerzbedingten Beugung eines Beines, die Aufgabe zufällt, die Standfestigkeit des kontralateralen Beines zu erhöhen. Der gekreuzte Streckreflex bedarf zu seiner Auslösung nicht der Unterstützung durch ipsilaterale, propriozeptive Impulse, er ist auch an einem sensibel entnervten Bein bei Reizung eines kontralateralen sensiblen Nerven ohne weiteres zu beobachten, aber er genügt allein ebensowenig wie die labyrinthären und ähnlichen Reflexe, um dem betreffenden Bein die von der Gesamthaltung des Tieres jeweils erforderte Festigkeit zu geben.

Es wird angegeben, daß sich an einer sensibel entnervten Extremität Haltungs- und nocizeptive Reflexe viel leichter auslösen lassen, als an einem nicht desafferentierten Körperteil. Dies gilt z. B. für den Sprungbereitschaftsreflex, für die Liftreaktion, Extremitätenreflexe bei passiven Beugungen der Halswirbelsäule und des Körpers sowie auch für die durch Schmerzreize auslösbaren Reflexe (POLLOCK und LOYAL, DAVIS).

Auch die reflektorischen Laufbewegungen stehen in inniger Beziehung zum Dehnungsreflex, sie werden, wie dieser, durch langsame, asynchrone Erregungswellen unterhalten, und wir können uns vorstellen, daß das ganze zentrale Feld des Dehnungsreflexes der Periodik des Laufrhythmus entsprechend, langsam an- und abklingend miterregt wird.

WAGNER hat das Verhalten der Agonisten und Antagonisten des menschlichen Ellbogengelenkes bei Bewegungen gegen verschiedenartige Widerstände untersucht. Praktisch wird (bei Landtieren) jeder Bewegungsablauf — abgesehen von der Schwerkraft — nur von *Trägheitskräften* beherrscht, und der Muskel wird durch die Bewegungsenergie der trägen, von ihm in Bewegung gesetzten Massen im weiteren Verlaufe des Bewegungsaktes passiv gedehnt, wodurch bremsende Reflexe ausgelöst werden. WAGNER identifiziert diese Bremsreflexe mit den „Sehnenreflexen", wir würden sie heute wohl allgemeiner als *Dehnungsreflex* bezeichnen. Nach der Ansicht WAGNERs wäre der Dehnungs-(Sehnen-)Reflexapparat als eine besondere Anpassung des Organismus an die Massenträgheit anzusehen.

Neben all den reflektorischen, tonischen Einflüssen, die der wechselnden Haltung des Tierkörpers und seiner Teile beim Stehen, Sitzen, Liegen und während der Lokomotion dienen, gibt es noch eine Reihe anderer, spezieller, tonischer Haltungsreflexe. Einen solchen haben wir z. B. in dem Umklammerungsreflex beim Froschmännchen kennen gelernt. Anscheinend dient auch die tonische, von VERWORN zuerst beschriebene „Brückenstellung" des weiblichen Frosches dem Begattungsakte. Ähnliche bei der Begattung auftretende tonische Reflexe der Ruhigstellung finden sich auch bei anderen Tieren (WEITBRECHT). Bei Säugern gehört in die Gruppe der sexuell bedingten Haltungsreflexe die

Beugerstarre des spinalen Katers (Dusser de Barenne und Koskoff, 1933),
die tonische Hebung des Schweifes bei brünstigen Tieren und ähnliche, je nach
der Tierart wechselnde Reflexe.

Es sei hier auch an die mannigfaltigen, zum Teil labyrinthär, durch Hals-
reflexe und sensorisch geregelten tonischen Reflexe erinnert, welche die Stellung
der Bulbi, der Ohrmuscheln, des Nackens usf. bedingen. An den Aktions-
strombildern lassen sich solche tonische Reflexe auf eine einzelne motorische
Einheit des Soleus decerebrierter Katzen untersuchen (Hoff). Dreht man den
Kopf des Tieres so, daß das Kinn zum untersuchten Soleus hinsieht, so wird der
Muskel reflektorisch in ganz ähnlicher Weise innerviert wie beim gekreuzten
Streckreflex; die maximale reflektorische Entladungsfrequenz (15 Wellen pro
Sekunde) wird schon nach den ersten zwei Erregungswellen erreicht und hält
an, solange der Kopf in seiner Stellung gehalten wird. Bei Drehung des Kopfes
nach der Gegenseite fällt die Entladungsfrequenz allmählich ab, bis schließlich
die Entladungen ganz aufhören.

3. Zur Frage spezifisch tonischer spinaler Erregungen.

Aus den bisher geschilderten Tatsachen hat sich kein Anhaltspunkt für die
Richtigkeit der alten Vorstellung ergeben, daß dem Tonus eine andere Er-
regungsform zugrunde läge als den kinetischen Reflexen, abgesehen von dem
Umstande, daß der Tonus in erster Linie auf einer Erregung der roten, trägen
Muskulatur beruht.

Die Literatur über die Frage, ob den tonischen Kontraktionszuständen
eigene Erregungsformen, spezifische Stoffwechselvorgänge oder eine andere
Innervation (durch vegetative Nerven?) zukommt, ist fast unübersehbar. Uns
hat hier nur das Innervationsproblem bei physiologischen Formen tonischer
Kontraktionen zu beschäftigen, und wir müssen nach der Auskunft, die uns
die Aktionsströme geben, annehmen, daß den tonischen Haltungsreflexen immer
die gleiche, repetierende spinale Innervation einzelner motorischer Einheiten
zugrunde liegt wie allen anderen Muskelreflexen. Die Frage kann somit nur
lauten, ob etwa neben dieser rhythmischen Innervation bei tonischen Kontraktionen noch andere Mechanismen eine Rolle spielen, etwa eine Beteiligung
sympathischer oder parasympathischer Einflüsse.

Es steht fest, daß sowohl sympathische Nerven als auch parasympathische
Einfluß auf die Funktion der Skeletmuskulatur ausüben können. Für die
sympathischen Nerven ist dies in einwandfreier Weise durch Versuche von
Orbeli und seinen Schülern nachgewiesen worden. Die Reizung des Grenzstranges bewirkt eine Verstärkung der Einzelzuckungen und der Tetani eines
ermüdeten Muskels, und zwar übt der Sympathicus tonisch einen die Ermüdung
verzögernden Einfluß auf die Skeletmuskulatur aus. Im allgemeinen zeigen
sich diese dauernden sympathischen Wirkungen nur bei indirekter Reizung
des Muskels von seinem motorischen Nerven auf. Auch das bekannte Vulpiansche Lingualisphänomen, von dem im folgenden noch zu reden sein wird, wird
nach den Beobachtungen Orbelis durch eine Reizung des G. cervicale sup.,
ebenso wie durch Adrenalin (vgl. auch Plattner und Reisch) gefördert. Auch
die Zeiterregbarkeit des Muskels wird durch Reizung des Grenzstranges verändert. Seine Chronaxie wird kürzer [L. und M. Lapicque, 1930 (6)]. Eine
klare Analyse der sympathischen Wirkungen auf die Skeletmuskulatur liegt
bisher nicht vor, aber ein Einfluß des Sympathicus auf den Muskeltonus hat
sich auch in den Versuchen Orbelis nicht gezeigt, und auch die zahlreichen
weiteren Untersuchungen über den Einfluß des Sympathicus auf verschiedene
tonische Skeletmuskelkontraktionen haben bisher kein einwandfreies positives
Ergebnis gebracht.

Es lag nahe, das VULPIANsche Phänomen und auch die Beobachtungen ORBELIs in Beziehung zu den histologischen Befunden BOEKEs zu bringen, durch die der Nachweis erbracht erschien, daß die an den Skeletmuskelfasern zu beobachtenden akzessorischen Endigungen marklosen, sympathischen Fasern zugehören. Neuerdings sind Zweifel an der Richtigkeit dieser Annahme aufgetaucht; es könnte sein, daß noch nicht degenerierte Kollateralen somatischer Nerven diese akzessorischen Endigungen bilden (HINSEY), es wäre aber auch möglich, daß diese feinen, marklosen Fasern an *Muskelcapillaren* endigen (LANGLEY). Aber wenn auch eine „direkte Innervation" der Skeletmuskelfasern von sympathischen Nerven durch histologische Untersuchungen sicher ausgeschlossen werden könnte, so würde dies keineswegs gegen die Möglichkeit einer sympathischen Beeinflussung der Skeletmuskulatur sprechen, denn es könnte sehr gut sein, daß die bei der sympathischen Erregung der Muskelarteriolen und -capillaren auftretenden Reizstoffe auch auf die von den Capillaren umsponnenen Muskelfasern wirkten, so wie sie ja z. B. in CANNONs Versuchen auf dem Wege über den Blutstrom auch noch die Tätigkeit des entnervten Herzens fördern können.

Unter dem VULPIANschen Phänomen versteht man bekanntlich die Erscheinung, daß die Reizung des sensiblen Lingualis nach Durchschneidung und Degeneration des Hypoglossus eine Kontraktion der Zungenmuskulatur auslöst. Die Tatsache, daß „sensible" Nerven nach Degeneration der motorischen Fasern leicht Kontraktionen an der Skeletmuskulatur auslösen können, ist auch für verschiedene andere Muskeln beschrieben worden; wahrscheinlich ist es eine ganz allgemeine Erscheinung. Sympathische Fasern haben mit dem Phänomen nichts zu tun, sondern diese „pseudomotorischen" Wirkungen werden von vegetativen Fasern vermittelt, die nach der Aktionsstromanalyse unter $5\,\mu$ Durchmesser haben dürften (HINSEY und GASSER) und deren Chronaxie auch dementsprechend lang gefunden wurde (BREMER und RYLANT). Sie treten für die Skeletmuskulatur in den dorsalen Wurzeln aus und dürften sicher mit den vasodilatatorisch wirkenden Fasern identisch sein (HINSEY und GASSER). Demnach ist es höchstwahrscheinlich, daß ihre Wirkung auch auf die Skeletmuskulatur durch peripher gebildete chemische Reizstoffe erfolgt, und daß in diesem Fall die Muskelfasern nur zufällig als Indicator für ein vasodilatatorisches Hormon dienen. Gegen Acetylcholin, an das hier natürlich in erster Linie zu denken wäre, spricht nur die Tatsache, daß der pseudomotorische Effekt im Gegensatz zur Acetylcholinwirkung durch Atropin nicht behoben wird. (Ausführliche Darstellung und Literatur bei FORBES, 1929, und bei GASSER).

Obwohl also sowohl eine sympathische als auch — nach vorangehender Sensibilisierung durch die motorische Entnervung des Muskels — einer parasympathischen Beeinflußbarkeit des Skeletmuskels mit aller Sicherheit erwiesen ist, haben alle Versuche, durch Reizung oder Ausschaltung der vegetativen Nerven eine Veränderung der tonischen Fähigkeiten der Muskulatur herbeizuführen, zu keinem sicheren Ergebnis geführt. Mehr läßt sich über die Frage meines Erachtens vorläufig noch nicht sagen. Es fehlt somit auch noch eine sichere experimentelle Grundlage für klinische Versuche spastische Lähmungen durch Durchschneidung der Rami comm. therapeutisch zu beeinflussen.

Die Beobachtungen über die vegetativen Einflüsse auf die Leistungen des somatischen Nervensystems (vgl. S. 144 f.) sowie andere experimentelle Erfahrungen sprechen dafür, daß *alle* Erregungsvorgänge von sympathico-adrenalem System irgendwie mitbeeinflußt werden. Ich persönlich halte es deshalb für wahrscheinlich, daß auch der Tonus der Skeletmuskulatur nicht vollkommen unabhängig vom Sympathicus sein dürfte. Vielleicht zeigt uns eine vor kurzem erschienene Untersuchung von VAN DIJK einen Weg zur sicheren Feststellung einer solchen Abhängigkeit. VAN DIJK meint, daß normalerweise die Stärke des myotatischen Reflexes die schwache tonisierende Wirkung der sympathischen Fasern überdecke. Aber auch nach ihrer Desafferentierung soll die Vorderarmmuskulatur von decerebrierten Katzen noch einen Rest von Plastizität bewahren, also ein Verhalten zeigen, das an die Verkürzungs-

und Verlängerungsreaktion erinnert, und das in der Regel nach der sympathischen Entnervung des Beines nicht mehr nachweisbar ist. (Bei van Dijk findet sich auch die ältere Literatur zusammengestellt.)

4. Die Verlängerungs- und Verkürzungsreaktion.

Hat man an einem decerebrierten oder chronisch spinalen Tier die Haut und alle Muskeln der hinteren Extremitäten bis auf die Kniestrecker entnervt, so fühlt man beim Versuch einer passiven Beugung im Kniegelenk zunächst einen erhöhten Widerstand, der auf den Dehnungsreflex zurückzuführen ist. Setzt man aber den Druck im Sinne einer Beugung des Kniegelenkes fort und steigert man ihn, so geben die Kniestrecker plötzlich nach, sie erschlaffen, und wenn man den Unterschenkel dann losläßt, so bleibt das Bein im Kniegelenk annähernd in der durch den Druck bewirkten Beugestellung fixiert. Der Tonus des Muskels hat sich der ihm passiv aufgezwungenen Verlängerung angepaßt, ein Vorgang, den Sherrington (1909) als „*Verlängerungsreaktion*" bezeichnet hat. Die entgegengesetzte Reaktion beobachtet man am gleichen Präparat bei einer *Streckung* des Gelenkes: dann verkürzen sich die Strecker (Verkürzungsreaktion), ihr Tonus paßt sich „plastisch" dem jetzt geringeren Abstande der beiden Muskelenden an. Dieser doppelt bedingte „plastische" Tonus (Sherrington) äußert sich also darin, daß eine Extremität jede ihr künstlich gegebene Stellung in feiner

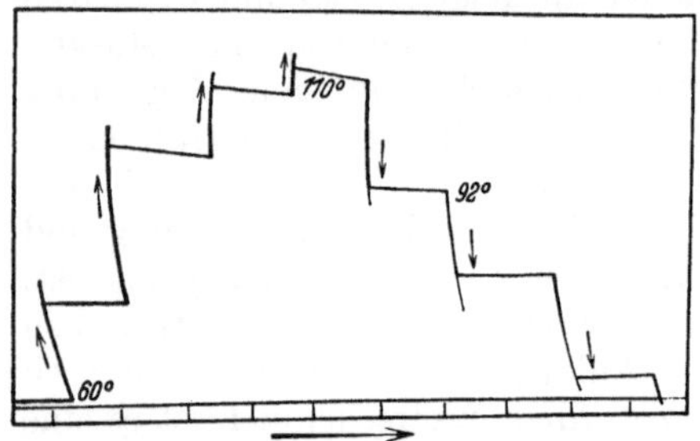

Abb. 13. Verkürzungen (↑) und Verlängerungen (↓) eines nervös isolierten Vastocrureus einer decerebrierten Katze bei passiven Bewegungen im Kniegelenk. (Vgl. die den Kniegelenksbeugungen entsprechenden Winkelangaben.) [Nach Sherrington, 1909 (7).]

Abstufung mehr oder weniger kräftig fixiert beibehält, wie dies die Kurve der Abb. 13 zeigt.

Noch deutlicher als bei passiven Bewegungen ist die Verkürzungsreaktion oft im Anschluß an die *reflektorischen* Muskelkontraktionen zu sehen, z. B. im Anschluß an einen gekreuzten Streckreflex. Dann wird die durch den zuerst ausgelösten Reflex erreichte Stellung durch die ihm, oft ohne Zäsur, folgende Verkürzungsreaktion durch einige Zeit fixiert.

Die Verlängerungsreaktion beruht wohl sicher auf einem hemmenden Reflex, sie ist also der Entspannung eines Streckmuskels bei Reizung eines ipsilateralen afferenten Nerven vergleichbar. Dem entspricht es auch, daß sich während der Verlängerungsreaktion z. B. der Kniestrecker eines Beines die des kontralateralen reziprok kontrahieren (Philippsons Reflex). Wahrscheinlich spielen auch bei dieser Reflexhemmung die Muskelspindeln eine Rolle, von denen wir ja auch z. B. beim Dehnungsreflex und beim Sehnenreflex hemmende Einflüsse nach vorangehenden kräftigen Muskelkontraktionen ausgehen sahen. Durch die passive Dehnung wird erst ein kräftiger Dehnungsreflex ausgelöst, und diese Kontraktion wäre es, die, nach den heute meist üblichen Vorstellungen, ihrerseits zu einer Erregung der hemmenden Receptoren im Muskel führte.

Nach den Beobachtungen am decerebrierten Tier wird die Verkürzungsreaktion von der Sherringtonschen Schule als ein Spezialfall des Dehnungsreflexes angesehen: während der passiven Verkürzung des Muskels (z. B. während der Streckung des Kniegelenkes) hört der Dehnungsreflex zu wirken auf, der Muskel erschlafft. Im Moment aber, in dem der Muskel (etwa durch den Beginn des Herabfallens des Unterschenkels) wieder etwas gedehnt wird, setzt der Dehnungsreflex mit voller Stärke in den Kniestreckern ein und fixiert jetzt die Extremität annähernd in der ihr passiv gegebenen Stellung (vgl. S. 127 f.).

Diese von SHERRINGTON (1909) gegebene Deutung der Verkürzungs- und Verlängerungsreaktion wurde auch von FULTON übernommen. Im Widerspruch zu ihr stehen Beobachtungen von SAMOJLOFF und KISSELEFF [1927 (2)]. Sie geben an, daß die Aktionsströme des Quadriceps bei der passiven Verlängerung des Muskels nicht, wie es bei einer Hemmung zu erwarten wäre, an Größe abnehmen, sondern sogar stärker werden. Daß sich der passiv gedehnte Muskel nach dem Freilassen nicht zur Ausgangslänge verkürzt, wird durch die Annahme erklärt, daß der Dehnungsreflex bei dem Freilassen des Muskels, also bei Beginn der passiven Verkürzung, propriozeptiv gehemmt werde. Eine Deutung dieser auffallenden Aktionsstrombefunde wird wohl erst dann sicher möglich sein, wenn wir, wie bei anderen Reflexen, auch bei plastisch tonischen Reaktionen die Aktionsströme einzelner motorischer Einheiten werden verfolgen können (vgl. hierzu die kritischen Auseinandersetzungen von E. GAMPER).

In klinischen Fällen, in denen die Verkürzungsreaktion abnorm stark ist, beobachtet man ein Verhalten, das sich mit den aus Tierversuchen gezogenen Schlußfolgerungen nicht deckt. Man kann bei passiver Streckung des Kniegelenkes den Verkürzungsreflex noch während der passiven Streckbewegungen auftreten sehen (FOERSTER).

Die Verkürzungsreaktion findet klinisch ihr Analogon im „Adaptationsreflex" FOERSTERs, der vom „Fixationsreflex" als einem selbständigen „postkinetischen" statischen Reflex abgelöst und fortgesetzt wird. Da sich ein solches Beharren im Spannungszustand wie beim Fixationsreflex auch nach streng isometrischen Kontraktionen nachweisen läßt, also nicht unbedingt „postkinetisch" zu sein braucht, wurde diese Fixation auch als „epitatischer" Reflex bezeichnet (REISCH, 1933).

Auch die Erscheinungen des plastischen Tonus weisen keineswegs auf *spezifische* „fixierende" tonische Einflüsse hin, sondern auch sie sind, sowie alle bisher beschriebenen reflektorischen spinalen Leistungen, verständlich unter der Annahme der Ein- und Ausschaltung zentral rhythmisch erregter motorischer Einheiten.

Die propriozeptiven Hemmungen und Erregungen, die sich in der Verlängerungs- und Verkürzungsreaktion äußern, sind zweifellos von Bedeutung für die Form des An- und Abklingens, für die Glätte der reflektorischen Kontraktionen. Vergleicht man den Reflexablauf an einem normal innervierten und an einem sensibel entnervten Muskel, so findet man eine Reihe charakteristischer Unterschiede: Zunächst zeigt der desafferentierte Muskel natürlich keine Enthirnungsstarre, keinen Sehnenreflex und weder die Verlängerungs- noch die Verkürzungsreaktion; er zeigt ferner bei reflektorischer Erregung einen viel steileren, nach kürzerer Latenzzeit beginnenden Anstieg und ein steileres Absinken nach Abschluß der Reizung.

Es ist für das Ergebnis solcher Versuche gleichgültig, ob der Muskel dadurch sensibel entnervt wird, daß die ihm zugehörigen dorsalen Wurzeln durchschnitten werden, oder dadurch, daß seine Receptoren durch eine Infiltration des Muskels mit einer (z. B. 1%igen) Novocainlösung gelähmt werden (LILJESTRAND und MAGNUS, BREMER und TITECA).

Die Beobachtungen am desafferentierten Muskel sprechen dafür, daß der *allmähliche* Anstieg, z. B. des gekreuzten Streckreflexes bei normalen Muskeln auf eine Verzögerung durch eine propriozeptive, „autogene" Hemmung zurückzuführen ist, so wie der allmähliche Verlauf des Abfalles auf eine „autogene" Kontraktion infolge des einsetzenden Dehnungsreflexes zu beziehen ist. Sowohl der allmähliche Reflexnachschub, wie auch das allmähliche Abklingen der Reflexe, diese wichtigen Vorgänge bei der Reflexkoordination, sind an die Funktion propriozeptiver Reflexbogen gebunden. Nach FULTON wäre es ihr Ausfall, der in erster Linie die Ataxie des Tabikers bedingt; es ist aber auffallend, daß nach Ausschaltung der Muskelreceptoren durch Novocaininjektionen keine Ataxie bemerkbar ist.

Anhang.

Vegetative Reflexe.

Es seien hier anhangsweise einige Bemerkungen über die Koordination von Reflexen im Bereiche des vegetativen Systems angeschlossen.

Daß für einzelne dieser Reflexe sowie für die Mehrzahl der somatischen Reflexe eine reziproke Erregung antagonistisch wirkender Nerven festgestellt ist, wurde schon oben erwähnt. Dies Verhalten gilt aber nicht allgemein; es sind auch Fälle bekannt, in denen z. B. gleichzeitig kreislauffördernde und kreislaufhemmende Mechanismen erregt werden (Gollwitzer-Meier, 1931).

Es gibt vegetative Reflexvorgänge, die sich anscheinend nur an einem *einzelnen* Organe abspielen. Hierher gehören z. B. die Pupillarreflexe. In der Regel sehen wir aber in der vegetativen Sphäre alliierte Reflexe auftreten, wie z. B. die Erregung sekretorischer und vasodilatatorischer Fasern in Drüsen oder die Reflexe auf das Herz und die Gefäße bei der Reizung der Blutdruckzügler. In diesen Fällen ist die Koordination sicher auf spinale Schaltungen zurückzuführen.

Den besten Versuch, diese Allianz vegetativer Reflexe innerhalb eines großen Funktionsgebietes darzustellen, finden wir in der Studie über die Regulierung des Blutkreislaufes von W. R. Hess (1930). Hess faßt die nervöse Regulation des Zusammenspieles der Kreislaufapparate in zwei umfassende, antagonistisch wirkende Reflexe zusammen, in den „*Nutritionsreflex*" und in den „*Entlastungsreflex*". Der von der Aorta (Depressor) und dem Sinus caroticus auslösbare Entlastungsreflex dient teils als Sicherungsmechanismus für das Gefäßsystem, daneben aber auch als „Vorrichtung zur Ökonomisierung in der Druckentfaltung". Der Nutritionsreflex sorgt auf dem Wege über zahlreiche efferente Bahnen und Erfolgsorgane für eine möglichst günstige Durchblutung der blutbedürftigen Organe. „Wenn das Ernährungsbedürfnis verschiedener Organe gleichzeitig Anforderungen an den Kreislauf stellt, kommt es zu einem Übereinandergreifen einer Mehrzahl von — nach verschiedenen Organen orientierten — Nutritionsreflexen. In der daraus entstehenden Konkurrenz kombinieren sich die effektorischen Glieder der einzelnen Reflexe, zum Teil in synergistischem, zum Teil in antagonistischem Sinne. Als Resultat des ganzen Reflexspieles ergibt sich die Adaptierung der *Zirkulationsgröße* an den *Gesamtbedarf* aller Organe und eine *Blutverteilung*, wie sie — im Rahmen der Totalversorgung des Organismus — dem relativen Bedarf der einzelnen Organe entspricht" (W. R. Hess).

Es ist ein großes Verdienst von Hess, daß er all die zahllosen Einzelreaktionen, die vielfach noch als Einzelreflexe behandelt werden, zu so großen, umfassenden Einheiten zusammengefaßt dargestellt hat. In ähnlicher Weise sind wir ja seit langem und zum Teil recht erfolgreich bemüht, die unübersehbare Fülle der Reflexe im Bereiche des somatischen Nervensystems als Elemente allgemeiner Reaktionen des Tieres, der Abwehr, der Lokomotion, der Haltung usf. aufzufassen.

Bei der reflektorischen Erregung vegetativer Nerven beobachten wir sehr oft die Tendenz zu einer *Generalisierung* der sympathischen oder parasympathischen Reizwirkung. Schon bei der Erregung oder der Ausschaltung des Depressors und der Sinus-caroticus-Nerven sieht man mitunter eine Ausbreitung der nervösen Reizwirkung auf den Darmtrakt; eine Steigerung der Dünndarmbewegung bei der Depressorerregung, eine Hemmung dieser Bewegungen bei der Ausschaltung der Sinusnerven (Kisch). Eine solche Generalisierung kann auf verschiedene Weise zustande kommen: 1. Durch eine intrazentrale Ausbreitung der afferenten Erregungen auf größere Abschnitte der Kerngebiete der vegetativen Systeme („Irradiation autonomer Reflexe", Kisch). 2. bei sympathischen Reizwirkungen durch eine alliierte reflektorische Erregung der Nebennieren, also durch eine Adrenalinausschüttung, und schließlich 3. noch durch einen zweiten humoralen Mechanismus, nämlich durch die Verbreitung *peripher* gebildeter vegetativer Reizstoffe auf dem Blutwege. Die Reizstoffe, die bei der Reizung sympathischer und parasympathischer Nerven in den von ihnen innervierten Organen frei werden, können noch in wirksamer Konzentration in den Blutstrom gelangen und so weit entfernt liegende Organe erregen. So kann z. B. bei der Erregung der Pilomotoren und der Vasoconstrictoren in einem umschriebenen Hautbezirk so viel Sympathin in den Kreislauf gelangen, daß es an einem entnervten Herzen eine Beschleunigung des Herzschlages bewirken kann (CANNON), und ebenso wird z. B. bei der Erregung des N. lingualis eine so große Menge eines parasympathischen Reizstoffes frei, daß diese Reizung eine am Blutdruck deutlich merkliche, generelle Vasodilatation zur Folge haben kann (BABKIN, GIBBS und WOLFF, FELDBERG). Schließlich bleibt auch noch die Frage offen, ob im Hypothalamus eine Ausbreitung afferenter Erregungen auf sympathische Bahnen nur durch eine nervöse Erregungsübertragung erfolgt, oder ob nicht auch hierbei eine Diffusionsausbreitung intrazentral gebildeter Reizstoffe mit eine Rolle spielt. Im Zwischenhirn einiger Fische ist eine solche Inkretbildung, die wahrscheinlich den Farbwechsel reguliert, nachgewiesen (SCHARRER).

Diese humoralen Koordinations- und Generalisierungsmöglichkeiten überdecken die eigentlich nervösen Gesetzmäßigkeiten im Bereiche der vegetativen Reflexe so sehr, daß sie sich unserer Kenntnis bisher recht weitgehend entziehen. Auch hier wird uns wahrscheinlich erst die Untersuchung der Aktionsströme reflektorisch erregter vegetativer Nerven einige Klarheit bringen können. Wichtige Ansätze hierzu finden sich in den Untersuchungen von ADRIAN, BRONK und GILBERT PHILLIPS: sympathische Nerven von Säugetieren zeigen, solange sie mit dem Grenzstrang in Verbindung stehen, andauernd relativ träge ablaufende Aktionsstromwellen, die mit einer Geschwindigkeit von etwa 0,8 m peripheriewärts laufen. Diese Wellen sind offenbar der Ausdruck vasoconstrictorischer Impulse, denn sie erlöschen bei einer Erregung der Blutdruckzügler. Besonders auffallend ist die Tatsache, daß die zentrifugalen sympathischen Erregungen nicht kontinuierlich, sondern meist gruppenweise ausgesendet werden, und zwar teils in Gruppen, die mit der Atmung synchron auftreten, teils in solchen, die dem Herzrhythmus folgen. Der respiratorische Rhythmus bleibt auch dann erhalten, wenn das Tier in tiefer Curarelähmung vorübergehend nicht ventiliert wird. Wir müssen also wohl annehmen, daß vom Atemzentrum aus bei jeder Inspiration auch Erregungsschwärme zu den spinalen Ursprungszellen der präganglionären vasomotorischen Fasern entsendet werden. Es muß aber die Frage offen bleiben, ob unter normalen Verhältnissen nicht doch auch propriozeptiv reflektorische Einflüsse bei der Periodik der sympathischen Erregungswellen im Rhythmus der Atmung mitwirken. Gruppenbildungen im Herzrhythmus wurden seltener beobachtet, und sie werden leicht von der Gruppenbildung im Atemrhythmus verdrängt. Wahrscheinlich handelt es sich hier um reflektorische Hemmungen der Vasoconstrictoren durch die von den einzelnen Pulswellen erregten Blutdruckzügler.

Im allgemeinen neigen wir zu der Ansicht, daß reflektorische Erregungen des sympathischen Systems ihren Weg meist über die vegetativen Zentren des Zwischenhirns nehmen. Es ist aber sicher auch eine *direkte* reflektorische Erregung der spinalen Ursprungsgebiete des Sympathicus möglich, denn auch nach einer Durchschneidung des Cervicalmarks löst die Reizung des zentralen Ischiadicusstumpfes immer noch eine Steigerung des Blutdruckes, des Blutzuckerspiegels und der Schlagfrequenz des Herzens aus (BROOKS).

Eine besonders breite „Irradiation" der respiratorischen Innervation auf die quergestreifte Muskulatur beobachtet man bekanntlich bei der Dyspnoe. Aber auch bei normaler Atmung läßt sich in manchen Fällen eine Beeinflussung der Erregbarkeit eines Reflexzentrums im Rhythmus der Ateminnervation feststellen. So fallen z. B. periodisch ausgelöste Zungenkieferreflexe (Zuckungen des Digastricus bei Einzelreizungen der Zunge) während des Inspiriums oft kräftiger aus als im Exspirium [CARDOT, CHERBULIEZ und LAUGIER, 1923 (1), vgl. Abb. 14].

Auch die Sehnenreflexe sind im allgemeinen während des Inspiriums verstärkt (STRUGHOLD, KING, BLAIR und GARREY), und zwar kommt diese Verstärkung sicher nicht durch propriozeptive Reflexe von den bei der Atmung sich bewegenden Körperteilen zustande, sondern offenbar durch eine Irradiation vom Atemzentrum aus.

Ich halte es nach den besprochenen Beobachtungen von ADRIAN und seinen Mitarbeitern für wahrscheinlich, daß dieser zentrale Erregbarkeitswechsel im Rhythmus der Atmung auf eine periodische, sympathische, fördernde Beeinflussung der Reflexbogen zurückzuführen ist.

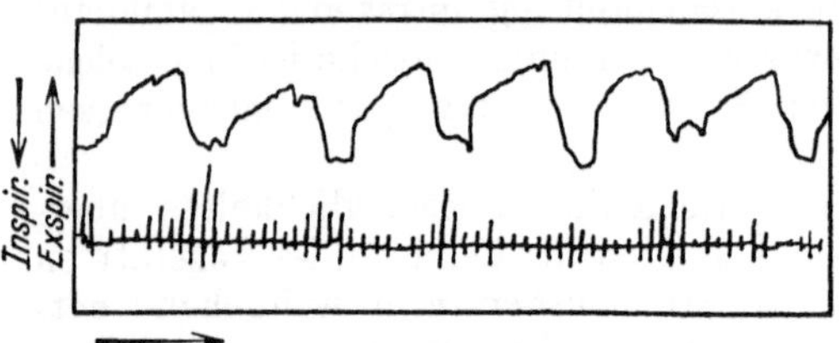

Abb. 14. Einfluß der Atemperiodik (oben) auf die Stärke reflektorischer Digastricuszuckungen (unten) bei Einzelreizungen der Zunge im Rhythmus von 2—3 Reizen pro Sekunde. (Hund in Morphinnarkose.) [Nach CARDOT, CHERBULIEZ u. LAUGIER, 1923 (1).]

ADRIANs Beobachtungen zeigen, daß auch die Erregung vegetativ innervierter Organe von den spinalen sympathischen Zentren aus grundsätzlich in der gleichen Weise, durch Entsendung rhythmischer Erregungswellen, erfolgt wie die der Skeletmuskulatur. Das kontinuierliche Ablaufen von Gruppen tonischer Erregungswellen wird die Beobachtung und das Studium *isolierter* reflektorischer Erregungen wesentlich erschweren.

V. Der Zeitfaktor im Reflexgeschehen.

Soweit das zeitliche Verhalten der Reflexe von Bedeutung für ihre Koordination ist, wurde es schon in vorangehenden Kapiteln besprochen. In diesem Abschnitt sollen neben einer kurzen Übersicht über Reflexzeitmessungen Probleme erörtert werden, die bei der Untersuchung der Chronaxie verschiedener afferenter, reflexvermittelnder Nerven aufgetaucht sind.

Noch vor kurzem schien die Geschwindigkeit des zentralen Erregungsablaufes einerseits und die sensible Nervenchronaxie andererseits heterogenen Forschungsgebieten anzugehören. Heute dürfen wir aber mit großer Wahrscheinlichkeit annehmen, daß zwischen diesen Größen eine, wenn auch noch nicht vollkommen klar erkannte Beziehung besteht.

Zur Erörterung dieser Beziehung mögen die folgenden Auseinandersetzungen dienen: wenn wir die Zeiten bestimmen, während derer Ströme von verschiedener Spannung durch ein erregbares Organ fließen müssen, um eben eine Erregung auszulösen, so finden wir, daß die Reizdauer um so länger gewählt werden muß, je schwächer der Reiz ist. Dabei wird die Beziehung zwischen Reizzeit und Spannung im wesentlichen durch eine rechtwinkelige Hyperbel ausgedrückt. Der schwächste, bei „unendlich" langer Reizdauer wirkende Strom gibt uns die „galvanische Schwelle" oder die „*Rheobase*", und jene Zeit, während derer ein Strom von doppelter Rheobasenspannung fließen muß, um das Organ eben zu erregen, bezeichnen wir mit LAPICQUE als „*Chronaxie*". Der Verlauf der hyperbolischen Reizzeitspannungskurven ist für die einzelnen Organe, auch für die einzelnen Fasern ein und desselben Nerven weitgehend verschieden; er wird charakterisiert durch den Krümmungsparameter a (den „a-Wert") der Hyperbel, durch das Produkt Rheobase × Chronaxie. Bei gleicher Rheobasenspannung zeigen träge Reizzeitspannungskurven eine relativ lange, steiler verlaufende Kurven eine relativ kurze Chronaxie. Je kleiner der a-Wert und je kürzer die Chronaxie, desto höher ist die „Zeiterregbarkeit" des gereizten Organes.

Die Kurven der Abb. 15 veranschaulichen diese Verhältnisse. Die drei gezeichneten Hyperbeln seien die Reizzeitspannungskurven dreier verschiedener Nervenfasern. Zur Erregung der erregbarsten Fasern genügt bei praktisch unendlich langer Dauer des Reizstromes die Spannung von 1 Volt (Rheobase = 1). Verdoppeln wir diese Schwellenspannung und bestimmen wir die zu dieser Spannung gehörige Reizzeit, so gibt sie uns die Chronaxie der betreffenden Faser. In der Abb. 15 ist diese Zeit als 1 angenommen; dementsprechend ist der „a-Wert" dieser Kurve (Rheobase × Chronaxie) ebenfalls 1. Die zweite, weniger erregbare Nervenfaser wird bei Anwendung eines lange fließenden Reizstromes erst bei einer Spannung von 2 Volt erregt (Rheobase = 2); ihre Reizzeitspannungskurve verläuft auch träger als die der erregbareren Faser, wir sehen, daß ihre Chronaxie 2 ist und folglich ist der a-Wert dieser Faser: 4. Die Zeiterregbarkeit der dritten, der am wenigsten erregbaren Faser wird durch eine Reizzeitspannungskurve gekennzeichnet, deren a-Wert gleich 16 ist, die Rheobase liegt bei 3, die Dauer der Chronaxie beträgt demnach 5,3.

Die Bestimmung solcher Reizzeitspannungskurven für einen bestimmten Nerven stößt — wenn sich seine Erregbarkeit während des Versuches nicht ändert — auf keine großen Schwierigkeiten: man bestimmt erst die galvanische Schwelle (die Rheobase) und sucht dann zu Strömen von höheren Spannungen die jeweils zur Auslösung der gewünschten Reaktion eben nötige Dauer des Reizstromes (bzw. Kondensator-Kapazität); die so erhaltenen Punkte ergeben die hyperbolische Reizzeitspannungskurve.

Es besteht eine funktionelle Beziehung zwischen der Zeiterregbarkeit (z. B. beurteilt nach der Dauer der Chronaxie) und einer Reihe anderer Eigenschaften und Reaktionen eines Organes: zunächst hat sich gezeigt, daß für verschiedene Nervenfasern im allgemeinen die Regel gilt, daß sie eine um so längere Chronaxie zeigen, je größer ihr Querschnitt ist (LAPICQUE und LEGENDRE). Ferner ist, ebenso wie die Chronaxie, die Leitungsgeschwindigkeit eine Funktion des Faserdurchmessers (LAPICQUE, GASSER und DESOILLE). Nun wissen wir aber, daß die Fortpflanzungsgeschwindigkeit der Erregungswelle im allgemeinen in einer festen Beziehung zur Dauer dieser Welle (beurteilt nach dem Ablauf des Aktionsstromes) steht; somit ist also auch der zeitliche Ablauf der Einzelerregung eine Funktion der Chronaxie des betreffenden Organes, und das gleiche gilt z. B. auch für den zeitlichen Ablauf des Refraktärstadiums. Wenn wir also die Chronaxie einer Gruppe sensibler Nervenfasern bestimmen, z. B. der einen bestimmten Reflex vermittelnden Fasern, so erfahren wir aus einer solchen Messung nicht nur die Zeiterregbarkeit der betreffenden Fasern, sondern die Chronaxie gibt uns gleichzeitig über eine Reihe charakteristischer funktioneller Eigenschaften der betreffenden Fasern, ja bis zu einem gewissen Grade sogar über die Größe ihres Querschnittes Auskunft.

Es fragt sich nun, welche Beziehungen zwischen den intrazentralen, z. B. spinalen Vorgängen und dem zeitlichen Verhalten der Vorgänge im peripheren Nerven besteht. Bei der Messung der Chronaxie efferenter Nerven und ihrer Erfolgsorgane hat sich eine enge Beziehung zwischen diesen Zeitwerten ergeben, und zwar haben Nerv und Erfolgsorgan im allgemeinen Chronaxien von sehr ähnlicher Dauer. LAPICQUE hat diese Gesetzmäßigkeit als „Isochronie" bezeichnet, und er gibt an, daß die Chronaxie eines motorischen Nerven und seines Muskels höchstens im Verhältnis von 1 : 2 verschieden seien, während die

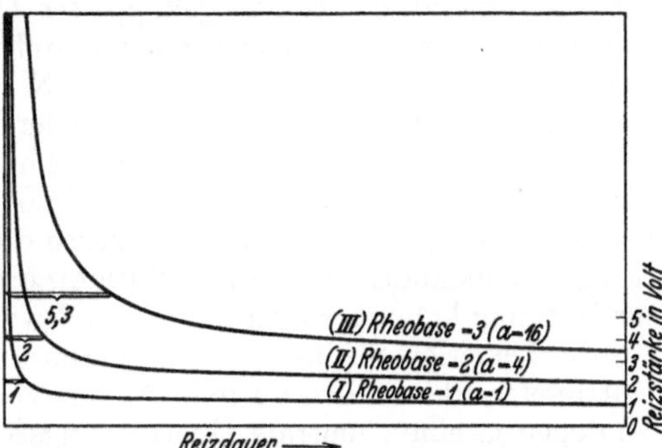

Abb. 15. Drei Reizzeitspannungskurven (schematisch) mit verschiedenen a-Werten. Die eingetragenen horizontalen Strecken entsprechen der Dauer der den einzelnen Kurven zugehörigen Chronaxie.

absoluten Differenzen der Chronaxien verschiedener Nerven und Muskeln viel größer sind. Die Giltigkeit des Isochroniegesetzes ist vielfach angezweifelt worden. Zum Teil wohl mit Recht, aber ich glaube doch, daß ihm ein richtiger Kern zurunde liegt, daß also der zeitliche Verlauf einer nervösen Erregungswelle in einer gewissen Beziehung steht zum zeitlichen Verlauf (und damit auch zur Chronaxie) der von ihr ausgelösten Erregung ihres Erfolgsorganes. Wenn dies für efferente Nerven gilt, so liegt der Gedanke nahe, daß der Zeitfaktor auch bei der Beziehung zwischen *afferenten Nerven* und ihren *zentralen Erfolgsorganen* (den „Reflexzentren") unter Umständen eine Rolle spielt, daß also die Chronaxie einer afferenten Nervenfaser in Beziehung steht zum zeitlichen Erregungsablauf in einem von ihr aus erregten Reflexzentrum.

Es sei hier die Bemerkung vorweggenommen, daß diese Beziehung zwischen der Zeiterregbarkeit zweier gekoppelter Organe, wie Nerv und Erfolgsorgan, keineswegs unter allen Umständen bestehen muß. So besteht sie z. B. sicher nicht in allen jenen Fällen, in denen die Nervenerregung *humoral* auf das Erfolgsorgan übertragen wird. Die Chronaxie der Vasodilatatoren im Froschischiadicus beträgt z. B. 2—3 σ, die der Gefäßmuskulatur 2—3 Sekunden! Daran werden wir auch bei den intrazentralen Beziehungen ständig zu denken haben. Wenn also z. B. die Erregung afferenter Fasern durch die Verstärkung eines „zentralen Erregungszustandes" (im Sinne Sherringtons durch „Summation") allmählich zur Wirkung kommt, so glaube ich, daß wir aus der Chronaxie solcher afferenter Fasern keinerlei Schlüsse auf die Zeiterregbarkeit des betreffenden Reflexzentrums werden ziehen dürfen. Anders verhält es sich z. B. bei Sehnenreflexen, bei denen ja eine „zentrale Übertragungszeit" kaum nachweisbar ist, bei denen also Erregungswellen wohl direkt als Reiz auf das Reflexzentrum wirken, ja vielleicht unmittelbar auf dieses übergehen können. In solchen Fällen liegt der Gedanke nahe, daß der zentrale Vorgang dem afferenten Impulse zeitlich ähnlich sein dürfte.

Wir werden in folgendem sehen, daß sich noch eine Reihe wichtiger Tatsachen bei der chronaximetrischen Untersuchung der Reflexe ergeben hat. Vor ihrer Erörterung sei hier nur einiges über die Dauer des intrazentralen Erregungsablaufes bei Reflexen vorausgeschickt.

1. Reflexzeit.

Die Reflexzeit, vom Reizbeginn bis zum Reaktionsbeginn gemessen, setzt sich bekanntlich aus einer Reihe von Summanden zusammen, von denen wir hier nur die Dauer des intrazentralen Vorganges zu behandeln hätten. Diese Zeit bezeichnen wir als „*zentrale Übertragungszeit*" oder als „*reine*" oder „*reduzierte Reflexzeit*". Eine ausführliche Zusammenstellung der an tierischen und menschlichen Reflexen gemessenen Reflexzeiten findet sich bei Steinhausen und bei Lullies (1931). Diese Zeiten schwanken bei den verschiedenen Reflexen innerhalb außerordentlich weiter Grenzen. Ich wähle zwei Beispiele, in denen das Auftreten reflektorischer Aktionsströme, also das schärfst zu beobachtende Kriterium für das Ende der Reflexzeit gewählt wurde: Beim Zungenkieferreflex des Hundes trat die Digastricuserregung 11,3 σ bis 12,9 σ nach der Reizung des Stammes des N. lingualis auf (Isayama, 1924). Die hieraus errechenbare reine Reflexzeit 3 (± 1) σ. Dagegen treten im cervicalen Grenzstrang die ersten reflektorischen Erregungswellen bei Reizung des Ischiadicus erst nach 40—60 σ auf, und bei Verwendung von Schallreizen sogar erst nach 180 σ (Byrne und Einthoven). Die kürzesten bekannten Reflexzeiten finden sich bei den Sehnenreflexen; sie sind zum Teil so kurz, daß bei der üblichen Annahme für die Geschwindigkeit der Erregungsleitung im Nervenstamm die gesamte Reflexzeit auf die Nervenleitung entfiele, eine „reine Reflexzeit" also überhaupt nicht nachweisbar wäre. Dies war ja auch der Grund, weshalb an der Reflexnatur der „Sehnenphänomene" irrtümlicherweise so lange gezweifelt wurde.

Sobald wir Reflexzeiten bei *adäquater* Reizung eines Receptors messen, wird die Berechnung der zentralen Übertragungszeit dadurch erschwert, daß die Receptoren Reize in der Regel mit Serien rhythmischer Erregungswellen beantworten, und daß wir nicht wissen können, ob wirklich die erste oder erst eine spätere Erregungswelle reflexauslösend wirkte. Bei den erwähnten Reflexen auf sympathische Fasern könnte die auffallende Länge der Reflexzeit durch verschiedene Umstände bedingt sein; wenn wir eine direkte spinale Reflexübertragung annehmen, so könnte sich der zentrale Erregungszustand (SHERRINGTON) an den spinalen Ursprungszellen der präganglionären sympathischen Fasern besonders langsam entwickeln, oder es könnten, was recht wahrscheinlich ist, solche Reflexe auf dem Wege über die hypothalamischen vegetativen Zentren ablaufen, ja es wäre bei sehr langen Reflexzeiten sogar denkbar, daß erst eine reflektorische Adrenalinausschüttung den Hintergrund für die reflektorische Erregung des Sympathicus bildet.

Wenn wir an die Summationsvorgänge denken, die oft zur Auslösung eines Reflexes nötig sind, so erkennen wir ohne weiteres, daß die Dauer der reinen Reflexzeit uns gewiß keine Anhaltspunkte für die Länge der zentralen Leitungsstrecke oder für die Zahl der am Reflexbogen beteiligten Neuronen ergeben kann. Auch die verschiedenen Versuche, bestimmte Zeiten für den Übergang der Erregung über je eine Synapse *(„Synapsenzeit")* zu berechnen, sind theoretisch nicht genügend fundiert.

Beim Beugereflex hat es sich gezeigt, daß die Latenzzeit einer reflektorischen Einzelerregung ein Minimum zeigt, wenn ihr etwa $6\!-\!8\,\sigma$ vorher eine erste Reflexwelle vorangegangen ist [ECCLES und SHERRINGTON, 1931 (3)]. Die Verkürzung der Reflexzeit dürfte in diesem Falle dadurch zu erklären sein, daß schon die erste Welle in einzelnen Neuronen einen fast bis zur Schwelle anwachsenden zentralen Erregungszustand setzt, so daß dann der durch die zweite afferente Welle bewirkte weitere Anstieg des zentralen Erregungszustandes *sofort* den Reflex auszulösen vermag. Es fällt also nach dieser Vorstellung bei dem zweiten von zwei solchen Reizen die Zeit des Anstieges des zentralen Erregungszustandes bis zur Schwelle (die *„Synapsenverzögerung"*) weg, und die zentrale Übertragungszeit würde dann nur mehr der zentralen *Leitungszeit* entsprechen. Diese dürfte kaum über $0,5\,\sigma$ betragen.

Man hat auch vielfach versucht, die zentrale Überleitungszeit aus der Differenz der Latenzen eines gleichseitigen und eines gekreuzten Reflexes zu bestimmen. Solche Versuche sind nur dann einwandfrei, wenn der ipsi- und der kontralaterale Reflex auf den *gleichen* Reiz hin erfolgen. Beim Beugereflex des Frosches ist die *„Überkreuzungszeit"* weitgehend von der Temperatur des Tieres abhängig, die Mittelwerte schwanken von $0,7\,\sigma$ (bei $26\!-\!28^{0}$ C) bis $5,1\,\sigma$ (bei $10\!-\!12^{0}$ C). Dabei ist die Streuung der Ergebnisse um diese Mittelwerte außerordentlich groß; so z. B. liegen die Werte, die das Mittel $5,1\,\sigma$ ergeben haben, zwischen $-3,5\,\sigma$[1] (!) und $+13,3\,\sigma$ (JOLLY). Der Versuch, aus solchen Ergebnissen eine Synapsenzeit zu berechnen, kann zu keinem Erfolg führen. Ich habe ähnliche Versuche mit CHIBA am Zungenkieferreflex der Katze ausgeführt, und wir fanden hier die Reflexzeit der Digastricuskontraktion bei der Reizung des ipsi- und des kontralateralen N. lingualis bei einer relativ geringen Streuung der Einzelwerte absolut übereinstimmend.

---

[1] Das negative Vorzeichen erklärt sich daraus, daß in diesem Falle die Latenz des gleichzeitigen Reflexes *länger* war als die des gekreuzten.

Löst man durch einen Einzelreiz von der Zunge aus den Zungenkieferreflex aus, so tritt am M. digastricus eine reflektorische Einzelzuckung auf, deren Aktionsstrom wesentlich träger verläuft, als der Aktionsstrom einer vom motorischen Nerven aus ausgelösten Zuckung (Isayama, 1924). Ich habe hieraus geschlossen, daß die Übertragungszeit nicht bei allen Reflexbogen gleich lang sei, sondern daß die reflektorische Erregungswelle in einzelnen Fasern des motorischen Nerven früher, in anderen später aufträte. Dies würde also für eine Verschiedenheit der Übertragungszeit für die einzelnen Partialreflexbogen sprechen. Auch ein Beugereflex, der durch einen Einzelinduktionsschlag ausgelöst wird, zeigt eine solche Asynchronie des Erregungsschwarmes in den einzelnen Partialreflexbogen (Forbes und Gregg), und das gleiche gilt für den Patellarreflex (Ballif, Fulton und Liddell), so daß wir wohl allgemein annehmen dürfen, daß die motorischen Einheiten eines Muskels reflektorisch nie so gleichzeitig erregt werden wie bei der Reizung des motorischen Nerven.

Es ist von vornherein zu erwarten, daß die Reflexzeit der verschiedenen Reflexe von der biologischen Wichtigkeit der Raschheit der betreffenden Reizbeantwortungen abhängt. Schon nocizeptive Reflexe verhalten sich in dieser Hinsicht verschieden. Die rohe Reflexzeit beträgt z. B. beim gleichseitigen Beugereflex der Katze, am decerebrierten Tier gemessen, 10—12 σ, die zentrale Übertragungszeit 3,0—5,5 σ (Sherrington, 1932); ihre Kürze entspricht der Wichtigkeit einer möglichst raschen Hebung des Beines, wenn es auf einen spitzen oder scharfen Gegenstand tritt, gestochen, gebissen wird oder dergleichen mehr. Eine ebenso kurze Reflexzeit von etwa 10 σ zeigt der reflektorische Lidschlag bei der Taube (Dittler und Garten, 1918), während beim Menschen die kürzeste für den Lidschlag gemessene Latenz 28 σ beträgt. Auch der Zungenkieferreflex, der die Zunge vor Verletzung durch spitze Fremdkörper oder durch einen versehentlichen Biß schützt, zeigt Reflexzeiten, die beim Hund bis auf 11 σ heruntergehen (Isayama, 1924). Dagegen zeigen Ohrmuschelreflexe und wohl auch andere ähnliche Hautreflexe längere Reflexzeiten, und die Schutzreflexe gegen langsam schädigende Noxen, wie z. B. der Reflex auf die Nickhaut (Befeuchtung der Cornea) oder der Pupillarreflex, werden erst einige Zehntelsekunden nach Beginn des Reizes merklich.

Biologisch wichtig ist es auch, daß sich der Organismus reflektorisch gegen starke Reize rascher schützt als gegen schwache, und so können wir von diesem Gesichtspunkte aus auch die bekannte Abhängigkeit der Reflexzeit von der Reizstärke betrachten. Diese Abhängigkeit ist für sehr verschiedene Reflexe beschrieben worden (vgl. Kauffmann und Steinhausen); sie ist zum Teil peripher dadurch bedingt, daß schwächere, z. B. thermische oder chemische Reize erst nach einer längeren Latenz (Wärmeleitung, Diffusion!) die Receptoren erregen, aber wahrscheinlich spielen *zentrale* Vorgänge bei der Verspätung des durch schwache Reize ausgelösten Reflexerfolges die Hauptrolle. Sherrington (1932) nimmt an, daß „starke" Reize, also solche, die *viele* afferente Fasern erregen, ein rascheres Anwachsen des zentralen Erregungszustandes bis zu seinem Schwellenwert für die Auslösung der efferenten Erregungswelle ermöglichen, daß also bei starken Reizen die Synapsenverzögerung geringer ist. Auch bei mechanischen Reizen begegnen wir dieser Beziehung zwischen Reizstärke und Reflexzeit, so kann z. B. die Latenz des reflektorischen Lidschlages beim Menschen je nach der Stärke eines den Lidrand treffenden Reizes zwischen 28 und 52 σ schwanken (Dittler und Garten, 1918).

Je rascher die Lokomotionsbewegungen eines Tieres ablaufen, je rascher es sich also fortbewegt, um so wichtiger ist es, daß seine reflektorischen Leistungen mit möglichst geringer Verzögerung erfolgen. Dem entspricht z. B.

die auffallende Kürze der Reflexzeit bei den Flügel- und Schwanzstellreflexen der Taube (DITTLER und GARTEN, 1918).

Auffallend rasch verlaufen auch die propriozeptiven Reflexe bei der Dehnung eine Muskels. Dies gilt sowohl für die Sehnenreflexe, als auch für den eigentlichen Dehnungsreflex. Bei spinalen Katzen beträgt die Latenz des Patellarreflexes durchschnittlich 8,5 (7—10) σ, bei decerebrierten Katzen nur 6,8 (5,5 bis 7,5) σ. Bei 4 männlichen Versuchspersonen TUTTLEs betrugen die Durchschnittswerte für die Zeit vom Schlag auf die Achillessehne bis zum Beginn des Gastrocnemiusaktionsstromes 32—42 σ. Diese Werte sind natürlich länger als die von HOFFMANN (1922) bei *elektrischer Auslösung* des Reflexes beobachteten: 24,7—29,3 σ. Die bei den verschiedenen Versuchspersonen beobachteten Differenzen hängen in erster Linie mit der verschiedenen Länge der Reflexbahn (Körpergröße) zusammen, zum Teil sind sie aber auch individuell bedingt. Bei Ratten beträgt die Gesamtreflexzeit für den Achillessehnenreflex nur 6,7 σ, wovon 2,5 σ auf die afferente Leitung bis ins Rückenmark fallen (TRAVIS und FOSSLER). Der Dehnungsreflex zeigt bei der enthirnten Katze nur eine Latenz von 6—7 σ [FULTON und LIDDELL, 1925 (2)], so daß also bei der geringsten Tendenz zum Einknicken der Extremität unter der Last des Rumpfes das nachgebende Bein sofort von dem jetzt ausgelösten Dehnungsreflex „aufgefangen" wird.

In allerletzter Zeit ist es gelungen, auch den Verlauf intraspinaler Erregungsvorgänge an den elektrischen Aktionspotentialen zu verfolgen. Von der dorsalen Seite des freigelegten Katzenrückenmarkes läßt sich bei der Reizung einer durchschnittenen dorsalen Wurzel eine komplexe Gruppe von Potentialen ableiten (GASSER und TREDWAY GRAHAM). Als erstes Glied tritt regelmäßig ein, in nur 0,5 σ ablaufendes Potential auf, das von den einstrahlenden Wurzelfasern stammt (Fortpflanzungsgeschwindigkeit 80 m pro Sekunde, aber 3—4 cm weiter kranialwärts nur mehr 30 m pro Sekunde, was der histologisch festgestellten Abnahme der Faserdicke entspricht; absolutes und relatives Refraktärstadium etwa 1,3 bzw. 2,8 σ). Dieser steilen Zacke folgt eine überaus träge verlaufende Welle, die bei Absperrung der Blutzufuhr zum Rückenmark schon nach einer Minute erlischt, und die höchstwahrscheinlich auf den Erregungsvorgang in Schaltzellen bezogen werden muß; ihr relatives Refraktärstadium dauert über 70 σ. Ein weiteres, noch trägeres, entgegengesetzt gerichtetes Potential läßt sich noch nicht deuten.

Äußerst träge Aktionsströme zeigen auch die Vorderhornzellen des Frosches bei einer „antidromen" (vom motorischen Nerven rückläufig erfolgenden) Erregung; die Anstiegszeit des negativen Teiles der Welle beträgt etwa 10 σ, der sich dann anschließende, viel trägere positive Teil dauert fast eine halbe Sekunde (UMRATH).

Diese Beobachtungen widersprechen dem Isochroniegesetz, das in allen Abschnitten des Reflexbogens annähernd gleich rasch verlaufende Erregungsvorgänge postuliert.

Ohne sicheres Ergebnis ist früher mehrfach die Frage behandelt worden, ob die Erregungswelle im sensiblen Nerven bei der Passage durch das Spinalganglion eine merkliche Verzögerung erleidet. Diese Verzögerung ist durch die Registrierung des Nervenpotentials mittels des Kathodenstrahloszillographen meßbar geworden. Sie ist sehr gering; bei Froschnerven beträgt sie 0,04—0,18 σ, in einem Versuch an einem Katzennerven bei 35° wurde ein Wert von 0,8 σ gefunden (ERLANGER, BISHOP und GASSER).

Abgesehen von den nicht konstanten Latenzzeiten der Receptoren, wie auch der Erfolgsorgane, sind sicher auch noch ganz andere Faktoren für die Inkonstanz der am gleichen Reflex beobachteten Reflexzeiten maßgebend, denn es sprechen heute zahlreiche Beobachtungen dafür, daß auch *der zeitliche Ablauf der nervösen Erregungswellen* für die einzelnen Teile des Reflexbogens *nicht als konstant* angesehen werden kann. Diese Beobachtungen sollen jetzt hier besprochen werden.

2. Die Variabilität der Zeiterregbarkeit im Bereiche des Reflexbogens.
(Vgl. Brücke, 1932.)

Alle älteren Versuche am überlebenden Nerven wurden unter der als selbstverständlich geltenden Annahme ausgeführt, daß sich ein überlebender Kaltblüternerv wenigstens in der ersten Zeit nach seiner Entnahme aus dem Tierkörper gegen Reize genau so verhält wie ein Nerv im unversehrten Tiere. Diese Annahme hat sich als irrig erwiesen. Bestimmt man die Chronaxie der motorischen Fasern eines zunächst noch mit dem Rückenmark verbundenen Froschischiadicus und durchschneidet man dann den Nervenstamm zentralwärts, ohne die Lage der Reizelektroden zu verändern, so findet man nach der Abtrennung des Nerven eine niedrigere Chronaxie als am intakten Nerven (M. Lapicque, 1923). Das Zentralnervensystem übt also in diesem Falle dauernd einen chronaxieverlängernden Einfluß auf die motorischen Nervenfasern aus, und zwar handelt es sich dabei um Einflüsse, die von den Thalamis oder wahrscheinlicher von den vegetativen subthalamischen Zentren ausgehen (M. Lapicque, 1930).

Es hat sich weiter gezeigt, daß die charakteristische Differenz zwischen der Zeiterregbarkeit der motorischen Nerven antagonistischer Muskeln (Streckerchronaxie: Beugerchronaxie = 1 : 2) nicht als Eigentümlichkeit der betreffenden Nerven anzusehen ist, sondern daß auch sie auf zentralen Einflüssen beruht, denn diese Differenz verschwindet oder verringert sich wesentlich in der Narkose oder nach Abtrennung der untersuchten Nerven vom Rückenmark [L. und M. Lapicque, 1928 (2)].

Wir können mit Lapicque die Chronaxie des noch mit seinem Zentrum in Verbindung stehenden Nerven als „*Subordinationschronaxie*" bezeichnen, im Gegensatz zur „*Konstitutionschronaxie*" des abgetrennten Nerven.

Auch eine von Jasper (1932) bei Tieren beobachtete konstante Differenz zwischen der Chronaxie motorischer Nerven auf der rechten und linken Seite soll nach Ausschaltung des Gehirns verschwinden.

Die Beobachtung der Subordinationschronaxie veranlaßte Achelis zu einer eingehenden Analyse dieser Erscheinung, die zu der Erkenntnis führte, daß hier sympathische Einflüsse mit eine Rolle spielen. Achelis fand, daß von den Augen aus, auf dem Wege über den Grenzstrang, eine Umstimmung der motorischen Nerven erfolgt, und diese Umstimmung läßt sich auch künstlich durch Reizung des Grenzstranges erzielen (Achelis, Jaschwili). Nach verschiedenen Beobachtungen dürfte diese Umstimmung durch den Sympathicus intrazentral (an den Vorderhornzellen?) erfolgen. Entsprechend der auch sonst immer beobachteten funktionellen Beziehung zwischen Chronaxie und dem Ablauf des Erregungsvorganges ändert sich auch die Leitungsgeschwindigkeit im motorischen Nerven nach seiner Durchschneidung, sowie auch nach der Durchschneidung des Hirnstammes caudal von den Lobis opticis. Wir begegnen hier aber einem Widerspruch, der sich durch einen großen Teil der einschlägigen Untersuchungen zieht: Nach Durchschneidung des Nerven nimmt die Leitungsgeschwindigkeit der motorischen Fasern ab (Monnier und Jasper), nach Durchschneidung des Hirnstammes nimmt sie etwas zu (Rosenberg und Sager). Auch ich habe in Versuchen mit Tsuji einwandfreie, aber der Richtung nach *wechselnde* Wirkungen der Sympathicusreizung auf die Nervenchronaxie beobachtet. Die verschiedenen Versuchsergebnisse sprechen aber im allgemeinen dafür, daß der Sympathicus die Zeiterregbarkeit steigert, also die Chronaxie verkürzt.

In vollem Einklang mit der sympathischen Förderung des motorischen Nerven stehen Beobachtungen, daß eine Grenzstrangreizung die Chronaxie des Muskels (L. und M. LAPICQUE, 1930) und die Anstiegsdauer seiner isometrischen Spannungskurve (CHARLET) verkürzt. Eine parasympathische Beeinflussung der Muskelerregbarkeit von den dorsalen Wurzeln aus (ALTENBURGER und KROLL) konnten wir nicht beobachten (BRÜCKE und KRANNICH, 1932).

Aus den hier angeführten Beobachtungen geht wohl zweifellos hervor, daß vom Rückenmark aus, auf dem Wege über sympathische Fasern, der efferente Schenkel der Reflexbogen mit Einschluß der Muskulatur tonisch beeinflußt wird, und es scheint nach den Versuchen von ACHELIS, daß dieser Tonus reflektorisch von den Opticis aus variierbar ist. Die Zeiterregbarkeit des motorischen Nerven kann aber anscheinend auch *propriozeptiv* reflektorisch verändert werden, denn sie schwankt mit dem Dehnungszustand des betreffenden Muskels. So kann die Chronaxie der motorischen Fasern für den Gastrocnemius des Frosches bei gestrecktem Bein $0{,}022\,\mu\mathrm{F}$[1] betragen, bei Beugung im Sprunggelenk, also bei Dehnung des Gastrocnemius $0{,}013\,\mu\mathrm{F}$ [L. und M. LAPICQUE, 1928 (3)]. Analoge Beobachtungen liegen für die menschliche Muskulatur vor (LAUGIER, LIBERSOHN und NÉOUSSIKINE). Eine sehr ausgiebige reflektorische Verkürzung der Chronaxie des M. rectus abdominis des Frosches durch mechanische Reizung des Magens (Zwicken) hat FLORKIN beobachtet. Der zentripetale Ast dieses Reflexes verläuft durch die Splanchnici; es wurde bisher nicht untersucht, ob der efferente Ast nicht vielleicht auch in diesem Falle über den Grenzstrang verläuft.

Es liegt der Gedanke nahe, daß diese Erregbarkeitssteigerung der Bauchmuskulatur, wie sie bei schmerzhafter Reizung des Magens besteht, in Beziehung stehen könnte zu der Tonuserhöhung dieser Muskeln (dem harten Bauch), wie wir sie bei der Palpation der Baucheingeweide in Fällen entzündlicher Affektionen der Baucheingeweide (Appendicitis, Peritonitis usf.) beobachten. Auch ein anderes Symptom, das wir vom Krankenbett her bei Schmerzen im Bereich des Abdomens kennen, das Anziehen der Beine, könnte in Beziehung stehen zu einem an Katzen zu beobachteten Reflex: eine Reizung des zentralen Splanchnicusstumpfes löst hier eine kräftige Beugung der hinteren Extremitäten aus (MARCU).

Eine solche sympathisch bedingte Umstimmung der peripheren Zeiterregbarkeit hat sich aber auch am *afferenten* Schenkel des Reflexbogens nachweisen lassen. Schon alte Beobachtungen am Tier, die bis auf CLAUDE BERNARD zurückgehen, und vor allem klinische Beobachtungen am Menschen (FOERSTER, ALTENBURGER und KROLL) zeigten, daß die Erregbarkeit der Hautreceptoren vom Sympathicus aus beeinflußt wird. Bestimmt man die Chronaxie der sensiblen Elemente in der Froschzehenhaut bei Auslösung des gleichseitigen Beugereflexes, so findet man in der weitaus überwiegenden Mehrzahl der Fälle eine Steigerung der Zeiterregbarkeit im Anschluß an eine Reizung des Grenzstranges (BRÜCKE und KRANNICH, 1931). Komplizierter waren die Ergebnisse der Versuche, in denen TSUJI auf meine Veranlassung die Chronaxie der sensiblen Ischiadicusfasern der Katze unter dem Einfluß der Sympathicusreizung untersucht hat. Als Reaktion wurde dabei die Hemmung des ipsilateralen Quadricepstonus beobachtet. Unter 13 Katzen zeigten 2 überhaupt keine Wirkung der Sympathicusreizung auf die Erregbarkeit des Ischiadicus, 8 zeigten eine Verkürzung der Chronaxie, 3 dagegen eine, in einem Falle bei 6 Sympathicusreizungen regelmäßig wiederkehrende Verlängerung der Ischiadicuschronaxie nach einer 20 Sekunden dauernden Reizung des Grenzstranges. Eine analoge Verlängerung der Chronaxie sahen wir bei einer einzigen von 7 Katzen, als wir den Einfluß der Sympathicusreizung auf die Chronaxie des N. auricularis magnus unter-

---

[1] Mikrofarad, also Kapazität, die hier als Maß der Zeit verwendet werden kann, weil die Entladungsdauer eines zur Reizung verwendeten Kondensators bei gleichen Widerständen im Entladungskreise seiner Kapazität proportional ist.

suchten. Als Schwellenwirkung wurde bei diesen Versuchen ein eben merklicher Ohrmuschelreflex beobachtet (Brücke, Auersperg und Krannich).

Für solche Änderungen der Chronaxie („*Metachronosen*", Fredericq) gibt es zwei Erklärungsmöglichkeiten: entweder kann sich die Zeiterregbarkeit des untersuchten Nerven wirklich ändern, dann liegt also eine echte Umstimmung vor; die zweite Möglichkeit ergibt sich aus der Tatsache, daß auch funktionell gleichartige Fasern eines Nerven in ihrer Zeiterregbarkeit untereinander weitgehend verschieden sein können [vgl. Auersperg, 1933 (1)]. Es könnte daher z. B. bei der Sympathicusreizung eine Verkürzung der Chronaxie eines afferenten Nerven auch dann beobachtet werden, wenn das betreffende Reflexzentrum normalerweise von Fasern mit längerer Chronaxie, nach der Sympathicusreizung aber nur mehr von Fasern mit kürzerer Chronaxie in Erregung versetzt würde. In diesem Falle läge also nicht eine Metachronose des afferenten Nerven vor, wohl aber eine intrazentrale Umstimmung. Eine Entscheidung zwischen diesen beiden Möglichkeiten könnte mit Sicherheit dann getroffen werden, wenn wir Versuche dieser Art an einer *einzelnen* Faser ausführen könnten. Vorläufig soll diese Frage noch offen gelassen werden. Wie immer die beobachteten Änderungen der Zeiterregbarkeit erklärt werden mögen, jedenfalls beweisen sie, daß der Reflexbogen in seiner Erregbarkeit vom Sympathicus aus beeinflußt werden kann. Analoge Einflüsse des vegetativen Systems finden wir auch bei fast allen vegetativ innervierten Organen; als erster hat Fredericq (1924) den Beweis erbracht, daß der Herzmuskel unter dem Einfluß der Vagusreizung eine Verkürzung seiner Chronaxie, bei der Sympathicusreizung eine Verlängerung zeigt. Diese Beobachtungen sind mehrfach bestätigt worden (Field und Brücke u. a.), und analoge Änderungen der Zeiterregbarkeit zeigen auch andere glattmuskelige Organe (Fredericq, 1931).

Eine wahrscheinlich das *Reflexzentrum selbst* betreffende Umstimmung beobachtet man manchmal nach „starken" Erregungen des Zentrums. Sie wurden an den durch Reizung des N. auricularis magnus oder des N. auriculotemporalis ausgelösten Ohrreflexen der Katze näher untersucht (Brücke, Auersperg und Krannich). Ligiert man einen dieser beiden Nerven, so sieht man dabei neben anderen Reflexen auf die Gesichtsmuskulatur regelmäßig kräftige Reflexe auf die Ohrmuscheln; sind diese Reflexe abgeklungen, so bleibt die Reflexerregbarkeit der Ohrmuskulatur für schwache mechanische Reizungen der Ohrmuschel selbst sowie auch für Reize, die einen der genannten afferenten Nerven treffen, noch lange Zeit (über 10 Minuten) stark erhöht. Ja, wir sahen in einigen Fällen, daß die Ligatur eines dieser Nerven die Erregbarkeit des Ohres für mechanische Reize sogar dann noch wesentlich steigerte, wenn vorher schon der andere Nerv durchschnitten worden war, wenn also die Ohrmuschel nur noch von Fasern des N. occipitalis und des Vagus sensibel innerviert war. Wir versuchten einer Analyse dieser Erregbarkeitssteigerung dadurch näher zu kommen, daß wir die Zeiterregbarkeit der reflexvermittelnden Fasern vor und nach einer peripher von den Reizelektroden angelegten Ligatur des N. auricularis magnus oder des Auriculo-temporalis untersuchten. Die Ergebnisse waren nicht einheitlich; die Rheobase änderte sich nach der Ligatur regellos, die Chronaxie wurde oft verkürzt, oft änderte sie sich gar nicht, und nur in Ausnahmefällen wurde sie verlängert. Wir müssen uns wohl vorstellen, daß in diesem Zustande gesteigerter Erregbarkeit das intrazentrale Dekrement herabgesetzt oder die Summationsfähigkeit gesteigert ist, so daß die Erregung einzelner sensibler Fasern auf mehr motorische Neuronen übergehen kann, und daß afferente Erregungswellen, die vorher für das Zentrum unterschwellig waren, über die Schwelle treten.

3. Sensible Chronaxie und zentrale Ansprechbarkeit.

Besteht eine bestimmte Beziehung zwischen der Zeiterregbarkeit einer afferenten Nervenfaser und ihrem Vermögen, ein Reflexzentrum zu erregen? Die Beantwortung dieser Frage ist grundsätzlich von Wichtigkeit, denn von ihr hängt es ab, welche Bedeutung wir dem Zeitfaktor für den Mechanismus der zentralen Schaltungsvorgänge zuschreiben dürfen. Schon die ersten Versuche in dieser Richtung zeigten, daß keineswegs alle einem bestimmten Reflex dienenden afferenten Fasern die gleiche Chronaxie haben müssen. So fanden wir z. B. an Ischiadicusfasern, die eine schwache Hemmung des ipsilateralen Quadricepstonus auslösten, bei ein und demselben Präparate Chronaxiewerte von 0,05—0,15 σ (BRÜCKE, HOU und KRANNICH). Meist war die Chronaxie einer Fasergruppe um so kürzer, je höher ihre Rheobase lag; so fanden wir z. B. bei einer Katze bei Rheobasen von 2,0, 2,6, 3,0, 4,6, 5,0 und 6,0 Volt für die zugehörigen Chronaxien die Werte von 0,018, 0,016—0,017, 0,011, 0,010, 0,008 bis 0,009 und von 0,006 μF. Immerhin ist der hier beobachtete Schwankungsbereich von 1 : 3 nicht sehr groß. Noch ähnlicher sind die Chronaxiewerte der afferenten Fasern, die AUERSPERG, 1933 (1), beim gekreuzten Streckreflex verschiedener Katzen gefunden hat; hier sind die Grenzwerte 0,003 und 0,006 bis 0,007 und bei ein und demselben Tiere war die größte, bei verschiedenen Reflexhöhen beobachtete Chronaxiedifferenz, die von 0,003 und 0,004 μF. Ganz anders verhält sich der gleichseitige Beugereflex. Dieser Reflex wird von sensiblen Fasern mit ganz verschiedener Zeiterregbarkeit ausgelöst, so daß die Reizzeitspannungskurven dieser Fasern einander in der mannigfaltigsten Weise überkreuzen, wodurch die Bestimmung ihrer Chronaxie unmöglich wird. Nur bei den allerschwächsten Beugereflexen, also jenen, die von den erregbarsten afferenten Fasern ausgelöst werden, fand AUERSPERG hyperbolisch verlaufende Reizzeitspannungskurven der sensiblen Fasern mit Chronaxiewerten, die zwischen 0,003 und 0,03 μF lagen, die also auch schon eine recht große Streuung zeigten.

Wir sehen also, daß die beiden wichtigen Typen der Extremitätenreflexe, der gleichseitige Beuge- und der gekreuzte Streckreflex, so wie sie sich auch sonst in vielen Eigentümlichkeiten voneinander unterscheiden, auch durch ein ganz verschiedenes Verhalten der Zeiterregbarkeit der sie auslösenden afferenten Fasern charakterisiert sind: Der gekreuzte Streckreflex wird nur durch Fasern von ganz bestimmter Zeiterregbarkeit ausgelöst, während im afferenten Schenkel des Beugereflexes Fasern der verschiedensten Zeiterregbarkeit vereinigt sind.

AUERSPERG weist darauf hin, daß diese Differenz in der Ansprechbarkeit der beiden Reflexe möglicherweise ganz oder zum Teil auf die Enthirnungsstarre zurückgeführt werden könnte, in der die Reflexe geprüft wurden. „Es könnten sich in diesem Zustande besondere, sich gerade am Extensorenzentrum auswirkende, richtende und ordnende Einflüsse auf die reflektorische Ansprechbarkeit geltend machen, während die Antagonisten, die Beuger, unter anderen zentralen Bedingungen stünden." Vielleicht würde man an spinalen Tieren andere Verhältnisse finden.

Etwas andere Verhältnisse hat die Untersuchung der Zeiterregbarkeit der vom Auriculo-temporalis und vom Auricularis magnus auslösbaren Reflexe auf die Facialismuskulatur gebracht (BRÜCKE, AUERSPERG und KRANNICH). Wir haben die Reizzeitspannungskurven der afferenten Fasern für verschiedene Ohrmuschelreflexe, Zuckungen des Platysmas, des M. orbicularis und der Oberlippenmuskulatur untersucht. Diese Kurven verliefen bei ein und derselben Katze außerordentlich verschieden, so haben wir z. B. in einem Falle an den, einen Ohrreflex auslösenden Auricularisfasern eine Chronaxie von 0,006 μF gefunden, während jene sensiblen Fasern, von denen aus eine reflektorische Zuckung der Oberlippe auslösbar war, eine Chronaxie von 0,3—0,4 μF zeigten. Auch für verschiedene Ohrmuschelreflexe war die sensible Chronaxie oft ganz verschieden; so lösten z. B. einmal Auricularisfasern mit einer Chronaxie von 0,045 μF eine reflektorische Dorsalbewegung des Ohres aus, während bei der Reizung anderer Fasern mit einer Chronaxie von 0,8 μF eine Ventralflexion des Ohres auftrat. Da alle bei der Reizung des Auricularisstammes beobachteten Reflexe als Abwehrreflexe aufzufassen sind, ist wohl anzunehmen, daß Fasern, deren Reizung eine Ohrenbewegung auslöst, eine Partie der Ohrmuschel sensibel innervieren, während andere, deren Reizung zu einer Zuckung der Oberlippe führt, wohl eine weiter oralwärts liegende Hautstelle sensibel versorgen. Es fragt sich nun, ob diese, bestimmten Hautstellen zugehörigen Fasern *konstante Differenzen* ihrer Zeiterregbarkeit zeigen. Für eine solche strenge Charakteristik der einzelnen sensiblen Hautnervenästchen würde es sprechen, wenn wir bei verschiedenen Katzen immer wieder fänden, daß ganz bestimmte Reflexe von Fasern mit charakteristisch differenter Zeiterregbarkeit ausgelöst würden. Dies ist aber nicht der Fall. Bei manchen Katzen stimmten die Reizzeitspannungskurven für verschiedene Reflexe im Bereiche der Facialismuskulatur untereinander fast vollkommen überein, bei anderen zeigten sich recht beträchtliche Differenzen, aber ohne daß eine konstante Beziehung zwischen der Zeiterregbarkeit einzelner Fasern und dem von ihnen auslösbaren Reflex auffindbar gewesen wäre. Auch rechts und links fanden sich einmal sehr große Differenzen in der Chronaxie funktionell gleichartiger Fasern.

Zur Erklärung dieses Verhaltens liegen zwei Möglichkeiten vor: 1. kann es sein, daß jeder einzelne Facialisreflex von sensiblen Fasern mit verschiedener Zeiterregbarkeit ausgelöst werden kann, 2. wäre es aber auch denkbar, daß die Zeiterregbarkeit der einzelnen Reflexbogen weitgehend schwanken kann, daß aber ein bestimmter Reflex doch nur von afferenten Fasern von *jeweils* bestimmter Zeiterregbarkeit ausgelöst würde, daß sich also gewissermaßen die Erregbarkeit des Zentrums und seiner Zuflußwege, wenn auch weitgehend, so doch gleichsinnig änderte. Auch zwischen diesen Möglichkeiten werden uns vielleicht Versuche an einer *einzelnen* afferenten Faser die Entscheidung ermöglichen.

Die Untersuchungen über die Zeiterregbarkeit im Bereiche verschiedener Reflexbogen sind wichtig für die Beurteilung des Lapicqueschen Versuches, den Mechanismus der „Schaltung" im Zentralnervensystem in der Zeiterregbarkeit der zu verknüpfenden zentripetalen und zentrifugalen Wege zu suchen (Lapicque, 1929). Lapicque stellt sich vor, daß die Erregung von einem Neuron auf ein anderes nur bei annähernd gleicher Zeiterregbarkeit der beiden übergehen kann, also nur dann, wenn die beiden annähernd „isochron" sind. Die Schaltung käme danach nicht durch histologische Verknüpfungen zustande, sondern dadurch, daß die zu Neuronen gelangenden Erregungswellen unter ihnen nur die isochronen erregen könnten. Wenn dieses Prinzip z. B. für die elektive Erregung der Beuger oder der Strecker einer Extremität gelten sollte, so dürfte die Streuungsbreite der Chronaxien der betreffenden afferenten Fasern keinesfalls das Verhältnis 1 : 2 überschreiten, denn dies ist das Verhältnis, in dem die Chronaxien der motorischen Fasern für die Extensoren und die Flexoren zueinander stehen.

Nach Abtrennung des Gehirnes vom Rückenmark verschwindet die Chronaxiedifferenz zwischen den Streckern und Beugern. Dennoch zeigen solche spinale Tiere noch koordinierte Reflexe. Eine Überprüfung ergab, daß schon ein oder wenige Tage nach der Rückenmarksdurchschneidung sich bei Ratten der Unterschied zwischen den Chronaxien wieder hergestellt hat, und zwar um so deutlicher, je lebhafter die Reflexe des Tieres waren. Die an spinalen Tieren zu beobachtenden koordinierten Reflexe können also nicht als Beweis gegen die Richtigkeit von Lapicques Theorie der Reflexschaltung dienen (Jasper und Bonvallet).

Die so häufig zu beobachtenden Änderungen der reflektorischen Beantwortung eines Reizes käme nach LAPICQUEs Auffassung durch Änderungen der Zeiterregbarkeit intrazentraler Neurone zustande, also durch Metachronosen, wie wir sie bei peripheren Nerven kennengelernt haben. Ein Fall, dessen Erklärung nach diesem Prinzip besonders verlockend erscheint, ist die oft zu beobachtende Reflexumkehr bei einer Änderung des Dehnungsverhältnisses zwischen den Beugern und Streckern eines Gelenkes, denn die propriozeptiv bedingte Änderung der Zeiterregbarkeit motorischer Nerven mit dem Dehnungszustand der von ihnen versorgten Muskeln ist ja direkt nachweisbar.

Ich habe die Erörterung dieser *Theorie der „Chronaxieschaltung"* deshalb hier vorweggenommen, weil sie mir in naher Beziehung zu der eigenartigen Beobachtung zu stehen scheint, daß unter Umständen auch die *Reizfrequenz* dafür maßgebend sein kann, ob die eine oder eine andere Gruppe afferenter Fasern einen bestimmten Reflex auslöst.

ALTENBURGER war der erste, der beim Menschen eine Abhängigkeit der sensiblen Chronaxie von der Reizfrequenz beobachtet hat, doch ist er nicht auf die Deutung dieses Befundes eingegangen. Sehr deutlich zeigte sich die Frequenzabhängigkeit der Chronaxie in Versuchen AUERSPERGs [1933 (2)] am Schluckzentrum des Kaninchens.

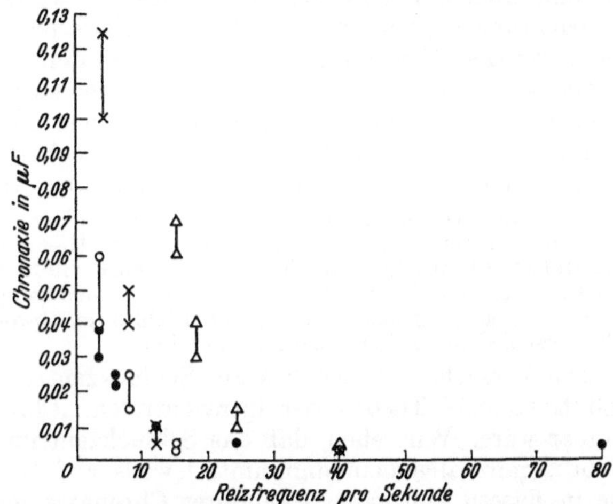

Abb. 16. Abhängigkeit der Chronaxie der schluckauslösenden Fasern des Laryngeus superior von der Reizfrequenz. [Zusammenstellung der Beobachtungen an 4 Kaninchen, nach AUERSPERG, 1933 (2).]

Reizt man den zentralen Stumpf eines N. laryngeus sup. mit Kondensatorentladungen von verschiedener Frequenz, so findet man etwa in der Hälfte der Fälle ein Ansteigen der Chronaxie mit abnehmender Reizfrequenz. Bei einer Reizfrequenz von 40 pro Sekunde gruppieren sich die Chronaxiewerte dicht um die Kapazität von 0,005 µF (Grenzwerte: 0,002 und 0,007 µF); sobald aber die Reizfrequenz unter einen gewissen, individuell verschiedenen Wert sinkt, steigt die Chronaxie bis auf das Zehnfache, ja sogar bis über das Zwanzigfache an (vgl. Abb. 16).

Es bestehen zwei Möglichkeiten, diese eigenartigen Befunde zu deuten: Wir können annehmen, daß im N. laryngeus Fasern von ganz verschiedener Zeiterregbarkeit sind, und daß das Zentrum, je nach der Frequenz der eintreffenden Impulse auf Fasern von höherer oder niedrigerer Zeiterregbarkeit anspricht. Diese Annahme würde also eine elektive Wirkung bestimmter Fasern bei bestimmter Reizfrequenz voraussetzen.

Die geläufigen Vorstellungen über den Mechanismus der Summation würden zur Erklärung des Befundes genügen, daß bei niedrigen Frequenzen nur Fasern von längerer Chronaxie wirksam befunden werden; man könnte nämlich hierzu annehmen, daß rasch ablaufende Erregungsvorgänge, die von Fasern mit kurzer Chronaxie ausgelöst werden, so flüchtig seien, daß sie sich erst bei höheren Reizfrequenzen summieren könnten. Nicht denkbar dagegen ist es nach unseren Vorstellungen über die Summation, daß, wie AUERSPERGs Versuche ergeben haben, bei den hohen Frequenzen der zentrale Effekt der trägeren Fasern im Gesamterfolg *überhaupt nicht* zur Auswirkung kommt. Wir können also auf die Annahme nicht verzichten, daß das Schluckzentrum je nach der Frequenz der eintreffenden Erregungswellen das einemal *nur* auf die Impulse der einen Fasergruppe, das andere Mal *nur* auf Impulse einer anderen Fasergruppe anspricht. Diese frequenzgebundene Elektivität der zentralen Ansprechbarkeit erinnert an die Tatsache, daß auch der kontralaterale Streckreflex nur durch Fasern von bestimmter Chronaxie ausgelöst wird.

Wenn wir eine elektive Ansprechbarkeit des Zentrums nicht annehmen wollen, so bliebe als zweite mögliche Annahme nur die einer frequenzgebundenen Umstimmung *des afferenten Nerven selbst* übrig. Es müßten dann also die ersten Reize, die mit einer bestimmten Frequenz etwa in eine Spinalganglienzelle einfließen, diese so beeinflussen, daß sie durch eine zentrifugal fortschreitende Änderung die Zeiterregbarkeit ihrer sensiblen Nervenfaser änderte. Wir hätten es dann mit einer echten, zentral bedingten Metachronose der Nervenfasern zu tun, bei der der Nerv während Reizungen von verschiedener Frequenz jeweils auf eine andere Zeiterregbarkeit eingestellt würde. [So wird z. B. nach den Beobachtungen Fredericqs (1933) die Zeiterregbarkeit des Herzvagus durch den jeweiligen Erregungszustand der Vorhofmuskulatur antidrom beeinflußt.] Auersperg hält es für denkbar, daß *beide* hier besprochenen Möglichkeiten realisiert seien; er meint aber, daß wir neben einer von der Reizfrequenz abhängigen Instabilität der peripheren Zeiterregbarkeit doch *in erster Linie* eine elektive Ansprechbarkeit des Zentrums werden annehmen müssen.

Interessanterweise findet sich eine analoge Abhängigkeit der Chronaxie von der Reizfrequenz auch bei efferenten vegetativen Nerven. Hier wurde sie zuerst von Altenburger und McRioch beobachtet. Nach Versuchen von F. Brücke scheint diese Relation zwischen Reizfrequenz und Zeiterregbarkeit aber nur an den präganglionären Fasern nachweisbar zu sein; an postganglionären Pilomotoren fehlte sie, obwohl auch diese Nerven Fasern von sehr verschiedener Zeiterregbarkeit enthalten.

Die Versuche Auerspergs am Schluckzentrum legen den Gedanken nahe, daß Lapicques Theorie der intrazentralen „Chronaxieschaltung" weiter ausbaubar wäre. Wir sehen, daß das Schluckzentrum in der Tat, so wie dies Lapicque ganz allgemein annimmt, jeweils auf Impulse abgestimmt erscheint, die in Fasern von ganz bestimmter Chronaxie verlaufen. Diese Abstimmung ist aber nicht ein für allemal festgelegt, sondern sie hängt von der Frequenz der eintreffenden Erregungsschwärme ab. Wir könnten uns nun vorstellen, daß z. B. bei einer adäquaten Reizung einer Hautstelle sensible Fasern von verschiedener Zeiterregbarkeit erregt werden; je nach der Reizstärke wird die Entladungsfrequenz der Hautreceptoren, also auch die Frequenz der afferenten Wellen in den einzelnen sensiblen Fasern verschieden sein und es wäre denkbar, daß Reflexzentren durch die Frequenz der sie treffenden Impulse jeweils verschieden gestimmt werden, und so einmal auf die Erregungen in einer Fasergruppe, das andere Mal auf Erregungen in einer anderen Fasergruppe reagierten.

Wir haben der Erregungsfrequenz nach den Erfahrungen der Summationsversuche und nach den Beobachtungen Adrians bisher nur einen Einfluß auf die *Wirksamkeit* afferenter Erregungswellen zugeschrieben; die Befunde am Schluckzentrum werfen aber ein ganz neues Licht auf die Bedeutung des Zeitfaktors Frequenz, denn wir erkennen jetzt, daß ihm auch eine *ordinative* Leistung zukommt (Auersperg), an die wir bisher noch nie gedacht haben.

VI. Die Wandelbarkeit der Reizbeantwortung bei Reflexen.

Das nervös bedingte Verhalten eines Tieres äußeren Einflüssen gegenüber läßt sich nur bis zu einem gewissen Grade voraussagen; dem gleichen Reizkomplex, der gleichen Situation gegenüber kann ein Tier unter Umständen in ganz verschiedener Weise reagieren, dabei können wir manchmal eine Ursache für solche Reaktionsdifferenzen erkennen, oft aber auch nicht. Es wird uns Physiologen oft, und zwar zum Teil sicher mit Recht, vorgeworfen, daß wir uns viel zu wenig mit dem Verhalten *normaler* Tiere beschäftigen, daß wir vielmehr versuchen, künstlich, oft unter weitgehender Verstümmelung Präparate zu schaffen, an denen wir einzelne Bruchstücke des motorischen Verhaltens — Reflexe — studieren; dabei sind wir bestrebt, die Reaktionsweise solcher Präparate möglichst einzuschränken, um unter möglichst konstanten Versuchsbedingungen einen möglichst konstanten Ausfall der Reflexe zu erzielen; nur unter diesen Umständen können wir ja die Wirkung eines isoliert variierten Faktors untersuchen. Auch unter solchen Bedingungen, z. B. an decerebrierten Katzen, die in einer abnormen Lage gehalten werden, und bei denen ein großer Teil der untersuchten Extremitäten künstlich sensibel und motorisch gelähmt ist, laufen die Reflexe nicht mit der sicheren Voraussagbarkeit physikalischer Versuchsergebnisse ab. Ich glaube, daß die Ergebnisse der Untersuchungen über den *typischen* Erregungsablauf im künstlich weitgehend isolierten Reflexbogen ihren Wert nicht verlieren werden, auch wenn ihre Deutung sich noch so sehr ändern wird, und ich glaube auch, daß speziell die bei solchen Versuchen beobachteten *Variationen* des reflektorischen Verhaltens uns dem Verständnis der unendlichen Mannigfaltigkeit und Buntheit der motorischen Leistungen des Gesamtorganismus etwas näher führen werden.

Wenn wir bei Reflexversuchen einen freigelegten Nervenstamm reizen, so reizen wir meist Hunderte von afferenten Fasern, die von sehr verschiedenen Receptoren stammen. Nun können sich innerhalb dieser großen Receptorengruppe durch die physiologischen Umweltreize unendlich viele Erregungskombinationen ergeben und dementsprechend ist auch die Zahl der Reaktionsmöglichkeiten des Tieres auf diese Kombinationen afferenter Erregungswellenzüge unübersehbar groß. Auch dann, wenn wir die Versuchsbedingungen so weit einschränken, daß wir die reflektorischen Reaktionen nur mehr eines *einzigen* Muskels beobachten, ist die Reizbeantwortung noch nicht eindeutig bestimmt: Der Muskel kann in verschieden starke Erregung geraten, sein Tonus kann nachlassen, der Erregung oder Hemmung kann ein Rebound folgen usf., und in der Tat beobachten wir recht oft auch bei solchen Anordnungen unter scheinbar gleichen Bedingungen Verschiedenheiten im Reflexausfall.

1. Die Reflexumkehr.

Nach dem traditionellen Reflexschema käme die Wandelbarkeit der Reizbeantwortung durch einen einzelnen Muskel dadurch zustande, daß bei der Reizung des afferenten Nerven gleichzeitig Fasern erregt werden, die den beobachteten Muskel reflektorisch in verschiedener Weise beeinflussen, und daß je nach der gewählten Reizstärke oder auch aus anderen Gründen einmal der eine, einmal der andere Reflex überwiegt. Eine Erscheinung, die heute meist auf diese Weise erklärt wird, ist z. B. die so häufig zu beobachtende „*Reflexumkehr*".

Wir verstehen unter Reflexumkehr die Erscheinung, daß unter sehr verschiedenen Umständen bei Reizung ein und desselben Nerven die reflektorische Erregung eines Muskels in eine Hemmung umschlagen kann, oder umgekehrt. Der oben erwähnte Vorwurf, daß der Physiologe an Reflexpräparaten oft Vorgänge beobachtet, die mit dem normalen Verhalten des Tieres überhaupt keinen Zusammenhang mehr erkennen lassen, gilt für viele Versuche über die Reflexumkehr; die Bedingungen, unter denen sie auftritt, würden bei künstlich weniger eingeschränkter Reaktionsmöglichkeit des Organismus sicher grundlegende Änderungen des motorischen *Gesamtverhaltens* bewirken, Änderungen, von denen wir bei Beobachtung eines isolierten Muskels oft nur schwer etwas erraten können.

SHERRINGTON (1932) unterscheidet folgende Formen der Umkehr: a) Reflexumkehr bei Änderung der Stärke der den afferenten Nerven treffenden Reize;

b) Fälle, in denen bei unveränderter, andauernder Reizung der Reflexerfolg umschlägt; c) Reflexumkehr unter der Einwirkung von Pharmacis, z. B. Chloroform oder Strychnin, und schließlich d) die Umkehr der Wirkung ein und derselben Reizung bei Änderung der Ausgangsbedingungen, also z. B. bei Änderungen der Haltung der beobachteten Extremität („Schaltungen").

Verstärkt man die einen afferenten Nerven treffenden Reize, so sieht man oft eine der Reizverstärkung entsprechende Verstärkung der ausgelösten Reflexe. Dies ist aber keineswegs immer der Fall. So kann z. B. eine Serie abgestufter Reizungen des N. peroneus auf die tonisch kontrahierten Kniestrecker der decerebrierten Katze in folgender Weise wirken: bei Schwellenreizen: Kontraktion; bei etwas verstärkten Reizen: wachsende und steiler ansteigende Kontraktionen, die aber bei längerem Andauern der Reize einer allmählichen Erschlaffung des Muskels weichen; bei weiterer Verstärkung der Reize: anfangs Kontraktion mit rasch einsetzender Erschlaffung infolge einer hemmenden Wirkung; ganz starke Reize wirken von Anfang an nur hemmend, sie lassen den tonisch kontrahierten Muskel erschlaffen. Wahrscheinlich handelt es sich in diesem Fall um die gegenseitige Durchkreuzung zweier entgegengesetzter Reflexe, einer ipsilateralen Erregung der Strecker, die dem Stehen dient, und der dem ipsilateralen, nocizeptiven Beugereflex entsprechenden reziproken Hemmung der Kniestrecker. Sherrington bezeichnet das Stehen als den „schwächeren" Reflex, der bei starker Reizung von dem entgegengesetzten maskiert wird, doch scheint mir diese Wertung der „Stärke" der beiden Reflexe willkürlich.

Einen anderen Fall von Reflexumkehr haben wir bei Erörterung der Dehnungsreaktionen kennen gelernt: Passive Beugung des Knies löst zunächst eine Verstärkung des bei der enthirnten Katze bestehenden Streckertonus aus, den propriozeptiven Dehnungsreflex; hält aber die passive Beugung an, so weicht dieser Reflex der Verlängerungsreaktion, also einem autogenen Hemmungsreflex.

Ähnliche Fälle von Reflexumkehr sind wiederholt beschrieben worden. Oft ist ihr Sinn, d. h. die Gesamtreaktion, in die sie bei dem normalen Tier eingegliedert sind, nicht mehr zu erkennen.

Da ein und dieselbe Hautstelle immer innerhalb der Receptionsfelder *mehrerer* Reflexe liegt, sich also von ihr aus verschiedene Reflexe auslösen lassen, ist es klar, daß wir nicht nur bei direkter Reizung sensibler Nerven, sondern auch bei adäquaten Reizungen der Haut wechselnde Reflexerfolge beobachten können. So läßt sich z. B. von der Planta pedis sowohl beim Hund wie bei Frosch unter anderem der ipsilaterale Beugereflex und auch die Stoßstreckung (eine Sprungreaktion) auslösen; je nach der Art des Reizes kann der eine oder der andere dieser Reflexe auftreten; bei Fröschen führen schwache Reizungen des Fußes meist zu einer Beugung, stärkere zu einer Streckung; an decerebrierten oder spinalen Katzen wurde die umgekehrte Reihenfolge beobachtet, doch verhalten sich diese Reflexe bei Reizung verschiedener afferenter Nerven der hinteren Extremität nicht gleich (Hinsey, Ranson und Doles). Auch bei längerem Andauern oder bei der Wiederholung einer Reizung tritt bei Fröschen oft ein Wechsel vom Beuge- zum Streckreflex ein, und mit steigender Reizstärke kann sogar eine zweimalige Reflexumkehr zur Beobachtung kommen; bei schwacher Reizung: reine Beugung, bei stärkerer: Streckung, und bei noch stärkeren Reizen schließlich wieder eine Beugung. (Es ist dies ein Beispiel für jene Fälle, in denen uns keinerlei biologische Deutung der wechselnden Reflexerfolge möglich ist.)

Es liegt der Gedanke nahe, daß solche wechselnde Reizerfolge auf die Erregung sensibler Fasern zurückzuführen seien, die von *verschiedenen* Hautreceptoren ausgehen. Es scheint aber, daß je nach der *Reizform* unter Umständen auch von den *gleichen* Receptoren verschiedene Reflexe ausgelöst werden können.

So kann z. B. ein *plötzlicher* starker Druck auf die Fußsohle beim Frosch zu einer Sprungbewegung führen, ein *langsam* anwachsender Druck zu einer Beugung des Beines. Ähnliches ergaben (an Präparaten mit hoher Erregbarkeit des Sprungreflexes) auch faradische Reizungen des die Sohlenhaut versorgenden Nerven: An solchen Präparaten tritt nur bei Reizung mit erst unterschwelligen, dann allmählich wachsenden Reizen der Beugereflex auf, sonst immer nur die dem Sprungreflex entsprechende plötzliche Erregung der Strecker (BERITOFF, 1923). Es liegt nahe, hier an den Einfluß der *Reizgestalt* auf den Ausfall der reflektorischen Erregung zu denken, und das gleiche gilt für Versuche an Katzen, in denen von dem gleichen Nerven aus, bei niedriger Reizfrequenz eine reine Streckererregung auslösbar war, während bei frequenter Reizung öfters auch die Beuger in Aktion traten (HINSEY, RANSON und DOLES).

Allgemein bekannt ist die zuerst von SHERRINGTON beobachtete Reflexumkehr bei Vergiftungen mit Strychnin oder mit Tetanustoxin. Beim Beugereflex tritt (vor dem Krampfstadium der Vergiftung) statt der reziproken Hemmung eine *Erregung* der Strecker ein. Das gleiche gilt für die Hemmung der Beuger beim kontralateralen Streckreflex. Diese Reflexumkehr tritt aber nicht an allen Muskeln auf und variiert auch je nach dem sensiblen Nerven, von dem die Reflexe ausgelöst werden. So wird z. B. der Gastrocnemius durch die Reizung ipsilateraler Nerven während einer Strychninvergiftung nicht gehemmt, sondern entsprechend der Reflexumkehr zu kräftiger Kontraktion gebracht, während der Soleus bei der Reizung distaler sensibler Nerven der gleichen Extremität auch bei hohen Strychnindosen immer nur gehemmt wird (DENNY BROWN nach SHERRINGTON, 1932). SHERRINGTON faßt die Reflexumkehr von Hemmung zur Erregung als ein Überwiegen eines schon normalerweise vorhandenen schwachen, erregenden Reflexes auf, der durch die Strychninwirkung, im Gegensatz zum Hemmungsreflex, verstärkt wird.

2. Schaltungen.

Von ganz besonderer Bedeutung ist jene Veränderlichkeit der Reflexe, die durch den Wechsel der Körperstellung bedingt ist. Bei der Erörterung des „Schaltungsproblems" geht MAGNUS (1924) von der Frage aus, wieso es kommt, daß sich afferente Erregungen im Zentralnervensystem nicht diffus ausbreiten, sondern bestimmte Reflextypen auslösen, obwohl wir doch aus Strychninversuchen wissen, daß jede sensible Faser mit *allen* efferenten motorischen Nerven in funktionelle Verbindung treten kann. Bei der physiologischen Beschränkung afferenter Impulse auf ganz bestimmte intrazentrale Wege spielen sicher neben anderen für die Gesetzmäßigkeit der Erregungsausbreitung sorgenden Einrichtungen simultane und sukzessive Hemmungsvorgänge eine große Rolle. Solche Hemmungen, gekoppelt mit reziproken Erregbarkeitssteigerungen, sind zum größten Teil reflektorisch dadurch bedingt, daß der Zustand der Körperperipherie, die Körperstellung, auf die Erregbarkeitsverteilung im Zentralnervensystem zurückwirkt. Änderungen der Erregbarkeitsverteilung sind zuerst an wirbellosen Tieren nachgewiesen worden (v. UEXKÜLL, JORDAN). An ihnen wurde die Erscheinung beobachtet, daß ein beliebiger sensibler Reiz nur die *gedehnten* Muskeln zur Kontraktion bringt. Beweise dafür, daß auch beim Säugetier der Reflexablauf in ähnlicher Weise vom Dehnungszustand einzelner Muskelgruppen abhängig ist, verdanken wir vor allem MAGNUS. Er zeigte 1909 (1), daß bei spinalen Hunden ein Schlag auf die Patellarsehne am gekreuzten Bein je nach seiner Stellung einmal eine Streckung (wenn das Bein gebeugt war), einmal eine Beugung (wenn es vorher gestreckt war) auslöst. Diese Erscheinung beruht nicht auf den mechanischen Bedingungen der Gliedmaßen, sondern es liegt ihr eine echte „Reflexumkehr", eine veränderte *Schaltung* der spinalen motorischen Zentren zugrunde. „Wir erfahren dabei, daß das Rückenmark gleichsam in jedem Momente ein anderes ist und in jedem Momente die Lage und Stellung der verschiedenen Körperteile und des ganzen Körpers widerspiegelt. Jeder Körperhaltung entspricht eine bestimmte Verteilung der Erregbarkeiten und der leichtest zugänglichen Bahnen im Zentralnervensystem. Der Körper stellt sich selbst sein Zentralorgan in der richtigen Weise ein" (Magnus, 1924). In analoger Weise kontrahieren sich an dem frei herabhängenden Schwanz einer decerebrierten, auf der Seite liegenden Katze auf den gleichen Hautreiz hin einmal die linksseitigen, das andere Mal die rechtsseitigen Adductoren, je nachdem, ob der Schwanz nach rechts oder nach links vom Tischrand herabhängt. Es werden also immer die stärker gedehnten Muskeln reflektorisch erregt [Magnus, 1909 (2)]. Das gleiche gilt für die reflektorische Erregung der Ventral- und Dorsalflektoren des Schweifes; hält man aber die Katze mit dem Kopf nach oben frei in der Luft, so schlägt der senkrecht herabhängende Schweif bei einer Reizung seiner Spitze regellos nach verschiedenen Seiten aus; es fehlt hier die schaltende Wirkung der Dehnung einer Muskelgruppe.

Die schaltende Wirkung der Körperlage fällt nach der sensiblen Entnervung des in seiner Lage zu verändernden Körperteiles vollkommen weg, sie kommt also reflektorisch zustande. Diese reflektorischen Einflüsse gehen nicht von den *Gelenken* aus, denn die Ausschaltung der Gelenksensibilität durch Novocain hebt die Schaltung nicht auf. Auch die sensible Entnervung der *Haut* ändert an dem Verhalten nichts. Wir müssen also annehmen, daß die durch die Körperstellung bedingten Schaltungsvorgänge durch propriozeptive Nerven der *Muskeln selbst*, vielleicht auch ihrer Sehnen und Fascien ausgelöst werden. Reflektorische Schaltungen durch Dehnungsreize sind sicher auch bei den wechselnden Reaktionen eines hängenden und eines sitzenden Frosches auf einen Zehenreiz beteiligt; der hängende Frosch zieht das gereizte Bein an, der sitzende springt auf den gleichen Reiz hin fort. Es waren also Schaltungsvorgänge, die seinerzeit Pflüger zur Annahme psychischer spinaler Leistungen drängten.

Aus den Beobachtungen Lapicques wissen wir, daß durch die Dehnung eines Muskels reflektorisch die Zeiterregbarkeit seiner motorischen Neuronen verändert wird, und wir hätten uns nach seiner Theorie der „Chronaxieschaltung" (vgl. S. 148) vorzustellen, daß diese Änderung der Zeiterregbarkeit maßgebend sei für den je nach der Lage einer Extremität wechselnden reflektorischen Erfolg eines Reizes. Dieser Schaltungsvorgang muß für alle jene Bewegungsabläufe von Wichtigkeit sein, bei denen in rhythmischer Wiederkehr die Strecker und Beuger verschiedener Gelenke in Aktion treten, wie z. B. bei der Lokomotion, der Atmung usf. Sherrington (1910) hat die Bedeutung der Schaltungsreaktionen für die Laufbewegungen erörtert: Da bekanntlich auch beim desafferentierten spinalen Hunde noch alternierende Laufbewegungen beobachtet werden, können nicht die Schaltungsreaktionen *allein* die Ursache dieser aufeinanderfolgenden Beuge- und Streckbewegungen sein, wohl aber *unterstützen* sie sie. Wenn beim Laufen ein Bein in die Streckstellung kommt, so wird es schon hierdurch für die anschließende Beugephase „eingeklinkt", und ebenso gerät das Bein beim Erreichen der Beugestellung propriozeptiv in Bereitschaft für die folgende Streckbewegung. Nach Magnus wäre auch die weitgehende Möglichkeit normaler Innervation nach Transplantationen von Muskelansätzen auf solche Schaltungen zurückzuführen; der Muskel soll unter veränderten passiven Dehnungsverhältnissen propriozeptiv die Erregbarkeit seiner Zentrums beeinflussen.

Änderungen der zentralen Erregbarkeitsverteilung treten aber nicht nur durch Dehnung einzelner Muskelgruppen auf. Dies zeigen z. B. Versuche am

Kratzreflex des spinalen Hundes. Legt man einen solchen Hund auf den Rücken und reibt z. B. die rechte Bauchseite, so kratzt er mit dem rechten Bein; wird aber dieses Bein gestreckt und abduziert, so tritt der Kratzreflex am kontralateralen, in diesem Fall also am linken Bein auf. Auch dieser Einfluß der Abduktion und Streckung des Beines auf die Gleich- oder Gegenseitigkeit des Reflexes beruht auf einer Schaltung, die von den sensiblen Muskelnerven des künstlich festgehaltenen Beines ausgeht. Wir brauchen uns nur die Stellung eines kratzenden Hundes zu vergegenwärtigen, um zu erkennen, daß auch diese Schaltung beim normalen Kratzen des Hundes eine Rolle spielt: der kratzende Hund streckt und abduziert das eine Bein, während er mit dem anderen kratzt. Durch die Streckstellung wird das eine Bein wahrscheinlich auch bei doppelseitigen Hautreizen vor dem Kratzreflex bewahrt, so daß das Kratzen *einseitig* erfolgen muß. Auch durch die einseitige Berührung der Haut mit der Unterlage bei Seitenlage des Hundes werden Schaltungsreaktionen für den Kratzreflex ausgelöst, wobei die sensiblen Nerven der Haut, aber auch der tieferen Teile den Schaltreflex auslösen. Eine ähnliche Umschaltung beschreibt MAGNUS (1924) beim großhirnlosen Kaninchen: ein Zwicken des Schweifes löst beim sitzenden Tier Lauf- und Sprungbewegungen, bei dem auf der Seite liegenden eine Drehung des Kopfes in die Normalstellung aus. Von den Hautnerven dürfte auch eine bei großhirnlosen Katzen beobachtete Schaltung ausgehen: während bei Rückenlage eine faradische Reizung des N. peroneus am gekreuzten Bein stets den gewohnten Streckreflex auslöst, tritt bei Bauchlage oft auch an der gekreuzten Extremität ein Beugereflex auf (GIRNDT).

Die Schaltungen sind *Dauerreaktionen*. Solange also das Tier (oder einzelne seiner Teile) eine bestimmte Stellung oder Lage einnimmt, bleiben für bestimmte afferente Erregungen intrazentral von den überhaupt in Frage kommenden Wegen die einen offen, die anderen versperrt. Der Vergleich mit der Weichenstellung auf einem Rangierbahnhof (MAGNUS) entspricht den zunächst nur morphologischen Vorstellungen, die der Schaltungstheorie zugrunde liegen.

Auch die große Bedeutung der Schaltungsvorgänge für den Wechsel der reflektorischen Reaktionen auf äußerlich gleiche Reize haben wir besonders deutlich durch die Arbeiten von MAGNUS und seiner Schule kennen gelernt. Reflektorische Schaltungen werden z. B. durch asymmetrische Erregungen des Labyrinths und der Halswirbelsäule, also auch bei passiver Drehung des Kopfes, ausgelöst, und zwar hat sich gezeigt, daß Veränderungen der Kopfstellung auch dann umschaltend wirken können, wenn sie keine sichtbaren Veränderungen im Tonus der Körpermuskulatur hervorrufen. Gibt man bei einer enthirnten Katze dem Kopf eine Stellung, bei der die Strecker des beobachteten Beines z. B. erschlaffen müßten, so werden — auch wenn die Erschlaffung nicht eintritt — die Zentren auf Beugebereitschaft eingestellt, es wird die nachträgliche Auslösung von Beugereflexen erleichtert. Umgekehrt kann aber auch die Erregung von Körpernerven schaltend auf die labyrinthär bedingte Stellung des Kopfes wirken; so sieht man z. B. bei Kaninchen nach einseitiger Labyrinthexstirpation oft ein Zurückgehen der abnormen Kopfdrehung, wenn das Tier normal auf dem Boden sitzt: Infolge der Drehung des Kopfes befinden sich die Muskeln der beiden Halsseiten in verschiedener Spannung und dementsprechend in verschiedener Reflexbereitschaft; die Erregungen, die nun von den den Boden berührenden Extremitäten ausgehen, erregen reflektorisch die stärker gedehnten Halsmuskeln, wodurch die abnorme Kopfdrehung im Sinne der normalen Haltung verändert wird.

Grundsätzlich ähnliche Vorgänge, wie die hier für das somatische Nervensystem beschriebenen, scheinen auch im Bereiche des vegetativen Systems nachweisbar zu sein. So kann z. B. der gleiche Reflexreiz bei hohem Blutdruck einmal depressorisch, bei niedrigem pressorisch wirken. WILDER spricht von einem „Ausgangswertgesetz" im Bereiche der vegetativen Verrichtungen: „Je höher der schon vor der Einwirkung vorhandene Erregungszustand, bzw. Tätigkeitszustand, desto geringer die fördernde, desto stärker die hemmende Reaktion." Möglicherweise liegt hier ein den Schaltungsvorgängen verwandtes Prinzip vor.

Eine Theorie der Schaltungsvorgänge hätte zunächst die Frage zu beantworten, worauf die je nach den einwirkenden Reizen veränderte Wegbarmachung des einen oder des anderen Reflexbogens beruht. Es liegt nahe, dabei an unterschwellige reflektorische Erregungen und Hemmungen zu denken, um so mehr, als die Schaltung in manchen Fällen durch solche Reize bewirkt wird, die an und für sich geeignet wären, reflektorisch die gleichen efferenten Bahnen zu erregen, die sich infolge der Schaltung als besonders zugänglich auch für andere Reflexe erweisen. Eine solche Theorie der Schaltungen würde aber ihrer adaptativen Bedeutung für das Verhalten des Gesamttieres ebensowenig gerecht werden, wie alle bisher erörterten Theorien des Reflexablaufes. Die *Bereitschaft*, in die der motorische Apparat durch die bei ruhiger Haltung dauernden, bei Bewegungen ständig wechselnden Schaltungen jeweils versetzt wird, bildet ein Element der uns so wenig verständlichen integrierenden zentral-nervösen Funktion.

3. Vegetativ-nervöse und humorale Einflüsse auf die Reflextätigkeit des somatischen Systems.

Eine Reihe sympathischer Einflüsse auf die Leistungen des somatischen Nervensystems haben wir schon bei der Erörterung der Variabilität der Zeiterregbarkeit im Bereiche des Reflexbogens kennen gelernt. Aber auch abgesehen von jenen sympathisch bedingten Änderungen der Reflexchronaxie spricht eine lange Reihe anderer Beobachtungen dafür, daß die Funktionen des somatischen Nervensystems vom Sympathicus aus in verschiedener Richtung beeinflußt werden können. Die ersten Versuche in dieser Richtung verdanken wir der Schule Orbelis (vgl. das Referat von Brücke, 1927). Bei Messung der Reflexzeit an Fröschen (Türcksche Zeit), bei der Untersuchung des Patellarreflexes bei Hunden, sowie bei reflektorischen Reaktionen auf elektrische und thermische Reize ergaben sich Unterschiede zwischen der Erregbarkeit der normalen und der sympathisch entnervten Seite. Diese Asymmetrie der Erregbarkeit und der Stärke der Reflexe erwies sich aber als inkonstant, und Orbeli nimmt daher nicht eine einsinnige Wirkung des Sympathicus auf die Erregbarkeit des Rückenmarks an, sondern er schreibt ihm ganz allgemein eine adaptativ regulatorische Wirkung zu.

Eine sicher zentral angreifende Sympathicuswirkung liegt bei dem alten Versuche Setschenows vor, den Beinhebereflex des decerebrierten Frosches durch Auflegen eines NaCl-Krystalles auf das Zwischenhirn (vor die Lobi optici) zu hemmen. Dieser Versuch gelingt an Fröschen, an denen er zunächst ausgezeichnet zu demonstrieren war, nicht mehr nach doppelseitiger Durchschneidung sämtlicher Rami communicantes.

Solche sympathische Einflüsse auf die spinale Reflexerregbarkeit sind auch an isolierten Rückenmarksabschnitten beobachtet worden. Bei Hunden mit durchtrenntem Rückenmark nahm der Patellarreflex unter dem Einflusse des sympathico-adrenalen Systems an Stärke zu [Spychala, 1932 (1)], während eine Drucksteigerung im Sinus caroticus (Hemmung des Sympathicustonus) bei intaktem Rückenmark den Patellarreflex in *verschiedenem* Sinne beeinflussen kann [Spychala, 1932 (2)].

Besonders interessant sind in dieser Hinsicht Versuche über Änderungen der Reflexerregbarkeit eines völlig isolierten, aus 3 Segmenten bestehenden Lumbalmarkstückes der Katze (vgl. S. 162); unter dem Einflusse emotioneller Erregungen kann die Reflexerregbarkeit dieses Rückenmarksabschnittes vorübergehend vollkommen erlöschen, und da in diesen Versuchen das Gehirn und der kraniale Anteil des Rückenmarkes nur noch durch den Grenzstrang mit dem isolierten Lumbalmark in leitender Verbindung stand, ist auch diese Beeinflussung wohl auf sympathische Wirkungen zurückzuführen (AJRAPETIANZ und BALAKSCHINA). Ein Gegenstück zu diesen Beobachtungen bilden Versuche über den Einfluß der Scheinfütterung beim spinalen Magen- und Oesophagusfistelhund auf die Reflexe des Hintertieres: Die Stärke eines alle 5—20 Sekunden ausgelösten schwachen Beugereflexes der Hinterpfote nimmt während der Scheinfütterung oder beim Erscheinen des Wärters an Stärke zu (POPOV). Auch zur Erklärung dieser Beobachtungen müssen wir wohl eine Beeinflussung des Reflexbogens auf dem Wege über den Sympathicus annehmen. Es muß aber die Frage offen bleiben, weshalb in diesem Fall der Einfluß *fördernd* ist, während in den früher besprochenen Versuchen an der spinalen Katze emotionelle Reize ähnlicher Art die Reflexerregbarkeit herabsetzen. Es sei in diesem Zusammenhange auch die Beobachtung erwähnt, daß die Reflexerregbarkeit der Frösche während der Umklammerung, sowohl beim Männchen wie auch beim Weibchen, proportional der Stärke des Umklammerungsreflexes herabgesetzt ist (UFLAND); noch ist die Frage nicht entschieden, ob diese Erregbarkeitsherabsetzung auf vegetative, hormonale oder auf somatisch nervöse, hemmende Einflüsse zurückzuführen ist. Es liegen auch Anhaltspunkte dafür vor, daß die Reizung des zentralen Splanchnicusstumpfes eine spezifische Wirkung auf die Erregbarkeit des Rückenmarkes ausübt (MARCU). Es wäre zu untersuchen, ob es sich hier um eine reflektorische Beeinflussung handelt, oder ob nicht vielleicht rückläufig postganglionäre sympathische Fasern durch die Splanchnici ins Rückenmark gelangen.

Eine Reihe von Tatsachen zeigt, daß die Reflextätigkeit auch hormonal weitgehend beeinflußt werden kann. Ich erinnere an die zahlreichen, nur während der Brunstperiode auslösbaren, der Begattung dienenden Reflexe. Daß es sich dabei um eine *direkte* Beeinflussung des Rückenmarkes handelt, zeigen z. B. die S. 161 besprochenen Reflexe am spinalen Kater. Meines Wissens liegen bisher keine Versuche vor, bei der parathyreopriven Tetanie eine zentralnervöse Komponente gegen jene Symptome abzugrenzen, die durch die Übererregbarkeit der *peripheren* Nerven bedingt sind, doch soll die spinale Anästhesie durch Novocain die Muskelkrämpfe vermindern ohne die Rigidität und die fibrillären Zuckungen zu beeinflussen (PARHON und KREINDLER). Vorwiegend auf die Senkung des Ca-Spiegels des Blutes wird die Tatsache zurückgeführt, daß nach der Exstirpation der Schilddrüse und der Epithelkörperchen Reflexe von den Blutdruckzüglern nur in geringem Maße oder gar nicht mehr auslösbar sind.

Auch Schilddrüsenhormone sind von Einfluß auf die Reflexerregbarkeit. So verschwinden z. B. die reflektorischen Kontraktionen des großen dorsalen Hautmuskels beim Kaninchen etwa 4 Monate nach der Exstirpation der Schilddrüse; der Reflex kehrt aber bei Verfütterung von Schilddrüsensubstanz nach etwa 20 Tagen wieder zurück. Dieser Ausfall des Hautmuskelreflexes ist so charakteristisch für den vollkommenen Verlust der Thyreoidea (unter Schonung der Gl. parathyreoideae), daß sein Erhaltenbleiben als Beweis für die Unvollständigkeit der Schilddrüsenexstirpation angesehen werden kann. Mit dem Hautmuskelreflex verschwindet gleichzeitig der gekreuzte Patellarreflex, während er umgekehrt bei hyperthyreotischen Kaninchen tonischen Charakter annimmt (KUNDE und NEVILLE).

VII. Die Leistungen des isolierten Rückenmarks und seiner Segmente.

1. Der „spinale Shock".

Trennt man das Rückenmark vom Gehirn ab, so zeigt das so isolierte Rückenmark zunächst meist eine weitgehende Herabsetzung seiner Funktionsfähigkeit.

Wenn es nicht unmittelbar caudal von der Medulla oblongata, sondern an irgendeiner anderen Stelle durchschnitten wird, so äußert sich dieser „spinale Shock"
nur an dem *caudalen* Rückenmarksabschnitt. So wird z. B. die Zwerchfellatmung nach einer Durchtrennung zwischen C_5 und C_6 nicht gestört. Die Dauer
der Shockwirkung ist bei den einzelnen Tieren verschieden. Beim Frosch dauert
sie nur kurze Zeit. Bei Katzen lassen sich nach einer hohen Rückenmarks-
durchtrennung oft während einer ganzen Stunde kaum irgendwelche Hautreflexe auslösen, und ganz besonders lang hält der Shock bei spinalen Affen an,
bei denen manche Reflexe oft erst nach vielen Wochen wiederkehren. Es werden
aber nicht alle Reflexe durch die Shockwirkung gleich stark betroffen; beim
Hund kehrt z. B. der Beugereflex früher zurück als die Stoßstreckung; manchmal
kehrt auch der Kratzreflex schon gleichzeitig mit dem Beugereflex wieder.

Wenn einmal das Rückenmark vom Gehirn abgetrennt ist, bewirkt eine
zweite Durchschneidung, caudal von der ersten, im allgemeinen nur eine ganz
geringe und ganz kurz dauernde Shockwirkung. Die Wirkung des Shocks ist
also nicht eigentlich auf das Trauma als solches zurückzuführen. Diese Erkenntnis führt nun zu der Frage, welche Faktoren eigentlich für die Senkung
der Reflexerregbarkeit nach der Isolierung des Rückenmarkes maßgebend sind.
Die Annahme, daß der Durchschneidungsreiz (bei einer *ersten* Durchschneidung)
eine *hemmende* Wirkung ausübe, hat sich als unhaltbar erwiesen, denn die
Veränderungen der Reflexe während der Shockwirkung unterscheiden sich
weitgehend von jenen, die etwa durch zentripetale hemmende Einflüsse bedingt sind.

Auch die *Blutdrucksenkung* kann sicher nicht als Ursache des Shocks angesehen werden. Nach Sherrington erinnert das Verhalten des eben durchschnittenen Rückenmarkes eher in gewissem Sinne an eine Ermüdung, an eine
Störung der Leitung und der Überleitung, also an eine Störung, die wir mit
v. Monakow als *Diaschisis* auffassen können. Da die Abtragung der Großhirnhemisphären keine typischen Shockwirkungen hervorruft, nahm Sherrington an, daß das Auftreten der schweren Shockerscheinungen auf den Ausfall
von Erregungen zurückzuführen sei, die in erster Linie aus dem Mittelhirn und
aus der Brückengegend stammten.

Die Annahme, daß das Erlöschen der Reflexe auf das Fehlen von Erregungen
zurückzuführen sei, die dem Rückenmark dauernd von höheren Zentren her
zufließen, hat sich als vollkommen richtig erwiesen. Den Beweis hiefür haben
Versuche von W. Trendelenburg [1910 (3)] erbracht: eine Ringskühlung des
Rückenmarks, also ein Eingriff, der zu keinerlei Reizung des Rückenmarkes
führt, setzt die spinale Reflexerregbarkeit ebenso herab, wie eine Querdurchtrennung. Wenn wir also den Ausdruck „spinaler Shock" beibehalten, so müssen
wir uns darüber klar sein, daß hiermit nur die Folgen einer Leitungsunter-
brechung bezeichnet werden, also ein Zustand, der wesentlich von anderen,
mit dem gleichen Worte bezeichneten Zuständen, etwa dem chirurgischen
Shock, verschieden ist. Als Shockwirkung in dem hier erörterten Sinne faßt
Ebbecke auch die mangelhafte Auslösbarkeit spinaler Hautreflexe während
einer gewöhnlichen Narkose auf: Durch wiederholte, lange dauernde Narkosen
tritt eine chronische Veränderung im Zentralnervensystem von Katzen auf;
sie zeigen dann während einer Narkose sehr regelmäßige, lange andauernde
rhythmische Laufbewegungen („Narkosebewegungen"). Nach Ebbecke würden
die Katzen durch die häufige Ausschaltung der cerebralen Zentren allmählich
gewissermaßen in chronisch spinale Tiere verwandelt.

Unter Umständen kann aber auch der Wegfall von Einflüssen aus einem
Rückenmarksabschnitt die Reflexerregbarkeit der caudal angrenzenden spinalen
Segmente shockartig stören. Dies zeigt die Beobachtung, daß eine Durch-

schneidung des Rückenmarkes zwischen L_3 und L_4 bei spinalen Katzen die Erregbarkeit der anschließenden lumbalen Segmente für den Streckreflex aufhebt [Ten Cate, 1932 (1)]. Es scheinen also nicht nur vom Gehirn, sondern auch von spinalen Zentren auf weiter caudalwärts gelegene Segmente Einflüsse auszugehen, welche die spinale Reflextätigkeit fördern, ja sie normalerweise vielleicht sogar mitbedingen. Bei der Koppelung der Lokomotionsbewegungen des hinteren und des vorderen Extremitätenpaares war es von vornherein wahrscheinlich, daß eine Durchtrennung des Thorakalmarks nicht ohne jeden Einfluß auf die Funktionen des *kranialen* Rückenmarksabschnittes bleiben könne. Solche Wirkungen sind vor kurzem beschrieben worden (Ruch und Watts): Durchschneidet man bei Katzen das Thorakalmark oder schaltet man es durch Kälte oder Novocain aus, so beobachtet man eine Erregbarkeitssteigerung für den Dehnungsreflex an den Streckern der vorderen Extremitäten und eine Erregbarkeitsherabsetzung für die ipsilaterale reflektorische Ellbogenbeugung (M. brachialis ant.), also reziproke Erregbarkeitsänderungen an den Streckern und Beugern. Im Gegensatz zur bisher geltenden Lehre läßt sich also doch eine dem Shock verwandte Erregbarkeitsherabsetzung auch im Bereiche der kranial von dem Querschnitt liegenden Rückenmarkshälfte (an den Beugern) nachweisen.

Auch die reflektorische Erregung des *Sympathicus* durch nocizeptive Reize wird durch eine vorangehende Durchtrennung des Cervicalmarks erschwert (Brooks).

Die Shockwirkung wird verringert, wenn man Katzen vor der Rückenmarksdurchschneidung decerebriert, obwohl der Blutdruck bei solchen Präparaten ebenso niedrig ist wie bei der „primären" Rückenmarksdurchschneidung. So gut wie gar nicht durch den Shock beeinflußt erscheint nach solchen „sekundären" Rückenmarksdurchschneidungen die reflektorische Starre der Beuger der hinteren Extremitäten (Dusser de Barenne und Koskoff, 1932).

Sherrington (1911) hat auch die starke Blutdrucksenkung nach einer Durchschneidung des Cervicalmarks als ein wesentliches Symptom des Shocks aufgefaßt. Es liegt nahe, eine solche Parallele zwischen dem temporären Erlöschen der somatischen Reflexerregbarkeit und des Gefäßtonus zu ziehen, denn wir müssen beide Erscheinungen auf den Ausfall von Einflüssen zurückführen, die dem Rückenmark von höher gelegenen Abschnitten des Zentralnervensystems zufließen. So wie für die somatischen Reflexe beweisen Trendelenburgs Versuche [1910 (3)] dies auch für den Gefäßtonus, denn der Blutdruck sinkt nach einer reizlosen Ausschaltung des Rückenmarkes durch Ringskühlung ebenso ab wie nach einer Querdurchtrennung des Halsmarkes. Immerhin liegt dieser Parallelisierung eine Voraussetzung zugrunde, die nicht ohne weiteres als gegeben angesehen werden kann. Wir nehmen bei den Reflexen auf die Skeletmuskulatur an, daß ihnen im wesentlichen *rein spinale* Mechanismen und Erregungsabläufe zugrunde liegen, und daß diese Abläufe nach der Rückenmarksdurchschneidung irgendwie gestört seien. In Analogie zu diesen Vorstellungen müßten wir dann auch annehmen, daß der normale Gefäßtonus rein spinal bedingt sei, und daß sein Erlöschen nach der Rückenmarksisolierung ebenso zu deuten sei, wie die Störung der somatischen Reflexe. Diese Annahme wäre wohl möglich, sie entspricht aber nicht der heute meist vertretenen Anschauung, daß die Restitution des Vasoconstrictorentonus durch das Inaktiontreten eines spinalen Mechanismus erfolgt, der im normalen Leben — etwa ähnlich, wie die Automatie des Atrioventrikulärknotens des Herzens — wahrscheinlich nie in Funktion tritt.

2. Das spinale Tier.

Über das Verhalten von „Rückenmarkstieren" liegen außerordentlich zahlreiche Beobachtungen vor. Ich verweise auf die zusammenfassenden Darstellungen bei W. Trendelenburg [1910 (2)], Matthaei (1928) und M. H. Fischer.

Die selbständigen Leistungen des isolierten Rückenmarks nehmen im allgemeinen um so mehr ab, je höher die untersuchten Tiere in der Wirbeltierreihe stehen. Es finden sich aber auch noch beim spinalen Säugetier mehr oder weniger ausgeprägt und mehr oder weniger verändert viele Reflexe, die wir an decerebrierten Tieren beobachten, und die für die Koordination der motorischen Leistungen auch des normalen Tieres unerläßlich sind.

Die erhaltenen Reflexe und die dem Rückenmark inhärenten Koordinationsfähigkeiten (die „systembedingte" Koordination) ermöglichen bei *niederen Wirbeltieren* auch nach der Isolation des Rückenmarkes motorische Leistungen, die weitgehend denen normaler Tiere ähneln. Dies gilt z. B. für die Schwimmbewegung von spinalen Fischen, Kaulquappen und jungen Fröschen. Auch beim erwachsenen Frosch bleibt nach der Durchtrennung des Rückenmarks ein großer Teil der normalen motorischen Leistungen erhalten. Seine Hockstellung weicht nur wenig von der normalen ab, er korrigiert eine künstlich herbeigeführte abnorme Lagerung seiner Extremitäten, führt auf starke Reize hin einen Sprung aus und auch Schwimm- und Schreitbewegungen sind unter geeigneten Bedingungen an Rückenmarksfröschen beobachtet worden. Auch enthauptete Schildkröten können noch koordinierte Ortsbewegungen ausführen, und von spinalen Enten wird angegeben, daß sie, auf das Wasser gesetzt, frei schwimmen können, und daß dabei der Schwanz Steuer- und Schüttelbewegungen ausführt (Literatur bei Matthaei, 1928). Schon bei spinalen Fischen macht sich aber, sowie bei allen übrigen Tieren, der Ausfall der labyrinthären Haltungs- und Stellreflexe schwer störend bemerkbar. Immerhin lassen sich — besonders deutlich bei Vögeln — rein spinale Reflexe nachweisen, die auch beim Rückenmarkstier auf die Erhaltung des Gleichgewichtes hinzielen.

Beim Säugetier ist eine Querdurchtrennung des Rückenmarkes — abgesehen von akuten Versuchen mit künstlicher Atmung — nur unter Schonung der Phrenicuswurzeln, also erst am unteren Ende des Cervicalmarkes durchführbar. An dekapitierten Katzen, die künstlich geatmet wurden, sind reflektorische Laufbewegungen mehrfach beschrieben worden; dagegen zeigen Kaninchen nach der Dekapitation zwar auf starke Reize hin noch den gleichseitigen Beuge- und den gekreuzten Streckreflex an dem jeweils gereizten Extremitätenpaar, aber keinerlei koordinierte Lokomotionsbewegungen (Laughton).

Bei Tieren, denen das Rückenmark im Bereiche des Thorakalmarkes durchschnitten worden war, ließen sich nach dem Abklingen des spinalen Shocks verschiedene koordinierte Reflexbewegungen auslösen, die ohne weiteres eine Beziehung zu den Lokomotionsbewegungen des Tieres erkennen lassen. Je nach der üblichen Fortbewegungsart des betreffenden Tieres kann die Reizung einer Hinterpfote eine reflektorische Streckung beider Beine auslösen (z. B. bei der Maus) oder eine Beugung des gereizten und eine Streckung des kontralateralen Beines, mitunter verbunden mit den gleichen Bewegungen an den diagonal entsprechenden vorderen Extremitäten (Fledermaus, Hund, Katze, Ziege). Bei spinalen Kaninchen lassen sich bilateral symmetrische Lauf- oder Sprungbewegungen nicht nachweisen, wohl aber einige Wochen nach der Rückenmarksdurchschneidung, also am „chronisch spinalen" Kaninchen neben dem Beuge- und Streckreflex der rhythmische „Zeitmarkier-Reflex" (Laughton), der auch bei Hunden wiederholt beobachtet worden ist (Freusberg).

Eine eingehende Untersuchung liegt über die Reflexe der hinteren Extremitäten bei chronisch spinalen Katzen nach Durchschneidung des Rückenmarkes in verschiedener Höhe (Th$_4$ bis L$_6$) vor (Ranson und Hinsey). Nach einer Durchtrennung bei L$_3$ oder höher zeigten die auf dem Bauch in einer Hängematte liegenden Katzen einen deutlichen Extensorentonus der herabhängenden Extremitäten sowie auch eine positive Stützreaktion. Solche Katzen können sich bis 3 Minuten lang auf den Hinterpfoten stehend erhalten. Der ipsilaterale Beugereflex war regelmäßig nach Rückenmarksdurchschneidung in L_5 oder in einem höheren Niveau auslösbar. Die gekreuzten Reflexe waren inkonstant; im allgemeinen überwog der gekreuzte Beugereflex. Nach einer Reflexkontraktion des Tibialis ant. folgte oft eine lang dauernde Reboundkontraktion des Gastrocnemius. Auch der galvanische Hautreflex ist bei chronisch spinalen Katzen durch mechanische oder elektrische Hautreize sehr leicht auslösbar (RICHTER).

Die nachfolgende Tabelle nach SHERRINGTON (1932) gibt eine Übersicht über das verschiedene Verhalten der am häufigsten geprüften Reflexe bei akut und chronisch spinalen und bei decerebrierten Katzen.

	Beugemuskeln	Streckmuskeln
Tiefe Rückenmarks-durchschneidung (d. h. Durchschneidung etwa im Niveau der letzten Rippe).		
I. „Akut spinale" Tiere (einige Minuten oder Stunden nach der Durchschneidung).	Beugereflex leicht auslösbar. Sehnenreflexe vorhanden. Gekreuzte Hemmung.	Sehnenreflexe vorhanden.
II. „Chronisch spinale" Tiere. (Tage, Wochen oder Monate nach der Durchschneidung).	Beugereflex leicht auslösbar. Sehnenreflexe vorhanden. Gekreuzte Hemmung.	Sehnenreflexe vorhanden. Dehnungsreflexe (Haltung) mangelhaft. Stoßstreckung. Gekreuzter Streckreflex.
Decerebrierte Tiere (einige Minuten oder Stunden nach Durchtrennung des Hirnstammes zwischen dem vorderen und hinteren Vierhügelpaar).	Beugereflex weniger leicht auslösbar, aber, wenn ausgelöst, mit beträchtlicher Nachentladung. Sehnenreflexe. Gekreuzte Hemmung.	Sehnenreflexe mit deutlicher, tonischer Nachentladung. Übermäßige Dehnungsreflexe als wesentliche Grundlage der Enthirnungsstarre. Gekreuzter Streckreflex leicht auslösbar und mit langer, tonischer Nachentladung.

Entsprechend den klinischen Beobachtungen an Männern mit totaler Querschnittsläsion läßt sich auch am spinalen Kater ein die Begattungsstellung bedingender Reflex nachweisen (DUSSER DE BARENNE und KOSKOFF). Wenn man die Shockwirkung durch vorhergehende Decerebrierung verringert, so zeigt der spinale Kater in Bauchlage eine von der Bauchhaut und der Ventralseite der Oberschenkel, aber auch propriozeptiv reflektorisch ausgelöste, überaus kräftige tonische Kontraktion der Beuger der hinteren Extremitäten, meist verbunden mit Priapismus. Dabei werden die Schultern adduziert und die Vorderbeine im Ellbogengelenk gebeugt. Dieser Zustand wurde bis über 24 Stunden lang beobachtet. Er entspricht der normalen Haltung des Katers beim Coitus, und es ist interessant, daß der Priapismus bei diesen Versuchen am häufigsten im Januar und Februar sowie Ende April beobachtet wurde, Zeiten, die den normalen Brunstperioden der Hauskatze entsprechen.

Nach einer Durchschneidung des Rückenmarkes im Bereiche des Thorakalmarks können ganz junge Hunde manchmal schon einen Tag nach der Operation wieder stehen und gehen, ohne daß aber eine Beziehung zwischen den Bewegungen der vorderen und hinteren Beinpaare zustande käme. Dabei wird das „Hintertier" durch die Rumpfmuskulatur gehoben (FREUSBERG, PHILIPPSON).

Ganz besonders spärlich sind die Leistungen des isolierten Rückenmarkes bei Affen. Spinale Affen zeigen mitunter sofort oder doch bald nach einer Rückenmarksdurchschneidung Sehnenreflexe. Diese Reflexe können dauernd bestehen bleiben, können aber unter Umständen wieder verschwinden, um erst nach Wochen wiederzukehren. Von Reflexen, die in Beziehung zur Lokomotion stehen, ist nur der gleichseitige Beuge- und der gegenseitige Streckreflex zu nennen, wie wir sie bei allen Schreittieren sehen. Reizung der Palma oder der Planta löst eine Adduktion und Beugung des Daumens aus, also ein Rudiment einer Greifbewegung, die ja bei Klettertieren auch der Lokomotion dienen.

3. Isolierte spinale Segmente. (Vgl. van Rynberk, 1912.)

Auch einzelne isolierte Rückenmarksabschnitte können noch koordinierte reflektorische Bewegungen vermitteln. Diese Bewegungen sind im allgemeinen um so mannigfaltiger und komplexer, je mehr Segmente das betreffende isolierte Rückenmarksstück umfaßt.

Es liegen Untersuchungen über die Frage vor, aus wieviel intakten Segmenten ein Rückenmarksstück bestehen muß, um Reflexe der hinteren Extremitäten vermitteln zu können. Nach Isolierung eines aus dem 5., 6. und 7. Lumbalsegment bestehenden Rückenmarksstückes kann der gekreuzte Streckreflex bei chronisch spinalen Katzen noch in normaler Weise auslösbar sein; er wäre also in diesen 3 Segmenten zu „lokalisieren''. Auch der gekreuzte Beugereflex, sowie der gleichseitige Beuge- und Streckreflex werden an solchen Katzen noch beobachtet. An einer Katze, bei der ein Rückenmarksstück isoliert worden war, das nur L_6 und L_7 umfaßte, ließ sich noch ein schwacher Beugereflex, aber nie ein kontralateraler Streckreflex auslösen. Nach Isolation von $L_5 + L_6$ traten überhaupt nur ungeordnete reflektorische Bewegungen einzelner Muskelgruppen der hinteren Extremitäten auf (Ten Cate, 1932 (1)]. Auch bei Triton genügt die Intaktheit eines 3 Segmente umfassenden Rückenmarksabschnittes, um alle typischen Reflexe der vorderen oder hinteren Extremitäten zu vermitteln [Ten Cate, 1932 (3)].

Ipsilaterale Reflexe können auch von der isolierten rechten oder linken Hälfte eines Rückenmarksabschnittes vermittelt werden. Dies zeigen Versuche Ten Cates, 1932 (2), der bei jungen Hunden ein aus den Segmenten L_4—S_1 bestehendes Stück durch Querschnitte isoliert und dieses Stück dann in der Medianlinie längsgespalten hat. Einige Wochen nach der Operation ließ sich bei diesen Hunden der ipsilaterale Beugereflex und der Patellarreflex auslösen.

Auch auf dem Wege über das sympathische System ist eine Beeinflussung eines Rückenmarksabschnittes von einem anderen aus möglich: Falls eine Katze, von deren Lendenmark ein L_5 bis L_7 umfassendes Stück vollkommen isoliert ist, emotionell erregt wird (Auslösung des Brechaktes, Auftauchen einer Maus oder eines bellenden Hundes), tritt eine Hemmung der sonst prompt über das isolierte Lumbalmark auslösbaren Reflexe der hinteren Extremitäten ein. (Auch bei decerebrierten Katzen sind die Extremitätenreflexe während des Brechaktes gehemmt.) Sobald das Erbrechen beendet ist, oder wenn die Katze die Maus gefangen hat, oder der bellende Hund entfernt worden ist, kehrt die Reflexerregbarkeit des Lumbalmarkes zur Norm zurück (Ajrapetianz und Balakschina). Da das betreffende Stück des Lumbalmarkes bei diesen Katzen kranial und caudal quer durchschnitten war, liegt der Gedanke nahe, daß die beobachteten Hemmungsvorgänge sympathisch (humoral?) vermittelt seien. Dem Sympathicus würde in diesem Falle eine gewisse koordinative Leistung zufallen, er würde untergeordnete, ein emotionell bedingtes, wichtiges Verhalten des Tieres störende Reflexe unterdrücken.

Besonderes Interesse verdienen die Beobachtungen über die Funktionsmöglichkeiten eines *einzelnen* isolierten Körpersegmentes. Die Versuche, den kleinsten Rückenmarksabschnitt zu bestimmen, der noch Reflexerscheinungen zeigt, gehen bis in die Mitte des 18. Jahrhunderts zurück (vgl. die Zusammenstellung und Literatur bei Rijnberk und Ten Cate). Unisegmentale Reflexe wurden zuerst von van Rijnberk an Kröten und Hunden beobachtet. Eingehende Beobachtungen über das Verhalten eines isolierten Segmentes (im Bereiche zwischen Th_9 und L_1) haben vor kurzem van Rijnberk und Ten Cate

mitgeteilt. Ihre Methodik ist aus der schematischen Zeichnung c der Abb. 17
zu ersehen. Bei Hunden wurde ein 7 Segmente umfassendes Stück des Rückenmarks kranial und caudal abgetrennt und alle von ihm ausgehenden Wurzeln
wurden bis auf die des mittleren Segmentes durchschnitten. Meist ließ sich
erst nach einigen Wochen die kraniale und caudale Begrenzung des breiten, auf
diese Weise sensibel entnervten Hautbezirkes feststellen und gleichzeitig oder
bald danach ließ sich innerhalb dieses anästhetischen Bezirkes auch eine erst
bruchstückweise erkennbare, später aber kontinuierliche, sich mit der Zeit
verbreiternde, gürtelförmige Zone abgrenzen, von der aus Reflexe auslösbar
waren. Abb. 17a und b zeigen dieses Verhalten.

Reflexe auf das gleichzeitig isolierte Myotom bei mechanischer Reizung
des isolierten receptorischen Feldes waren meist erst einige Wochen nach der
Operation nachweisbar. Zuerst traten un-
deutliche reflektorische Kontraktionen im
Rectus abdominis auf; später stellte sich
innerhalb des segmentalen Reflexfeldes aber
sogar eine gewisse funktionelle Gliederung
ein: Kontraktionen des Obliquus ext. waren
hauptsächlich von den ventralen Partien des
Reflexfeldes auslösbar, Kontraktionen der
langen Rückenmuskeln nur von den dorsalen
Partien, während der Rectus durch Reizung
jeder Stelle des isolierten Dermatoms reflektorisch erregt werden konnte. Es sind dies
alles Reflexe, die von der Rumpfhaut eines
normalen Hundes nicht auslösbar sind!

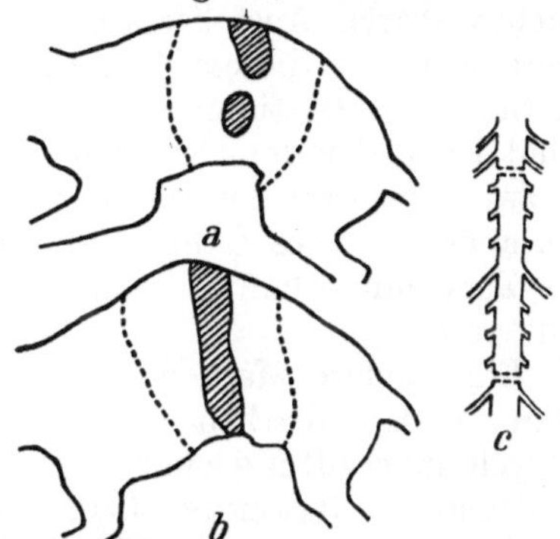

Abb. 17a—c. Grenzbestimmung des isolierten, zu Th_{11} gehörigen Dermatoms. Operation am 2.12.27. a Bestimmung der Grenzen
der areflektorischen Zone (gestrichelt)
und der Grenzen des Reflexdermatoms
(ausgezogen) am 12. 1. 28. b dasselbe
am 7. 6. 28. c Schema der Operation.
(Schematisiert nach VAN RIJNBERG u.
TEN CATE.)

Im Anschluß an die hier erörterten ver-
stümmelnden Versuche am Rückenmark sei
hier auch noch der berühmten Versuche von
GOLTZ und EWALD gedacht. Sie haben gezeigt, daß ein Hund bei sorgfältiger Pflege
jahrelang am Leben erhalten werden kann, nachdem ihm in mehrzeitigen
Operationen das ganze Rückenmark bis auf das Halsmark exstirpiert worden ist.
Die Skeletmuskulatur solcher Tiere atrophiert vollkommen, dagegen erscheinen
die Funktionen der vegetativen Organe nur vorübergehend gestört. (GOLTZ
zitiert den Satz eines alten Philosophen ROSENKRANZ: ,,Wenn die Sonne des
Gehirnes untergeht, geht der Mond des Sympathicus auf!") Die Blutgefäße
zeigen schon einige Tage nach der Operation eine tonische Verengerung, die
Verdauung, die Excretion, die Harn- und Kotentleerung, der Geburtsakt und
die Milchsekretion ließen keine Störungen erkennen. Es fehlte aber eine Schweißsekretion, und auch die Wärmeregulation war einige Wochen hindurch unvollkommen, so daß die Tiere anfangs in einem Wärmekasten gehalten werden mußten.

4. Die segmentale Innervation.

a) Die Dermatome. Nach der Anordnung der austretenden Wurzeln können
wir das Rückenmark in Segmente teilen; aber im Rückenmarksgrau ist eine
solche Segmentierung nicht mehr nachzuweisen. Das Ausmaß und die Lage
der von den einzelnen ventralen und dorsalen Wurzeln innervierten Körper-
partien ist für den Neurologen wichtig, für den Physiologen sind diese morphologischen Tatsachen aber von relativ geringem Interesse, weil die überaus
innigen intraspinalen Verknüpfungen dafür sorgen, daß in der nervösen *Gesamtfunktion* eine Gliederung nach segmentalen Leistungen nicht mehr erkennbar

ist. „Das Segment ist vom Standpunkte einer Physiologie des Gesamtorganismus überhaupt nur eine Fiktion" (Matthaei, 1928).

Sherrington (1898) war der erste, der sich energisch gegen die Ansicht einer segmentalen Gliederung des Rückenmarks aussprach. Immerhin zeigen die Versuche von Dusser de Barenne (1912), daß doch eine fixe Beziehung zwischen segmental angeordneten Partien der Hinterhörner und den einzelnen Dermatomen besteht.

Das Hautgebiet, innerhalb dessen sich die Fasern einer einzelnen sensiblen Wurzel ausbreiten, bezeichnen wir als das dieser Wurzel zugehörige „*Dermatom*". Da sich die einzelnen Dermatome meist mehrfach überdecken, so daß also jede Hautstelle von mindestens zwei dorsalen Wurzeln aus innerviert wird, treten nach der Durchschneidung einer *einzelnen* dorsalen Wurzel keine zuverlässig nachweisbaren Ausfallserscheinungen auf. Die Ausdehnung eines Dermatoms kann also auf diesem Wege nicht bestimmt werden. Die meist verwendete Methode zur Bestimmung seiner Grenzen besteht darin, daß man kranial und caudal von der dorsalen Wurzel, deren Innervationsfeld bestimmt werden soll, je zwei oder drei dorsale Wurzeln durchschneidet. Man erhält auf diese Weise ein anästhetisches Gebiet, innerhalb dessen sich das abzugrenzende Dermatom als Zone mit erhalten gebliebener Sensibilität nachweisen läßt (Head, Sherrington).

Eine andere Methode zur Abgrenzung der Dermatome besteht darin, daß man die Erregbarkeit innerhalb eines sensiblen Hautsegmentes durch lokale Strychninvergiftung einer Stelle der dorsalen Rückenmarksoberfläche steigert (Dusser de Barenne, 1912). Betupft man eine kleine Stelle des Rückenmarkes, etwa nur die Eintrittsstelle einiger Fila radicularia einer dorsalen Wurzel mit einer 0,5—1%igen Strychninlösung, so zeigt das Tier nach einer Latenz von 5 Sekunden bis 3 Minuten Symptome lebhafter Parästhesien und eine stark ausgesprochene Hyperreflexie im Bereiche des dem strychninvergifteten Rückenmarkssegmente zugehörigen Dermatoms. In manchen Fällen wird allerdings eine „Strychninsegmentzone" beobachtet, die nur einen Teil des betreffenden Dermatoms umfaßt; meist ist die Hyperreflexie so lebhaft, daß diese Methode eine scharfe Bestimmung der Dermatomgrenzen ermöglicht, wie dies Klessens, 1913 (1), für die Rumpfdermatome der Katze nachgewiesen hat.

Die von einer einzelnen dorsalen Wurzel vermittelte Sensibilität ist innerhalb eines Dermatoms nicht überall gleich: die peripheren Teile des betreffenden Hautbezirkes zeigen eine geringere Erregbarkeit als die zentralen. Wahrscheinlich lassen sich die äußersten Grenzen („das Randfeld") eines Dermatoms experimentell überhaupt nicht nachweisen, sondern wir finden nur das sogenannte „Kernfeld", dessen Ausdehnung auch, je nach den Versuchsbedingungen, schwanken kann (Winkler und van Rijnberk, Klessens). So zeigt auch die Strychninsegmentzone eine früher auftretende, stark übererregbare innere Partie und beiderseits von ihr je eine Zone von nur wenig gesteigerter Reflexerregbarkeit.

Die Rumpfdermatome bilden gürtelartig den Stamm umfassende Streifen, die an der dorsalen Medianlinie schmäler sind als an der ventralen. Dementsprechend ist auch der Grad ihrer gegenseitigen Überlappung im dorsalen und im ventralen Abschnitt verschieden. Nach Klessens überlappen sich im dorsalen Abschnitt der Rumpfhaut teils 2 teils 3 Dermatome, die Mitte der Dermatome wird von drei dorsalen Wurzeln versorgt und im ventralen Bereiche überlappen einander die hier besonders breiten Dermatome so weit, daß auch Streifen vorhanden sind, die von 4 Zonen versorgt werden (bestätigt von de Boer).

In Abb. 18 ist dieses Verhalten schematisch dargestellt: Die 5 Trapeze entsprechen 5 aufeinanderfolgenden Dermatomen und die eingetragenen Zahlen geben an, wieviele dorsale Wurzeln die betreffende Stelle des mittleren Dermatoms innervieren.

Das Verhältnis der Breite eines mittleren thorakalen Dermatoms an der dorsalen und an der ventralen Mittellinie (also das Verhältnis der Basen der schematischen Trapeze) beträgt etwa 2 : 3 (bei Macacus nach SHERRINGTON (1893), bei Katzen nach KLESSENS).

Isoliert man ein Dermatom nach SHERRINGTONs Methode bei ganz jungen Hunden und verfolgt man seine Ausdehnung während des Wachstums des Tieres, so findet man, daß die Form des Dermatoms und der beiden angrenzenden unempfindlichen Zonen auffallend konstant bleibt. Genaue Messungen ergeben aber, daß relativ zur Größe des Gesamttieres sich das isolierte Dermatom etwas verkleinert. Damit stimmt die Beobachtung überein, daß auch das Ausmaß der Überlappung bei jungen Hunden etwas größer ist als bei ausgewachsenen. Die Sensibilität der Haut kehrt also nach der Durchschneidung der dorsalen Wurzeln nicht wieder, und andererseits zeigt die entnervte Haut ein gleich starkes Wachstum wie die normal innervierte (TEN CATE und WATERMAN).

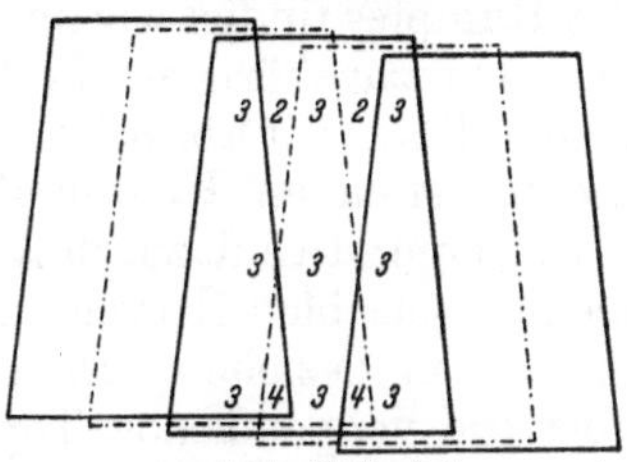

Über die mannigfachen Formen („Dermatom-Karrikaturen"), die — zum Teil bei unvollkommen gelungenen Operationen — bei der Bestimmung der Rumpfdermatomgrenzen gefunden werden können, berichtet WINKLER. Als „ultimum moriens" (z. B. wenn nur noch ein einziges Faserbündel einer dorsalen Wurzel erhalten geblieben ist), beschreibt er einen kleinen dreieckigen Bezirk nahe der dorsalen Medianlinie, das „Rückendreieck". Mitunter bildet ein unter ungünstigen Versuchsbedingungen beobachtetes Dermatom keinen zusammenhängenden Hautbezirk, sondern es kann aus zwei oder drei getrennten Hautpartien mit erhaltener Sensibilität bestehen, aus dem erwähnten Rückendreieck, einem „Bauchdreieck" und eventuell einem kleinen, lateral gelegenen Abschnitt. Die von den KLESSENSschen Angaben abweichenden Beobachtungen WINKLERs über die Überlappung der Rumpfdermatome sind nicht bestätigt worden.

Trotz der erwähnten Beobachtung eines isolierten Rückendreiecks gilt das Gesetz, daß jedes einzelne der eine dorsale Wurzel zusammensetzenden (etwa 6) Faserbündelchen fast den ganzen, der betreffenden Wurzel zugehörigen Hautbereich sensibel innerviert (SHERRINGTON, WINKLER); erst wenn sämtliche Fila radicularia einer Wurzel bis auf die vordersten oder hintersten durchschnitten werden, läßt sich eine Verschmälerung der Strychninsegmentzone an ihrem caudalen bzw. kranialen Ende nachweisen; nur die äußersten Randpartien eines Dermatoms werden also nicht von allen einzelnen Wurzelfäden innerviert (DE BOER). Auf diese Weise könnte auch der erwähnte Unterschied zwischen dem Kernfeld und dem Randfeld jedes Dermatoms zustande kommen; nur das Kernfeld wird von *allen* Wurzelfäden sensibel versorgt.

LANGLEY (1891) hat als erster darauf hingewiesen, daß die von je einer dorsalen Wurzel versorgten Dermatome sich annähernd mit jenen Hautbezirken decken, innerhalb derer sich die pilomotorischen und sekretorischen Fasern aus dem Grenzstrangganglion des gleichen Segmentes verbreiten. Dies gilt auch für die sensorische und die vasoconstrictorische Innervation der Froschschwimmhaut (LANGLEY, 1911). Immerhin können einzelne postganglionäre Fasern aus einem thorakalen oder oberen lumbalen Grenzstrangganglion auch zum nächsten caudal oder auch kranial liegenden Spinalnerven verlaufen. Dies ist regelmäßig

Abb. 18. Schematische Darstellung der Überlappung der Rumpfdermatome des Hundes. [Nach KLESSENS, 1913 (1).]

bei den Plexusbildenden Spinalnerven der Fall, so daß hier von einem einzelnen Grenzstrangganglion aus relativ ausgedehnte Hautbezirke innerviert werden; nur in diesem
Falle wird auch ein ausgiebiges Überlappen der Innervationsgebiete benachbarter Grenzstrangganglien beobachtet. So beteiligen sich z. B. an der Innervation der Schweißdrüsen
an der Hinterpfote der Katze sympathische Fasern, die in L_6, L_7, S_1 und S_2 verlaufen.
Sherrington (1893) weist darauf hin, daß auch die Sensibilität der Sohlenhaut von den
gleichen Nerven vermittelt wird.

Jedes Grenzstrangganglion erhält präganglionäre Fasern aus *mehreren* aufeinanderfolgenden ventralen Wurzeln. Hieraus ergibt sich, daß die segmentale Anordnung der
von den einzelnen *Grenzstrangganglien* versorgten Gebiete keineswegs jener segmentalen
Anordnung entspricht, die sich dann ergibt, wenn wir z. B. die Hautsegmente abgrenzen,
die ihre sympathische Innervation aus je einer spinalen *Wurzel* beziehen. Die Innervationsgebiete der einzelnen Wurzeln sind wesentlich größer als die Innervationsgebiete der einzelnen
prävertebralen Ganglien.

Unter Umständen kann das pilomotorische Innervationsgebiet einer ventralen Wurzel
(z. B. Th_3 bei Macacus) von dem Hautgebiet der entsprechenden dorsalen Wurzel vollkommen getrennt sein (Sherrington, 1893).

Im Gegensatz zu den ringförmig den Körper umfassenden Dermatomen
des Rumpfes finden wir im Bereiche der Extremitäten die den einzelnen dorsalen
Wurzeln zugehörigen Hautgebiete zum Teil von der dorsalen und ventralen
Medianlinie weit abgerückt. Beim Auswachsen der Extremitätenknospen werden
die betreffenden Hautareale gegen die Peripherie zu abgedrängt. Auf diese
Weise kommt es dazu, daß an den Extremitäten Hautfelder aneinandergrenzen,
die ihre sensiblen Nerven aus weit voneinander entfernt liegenden Rückenmarkssegmenten beziehen. Eine Darstellung dieser Verhältnisse und die Literatur
über die vergleichende Topographie der Dermatome bei verschiedenen Tieren
findet sich bei Mathaei (1928). Über die Anordnung der Dermatome bei Affen
sind wir durch die klassischen Untersuchungen Sherringtons (1893 und 1898)
unterrichtet. Eine systematische Untersuchung über die Lage der Dermatome
bei der Katze verdanken wir Klessens (1914); eine vergleichende Darstellung
der Dermatomgrenzen beim Menschen und verschiedener Säugetiere gibt
Brouwer.

Entsprechend den individuellen Variationen im Aufbau des Pl. brachialis und
des Pl. lumbosacralis kann auch die Lage eines Dermatoms variieren. Die
Verschiebung der Hautfelder kann die Breite eines ganzen Dermatoms und
auch mehr betragen („präfixe" und „postfixe" Lage des Dermatoms). Solche
Segmentverschiebungen wurden bei Katzen von Klessens [1913 (2)] untersucht.

b) Die segmentale Innervation der Muskeln. Die Muskulatur der Wirbeltiere
entwickelt sich aus einzelnen Myotomen, von denen jedes seine motorischen
Nervenfasern aus der ventralen Wurzel des zugehörigen spinalen Segmentes
erhält. Beim ausgewachsenen Säugetier finden wir nur mehr ganz wenige
„monomere" Muskeln (d. h. solche, deren Fasern nur einem einzigen Myotom
entstammen): Die Mm. interspinales, die Intercostales und in manchen Fällen
einzelne Abschnitte des M. rectus abdominis (für den Hund von Rynberk und
Kaiser nachgewiesen). Alle übrigen Muskeln entwickeln sich aus *mehreren*
aufeinanderfolgenden Myomeren, sie beziehen daher ihre motorischen Fasern
aus mehreren Rückenmarkssegmenten.

Untersucht man die Innervationsverhältnisse solcher Muskeln (entweder
mit morphologischen Methoden, z. B. mit Hilfe der Degeneration nach Durchschneidung einer ventralen Wurzel, oder durch isolierte Reizung der einzelnen
Wurzeln, so findet man bei manchen Muskeln mehr oder weniger scharf voneinander trennbare Abteilungen, von denen jede nur von einer ventralen Wurzel
innerviert wird, oder es zeigt sich, daß die aus verschiedenen Wurzeln stammenden Fasern sich innerhalb des Muskels gleichmäßig verbreiten. Im erstgenannten
Falle wird bei der Reizung der einzelnen in Betracht kommenden Wurzeln

immer nur *ein Teil* des Muskels in Erregung geraten, im zweitgenannten Falle wird der ganze Muskel zucken.

Wie weitgehend sich die Funktion von den anatomisch primär gegebenen Verhältnissen unabhängig machen kann, zeigen z. B. die Innervationsverhältnisse der Rumpfmuskulatur vieler Knochenfische. Hier bleiben die Myotome dauernd als getrennte Einheiten erhalten, sie bilden aber (infolge einer Verschiebung der einzelnen Teile gegeneinander) eigentümlich *unregelmäßig* gestaltete Bänder. Dennoch kontrahieren sich beim Schwimmakte nacheinander immer senkrecht zur Körperachse des Fisches liegende, gürtelförmige Zonen, die aber Teile *mehrerer*, benachbarter Myotome umfassen. Die segmentalen Nerven versorgen diese als *funktionelle* Einheiten tätigen Gürtelzonen, und nicht die *morphologischen* Einheiten, nämlich die unregelmäßig gestalteten einzelnen Myotome (SELLA).

Jene Muskeln des Stammes, die an ihren Insertionsverhältnissen oder an sehnigen Unterteilungen noch den Aufbau aus einzelnen Myomeren erkennen lassen, zeigen im allgemeinen nur eine geringe Vermischung von Muskelfasern, die von verschiedenen Spinalnerven innerviert werden. Reizt man also die einzelnen Spinalnerven der Reihe nach, so sieht man, daß sich abgegrenzte, aufeinanderfolgende Teile dieser Muskeln kontrahieren. Die Grenzen dieser, den einzelnen Wurzeln zugehörigen Muskelbezirke überdecken einander. Eine solche durch Reizversuche feststellbare Unterteilung des Muskels in mehrere geschlossene, von verschiedenen Wurzeln innervierte Bezirke, wird häufig als „Cantonnement" bezeichnet (Felderung; gefelderte Innervation).

Im allgemeinen zeigt die *Rumpfmuskulatur* eine gefelderte Innervation. Für die Rückenmuskulatur hat dies auf Grund von Reizversuchen als erster SHERRINGTON (1892) angegeben. Seine Beobachtungen wurden von RYNBERK (1911) bestätigt. v. SCHUMACHER (1908) konnte am M. pectoralis major auch den anatomischen Nachweis für das Übergreifen der Myotome erbringen. Eine eingehende Untersuchung der segmentalen Innervation der Rückenmuskulatur des Hundes mittels physiologischer Methoden stammt von HARREVELD und KOK. Auch sie sahen im allgemeinen bei Reizung aufeinanderfolgender Spinalnerven auch aufeinanderfolgende Teile der untersuchten Muskeln sich kontrahieren; es kommt aber gelegentlich vor, daß innerhalb der einen Muskel innervierenden Reihe von spinalen Wurzeln eine einzelne Wurzel sich als unwirksam erweist. Zwischen der segmentalen Innervation der Rückenmuskulatur und ihren Insertionen an den einzelnen Wirbeln oder Rippen besteht oft nur ein sehr geringer Zusammenhang.

Über die segmentale Innervation der einzelnen Abteilungen des M. rectus abdominis des Hundes sind wir durch eine eingehende Untersuchung von RYNBERK und KAISER unterrichtet. Der mittlere Abschnitt dieses Muskels ist beim Hunde meist durch 6 sehnige Inskriptionen in 5 Segmente unterteilt; der kraniale Abschnitt des Muskels ist dagegen nie unterteilt, und im caudalen findet sich nur manchmal eine unvollkommene Inskription (vgl. Abb. 19). Der Muskel wird von 12 ventralen Wurzeln (Th_4—L_2) innerviert; die kraniale Partie von Th_4—Th_6, die mittlere von Th_7—Th_{13}, die caudale von L_1 und L_2. Dabei enthalten die auf dem M. transversus abdominis zum Rectus laufenden Nervenäste immer nur Fasern, die aus einer einzigen ventralen Wurzel stammen. Im kranialen Abschnitt des Muskels werden von den 3 einzelnen Wurzeln *verschiedene* Muskelgebiete versorgt, die einander zum Teil überdecken. Eine solche gefelderte Innervation findet sich meist auch an dem mittleren Abschnitt des Rectus, manchmal kommt es aber auch vor, daß die Innervationsgebiete zweier benachbarter spinaler Wurzeln einander *vollkommen* überdecken. Jeder einzelne, der durch sehnige Inskriptionen voneinander getrennten Muskelbäuche dieses mittleren Rectusabschnittes wird im wesentlichen von *einer* ventralen Wurzel versorgt, dabei kommt aber Th_8 und Th_{12} kein eigener Muskelbauch zu; Th_8 beteiligt sich oft an der Innervation des Rectus überhaupt nicht, die Fasern von Th_{12} laufen zu den von Th_{11} und Th_{13} versorgten Muskelbäuchen, wie dies die beistehende schematische Abbildung zeigt.

Ähnlich wie der Rectus verhalten sich in ihrer Innervation die Mm. obliqui und der Transversus abdominis des Hundes, nur daß bei diesen Muskeln die von den einzelnen Wurzeln innervierten Abschnitte nicht durch Inskriptionen voneinander getrennt erscheinen; nach Rynberk und Kaiser überdecken einander bei diesen Muskeln die einzelnen Innervationsgebiete überhaupt nicht.

Unter „kollateraler Innervation" versteht v. Schumacher (1909 und 1912) die Innervation von Myotomen und Dermatomen durch einen segmentalen Nerven, der nicht demselben, sondern einem anderen (oft weit entfernten) Körpersegment angehört. Eine kollaterale Innervation konnte Schumacher im Bereiche des Schwanzes nachweisen und auch für einige andere Körpergebiete wahrscheinlich machen. Das Vorkommen einer kollateralen Innervation spricht dafür, daß die Nervenfasern frei in ihre Versorgungsgebiete vorwachsen, und daß nicht ein schon frühzeitig festgelegter Zusammenhang zwischen den Nervenfasern und ihren Endgebieten besteht.

Im Gegensatz zur Rumpfmuskulatur mit ihrer gefelderten Innervation sehen wir an den Extremitätenmuskeln meist eine *diffuse* Versorgung der einzelnen Muskeln von mehreren ventralen Wurzeln aus. Hier bildet also das einem einzelnen Myotom entsprechende Material nicht mehr einen noch mehr oder weniger abgrenzbaren Bezirk des betreffenden Muskels, sondern die aus den verschiedenen Myotomen stammenden Muskelfasern sind meist vollkommen untereinander vermischt, so daß sich der Muskel bei der Reizung jeder einzelnen ihn versorgenden spinalen Wurzel *in toto* verkürzt.

Bei Muskeln von diesem Innervationstypus taucht die Frage nach der pluriradiculären Innervation einer einzelnen Muskelfaser auf: Wir wissen, daß eine einzelne Muskelfaser von mehreren motorischen Nervenfasern aus innerviert sein kann; stammen solche Nervenfasern immer aus *ein und derselben* ventralen Wurzel, oder kann eine einzelne Muskelfaser von *verschiedenen* spinalen Segmenten aus motorisch innerviert sein? Im letzterwähnten Falle müßten wir annehmen, daß Material aus mehreren Myomeren zum Aufbau einer einzelnen Muskelfaser verschmelzen kann.

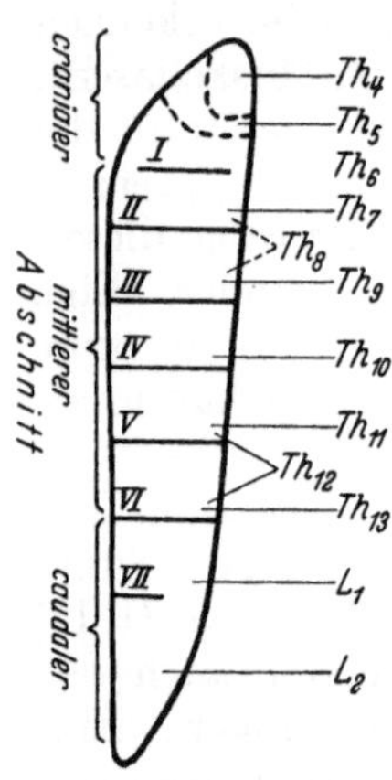

Abb. 19. Schema der Unterteilung und der Innervation des linken Rectus abdominis des Hundes (häufigst beobachteter Typus). Die mit römischen Ziffern bezeichneten Querstriche entsprechen den sehnigen Inskriptionen. (Nach Rynberk u. Kaiser.)

Nach der Degeneration der aus einer Wurzel stammenden motorischen Fasern fand Agduhr an verschiedenen Extremitätenmuskeln der Katze und des Kaninchens zahlreiche Muskelfasern, die gleichzeitig normale und degenerierende Endplatten trugen, so daß in diesen Fällen histologisch bi- und trisegmental innervierte Muskelfasern in relativ großer Menge mit Sicherheit nachgewiesen zu sein scheinen. Am Gastrocnemius und Sartorius des Frosches ließen sich dagegen mit der gleichen Methode nur in seltenen Ausnahmefällen einzelne Muskelfasern auffinden, deren motorische Endplatten Fasern aus verschiedenen Rückenmarkswurzeln zugehören (Mather).

Experimentell hat man die Frage meist in der Weise zu entscheiden gesucht, daß man die einen Muskel innervierenden ventralen Wurzeln erst jede für sich, dann gemeinsam reizte und die Spannung der so erzielten Muskelkontraktionen verglich. Im Fall, daß jede Muskelfaser nur von einer einzigen ventralen Wurzel aus innerviert wäre, könnte man erwarten, daß die Summe der bei der Reizung der einzelnen Wurzeln erzielten Spannungen (a + b) ebenso groß wäre, wie die Gesamtspannung (c) des Muskels bei *gleichzeitiger* Reizung aller in Betracht kommenden Wurzeln. Solche Versuche haben zu wechselnden Ergebnissen

geführt, aber jene Versuche, in denen die Summe der Einzelspannungen größer
ausfiel als die Spannung bei gemeinsamer Reizung der Wurzeln, dürften bei
Muskeln mit nicht parallelen Fasern kaum beweisend sein (QUEDNAU; hier
findet sich auch die Literatur über solche Versuche zusammengestellt). RYN-
BERK und KAISER haben mit dieser Methode die Innervation der Fasern des
M. rectus abdominis des Hundes untersucht. Nach ihren Befunden wäre jede
Faser immer nur von einer einzigen Wurzel aus innerviert; sie geben die Möglichkeit einer bisegmentalen Innervation einzelner Fasern zu, meinen aber,
daß solche Fälle am Rectus sehr selten sein müßten.

Auch der Versuch, die Doppelinnervation einer Faser durch Erzielung
summierter Zuckungen bei rasch aufeinanderfolgender Reizung zweier Wurzeln
zu beweisen (McKEEN CATTELL) erwies sich als methodisch nicht einwandfrei
(HINTNER).

BERITOFF [1924 (5)] fand an Froschmuskeln, daß der Reizeffekt einer ventralen
Wurzel sich nach der Reizung einer zweiten, diesen Muskel innervierenden
Wurzel änderte. Er zog hieraus den Schluß, daß diese beiden Wurzeln zum
Teil die gleichen Muskelfasern innervieren müßten. Es wäre aber wohl denkbar,
daß Stoffwechselprodukte, die bei der ersten Reizung entstehen, auch auf die
übrigen, nicht von der gereizten Wurzel innervierten Muskelfasern einwirkten;
daher halte ich auch diese Methode nicht für beweiskräftig.

Zuverlässige Aufschlüsse dürften von jenen Versuchen zu erwarten sein,
in denen die *Wärmebildung* im Muskel bei maximaler Reizung seines motorischen
Nerven mit der bei getrennter Reizung der einzelnen ventralen Wurzeln freiwerdenden Wärme verglichen wurde. An dem für folche Versuche besonders
geeigneten Sartorius des Frosches fand E. FISCHER (hier findet sich eine vollständige Zusammenstellung der älteren Literatur), daß die Summen der Wärmebildung bei *getrennter* Reizung der spinalen Wurzeln gleich der bei *gleichzeitiger*
Reizung ist. Es kann hier also keine plurisegmentale Innervation einzelner
Muskelfasern vorliegen.

FISCHERs Versuchsergebnisse stimmen mit den histologischen Beobachtungen
von AGDUHR am Froschsartorius überein. Wenn nun AGDUHR mit seiner Methode
an Säugetiermuskeln Anzeichen einer plurisegmentalen Innervation fand, so
liegt der Gedanke nahe, daß sich die verschiedenen Muskeln oder Muskeln verschiedener Tiere in dieser Hinsicht nicht gleich verhalten. Als streng beweisend
kann aber die von den Histologen verwendete Degenerationsmethode nicht
angesehen werden, weil die Geschwindigkeit der Degeneration bei den einzelnen
Nervenfasern nicht konstant ist. Beobachtet man also nach Durchschneidung
einer ventralen Wurzel an einer Muskelfaser eine degenerierende und eine normale
Endplatte, so kann man nicht mit aller Sicherheit sagen, daß diese beiden Endplatten motorischen Fasern zugehören, die aus verschiedenen Segmenten
stammen.

Zusammenfassend können wir sagen, daß ein Teil der untersuchten Muskeln
wohl sicher nur oder fast nur Fasern enthält, die von einem einzigen spinalen
Segment aus innerviert werden, daß sich aber möglicherweise in anderen Fällen
eine plurisegmentale Innervation wird nachweisen lassen.

VIII. Spinale Automatie.

Unter „automatischen" Leistungen des Rückenmarks verstehen wir solche,
die auch ohne die Einwirkung afferenter Erregungen zu beobachten sind. Unter
der Annahme einer strengen Gültigkeit des BELLschen Gesetzes könnten wir
also alle jene Vorgänge als automatisch ansehen, die auch nach der Durchschneidung der dorsalen Wurzeln am isolierten Rückenmark noch nachweisbar

sind. Ob wir humorale Faktoren als „Reize" oder als „Bedingungen" für die Auslösung solcher automatischer Reaktionen ansehen, hängt von der gewählten Definition des Reizbegriffes ab.

Die Leistungen eines von afferenten Impulsen vollkommen freien Rückenmarksabschnittes sind für das Verständnis der zentral nervösen Leistungen deshalb von Bedeutung, weil wir aus ihnen entnehmen können, wieweit die Koordination zeitlich aufeinanderfolgender Teilakte einer kinetischen Reaktion nur durch immer wieder neu ausgelöste propriozeptive Impulse zustande kommt, bzw. wieweit sie „systemmäßig bedingt" ist, d. h. wieweit *rein zentrale Bedingungen* unabhängig von allen afferenten Erregungen für die betreffende koordinative Leistung maßgebend sind.

Das Register der automatischen spinalen Vorgänge ist recht kurz. Es scheint mir aber sehr fraglich, ob die kümmerliche Automatie eines desafferentierten und gleichzeitig von den kranialen Zentren abgetrennten Rückenmarksstückes, auch nach seiner Erholung von den Shockerscheinungen, uns ein richtiges Bild von der Gesamtheit der rein zentral bedingten Koordinationsmöglichkeiten eines *normalen* Rückenmarkes geben kann. Wir beobachten eben auch hier nur die Leistungen eines schwer verstümmelten Abschnittes des Zentralnervensystems, und wahrscheinlich zeigt uns ein solches Präparat nur noch die letzten Reste von Leistungen einer überaus komplizierten inneren Organisation, die nach dem Wegfall der afferenten und der aus höheren Zentren stammenden Impulse nicht mehr ihre volle Wirksamkeit zu äußern vermag.

Die wichtigste Tatsache, die uns die Untersuchungen über die spinale Automatie kennen gelehrt haben, ist die Fähigkeit des Rückenmarks „spontan" jene rhythmische Folge von Beuge- und Streckimpulsen auszusenden, die der normalen Progressivbewegung zugrunde liegen [Graham Brown, 1911 (3)]. Durchtrennt man bei einer decerebrierten Katze alle dorsalen Wurzeln z. B. der rechten Seite und alle Muskelnerven der linken Seite, so treten nach der Durchschneidung des Rückenmarks unmittelbar kranial von dem desafferentierten Lumbalmark rhythmisch alternierende Kontraktionen an den isolierten Streckern und Beugern, z. B. des rechten Sprunggelenkes auf. Zunächst besteht nach der Rückenmarksdurchschneidung ein gewisser Tonus des beobachteten Beugemuskels (Tibialis ant.), der in unregelmäßiger Aufeinanderfolge, später in recht strenger Periodik vorübergehend gehemmt wird, während sich gleichzeitig mit jeder Hemmung der antagonistische Strecker (Gastrocnemius) kontrahiert. Allmählich steigt dabei der Tonus des Gastrocnemius, während der des Tibialis sinkt; die rhythmischen Bewegungen werden seltener und hören schließlich ganz auf, während der Streckmuskel in einer tonischen Dauerkontraktion verharrt. Die Progressivbewegungen scheinen also an einen gewissen mittleren Erregungszustand des Beuger- und des Streckerzentrums gebunden zu sein, sie entsprechen nach Graham Brown einem Schwanken um ein „Erregungsgleichgewicht" dieser beiden Zentren. Die rhythmische Aufeinanderfolge der einzelnen Phasen der Laufbewegungen bedarf zu ihrer Auslösung also keiner peripheren Reize, sie entspricht einem phasischen, *rein zentral bedingten* Wechsel der Erregung zweier antagonistischer spinaler Apparate. Selbstverständlich spricht aber dieser Befund nicht gegen die Beteiligung proprio- und exterozeptiver Reize an dem normalen Ablaufe der Progressivbewegungen; solche afferente Erregungen wirken aber nur *regulierend* auf die Bewegungen, für ihr *Zustandekommen* sind sie nicht unbedingt erforderlich. Ihre Bedeutung dürfte vor allem darin liegen, daß sie das Ausmaß der einzelnen Bewegungsphasen den jeweils gegebenen Bedürfnissen anpassen.

Die Beobachtungen von Graham Brown sind nur an einem einzigen Paar isolierter Muskeln angestellt worden; es wäre interessant, die Laufbewegungen nach Durchschneidung aller dorsalen Wurzeln des isolierten Rückenmarksstückes, also nach Ausschaltung auch aller exterozeptiven Erregungsmöglichkeiten an den motorisch intakten *Gesamtextremitäten* zu studieren. Vielleicht würden auch *chronisch* spinale Tiere mit einem desafferentierten caudalen Rückenmarksstück eine noch größere Mannigfaltigkeit der automatischen Bewegungen erkennen lassen als es in diesen akuten Versuchen der Fall war.

Periodisch wiederkehrende Erregungen, die wir auf eine automatische Tätigkeit des Rückenmarks zurückführen müssen, haben sich auch als Ursache des rhythmischen Schlagens der *Lymphherzen* beim Frosch nachweisen lassen. Diese Herzen schlagen nach der Ausschaltung aller afferenten Impulse ungestört weiter, und zwar ändert sich ihr Schlag (beurteilt nach den tetanischen Aktionsströmen) nach der Desafferentierung nicht merklich, so daß also in diesem Falle eine automatische Tätigkeit vorzuliegen scheint, die zwar reflektorisch beeinflußbar ist, die aber nicht unter dem dauernden Einfluß einer reflektorischen Selbststeuerung steht (F. Brücke und Umrath).

Diese Beobachtungen am Lymphherzen ließen es wahrscheinlich erscheinen, daß auch die spinalen *vasomotorischen* Apparate im Notfalle rein automatisch tätig sein können. Experimentell festgestellt ist dies bisher nicht; wir wissen vielmehr aus den früher besprochenen Versuchen von Adrian, Bronk und Phillips, daß die dem Vasoconstrictorentonus entsprechenden Impulse in den sympathischen Nerven von den Blutdruckzüglern aus reflektorisch im Rhythmus des Herzschlages gehemmt werden, und daß auch die Periodik der Atmung oft in ihnen zum Ausdruck kommt. Versuche über die Aktionsströme sympathischer Nerven am chronisch spinalen Tier mit durchschnittenen dorsalen Wurzeln könnten hier eine endgültige Entscheidung bringen.

Die alten Beobachtungen über Atembewegungen spinaler Tiere sind neuerdings von Artom bestätigt worden (bei Artom findet sich auch die Literatur zusammengestellt). Eine solche vom bulbären Atemzentrum unabhängige Atmung tritt besonders leicht bei jungen Tieren auf; sie wird durch eine Dyspnoe, oder durch Strychnin begünstigt. Artom sah spinale Atemzüge bei Hunden (nach einer kurzen Chloroformnarkose), deren Kopf nur mehr durch die Carotiden, die Jugulares und die Vagi im Zusammenhang mit dem Rumpfe stand; meist traten die Atembewegungen nur vereinzelt oder in Gruppen zu zweien auf, und zwar erst eine Expirationsbewegung, der sofort eine Inspiration folgte; der übrige Körper blieb dabei in Ruhe.

Da an der vollkommen isolierten Medulla oblongata von Fischen Aktionsströme im Rhythmus der Atmung festgestellt worden sind (Adrian und Buytendijk), das bulbäre Atemzentrum also sicher ohne alle afferenten Erregungen, rein automatisch arbeiten kann, so dürfte dies wohl auch für die „spinalen Atemzentren" zutreffen. Die auffallend kurze Latenz (etwa $20\,\sigma$), nach der sich die Kraft der Atembewegungen an plötzlich gesetzte oder beseitigte Widerstände anpaßt (Fleisch), hat zu der Annahme geführt, daß auch diese „Eigenreflexe der Atemmuskulatur" rein spinal ablaufen.

Vergleichen wir diese Äußerungen der spinalen Automatie mit den komplizierten Verhältnissen, die uns die Reflexversuche kennen gelehrt haben, oder gar mit dem geordneten kinetischen Verhalten des normalen Organismus, so müssen wir zugeben, daß sie äußerst kümmerlich sind. Es wäre denkbar, daß automatische Vorgänge sozusagen das Skelet gewisser elementarer spinaler Erregungen bilden, und daß diese dann durch reflektorische Regulationen vervollkommnet und abgerundet werden. Näher scheint mir aber die Vermutung zu liegen, daß die Automatie des Rückenmarkes ein für seine normalen Leistungen bedeutungsloses Relikt sei. Dem brauchte auch die Annahme Graham Browns nicht zu widersprechen, daß die primäre, phylogenetisch ältere Tätigkeit des Zentralnervensystems automatisch sei, und daß die Reflexe erst sekundär eine weitere Gliederung und Verfeinerung seiner Leistungen ermöglichen. Versuche über die Motorik von Embryonen haben diese Frage noch nicht geklärt; es wird zwar angegeben, daß bei Katzenembryonen einfache Reaktionen auf Reize schon in einem Stadium auftreten, in dem die später zu beobachtenden spontanen Massenbewegungen der vorderen Extremitäten und des Halses noch nicht zu sehen sind, doch muß die Frage offen bleiben, ob jene Reaktionen auf (meist mechanische) Reize wirklich reflektorisch zustande kommen, oder ob sie nicht vielleicht auf direkte Muskelerregungen zurückzuführen sind (WINDLE, O'DoNELL und GLASSHAGLE); auffallend ist es jedenfalls, daß *gekreuzte* Reflexe erst bei viel älteren Embryonen auftreten.

Anhang.
Die nervöse Steuerung der Atmung.

Viel klarer als an den *spinalen* Leistungen erkennen wir die automatischen Fähigkeiten der Zentralnervensystems an der Tätigkeit des *bulbären* Atemzentrums, die hier kurz erörtert werden soll. Eine ausgezeichnete, eingehende Darstellung der Regulierung der Atmung ist erst vor kurzem von W. R. HESS (1931) gegeben worden; es sollen deshalb im folgenden nur die wichtigsten neueren Befunde auf diesem Gebiete besprochen werden.

Sicher können von der Medulla oblongata aus rhythmisch wiederkehrende Erregungen ohne alle afferente Einflüsse zu den Kernen der motorischen Inspirationsnerven fließen. Schon die Versuche von W. TRENDELENBURG [1] an Tieren mit durchschnittenen Vagis und ringförmig gekühltem Rückenmark, die Beobachtung der Phrenicusaktionsströme an curarisierten Tieren (MAC DONALD und REID, WINTERSTEIN) sowie die Experimente von HEYMANS am vollkommen isolierten, künstlich durchbluteten Hundekopf hatten die Automatie des Atemzentrums bewiesen. Besonders elegant ist der Beweis, den neuerdings ADRIAN und BUYTENDIJK hiefür erbracht haben: Bei Ableitung von dem vollkommen isolierten, auf einem Objektträger liegenden Hirnstamm des Goldfisches treten neben kleinen, rasch ablaufenden Oszillationen große, langsame Potentialschwankungen von 0,02—0,15 MV in Intervallen von 1 bis 3 Sekunden auf, also mit einer Frequenz, die genau der Atemfrequenz dieser Fische entspricht. Es handelt sich um eine periodisch wiederkehrende Potentialänderung der Lobi n. vagi gegenüber den übrigen Abschnitten des Gehirns; sie dauert etwa 0,25 Sekunden. Es ist höchst wahrscheinlich, daß diese trägen Potentialschwankungen nicht auf die Summation von Aktionspotentialen zahlreicher synchron erregter Nervenfasern zurückzuführen sind, sondern daß sie trägen Erregungen von Zellgruppen innerhalb der Vaguskerne entsprechen, also spontanen Erregungen des „Atemzentrums". Als einzige afferente Impulse könnten an diesem Präparat noch Erregungswellen in Frage kommen, die von den Schnittstellen der sensiblen Hirnnerven ausgingen; nun wissen wir aber, daß die Durchschneidung eines Nerven bei Kaltblütern immer nur eine ganz kurze Serie von Erregungswellen auslöst, so daß also die Beobachtung von ADRIAN und BUYTENDIJK in idealer Weise die von allen Afferenzen unabhängige Automatie des bulbären Atemzentrums demonstriert.

Vielfach hat man versucht, innerhalb des bulbären Atemzentrums Teilzentren mit spezifischen Funktionen anzunehmen. So hat z. B. LUMSDEN den Hirnstamm stufenweise von oben her abgetragen und aus den dann jeweils eintretenden Änderungen der Atmung auf die Existenz einer Mehrzahl verschiedenartiger respiratorischer Zentren geschlossen. Auch hat man versucht,

---

[1] Auch für die Literatur verweise ich auf die Monographie von HESS. Ich nehme hier nur Arbeiten über die Ateminnervation in das Literaturverzeichnis auf, die *nach* der Monographie von HESS erschienen, dort also nicht zu finden sind.

das Atemzentrum in Teilzentren von verschiedener Erregungsfrequenz zu zerlegen und die regulatorischen Rhythmusänderungen auf ein verschiedenartiges Zusammenarbeiten solcher Teilzentren zurückzuführen (SWINDLE). Alle diese Versuche gehen von der Annahme aus, daß sich die Tätigkeit eines zentralen Regulationsapparates als Summe der Funktionen seiner einzelnen Teile erklären ließe. Wir stehen aber heute auf dem Standpunkte, daß die Ausschaltung eines Stückes des Zentralnervensystems gleichzeitig die Leistungen des ganzen übriggebliebenen zentralnervösen Systems ändert oder doch ändern kann, so daß wir also aus den Ausfallserscheinungen oder auch aus dem Fehlen von Ausfallserscheinungen keine bindenden Schlüsse auf die normalen Funktionen des ausgeschalteten Stückes ziehen können. Alle Bestrebungen, aus Reiz- oder Ausschaltungsversuchen eine topische Gliederung des Atemzentrums zu erschließen, begegnen daher grundsätzlichen Bedenken.

Auch die Frage, wieweit wir berechtigt sind, ein In- und Exspirationszentrum zu unterscheiden, ist keineswegs entschieden. So wie wir an der Extremitätenmuskulatur isolierte Beuge- und Streckreflexe beobachten, oder die isolierte Betrachtung solcher Reflexe doch wenigstens für heuristisch wertvoll halten, so können wir auch auf die Unterscheidung zwischen in- und exspiratorischen Reflexen nicht verzichten, und ich meine, daß wir die zentralen Koordinationsapparate, die in diesen Fällen in Aktion treten, auch als In- bzw. Exspirationszentren bezeichnen dürfen. Nur müssen wir uns immer vor Augen halten, daß es sich dabei nicht etwa um die topisch trennbaren Hälften eines „Atemzentrums", sondern um nur jeweils isoliert funktionierende Mechanismen handelt, die bei anderen Konstellationen der afferenten Impulse in anderer Weise, zum Teil regelmäßig alternierend, vielleicht auch einander gegenseitig beeinflussend in Aktion treten.

Wiederholt ist die Tatsache beobachtet worden, daß die Vagotomie nach Abtrennung des Mittelhirns von der Medulla oblongata die Atmung (speziell bei Kaninchen) viel schwerer stört als bei intaktem Hirnstamm; der Thorax verharrt dann krampfhaft in Inspirationsstellung, die nur durch kurze Exspirationsstöße unterbrochen wird. Möglicherweise handelt es sich hierbei um eine Teiläußerung der nach Ausschaltung der Tr. rubrospinales auftretenden Enthirnungsstarre (V. E. HENDERSON und SWEET).

Über die Einflüsse, die der Sympathicus auf die Tätigkeit des Atemzentrums ausübt, sind wir noch nicht genügend unterrichtet. Die Durchschneidung der Sympathici soll nach CAMIS (1922) — vor allem bei decerebrierten Kaninchen — den Atemtypus ändern. Bei mechanischer Reizung des Halssympathicus sah CAMIS eine Vertiefung der Atembewegungen auftreten. Bei nichtdecerebrierten Kaninchen soll die Sympathicusreizung erst nach einer längeren Latenz Frequenz und Amplitude der Respiration steigern, und diese Wirkung soll die Reizung minutenlang überdauern (KISSELEW und MERKULOW). Auch die Erregbarkeit des Atemzentrums für vagale Einflüsse soll sich während einer Sympathicusreizung ändern, wahrscheinlich ohne daß diese Wirkungen auf vasomotorische Wirkungen zu beziehen wären (SPERANSKAYA-STEPANOVA).

Bekanntlich entspricht der Rhythmus der Atmung normalerweise wohl niemals dem Eigenrhythmus des spontan tätigen Zentrums, sondern er wird immer durch reflektorische, tonische und phasische Einflüsse verändert. Die wichtigste Änderung, die sich in der Auffassung der nervösen Regulation der Atmung in den letzten Jahren vollzogen hat, betrifft die Deutung der vagalen afferenten Impulse. Die klassische Lehre von der Selbststeuerung der Atmung (HERING und BREUER) nahm zweierlei sensible Lungenfasern an: eine Gruppe von Fasern, die durch die Ausdehnung der Lungen bei der Inspiration erregt würden, und die reflektorisch die Inspiration hemmen und eine Exspirationsbewegung auslösen sollten, und eine zweite Gruppe von afferenten Vagusfasern, die bei der Entleerung der Lunge, während der Exspiration erregt würden, und die dann reflektorisch die Exspiration unterbrechen und auf eine Inspiration umschalten sollten. Diese gegensinnigen Schaltreflexe würden also noch vor dem jeweils durch die bulbäre Automatie bedingten Ende der In- und Exspirationsphase reflektorisch eine Umschaltung auf die entgegengesetzte Phase bewirken, so daß die einzelnen Atemzüge relativ seichter und frequenter würden.

Schon E. Hering und seine Schüler, sowie andere Beobachter hatten neben dieser „Selbststeuerung" der Atmung von den Vagis ausgehende *tonisierende Einflüsse* auf die Atemmuskulatur beobachtet. Eingehend wurde die Bedeutung der Vagi für den Tonus der Atemmuskulatur und für die Atemfrequenz neuerdings von W. R. Hess untersucht: Jede stufenweise Füllung der Lungen führt zu einer Verminderung des Tonus, so daß jedem Ausdehnungsgrad der Lungen eine bestimmte Tonuslage des Zwerchfelles zugeordnet erscheint. Während also nach der Hering-Breuerschen Auffassung die bei Änderung der Lungenfüllung auftretenden Zwerchfellbewegungen als In- und Exspirationsbewegungen angesehen wurden, wären sie nach den Beobachtungen von Hess nur Verschiebungen des Zwerchfells auf höhere oder tiefere Tonuslagen. Von der Höhe des Zwerchfelltonus hängt aber andererseits auch die Amplitude und die Frequenz der Atemzüge ab: je höher der Zwerchfelltonus, um so kleiner und um so frequenter werden die einzelnen Respirationsbewegungen. Diese Frequenzänderungen lassen sich auch nach der Ausschaltung der Atembewegungen durch Curare an den Aktionsströmen des Phrenicus nachweisen; jede Änderung der Lungenfüllung führt auch am curarisierten Tier zu einer Änderung des Atemrhythmus, obwohl hier wegen der Lähmung der Atemmuskulatur keine Schaltreflexe mehr wirksam sein können.

Unabhängig von diesen Beobachtungen hat auch H. E. Hering (1931) die Ansicht ausgesprochen, daß im Vagus zentripetale, die Atemfrequenz *tonisch* fördernde Lungenfasern verlaufen. Als reflexauslösenden Dauerreiz sieht er die normale Ausdehnung der Lungen an (vgl. Wegfall des Tonus nach Kollaps der Lungen), und auch er lehnt die Vorstellung Breuers ab, daß bei der natürlichen Atmung die Inspiration durch einen, durch die Lungendehnung ausgelösten Exspirationsreflex unterbrochen werde.

Auch Hammouda und Wilson schließen aus ihren Versuchen, in denen sie den auf die Körperoberfläche des Versuchshundes wirkenden Luftdruck variierten und so das Lungenvolumen veränderten, daß von den Lungen aus über die Vagi ein tonisch die *Atemfrequenz* steigernder Einfluß ausgeht. Daneben nehmen sie zentripetale, die *Atemtiefe* tonisch hemmende vagale Einflüsse an. Die frequenzsteigernde Vaguswirkung soll vom Ausdehnungszustand der Lungen weitgehend unabhängig sein, während die tonische Verringerung der Atemtiefe mit der Ausdehnung der Lunge zunähme, mit ihrem Kollaps abnähme.

Reflektorische Zuckungen des Zwerchfells nach Reizung eines Vagus mit Einzelinduktionsströmen (durchschnittliche Reflexzeit 23 σ) lassen sich an normal atmenden oder apnoischen Kaninchen nachweisen (Hoffmann, Schneider und Keller).

Daß sich die Erregbarkeit des Vagus bei Einschaltung eines Atemwiderstandes ändert, haben Chronaxiemessungen von A. und B. Chauchard ergeben.

An der reflektorischen Regulation der Atmung beteiligen sich außer den durch den Füllungszustand der Lungen wechselnd erregten Vagis auch noch afferente Erregungen, die von der Thoraxwand ausgehen. Dem entspricht die Beobachtung, daß nach der Durchschneidung der thorakalen dorsalen Wurzeln die Atmung bei vagotomierten Tieren noch stärker verlangsamt und vertieft wird (Pike und Coombs). Auch läßt sich durch ein leichtes passives Auseinanderdrängen der Rippen am thorakotomierten Kaninchen eine Verlangsamung des Atemrhythmus erzielen (W. R. Hess).

Auch vom Zwerchfell dürften afferente Erregungen ihren Ursprung nehmen, die sich an der Steuerung der Atmung beteiligen: Durchschneidet man z. B. den linken Phrenicus und reizt man seinen peripheren Stumpf mit kurzen

faradischen Reizen, deren Aufeinanderfolge und Dauer den Kontraktionen der
noch normal innervierten rechten Zwerchfellhälfte nicht vollkommen entsprechen,
so sieht man, daß sich der Atemrhythmus und der Atemtypus in verschiedener
Weise ändern: Der Rhythmus kann sich — wenn auch in beschränktem Ausmaße — dem Kontraktionsrhythmus der künstlich vom Phrenicus aus gereizten
Zwerchfellhälfte anpassen. Wird der Rhythmus der künstlichen Phrenicus-
reizung zu frequent, so kann das Verhältnis zwischen dem Spontanrhythmus
des Atemzentrums und dem künstlichen Reizrhythmus zwischen 1 : 1 und
1 : 2 abwechseln, oder es können sich auch andere Verhältniszahlen (1 : 5 usw.)
zwischen dem spontanen und dem künstlichen Rhythmus ausbilden. Auch die
Dauer der spontanen Inspirationsbewegungen kann durch die Art der künstlichen Reizung der gelähmten Zwerchfellhälfte verändert werden. In erster
Linie werden diese Anpassungen des Atemrhythmus reflektorisch durch die
Vagi vermittelt, aber auch nach doppelseitiger Vagotomie adaptiert sich der
Atemrhythmus schließlich wieder an den Rhythmus, in dem der eine durch-
schnittene Phrenicus gereizt wird. Es ist wohl anzunehmen, daß dann afferente
Erregungen durch den noch intakten Phrenicus, bedingt durch passive Ver-
zerrungen der noch normal innervierten Zwerchfellhälfte, diese reflektorische
Regulation bewirken (BRISCOE).

HESS vermutet, daß auch von der Glottis, der Zungenwurzel und den Nasen-
flügeln zentripetale Erregungen ausgehen dürften, die Einfluß auf die Steuerung
der Atmung haben oder doch unter Umständen haben können (Beobachtungen
und Überlegungen über die Beziehungen von Zungen- und Kieferbewegungen
zur Atmung finden sich bei SCHOEN (1931).

Besondere Beachtung haben in den letzten Jahren reflektorische Einflüsse
auf die Atmung gefunden, die vom Zirkulationsapparat ihren Ausgang nehmen.

Von Einflüssen solcher aus dem Blutgefäßsystem stammender afferenter
Impulse sind seit langem Wirkungen der Depressorerregung auf die Atmung
bekannt. Nun sind die reflektorischen Wirkungen der als Nn. depressores
bezeichneten, in der Aorta endenden sensiblen Vagusäste im allgemeinen identisch
mit den Wirkungen der von H. E. HERING entdeckten „Sinusnerven“, jener
sensiblen Glossopharyngeusäste, die ihr Reizende in der Wand des Sinus caroticus
haben. Es ist deshalb wahrscheinlich, daß eine reflektorische Wirkung auf die
Atmung, die sich von einem dieser beiden Blutdruckzüglerpaare auslösen läßt,
auch dem anderen Paare zukommen dürfte. Schwierigkeiten bereitet es aber
bei all diesen Versuchen, zu entscheiden, ob die bei der Erregung etwa der
Sinusnerven beobachteten Änderung der Respiration auf eine *direkte* reflektorische Beeinflussung des Atemzentrums zu beziehen, oder ob sie als sekundäre
Folgen der gleichzeitig eintretenden Änderungen des Blutdruckes und der Herztätigkeit anzusehen sind.

Im allgemeinen gilt die Regel, daß die Erregung der Blutdruckzügler Stärke
und Frequenz der Atembewegungen herabsetzt und daß nach ihrer Ausschaltung
die Atmung rascher und tiefer wird. Die Blutdruckzügler üben also einen
tonisch frequenzhemmenden Einfluß auf die Atmung aus, weshalb sie auch als
„Atemzügler“ bezeichnet worden sind (H. E. HERING, 1931). Da nun die Blutdruckzügler ihrerseits durch die einzelnen systolischen Blutdrucksteigerungen
im Rhythmus des Herzschlages immer wieder erregt werden, so erscheint die
Atmung indirekt abhängig von *Blutdruck*: Eine Senkung des Blutdrucks führt
im allgemeinen zu einer Beschleunigung der Atmung, weil sie die tonisch hemmende Wirkung der Blutdruckzügler auf die Atmung abschwächt.

Änderungen der Atmung, die nach der Ausschaltung der Vagi beobachtet
werden, müssen also nicht unbedingt auf den Wegfall zentripetaler Erregungen
bezogen werden, die durch den wechselnden Füllungszustand der *Lungen*

ausgelöst werden. Dies zeigen z. B. Versuche von J. F. und C. Heymans: Der Kopf eines Hundes A war nur durch die Vagi mit seinem Rumpf verbunden. Dieser Kopf wurde von einem Spenderhund B mit Blut versorgt und die Tätigkeit seines Atemzentrums konnte an den respiratorischen Larynxbewegungen beobachtet werden. Der Rumpf des Hundes A wurde durch künstliche Atmung am Leben erhalten. Wurde die künstliche Atmung des Rumpfes A unterbrochen, so daß also die Lungen vollkommen still standen, und wurden dann die Vagi durchschnitten, so zeigten jetzt die Larynxbewegungen eine starke Verlangsamung des Atemrhythmus an, wie wir sie auch sonst bei vagotomierten Tieren sehen. Daß diese Verlangsamung speziell durch den Wegfall von Erregungen aus dem Kreislaufapparat bedingt war, ergaben Versuche, in denen der Kopf des einen Versuchshundes durch die beiden Vagi nur noch mit dem künstlich mit Blut versorgtem Herzen und der Aorta in Verbindung stand: eine Blutdrucksteigerung im Herzaortenpräparat führte auf dem Wege über die Vagi (Nn. depressores) zu einer reflektorischen Hemmung der Atembewegungen des zugehörigen Kopfes, während eine Anämie oder Asphyxie des Herzens die Atmung entgegengesetzt beeinflußte (J. F. und C. Heymans).

Die direkte chemische Beeinflussung des Atemzentrums soll hier nicht besprochen werden, wohl aber verdient die in der letzten Zeit vielfach bearbeitete Frage Beachtung, ob chemische Reize auch auf reflektorischem Wege auf die Atmung wirken können, ob also auch *periphere* Chemoreceptoren als Regulatoren der Atmung dienen. Heymans und seine Mitarbeiter (vgl. die ausführlichen Literaturangaben bei C. Heymans, J. J. Bouckaert und L. Dautrebande und bei Kl. Gollwitzer-Meier, 1934) haben als erste nachgewiesen, daß die Receptoren im Bereiche des Sinus caroticus nicht nur durch intraarterielle Druckschwankungen erregt werden können, sondern auch durch chemische Reize. Als solche erwiesen sich besonders wirksam: Lobelin, Nicotin, Kaliumcyanid und Natriumsulfid, aber auch physiologisch in Betracht kommende Reize, vor allem eine Steigerung des CO_2-Gehaltes des den Sinus durchströmenden Blutes soll nach Heymans die Atemfrequenz beschleunigen und die Atmung vertiefen. Die Beobachtung, daß die Sinusgegend chemisch reizbar ist, ist mehrfach bestätigt worden; strittig ist aber dabei heute noch die Frage, ob auch die unter normalen Verhältnissen respiratorisch wirksamen Blutreize (CO_2 und O_2-Mangel) neben ihrer direkten Wirkung auf das Atemzentrum die Atmung auch reflektorisch vom Sinus caroticus aus beeinflussen können. Aus den Versuchen von Heymans und seinen Mitarbeitern scheint eine Wirkung der Venosität des Blutes auf die Chemoreceptoren des Sinus hervorzugehen; er meint, daß die Sauerstoffmangeldyspnoe ausschließlich reflektorisch vom Sinus her ausgelöst werde, während die CO_2-Dyspnoe auch nach seiner Auffassung vorwiegend zentral bedingt sei. Auch Versuche von Selladurai und Wright sprechen dafür, daß bei Katzen der O_2-Mangel (Atmung von Gemischen von N und 4—16% O_2) das Atemzentrum nicht direkt erregt, sondern nur auf dem Wege über die Blutdruckzügler zu einer Steigerung der Ventilation führt, wobei den Sinusnerven eine wichtigere Rolle zufällt als den Depressoren. Endgültig ist aber die Frage nach der zentralen oder reflektorischen Wirkung des O_2-Mangels nicht entschieden, denn andere Beobachter konnten keine oder nur eine minimale Empfindlichkeit der Sinusnerven für Änderungen der Reaktion und des O_2- und CO_2-Gehaltes des Blutes feststellen (Gollwitzer-Meier und Schulte).

Interessant ist die Beobachtung, daß die Chemo- und Pressoreceptoren in der Wand des Sinus nicht gleichmäßig verteilt sind. Nach C. F. Schmidt und Gollwitzer-Meier (1934) liegen die Chemoreceptoren für die Atemreflexe nicht im eigentlichen Sinus der Carotis interna, sondern im Anfangsteil der unmittelbar kranial von dem Abgange der Carotis interna aus der Carotis externa entspringenden A. occipitalis: HEYMANS und DE CASTRO nehmen dagegen an, daß diese Receptoren im Glomus caroticum bzw. in den kleinen Gefäßen des Glomus zu suchen seien.

Sowie sich z. B. die Bewegungen der Extremitäten beim Gehen, Laufen usf. jeweils den wechselnden Bodenverhältnissen und der wechselnden Stellung des Tierkörpers anpassen, so ändern sich auch die Atembewegungen nicht nur mit dem O_2-Bedürfnis des Organismus, sondern auch mit der wechselnden Weite der Luftwege, mit Änderungen des Luftdruckes (Barometerdruck, Windstärke), bei Verunreinigungen der Atemluft, bei Änderungen der Lage, der Stellung des Körpers, Änderungen der Lokomotionsart, der Lokomotionsgeschwindigkeit usf. Die Anpassung der Atembewegungen an den Wechsel all dieser Bedingungen betrifft zum Teil die zeitliche Ordnung der Atembewegungen, zum Teil aber auch die von den einzelnen Muskeln zur Lungenentfaltung oder Lungenentleerung entwickelten Spannungen. Es sei z. B. an die bekannten Symptome der Stenosenatmung erinnert. Sehr eingehend ist in den letzten Jahren die reflektorische Anpassung der Atmung an plötzlich auftretende Atmungswiderstände untersucht worden (FLEISCH). Jede plötzlich gesetzte Erschwerung des Ein- oder Ausströmens der Atemluft wird reflektorisch schon nach einer Latenz von wenigen $^1/_{100}$ Sekunden durch eine verstärkte Anspannung der In- oder Exspirationsmuskulatur kompensiert, und umgekehrt wird die Innervation der Atemmuskulatur bei einer plötzlichen Beseitigung eines Atmungswiderstandes reflektorisch herabgesetzt. FLEISCH unterscheidet 12 verschiedene solche Reflexe. Ihr zentripetaler Ast verläuft nicht durch die Vagi, sondern wahrscheinlich durch die afferenten Nerven der Atemmuskulatur, so daß FLEISCH sie in Analogie zu P. HOFFMANNs Benennung der Sehnenreflexe als „Eigenreflexe" der Atmungsmuskulatur bezeichnet. Nach FLEISCH hängt der Grad der Bereitschaft für diese propriozeptiven Reflexmechanismen auch vom sympathischen Nervensystem ab.

IX. Reflex und ganzheitliche Gestaltung.

Bei der Erörterung der spinalen Leistungen habe ich absichtlich den Boden der klassischen Reflexphysiologie im allgemeinen nicht verlassen. Es wurden fast nur Tatsachen besprochen, die einer Analyse zugänglich sind, solange wir als Elemente, zu denen eine solche Analyse führen kann, nichts anderes annehmen, als Änderungen im Aktivitätszustand motorischer Einheiten: Änderungen in der *Bereitschaft zur Entladung* und die verschiedenen Formen der *Entladung* selbst. Wir sind dabei in erster Linie vom Verhalten des spinalen oder decerebrierten Tieres ausgegangen, also von dem Verhalten eines Tierrumpfes, und haben gesehen, daß auch an einem solchen Präparat gewisse Gesetzmäßigkeiten erst nach einer noch weitergehenden künstlichen Einengung der Variationsbreite der Reizbeantwortung isoliert zum Vorschein kommen. Eine solche Arbeitsmethode ist zweifellos berechtigt; sie lehrt uns einfache Reaktionsmöglichkeiten kennen, die uns das Verständnis für kompliziertere erleichtern können. Gerade der Neurologe kommt täglich in die Lage, am Kranken Analogien zu solchen Befunden wieder zu finden. Wir müssen uns aber stets vor Augen halten, daß manche Reaktionen, die wir unter künstlich so veränderten und vereinfachten Bedingungen beobachten, im Verhalten eines *normalen* Individuums gegenüber den Umweltreizen möglicherweise überhaupt keine Rolle spielen. Wir stoßen eben hier auf die fast unüberwindliche Schwierigkeit, Leistungen zu „verstehen", die sich bei jedem Versuch einer Analyse verändern, ja die sich unter den Bedingungen analysierender Versuche unserer Beobachtung entziehen.

Solchen Schwierigkeiten begegnen wir bei der Erforschung *aller* Lebensvorgänge, sobald wir unseren Blick vom Mechanismus einer Einzelleistung auf das Problem der *Organisation* lenken.

Es fragt sich überhaupt, ob wir es hier mit „Schwierigkeiten" oder mit einer *Unmöglichkeit* zu tun haben. Die tägliche Erfahrung am Gesunden und Kranken lehrt uns, daß der Organismus die Fähigkeit besitzt, sich Änderungen seiner Umgebung oder auch seiner selbst in „zweckmäßiger" Weise anzupassen. Die Anpassung erfolgt bei höheren Tieren in der Regel auf dem Wege über das Nervensystem, das unter den mannigfaltigsten Bedingungen immer wieder ein sinnvolles Zusammenarbeiten der Einzelorgane ermöglicht; das Nervensystem paßt seine Leistungen den jeweils herrschenden Bedingungen „*plastisch*" an. Es ist nicht möglich, die Plastizität (Bethe) auf Grund einer noch so kompliziert angenommenen Struktur maschinell zu erklären[1]. Alle unsere Versuche, die Anpassungsfähigkeit der nervösen Funktionen, diese Teilerscheinungen der *alles* organische Geschehen beherrschenden Adaptationstendenz zu deuten, müssen daher von einer ganz anderen Ebene des „Verstehenwollens" ausgehen, als es jene ist, auf der die Kenntnis vom Bau einer Maschine unsere Neugier bei der Beobachtung ihrer Arbeitsleistung befriedigt.

Seit wir wissen, daß alle Versuche einer mechanistischen Auffassung der Lebensvorgänge vergeblich waren, suchen wir tastend nach einem neuen, geeigneteren wissenschaftlichen Standpunkt, von dem aus wir das Leben im allgemeinen, die nervösen Leistungen im speziellen mit Erfolg betrachten könnten. Bei diesen Bestrebungen haben wir einen gewissen Halt in der Erkenntnis gefunden, daß den Organismen und ihren Leistungen eine charakteristische Eigenschaft zukommt, die wir so deutlich ausgeprägt im Reiche des Anorganischen nicht wiederfinden, jene Eigenschaft, die mit einem zwar häßlichen, aber doch prägnanten Ausdruck als „*ganzheitliche Gestaltung*" bezeichnet wird.

Zerschneiden wir eine Planarie in Stücke, so sehen wir, daß diese Teilstücke sich binnen kurzem umformen, daß sie die verkleinerte Gestalt des normalen Wurmes annehmen, daß fehlende Organe regeneriert werden, daß sich also aus den Stücken des Tieres wieder ganze, normal gestaltete, wenn auch verkleinerte Würmer bilden. In ähnlicher Weise zeigt jeder Regenerationsvorgang, jede kompensatorische Hypertrophie usf. die Tendenz, aus einem verstümmelten wieder einen „ergänzten", lebensfähigen Organismus zu gestalten.

So wie im Bereiche des Morphologischen begegnen wir diesem Streben des Organischen nach ganzheitlicher Gestaltung auch im Funktionellen. Die Funktion vieler Körperteile, z. B. der Einzelapparate unseres Nervensystems, ist nicht starr präformiert. Wir erkennen dies an der jederzeit (ohne „Lernen") möglichen Variabilität der zur Erreichung eines bestimmten Zieles eingeleiteten Gesamtinnervation, also z. B. an der Art, wie sich die Innervation der Extremitäten usf. bei der Lokomotion, der Nahrungsaufnahme, bei Angriffs- oder Befreiungsversuchen unmittelbar dem Wechsel der äußeren Umgebung, der jeweiligen Stellung oder Lage des Tierkörpers, Einschränkung der Gebrauchsfähigkeit einzelner Körperteile usf. anpaßt. Das der jeweiligen Situation entsprechende Zusammenarbeiten und die Aufeinanderfolge der Teilinnervationen ist so unendlich mannigfaltig, daß es unmöglich durch präformierte Schaltungsmechanismen erklärt werden kann. Es müssen hier vielmehr Gesetzmäßigkeiten vorliegen, die wir zwar an der Gewährleistung des Erfolges erkennen, die aber für ihre Durchführung eine Organisation voraussetzen, die sich unserer Erkenntnis entzieht.

---

[1] Nur als Bild ist meines Erachtens z. B. auch Bethes Vergleich der zentralnervösen Leistungsmannigfaltigkeit mit den Leistungen einer Apparatur mit „gleitender Koppelung" anzusehen.

Diese Organisation erstreckt sich auch auf die Leistungen des Rückenmarks. Zur vollen Wirksamkeit kann sie aber nur am intakten Organismus kommen. Immer klarer erkennen wir heute, daß ein Reiz nie wirklich einen isolierten nervösen Mechanismus anregt, wie wir dies im Schema des Reflexes zur Vereinfachung meist annehmen. Auch eine äußerlich streng lokalisierte Reizwirkung bewirkt eine Änderung in der nervösen *Gesamtlage* des Organismus; jeder Reiz ruft ein gestaltetes Erregungsbild hervor, wenn wir auch bei der üblichen Art der Beobachtung oft nur ein oder das andere, besonders hervorstechende Merkmal dieser Erregungsgestalt wahrnehmen.

Es ist sehr wahrscheinlich, daß wir einer Epoche entgegengehen, in der die Reflexlehre die dominierende Stellung verlieren wird, die ihr in der Physiologie des Zentralnervensystems heute noch eingeräumt ist. Mit Recht weist z. B. BUYTENDIJK darauf hin, „daß die Konstanz der reflektorischen Bewegungen von neuem zum Problem wurde und nicht auf einer fixen Struktur selbst, sondern auf einem Gleichgewicht der inneren Vorgänge vom Nervensystem selbst verstanden werden müsse“. Es wird heute in der medizinischen Neurologie wie auch in der Physiologie vielfach mehr Gewicht auf das Studium des nervösen Gesamtverhaltens des Organismus, auf die Betrachtung des Organismus und seiner Umwelt als „eine einzige organische Einheit“ gelegt, also auf eine Betrachtungsweise, die es uns eigentlich verbieten würde, von einer „Physiologie des Rückenmarks“ zu sprechen. Neben den Erkenntnissen, die uns solche Erfahrungen bringen können, wird aber die bisher geübte analytische Untersuchung künstlich vereinfachter spinaler Leistungen ihren Wert nie verlieren. Sie lehrt uns zahlreiche, wenn auch nicht alle Mittel kennen, deren sich die nervöse Gesamtorganisation zur Durchführung ihrer Aufgaben bedient.

Gewiß zeigt es von Kurzsichtigkeit, daß sich die Biologen, geblendet durch die Fortschritte der Technik, dazu haben hinreißen lassen, den Organismus als eine Reflexmaschine aufzufassen. Heute droht aber hie und da schon eine andere Gefahr, daß nämlich die mühsam erworbenen und wertvollen Kenntnisse über den Ablauf zentralnervöser Erregungen zu gering eingeschätzt werden, obwohl sie eines der wirklich festen Fundamente bilden, auf dem die klinische Neurologie aufgebaut worden ist.

Literatur.

ACHELIS, J. D.: Über die Umstimmung des peripheren motorischen Nerven. Pflügers Arch. **219**, 411 (1928). — ADRIAN, E. D.: (1) Die Untersuchung der Sinnesorgane mit Hilfe elektrophysiologischer Methoden. Erg. Physiol. **26**, 501 (1928). — (2) The mechanism of the sense organs. Physiologic Rev. **10**, 336 (1930). — (3) The mechanism of nervous action. London 1932. — ADRIAN, E. D. and D. W. BRONK: The discharges of impulses in motor nerve fibres. II. J. of Physiol. **67**, 119 (1929). — ADRIAN, E. D., D. W. BRONK and GILBERT PHILLIPS: Discharges in mammalian sympathetic nerves. J. of Physiol. **74**, 115 (1932). — ADRIAN, E. D. and F. J. J. BUYTENDIJK: Potential changes in the isolated brain stem of the goldfish. J. of Physiol. **71**, 121 (1931). — ADRIAN, E. D., McKEEN CATTELL and H. HOAGLAND: Sensory discharges in single cutaneous nerve fibres. J. of Physiol. **72**, 377 (1931). — ADRIAN, E. D. and K. LUCAS: On the summation of propagated disturbances etc. J. of Physiol. **44**, 68, 93 (1912). — ADRIAN, E. D. and J. M. D. OLMSTED: The refractory phase in a reflex arc. J. of Physiol. **56**, 426 (1922). — ADRIAN, E. D. and K. UMRATH: The impulse discharge from the Pacinian corpuscle. J. of Physiol. **68**, 139 (1929). — ADRIAN, E. D. and Y. ZOTTERMAN: The impulses produced by sensory nerveendings. II. J. of Physiol. **61**, 151 (1926). — AGDUHR, E.: Über die plurisegmentelle Innervation der einzelnen quergestreiften Muskelfasern. Anat. Anz. **52**, 273 (1919). — AIRILA, Y. u. E. LOIMARANTA: Zur Kenntnis der durch die zentripetalen Muskelnerven hervorgerufenen Reflexe an den hinteren Extremitäten des Kaninchens. Skand. Arch. Physiol. (Berl. u. Lpz.) **25**, 259 (1911). — AJRAPETIANZ, E. SCH. u. W. L. BALAKSCHINA: Zwei Fälle einer konjugierten Hemmung bei der Dominante. Trav. Inst. Physiol. Leningrad 1933, Nr 13, 232. — Trav. Soc. Natural. Leningrad **62** (1933). — ALTENBURGER, H.: Sensible Chronaxie. Tagg Ges. dtsch. Nervenärzte Wiesbaden 1932. — ALTENBURGER, H. u. F. W. KROLL: Die parasympathische Beeinflussung des neuromuskulären Apparates. Pflügers Arch. **230**, 349 (1932). — ALTENBURGER, H. u. D. McRIOCH: Zur Frage der Reizbarkeit sympathischer Nervenfasern.

Z. Biol. **93**, 331 (1933). — Artom, C.: Quelques constatations sur la respiration et la circulation chez les chiens „spinaux". Arch. internat. Physiol. **31**, 433 (1929). — Asayama, Ch.: The proprioceptive reflex of a flexor muscle. Quart. J. Physiol. **9**, 265 (1916). — Auersperg, A.: (1) Über die Erregbarkeitsverhältnisse im zentripetalen Ast verschiedener Reflexbogen. Pflügers Arch. **231**, 360 (1933). — (2) Messende Versuche am Schluckreflex und ihre prinzipiellen Voraussetzungen. Pflügers Arch. **233**, 549 (1933).

Babkin, B. P., O. S. Gibbs u. H. G. Wolff: Die humorale Übertragung der Chorda-tympani-Reizung. Arch. f. exper. Path. **168**, 32 (1932). — Baglioni, S.: (1) Physiologische Differenzierung verschiedener Mechanismen usw. Arch. f. Physiol. **1900**, Suppl., 193. — (2) Zur Genese der reflektorischen Tetani. Z. allg. Physiol. **2**, 556 (1903). — Ballif, L., J. F. Fulton and E. G. T. Liddell: Observations on spinal and decerebrate knee-jerks with special reference to their inhibition by single break-shoks. Proc. roy. Soc. B **98**, 589 (1925). — Beritoff, J. S.: (1) Zur Kenntnis der Erregungsrhythmik des Nerven- und Muskelsystems. Z. Biol. **62**, 125 (1913). — (2) Über die Erregungsrhythmik usw. Z. Biol. **64**, 161 (1914). — (3) Beitrag zur Lehre von dem Vorgang der Reflexumkehr. Pflügers Arch. **200**, 562 (1923). — (4) Über den Übergang der Erregung von den sensiblen auf die motorischen Neurone. Pflügers Arch. **202**, 265 (1924). — (5) Physiologischer Beweis der pluri-segmentellen Innervation der quergestreiften Muskulatur. Pflügers Arch. **205**, 455 (1924). — (6) Über die angeborenen Reflexakte im Verhalten der Tiere. Z. Biol. **89**, 59 (1929). — Bethe, A. u. E. Fischer: Die Anpassungsfähigkeit (Plastizität) des Nervensystems. Hand-buch der normalen und pathologischen Physiologie, Bd. 15/2, S. 1045. 1931. — Boeke, J.: Die morphologische Grundlage der sympathischen Innervation der quergestreiften Muskel-fasern. Z. mikrosk.-anat. Forsch. **8**, 561 (1927). — Boer, S. de: Die lokale Applikation des Strychnins auf das Rückenmark. Arch. f. exper. Path. **97**, 30 (1923). — Bors, E.: Über das Zahlenverhältnis zwischen Nerven- und Muskelfasern. Anat. Anz. **60**, 415 (1925/26). — Bremer, F.: (1) Physiologie nerveuse de la mastication chez le chat et chez le lapin. Arch. internat. Physiol. **21**, 308 (1923). — (2) La sommation d'influx nerveux dans l'arc réflexe spinal. C. r. Soc. Biol. Paris **103**, 509 (1930). — (3) De la période réfrac-taire de l'arc réflexe spinal. C. r. Soc. Biol. Paris **103**, 513 (1930). — (4) Nouvelles recherches sur la sommation centrale. C. r. Soc. Biol. Paris **104**, 810 (1930). — (5) Contribution à l'étude du phénomène de l'inhibition centrale. C. r. Soc. Biol. Paris **106**, 465 (1931). — Bremer, F. et P. Rylant: Phénomènes pseudo-moteurs et vasodilatation antidrome. C. r. Soc. Biol. Paris **90**, 982 (1924). — Bremer, F. et J. Titeca: Du mecanisme de l'action de la novocaïne sur le tonus musculaire. C. r. Soc. Biol. Paris **105**, 873 (1930). — Briscoe, G.: Observations on the action of the respiratory centre. J. of Physiol. **75**, 42 (1932). — Bronk, D. W.: Fatigue of the sense organs in muscle. J. of Physiol. **67**, 270 (1929). — Brooks, Ch. M.: Reflex activation of the sympatetic system in the spinal cat. Amer. J. Physiol. **106**, 233 (1933). — Brouwer, B.: Die biologische Bedeutung der Dermatomerie. Fol. neurobiol. **9**, 225 (1915). — Brown, T. Graham: (1) Studies in the reflexes of the guinea pig. VI. Quart. J. exper. Physiol. **4**, 19 (1911). — (2) Studies in the physiology of the nervous system. IX. Quart. J. exper. Physiol. **4**, 331 (1911). — (3) The intrinsic factors in the act of progression in the mammals. Proc. roy. Soc. Lond. **84**, 308 (1911). — (4) The factors in rhythmic activity of the nervous system. Proc. roy. Soc. B **85**, 278 (1912). — (5) On the nature of the fundamental activity of the nervous centres. J. of Physiol. **48**, 18 (1914). — (6) Studies in the physiology of the nervous system XX. Rhythmic movements as immediate reflex phenomena usw. Quart. J. exper. physiol. **8**, 155 (1915). — (7) Die Reflexfunktionen des Zentralnervensystems mit besonderer Berücksichtigung der rhythmi-schen Tätigkeit beim Säugetier, II. Erg. Physiol. **15**, 480 (1916). — Brücke, E. Th.: (1) Über die reziproke, reflektorische Erregung der Herznerven bei Reizung des N. depressor. Z. Biol. **67**, 507 (1917). — (2) Über die sympathische Innervation der Krötenhaut. Z. Biol. **74**, 99 (1921). Vgl. hiezu Uyeno: J. Physiol. **56**, 359 (1922) und Brücke: Z. Biol. **79**, 176 (1923). — (3) Zur Theorie der intrazentralen Hemmungen. Z. Biol. **77**, 29 (1922). — (4) L. A. Orbelis Untersuchungen über die sympathische Innervation nicht vegetativer Organe. Klin. Wschr. **1927** I. — (5) Summation (Förderung) und Bahnung. Handbuch der normalen und pathologischen Physiologie, Bd. 9, S. 633. 1929. — (6) Hemmung. Handbuch der normalen und pathologischen Physiologie, Bd. 9, S. 645. 1929. — (7) Refraktäre Phase und Rhythmizität. Handbuch der normalen und pathologischen Physiologie, Bd. 9, S. 697. 1929. — (8) Vergleichende Physiologie des Erregungsvorganges. Erg. Biol. **6**, 327 (1930). — (9) Einflüsse des vegetativen Nervensystems auf Vorgänge innerhalb des animalischen Systems. Erg. Physiol. **34**, 220 (1932). — Brücke, E. Th., A. Auersperg u. E. Krannich: Umstimmungsvorgänge bei Facialisreflexen durch den Sympathicus und durch starke Reize. Pflügers Arch. **232**, 199 (1933). — Brücke, E. Th., Ch. L. Hou u. E. Krannich: Rebound und intrazentraler Wettstreit zwischen hemmenden und erregenden Impulsen. Pflügers Arch. **227**, 733 (1931). — Brücke, E. Th. u. E. Krannich: (1) Über den Einfluß des Sympathicus auf die Sensibilität. Pflügers Arch. **228**, 267 (1931). — (2) Verlaufen in den dorsalen Wurzeln zentrifugale, die Muskelerregbarkeit verändernde Fasern? Pflügers Arch. **231**, 670 (1932). — Brücke, F.: Die Nervenchronaxie als Funktion der Reizfrequenz.

Pflügers Arch. **233**, 777 (1934). — BRÜCKE, F. u. K. UMRATH: Der Lymphherzschlag bei Ausschaltung sensibler Impulse. Arch. f. exper. Path. **172**, 245 (1933). — BUYTENDIJK, F. J. J.: Kritik der Reflextheorie auf Grund der Erforschung der Verhaltungsweisen beim Tiere. Verh. dtsch. Ges. inn. Med., 43. Kongr. Wiesbaden **1931**. — BYRNE, J. and W. EINTHOVEN: Functions of the cervical sympathetic as manifested by its action currents. Amer. J. Physiol. **65**, 350 (1923).

CAMIS, M.: (1) On the unity of motor centres. J. of Physiol. **39**, 221 (1910). — (2) Osservazioni sull'influsso del sympatico sulla respirazione. Arch. néerl. Physiol. **7**, 523 (1922). — CARDOT, H., A. CHERBULIEZ et H. LAUGIER: (1) Variations périodiques de l'excitabilité de l'arc réflexe linguomaxillaire. C. r. Soc. Biol. Paris **88**, 1088 (1923). — (2) L'inhibition et la dynamogénie étudiées sur le réflexe linguo-maxillaire. C. r. Soc. Biol. Paris **89**, 146 (1923). — CARDOT, H. et H. LAUGIER: Le réflexe linguo-maxillaire. C. r. Soc. Biol. Paris **86**, 529 (1922). — CHARLET, H.: Fortgesetzte Untersuchungen über den Einfluß des Sympathicus auf den Kontraktionsablauf ermüdeter Skeletmuskeln. Z. Biol. **90**, 299 (1930). — CHAUCHARD, A. et B.: Influence de l'augmentation de l'espace mort sur l'excitabilité du pneumogastrique. C. r. Soc. Biol. Paris **104**, 275 (1930). — CHIBA, M.: Zur Kenntnis des gleichseitigen und gekreuzten Zungenkieferreflexes. Sitzgsber. Akad. Wiss. Wien, Math.-naturwiss. Kl. III, **9**, 132, 133 (1925). — CLARK, D. A.: (1) Muscle counts of motor units. J. of Physiol. **70**, XVIII (1930). — (2) Muscle counts of motor units: a study in innervation ratios. Amer. J. Physiol. **96**, 296 (1931). — COOPER, S. and E. D. ADRIAN: The electric response in reflex contractions of spinal and decerebrate preparations. Proc. roy. Soc. B **96**, 243 (1924). — COOPER, S. and R. S. CREED: Reflex effects of active muscular contraction. J. of Physiol. **62**, 273 (1927). — COOPER, S. and D. DENNY BROWN: The interaction between two trains of impulses on the same motoneurone. Proc. roy. Soc. Lond. B **105**, 363 (1929). — COOPER, S., D. E. DENNY BROWN and C. S. SHERRINGTON: (1) Reflex fractionation of a muscle. Proc. roy. Soc. B **100**, 448 (1926). — (2) Interaction between ipselateral spinal reflexes acting on the flexor muscles of the hind limb. Proc. roy. Soc. Lond. B **101**, 262 (1927). — COOPER, S. and J. C. ECCLES: The isometric responses of mammalian muscles. J. of Physiol. **69**, 377 (1930).

DENNY BROWN, D.: (1) On inhibition as a reflex accompaniment of the tendonjerk and of other forms of active muscular response. Proc. roy. Soc. B **103**, 321 (1928). — (2) On the nature of postural reflexes. Proc. roy. Soc. B **104**, 252 (1929). — (3) The histological features of striped muscle in relation to the functional activity. Proc. roy, Soc. B **104**, 371 (1929). — DIJK, J. A. VAN: The influence of the sympathetic innervation upon the tonic manifestations of the forelegs of decerebrated cats. Arch. néerl. Physiol. **18**, 105 (1933). — DITTLER, R.: (1) Über die Aktionsströme des N. phrenicus bei natürlicher Innervation. Pflügers Arch. **131**, 581 (1910). — (2) Weitere Untersuchungen über die Aktionsströme des N. phrenicus bei natürlicher Innervation. Pflügers Arch. **136**, 533 (1910). — DITTLER, R. u. S. GARTEN: (1) Die zeitliche Folge der Aktionsströme im Phrenicus usw. Z. Biol. **58**, 420 (1912). — (2) Zur Kenntnis der Zeitwerte einiger Reflexe bei Vögeln. Z. Biol. **68**, 499 (1918). — DODGE, R.: The refractory phase of the protective wink reflex. Amer. J. Physiol. **24**, 1 (1913). — DUSSER DE BARENNE, J. G.: (1) Die elektromotorischen Erscheinungen am Muskel bei der reziproken Innervation der quergestreiften Skeletmuskulatur. Zbl. Physiol. **25**, 334 (1911). — (2) Die Strychninwirkung auf das Zentralnervensystem. Fol. neurobiol. **6**, 277 (1912). — DUSSER DE BARENNE, J. G. and J. F. G. BREVÉE: The Interpretation of the electromyogram of striated muscle during contractions set up by central nervous excitation. J. of Physiol. **61**, 81 (1926). — DUSSER DE BARENNE, J. G. and Y. D. KOSKOFF: (1) Flexor rigidity of the hindlegs and priapism in the „secondary" spinal preparation of the male cat. Amer. J. Physiol. **102**, 75 (1932). — (2) Weitere Untersuchungen über die Beugestarre der Hinterpfoten an der männlichen Rückenmarkskatze. Pflügers Arch. **232**, 56 (1933).

EBBECKE, U.: Chronische Narkosewirkung und rhythmische Reflexe. Pflügers Arch. **179**, 73 (1920). — ECCLES, J. C.: Studies on the flexor reflex III. The central effects produced by an antidromic volley. Proc. roy. Soc. B **107**, 557 (1931). — ECCLES, J. C. and R. GRANIT: Crossed extensor reflexes and their interaction. J. of Physiol. **67**, 97 (1929). — ECCLES, J. C. and H. E. HOFF: The rhythmic discharge of motorneurones. Proc. roy. Soc. B **110**, 483 (1932). — ECCLES, J. C. and C. S. SHERRINGTON: (1) Numbers and contractions-values of individual motor-units examined in some muscles of the limb. Proc. roy. Soc. Lond. B **106**, 326 (1930). — (2) Reflex summation in the ipsilateral spinal flexion reflex. J. of Physiol. **69**, 1 (1930). — (3) Studies on the flexor reflex. I. Latent period. Proc. roy. Soc. Lond. B **107**, 511 (1931). — (4) Studies on the flexor reflex. II. The reflex response evoked by two centripetal volleys. Proc. roy. Soc. B **107**, 535 (1931). — (5) Studies on the flexor reflex. IV. Afterdischarge. Proc. roy. Soc. B **107**, 586 (1931). — (6) Studies on the flexor reflex. VI. Inhibition. Proc. roy. Soc. Lond. B **109**, 91 (1931). — EICHHOLTZ, F.: Über das Refraktärstadium im Reflexbogen. Z. allg. Physiol. **16**, 535 (1914). — ERLANGER, J.: G. H. BISHOP and H. S. GASSER: The action potential waves transmitted between the sciatic nerve and its spinal roots. Amer. J. Physiol. **78**, 574 (1926). — EXNER, S.: Zur Kenntnis von der Wechselwirkung der Erregungen im Zentralnervensystem. Pflügers Arch. **28**, 487 (1882).

Feldberg, W.: Die blutdrucksenkende Wirkung der Chorda-Lingualis-Reizung und ihre Beeinflussung durch Atropin. Arch. f. exper. Path. **170**, 560 (1933). — Fischer, E.: Myothermische Messungen zur Frage der plurisegmentalen Innervation der Muskelfaser. Pflügers Arch. **230**, 563 (1932). — Fischer, M. H.: Körperstellung bei Fischen, Amphibien, Reptilien und Vögeln. Handbuch der normalen und pathologischen Physiologie, Bd. 15/1, S. 97. 1930. — Fleisch, A.: Über die Eigenschaften der propriozeptiven Atmungsreflexe. Pflügers Arch. **222**, 12 (1929). — Florkin, M.: Modifikation, par voie réflexe de la chronaxie de la musculature abdominale à la suite d'un traumatisme de l'estomac. Arch. internat. Physiol. **30**, 280 (1928). — Foà, C.: Ricerche sul ritmo degli impulsi motori etc. Z. allg. Physiol. **13**, 35 (1912). — Foerster, O. H., Altenburger H. u. F. Kroll: Über die Beziehungen des vegetativen Nervensystems zur Sensibilität. Z. Neur. **121**, 139 (1929). — Forbes, A.: (1) Reflex inhibition of skeletal muscle. Quart. J. exper. Physiol. **5**, 149 (1912). — (2) Reflex rhythm induced by concurret excitation and inhibition. Proc. roy. Soc. B **85**, 289 (1912). — (3) The modification of the crossed extension reflex usw. Amer. J. Physiol. **56**, 273 (1921). (4) The interpretation of spinal reflexes in terms of present knowledge of nerve conduction. Physiologic Rev. **2**, 361 (1922). — (5) Tonus in sceletal muscle in relation to sympathetic innervation. Arch. of Neur. **22**, 247 (1929). — Forbes, A., H. Davis and E. Lambert: The conflict between excitatory and inhibitory effects in a spinal center. Amer. J. Physiol. **95**, 142 (1930). — Forbes, A. and A. Gregg: Electrical studies in mammalian reflexes. Amer. J. Physiol. **37**, 118 (1915). — Forbes, A., A. Querido, L. R. Whitaker and L. M. Hurxthal: Electrical studies in mammalian reflexes V. Amer. J. Physiol. **85**, 432 (1928). — Forbes, A., O. C. Smith, E. F. Lambert, W. F. Caveness and A. J. Derbyshire: The central inhibitory mechanism investigated by means of antidromic impulses. Amer. J. Physiol. **103**, 131 (1933). — Fredericq, H.: (1) L'action bathmotrope du pneumogastrique cardiaque, appréciée chez le chien, par la mésure de la chronaxie du myocarde ventriculaire. Arch. internat. Physiol. **23**, 168 (1924). — (2) La métachronose (ou changement de chronaxie) des viscères, produite par l'excitation des nerfs de la vie végétative. Bull. Acad. Med. Brux. **1931**, 272. — (3) La métachronose antidromique et la loi de l'irréciprocité de la conduction dans les synapses, chez les vertébrés. Arch. internat. Physiol. **36**, 400 (1933). — Freusberg, A.: Reflexbewegungen beim Hunde. Pflügers Arch. **9**, 358 (1874). — Fröhlich, A. u. H. H. Meyer: Über die Dauerverkürzung der gestreiften Warmblütermuskeln. Arch. f. exper. Path. **87**, 172 (1920). — Fröhlich, F. W.: (1) Der Mechanismus der nervösen Hemmungsvorgänge. Med.-naturwiss. Arch. **1**, 249 (1907). — (2) Die Analyse der an der Krebsschere auftretenden Hemmungen. Z. allg. Physiol. **7**, 393 (1907). — Fulton, J. F.: Muscular contraction and the reflex controll of movement. London 1926. — Fulton, J. F. and E. G. T. Liddell: (1) Observations on ipsilateral contraction and „inhibitory" rhythm. Proc. roy. Soc. B **98**, 214 (1925). — (2) Electrical responses of extensor muscles during postural (myotatic) contraction. Proc. roy. Soc. B **98**, 577 (1925). — Fulton, J. F. and J. Pi-Suñer: A note concerning the probable function of various afferent end-organs in sceletal muscle. Amer. J. Physiol. **83**, 554 (1928).

Gamper, E.: Bemerkungen zu der Arbeit von Schaltenbrand: „Enthirnungsstarre". Dtsch. Z. Nervenheilk. **104**, 257 (1928). — Gasser, H. S.: Contractures of sceletal muscle. Physiologic Rev. **10**, 35 (1930). — Gasser, H. S. and H. Tredway Graham: Potentials produced in the spinal cord by stimulation of dorsal roots. Amer. J. Physiol. **103**, 303 (1933). — Girndt, O.: Physiologische Beobachtungen an Thalamuskatzen. II. Die phasischen Extremitätenreflexe der Thalamuskatze im akuten Versuch. Pflügers Arch. **213**, 427 (1926). — Gollwitzer-Meier, Kl.: (1) Über die gleichzeitige Erregung antagonistischer Zentren. Pflügers Arch. **227**, 549 (1931). — (2) Über die Erregung der Sinusnerven durch physiologische und pharmakologische Reize. Pflügers Arch. **234**, 342 (1934). — Gollwitzer-Meier, Kl. u. H. Schulte: Sinusnerven und chemische Atmungsregulation. Pflügers Arch. **229**, 251 (1931). — Goltz, F. u. J. R. Ewald: Der Hund mit verkürztem Rückenmark. Pflügers Arch. **63**, 362 (1896). — Graham Brown, siehe Brown, T. Graham.

Hammouda, M. and W. H. Wilson: The vagus influences giving rise to the phenomena accompanying expansion and collapse of the lungs. J. of Physiol. **74**, 81 (1932). — Harreveld, A. van u. D. J. Kok: Über die segmentale Innervation einiger genuinen Rückenmuskeln im Lumbal- und Thorakalgebiet beim Hunde. Arch. néerl. Physiol. **17**, 347 (1932). — Held, H.: Die Lehre von den Neuronen usw. Fortschr. naturwiss. Forsch., N. F. **1929**, H. 8. — Henkel, H.: Rhythmische Entladungen usw. Z. allg. Physiol. **15**, 1 (1913). — Hering, H. E.: (1) Beitrag zur Frage der gleichzeitigen Tätigkeit antagonistisch wirkender Muskeln. Z. Heilk. **16**, 135 (1895). — (2) Die intrazentralen Hemmungsvorgänge in ihrer Beziehung zur Skeletmuskulatur. Erg. Physiol. **1 II**, 503 (1902). — (3) Die Atemregulation vermittelst der tonisch-frequenzfördernden Vagusfasern und der tonisch-frequenzhemmenden Atemzügler, sowie ihre pathologischen Änderungen. Med. Klin. **1931 I**, 523. — Hess, W. R.: (1) Die reflektorische Ruhigstellung schmerzender Körperteile. Pflügers Arch. **203**, 539 (1924). (2) Kritik der Hering-Breuerschen Lehre von der Selbststeuerung der Atmung. Pflügers Arch. **226**, 198 (1930). — (3) Die Regulierung des Blutkreislaufes. Leipzig: Georg Thieme 1930. (4) Die Regulierung der Atmung. Leipzig: Georg Thieme 1931. — Heymans, C.,

J. J. Bouckaert u. L. Dautrebande: Weitere Untersuchungen über die Blutdruckzügler und die reflektorische Atmungsregulation durch innere Druck- und chemische Reize. Pflügers Arch. **230**, 283 (1932). — Hinsey, J. C.: Some observations on the innervation of sceletal muscle of the cat. J. comp. Neur. **44**, 87 (1927). — Hinsey, J. C. and H. S. Gasser: The component of the dorsal root mediating vasodilatation and the Sherrington contracture. Amer. J. Physiol. **92**, 679 (1930). — Hinsey, J. C., S. W. Ranson and E. A. Doles: Reversal in the crossed extension reflex in decerebrate, decapitate and spinal cats. Amer. J. Physiol. **95**, 573 (1930). — Hintner, H.: Zur Methodik des Nachweises einer plurisegmentalen Innervation der einzelnen Muskelfasern. Pflügers Arch. **224**, 140 (1930). — Hoff, H. E.: Labyrinthine and neck reflexes in single motor neurones of soleus muscle. Amer. J. Physiol. **105**, 54 (1933). — Hoffmann, P.: (1) Demonstration eines Hemmungsreflexes im menschlichen Rückenmark. Z. Biol. **70**, 515 (1920). — (2) Untersuchungen über die Eigenreflexe menschlicher Muskeln. Berlin: Julius Springer 1922. — Hoffmann, P., M. Schneider u. Ch. I. Keller: Ergebnisse der Untersuchung der Atemreflexe mit Hilfe der Aktionsströme. Z. Biol. **91**, 196 (1931). — Hughlings, Jackson: Neurological fragments. London 1928. Zit. nach Sherrington: Brain **54**, 1 (21) (1931).

Isayama, S.: (1) Über den Verlauf des Muskelaktionsstromes bei reflektorischer Erregung und bei indirekter Beizung. Z. Biol. **82**, 81 (1924). — (2) Nachweis einer übernormalen Phase des Schluckzentrums nach dem Schluckakt. Z. Biol. **82**, 339 (1925). — Isserlin, M.: Über den Ablauf einfacher willkürlicher Bewegungen. Psychol. Arb. **6**, 1, 31 f. (1914).

Jaschwili, D.: Zur Frage der Wirkung des Sympathicus auf die Skeletmuskulatur. Ber. sächs. Akad. Wiss., Math.-physik. Kl. **80**, 300 (1928). — Jasper, H. H.: The functional asymmetry of chronaxie in bilaterally paired nerves and its central control. Verh. 14. internat. Congr. Physiol. **1932**, 126. — Jasper, H. H. et M. Bonvallet: La subordination chez le rat spinal. C. r. Soc. Biol. Paris **113**, 1186 (1933). — Jolly, W. A.: Reflex times in the south african clawed frog. II. Quart. J. exper. Physiol. **13**, 289 (1923).

Kahn, R. H.: Beiträge zur Lehre vom Muskeltonus I. Pflügers Arch. **177**, 294 (1919). II. Pflügers Arch. **192**, 93 (1921). — Kato, G., T. Hayaschi, T. Shimizu and E. Sugiyama: The isolation of a single inhibitory nerve fibre and of a single reflex excitatory nerve fibre. Verh. 14. internat. Kongr. Physiol. **130** (1932). — Jap. J. med. Sci., Trans. Biophysics **2**, 246 (1933). — Kauffmann, F. u. W. Steinhausen: Über die Abhängigkeit der Reflexzeit von der Stärke des Reizes. Pflügers Arch. **190**, 12 (1921). — King, C. E., E. A. Blair and W. E. Garrey: The inspiratory augmentation of proprioceptive reflexes. Amer. J. Physiol. **97**, 329 (1931). — Kisch, B.: Die Irradiation autonomer Reflexe und ihre Beziehung zu gewissen pathologisch-physiologischen Erscheinungen. Z. exper. Med. **52**, 499 (1926). — Kisselew, P. A. u. W. L. Merkulow: Materialien zur Lehre von den propriozeptiven und vegetativen Wirkungen auf das Atemzentrum. Trav. Soc. Natural. Leningrad **62**, 230 (1933). — Klessens, J. J. H. M.: (1) Die Form und die Funktion des Rumpfdermatoms, an der Strychnin-Segmentzone geprüft. Fol. neurobiol. **7**, 202 (1913). — (2) Beitrag zur Kenntnis der individuellen axilen Segmentverschiebung. Fol. neurobiol. **7**, 803 (1913). — (3) Die Lage der Dermatome bei der Katze, mittels des Strychnin-Isolationsverfahrens bestimmt. Fol. neurobiol. **8**, 713 (1914). — Kunde, M. M. and M. Neville: Changes in reflex response and electrical excitation of peripheral motor nerves in experimental hypo- and hyperthyroidism. Amer. J. Physiol. **92**, 457 (1930). — Kurosawa, Toschio: Extero- und propriozeptiver Ursprung des Rumpfdrehreflexes. Pflügers Arch. **223**, 113 (1929).

Landé, E.: Schreitreflexe beim Rückenmarksfrosch. Z. Biol. **81**, 224 (1924). — Langendorff, O.: Untersuchungen über den Schluckreflex. Beitr. Physiol. u. Path. **1908**, 106. — Langley, J. N.: (1) On the course and connections of the secretory fibres supplying the sweat gland of the feet of the cat. J. of Physiol. **12**, 347 (1891). — (2) The origin and course of the vaso-motor fibres of the frogs foot. J. of Physiol. **41**, 483 (1911). — (3) Hat der „Sympathicus" eine direkte Einwirkung auf den quergestreiften Muskel? Naturwiss. **10**, 829 (1922). — Lapicque, L.: (1) Sur la theorie de l'addition latente. Ann. de Physiol. **1**, 132 (1925). — (2) The chronaxie switching in the nervous system. Science N. Y. **70**, 151 (1929). — Lapicque, L., H. S. Gasser et A. Desoille: Relation entre le degré d'hétérogénéité des nerfs et la complexité de leur courant d'action. C. r. Soc. Biol. Paris **92**, 9 (1925). — Lapicque, L. et M.: (1) Mesure analytique de l'excitabilité réflexe. C. r. Soc. Biol. Paris **72**, 871 (1912). — (2) Modifications des chronaxies motrices périphériques par les centres nerveux supérieurs. C. r. Soc. Biol. Paris **99**, 1390 (1928). — (3) La chronaxie de subordination; sa régulation réflexe. C. r. Soc. Biol. Paris **99**, 1947 (1928). — (4) Recherches sur l'excitabilité réflexe au moyen du réflex dorso-cutané de la grenouille. C. r. Soc. Biol. Paris **101**, 1083 (1929). — (5) Action du sympathique sur la curarisation suivant le sens de l'hétérochronisme. C. r. Soc. Biol. Paris **103**, 393 (1930). — (6) Action des nerfs sympathiques sur la chronaxie des muscles striés. C. r. Soc. Biol. Paris **103**, 875 (1930). — Lapicque, L. et R. Legendre: Relation entre le diamètre des fibres nerveuses et leur rapidité fonctionelle. C. r. Acad. Sci. Paris **157**, 1163 (1913). — Lapicque, M.: (1) Action des centres encéphaliques sur la chronaxie des nerfs moteurs. C. r. Soc. Biol. Paris **88**, 46 (1923). — (2) Influence du thalamus sur la chronaxie du nerf moteur. C. r. Soc. Biol. Paris 105, 848 (1930). — Laughton, N. B.: Studies on the nervous regulation of progression in mammals. Amer. J. of Physiol. 70, 358 (1924). — Laugier, H., W. Libersohn et B. Néoussikine: Variations de la chronaxie en fonction de la posture chez l'homme. C. r. Acad. Sci. Paris 191, 1079 (1930). — Liddell, E. G. T. and C. S. Sherrington: (1) Stimulus rhythm in reflex tetanic contraction. Proc. roy. Soc. B 95, 142 (1923). — (2) A comparison between certain features of the spinal flexion reflex and of the decerebrate extensor reflex respectively. Proc. roy. Soc. B 95, 299 (1923). — (3) Recruitment type of reflexes. Proc. roy Soc. B 95, 407 (1923). — (4) Reflexes in responses to stretch (myotatic reflexes). Proc. roy. Soc. B 96, 212 (1924). — Liljestrand, G. u. R. Magnus: Über die Wirkung des Novocains auf den normalen und den tetanusstarren Skeletmuskel und über die Entstehung der lokalen Muskelstarre beim Wundstarrkrampf. Pflügers Arch. 176, 168 (1919). — Lindsley, Donald B.: Inhibition as an accompaniment of the knee jerk. Amer. J. Physiol. 109, 181 (1934). — Lucas, K.: (1) On the refractory period of muscle and nerve. J. of Physiol. 39, 331 (1909). — (2) Quantitative researches on the summation of inadequate stimuli in muscle and nerve, with observations on the timefactor in electric excitation. J. of Physiol. 39, 461 (1909/10). — (3) On the recovery of muscle and nerve etc. J. of Physiol. 41, 368 (1910). — (4) The conduction of the nervous impulse. London 1917. — Lullies, H.: (1) Über den Umklammerungsreflex des brünstigen Froschmännchens und seine Bedeutung für die Tonusfrage. Pflügers Arch. 201, 620 (1923). — (2) Der Mechanismus des Umklammerungsreflexes. Pflügers Arch. 214, 416 (1926). — (3) Allgemeine Nervenphysiologie, 1925—1930. Tabul. biol. 7, 56 (1931).

Magnus, R.: (1) Zur Regelung der Bewegungen durch das Zentralnervensystem. I. Mitt. Pflügers Arch. 130, 219 (1909). — (2) Zur Regelung der Bewegungen durch das Zentralnervensystem. II. Mitt. Pflügers Arch. 130, 253 (1909). — (3) Körperstellung. Berlin 1924. — Mangold, E. u. A. Eckstein: Die Reflexerregbarkeit in der tierischen Hypnose. Pflügers Arch. 177, 7 (1919). — Z. Neur. 19, 134 (1920). — Marcu, J.: Spinal excitability in emotional state. Quart. J. exper. Physiol. 19, 381 (1929). — Maré, Göran de: Kann Dehnung oder elektrische Reizung eines äußeren Augenmuskels des einen Auges eine assoziierte Bewegung des anderen Auges auslösen? Skand. Arch. Physiol. (Berl. u. Lpz.) 53, 203 (1928). — Matthaei, R.: Über den Einfluß rhythmischer Reize usw. Z. allg. Physiol. 17, 281 (1919). — Matthaei, R.: (1) Reflexerregbarkeit. Z. allg. Physiol. 20, 35 (1921). — (2) Über die Zunahme der Reflextätigkeit im Anschlusse an funktionelle Beanspruchung. Z. allg. Physiol. 20, 193 (1923). — (3) Topographische Physiologie des Rückenmarkes. Handbuch der normalen und pathologischen Physiologie, Bd. 10, S. 131. 1928. — Mather, V.: The question of plurisegmental innervation of certain muscles in the frog. Amer. J. Physiol. 94, 604 (1930). — Matthes, K. and T. C. Ruch: (1) Extensor reflexes of the spinal cat. Quart. J. exper. Physiol. 22, 221 (1932). — (2) Single-shock excitation and inhibition of contralateral extension in the spinal cat. J. of Physiol. 77, 258 (1933). — Matthews, B. H. C.: (1) The response of a single endorgan, J. of Physiol. 71, 64 (1931). — (2) The response of a muscle spindle during active contraction of a muscle. J. of Physiol. 72, 153 (1931). — Mayer, C. u. O. Reisch: Über die Widerstandsbereitschaft des Bewegungsapparates (Gegenhalten Kleists) und über krankhafte Greifphänomene. Dtsch. Z. Nervenheilk. 102, 28 (1928). — McKeen Cattell: Plurisegmental innervation in the frog. J. of Physiol. 66, 431 (1928). — Miller, F. R.: Spinal, bulbar and decerebrate reflexes in the forelimb. J. of Physiol. 73, 1 (1931). — Monnier, A. M. et H. H. Jasper: Action des centres sur les diverses caracteristiques de la fibre nerveuse. C. r. Soc. Biol., Sitzg 13. Juni 1932, 2240.

Orbeli, L. A.: Vgl. das Referat von E. Th. Brücke: L. A. Orbelis Untersuchungen über die sympathische Innervation nicht vegetativer Organe. Klin. Wschr. 1927 I. — Ozorio de Almeida, M.: Sur la theorie de l'addition latente. Ann. de Physiol. 2, 103 (1926).

Parhon, C. J. et A. Kreindler: Recherches chronaximétriques chez les animaux thyro-parathyroidectomisés. C. r. Soc. Biol. Paris 107, 398 (1931). — Perez-Cirera, R.: Muskelermüdung und Eigenreflexe, zugleich ein Beitrag zur Erklärung der Hemmungsphase. Z. Biol. 92, 348 (1932). — Pflüger, F.: Die sensorischen Funktionen des Rückenmarks. Berlin 1853. (Zitat auf S. 129.) — Philippson, M.: L'automatie et la centralisation dans le système nerveux des animaux. Trav. Labor. Inst. physiol. Brux. 7 II, 1 (1905). Zit. nach Pi-Suñer and Fulton: Amer. J. Physiol. 83, 548. — Piper, H.: Über den willkürlichen Muskeltetanus. Pflügers Arch. 119, 301 (1907). — Pi-Suñer, J. and J. F. Fulton: The influence of the proprioceptive nerves of the hind limbs upon the posture of the forelimbs in decerebrate cats. Amer. J. Physiol. 83, 548 (1928). — Plattner, F.: Über die Abhängigkeit der Erregungsgröße von der Reizdauer bei einem Rückenmarksreflex des Frosches. Z. Biol. 73, 267 (1921). — Plattner, F. u. O. Reisch: Über den Einfluß des Adrenalins auf das Vulpiansche Lingualisphänomen. Pflügers Arch. 213, 705 (1926). — Pollock, Lewis J. and Loyal Davis: The reflex activities of a decerebrated animal. J. comp. Neur. 50, 377 (1931). — Popov, N. F.: Die Wirkungen des emotionalen Zustandes bei alimentärer Reizung auf den spinalen Bewegungsreflex. Pflügers Arch. 230, 717 (1932). — Porter, E. L.: Evidence, that the postural tonus of decerebrate rigidity increases in amount by the successive innervation of single motor neurones. Amer. J. Physiol. **91**, 345 (1929). — PRITCHARD, E. A. B.: Die Stützreaktion. Pflügers Arch. **214**, 148 (1926).

QUEDNAU, W.: Plurisegmentelle Innervation. Pflügers Arch. **212**, 541 (1926).

RADEMAKER, G. G. J. u. S. HOOGERWERF: Réactions provoquées par l'allongement passiv du muscle semi-tendineux. Arch. néerl. Physiol. **15**, 338 (1930). — RANSON, S. W. and J. C. HINSEY: Reflexes in the hind limbs of cats after transsection of the spinal cord at various level. Amer. J. Physiol. **94**, 471 (1930). — RANSON, S. W., J. C. HINSEY and L. A. TAYLOR: The crossed extensor reflex in deafferented muscle. Amer. J. Physiol. **88**, 52 (1929). — REISCH, O.: (1) Zur Kenntnis der übernormalen Phase des Schluckzentrums. Z. Biol. **83**, 557 (1925). — (2) Über die Phänomenologie und die patho-physiologischen Grundlagen reflektorisch erhöhter Spannungszustände der Muskulatur bei Chorea minor. Dtsch. Z. Nervenheilk. **132**, 227 (1933). — RICHTER, C. P.: Galvanic skin reflex from animals with complete transection of the spinal cord. Amer. J. Physiol. **93**, 468 (1930). — RIEGER, C.: Über Muskelzustände, II. Z. Psychol. **32**, 377, 382 f. (1903). — ROAF, H. E. and C. S. SHERRINGTON: Further remarks on the spinal mammalian preparation. Quart. J. exper. Physiol. **3**, 209 (1910). — ROSENAK, S.: Über die Schwellenfrequenz zur Auslösung von Rückenmarksreflexen. Z. allg. Physiol. **20**, 285 (1923). — ROSENBERG, H. u. O. SAGER: Über den Einfluß höherer Zentren auf die Leitungsgeschwindigkeit des peripheren Nerven. Pflügers Arch. **228**, 423 (1931). — ROSENBLUETH, A.: The chemical mediation of autonomic impulses etc. Amer. J. Physiol. **102**, 12 (1932). — RUCH, T. C. and J. W. WATTS: The effect of post-brachial spinal cord transection on the flexor and extensor reflexes of the forelimbs. Amer. J. Physiol. **105**, 86 (1933). — RYNBERK, G. VAN: (1) Über die Segmentalinnervation polymerer Muskeln. Fol. neurobiol. **5**, 767 (1911). — (2) Bausteine zu einer Segmentphysiologie. Erg. Physiol. **12**, 660 (1912). — RYNBERK, G. VAN et L. KAISER: Segmentation métamérique et innervation radiculaire spinale des muscles de la paroi abdominale chez le chien. I. und II. Arch. néerl. Physiol. **14**, 71, 511 (1929). — RYNBERK, G. VAN u. J. TEN KATE: Über die Funktionen eines von allen heterometameren Nervenverbindungen isolierten Körpersegmentes bei Hunden. Arch. néerl. Physiol. **18**, 291 (1933).

SAMOJLOFF, A. u. M. KISSELEFF: (1) Zur Chrakteristik des zentralen Hemmungsprozesses. Pflügers Arch. **215**, 699 (1927). — (2) Die Verkürzungs- und Verlängerungsreaktion des Knieextensors der decerebrierten Katze. Pflügers Arch. **218**, 268 (1927). — SANDERSON, BURDON and F. BUCHANAN: (1) The Jena researches on the spasm of strychnine. J. of Physiol. **29**, 28 (1902). — (2) Ist der reflektorische Strychnintetanus usw. Zbl. Physiol. **16**, 313 (1902). — SCHARRER, E.: Die Sekretproduktion im Zwischenhirn einiger Fische. Z. vgl. Physiol. **17**, 491 (1932). — SCHOEN, R.: (1) Die Stützreaktion. I. Mitt. Pflügers Arch. **214**, 21 (1926). — (2) Die Stützreaktion. II. Mitt. Graphische Analyse am Vorderbein bei der Katze. Pflügers Arch. **214**, 48 (1926). — (3) Untersuchungen über Kiefer- und Zungenreflexe. III. Mitt. Arch. f. exper. Path. **161**, 573 (1931). — SCHRIEVER, H.: Über den Einfluß übergeordneter Zentren auf die Summation im Rückenmark II. Z. Biol. **95**, 105 (1934). — SCHUMACHER, S. v.: (1) Zur Kenntnis der segmentalen (insbesondere motorischen) Innervation der oberen Extremität des Menschen. Sitzgsber. Akad. Wiss. Wien, Math.-naturwiss. Kl. III, **117**, 1 (1908). — (2) Die segmentale Innervation des Säugetierschwanzes als Beispiel für das Vorkommen einer kollateralen Innervation. Arb. anat. Inst. **40**, 47 (1909). — (3) Bemerkungen zur P. EISLERschen Kritik meiner Arbeit über „Kollaterale Innervation". Anat. Anz. **41**, 651 (1912). — SELLA, M.: Metameria musculare e metameria nervosa dei teleostei. Mem. r. comit. talassogr. ital. Zit. nach R. MATTHAEI: BETHES Handbuch Bd. 10. — SELLADURAI, S. and S. WRIGHT: Mode of action of respiratory stimulants I. Quart. J. exper. Physiol. **22**, 233 (1932). — SETSCHENOW: Physiologische Studien usw. Berlin 1863. — Ann. des Sci. natur. **19**, 109 (1863). — Z. rat. Med. **23**, Nr 6 (1864); **24**, 292 (1865). — Über die elektrische und chemische Reizung usw. Graz 1868. — SHERRINGTON, C. S.: (1) Notes on the arrangement of some motor fibres in the lumbo-sacral plexus. J. of Physiol. **13**, 621 (1892). — (2) Experiments in examination of the peripherical distribution of the fibres of the posterior roots of some spinal nerves. Trans. roy. Soc. Lond. B **184**, 641 (1893). Hier findet sich die ältere Literatur. — (3) Experiments in examination of the peripheral distribution of the fibres of the posterior roots of some spinal nerves, Part II. Philos. Trans. roy. Soc. Lond. **190**, 45 (1898). — (4) On innervation of antagonistic muscles. 9. note. Proc. roy. Soc. B. **77**, 478 (1906). — (5) On reciprocal innervation of antagonistic muscles. 11. note. Further observations on successive induction. Proc. roy. Soc. B **80**, 53 (1908). — (6) On reciprocal innervation of antagonistic muscles. 13. note. Proc. roy. Soc. B **80**, 565 (1908). — (7) On plastic tonus and proprioceptive reflexes. Quart J. of Physiol. **2**, 109 (1909). — (8) Flexion reflex of the limb, crossed extensor reflex, and reflex stepping and standing. J. of Physiol. **40**, 28 (1910). — (9) The integrative action of the nervous system. London 1911. — (10) Further observations on the production of reflex stepping usw. J. of Physiol. **47**, 196 (1913). — (11) Reflex inhibition as a factor in the coordination of movements and postures. Quart. J. exper. Physiol. **6**, 251 (1913). — (12) Nervous rhythm arising from rivaly of antagonistic reflexes usw. Proc. roy. Soc. B **86**, 233 (1913). — (13) Reflexes elicitable in the cat from pinna, vibrissae and jaws. J. of Physiol.

51, 404 (1917). — (14) Remarks on somes aspects of reflex inhibition. Proc. roy Soc. B 97, 519 (1925). — (15) Some functional problems attaching to convergence. Proc. roy. Soc. B 105, 332 (1929). — Sherrington, C. S., R. S. Creed, D. Denny Brown, J. C. Eccles and E. G. T. Liddell: Reflex activity of the spinal cord. Oxford 1932. (Sherringtons Name steht im Titel am Ende der Autorenreihe, da ich dies Buch aber als „Sherrington 1932" zitiere, habe ich seinen Namen hier vorangesetzt.) — Sherrington, C. S. and S. Sowton: (1) Reversal of the reflex effect of an afferent nerve by altering the character of the electrical stimulus applied. Proc. roy. Soc. B 83, 435 (1911). — (2) Observations on reflex responses etc. J. of Physiol. 49, 330 (1915). — Sommerkamp, H.: Das Substrat der Dauerverkürzung am Froschmuskel. Arch. f. exper. Path. 128, 99 (1928). — Speranskaja-Stepanova, E. N.: A contribution to the problem of the correlation of impulses passing through the fibres of the sympathicus and vagus to the respiratory centre. Trans. physiol. Inst. Leningrad 1934, Nr 14. — Spiegel, E. u. R. Worms: Experimentalstudien am Nervensystem, VIII. Mitt. Reflexstudien an decerebrierten Tieren. Pflügers Arch. 216, 432 (1927). — Spychala, V.: (1) Untersuchungen über vegetative Beeinflussung der Muskeleigenreflexe, II. Mitt. Z. exper. Med. 83, 199 (1932). — (2) Untersuchungen über vegetative Beeinflussung der Muskeleigenreflexe, III. Mitt. Z. exper. Med. 83, 203 (1932). — Steinhausen, W.: Leitungsverzögerung in den Zentralteilen, Reflexzeit usw. Handbuch der normalen und pathologischen Physiologie, Bd. 9, S. 666. 1929. — Sternberg, M.: Die Sehnenreflexe usw. Leipzig u. Wien 1893. — Stirling, W.: Über die Summation elektrischer Hautreize. Arb. physiol. Anst. Lpz. 1874. Leipzig 1875, 223. — Stöhr, Ph. jr.: Mikroskopische Anatomie des vegetativen Nervensystems. Berlin 1928. — Strughold, H.: Beiträge zur Kenntnis der Refraktärphasen der Eigenreflexe beim gesunden Menschen. I. Der Einfluß der Atembewegungen auf den Patellar- und Achillessehnenreflex. Z. Biol. 88, 346 (1929).

Ten Cate, J.: (1) Über die segmentale Lokalisation des gekreuzten Streckreflexes im Rückenmark der Katze. Arch. néerl. Physiol. 17, 331 (1932). — (2) Die Reflextätigkeit der Hinterextremität der Hunde nach der Isolierung einer Lumbosacralhälfte. Arch. néerl. Physiol. 17, 525 (1932). — (3) Zur Frage über die segmentale Lokalisation der Reflexe. Verh. 14. internat. Kongr. Physiol. 1932, 251. — Ten Cate, J. u. L. Waterman: Über das Verhalten des isolierten Dermatoms beim Wachsen der Hunde. Arch. néerl. Physiol. 17, 537 (1932). — Travis, L. E. and H. R. Fossler: An electrophysiological study of the „simple" reflex circuit. Proc. Soc. exper. Biol. a. Med. 28, 1043 (1931). — Trendelenburg, W.: (1) Weitere Mitteilungen zur Kenntnis des Tonus der Skeletmuskulatur. Arch. f. Physiol. 1908, Suppl., 201. — (2) Vergleichende Physiologie des Rückenmarks. Erg. Physiol. 10, 454 (1910). — (3) Untersuchungen über reizlose vorübergehende Ausschaltung am Zentralnervensystem II. Pflügers Arch. 135, 469 (1910). — (4) Der Einfluß der höheren Hirnteile auf die Reflextätigkeit des Rückenmarks. Pflügers Arch. 136, 429 (1910). — Tsuji, R.: Über den Einfluß der Sympathicusreizung auf die Erregbarkeit sensibler Ischiadicusfasern der Katze. Pflügers Arch. 228, 434 (1931). — Tuttle, W. W.: The effect of the rate of stimulation, strength of stimulus, summation and reinforcement on the rate of the conduction of a nerve impulse through reflex arcs. Amer. J. Physiol. 88, 347 (1929).

Ufland, J. M.: Die Reflexerregbarkeit des Frosches während des Umklammerungsreflexes. Pflügers Arch. 221, 605 (1929). — Umrath, K.: Der Erregungsvorgang in den Motoneuronen von Rana esculenta. Pflügers Arch. 233, 357 (1933).

Verworn, M.: Erregung und Lähmung. Jena: Gustav Fischer 1914. — Vészi, J.: Untersuchungen über die Erregungsleitung im Rückenmark. Z. allg. Physiol. 18, 58 (1920).

Wachholder, K.: (1) Über rhythmisch alternierende Reflexbewegungen. Z. allg. Physiol. 20, 161 (1922). — (2) Über den Kontraktionszustand der Muskeln der Vorderextremitäten des Frosches während der Umklammerung. Pflügers Arch. 200, 512 (1923). — (3) Die Erregungsverteilung zwischen Streckern und Beugern in der Enthirnungsstarre. Pflügers Arch. 221, 66 (1928). — Wagner, R.: Über die Zusammenarbeit der Antagonisten bei der Willkürbewegung. Z. Biol. 83, 59, 120 (1925). — Weiss, P.: Erregungsspezifizität und Erregungsresonanz. Erg. Biol. 3, 1 (1928). — Weitbrecht, E.: Über den Tonus der Brückenstellung beim Frosch. Z. Biol. 70, 413 (1919). — Weizsäcker, V. Frh. v.: Reflexgesetze. Handbuch der normalen und pathologischen Physiologie, Bd. 10, S. 35. 1927. — Wilder, J.: Das „Ausgangswert-Gesetz", ein unbeachtetes biologisches Gesetz und seine Bedeutung für Forschung und Praxis. Z. Neur. 137, 317 (1931). — Windle, W. F., J. E. O'Donnell and E. E. Glasshagle: The early development of spontaneous and reflex behaviour in cat embryos and fetuses. Physiologic. Zool. 6, 521 (1933). — Winkler, C.: Über die Rumpfdermatome. Mschr. Psychiatr. u. Neur. 13, 161 (1903). — Winkler, C. u. G. v. Rijnberk: Bouw en functie van het rompdermatoom I—IV. Versl. Akad. Wetensch. Amsterd., Wis.-en natuurkd. Adf. 1902—05. Zit. nach Klessens.

Zwaardemaker, H.: Sur une phase refractaire du réflexe de deglutition. Arch. internat. Physiol. 1, 1 (1904). — Zwaardemaker, H. u. J. L. Lans: Über ein Stadium relativer Unerregbarkeit usw. Zbl. Physiol. 13, 325 (1899).

Experimentelle Physiologie des Hirnstammes.
(Mit Ausnahme der vegetativen Funktionen.)

Von **G. G. J. Rademaker**-Leyden.

Mit 14 Abbildungen.

Die Funktionen, die ein großhirnloses Tier noch zu leisten vermag, sind ziemlich genau bekannt. Viel weniger bekannt dagegen ist, welche von diesen Funktionen vom Hirnstamm aus bedingt sind. Diese Lücke unseres Wissens wird besonders dadurch verursacht, daß man noch immer nicht das Maximum der Leistungen des Rückenmarks hat feststellen können. Ein Tier, bei dem das Rückenmark vom Gehirn abgetrennt ist (dekapitiertes Tier), hat keine Wärmeregulation mehr und es ist nicht imstande spontan zu atmen. Deshalb ist es bisher noch niemals gelungen ein dekapitiertes Tier längere Zeit am Leben zu erhalten. Wohl sind durch Goltz und Freusberg (32), Philippson (71), Sherrington und zahlreiche andere in chronischen Versuchen die Leistungen des caudalen Teiles des Rückenmarks ausführlich untersucht. Aber nach Querdurchtrennung des Brustmarks zeigt der isolierte caudale Teil, die erste Zeit infolge des Shockes und der Diaschyzis, in späteren Stadien infolge einer Dystrophie der Zentren, nicht das Maximum der Leistungen, wie aus dem Vergleich einer großen Anzahl spinaler Tiere hervorgeht. Außerdem fehlt den caudalen Zentren nach dieser Querdurchtrennung die Beeinflussung durch den vorderen Teil des Rückenmarks, und es gehen den Zentren der Hinterpfoten keine Erregungen aus den Vorderpfoten mehr zu, während normalerweise, bei intaktem Nervensystem, die Vorder- und Hinterextremitäten sich gegenseitig beeinflussen.

Mehrere Reaktionen, die das großhirnlose Tier wohl, das spinale Tier dagegen nicht mehr zeigt, sind sehr kompliziert und aus mehreren Komponenten aufgebaut. Von diesen Komponenten ist eine Anzahl, sei es in normaler oder in etwas abgeänderter Weise, manchmal beim spinalen Tier zu beobachten. Es erhebt sich die Frage, ob der Hirnstamm diese Komponente zusammenfügt, die abgeänderten anders gestaltet und die fehlenden zufügt, oder ob normalerweise das intakte Rückenmark das zu leisten vermag. So zeigen z. B. die Hinterpfoten nach Querdurchtrennung des Brustmarks manchmal während mehrerer Sekunden einen genügend starken Strecktonus zum Tragen des Hinterkörpers, um dann auf einmal nachzugeben, während das großhirnlose Tier stundenlang stehen kann. Wodurch wird dieser Unterschied verursacht? Können die Hinterpfoten nach Querdurchtrennung des Brustmarks den Rumpf nicht stundenlang mehr tragen, weil die motorischen Zentren des Lumbal- und Sacralmarks weniger funktionsfähig geworden sind, oder beruht das verschiedene Verhalten auf dem Fehlen von Erregungen aus dem oralen Teil des Rückenmarks, oder sind zum Aufrechterhalten eines stundenlang andauernden Stütztonus Erregungen von irgendwelchen Hirnstammzentren unbedingt erforderlich? Diese Fragen sind noch nicht einwandfrei gelöst. Dasselbe gilt für das verschiedene Verhalten von anderen Funktionen. Dazu kommt, daß die Reaktionen beim spinalen Tier bereits durch die andere Muskeltonusverteilung andersartig gestaltet werden. Wie die Untersuchungen von Girndt (31) zeigen, läßt das verschiedene Verhalten einer Anzahl Reaktionen bei großhirnlosen, dezerebrierten und dekapitierten Tieren[1] sich hinreichend durch die verschiedene Tonisierung der einzelnen Rückenmarkszentren erklären.

Zu dem Hirnstamm werden gerechnet: die Medulla oblongata, der Pons, das Mesencephalon, die Regio subthalamica, die Thalami optici und, teilweise, die Corpora striata.

Die Funktionen von jedem dieser Teile gesondert zu besprechen, stößt auf große Schwierigkeiten, weil zahlreiche Reaktionen Zentren aus mehreren Teilen in Anspruch nehmen, so z. B. die Labyrinthstellreflexe sowohl die Vestibulariskerne der Medulla oblongata wie die roten Kerne des Mittelhirns, die vertikalen kompensatorischen Augendeviationen und der vertikale Augendrehnystagmus die Vestibularis- und die Oculomotoriuskerne. Wir werden daher im Folgenden eine andere Einteilung folgen.

Das dezerebrierte Tier.

Ein Säugetier ist nach Abtrennung des Rückenmarks vom Gehirn durch einen Querschnitt caudal von der Medulla oblongata (dekapitiertes Tier) ganz schlaff und klappt, auf seine Pfoten gesetzt, einfach zusammen. Dagegen tritt nach einem Querschnitt durch das Mittelhirn zwischen vorderen und hinteren Vierhügeln, wie zuerst von Sherrington 1896 (102) genau beschrieben wurde, ein verstärkter Tonus der Streckmuskulatur von Gliedmaßen, Nacken, Rücken und Schwanz auf (Sherringtons Enthirnungsstarre). Diese Streckstarre kann auch nach Querdurchtrennung in mehr caudal gelegenen Niveaus auftreten, sogar noch nach einem Querschnitt gerade oral von den Octavuskernen, dagegen fehlt sie stets nach Durchtrennung der unteren Hälfte der Medulla oblongata.

Das Medulla oblongata-Tier kann also, ebenso wie das Pons- und dezerebrierte Tier, eine Streckstarre aufweisen, während das dekapitierte stets schlaff ist. In den Hand- und Lehrbüchern wird stets eine bis in Einzelheiten übereinstimmende Beschreibung des decerebrierten Tieres gegeben, obwohl das Symptomenbild nach der Dezerebration oft erhebliche Unterschiede aufweist und mehrere der erwähnten Erscheinungen nur bei einer gewissen Prozentzahl der Tiere vorhanden sind. Nach dieser Beschreibung ist das dezerebrierte Tier völlig starr, es hält den Mund krampfartig geschlossen, der Nacken ist steif und dorsalflektiert, der Rücken ist hohl, zeigt Opisthotonus und die vier Pfoten sind steif und gestreckt. Die Streckstarre erfolgt allein in den großen proximalen Gelenken, in Schultern, Ellenbogen, Hüfte und Knie. Hand- und Fußgelenke sind bedeutend weniger fixiert, die Zehen nie. In Wirklichkeit kann aber die Starre sehr verschieden sein. Bei einem Teil der Tiere ist die Steifheit des Nackens und die Streckstellung der Extremitäten sehr, bei anderen viel weniger ausgesprochen. Einige zeigen einen hohlen, andere einen dorsalwärts konvex gekrümmten Rücken (Abb. 1).

---

[1] Ein großhirnloses Tier ist ein Tier, bei dem die beiden Großhirnhemisphären mit oder ohne Striatum entfernt sind, ein dezerebriertes, bei dem der Hirnstamm caudal von den roten Kernen querdurchtrennt ist, und ein dekapitiertes, bei dem das Rückenmark durch einen Querschnitt caudal von der Medulla oblongata isoliert worden ist.

Man unterscheidet die großhirnlosen Tiere in Striatum-, Thalamus- und Mittelhirntiere, je nachdem ausschließlich die beiden Großhirnhemisphären exstirpiert sind, oder außerdem die Corpora striata, bzw. die Corpora striata und Thalami optici mitentfernt sind. Ist auch das Mesencephalon entfernt, so spricht man von einem Ponstier, während nach Fortnahme des Pons ein Medulla oblongata-Tier entsteht.

Die Nackensteifheit kann, auch bei übrigens ausgesprochener Starre, völlig fehlen. Die Streckstarre ist bald an allen vier Extremitäten vorhanden, bald werden nur die Vorderpfoten gestreckt gehalten, die Hinterpfoten dagegen in Beugestellung angezogen. Dies ist besonders bei denjenigen Tieren der Fall, bei denen Kopf und Nacken infolge der starken Anspannung der Kopfheber nach hinten gezogen sind und der Rücken hohl ist, während der dorsalwärts konvexe Rücken meistens mit Streckstarre der Hinterpfoten gepaart geht.

Auch die Reflexe können sich sehr verschieden verhalten. Ein Teil der dezerebrierten Tiere zeigt besonders lebhafte tonische Labyrinthreflexe und infolgedessen nimmt die Starre beim Umlegen der Tiere von Bauch- in Rückenlage erheblich zu, um bei Zurückdrehung in Bauchlage wieder abzunehmen.

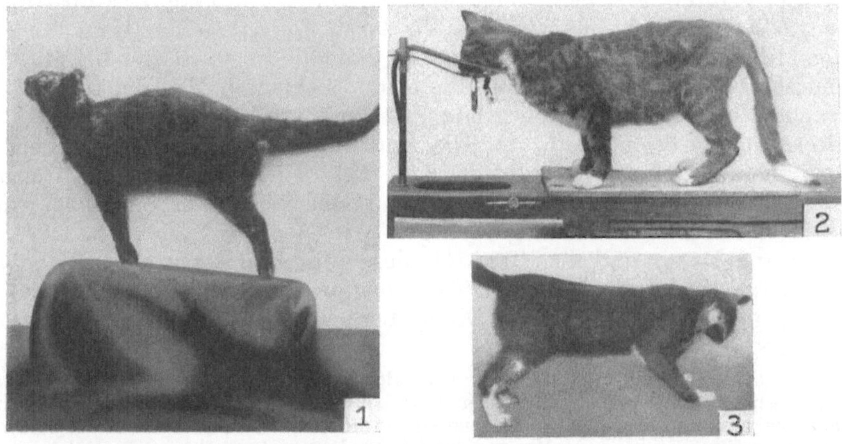

Abb. 1. Dezerebrierte Katzen in Stehstellung. 1. Nach SHERRINGTON (C. S. SHERRINGTON: Philosophical Transsections, Bd. 190, 187, Abb. 1). 2. Nach MAGNUS (R. MAGNUS: Körperstellung, Abb. 1). 3. Nach RADEMAKER (G. G. J. RADEMAKER: Die Bedeutung der roten Kerne usw., Abb. 188).

Diese Abnahme ist oft so stark, daß die Starre in dieser letzten Lage nahezu oder sogar ganz verschwindet. Bei diesen Tieren ist also nur bei Rückenlage eine ausgesprochene Starre zu beobachten.

Bei anderen sind die tonischen Labyrinthreflexe nur angedeutet vorhanden, manchmal ist gar kein Einfluß dieser Reflexe zu sehen. Stellungsänderungen des Kopfes zur Schwerkraftrichtung lösen dann gar keine Änderungen der Starre aus.

Bei einem Teil der dezerebrierten Tiere bedingen Stellungsänderungen des Kopfes zum Rumpf Tonusänderungen der Extremitätenmuskeln (tonische Halsreflexe von MAGNUS und DE KLEYN). Bisweilen äußern beide Einflüsse, sowohl die tonischen Hals- wie die tonischen Labyrinthreflexe, sich lebhaft; bald überwiegen die einen, bald die anderen, während bei anderen enthirnten Tieren beide ganz oder nahezu ganz fehlen.

Auf exterozeptive Erregungen wird ebenfalls sehr verschieden reagiert. Kneifen der Zehen einer Pfote z. B. bedingt oft gar keine Reaktionen, bisweilen nur eine kurz andauernde Anspannung der Beugemuskeln der gekniffenen Pfote, meistens aber eine Beugung dieser Pfote, gepaart mit einer Streckung der gegenüberliegenden, die so lange andauern, als das Kneifen fortgesetzt wird und oft auch nach dem Kneifen anhalten (gleichseitiger Beugereflex mit gekreuztem Streckreflex und Nachdauerkontraktion), während es in anderen Fällen alternierende Beuge-Streckbewegungen der beiden Pfoten auslöst.

Das Symptomenbild nach der Dezerebration ist also ein sehr wechselndes, nicht nur bei verschiedenen, sondern auch bei demselben Tier, je nachdem die

Untersuchung kürzere oder längere Zeit (mehrere Stunden) nach der Dezerebration stattfindet, das Tier in Ruhe gelassen oder fortwährend untersucht worden ist, in Bauch- oder Rückenlage untersucht wird usw.

Das dezerebrierte Tier ist ein bevorzugtes Versuchsobjekt der Physiologen, einerseits weil es sich bei den Versuchen ganz ruhig verhält (während großhirnlose Tiere unter ähnlichen Umständen fortwährend Abwehrbewegungen machen und sich zu befreien und aufzurichten versuchen), andererseits weil es so viel Rätselhaftes zeigt und weder der zentrale Mechanismus der Enthirnungsstarre, noch die Vorgänge, die sich beim Auftreten der Starre in den Muskeln abspielen, völlig bekannt sind.

Die Versuche an dezerebrierten Tieren haben viele wichtige Daten bezüglich der Physiologie des motorischen Apparates ergeben. Diese Daten dürfen aber nicht, wie es öfters geschieht, ohne weiteres auf das intakte Tier übertragen werden, besonders nicht, wenn die Daten durch Fortnahme der Haut, an entblößten Muskeln festgestellt worden sind, da dann die Eigenschaften der Muskeln sich meistens schnell ändern. Eine Pfote mit entblößten Muskeln reagiert oft ganz anders als die gegenüberliegende Pfote mit intakter Haut.

Sherrington beobachtete, daß die Enthirnungsstarre lange, sogar bis zu 4 Tagen anhalten kann. Er glaubt deshalb, daß die Starre nicht durch Reizung durchtrennter Nervenfasern, sondern durch einen Reizausfall verursacht wird, daß also eine Ausfallerscheinung vorliegt.

Es gelang Bazet und Penfield (4) dezerebrierte Katzen wochenlang am Leben zu erhalten und auch diese Tiere zeigten noch eine deutliche, obwohl keine sehr ausgesprochene Starre. Durch diese Beobachtung ist die Auffassung Sherringtons wohl sichergestellt.

Jedoch ist die Starre meistens sofort nach der Dezerebration, wenn die Narkose abgeklungen ist, am stärksten. Nach einigen Stunden ist sie oft weniger ausgesprochen und wird auch bei Hin- und Herschütteln der Tiere nicht mehr so stark als zuvor. Reibt man aber jetzt die Wundfläche mit einem Messer oder frischt diese aufs neue an, so erfolgt oft ein Wiederauftreten einer ausgesprochenen Starre. Sofort im Anschluß an die Dezerebration scheinen sich also wohl Reize von der Wundfläche an der Starre zu beteiligen.

Werden von oral nach caudal aufeinanderfolgende Querschnitte durch den Hirnstamm gemacht, so sieht man, daß nach Querschnitten oral von den roten Kernen die Enthirnungsstarre ausbleiben kann, um nach einer Durchtrennung caudal von diesen Kernen sofort aufzutreten. Ferner tritt die Enthirnungsstarre auf, wenn beim Thalamustier die roten Kerne zerstört oder die rubrospinalen Bahnen in der Forelschen Kreuzung durchtrennt werden, dagegen kann sie nach Abtragung des Mittelhirndaches und nach anderen Läsionen des Mittelhirns, die die roten Kerne und die rubrospinalen Bahnen umgehen, fehlen. Das Auftreten der Enthirnungsstarre ist also wahrscheinlich hauptsächlich von dem Ausfall von Erregungen, die normalerweise von den roten Kernen durch die Forelsche Kreuzung zu den motorischen Zentren des Rückenmarkes gehen, bedingt.

Beim dezerebrierten Tier sind nicht nur die Bahnen aus den roten Kernen, sondern auch die Pyramidenbahnen durchtrennt. Zerstörung dieser letzten Bahnen vermag aber keine Enthirnungsstarre hervorzurufen.

Andererseits ergab sich, daß nach alleiniger Zerstörung der rubrospinalen Bahnen bei sonst intaktem Gehirn die Starre weniger ausgesprochen ist als nach Zerstörung dieser Bahnen beim Thalamustier, während Mussen (63) beobachtete, daß nach Zerstörung der caudalen Pole beider roten Kerne bei sonst intaktem Gehirn die Starre bei Katzen völlig fehlen kann. Nach Ingram und Ranson (38a) bedingt Zerstörung der roten Kerne bei sonst intaktem Gehirn einen erhöhten Strecktonus, der aber viel weniger ausgesprochen ist als bei der Enthirnungsstarre. Diese Versuchsergebnisse machen es sehr wahrscheinlich, daß am Auftreten der Enthirnungsstarre auch der Fortfall von Pyramidenbahnerregungen mehr oder weniger beteiligt ist.

Die Erregungen, die normalerweise über die roten Kerne das Auftreten der Enthirnungsstarre verhindern, gehen wahrscheinlich teilweise vom Kleinhirn aus. Denn erstens bedingt auch die Exstirpation des Kleinhirns manchmal, jedoch nicht konstant, das Auftreten einer maximalen Streckstarre, die tage- bisweilen wochenlang andauern kann und genau so wie bei der Enthirnungsstarre mit völliger Aufhebung der Aufrichtfunktion gepaart geht. Zweitens haben SHERRINGTON (105), HORSLEY und LÖWENTHAL (53), THIELE (118), WEED (123), COBB, BAILEY und HOLTZ (16) und ebenfalls BREMER (8) beobachtet, daß elektrische Kleinhirnreizung eine Hemmung der Enthirnungsstarre bedingt.

Nach COBB, BAILEY und HOLTZ und ebenso nach BREMER, hebt elektrische Kleinhirnreizung nur eine Starre auf, die durch Querschnitt *vor* den roten Kernen ausgelöst ist; sie läßt die Starre infolge einer Dezerebration *hinter* diesen Kernen unbeeinflußt.

Die meistens bald vorübergehende Starre, die sich bisweilen nach einem Querschnitt *vor* den roten Kernen zeigt, beruht wahrscheinlich auf Shock von diesen Kernen. Die physiologischen Kleinhirnerregungen vermögen dann nicht mehr die Zellen der roten Kerne in Erregung zu versetzen und damit das Auftreten der Streckstarre zu verhindern, während der stärkere Einfluß der elektrischen Kleinhirnreizung dazu dann noch wohl imstande ist.

Durch vorstehende Beobachtungen wird es also wahrscheinlich:

1. daß am üblichen Ausbleiben der Enthirnungsstarre nach einem Querschnitt oral von den roten Kernen vermutlich physiologische Erregungen aus dem Kleinhirn beteiligt sind;

2. daß das Auftreten der Enthirnungsstarre nach einer Dezerebration caudal von den roten Kernen teilweise auf Fortfall dieser Erregungen beruht.

Nach COBB, BAILEY und HOLTZ gehen die hemmenden Erregungen nicht von der Kleinhirnrinde, sondern von dem Nucleus dentatus aus und verlaufen über die Bracchii conjunctivi zu den roten Kernen.

Nach BREMER dagegen stammen die hemmenden Erregungen wohl aus der Kleinhirnrinde, und zwar aus der Rinde des Lobus anterior cerebelli, um über den Nuclei fastigii und Brachii conjunctivi ebenfalls zum Nucleus ruber zu gehen. Nach BREMER entsenden die Streckmuskeln propriozeptive Erregungen, die die spino-cerebellaren Bahnen entlang zu der Rinde des Lob. ant. cerebelli aufsteigen und dann über die Nuclei fastigii und roten Kerne zu den motorischen Vorderhornzellen des Rückenmarks gehen. Auf diese Weise würden die Streckmuskeln eine Selbstregulation des Tonus bewirken.

Im Gegensatz mit diesen Autoren geben SPIEGEL und BERNIS (113) an, daß Reizung des Lob. ant. cerebelli auch noch nach einer Dezerebration caudal von den roten Kernen tonische Beugebewegungen auslösen kann, ebenso wie Reizung der inneren Abteilung des Corpus restiforme.

Nach WEED übt auch das Frontalhirn einen hemmenden Einfluß auf den Strecktonus via Capsula interna, Nuclei pontis, Brachii pontis, Kleinhirn, rote Kerne, aus.

Das Auftreten der Enthirnungsstarre beruht aber gewiß nicht ausschließlich auf dem Fortfall von Kleinhirnerregungen. Der Fortfall von Erregungen, die das Kleinhirn umgehen und von den Muskeln, Labyrinthen und von der Körperoberfläche ihren Ausgang nehmen, spielen sogar die Hauptrolle.

Die Enthirnungsstarre stellt nicht nur eine Ausfallerscheinung dar, sie ist zu gleicher Zeit eine positive Erscheinung. Das Auftreten und Andauern der Starre beweist doch, daß bestimmte den Muskeltonus beeinflussende Mechanismen in Tätigkeit sind. Es stellt sich die Frage, welche Zentren dabei beteiligt sind.

Die Enthirnungsstarre kann nach einem Querschnitt gerade oral von der Medulla oblongata erhalten bleiben. Sie verschwindet dagegen immer nach einem Querschnitt durch die untere Medullahälfte. Nach diesem Schnitt sind die Tiere stets völlig schlaff[1]. Die Starrezentren sind also wahrscheinlich im oberen Teil der Medulla gelegen.

Thiele (118) und ebenso Bazett und Penfield (4) sprechen dem Deitersschen Kern eine maßgebende Bedeutung zu. Der erste Autor beobachtete, daß beim dezerebrierten Tier einseitige Exstirpation des Deitersschen Kerns und einseitige Durchtrennung des Tractus Deiterospinalis eine bestehende Starre gleichseitig aufhebt, während Reizung des durchtrennten Tractus sie wieder erscheinen läßt.

Die Erschlaffung war aber nach der einseitigen Zerstörung des Deitersschen Kerns oder der deiterospinalen Bahn nicht vollständig und die Starre kehrte nach einiger Zeit teilweise wieder zurück. Einmal beobachtete Thiele sogar, in völligem Widerspruch mit seiner Auffassung, nach Exstirpation von einer Kleinhirnhemisphäre und Deitersschem Kern, daß der Tonus nach Abklingen der Narkose auf der Exstirpationsseite stärker war als auf der anderen Seite.

Bazett und Penfield nehmen an, daß die Enthirnungsstarre durch einen Reflexmechanismus zustande kommt, wobei die afferenten Impulse entlang dem Tractus spinocerebellaris ventralis aufsteigen und dann weiterhin über den Deitersschen Kern und die deiterospinale Bahn zu den Muskeln gehen. Diese Bahnen waren bei dezerebrierten Katzen, die 3 Wochen lang nach der Dezerebration am Leben erhalten wurden und während dieser Zeit eine chronische Starre zeigten, nicht degeneriert.

Spiegel und Bernis (113) beobachteten aber das Erhaltenbleiben der Enthirnungsstarre nach Zerstörung beider Nuclei Deiters und Bechterew. Da auch bei ihren Untersuchungen einseitige Zerstörung zu einer deutlichen Tonusverminderung der homolateralen Extremitätenstrecker führte, schließen Spiegel und Bernis, daß die Deitersschen Kerne ebenso wie die übrigen Vestibulariskerne für die Entstehung der Streckersteifheit zwar von maßgebender Bedeutung sind, nicht aber die einzigen Starrezentren darstellen, und daß die außerhalb des Vestibularisgebietes sich abspielenden Reflexe zum Erhaltenbleiben der Enthirnungsstarre genügen. Nach ihrer Meinung liegen in dem großzelligen Anteil der Formatio reticularis, besonders deren lateralen Abschnitt, die supraspinalen Zentren der Tonusregulation, die in Gemeinschaft mit den Vestibulariskernen die Enthirnungsstarre hervorrufen. Nach Nathalie Zylberblast Zand (128) sind die unteren Oliven die Zentren der Enthirnungsstarre (128). Im Widerspruch mit dieser Behauptung weisen aber Tiere, bei denen Jahre zuvor das Kleinhirn exstirpiert worden ist und die Oliven demzufolge ganz atrophiert sind, nach der Enthirnung noch eine ausgesprochene Steifheit auf.

Vermutlich sind an der Enthirnungs- und Erstickungsstarre dieselben Zentren beteiligt, denn die Erstickungsstarre tritt ebenfalls noch nach Querschnitt oral von der Medulla oblongata auf, während sie auch nach Querschnitt durch die untere Medullahälfte ausbleibt. Die Enthirnungsstarre ist ferner manchmal besonders ausgesprochen, wenn die Atmung nach der Dezerebration mehr oder weniger gestört ist und die Pausen zwischen den Atmungsbewegungen besonders groß sind.

Unmittelbare Reizung der Medulla mittels aufgetragener chemischer Stoffe, wie kohlensaures Ammonium, Kalium- und Natriumsalze, Cocaine u. a. erregt heftige allgemeine Krämpfe.

Alle diese Beobachtungen sprechen dafür, daß in die obere Hälfte der Medulla oblongata Zentren verlegt sind, die tonische Anspannungen der Extremitätenmuskulatur bedingen können. Jedoch darf nicht vergessen werden, daß auch

---

[1] Nach Hinsey, Ranson und Zeiss (37) weisen dekapitierte Hunde, besonders nach Einspritzung von Ephedrine, noch einen zum Tragen des Rumpfes genügenden Stütztonus auf.

bei chronischen spinalen Tieren ebenso wie bei Menschen mit durchtrenntem Rückenmark [LHERMITTE (47), RIDDOCH (88)] sich manchmal spastische Erscheinungen zeigen. Die motorischen Zentren des Rückenmarkes vermögen diese also auch ohne Beeinflussung von Medullazentren hervorzurufen.

Zur Feststellung des Verlaufs der auf- und absteigenden Schenkel des Reflexbogens der Enthirnungsstarre sind zahlreiche Untersuchungen angestellt worden. SHERRINGTON (102) beobachtete, daß die Starre einer Pfote verschwindet nach Durchtrennung der zu dieser Pfote gehörigen spinalen hinteren Wurzeln, während Durchtrennung der sensiblen Hautnerven die Starre nicht verschwinden läßt. SHERRINGTON schloß daraus, daß Erregungen von den Streckmuskeln ausgehen, die über die Starrezentren die Rigidität dieser Muskeln bedingen. Er ging nach, in welchen Bahnen diese Erregungen zu den Starrezentren aufsteigen. Nach Durchtrennung der Hinterstränge des Rückenmarks blieb die Starre unverändert bestehen, ebenso nach Durchtrennung der Hinterseitenstränge, worin u. a. die dorsalen spinocerebellaren Bahnen verlaufen. Diese Befunde wurden durch die Untersuchungen von THIELE befestigt. Dagegen beseitigte Durchtrennung des ventrolateralen Stranges im Halsmark die Starre an derselben Seite, während Durchschneidung dieses Stranges im Lumbalmark die Starre der gleichseitigen Hinterpfote aufhob. Die aufsteigenden Bahnen zu den Starrezentren verlaufen also wahrscheinlich im Vorderseitenstrang des Rückenmarks. Auch nach SPIEGEL und BERNIS steigen die propriozeptiven Erregungen in dem Vorderseitenstrang auf und gehen zu den großen Zellen der Formatio reticularis, wo sie in efferente Impulse umgesetzt werden. Wie TOOTH, THOMAS, KOHNSTAMM, HORSLEY und LORENTE DE No gezeigt haben, endigen an den großen Zellen der Formatio reticularis Zweige, die sich in der Medulla oblongata bzw. der Brücke vom Vorderseitenstrang absplittern.

Was den Weg der Erregungen von den Starrezentren zu den motorischen Zellen des Rückenmarks anbelangt, folgt aus den erwähnten Beobachtungen, daß auch dieser nicht in den Hintersträngen und Hinterseitensträngen liegt. SHERRINGTON durchschnitt beim dezerebrierten Tier halbseitig die Medulla oblongata oral von der Pyramidenkreuzung und sah, daß die Starre gleichseitig verschwand. Die Erregungen gehen also nicht in der gekreuzten Pyramidenbahn zum Rückenmark hinab. Aus diesen Beobachtungen geht hervor, daß auch der efferente Teil des Reflexbogens wahrscheinlich, ebenso wie der afferente, im Vorderseitenstrang des Rückenmarks liegt. Nach SPIEGEL und BERNIS gehen die Erregungen aus den Starrezentren (Vestibulariskerne und großzelliger Anteil der Formatio reticularis) in die Deitero- und Reticulospinalbahn zu den motorischen Zellen des Rückenmarks. Nach ihrer Meinung stellt die Reticulospinalbahn den efferenten Schenkel des Reflexbogens der propriozeptiven Muskelerregungen dar.

BAZET und PENFIELD (4) zeigten, daß bei Katzen eine Enthirnungsstarre wochenlang andauern kann, wenn man die Tiere im Dauerbad auf Körpertemperatur hält. Die Starre verschwand nicht nach Medianspaltung der Medulla, des Pons und des Mittelhirns, also nicht nach Durchtrennung der FORELschen und MEYNERTschen Kreuzung. Mikroskopisch fanden sie bei den Katzen mit derartig chronischer Starre die Pyramidenbahnen, die prädorsalen Bündel, die rubrospinalen Bahnen degeneriert und ebenso Degenerationen in den hinteren Längsbündeln.

Diese Bahnen sind also ebensowenig wie die Hinterstränge und Hinterseitenstränge des Rückenmarks für das Entstehen und Andauern der Starre erforderlich. BAZET und PENFIELD halten es für möglich, daß die afferenten Impulse für die Starre in dem Tractus spinocerebellaris ventralis aufsteigen.

Dieser Tractus war nicht degeneriert. Sie nehmen an, daß die Erregungen dann weiterhin über den Deitersschen Kern und die deiterospinale Bahn die Enthirnungsstarre zustande bringen. Auch der Deiterssche Kern und die deiterospinale Bahn waren bei ihren Untersuchungen stets intakt.

Zusammenfassend haben die Untersuchungen bezüglich des zentralen Mechanismus der Enthirnungsstarre ergeben:

1. daß die Dezerebration eine Starre bedingt hauptsächlich infolge des Ausfalles von Erregungen, die normalerweise über die roten Kern und in den rubrospinalen Bahnen zu den motorischen Kernen des Rückenmarks gehen. Vermutlich gehen diese Erregungen teilweise vom Kleinhirn aus;

2. daß die Zentren der Enthirnungsstarre in die obere Hälfte der Medulla oblongata verlegt sind (die Deitersschen Kerne nach Thiele, Bazet und Penfield; die Vestibulariskerne und der großzellige Anteil der Formatio reticularis nach Spiegel und Bernis);

3. daß die propriozeptiven Muskelerregungen, die sich am Entstehen und Andauern der Starre beteiligen, in den Vorderseitensträngen des Rückenmarks zu den Starrezentren aufsteigen (im Tractus spinocerebellaris nach Bazet und Penfield), während die efferenten Erregungen ebenfalls in den Vorderseitensträngen zu den motorischen Zellen des Rückenmarks gehen (in die Deiterospinalbahn nach Thiele, Bazet und Penfield, in die Deitero- und Reticulospinalbahn nach Spiegel und Bernis).

Es bleibt noch die Frage zu erörtern übrig, von welchen Körperteilen die Erregungen ausgehen, die die Starre auslösen und aufrechterhalten. Gewiß sind Labyrintherregungen beteiligt, besonders bei den dezerebrierten Tieren, die bei Rückenlage eine ausgesprochene, bei Bauchlage dagegen keine oder nur eine angedeutete Starre aufweisen. Bei diesen Tieren ist also die Starre vorwiegend von den tonischen Labyrinthreflexen (Magnus und de Kleyn) bedingt. Andere Tiere zeigen dagegen auch in Bauchlage eine ausgeprägte Starre. Ferner bedingt die Dezerebration noch manchmal die Entstehung einer deutlichen Enthirnungsstarre, nachdem zuvor beide Labyrinthe exstirpiert (Magnus und de Kleyn) oder beide Nervi octavi durchtrennt sind (Sherrington). Es müssen dann also andere Erregungen beteiligt sein. Wie bereits erwähnt, meint Sherrington, daß besonders propriozeptive Erregungen, ausgehend von den Streckmuskeln, die Rigidität reflektorisch auslösen. Er begründet dies mit der Beobachtung, daß die Enthirnung keine oder nur sehr geringe Steifheit einer Pfote verursacht, deren zugehörige spinale Hinterwurzeln kürzere oder längere Zeit (5 Wochen) vorher durchschnitten wurden, während alleinige Durchtrennung der sensiblen Hautnerven keinen deutlichen Einfluß hatte. Magnus und Lilienstrand (51) beobachteten aber, daß die Gliedmaßen nach Durchschneidung der Hinterwurzeln, obwohl der Tonus ihrer Muskulatur zuerst verschwindet, nach einiger Zeit wieder einen ganz beachtlichen Tonus aufweisen. Dezerebriert man ein solches Tier, dann verursacht die Enthirnung wieder eine deutliche Verstärkung des Strecktonus der Extremitätenmuskeln. Die Enthirnungsstarre kann also, obwohl vielleicht weniger stark, auftreten, ohne daß sich Erregungen aus den betreffenden Muskeln beteiligen.

Ferner ist es schwer verständlich, wodurch bei Seitenlage des Tieres die propriozeptiven Erregungen in den Muskeln ausgelöst werden. Sherrington und Liddell (49, 50) haben neuerdings auf die Bedeutung der Dehnungsreflexe für die Aufrechterhaltung der Enthirnungsstarre hingewiesen. Beim dezerebrierten Tier löst Dehnung eines Streckmuskels das Entstehen von Erregungen in diesem Muskel aus, die reflektorisch eine tonische Kontraktion des gedehnten Muskels bedingen (Myotatic reflexes). Bei Stehstellung und Rückenlage werden die Strecker der Knie- und Ellenbogengelenke durch das Gewicht des Rumpfes bzw. der distalen Extremitätenteile gedehnt. Die dadurch ausgelösten Erregungen können sich an der Aufrechterhaltung der Strecksteifheit beteiligen; bei Seitenlage ist das aber nicht der Fall. FULTON (29) nimmt an, daß auch bei Seitenlage die Streckmuskeln durch die anatomische Anordnung ihrer Insertionen gedehnt sind. Er glaubt dies bewiesen durch das Sichverkürzen der Streckmuskeln und durch das Nachlassen ihrer Rigidität bei Lösung der Sehnen von ihren Insertionsstellen. Wenn man mit FULTON annimmt, daß die Streckmuskeln sich bei Seitenlage wirklich in gedehntem Zustand zwischen den Insertionsstellen befinden, so wird es unverständlich, warum diese Muskeln infolge der durch die Dehnung ausgelösten Erregungen sich nicht maximal (d. h. soweit es die Insertionsstellen zulassen) verkürzen und keine maximale Streckung der unbelasteten Gelenke bedingen. Die verschiedenen Extremitätengelenke sind, sogar bei ausgesprochener Enthirnungsstarre, niemals maximal gestreckt. Die Hüft- und Schultergelenke werden nahezu in Mittelstellung gehalten, und auch die Knie- und Ellenbogengelenke weisen keine maximale Streckstellung auf und können stets noch weiter gestreckt werden.

Man kann sich vorstellen, daß die Streck- und Beugemuskeln sich gegenseitig dehnen, aber LIDDELL und SHERRINGTON beobachteten, daß Dehnung eines Beugemuskels, z. B. des Semitendinosus, beim dezerebrierten Tier die Spannung der antagonistischen Streckmuskeln, in casu des Quadriceps, hemmt. Diese Hemmung scheint jedoch hierbei nicht oder nur wenig in Wirkung zu treten, da bei einer ausgesprochenen Starre mit starker Streckstellung des Kniegelenkes der M. semitendinosus bestimmt gedehnt ist, und doch der M. quadriceps eine starke Spannung aufweist. Auch hat GELDERBLOM (83) festgestellt, daß die Dezerebration eine gleichzeitige Verkürzungsanspannung von Beuge- und Streckmuskeln bedingt.

Durch die gleichzeitige Verkürzung halten sich die antagonistischen Muskeln wahrscheinlich in gedehntem Zustande. In Übereinstimmung hiermit bedingt die Dezerebration eines Tieres, bei dem die distale Tricepsinsertion einer Vorderpfote gelöst ist, statt einer Streckung eine Beugung der betreffenden Pfote.

Wenn man beim dezerebrierten Tier die distalen Insertionen von Streck- und Beugemuskeln eines Knie- oder Ellenbogengelenks löst, so verkürzen diese Muskeln sich nur wenig, werden ganz schlaff und die Aktionsströme verschwinden. Kneift man die Zehen der betreffenden Pfote, so zeigt sich eine starke Verkürzung der von ihrer Insertion gelösten Beugemuskeln, auf Kneifen der Zehen der gegenüberliegenden Pfote eine solche der Streckmuskeln, begleitet vom Auftreten lebhafter Aktionsströme.

Aus diesen Beobachtungen geht hervor, daß die Erregungen, die von den Starrezentren herrühren, keine, oder fast keine Verkürzungsanspannung von Muskeln bedingen, von denen die distale Insertion gelöst worden ist. Außerdem zeigt die geringe Verkürzung, die nach Lösung der Insertionen auftritt, daß beim dezerebrierten Tier die antagonistischen Muskeln eines Gelenks sich gegenseitig nur wenig dehnen. Wie LIDDELL und SHERRINGTON (49) gezeigt haben, ist aber eine Dehnung um 0,5 mm unter Umständen bereits von einer deutlichen Spannungszunahme gefolgt, während eine Dehnung des Quadriceps um 1 mm eine Spannungszunahme von 2000 g auszulösen vermag.

Obwohl die Bedeutung der propriozeptiven Muskelerregungen für das Andauern der Starre aus dem Vorstehenden deutlich hervorgeht, muß andererseits doch hervorgehoben werden, daß das Ausbleiben oder Schwächersein der Enthirnungsstarre bei durchtrennten hinteren Wurzeln des Rückenmarks kein absoluter Beweis dafür ist, daß diese Erscheinung auf dem Ausfall von propriozeptiven Muskelerregungen beruht. Eine Ausfallerscheinung liefert niemals einen absoluten Beweis. Auch hat die Durchtrennung der zu einer Pfote gehörigen hinteren Wurzeln bei sonst intaktem Tier zur Folge, daß die Pfote nahezu nicht mehr benützt wird und fast wie gelähmt erscheint. Die

motorischen Rückenmarkszentren der betreffenden Pfote werden dann durch
physiologische Erregungen, ausgehend von höher gelegenen Zentren, fast nicht
mehr in Wirkung gesetzt. Die Durchtrennung der hinteren Wurzeln bedingt
beim intakten Tier also entweder eine herabgesetzte Reaktionsfähigkeit der
betreffenden motorischen Zentren oder einen höheren Widerstand der zu diesen
Zentren gehenden Bahnen.

Es ist nicht ausgeschlossen, daß nach der Durchtrennung von Hinterwurzeln beim dezerebrierten Tier ähnliche Verhältnisse auftreten für die von den Starrezentren ausgehenden Erregungen.

Obwohl sich also gewiß propriozeptive Muskelerregungen an der Aufrechterhaltung der Steifheit beteiligen und die durch Dehnung ausgelösten Muskelerregungen von maßgebender Bedeutung sind für den zunehmenden Widerstand der steifen Extremitäten bei passiver progressiver Beugung, ist doch ihre Rolle bei der Entstehung der Enthirnungsstarre noch unklar.

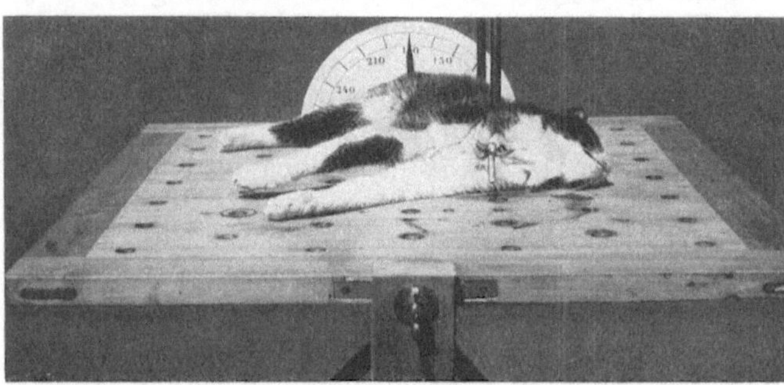

1

2

Abb. 2. 1. Dezerebrierte Katze in linker Seitenlage auf einem schräggestellten Drehbrett. Schwache Enthirnungsstarre. 2. Bei langsamer Drehung des Brettes tritt, sobald das Brett die Horizontalstellung erreicht, eine starke Zunahme der Starre auf. Der Hals wird steif und dorsalwärts bewegt, die Pfoten werden stark gestreckt (die steife, rechte Vorderpfote hebt sich vom Brett empor).

Auch propriozeptive Erregungen aus den tieferen Halsteilen beeinflussen
die Rigidität der Extremitäten *(tonische Halsreflexe)*. So zeigen die Vorderpfoten dezerebrierter Tiere öfters nur eine ausgesprochene Streckstarre, wenn
der Kopf zum Rumpf dorsalflektiert ist, während bei Ventralflexion die Steifheit
abnimmt oder verschwindet. Manchmal werden die Vorderpfoten dann sogar
in mehr oder weniger starker Beugestellung angezogen. Bei dezerebrierten
Kaninchen übt die Dorsalflexion des Kopfes einen verstärkenden Einfluß
nicht nur auf die Steifheit der Vorderpfoten, sondern auch auf die Streckstarre
der Hinterpfoten aus. Bei dezerebrierten Hunden und Katzen dagegen zeigen
die Hinterpfoten ein entgegengesetztes Verhalten, bei Dorsalflexion des Kopfes
wird ihre Steifheit geringer, bei Ventralflexion stärker. Bei Drehung und Wendung
des Kopfes zum Rumpf nimmt die Strecksteifheit der Kieferbeine zu, der
Schädelbeine ab.

Wie wir bereits sahen, wird die Enthirnungsstarre auch durch Labyrintherregungen beeinflußt *(tonische Labyrinthreflexe* von Magnus und de Kleyn).
Diese Erregungen werden ausgelöst durch die Stellung der Labyrinthe
zur Schwerkraftrichtung. Ihr Einfluß äußert sich in einer Zunahme der

Nacken- und Extremitätenstarre bei drei Stellungsänderungen des Kopfes im Raum (82):

1. Bei Drehung des Tieres aus der Bauchlage um die frontooccipitale Achse, sobald der Kopf die Seitenlage erreicht hat (Abb. 2).

2. Bei Drehung um die bitemporale Achse dorsalwärts, sobald die Mundspalte 45—60⁰ nach oben gerichtet ist (Abb. 3, Nr. 1 und 2).

3. Bei Drehung aus Bauchlage um die bitemporale Achse ventralwärts, sobald das Tier nach Durchgang durch die Hängelage Kopf unten in Rückenlage übergegangen ist, die Mundspalte 45⁰ oder weniger nach unten gerichtet (Abb. 3, Nr. 3 und 4).

Der Einfluß der tonischen Labyrinthreflexe zeigt sich also, wenn das Tier 90⁰ aus der Normalstellung gedreht wird. Wenn von der Normalstellung ausgegangen wird, so zeigt sich, sobald die Stellungsänderung der Labyrinthe 90⁰ beträgt, eine plötzliche Zunahme der Enthirnungsstarre.

Die Steifheit von Nacken und Vorderpfoten nimmt auch zu nach Durchtrennung des Brustmarks; der Hinterkörper übt also einen hemmenden Einfluß auf den Starremechanismus von Nacken und Vorderpfoten aus.

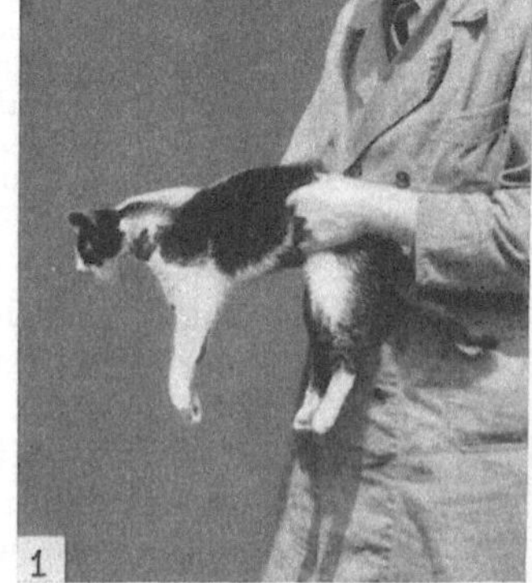
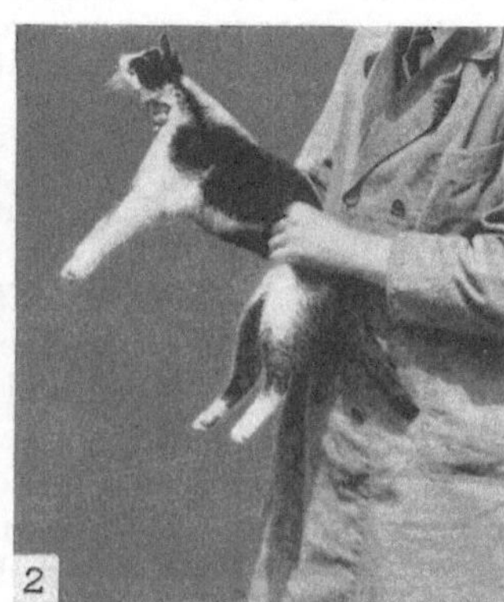
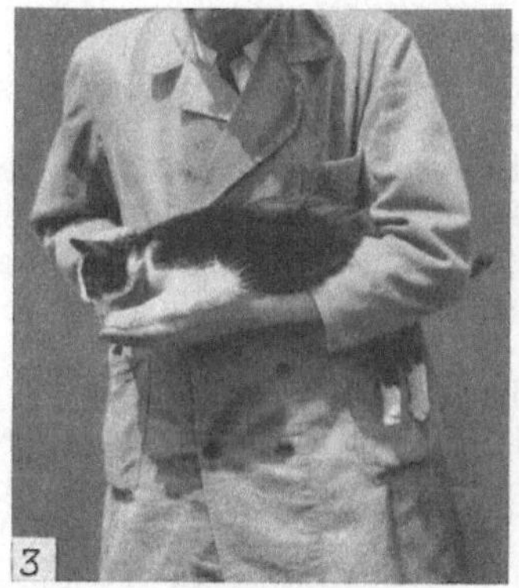
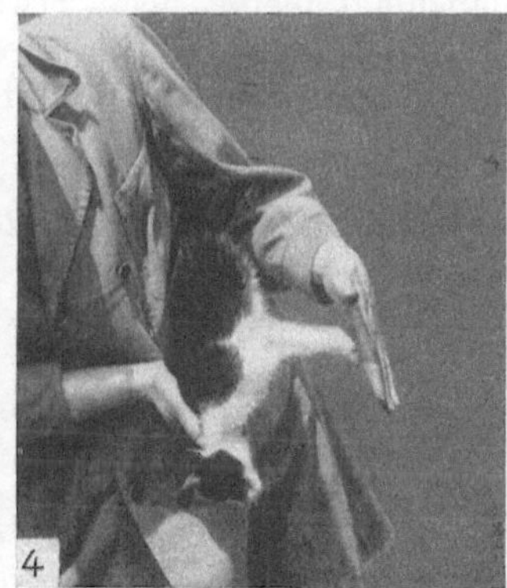

Abb. 3. 1. Dezerebrierte Katze in Bauchlage in der Luft gehalten. Das Tier zeigt eine nur mäßige Enthirnungsstarre. 2. Bei langsamer Drehung um die bitemporale Achse dorsalwärts erfährt die Starre eine starke Zunahme sobald die Mundspalte 45⁰ nach oben gerichtet ist. 3. Das Tier wieder in Bauchlage zurückgeführt. Die Vorderpfoten knicken unter dem Gewicht des Rumpfes ein. 4. Bei langsamer Drehung um die bitemporale Achse ventralwärts starke Zunahme der Starre, sobald die Mundspalte nach Durchgang durch die Vertikalstellung ± 45⁰ nach unten gerichtet ist.

Auch exterozeptive Erregungen können sich an der Aufrechterhaltung der Enthirnungsstarre beteiligen. Durch Hin- und Herschieben des dezerebrierten Tieres auf der Unterlage, sogar durch laute Geräusche kann die Starre stärker werden oder, wenn sie nachgelassen hat, wiederum auftreten. Daß schließlich auch Änderungen in dem Gaswechsel des Blutes und Reizung der Wundfläche die Starre verstärken können, wurde bereits besprochen, dagegen lösen nach DUSSER DE BARENNE, NEGRIN und LOPEZ, VAN RIJNBERK, BRÜCKE, SHERRINGTON, DENNY BROWN u. a. Exstirpation und Reizung des Sympathicus keine Änderungen der Enthirnungsstarre aus.

Wie aus dieser Übersicht hervorgeht, können an dem Andauern der Enthirnungsstarre eine Anzahl sehr verschiedener Erregungen beteiligt sein. Ob alle diese Erregungen ihren Einfluß über die Starrezentren der Medulla oblongata ausüben, ist eine noch ungelöste Frage.

Auch die Bedeutung der Starrezentren für das Auftreten der Dehnungsreflexe ist noch unaufgeklärt. Während die Dehnung des Quadriceps *beim dezerebrierten Tier* eine Reflexanspannung auslöst, die andauert beim Halten des Muskels in gedehntem Zustand, bedingt andauernde Dehnung *beim spinalen Tier* nur eine phasische Quadricepskontraktion (Liddell und Sherrington). Dagegen hat die Dehnung des Gastrocnemius auch beim spinalen Tier eine Anspannung zur Folge, die andauert beim Festhalten des Muskels in dem gedehnten Zustand (Denny-Brown). Ein tonischer Dehnungsreflex kann also rein spinal, ohne Beteiligung der Starrezentren zustande kommen. Wodurch das verschiedene Verhalten des Quadriceps beim dezerebrierten und spinalen Tier bedingt wird, und ob vielleicht dabei die Starrezentren von Einfluß sind, ist noch eine offene Frage.

Wenn ein dezerebriertes Tier in einer absolut ruhigen Umgebung in Seitenlage liegt, der Unterkiefer etwas nach unten gedreht, der Kopf zum Rumpf in Mittelstellung, dann sind die Mehrzahl der erwähnten Erregungen ausgeschaltet. Weder die tonischen Labyrinthreflexe noch die tonischen Halsreflexe und ebensowenig Dehnungsreflexe infolge der Schwerkraftwirkung, Geräusche Stoßen und Erschütterungen tragen dann an der Aufrechterhaltung der Starre bei. In Übereinstimmung damit nimmt die Enthirnungsstarre unter diesen Umständen meistens schnell ab; jedoch verschwindet sie oft nicht ganz und manchmal bleibt noch etwas Steifheit zurück. Wie diese aufrechterhalten wird und inwieweit propriozeptive Erregungen aus den steifen Muskeln oder Erregungen von der Wundfläche dabei beteiligt sind, steht noch nicht fest.

Auf Grund der Untersuchungen von Dusser de Barenne (1), Buytendijk (17) und Einthoven (24), die von den Streckmuskeln dezerebrierter Tiere Aktionsströme registrieren konnten, wird fast allgemein angenommen, daß die Enthirnungsstarre auf einer tetanischen Kontraktion der Streckmuskeln beruht.

Dusser de Barenne beobachtete bei dezerebrierten Katzen Aktionsströme des M. vastocrureus bei Reizung des heterolateralen N. peronaeus und des M. triceps bei Dehnung dieses Muskels entweder durch Anhängen von Gewichten am Unterarm oder durch das Gewicht des Rumpfes bei Stehstellung. Einthoven registrierte Aktionsströme der Wadenmuskeln ebenfalls während passiver Dehnung. Diese Untersuchungen zeigten also das Vorhandensein von Aktionsströmen sowohl bei dem gekreuzten Streckreflex wie bei Dehnungsreflexen und bewiesen damit nur, daß bei diesen Reflexen eine tetanische Kontraktion vorliegt, vorausgesetzt, daß phasische Aktionsströme ein absoluter Beweis für das Vorhandensein einer tetanischen Kontraktion bilden.

Nur Buytendijk untersuchte bei ruhigem Liegen in Seitenlage und fand, daß „man den elektrischen Strom der in Tonus versetzten Muskeln erst beobachten konnte, nachdem man die Saite erheblich erschlafft hatte, und auch dann waren die Ausschläge sehr klein".

(Buytendijk fügt seiner Publikation nur eine Abbildung von einer Registration zu, wobei keine Gewichte an die Pfote gehängt waren. Auf dieser Abbildung sind keine deutlichen Aktionsströme des untersuchten M. Gastrocnemius zu sehen.)

Aber Buytendijk untersuchte nicht, ob bei deutlich vorhandener Starre die Aktionsströme völlig fehlen können, auch gibt er nicht an, ob die Umgebung ruhig war und wie lange vor der Registrierung die Tiere ganz in Ruhe gelassen wurden. Bei der Untersuchung von ruhig in Seitenlage liegenden dezerebrierten Tieren mit Hilfe des Saitengalvanometers fällt es immer wieder auf, daß die Aktionsströme nicht nur bei ausgesprochener Starre manchmal äußerst schwach sind, sondern daß auch die Stärke der Rigidität bei verschiedenen Tieren ganz und gar nicht parallel geht mit der Stärke der Aktionsströme, obwohl Erregungen, die eine Zunahme der Streckstarre bedingen, zu gleicher Zeit eine Verstärkung der Aktionsströme auslösen.

Wie vorsichtig man sein muß mit ziehen von Schlußfolgerungen bezüglich der Muskelspannung aus der Stärke der Aktionsströme, zeigen am deutlichsten die Versuche von LIDDELL und FULTON (26). Ein Streckmuskel, wie z. B. der Rectus femoris, zeigt, nachdem die Sehne von ihrer Insertion gelöst ist, keine Aktionsströme mehr. Diese treten wieder auf, wenn die Sehne mit einer Kraft von 100—400 g gedehnt wird. Dehnt man nun aber langsam und *ganz allmählich* weiter, bis der Muskel eine Reflexspannung von 4—6 kg aufweist, dann steht die Saite des Galvanometers nahezu wieder ganz ruhig und zeigt nur äußerst geringe Schwingungen ("the string may be almost entirely at rest, showing only the slightest vibration at the hight of a reflex response of 4—6 kilos").

Wie aus diesen Beobachtungen von LIDDELL und FULTON hervorgeht, bildet die Größe der Aktionsströme absolut kein Maß für die Stärke der Muskelspannung. Eine Spannungszunahme kann sogar vom Niedrigerwerden der Aktionsströme begleitet sein. Ein Geringerwerden der Aktionsströme beweist nicht ohne weiteres, wie so häufig angenommen wird daß der Muskel erschlafft, sondern kann bei abnehmender, gleichbleibender als auch bei zunehmender Spannung auftreten.

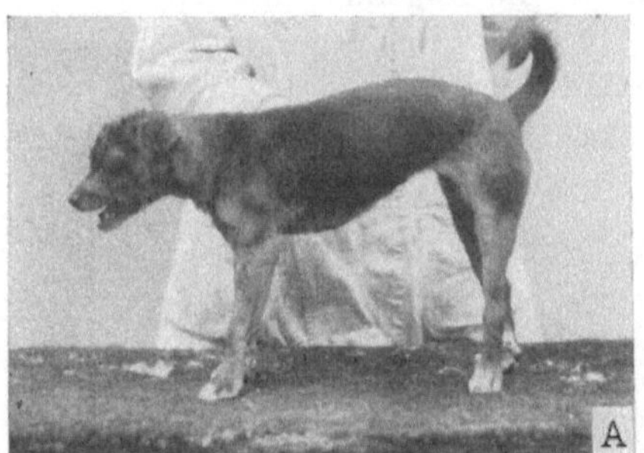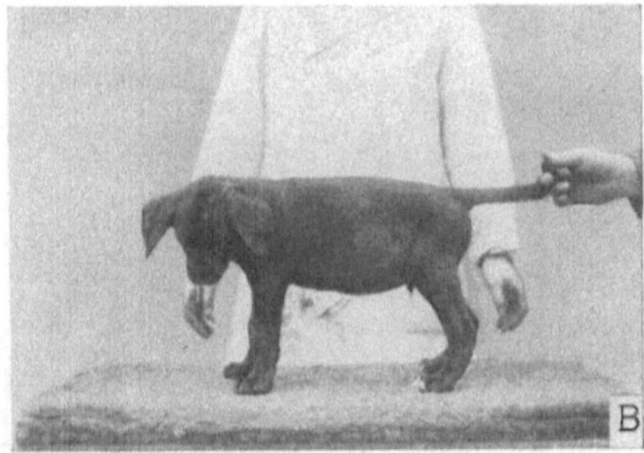

Abb. 4. Zwei dezerebrierte Hunde in Stehstellung (Hund A ist caudalwärts von den roten Kernen, Hund B durch die roten Kerne und gerade vor den Austrittsstellen der Nervi oculomotorii dezerebriert).

Die Größe der Aktionsströme ist ebensowenig ein Maß für die Verlängerungsgrade, Beugt man z. B. beim dezerebrierten Tier das Kniegelenk bis das Vorderbein eine Stellung a erreicht, so zeigen die gedehnten Kniestrecker lebhafte Aktionsströme, die bei weiterer Beugung bis in Stellung b noch zunehmen. Wird jetzt die Pfote passiv gestreckt, dann nehmen die Aktionsströme schnell ab, so daß sie sehr schwach sind oder nahezu fehlen beim Zurückkehren des Vorderbeines in Stellung a. Der Dehnungsgrad bei der Stellung a ist also, je nach der Art wie die Stellung erreicht wird, bald von stärkeren, bald nur von sehr geringen Aktionsströmen begleitet. SAMOJLOFF und KISSELEFF, die diese Erscheinung zuerst beschrieben und ausführlich untersucht haben, nehmen an, daß bei der passiven Streckung in speziellen sensiblen Nervenendigungen der verkürzt werdenden Strecker Erregungen ausgelöst werden, die die Streckeranspannung hemmen. Während Dehnung reflektorisch eine Kontraktion des gedehnten Muskels auslöst (myotatischer Reflex von LIDDELL und SHERRINGTON) bedingt nach SAMOJLOFF und KISSELEFF (95 und 96) die passive Verkürzung eine reflektorische Hemmung (Entlastungshemmung). Von SAMOJLOFF und KISSELEFF wurde aber nicht bestimmt, ob die Stärke der Streckerspannung beim zweiten Durchgang durch die Stellung a geringer war als beim ersten Erreichen dieser Stellung.

Die Streckmuskeln des dezerebrierten Tieres zeigen also meistens mehr oder weniger deutliche Aktionsströme, ob aber diese Muskeln auch eine deutliche Spannung aufweisen können ohne Aktionsströme, steht noch nicht fest.

Wie die in Zusammenwirkung mit HOOGERWERF (80) angestellten Versuche ergaben und auch von WACHHOLDER (120) beobachtet worden ist, weisen bei der Enthirnungsstarre nicht nur die Streck-, sondern auch die Beugemuskeln, wie der M. biceps und M. brachialis, Aktionsströme auf. Außerdem werden durch Erregungen, die eine Zunahme der Starre bedingen, sowohl die Aktionsströme der Streck- wie die der Beugemuskeln verstärkt. Die Aktionsströme der Strecker sind aber immer die stärkeren. Umgekehrt ist eine Abnahme der

Starre von schwächer werden und schließlich von verschwinden der Aktionsströme begleitet, wobei diejenigen der Beuger stets zuerst verschwinden, so daß
bei mäßiger Starre manchmal allein die Streckmuskeln deutliche Ströme zeigen.

Sherrington wies darauf hin, daß gerade alle die Muskeln starr werden
und einen erhöhten Tonus[1] aufweisen, welche normalerweise die Funktion haben,
beim Stehen der Schwerkraft entgegenzuwirken: die Heber des Unterkiefers
und die Streckmuskulatur von Gliedmaßen, Nacken, Rücken und Schwanz
und daß deshalb das dezerebrierte Tier, auf die Beine gestellt, „stehen" kann.

Die Erhöhung des Streckertonus, d. h. des Widerstandes gegen passive
Beugung, ist aber nur relativ. Bestimmt man bei Stehstellung den Druck,
der, auf die Schultern bzw. das Becken ausgeübt, erforderlich ist zur Beugung
der Extremitäten, so ergibt sich, daß dieser nach der Dezerebration nicht größer,
fast stets sogar geringer ist als beim selben Tier vor der Enthirnung.

So ergab sich bei den auf eine Waage gestellten dezerebrierten Hunden A
und B von Abb. 4 die Bestimmung des von der Waage ausgeübten Gegendruckes, bei welchen die Pfoten einknickten, die folgenden Zahlen:

Tragkraft der Pfoten.

	vor der Dezerebration		nach der Dezerebration	
Hund A (Körpergewicht 5,2 kg)				
beide Vorderpfoten	+15 kg	—17 kg	+ 6 kg	— 8 kg
beide Hinterpfoten	+12 kg	—14 kg	+ 9 kg	—10 kg
Hund B (Körpergewicht 6,5 kg				
beide Vorderpfoten	+13 kg	—14 kg	+13 kg	—14 kg
beide Hinterpfoten	+10 kg	—11 kg	+ 8 kg	— 9 kg

(Die Zahlen, die den Gegendruck bezeichnen, den die Pfoten ertragen konnten, sind
mit einem +-Zeichen, die Zahlen des Gegendruckes, bei dem die Pfoten sofort einknickten,
mit dem —-Zeichen versehen).

Beim Hunde A, der nach der typischen Dezerebration hinter den roten
Kernen eine besonders ausgesprochene Starre zeigte, war also bei Stehstellung
der Strecktonus sowohl an den Vorder- wie an den Hinterpfoten deutlich
herabgesetzt, während bei Hund B, bei dem der Dezerebrationsschnitt nicht
caudal, sondern quer durch die roten Kerne gemacht wurde und der eine mäßige
Starre zeigte, der Widerstand gegen Beugung nur an den Hinterpfoten herabgesetzt, an den Vorderpfoten unverändert stark war.

Fulton und Liddell geben an, daß die Spannung der Streckmuskeln einer dezerebrierten
Katze von 2 kg Körpergewicht bei Haltungs- und Dehnungsreflexen selten höher wird als
5—6 kg, während diese Muskeln bei maximalem Tetanus eine Spannung von 40—50 kg
aufweisen können.

Die hypertonischen Extremitäten des „stehenden" dezerebrierten Tieres
geben auch meistens viel schneller nach als beim intakten oder großhirnlosen
Tier. Stellt man ein dezerebriertes Tier auf seine Pfoten, dann sieht man,
besonders wenn die Schultern bzw. das Becken mit einem z. B. $\frac{1}{2}$ kg schweren
Sandsack belastet ist, daß die Pfoten allmählich mehr und mehr einknicken
und schließlich, fast stets innerhalb 5—6 Minuten, ganz zusammenklappen,
während intakte und großhirnlose Tiere stundenlang stehen können.

Beim Stehen werden die Extremitätenstrecker durch das Gewicht des
Rumpfes gedehnt und die gedehnten Muskeln geben also meistens innerhalb
6 Minuten nach.

---

[1] Nach Sherrington ist Tonus "a postural contraction". Auch wir deuten mit Tonus
die Spannung der Muskeln an, mit welcher diese die Stellungen der Körperteile zueinander
aufrechterhalten und passive Stellungsänderungen verhindern. Die Stärke des Tonus wird
bemessen durch Bestimmung der Kraft, erforderlich zur passiven Stellungsänderung.

In Übereinstimmung mit vorstehender Beobachtung sahen auch LIDDELL und SHERRINGTON, daß beim Halten des Vastocrureus im gedehnten Zustand die Spannungszunahme lange andauert, jedoch nach einiger Zeit (meistens innerhalb 6 Minuten) allmählich abnimmt um schließlich zu verschwinden.

LIDDELL beobachtete, daß eine Spannungszunahme der Kniestrecker, ausgelöst durch eine Dehnung von 7 mm, bereits nach 5—10 Minuten verschwunden war, dagegen die Spannungszunahme, ausgelöst durch eine Dehnung von 3 mm, nach 30 Minuten noch ungeschwächt andauerte.

Legt man einen normalen oder großhirnlosen Hund (Thalamushund) in Seiten- oder Rückenlage, so hält das Tier die vier Pfoten gebeugt und diese bieten dann fast keinen Widerstand gegen passive Beugung, werden sogar meistens aktiv in Beugestellung gehalten, so daß man bei der passiven Streckung einen deutlichen Widerstand spürt. Bei

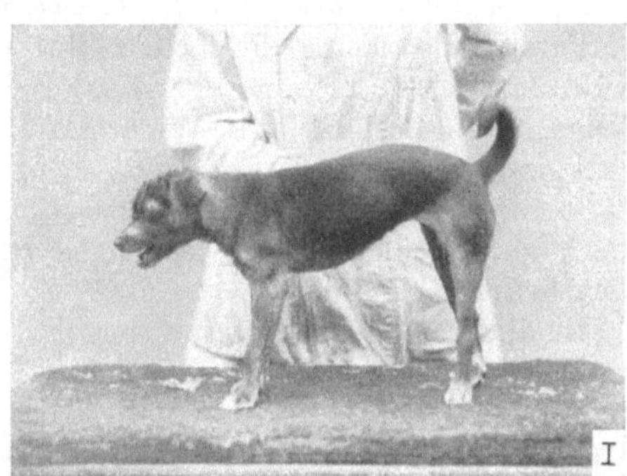
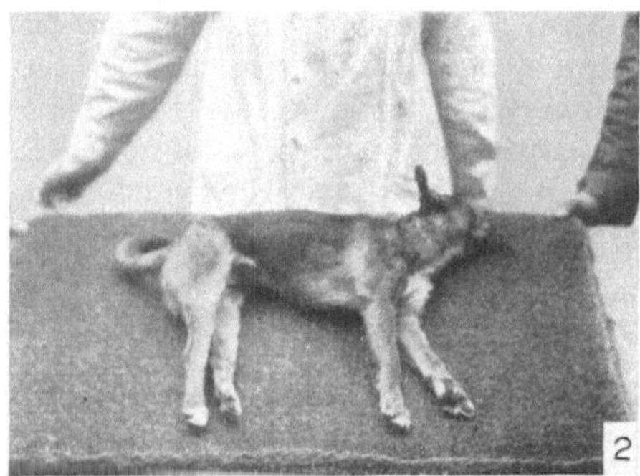
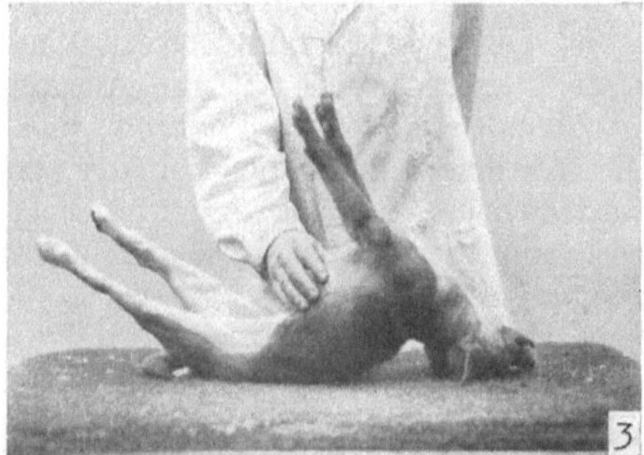

Abb. 5. Dezerebrierter Hund A. 1. Passiv auf seine Pfoten gestellt. 2. In Seitenlage; auch jetzt deutliche Streckstarre. 3. In Rückenlage; maximale Streckung und Starre der Pfoten, besonders starke Anspannung der Nackenmuskeln, die den Kopf nach hinten gezogen und den Vorderteil des Rumpfes von der Unterlage gehoben haben.

dezerebrierten Tieren dagegen dauert die Streckstellung bei diesen Lagen an (Abb. 5), der Strecktonus ist sogar unter dem Einfluß der tonischen Labyrinthreflexe bei Rückenlage manchmal stärker als bei Stehstellung. So ergab die Bestimmung mit einer Waage der Strecktonusstärke des dezerebrierten Hundes A bei Stehstellung und Rückenlage:

Hund A.	Strecktonusstärke.			
	bei Stehstellung		bei Rückenlage	
von beiden Vorderpfoten	+6 kg	— 8 kg	+10 kg	—11 kg
von beiden Hinterpfoten	+9 kg	—10 kg	+ 9 kg	—10 kg

Der Strecktonus der Vorderpfoten war also bei diesem Tier in Rückenlage deutlich stärker als bei Stehstellung.

Die Hypertonie des dezerebrierten Tieres ist also nicht gekennzeichnet durch eine Anspannung von abnormer Stärke, sondern durch:

1. Ein Andauern einer generalisierten Anspannung der Mundschließer, Nacken-, Rücken- und Extremitätenmuskeln unter Umständen, wobei diese normalerweise fehlt.

2. Ein Auftreten oder Stärkerwerden dieser Anspannung auf bestimmte Reize (wie z. B. Hin- und Herschieben der Tiere auf der Unterlage, Stoß gegen die Unterlage usw.), die normalerweise keine solche Anspannung auslösen.

3. Ein auffallend langes Andauern der Anspannungszunahme nach Aufhören der Reizung. (Diese Nachdauerkontraktion zeigt sich merkwürdigerweise nicht nach Aufhören einer Dehnung.)

Die maximale Stärke der reflektorischen Anspannung der Muskeln ist nicht erhöht.

Passive Bewegung der Extremitäten löst beim dezerebrierten Tier mehrere erwähnenswerte Erscheinungen aus. Bei progressiver Beugung bis zur maximalen Beugestellung nimmt der Widerstand manchmal immer mehr zu, wobei die Aktionsströme von Streck- und Beugemuskeln zu gleicher Zeit fortwährend stärker werden, während beim Loslassen die Pfote sofort wieder in die gestreckte Ausgangsstellung zurückfedert. Die Streckmuskeln benehmen sich dann also wie elastische Bänder.

In anderen Fällen nimmt der Widerstand ebenfalls erst deutlich zu, wird manchmal fast unüberwindlich, um bei weiterer Beugung auf einmal nachzugeben (clasp knife phenomenon), so daß die weitere Beugung bis zur maximalen Beugestellung nunmehr auf fast gar keinen Widerstand stößt. Auf Loslassen erfolgt jetzt nur eine geringe Streckung und die Pfote verharrt in gebeugter Stellung. Die Streckmuskeln zeigen dann also Plastizität und behalten die passiv gegebene Formänderung. Nach einiger Zeit kehrt aber auch dann die Pfote meistens wieder in die Ausgangsstellung zurück, wobei die Streckung manchmal stoßweise, synchron mit den Atmungsbewegungen, stattfindet. Die Aktionsströme, die bei der passiven Beugung in Stärke zunehmen, werden beim Nachgeben der Streckerspannung auf einmal schwächer. Das Taschenmesserphänomen, das sich besonders an den Vorderpfoten bei passiver Beugung durch Druck auf die Sohlen zeigt, beruht nach Sherrington auf einer Hemmung der Strecker infolge der forcierten Dehnung.

Das plötzliche Nachlassen des Widerstandes bei progressiver Beugung ist bisweilen, obwohl nicht so ausgeprägt, auch beim chronischen spinalen Tier zu beobachten. Für die Entstehung dieser Erscheinung ist also das Erhaltensein der Starrezentren nicht unbedingt erforderlich. Auch zeigt es sich bei Tieren, die infolge der Kleinhirnexstirpation eine Strecksteifheit aufweisen; das plötzliche Nachgeben des Widerstandes ist dann oft von Schmerzäußerungen begleitet.

Bei sehr steifen enthirnten Tieren stößt eine passive Beugung des Ellenbogengelenkes von etwa 30—40⁰ manchmal auf starken, schwer zu überwindenden Widerstand. Forciert man dann die weitere Beugung nicht, sondern wartet kürzere Zeit ab, so verringert sich der Widerstand und die Pfote kann mit geringer Kraft eine Strecke weiter gebeugt werden, so daß, in dieser Weise fortfahrend, es schließlich gelingt, die Pfote ohne großen Kraftaufwand in maximale Beugestellung zu führen. Bei jeder partiellen Beugebewegung werden die Amplituden der Aktionsströme größer, um beim Stillhalten in den aufeinanderfolgenden Beugestellungen wieder kleiner zu werden.

Bereits in seiner ersten Beschreibung des dezerebrierten Tieres weist Sherrington darauf hin, daß die Muskeln oft eine für die Enthirnungsstarre charakteristische Plastizität zeigen und jede passiv gegebene Länge beibehalten. Wird bei einem dezerebrierten Tier in Rückenlage, nachdem der Femur (in Vertikalstellung) und das Becken unbeweglich fixiert sind, der Unterschenkel der steifen Hinterpfote abwärts bewegt und darauf freigelassen, so zeigt die Pfote keine oder nur ganz geringe Streckung und das Kniegelenk behält die Beugestellung. Wird sodann die Pfote weiter gebeugt und wieder freigelassen, so erfolgt wiederum eine nur ganz geringe Streckung und auch die stärkere Beugestellung dauert an (106). Die Kniestrecker behalten also die passiv bedingte Verlängerung bei (Verlängerungsreaktion). Wenn man nun die gebeugte Pfote etwas streckt und damit die Kniestrecker passiv verkürzt, dann senkt sich der Unterschenkel beim Freilassen nur wenig herab und das Kniegelenk bleibt mehr gestreckt als zuvor und dasselbe wiederholt sich nach jeder folgenden Streckbewegung (Verkürzungsreaktion).

Die Verlängerungs- und Verkürzungsreaktionen treten noch auf, wenn die Pfote während der passiven Bewegungen in Wasser untergetaucht ist und die Kniestrecker also fast nicht belastet sind. Andererseits werden sie ebensowenig aufgehoben durch Anhängen von nicht zu schweren Gewichten an den Unterschenkel. Auch sind sie noch an Hinterpfoten auszulösen, von denen alle Muskeln, mit Ausnahme des Vastocrureus, exstirpiert oder deenerviert sind. Außer dem Vastocrureus zeigen auch der Gastrocnemius, Soleus, Supraspinatus und Triceps die beiden Reaktionen. Für das Auftreten dieser Reaktionen ist das Erhaltensein der Starrezentren nicht unbedingt erforderlich, da sie bisweilen beim chronischen spinalen Tier auszulösen sind, jedoch lassen sich dann die verschiedenen Muskellängen nicht so genau abstufen. Nach Durchtrennung der zu der Hinterpfote gehörigen hinteren spinalen Wurzeln sind die beiden Reaktionen aufgehoben, sie sind also reflektorisch bedingt (SHERRINGTON).

In seiner Mitteilung von 1909 nimmt SHERRINGTON (206) an, daß die Verlängerungsreaktion auf einer Hemmung beruht, infolge Erregungen, die in Rezeptorganen des verlängerten Muskels bei Dehnung ausgelöst werden. Er fand, daß in dem gemischten Nerv des Vastocrureus afferente Fasern vorhanden sind, die bei Reizung ein Nachlassen des Vastocrureustonus bedingen. Später haben aber LIDDELL und SHERRINGTON gezeigt, daß Verlängerung eines Streckmuskels keine hemmenden, sondern gerade entgegengesetzt, spannungsfördernden Erregungen auslöst (myotatische Reflexe). Daher meint DENNY BROWN (13), ein Mitarbeiter SHERRINGTONs, daß Dehnung zwei Gruppen von Muskelreceptoren in Erregung versetzt und die Erregungen, ausgehend von der einen Gruppe, vermutlich von den GOLGISchen Sehnenspindeln, die Muskelanspannung fördern, während die Erregungen, ausgelöst in der anderen Gruppe, vermutlich in den Muskelspindeln, die motorischen Zentren hemmen [1]. Der Einfluß der anspannungsfördernden Erregungen überwiegt seiner Meinung nach während der Dehnungszunahme und besonders beim Anfang der Dehnung, indem der Einfluß der hemmenden Erregungen sich nach der Aufhebung der dehnenden Kraft äußert und dann ein Zusammenziehen des gedehnten Muskels verhindert.

Auch nach SAMOJLOFF und KISSELEFF (95) beruht die Verlängerungsreaktion auf hemmenden Erregungen, die aber ihrer Meinung nach ausgelöst werden durch die mehr oder weniger starke Streckung des Kniegelenkes, welche sofort nach dem Freilassen des Unterschenkels auftritt. Während bei Dehnung die Muskelreceptoren gereizt werden, die den myotatischen Reflex bedingen, löst die Verkürzung des Streckmuskels, infolge Entlastung, ihrer Meinung nach Erregungen in anderen Muskelreceptoren aus, welche die Muskelanspannung hemmen und weitere Verkürzung aufhalten (Entlastungshemmung). FULTON (27)

---

[1] DENNY BROWN meint, daß Dehnung Erregungen auslöst in den GOLGISchen Sehnenspindeln, die reflektorisch eine Kontraktion des gedehnten Muskels bedingen, und daß die Muskelkontraktion sekundär, vielleicht infolge der Aktionsströme, Erregungen in den Muskelspindeln auslöst, welche die motorischen Zentren hemmen.

Nach FULTON und PI-SUNER (28) gehen die Erregungen der Dehnungsreflexe nicht von den GOLGISchen Sehnenspindeln, sondern von den Muskelspindeln aus. Ihrer Meinung nach werden die GOLGISchen Sehnenspindeln sowohl bei passiver Dehnung wie bei aktiver Anspannung gereizt und dienen für die Wahrnehmung des Spannungszustandes, außerdem gehen vielleicht hemmende Erregungen von ihnen aus. FULTON betont, daß die Dehnungsreflexe nicht aufgehoben werden durch Anästhesierung oder Exstirpation der Sehnen. Von MATTHEWS (56) ist sichergestellt, daß bei Dehnung afferente Erregungen von den Muskelspindeln ausgehen.

faßt die Verlängerungsreaktion ebenfalls als eine Hemmungserscheinung auf und meint, daß eine geringe Dehnung eine Reflexkontraktion, eine starke Dehnung dagegen eine Hemmung bedingt infolge Reizung von anderen, inhibitorischen, sensiblen Nervenendigungen, besonders von nociceptiven Schmerzreceptoren. Obwohl diese Auffassung vielleicht zutrifft für das Verharren der Pfote in Beuge-stellung nach einer forcierten starken Beugung (Taschenmesserphänomen), so kann sie aber die Verlängerungsreaktion, die Sherrington nach einer Beugung von etwa 18⁰ beobachtete, nicht erklären. Daher vermutet Fulton, daß an der Verlängerungsreaktion nach geringer Dehnung eine Störung des Dehnungs-reflexes infolge Schädigung des entblößten Muskels mitbeteiligt ist. Welche von diesen verschiedenen Auffassungen die richtige ist, ist noch nicht sicher-gestellt. Wohl fällt es aber immer wieder auf, wie auch Fulton angibt, daß die Verlängerungsreaktion sich besonders an Streckmuskeln zeigt, die entblößt sind oder vorher durch forcierte Beugungen der Extremität einige Male stark gedehnt worden sind. Auch tritt die Verlängerungsreaktion manchmal nur dann deutlich auf, wenn die Pfote passiv einige Zeit in der gebeugten Stellung fest-gehalten ist. Es fragt sich ob dann vielleicht eine schnelle Adaptation der infolge der Dehnung gereizten Muskelreceptoren mitbeteiligt ist.

Die Verkürzungsreaktion kommt nach Fulton, und ebenso nach der Mei-nung von Samojloff und Kisseleff, durch den Dehnungsreflex zustande. Wird nach der passiven Streckung des Kniegelenks der gehobene Unterschenkel freigelassen, so sinkt dieser etwas herab und bewirkt eine Dehnung des Quadriceps. Hierdurch wird der Dehnungsreflex eingeleitet, die weitere Verlängerung des Streckmuskels erschwert. Sherrington, der diese Entstehungsmöglichkeit selber schon eher geäußert hat, lehnt sie aber ab, weil er manchmal das Auf-treten der Verkürzungsreaktion ohne deutliches vorheriges Herabsinken des Unterschenkels beobachtet hat. Denny Brown meint, daß bei der passiven Streckung des Kniegelenkes, also während der Dehnungsabnahme der Knie-strecker, die Hemmung überwiegt, dagegen nach Aufhören der Streckung die Erregung sich wieder in den jetzt weniger gedehnten Muskeln geltend macht, die neue Muskellänge aufrecht hält und ein Herabsinken des Unterschenkels verhindert. Nach der Auffassung von Denny Brown überwiegt also bei der Dehnungszunahme die Erregung, bei der Dehnungsabnahme die Hemmung, während nach der Änderung des Dehnungsgrades ein Gleichgewicht zwischen beiden Einflüssen entsteht, wodurch die neu erreichte Muskellänge andauert.

Wie sich aus dieser Übersicht ergibt, bedingt die Dezerebration einen merkwür-digen Erregungszustand der spinalen, motorischen Zentren. Dieser Zustand, welcher unter dem Einfluß von in der Medulla oblongata verlegten Starrezentren aufrechterhalten wird, äußert sich in einer eigenartigen Muskeltonusverteilung. Die Muskeltonusverteilung ist aber, wie bereits eingangs erwähnt, nicht bei allen dezerebrierten Tieren genau dieselbe, sondern zeigt große Unterschiede.

Das verschiedene Verhalten des Erregungszustandes der spinalen motorischen Zentren geht auch aus den Unterschieden, welche die spinalen und anderen Reflexe bei verschiedenen dezerebrierten Tieren aufweisen, hervor. Das Um-legen von Bauch- in Rückenlage löst bei einer Anzahl der dezerebrierten Tiere eine Zunahme der Streckstarre aus (tonischer Labyrinthreflex), die manchmal von einer ausschließlichen Spannungszunahme der Streckmuskeln bedingt ist. Bei anderen Tieren dagegen ist die Anspannungszunahme der Strecker von einer Erschlaffung der Beuger begleitet (reziproke Innervation), während bei wieder anderen die Starrezunahme durch eine gleichzeitige An-spannung von Beugern und Streckern zustande kommt, wobei die Spannungs-zunahme der Streckmuskeln überwiegt (Gelderblom, 83).

Auch die Dehnungsreflexe können sich sehr verschieden verhalten. Bei einem Teil der Tiere sind gar keine deutlichen Dehnungsreflexe vorhanden, bei anderen nur Dehnungsreflexe der Strecker, bei wieder anderen von Beugern und Streckern. Eine andauernde Dehnung eines Streckmuskels bedingt bald nur eine kurz dauernde, bald eine lang anhaltende Anspannungszunahme, bisweilen ein abwechselndes Anspannen und Erschlaffen, unter Umständen einen typischen Klonus.

Das Andauern der Anspannungszunahme ist von zwei Faktoren abhängig, erstens von der Erregbarkeit des Tieres, zweitens von dem Dehnungsgrad. So beobachtete LIDDELL, daß Dehnung des Vastocrureus um 3 mm eine Anspannung auslöste, die nach 30 Minuten noch nicht erloschen war, eine Dehnung von 7 mm eine Anspannung, die nur 5—10 Minuten andauerte.

Die reflektorische Anspannung beschränkt sich oft auf dem gedehnten Muskel, und bei Dehnung eines Teiles des Muskels, z. B. eines der Tricepsköpfe, zeigt manchmal nur der gedehnte Teil eine Kontraktion. In anderen Fällen breitet sich die Anspannung über synergischen Streckmuskeln, öfters auch über die antagonistischen Beugemuskeln aus. So löst Dehnung des Triceps meistens eine gleichzeitige Spannungszunahme des M. biceps und M. brachialis aus. Dehnung des Quadriceps einer Seite bedingt fast stets eine Spannungszunahme des Quadriceps der gegenüberliegenden Seite (LIDDELL und SHERRINGTON).

Noch wechselnder ist das Verhalten der Dehnungsreflexe der Beugemuskeln. So kann Dehnung des M. semitendinosus beim dezerebrierten Tier zum Erfolg haben:

1. eine Hemmung der Quadricepsanspannung ohne Anspannung des gedehnten Muskels;

2. eine Hemmung des Quadriceps begleitet von einer kurz dauernden Anspannung des Semitendinosus;

3. eine Quadricepshemmung, gepaart an einer andauernden Anspannung des Semitendinosus;

4. Beuge-Streckbewegungen der untersuchten Pfote begleitet von alternierenden Beuge-Streckbewegungen der gegenüberliegenden Pfote. Bei diesen Bewegungen zeigt der gedehnte M. semitendinosus abwechselnd besonders starke Anspannung und Erschlaffung.

Das verschiedene Verhalten der Dehnungsreflexe ist an erster Stelle von dem Erregbarkeitszustand des Tieres bedingt. Außerdem ist auch der Dehnungsgrad und die Schnelligkeit der Dehnung von Bedeutung. Das mehr oder weniger starke Ausgeprägtsein der Erregbarkeit ist wahrscheinlich vom Operationsshock abhängig. Ob der Shock dabei direkt die spinalen motorischen Zentren beeinflußt oder indirekt durch eine Erregbarkeitsänderung der Starrezentren, ist noch unbekannt. DENNY BROWN und LIDDELL (11) haben beobachtet, daß auch beim chronischen spinalen Tier der Gastrocnemius und Soleus auf passivem Halten in gedehntem Zustand mit einer lang andauernden Reflexanspannung reagiert. Der Dehnungsreflex ist also im Wesen ein spinaler Prozeß. Ferner zeigt auch das Thalamustier, obwohl es keine Starre aufweist, lebhafte, starke und andauernde Reflexanspannungen auf Muskeldehnung; die Dehnungsreflexe der Beugemuskeln sind bei ihm meistens sogar leichter auslösbar. Die andauernden Dehnungsreflexe sind also nicht charakteristisch für das dezerebrierte Tier. Nichtsdestoweniger sind die Dehnungsreflexe zur Aufrechterhaltung einer ausgesprochenen Enthirnungsstarre unbedingt erforderlich. Das Andauern der Starre beruht sogar wahrscheinlich auf Reflexanspannungen, ausgelöst durch die gegenseitige Dehnung der, infolge der Dezerebration verkürzten Streck- und Beugemuskeln. Die primäre, von der Dezerebration bedingte

Muskelverkürzung wird durch Erregungen ausgelöst, die von den in der Medulla oblongata gelegenen Starrezentren ausgehen und in den ventrolateralen Strängen des Rückenmarks zu den spinalen motorischen Zentren gehen. Ob die Starrezentren die primäre Verkürzung auslösen hauptsächlich mit Hilfe von ihnen zugehenden propriozeptiven Muskelerregungen, und ob also die afferenten Muskelerregungen nicht nur auf rein spinalen Wegen, sondern auch über die Starrezentren die spinalen motorischen Zentren beeinflussen, ist wohl wahrscheinlich, jedoch, wie wir bereits bemerkten, noch nicht sichergestellt.

Die Enthirnungsstarre ist also vermutlich die Äußerung eines abnormen Erregbarkeitszustandes der spinalen motorischen Zentren, ausgelöst infolge des Ausfalles von Erregungen, welche normalerweise den motorischen Zentren, aus den bei der Dezerebration abgeschnittenen Teilen des Zentralnervensystems zugehen. Wahrscheinlich spielt dabei der Ausfall von Erregungen, welche normalerweise die verschiedenen Stellreflexe hervorrufen, die Hauptrolle. Das Auftreten der Enthirnungsstarre geht doch immer mit einer Aufhebung der Stellreflexe gepaart, während das Wiederumauftreten dieser Reflexe, wie man z. B. nach Kleinhirnexstirpation beobachten kann, mit dem Verschwinden der Starre parallel geht.

An der Aufrechterhaltung des abnormen Erregbarkeitszustandes, und damit der Enthirnungsstarre, sind besonders propriozeptive Erregungen aus den steifen Muskeln, außerdem Labyrintherregungen, Erregungen aus der Brustwand (ter Braak) usw. beteiligt. Dabei findet also eine Zusammenwirkung von mehreren Arten von Erregungen statt. Die propriozeptiven Erregungen üben dabei ihren Einfluß vermutlich teilweise über spinale Mechanismen, teilweise über die Starrezentren aus.

Durch das Erhaltensein der in der Pons und Medulla oblongata gelegenen Ursprungskerne der 5—12 Hirnnerven zeigt das dezerebrierte Tier eine Anzahl Reflexe, die dem dekapitierten Tier fehlen. So löst Reizung des Naseninneren, wie z. B. Berührung mit einem Haar, Niesen gefolgt von Ablecken der Nase aus. Die durch Reizung der sensiblen Trigeminusendigungen ausgelösten Erregungen gehen hierbei über die sensiblen Trigeminuskerne zu den motorischen Kernen der Ausatmungsmuskeln (Niesreflex) und zu den Hypoglossuskernen (Ablecken der Nase). Berührung der Cornea, der Conjunctiva oder der Haut in der Umgebung des Auges, bedingt Blinzeln der Augenlider. Auch der Blinzelreflex kommt durch Reizung von sensiblen Trigeminusendigungen zustande. Die in den sensiblen Trigeminusfasern zentripetal geleiteten Erregungen werden von den Trigeminuskernen auf die beiderseitigen Facialiskerne übertragen und gehen in den Facialisnerven zu den Mm. orbiculares der beiden Augen.

Durch das Erhaltensein der Vestibulariskerne sind beim dezerebrierten Tier eine Anzahl Labyrinthreflexe auszulösen: horizontale Augendrehdeviationen, horizontaler Augendrehnystagmus und -nachnystagmus, horizontale, rotatorische und vertikale Kopfdrehreaktionen, bisweilen horizontaler Kopfnystagmus, ferner die tonischen Labyrinthreflexe von Magnus und de Kleyn und die Sprungbereitschaft. Das dezerebrierte Tier zeigt also Labyrinthreaktionen, an welchen außer den Vestibulariskernen die Abducenskerne (horizontale Augenreaktionen) und die spinalen motorischen Kerne der Hals-(Kopfreaktionen) und der Extremitätenmuskeln (tonische Labyrinthreflexe) beteiligt sind. Dagegen fehlen die rotatorischen und vertikalen Augendrehreaktionen und die kompensatorischen Augendeviationen, die beim intakten Tier über den Trochlearis- und Oculomotoriuskernen, und die Labyrinthstellreflexe, die über den roten Kernen zustande kommen. Merkwürdig ist, daß beim dezerebrierten Tier die Extremitäten wohl reagieren auf Lageänderung der

Labyrinthe (tonische Labyrinthreflexe) und auf geradliniger Bewegung (Sprung-bereitschaft), dagegen nicht, wie beim intakten und großhirnlosen Tier auf Drehung der Labyrinthe um die bitemporale oder fronto-occipitale Achse s. S. 217). Ob diese Reaktionen das Vorhandensein übergeordneter, höher im Hirnstamm gelegener Zentren erfordern, oder ob ihr Fehlen auf einer Shock-wirkung beruht, ist noch unbekannt. Das Vorliegen einer Shockwirkung ist aber am wahrscheinlichsten.

Auf akustischen Reizen wird bisweilen mit Ohrmuschel-, Extremitäten- und Schwanzbewegungen oder mit einer Zunahme der Starre reagiert (SHERRINGTON und FORBES, 109).

Tief ins Maul gestecktes Futter löst manchmal den Schluckreflex aus. Auf Schmerzreize wird bisweilen, aber selten, mit Lautgeben reagiert. Das dezere-brierte Tier zeigt also Reflexe, an denen die Trigeminus-, Abducens-, Facialis-, Vestibularis-, Acusticus-, Vagus-, Glossopharyngeus- und Hypoglossuskerne beteiligt sind.

Wie bereits erwähnt, können die steifen Pfoten des dezerebrierten Tieres manchmal den Rumpf tragen. Das dezerebrierte Tier kann also ,,stehen", aber nur, wenn die Pfoten passiv in die richtige Stellung gesetzt werden. Es fällt beim geringsten Stoß, bei der leichtesten Verschiebung der Unterlage oder der kleinsten Bewegung, die es macht, um. Es macht dann weder den Versuch den Fall zu verhindern, noch sich aus der Seitenlage aufzurichten. Bei Schief-stellen der Unterlage paßt die Stellung der Pfoten sich nicht an die statischen Verhältnisse an. Die Anpassungs- und Gleichgewichtsreaktionen und die Stell-reflexe (mit Ausnahme der Halsstellreflexe) fehlen. Das Fehlen der Stellreflexe beruht auf dem Abgeschnittensein der Mittelhirnzentren, welche normalerweise an dem Zustandekommen dieser Reflexe beteiligt sind, während das Fehlen der Anpassungs- und Gleichgewichtsreaktionen, d. h. der Hinkebein- und Stemm-beinreaktionen vermutlich auf den abnormen Erregbarkeitszustand der spinalen Zentren beruht (81).

Das großhirnlose Tier.
(Striatum-, Thalamus- und Mittelhirntier.)

Das großhirnlose Tier unterscheidet sich vom dezerebrierten Tier besonders dadurch, daß es imstande ist, sich aus Seiten- und Rückenlage aufzurichten und daß es frei stehen und laufen kann.

Bei oberflächlicher Beobachtung gewinnt man sogar den Eindruck als ob das Stehen und Laufen mit anscheinend normaler Muskeltonusverteilung und normaler Koordination stattfinden. Je mehr vom Hirnstamm erhalten ist, je weniger Störungen zeigt das Laufen im allgemeinen. Jedoch weisen die Striatum-, Thalamus- und Mittelhirntiere, was die Motolität betrifft, keine bestimmten Unterschiede auf und es gelingt nicht beim Mittelhirntier besondere Störungen aufzufinden, die unbedingt auf das Fehlen der Corpora striata oder der Thalami optici zurückzuführen sind.

Das dezerebrierte Tier macht ebenso wie das spinale Tier manchmal alter-nierende Laufbewegungen, aber es kann nicht laufen. Dazu ist erst das großhirn-lose Tier imstande. Es fragt sich deshalb, ob vielleicht im Hirnstamm Mecha-nismen gelegen sind, die den Laufakt ermöglichen. GRAHAM BROWN (15, 16) hat nach einem Querschnitt durch den vorderen Teil des Mittelhirns die Quer-schnittfläche elektrisch gereizt und beobachtet, daß bei gleichzeitiger Reizung zweier, symmetrisch von der Mittellinie im Gebiet der roten Kerne gelegenen Stellen alternierende Laufbewegungen von allen vier Pfoten auftreten. SPIEGEL und KÖRNYEY (42, 112) haben diese Beobachtung bestätigt und geben an, daß man durch Reizung des vordersten Teils der Brücke einen ähnlichen Effekt erhält, während derselbe bei Reizung von Querschnitten durch die Medulla oblongata vermißt wird.

Ranson hat ähnliche Befunde bei Reizung des hinteren Teils des Thalamicus opticus, des Gebietes der roten Kerne und der Brückenhaube gesehen. Der Reizeffekt bleibt trotz Zerstörung der Corpora quadrigemina, Durchtrennung des hinteren Längsbündels bzw. Durchtrennung der die Mittellinie überschreitenden Fasern des Rubrospinaltraktes bestehen, ebenfalls nach Durchtrennung der Pedes pedunculi und nach Exstirpation des Kleinhirns. Zerstörung der Substantia nigra hebt nach Spiegel und Környey den Effekt in der Hauptsache

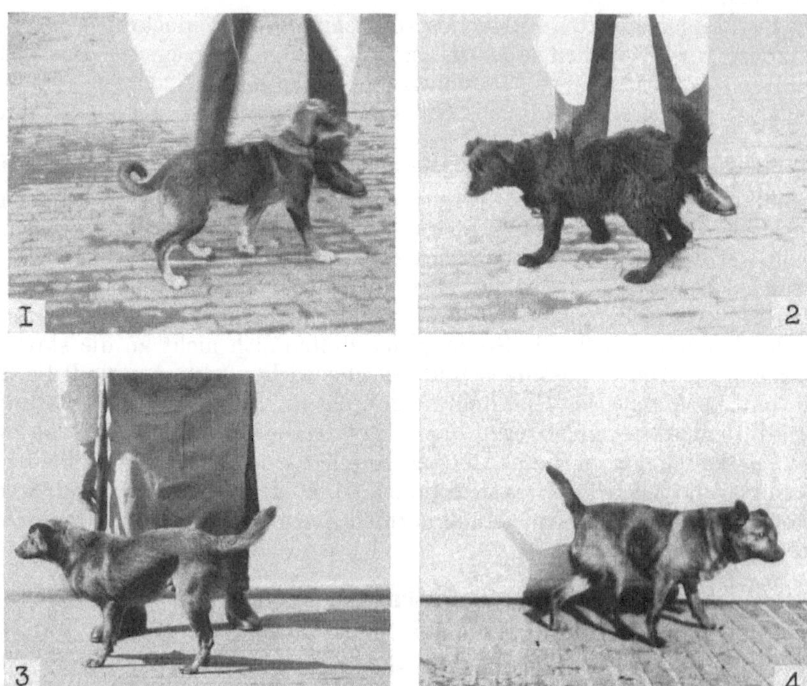

Abb. 6. Drei großhirnlose Hunde.

auf, dagegen ist sie nach Ranson ohne Einfluß. Graham Brown und Ranson nehmen an, daß die Erscheinung auf Reizung der roten Kerne, Spiegel und Környey (42), daß sie auf Reizung der Substantia nigra beruht, wobei aber ihrer Meinung nach weiterhin offen bleiben muß, inwiefern die Zellen der Substantia nigra selbst, inwiefern durchziehende Bahnen aus kranialen Hirnabschnitten hierbei eine Rolle spielen. Durch diese Beobachtungen wird es mehr oder weniger wahrscheinlich, daß in die Formatio reticularis von Mittelhirn und Pons Zentren verlegt sind, die sich am Laufakt beteiligen. In welcher Weise diese Zentren aber das Laufen fördern ist noch völlig unbekannt.

Girndt und Schaltenbrand (97) haben darauf hingewiesen, daß Thalamuskatzen während der ersten Stunden nach der Großhirnexstirpation anfallsweise starke Laufbewegungen zeigen und den Versuch machen sich aufzurichten, abwechselnd mit Ruhepausen, in denen die Stellreflexe und Laufbewegungen ausbleiben. Diese periodisch auftretenden motorischen Entladungen fehlen dem dezerebrierten Tier.

Nach Hinsey, Ranson und McNattin (35) zeigen Katzen nach einer Enthirnung nur ein Laufen mit guter Gleichgewichtsregulation, wenn die Kerne der Regio hypothalamica erhalten sind.

Das großhirnlose Tier vermag sich aus Rücken- und Seitenlage in Bauchlage umzudrehen. Diese Stellfunktion kommt durch die Labyrinthstellreflexe, die Körperstellreflexe auf den Kopf, die Körperstellreflexe auf den Körper und die Halsstellreflexe zustande (MAGNUS).

Nur die optischen Stellreflexe fehlen dem großhirnlosen Tier.

Das Erhaltensein der Labyrinthstellreflexe zeigt sich beim Halten des Tieres in der Luft. Man sieht dann, daß bei jeder beliebigen Lage des Rumpfes der Kopf sich unter dem Einfluß der Labyrintherregungen nach der „Normalstellung" hinbewegt und in dieser Stellung verharrt. Dies ist nicht der Fall, wenn außer dem Großhirn auch die Labyrinthe mitentfernt worden sind.

Die erhaltene Wirkung der Körperstellreflexe auf den Kopf ist beim großhirnlosen, ebenso wie beim normalen Tier nur zu beobachten, wenn der Einfluß der Labyrinthstellreflexe durch Labyrinthexstirpation ausgeschaltet ist. Das labyrinthlose Tier richtet den Kopf nicht auf, wenn der Rumpf, z. B. in Seitenlage, in der Luft gehalten wird. Der Kopf verharrt dann in Seitenlage oder hängt infolge der Schwerkraftwirkung herab. Sowie man aber den Rumpf in Seitenlage auf eine Unterlage legt, dreht sich der Kopf sofort gegen die „Normalstellung" (Körperstellreflex auf den Kopf). Dieser Stellreflex wird durch die Berührung des Rumpfes mit der Unterlage ausgelöst. Es ist von der asymmetrischen Reizung der sensiblen Rumpfnerven infolge des Gegendruckes der Unterlage bedingt.

Die beiden Gruppen von Reflexen, die Labyrinthstellreflexe und die Körperstellreflexe auf den Kopf sorgen also dafür, daß der Kopf jeweils in die Normalstellung gebracht und erhalten wird. (Beim intakten Tier beteiligen sich am Stellen des Kopfes außerdem die optischen Stellreflexe, die dem großhirnlosen Tier fehlen.)

Wenn das auf der Seite liegende Tier den Kopf in „Normalstellung" bringt, so entsteht eine Drehung des Halses, wodurch Erregungen in den tieferen Halsteilen ausgelöst werden, die zunächst den Vorderkörper und dann hieran anschließend auch der Hinterkörper in Bauchlage drehen (Halsstellreflexe). Die Stellung des Körpers ist jedoch nicht ausschließlich vom Kopfe abhängig. Wenn man das Tier in Seitenlage auf den Boden legt und den Kopf in Seitenlage festhält, so dreht sich der Körper auch unter diesen Umständen in Bauchlage, also dem Einfluß der Halsstellreflexe entgegen, die den Körper in Seitenlage festzuhalten versuchen. Die wirksamen Reize werden auch hierbei durch die asymmetrische Berührung des Körpers mit der Unterlage ausgelöst (Körperstellreflexe auf den Körper).

Die Reflexbahnen der Labyrinthstellreflexe und der Körperstellreflexe auf den Körper laufen wahrscheinlich über die roten Kerne, während die Körperstellreflexe auf den Kopf zwar nicht über die roten Kerne zustande kommen, ihre Zentren jedoch auch im ventralen Teil des Mittelhirns im Niveau dieser Kerne haben. Die Zentren der Halsstellreflexe, die auch noch beim dezerebrierten Tier auftreten, sind weiter caudalwärts, caudal vom vorderen Ponsteil zu suchen.

Wenn ein großhirnloses Tier in Seitenlage gebracht wird, so sieht man, daß das Tier sich infolge der Tätigkeit der Stellreflexe zuerst in Bauchlage dreht und sich dann in Stehstellung aufrichtet. Die Streckung der Pfoten kommt dabei unter dem Einfluß des Gegendruckes, durch die Unterlage auf die Sohlen ausgeübt, zustande.

Bei Bauchlage in der Luft hält ein großhirnloses Tier, ebenso wie ein intaktes, die Pfoten gegen den Rumpf angezogen oder läßt sie in halber Streckstellung herabhängen. Bei passiver Bewegung der Pfoten ist dann manchmal wohl einiger Widerstand gegen passive Beugung zu fühlen, der aber zum Tragen des Rumpfes keineswegs ausreicht. Werden die Tiere dagegen auf eine Unterlage gesetzt, so werden die Pfoten in feste Säulen verwandelt und zeigen einen starken

Stütztonus (Stützreaktion). Die Untersuchung dieser Erscheinung ergab, daß
sowohl die Berührung der Sohle mit der Unterlage, als der Druck auf die Sohle
sich an der Auslösung und am Andauern des Stütztonus beteiligen. Der Einfluß
der Sohlenberührung ist in besonders ausgeprägter Weise bei kleinhirnlosen

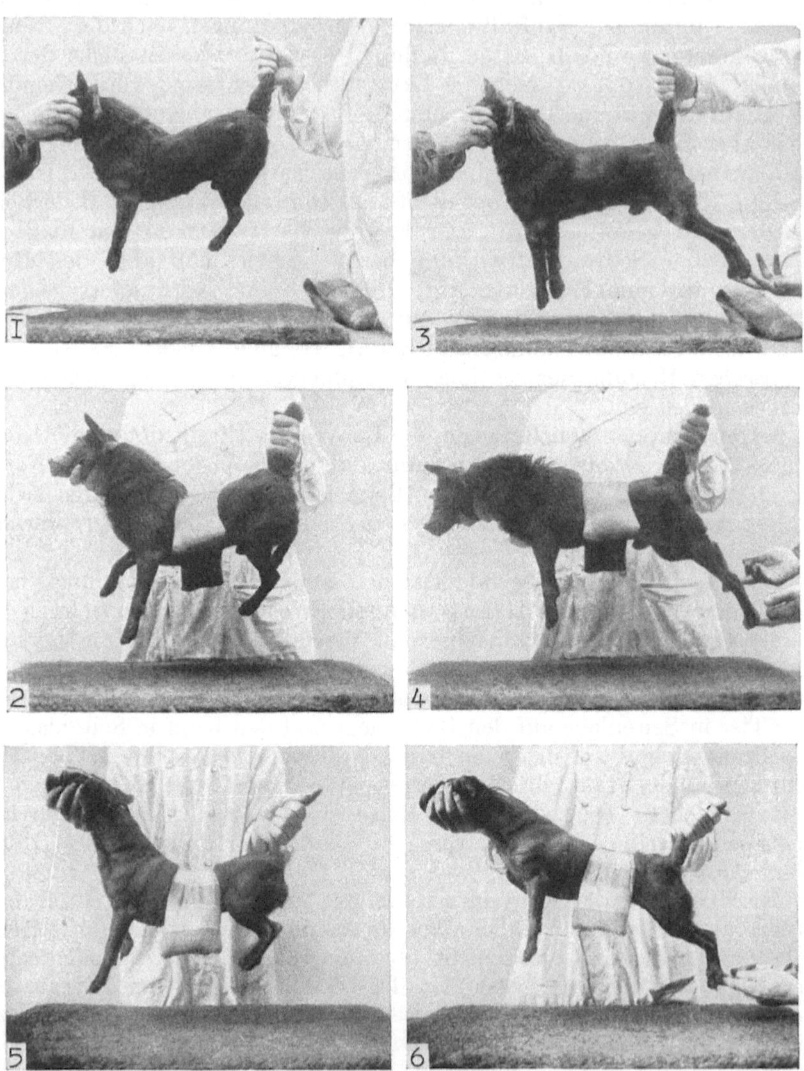

Abb. 7. Die Magnetreaktion. 1 und 2: Kleinhirnloser Hund, mit Kopfkappe, mit (1) und ohne (2)
Sandsack auf dem Rücken, an Schwanz und Kopf in Bauchlage in der Luft gehalten. Das Tier
hängt mit hohlem Rücken. Die Hals- und Rückenmuskulatur ist schlaff. 3 und 4: Berührung der
Sohlen der Hinterpfoten mit zwei Fingern bedingt Streckung der Hinterpfoten und Anspannung
der Hals- und Rückenmuskeln. Der Rücken hebt den Sack empor (4). Durch die Anspannung der
Halsmuskeln stützt der Kopf sich aktiv auf die unterstützende Hand. 5 und 6: Dieselben
Erscheinungen bei einem anderen kleinhirnlosen Hunde.

Hunden zu beobachten. Berührt man bei einem in Bauchlage in der Luft
gehaltenen kleinhirnlosen Hund z. B. die Sohle einer der Hinterpfoten, so geht
diese sofort in Streckstellung über *(Magnetreaktion oder exterozeptive Stützreaktion)*, wobei sich Beuge- und Streckmuskeln, Ab- und Adductoren gleichzeitig anspannen, die Anspannung der Strecker aber im Anfang stärker als
diejenigen der Beuger ist. Durch die gleichzeitige Anspannung von allen Muskeln

wird die Pfote gestreckt und kräftig in Streckstellung fixiert. Außerdem spannen sich auch die Hals- und Rückenmuskeln an, wodurch die Wirbelsäule fixiert wird und der Rücken Lasten tragen kann ohne stark einzuknicken (Abb. 7).

Der zentrale Mechanismus der Magnetreaktion ist noch rätselhaft. Bei kleinhirnlosen Hunden tritt die Reaktion, wie bereits erwähnt, besonders stark auf, zeigt sich auch bei Rückenlage der Tiere (Abb. 8) und dauert an, solange die Fußsohlenberührung stattfindet. Bei unversehrten Hunden in Bauchlage

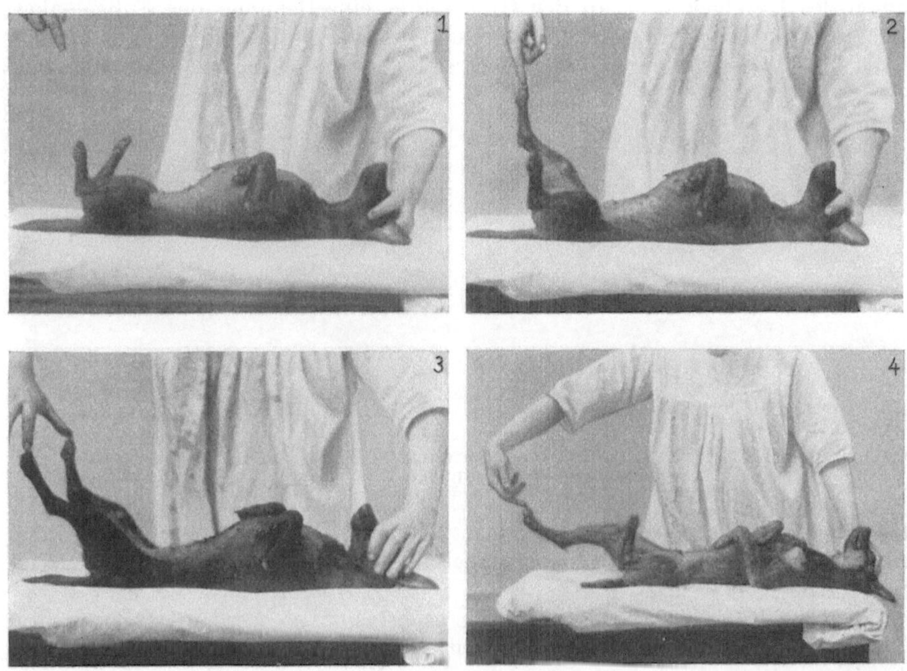

Abb. 8. Magnetreaktion der Hinterpfoten. 1. Kleinhirnloser Hund in Rückenlage mit vertikal nach oben gerichteter Schnauze. Die Hinterpfoten sind ganz gebeugt. 2. Auf leiseste Berührung der Sohle maximale Streckung der rechten Hinterpfote. 3. Auf Berührung der Sohlen beider Hinterpfoten Streckung beider Hinterpfoten. 4. Magnetreaktion der rechten Hinterpfote bei einem anderen kleinhirnlosen Hunde.

tritt sie ebenso meistens deutlich auf und bedingt eine andauernde Streckung der berührten Pfote, dagegen nicht bei Rückenlage.

Bei großhirnlosen Tieren hat die Fußsohlenberührung keinen deutlichen Erfolg. Merkwürdigerweise wurde aber nach halbseitiger Großhirnexstirpation eine Magnetreaktion nicht nur der Pfoten der Operationsseite, sondern auch der gegenüberliegenden Pfoten beobachtet. Bei dezerebrierten Tieren fehlt sie völlig (bisher nur akute Versuche), dagegen löst die Berührung der Hinterpfotensohle beim chronischen spinalen Tier bisweilen eine Streckung der Pfote aus, die aber sofort von einer Beugung gefolgt wird (Extensorstoß von Sherrington).

Worauf es beruht, daß die Magnetreaktion bei großhirnlosen und dezerebrierten Hunden fehlt und sich bei spinalen Tieren nur eine kurz dauernde Streckung, bei unversehrten und kleinhirnlosen Hunden dagegen eine Streckung auftritt, die andauert, solange die Fußsohlenberührung stattfindet, ist noch völlig unerklärt. Man ist geneigt anzunehmen, daß für das Andauern der Streckung eine Mitbeteiligung von übergeordneten, im Großhirn oder Hirnstamm gelegenen Zentren erforderlich ist. Aber andererseits ist es ganz und gar nicht

ausgeschlossen, daß das verschiedene Verhalten auf der abgeänderten Muskeltonusverteilung, d. h. auf einer veränderten Erregbarkeit der spinalen Zentren nach
den erwähnten Exstirpationen beruht. Hierüber können nur weitere Untersuchungen Aufschluß geben. Wohl ergibt sich aus der gleichzeitigen Anspannung
von Hals- und Rückenwirbelsäulenmuskeln, daß die durch Reizung der Fußsohle ausgelösten Erregungen bis zu den motorischen Zentren des Halsmarks
fortgeleitet werden.

Der Gegendruck der Unterlage bedingt beim stehenden Tier eine Dorsalflexion des Handgelenkes, an der Hinterpfote eine Beugung des Fußgelenkes,
wobei u. a. die Finger- und Zehenbeuger und die Wadenmuskeln gedehnt werden.
Durch die Muskeldehnung werden Erregungen ausgelöst, die ebenfalls eine

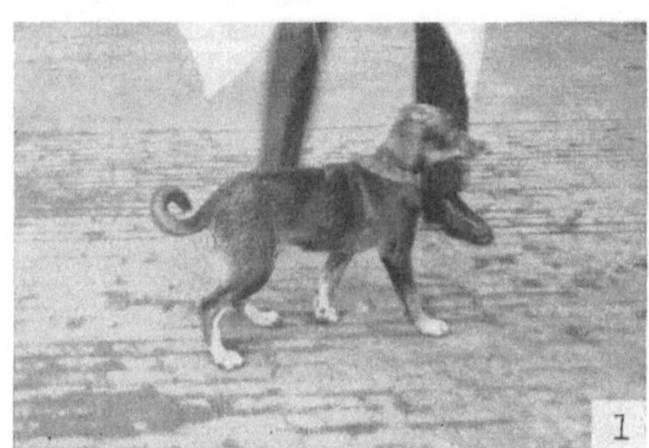
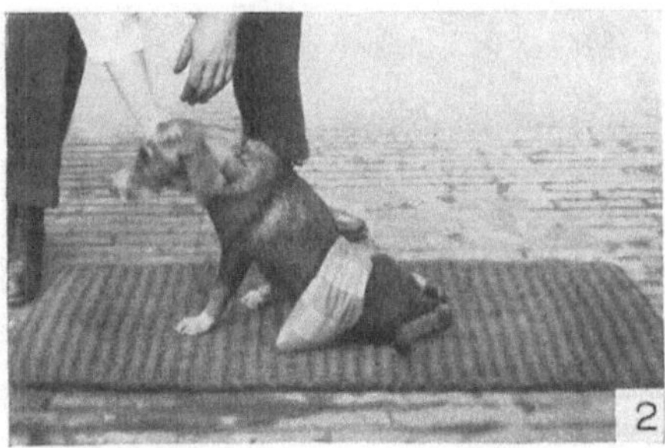

Abb. 9. Großhirnloser Hund. Beim Legen von einem Sandsack von 1,7 kg auf den Rücken
knicken die Hinterpfoten bereits ein.

Streckung der Pfoten mit Fixation in Streckstellung und eine gleichzeitige
Anspannung von Hals- und Rückenwirbelsäulemuskeln bedingen *(propriozeptive
Stützreaktion)*.

Wird der Rücken des stehenden Tieres belastet, so werden die genannten
Muskeln stärker gedehnt, demzufolge tritt eine stärkere Reflexanspannung von
allen Extremitätenmuskeln auf und in dieser Weise paßt sich der Stütztonus
an die Belastung an. An dieser Anpassung sind ferner reflektorische Anspannungen,
ausgelöst durch Dehnung der Knie- und Ellenbogenstrecker, beteiligt. Im Gegensatz zu den exterozeptiven sind die propriozeptiven Stützreaktionen bei großhirnlosen Tieren lebhaft vorhanden. Setzt man die Zehen der gebeugten Hinterpfote mit den Sohlenballen auf eine Unterlage, dann tritt auch bei großhirnlosen
Hunden sofort eine Streckung der statisch beanspruchten Pfote auf und der
Hinterkörper wird emporgehoben. Auch die übrigen Pfoten werden, sobald
sie mit den Sohlen auf einer Unterlage ruhen, in feste Säulen verwandelt, und
die Fixation in Streckstellung dauert an, solange der Gegendruck der Unterlage
die Finger- und Zehenbeuger in gedehntem Zustande hält. Die großhirnlosen
Tiere können dadurch stundenlang stehen. Bei Belastung der Schultern zeigen
die Vorderpfoten eine ebenso gute Anpassung als bei unversehrten Hunden,
dagegen knicken die Hinterpfoten bereits bei geringer Belastung des Beckens
ein (Abb. 9).

Die Stütztonusstärke[1] der Hinterpfoten ist bei großhirnlosen Hunden meistens
deutlich herabgesetzt. Auch Goltz war bereits die abnorme Schwäche der
Hinterpfoten seiner großhirnlosen Hunde beim Stehen aufgefallen. Dies ist
desto merkwürdiger, weil die Hinterpfoten bei Rückenlage des Tieres manchmal
(jedoch nicht konstant) eine etwas erhöhte Neigung zur Streckstellung aufweisen.

---

[1] Stütztonusstärke heißt: das Maximum der Anpassung an die schwerste Last, welche die
Pfoten, ohne einzuknicken, tragen können.

Beim dezerebrierten Tier hat die passive Dorsalflexion der Zehen ebenfalls eine Anspannung von allen Muskeln der betreffenden Extremität zur Folge. Jedoch bedingt das Hinstellen des dezerebrierten Tieres in Stehstellung meistens keine deutliche Anspannungszunahme. Das Auftreten einer deutlichen Zunahme scheint eine ausgiebigere Dorsalflexion der Zehen zu erfordern als durch das Rumpfgewicht ausgelöst wird. Die Streckeranspannung ist sogar manchmal, besonders an den Hinterpfoten, ungenügend zum Tragen des Rumpfes, und auch sonst knicken die Pfoten nach einiger Zeit allmählich immer mehr ein, so daß die Stehstellung beim dezerebrierten Tier nur selten länger als 10 Minuten andauert.

Noch stärkere Störungen der Stützfunktion zeigt das chronische spinale Tier. Setzt man die Zehen der gebeugten Hinterpfote mit den Sohlenballen auf eine Unterlage, dann tritt beim spinalen Hund keine Streckung der Hinterpfoten auf und der Hinterkörper wird nicht emporgehoben (Fehlen der Streckung auf statische Beanspruchung der Sohlen). Werden die Hinterpfoten passiv gestreckt und in eine zum Stehen erforderliche Stellung gebracht, so knicken sie, wenn sich der Hinterkörper auf sie stützt, stets innerhalb 1 Minute ein[1].

Auch nun fragt sich, ob das Vermögen großhirnloser Tiere stundenlang zu stehen auf einer Mitbeteiligung von Hirnstammzentren an die Stützreaktion beruht. Wie wir sahen, wird die Stützreaktion durch Muskeldehnung ausgelöst. Untersuchungen von LIDDELL und SHERRINGTON haben ergeben, daß Dehnung der Kniestrecker sowohl beim Thalamustier als beim dezerebrierten Tier starke und längere Zeit andauernde Reflexanspannungen bedingt, die keine deutlichen Unterschiede aufweisen. Dagegen ruft die Dehnung der Kniestrecker beim spinalen Tier nur eine rasch vorübergehende Anspannung dieser Muskeln hervor. Aus dieser Beobachtung darf aber nicht die Schlußfolgerung gezogen werden, daß das tonische Andauern auf eine Mitbeteiligung von Hirnstammzentren beruht, da LIDDELL und DENNY BROWN (11) beobachtet haben, daß der Gastrocnemius und der Soleus beim spinalen Tier wohl mit andauernden Dehnungsreflexen reagieren. Für das Auftreten von tonischen Dehnungsreflexen sind also keine dem Rückenmark übergeordnete Zentren unbedingt erforderlich.

Wodurch aber das verschiedene Verhalten der Kniestrecker beim spinalen und großhirnlosen Tier verursacht wird und ob das promptere Auftreten und das stundenlange Andauern der Stützreaktion beim Thalamustier nicht doch auf einer Mitbeteiligung von Hirnstammzentren beruht, ist, ebenso wie die Ursache der herabgesetzten Stütztonusstärke der Hinterpfoten beim großhirnlosen Tier, noch unaufgeklärt. Wahrscheinlich sind alle diese Erscheinungen von Erregbarkeitsänderungen der betreffenden motorischen Vorderhornzellen des Rückenmarkes bedingt.

Das großhirnlose Tier kann im Gegensatz zu dem dezerebrierten Tier stehen und laufen ohne umzufallen, und es vermag sogar, wenn es seitwärts gezogen oder gedrängt wird, den Fall zu verhindern. Es kann also unter verschiedenen Anforderungen das Gleichgewicht bewahren und wiederherstellen. An dieser Gleichgewichtsreaktion beteiligen sich besonders die drei folgenden Gleichgewichtsreaktionen:

1. Die Labyrinthstellreflexe mit anschließenden Halsstellreflexen.
2. Die Stemmbein- oder Schragenreaktionen.
3. Die Hinkebeinreaktionen.

---

[1] SHERRINGTON (108) beobachtete bei einigen Hunden, bei denen er das Rückenmark (Th. 10) durchtrennt hatte, daß die Hinterpfoten mehrere Wochen oder Monate nach der Durchtrennung wieder imstande waren, wenn die Tiere passiv hingestellt wurden, den hinteren Teil des Rumpfes minutenlang zu tragen.

Die Stemmbeinreaktion wird durch passive Bewegung der statisch beanspruchten Pfote nach der Mittelstellung zu ausgelöst, die Hinkebeinreaktion durch eine Bewegung von der Mittelstellung weg. Zieht man einen großhirnlosen Hund in Stehstellung rückwärts, so werden die Pfoten zum Rumpf passiv nach vorne bewegt und gehen, je nach der Anfangsstellung, nach der Mittelstellung zu oder von dieser Stellung weg. Im ersten Fall stemmen sich die Pfoten nach hinten (Stemmbeinreaktion, Abb. 10), im zweiten werden sie gehoben und nach hinten versetzt (Hinkebeinreaktion). Die letzte Reaktion tritt auch auf, wenn

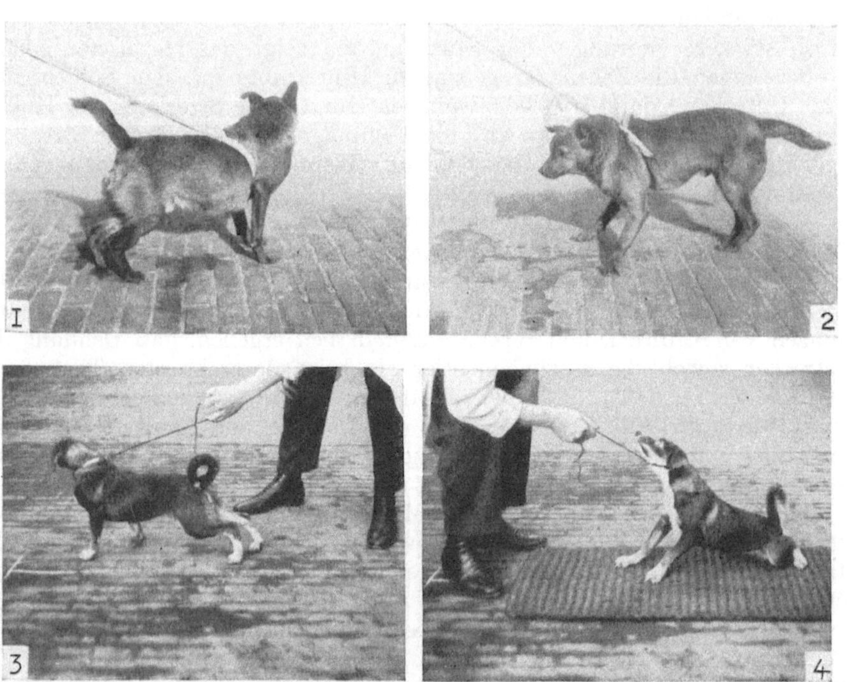

Abb. 10. Stemmbeinreaktionen *großhirnloser* Hunde. 1 und 3: Die Tiere an einer um die Brust befestigten Binde nach hinten gezogen. Durch stemmen der vier Pfoten nach hinten widersetzt sich das Tier dem caudalwärts gerichteten Zug. 2 und 4: Auf passiven Zug nach vorne stemmen die Vorderpfoten sich nach vorne.

das Tier auf einmal so stark gezogen wird, daß die nach hinten gerichtete Pfote durch die Mittelstellung hindurch geht. Diese Reaktionen zeigen sich auch, wenn man das Tier nur mit einer Pfote auf den Boden setzt und dann den Rumpf nach hinten bewegt.

Beim Ziehen des Tieres nach hinten werden die Nachhintenbeweger von Oberarm und Oberschenkel gedehnt. Eine mäßige Dehnung dieser Muskeln löst die Stemmbein-, eine ausgiebigere Dehnung die Hinkebeinreaktion aus. In ähnlicher Weise bedingt der Zug nach vorne Stemmbein- und Hinkebeinreaktionen nach vorne (Abb. 10, Nr. 2 und 4), während bei lateralwärts, z. B. nach rechts ziehen, die Pfoten sich nach rechts stemmen oder gehoben und mehr nach rechts wieder auf den Boden gesetzt werden. Beim Ziehen nach vorne werden die Nachvornebeweger, beim Zug nach rechts die Abductoren der rechten und die Adductoren der linken Pfoten passiv gedehnt. Die Dehnung dieser Muskeln löst dann die Stemm- und Hinkebeinreaktionen nach vorne bzw. nach seitwärts aus. Die gleichen Reaktionen treten auf, wenn das Tier auf einer Unterlage steht, die langsam schiefgestellt wird, so daß das Tier infolge der Schwerkraftwirkung nach hinten, vorne oder seitwärts gezogen wird. Die Stemmbeinreaktionen bedingen dann eine Anpassung der Pfotenstellung an die Stellung der Unterlage.

An den Vorderpfoten treten die Hinkebeinreaktionen bei großhirnlosen Hunden fast ebenso prompt auf wie bei intakten, dagegen ist ihr Auftreten an den Hinterpfoten meistens deutlich verspätet, d. h. die Hinkebeinreaktion tritt erst auf, wenn die Hinterpfote abnorm weit von der Mittelstellung steht. Auch die Stemmbeinreaktionen zeigen nach der Exstirpation des Großhirns meistens Störungen. Besonders an den Hinterpfoten ist ihr Auftreten meistens deutlich verspätet. Außerdem fällt es stets wieder auf, wie besonders leicht die Pfoten großhirnloser Tiere beim Sichstemmen ausgleiten.

Diese Störungen der Hinkebein- und Stemmbeinreaktionen beruhen wahrscheinlich, ebenso wie die herabgesetzte Stütztonusstärke der Hinterpfoten, auf abgeänderter Erregbarkeit der betreffenden motorischen Vorderhornzellen des Rückenmarkes infolge des Fehlens der Erregungen, welche diesen Zellen normalerweise aus dem Großhirn zugehen.

Beim dezerebrierten und spinalen Tier fehlen die beiden Reaktionen. Wie bereits gesagt, treten diese Reaktionen auf, wenn bei einem stehenden Tier der Rumpf passiv bewegt wird. Bei Stehstellung sind die verschiedenen Extremitätenmuskeln, infolge der statischen Beanspruchung, reflektorisch gespannt (Stützreaktion). Wird sodann der Rumpf passiv bewegt, so werden bestimmte von den bereits gespannten Extremitätenmuskeln gedehnt und diese Dehnung bewirkt vermutlich das Auftreten dieser beiden Reaktionen. Beim Nachhintenbewegen des Rumpfes z. B., wobei sich normalerweise Stemm- und Hinkebeinreaktionen nach hinten zeigen, werden die Strecker des Hüft- und die Beuger des Kniegelenkes gedehnt, also besonders der M. semitendinosus, der beide Funktionen in sich vereinigt. Löst man die Sehne des M. semitendinosus beim dezerebrierten Tier und dehnt man den Muskel durch Anhängen von Gewichten, so löst diese Dehnung eine Beuge-Streckbewegung der untersuchten Pfote aus, meistens begleitet von einer Streck-Beugebewegung der gegenüberliegenden Pfote (81). Diese Beobachtung zeigt, daß die Hinkebeinreaktion im Prinzip auch beim dezerebrierten Tier vorhanden ist. Die Dehnung bei passiver Bewegung des Rumpfes genügt beim dezerebrierten Tier wahrscheinlich nicht zur Auslösung der Hinkebeinreaktion der steifen Pfoten.

Im Wesen sind wahrscheinlich die Stemmbein- als auch die Hinkebeinreaktion spinale Reflexe. Ob sich beim intakten Tier auch Hirnstammzentren an der Auslösung beteiligen und ob die erwähnten Störungen, welche sich beim großhirnlosen und dezerebrierten Tier zeigen, auf dem Fehlen dieser Mitbeteiligung beruhen, ist noch nicht sichergestellt. Wie bereits gesagt, ist es mehr wahrscheinlich, daß diese Störungen verursacht sind durch eine abgeänderte Erregbarkeit der Vorderhornzellen infolge des Fehlens von jeder Erregung aus den exstirpierten Gehirnteilen.

Das großhirnlose Tier korrigiert prompt abnorme Pfotenstellungen. An der Korrektion abnormer Pfotenstellungen sind normalerweise sowohl exterozeptive wie propriozeptive Reize beteiligt. An der Korrektion, z. B. der Fußrückenstellung, beteiligen sich beim intakten Tier erstens exterozeptive Erregungen, ausgelöst durch die Berührung des Fußrückens mit der Unterlage, und zweitens propriozeptive Erregungen, ausgehend von den bei der abnormen Stellung gedehnten Zehenstreckern. Die Korrektionsbewegungen, ausgelöst durch exterozeptive Berührungsreize, sind bedingte Großhirnreaktionen, welche dem großhirnlosen Tier fehlen. Bei großhirnlosen Tieren kommen daher die Korrektionsbewegungen ausschließlich unter dem Einfluß von propriozeptiven Erregungen zustande. Es sind bei ihnen also reine Dehnungsreflexe.

Bei dezerebrierten Tieren fehlt die Korrektion abnormer Pfotenstellungen völlig. Wahrscheinlich ist die von der abnormen Stellung bedingte Muskeldehnung wiederum ungenügend stark, um die Streckstarre aufzuheben und eine korrigierende Beugebewegung hervorzurufen. Auch die Schunkel-, Aufzieh- (Abb. 11) und Aufstemmreaktionen, die wahrscheinlich in der Hauptsache ebenfalls auf Dehnungsreflexen beruhen, sind bei großhirnlosen Tieren vorhanden, fehlen dagegen wiederum den dezerebrierten Tieren.

Das großhirnlose Tier kann sich also aus Seitenlage in Stehstellung aufrichten, sein Gleichgewicht bewahren, die Pfotenstellung an die Stellung der Unterlage anpassen und abnorme Pfotenstellungen korrigieren.

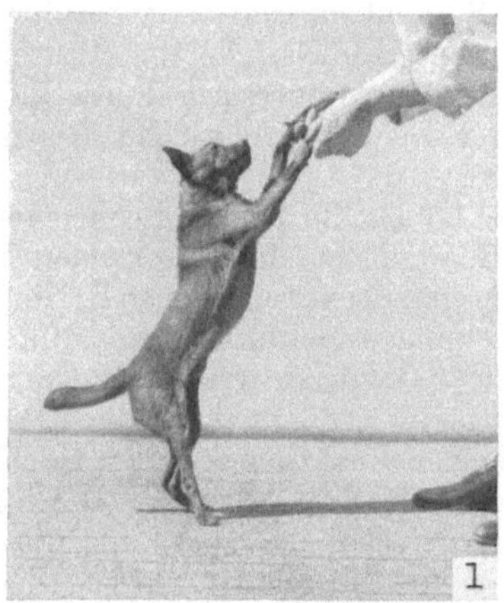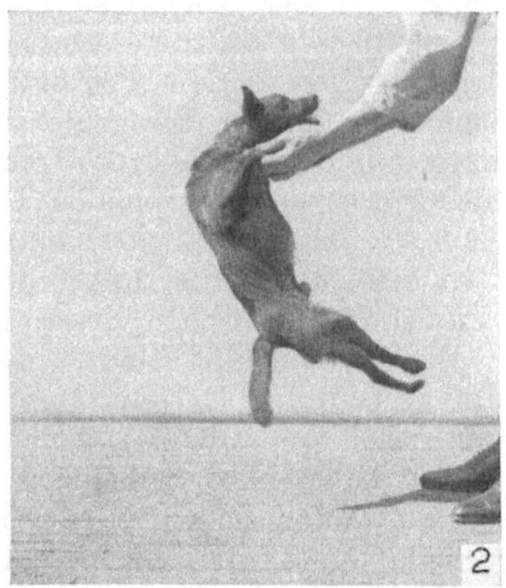

Abb. 11. Aufziehreaktion. Großhirnloser Hund; 1: Das Tier wird an den Vorderpfoten emporgezogen. 2: Sobald die Hinterpfoten den Boden verlassen, wird der Rumpf durch Beugung der Vorderpfoten emporgezogen.

Es kann aber nicht, wie ein intakter Hund, sich aus Stehstellung auf den Boden in Bauchlage oder Seitenlage hinlegen. Ein großhirnloser Hund läuft bis er ganz erschöpft ist, fängt dann zu wackeln und auszugleiten an, fällt schließlich um und bleibt liegen, meistens nachdem er einige Male vergebens den Versuch gemacht hat, sich aufzurichten. Nach der Fütterung wird das großhirnlose Tier „schläfrig" und wenig erregbar. Es gähnt wiederholt, fängt wiederum zu wackeln an und klappt schließlich zusammen. Unter diesen Umständen werden also die Stellreflexe, Stützreaktionen und Gleichgewichtsreaktionen gehemmt. Das großhirnlose Tier kann aber diese Reaktionen nicht unter dem Einfluß von optischen und anderen Impulsen hemmen, wie z. B. ein intakter Hund dazu bei Näherung eines geheizten Ofens imstande ist. Diese Hemmung ist ein bedingter Großhirnprozeß.

Das großhirnlose Tier zeigt eine Anzahl Labyrinthreflexe, die dem dezerebrierten Tier fehlen:

1. Die Labyrinthstellreflexe; 2. die vertikalen Augendrehreaktionen mit Nystagmus und Nachnystagmus; 3. die rotatorischen Augendrehreaktionen mit Nystagmus und Nachnystagmus; 4. die Extremitätenreaktionen, ausgelöst durch Drehung der Labyrinthe um die bitemporale und fronto-occipitale Achse.

An den Labyrinthstellreflexen sind wahrscheinlich die roten Kerne, an den vertikalen und rotatorischen Augendrehreaktionen die Oculomotorius- und Trochleariskerne beteiligt. Ob an den Extremitätenreaktionen, außer den Octavuskernen, noch andere Hirnstammzentren beteiligt sind, ist noch unaufgeklärt. Durch die erhaltene Tätigkeit der Labyrinthreflexe dreht eine großhirnlose Katze, wenn man sie in Rückenlage herunterfallen läßt, sich in der Luft um und landet, so wie eine normale Katze, auf allen Vieren.

Hintenüberdrehung um die bitemporale Achse löst, infolge der Labyrintherregung, beim stehenden Tier eine Bewegung nach hinten und Stütztonuszunahme an allen vier Pfoten aus, die sich kräftig nach hinten stemmen und den Rumpf nach vorne drängen. Die Vornüberdrehung bedingt eine Bewegung der vier Pfoten nach vorne, begleitet von einer Stütztonusabnahme, so daß der Rumpf in caudalwärtssche Richtung gedrängt wird und sich die Unterlage nähert, bisweilen sogar in Bauchlage übergeht. Die Drehung um die frontooccipitale Achse, von vorne gesehen in der Richtung des Uhrzeigers, bedingt eine Stütztonuszunahme und Abduktion der linken Pfoten, die sich nach auswärts stemmen, gepaart an einer Stütztonusabnahme, Beugung und Adduktion der rechten Pfoten. Das Aufhören der Drehung und das Drehen in entgegengesetzter Richtung bedingt Streckung und Abduktion der rechten, Beugung und Adduktion der linken statisch beanspruchten Pfoten.

Die Reaktionen treten auch auf beim Stehen der Tiere auf einer Unterlage, die schnell schräg gestellt wird. Wird z. B. das Kopfende der Unterlage schnell gehoben, so werden die Labyrinthe um die bitemporale Achse hintenüber gedreht und in Übereinstimmung damit werden die Pfoten kräftig gestreckt und rückwärts gestemmt, während labyrinthlose Tiere, bei denen diese Reaktionen fehlen, unter gleichen Umständen hintenüber purzeln. Bei Hebung des Schwanzendes werden die Labyrinthe passiv vornübergedreht und demzufolge stemmen die vier Pfoten sich nach vorne und gehen zu gleicher Zeit in Beugung über, wodurch das Gleichgewicht erhalten bleibt und die Tiere nicht, wie nach der doppelseitigen Labyrinthektomie, vornüberstürzen. Bei Hebung z. B. an der rechten Seite werden, infolge der passiven Drehung der Labyrinthe um die fronto-occipitale Achse die linken Pfoten kräftig lateralwärts gestemmt, während die rechten sich beugen und in Adduktion übergehen, wodurch ein seitwärts Umfallen, wie bei labyrinthlosen Tieren, vorgebeugt wird.

Die labyrinthären Extremitätenreaktionen, ausgelöst durch Labyrinthdrehung, die also unter Umständen[1] eine Anpassung der Pfotenstellung an der Stellung der Unterlage bedingen und damit eine Störung des Gleichgewichts verhindern, sind bei großhirnlosen Hunden deutlich vorhanden, treten aber, wahrscheinlich infolge des geringeren Stütztonus, an den Hinterpfoten weniger prompt auf als bei intakten und kleinhirnlosen Hunden.

Auch die Reizung des Nervus acusticus durch Geräusche löst beim großhirnlosen Tier noch bestimmte Reaktionen aus. Auf bestimmte Geräusche wird zuweilen mit Ohrenspitzen und Hebung des Kopfes, manchmal auch mit Extremitätenbewegungen reagiert. Merkwürdig ist, daß großhirnlose Hunde besonders auf das typische scharfe Geräusch reagieren, mit dem man Hunde gewöhnlich anruft und das ausgelöst wird, indem man Luft durch aufeinandergeklemmte Lippen ansaugt, während GOLTZ (33) bei ihnen noch Reaktionen (Erwachen) beobachtet hat auf den „fürchterlichen Ton eines Instrumentes, welches den Radfahrern empfohlen ist, um harmlose ihnen in den Weg kommende Wanderer zu warnen". Großhirnlose Katzen reagieren besonders auf das Geräusch, das entsteht, wenn man mit der Schuhsohle auf einem steinernen Fußboden hin- und herreibt. Auf Anruf kommt aber das großhirnlose Tier nicht zugelaufen, ebensowenig fährt es auf Anschnauzen zusammen.

---

[1] Bei schnellem Schrägstellen der Unterlage kommt die Anpassung der Pfotenstellung an der Stellung der Unterlage durch die labyrinthären Extremitätenreaktionen zustande, bei langsamer Schrägstellung dagegen durch Reaktionen (Stemmbein- und Hinkebeinreaktionen), ausgelöst durch, von der Schwerkraftswirkung bedingte, Muskeldehnung.

Von den optischen Reizen bedingt nur das Einfallen von hellem Licht auf die Augen Reaktionen: Pupillenverengerung und Blinzeln, also Reaktionen, an denen außer den optischen Zentren die vorderen Vierhöcker, die Oculomotorius- und Facialiskerne beteiligt sind. Dagegen lösen Drohbewegungen vor den Augen kein Blinzeln mehr aus. Auch reagiert es nicht auf das Zeigen von Futter, auf die Näherung von Feinden usw. Nähert man das in der Luft gehaltene Tier einem Tische, so setzt es die Vorderpfoten nicht auf den Tisch (Fehlen der optischen

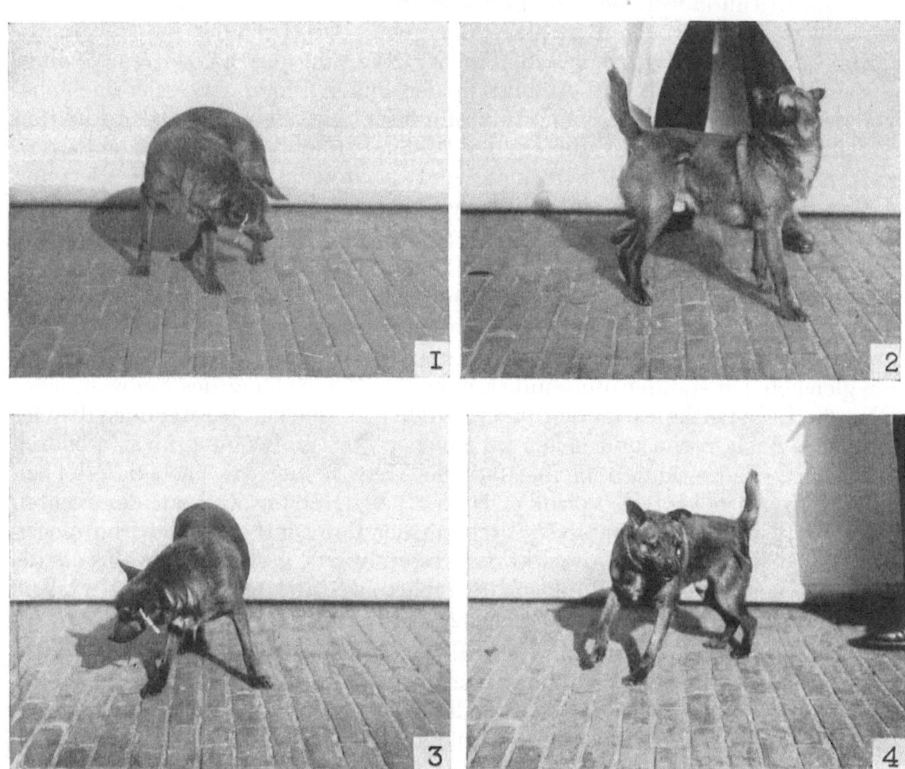

Abb. 12. Großhirnloser Hund. 1. An der *rechten Ohrmuschel* ist eine Pinzette befestigt; das Tier zeigt Kopfwendung und Kreisbewegungen nach *links*. 2. Die Pinzette ist an der Haut der *rechten Flanke* befestigt; das Tier zeigt jetzt Kopfwendung nach *rechts* und weicht beim Laufen nach rechts ab. 3 und 4. Beim Anhängen der Pinzette an die linke Seite treten die entgegengesetzten Reaktionen auf, d. h. beim Hängen an die linke Ohrmuschel Kopfwendung und Kreisbewegungen nach rechts (3), beim Anhängen an die linke Flanke Kopfwendung und Kreisbewegungen nach links (4).

Aufsetzreaktionen), während nach halbseitiger Großhirnexstirpation unter gleichen Umständen nur die Vorderpfote der Operationsseite auf den Tisch gestellt werden.

(Nach Exstirpation der rechten Großhirnhälfte wird die rechte Vorderpfote nur auf den Tisch gestellt, wenn der Kopf von vorne oder mit der rechten Seite, dagegen nicht, wenn er mit der linken Seite dem Tisch genähert wird.)

Außerdem fehlen dem großhirnlosen Säugetier die optischen Stellreflexe, wie sich nach doppelseitiger Labyrinthektomie zeigt.

Kitzeln der Nasenschleimhaut bedingt Niesen. Ins Maul gestecktes Futter wird gekaut und hinuntergeschluckt, harte und trockene Stückchen altes Brot aber herausgeworfen, auch wenn man diese mit gehacktem Fleisch gemischt gibt.

Bei den meisten großhirnlosen Tieren muß das Futter ins Maul gesteckt werden, einige fangen aber zu lecken und essen an, sobald die Schnauze mit flüssigem oder festem Futter in Berührung gebracht wird.

Passives Öffnen des Maules löst oft Gähnen aus. Die Tiere gähnen auch manchmal spontan, besonders wenn sie aus dem Schlafe geweckt werden. Die Tiere zeigen abwechselnd Perioden von Wachsein und Schlafen. In einem stark geheizten Zimmer sind sie viel schläfriger als in einem kalten. Vor dem Essen sind sie unruhig, nach dem Essen schläfrig. Gibt man dem großhirnlosen Hund den ganzen Tag kein Futter, so wird er immer unruhiger und fängt schließlich manchmal an zu heulen, wie ein Hund, der in der Nacht vor der verschlossenen Haustür steht.

Die Reizung der Körperoberfläche löst manche erwähnungswerte Erscheinungen aus. Berührung der Cornea oder der Augenumgebung bedingt Blinzeln der Augenlider. Benetzt man die Nase des großhirnlosen Hundes, so wird diese

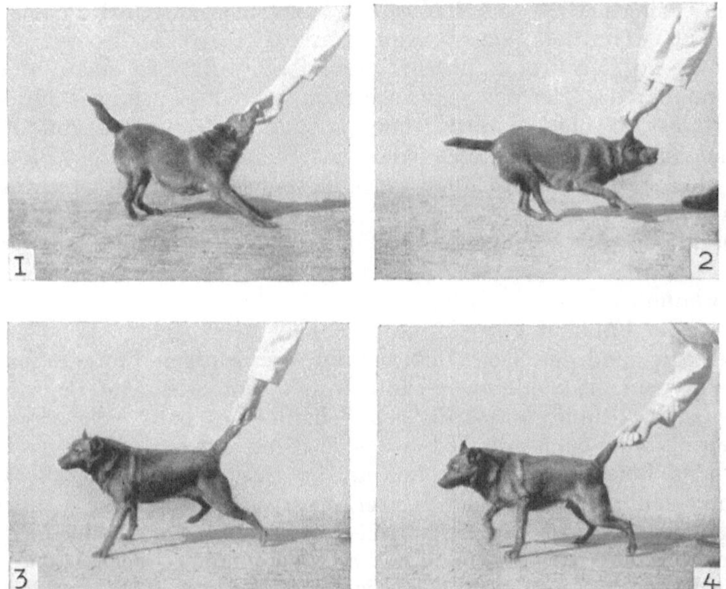

Abb. 13. Großhirnloser Hund. 1. Anfassen der Schnauze bewirkt Heben des Kopfes und Nachvornstemmen der vier Pfoten. 2. Beim Anfassen der Ohren stemmt das Tier auch ohne Zug die Pfoten nach vorn und bewegt den Kopf ventral. 3 und 4. Bei Anfassen des Schwanzes versucht sich das Tier durch Nachhintenstemmen der Pfoten und Vorwärtslaufen zu befreien.

sofort abgeleckt. Auch wenn die Schnauze der Tiere mit einer kalten Glasscheibe in Berührung kommt, so fangen sie manchmal zu lecken an. Bisweilen wurde auch beobachtet, daß ein großhirnloses Tier sich Rumpf und Pfoten sauber leckte.

Bespritzen der Kopfhaut mit Wasser bedingt Kopfschütteln. Wird das Tier ganz benetzt, so macht es genau wie ein intakter Hund Schüttelbewegungen des ganzen Rumpfes, ebenso wird eine Pfote, die in Wasser tritt, in typischer Weise gehoben und geschüttelt.

Wird eine Klemme an das rechte Ohr gehängt, so zeigt das Tier Kopfwendung und Kreisbewegungen nach links. Dies ist auch der Fall, wenn die Klemme an der rechten Kopfseite oder am vorderen Teil der rechten Halsseite befestigt wird, dagegen treten, wenn man die Klemme gleichfalls an der rechten Seite, jedoch an dem hinteren Teil des Halses oder an die Haut des Rumpfes hängt, Kopfwendung und Kreisbewegungen nach rechts auf (Abb. 12).

Die Umschlagstelle befindet sich dabei ungefähr in der Mitte der Halslänge. Hängt die Pinzette an der linken Seite, so treten die entgegengesetzten Erscheinungen auf. Befestigt man je eine Klemme an beiden Ohren oder werden beide

Ohren mit den Händen angefaßt, so bewegt der Kopf sich ventralwärts, während sich die vier Pfoten nach vorne stemmen und das Tier rückwärts zu laufen anfängt. Nachvornestemmen der Pfoten und Rückwärtslaufen treten ebenfalls auf, wenn die Schnauze mit einer Hand angefaßt wird (Abb. 13, Nr. 1 und 2), und auch beim Hangen einer Pinzette an der Haut der vorderen Brustseite. Dagegen stemmen die vier Pfoten sich sofort nach hinten und das Tier fängt an vorwärts zu laufen, wenn man die Klemme an dem Schwanz befestigt oder der Schwanz mit einer Hand angefaßt wird (Abb. 13, Nr. 3 und 4). In gleicher Weise bedingt anfassen und kneifen einer Hautfalte z. B. der rechten Rumpfseite ein Sichstemmen der rechten Pfoten nach auswärts.

Wir haben bereits gesehen, daß Nachhintenziehen bei großhirnlosen Tieren Stemmbeinreaktionen nach hinten, Nachvornziehen ein Stemmen der Pfoten nach vorne bedingt. Diese, durch Muskeldehnung ausgelösten Reaktionen zeigen sich aber nur, wenn der Zug am Rumpf angreift. Greift die ziehende Kraft am Schwanze an, so treten immer Stemmbeinreaktionen nach hinten auf, sowohl wenn man das Tier am Schwanze nach vorne als auch nach hinten zieht. Umgekehrt löst sowohl Vorwärtsziehen als auch Rückwärtsdrängen an der mit einer Hand angefaßten Schnauze stets ein Stemmen der vier Pfoten nach vorn und Rückwärtslaufen aus, und es gelingt nicht, durch Rückwärtsdrängen an der mit einer Hand angefaßten Schnauze ein Stemmen der Pfoten nach hinten auszulösen. Die Stemmbeinreaktionen, ausgelöst infolge Muskeldehnung, können also durch Erregungen, ausgehend von der Körperoberfläche, umgeändert werden.

Wird an die Fußhaut einer Pfote eine Klemme angebracht, so wird diese Pfote angezogen und das Tier läuft auf den drei übrigen Pfoten; das gleiche ist der Fall, wenn die Sohle einer Pfote wundgelaufen ist. Auf Befestigung der Klemme an der Haut unterhalb des Schambeines hebt sich bisweilen der Hinterkörper vom Boden auf, sodaß das Tier nur auf den Vorderpfoten steht, während beim Befestigen der Klemme an der Haut oberhalb des Beckens, die Hinterpfoten einknicken und der Hinterkörper sich niedersetzt. Außer diesen Stellungsänderungen löst das Befestigen der Klemme an verschiedenen Hautstellen noch andere Reaktionen aus. So reagieren die Tiere bisweilen mit Schmerzäußerungen darauf, ähnlich wie auf Kneifen der Haut. Die an die Ohrmuschel angehängte Klemme bedingt oft ein Kopfschütteln, als ob das Tier die Klemme abschleudern will. Auf Befestigung der Klemme an der Haut der Flanke zeigt das Tier manchmal nicht nur die beschriebene Kopfwendung, sondern beißt es auch, wobei die Schnauze wohl bisweilen die Klemme berührt, diese jedoch nicht ins Maul genommen und abgerissen wird wie bei unversehrten Hunden. Wenn die Klemme an bestimmten Stellen der Brusthaut hängt, hebt das Tier manchmal die gleichseitige Hinterpfote und führt mit dieser Bewegungen aus, als ob es die Klemme abstreichen wolle (Kratzbewegungen), was aber nicht gelingt.

Hält man die Tiere, während des Laufens, mit einer Hand an der Oberseite der Schnauze auf, so beugen sie den Kopf ventralwärts und kriechen unter der Hand durch. Beim Zurückhalten mit einer Hand an der Unterseite der Schnauze wird der Kopf gehoben und erhebt sich das Tier auf die Hinterpfoten. Auch wenn es beim Laufen in eine Ecke des Zimmers gerät und weder nach vorn noch nach rechts ausweichen kann, erhebt es sich auf die Hinterpfoten, fängt dann an alternierend mit den Vorderpfoten an der Wand zu kratzen, genau wie ein intakter Hund, der vor einer verschlossenen Tür steht, hebt dabei abwechselnd die linke und rechte Hinterpfote und brummt und knurrt als ob er wütend sei. Berühren die Tiere beim Laufen mit der rechten Kopfseite die Zimmerwand, so weichen sie nach links aus, auf Berührung der

Dorsalseite der Schnauze mit der Wand versuchen sie weiter zu laufen und drängen gegen die Wand, während kräftiges Anstoßen der Schnauze gegen die Wand die Tiere veranlaßt, eine Strecke rückwärts zu laufen.

Bei großhirnlosen Hunden in Rückenlage bedingt der Gegendruck der Unterlage, genau wie bei intakten Tieren, ein Nachlassen des Stütztonus und ein Anziehen der Pfoten in Beugestellung. Ein gleiches Nachlassen des Stütztonus an allen vier Pfoten zeigt sich beim stehenden Tier auf Anfassen einer großen Falte der Rückenhaut, während beim Anfassen einer Hautfalte oberhalb des Beckens nur die Hinterpfoten einknicken und die Tiere sich in Hockstellung setzen, beim Anfassen einer Hautfalte oberhalb der Schultern nur die Vorderpfoten zusammenklappen. Merkwürdigerweise bedingt ein Streicheln der Rückenhaut gegen die Richtung der Haare gerade umgekehrt fast stets eine besonders ausgiebige Streckung von allen vier Pfoten, Streicheln der Haut oberhalb des Beckens nur eine solche der Hinterpfoten. Diese Streckreaktion ist bei großhirnlosen Katzen, manchmal auch bei intakten, besonders ausgeprägt (SHERRINGTON).

Bei Seitenlage bedingt der Gegendruck der Unterlage ebenfalls ein Nachlassen des Stütztonus, besonders der unterliegenden Pfoten (bei rechter Seitenlage also der rechten Pfoten); außerdem löst er eine Drehung des Rumpfes in

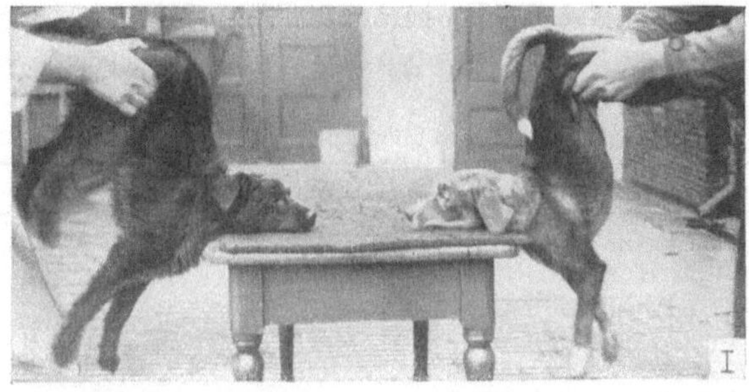
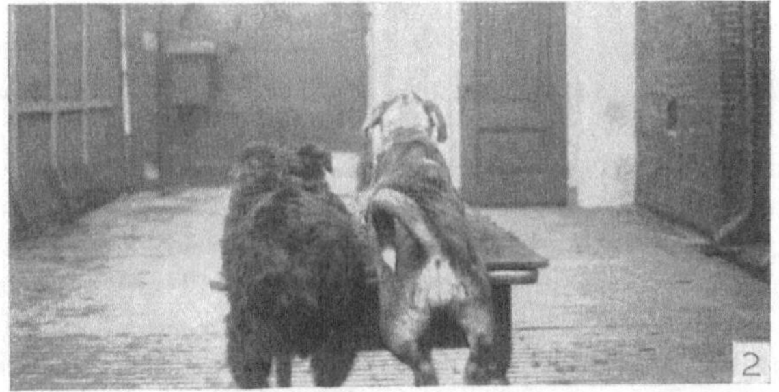
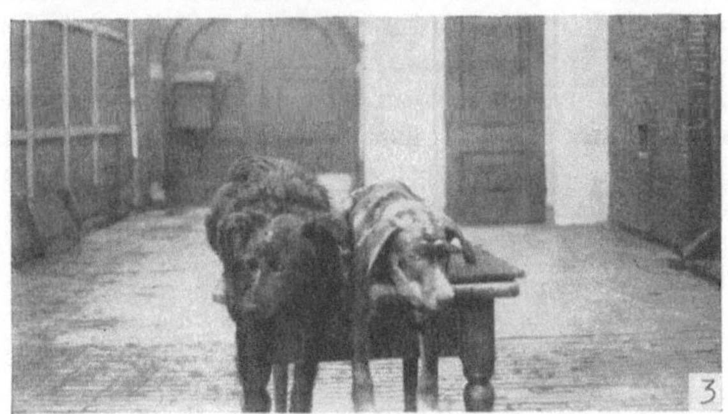

Abb. 14. Zwei großhirnlose Hunde. Auf Berührung der Unterseite der Schnauze (1) oder der Ventralseite des Rumpfes (2 und 3) mit einer Unterlage werden die Pfoten nicht auf die Unterlage gesetzt (Fehlen der exterozeptiven Aufsetzreaktionen).

Bauchlage aus (Körperstellreflexe auf den Körper). Die Beugung der untenliegenden Pfoten kann dann als eine Komponente der Körperstellreflexe aufgefaßt werden, da eine Drehung des Rumpfes in Bauchlage ohne diese vorangehende Beugung nicht möglich ist.

Wie wir bereits gesehen haben, löst Berührung der Fußsohle beim großhirnlosen Hund keine oder fast keine Streckung der berührten Pfote aus. Die Magnetreaktion fehlt oder ist stark herabgesetzt. Dagegen löst Berührung der Sohlen bei großhirnlosen Katzen und Affen wohl den Greifreflex aus.

Auf Berührung des Fußrückens oder der Unterseite der Schnauze mit einer Unterlage werden die Vorderpfoten nicht auf die Unterlage gesetzt. Bei großhirnlosen Tieren fehlen also die Aufsetzreaktionen auf Berührungsreize, die sowie die Korrektionsbewegungen auf exterozeptive Erregungen, beim intakten Tier über das Großhirn zustande kommen und bedingte Reflexe darstellen.

Nach halbseitiger Großhirnexstirpation lösen nur Erregungen von der Körperoberfläche der nichtoperierten Seite Aufsetzreaktionen und Korrektionsbewegungen aus und reagieren nur die der Exstirpation gegenüberliegenden Pfoten.

Aufsetzreaktionen nach Exstirpation der rechten Großhirnhälfte.

	Rechte Pfoten	Linke Pfoten
Auf Reize von der:		
rechten Körperhälfte	+	—
linken Körperhälfte	—	—
Auf optische Reize im:		
rechten Gesichtsfelde	+	—
linken Gesichtsfelde	—	—

Schmerzreize lösen, außer motorischen Reaktionen, pseudoaffektive Reflexe aus; wütendes und schmerzhaftes Winseln, Brummen, Knurren, Bellen, Schreien, Heulen usw. Verschiedene Autoren, unter anderen Goltz (82), Dusser de Barenne (2) behaupten, daß großhirnlose Tiere nur negative Affektäußerungen zeigen. Eine der von mir beobachteten großhirnlosen Katzen fing aber auf sanftes Bestreichen der Haut sofort zu schnurren an, während einige großhirnlose Hunde auf Bestreichen der Haut Schwanzwedeln zeigten.

Wie wir gesehen haben, bedingt ein Anfassen des Schwanzes ein Nachhintenstemmen der Pfoten und Vorwärtslaufen. Fährt man fort, den Schwanz fest zu halten, so fängt das Tier an immer schneller und schneller zu laufen, um schließlich in Galopp überzugehen. Wird das Vorwärtslaufen durch Ziehen am Schwanz verhindert, so fängt das Tier ebenfalls an zu springen oder zu galoppieren und brummt und winselt dann dabei wie ein wütender Hund. Dies ist im noch viel stärkerem Maße der Fall, wenn zu gleicher Zeit in den Schwanz gekniffen wird, während die Tiere auf Loslassen des Schwanzes oft schwanzwedelnd, gleichsam erfreut, fortlaufen.

Bisweilen tritt auf Loslassen des Schwanzes zuerst ein Rückwärtslaufen auf. Warum die Tiere bald vorwärts, bald rückwärts laufen, konnte nicht ermittelt werden.

Wie aus diesen Beobachtungen ersichtlich, werden bei großhirnlosen Tieren durch exterozeptive Erregungen, je nach der Art (Temperatur-, Berührungs-, Schmerz- und Druckreize), nach der Stärke, nach der Dauer und nach der Angriffsstelle dieser Reize sehr verschiedene Haltungen, motorische Reaktionen und pseudoaffektive Reflexe ausgelöst. Ferner lehren die Beobachtungen, daß großhirnlose Tiere mit Hilfe von Labyrintherregungen, von Erregungen aus den Muskeln und inneren Organen und von Reizen der Körperoberfläche nicht nur stehen können, sondern auch aus jeder beliebigen Lage sich in Normalstellung aufrichten können, imstande sind ihr Gleichgewicht unter verschiedene Anforderungen zu bewahren und die Stellung der Pfoten an die Stellung der Unterlage anzupassen, sogar wenn die Reize in erforderlicher Weise und an erforderlicher Stelle ausgeübt werden, jede, auch noch so komplizierte Handlung ausführen können und daß mit Hilfe dieser Reize jede Haltung (Stehstellung, Stehen auf den Hinterpfoten, Stehen auf den Vorderpfoten, Hockstellung, Bauchlage usw.) hervorgerufen werden kann. Jedoch reagiert das großhirnlose Tier auf manche Reize in anderer Weise als das unversehrte Tier, während auch mehrere Reaktionen deutlich Störungen aufweisen.

Das großhirnlose Säugetier unterscheidet sich vom unversehrten erstens dadurch, daß bei ersteren eine geringere Anzahl von Reizen wirksam ist. Da bei der Exstirpation des Großhirns die Riechnerven durchschnitten werden, sind alle olfactorischen Reize unwirksam. Von den optischen Reizen bedingt nur das Einfallen von hellem Licht auf die Augen Reaktionen (Pupillenverengerung und Blinzeln). Neuerdings hat TER BRAAK gezeigt, daß im Gesichtsfelde bewegte Kontraste auch bei großhirnlosen Tieren optischen Nystagmus auszulösen vermögen. Wie SCHRADER (101) und VISSER (119) beobachtet haben, zeigen großhirnlose Tauben noch eine Anzahl anderer optischer Reaktionen.

Ebenso von den akustischen Reizen lösen nur einzelne deutlich wahrnehmbare Reaktionen aus (SHERRINGTON und FORBES, 109).

Ein zweiter Unterschied ist, daß bei den großhirnlosen Tieren die bedingten Reflexe, ausgelöst durch Reize von der Körperoberfläche, durch Gesichts- Gehör- und Geruchsimpulse, fehlen. Auf einen bestimmten Reiz, wie z. B. auf Anfassen des Schwanzes, reagiert das intakte Tier bald wie das großhirnlose, also mit Nachhintenstemmen der vier Pfoten und Vorwärtslaufen, bald ganz anders, z. B. mit Wenden des Kopfes und Lecken oder Beißen der den Schwanz anfassenden Hand. Die subcorticalen Reaktionen, welche die großhirnlosen Tiere zeigen, werden also bei den intakten oft gehemmt und durch bedingte Großhirnreflexe ersetzt.

Von den bedingten Großhirnreaktionen, welche bei intakten Tieren stets auszulösen sind, dagegen dem großhirnlosen Tier stets fehlen, seien hier nur der Blinzelreflex auf Drohbewegungen, die optischen und exterozeptiven Aufsetzreaktionen, die exterozeptiven Korrektionsbewegungen und die MUNKschen Berührungsreflexe erwähnt.

Ein dritter Unterschied besteht darin, daß beim großhirnlosen Tier auch bestimmte subcorticale Reaktionen Störungen aufweisen: die Magnetreaktion (exterozeptive Stützreaktion) ist abgeschwächt oder fehlt, die Stütztonusstärke der Hinterpfoten ist herabgesetzt, was auf eine Störung der propriozeptiven Stützreaktion hinweist, die Hinkebeinreaktionen und manchmal auch die propriozeptiven Korrektionsbewegungen treten verspätet, d. h. erst bei abnorm starker Stellungsänderung, auf, was ebenfalls auf eine Störung der Dehnungsreaktionen deutet.

Die Großhirnexstirpation bedingt also zwei Gruppen von Erscheinungen; erstens Erscheinungen, welche auf dem Ausfall der Großhirnreaktionen, und zweitens Erscheinungen, welche auf Störungen von subcorticalen Reaktionen beruhen. Wie bereits betont, beweisen diese Störungen, welche nicht stets gleich stark ausgeprägt sind und die sich beim längere-Zeit-im-Leben-bleiben mehr oder weniger zurückbilden, keineswegs, daß das Großhirn normalerweise an der Auslösung dieser Reaktionen beteiligt ist.

Das großhirnlose Tier unterscheidet sich vom dezerebrierten Tier:

1. durch eine ganz andere Muskeltonusverteilung.

Während das dezerebrierte Tier in den Perioden der manifesten Starre eine übertriebene Streckstellung der Pfoten und eine Steifheit von Nacken und Rücken aufweist, und diese Muskelanspannungen sowohl bei Stehstellung wie bei Rücken- und Seitenlage andauern, zeigt das großhirnlose Tier eine Muskeltonusverteilung, die je nach den Umständen eine ganz verschiedene ist und vielmehr derjenigen der intakten Tiere ähnelt. (Die meist ausgeprägte Störung der Muskeltonusverteilung ist die herabgesetzte Stütztonusstärke der Hinterpfoten.)

2. durch das verschiedene Verhalten der Gleichgewichtsregulation und der Reaktionen, die eine Anpassung der Pfotenstellung an die Stellung der Unterlage bedingen.

Während die Schunkel-, Hinkebein-, Stemmbein-, Aufzieh- und Aufstemmreaktionen und ebenso die Extremitätenreaktionen infolge Labyrinthdrehung um die bitemporale und fronto-occipitale Achse beim dezerebrierten Tier nicht auszulösen sind, treten diese beim großhirnlosen Tier in mehr oder weniger normaler Weise auf.

3. durch das verschiedene Verhalten beim „Stehen".

Während beim großhirnlosen Tier der Stütztonus von der Sohlenberührung und von den durch die Unterlage ausgeübten Gegendruck bedingt wird und die statisch beanspruchten Pfoten den Rumpf stundenlang tragen können, ruft beim dezerebrierten Tier das passive Hinstellen auf ihre Pfoten meistens nur eine geringe Strecktonuszunahme hervor, und die Extremitäten knicken, durch das allmähliche Geringerwerden des Strecktonus, stets nach einiger Zeit, meistens innerhalb 10 Minuten, ein.

4. durch das verschiedene Verhalten bei Rückenlage.

Während bei großhirnlosen Tieren die Rückenlage einen hemmenden Einfluß ausübt, so daß unter anderem die statische Beanspruchung der gebeugt gehaltenen Pfoten fast keinen Stütztonus hervorruft, sind bei den dezerebrierten Tieren in Rückenlage die Extremitäten, unter dem Einfluß der tonischen Labyrinthreflexe, besonders steif und gestreckt, und nimmt die Streckstarre beim Ausüben von Druck auf die Fußsohlen deutlich in Stärke zu.

5. durch das verschiedene Verhalten der Stellfunktion.

Die Wirkung der Labyrinthstellreflexe, der Körperstellreflexe auf den Kopf und der Körperstellreflexe auf den Körper ist beim großhirnlosen Tier erhalten, beim dezerebrierten Tier aufgehoben. Das großhirnlose Tier vermag sich daher aus jeder beliebigen Lage in Bauchlage umzudrehen, während das dezerebrierte Tier in Seitenlage verharrt.

6. durch das verschiedene Verhalten der tonischen Hals- und Labyrinthreflexe.

Beim dezerebrierten Tier zeigen sich diese Reflexe manchmal in besonders ausgeprägter, ungehemmter Weise, während ihr Einfluß bei großhirnlosen Tieren meistens nur angedeutet und unter ganz bestimmten Umständen zu beobachten ist.

7. durch das verschiedene Verhalten der labyrinthären vertikalen und rotatorischen Augenreaktionen.

Diese sind beim großhirnlosen Tier wohl, beim dezerebrierten dagegen nicht auszulösen.

Das Vorhandensein von bestimmten Reaktionen beim großhirnlosen Tier, die dem dezerebrierten Tier fehlen, wie die Labyrinth- und Körperstellreflexe, die rotatorischen und vertikalen Augenreaktionen, beruht auf einer Mitbeteiligung an diesen Reaktionen von Mittelhirnzentren, wie die roten Kerne, die Oculomotorius- und Trochleariskerne, die bei der Dezerebration entfernt werden.

Worauf es beruht, daß auch andere Reaktionen, wie z. B. die Schunkel-, Stemmbein-, Hinkebein-, Aufziehreaktionen usw., die im Wesen wahrscheinlich spinale Reaktionen sind, beim großhirnlosen Tier wohl, beim dezerebrierten Tier dagegen nicht auf normale Weise auszulösen sind, ist noch nicht völlig aufgeklärt. Es ist nicht ausgeschlossen, daß normalerweise auch an diesen Reaktionen Mittelhirnzentren, die Sehhügel oder die Stammganglien mitbeteiligt sind. Am wahrscheinlichsten ist aber, daß das Ausbleiben dieser Reaktionen beim dezerebrierten Tier auf der abgeänderten Erregbarkeit der spinalen motorischen Zentren beruht (Girndt, 31, Hoogerwerf, 81).

Mesencephalon. Das Mittelhirn bedingt die Stellfunktion der großhirnlosen Tiere. Wie bereits erwähnt, kommen die Labyrinthstellreflexe und die Körperstellreflexe auf den Körper wahrscheinlich über die roten Kerne zustande, während an den Körperstellreflexen auf den Kopf Zentren sich beteiligen, die ebenfalls in den ventralen Teil des Mittelhirns verlegt sind.

Die über den roten Kernen gehenden Erregungen beteiligen sich nicht nur an der Stellfunktion, sondern auch an der Regulation der Muskeltonusverteilung und tragen vermutlich dazu bei, daß das Mittelhirntier im Gegensatz mit dem dezerebrierten keine Enthirnungsstarre aufweist. Wahrscheinlich sind die Erregungen, die das Auftreten der Enthirnungsstarre verhindern, teilweise dieselben, welche für die Stellreflexe verantwortlich sind. Auch nach Exstirpation des Kleinhirns sind die Tiere die ersten Tage manchmal sehr steif und geht die Starre mit einem Aufgehobensein, die Abnahme der Starre mit gleichzeitigem

Wiederumauftreten der Stellreflexe gepaart. Ferner sieht man dann, daß jeder Versuch, den Kopf in Normalstellung aufzurichten, von einer Beugung der Pfoten begleitet wird. Die Körperstellreflexe auf den Körper stellen einen Komplex von aufeinanderfolgenden Reaktionen dar, von denen die Beugung der Pfoten die erst auftretende Reaktion ist. Beim Aufrichten des Rumpfes aus Seitenlage werden stets zuerst die Extremitäten angezogen und so weit gebeugt, bis die Sohlen der untenliegenden Pfoten die Unterlage berühren. Darauf wird durch leichte Streckung dieser Pfoten der Rumpf in Bauchlage gedreht. Die asymmetrische Reizung der Körperoberfläche löst also beim Mittelhirntier eine Beugung der Pfoten und Drehung des Rumpfes in Normalstellung aus, wobei die Erregungen von der Körperoberfläche vermutlich über die roten Kerne zu den motorischen Rückenmarkszentren gehen. Nach Querschnitt des Hirnstammes caudal von den roten Kernen bleiben diese Reaktionen aus, und die asymmetrische Reizung der Körperoberfläche, wie z. B. beim Hin- und Herziehen des in Seitenlage liegenden Tieres, bedingt dann sogar eine Zunahme der Streckstarre.

Wie aus den erwähnten Versuchen von ROSSI, von COBB, BAILEY und HOLTZ und von BREMER hervorgeht, üben wahrscheinlich auch vom Kleinhirn ausgehende Erregungen über die roten Kerne Einfluß auf die Muskeltonusverteilung aus und auch diese Erregungen tragen vermutlich dazu bei, daß das Mittelhirntier keine Enthirnungsstarre aufweist. Eine Beteiligung der Substantia nigra und der großen Zellen der Formatio reticularis des Mittelhirns an der Muskeltonusregulation ist experimentell noch nicht absolut sichergestellt, obwohl ein Einfluß der im Tegmentum des Mittelhirns gelegenen großen Zellen wohl sehr wahrscheinlich ist (SPIEGEL u. a.).

Obwohl das dezerebrierte Tier manchmal alternierende Laufbewegungen mit allen vier Pfoten macht, so ist es doch, im Gegensatz zum Thalamustier, nicht imstande zu laufen. Darum nehmen mehrere Untersucher an, daß sich am Laufakt Mechanismen beteiligen, die oral von dem Niveau des Dezerebrationsschnittes gelegen sind. MELLA (57), MORGAN, HINSEY, RANSON und McNATTIN (35) schließen aus ihren Versuchen, daß bei der Katze das Intaktsein des Hypothalamus für den Laufakt erforderlich ist, während die Untersuchungen von GRAHAM BROWN mit elektrischer Reizung einigermaßen auf eine Beteiligung der roten Kerne hinweisen. Wie GRAHAM BROWN beobachtet hat, bedingt einseitige Reizung des Gebietes dieses Kerns eine Wendung des Kopfes und eine Konkavität von Rumpf und Schwanz nach der gereizten Seite zu, ferner Beugung der gleichseitigen vorderen und der gekreuzten hinteren Extremität, gepaart an einer Streckung der beiden übrigen Pfoten. Diese Reaktionen dauerten nach Aufhören der Reizung mehrere Sekunden, bisweilen sogar Minuten an (aflerdischarge). Während einseitige Reizung also tonische Reaktionen hervorruft, sah GRAHAM BROWN bei gleichzeitiger bilateraler Reizung stürmische Laufbewegungen auftreten.

Ob und in welcher Weise diese Teile des Zentralnervensystems den Laufakt fördern, ist eine noch ganz ungelöste Frage. Auch darf nicht vergessen werden, daß das dezerebrierte Tier durch die abnorme Muskeltonusverteilung die Laufbewegungen, obwohl in normaler Aufeinanderfolge, doch ganz ungeschickt ausführt und daß dem dezerebrierten Tier die Hinkebeinreaktionen und Stemmbeinreaktionen, welche während des Laufens ein Umfallen verhindern, praktisch fehlen, obwohl die Reflexbogen dieser Reaktionen wahrscheinlich nicht über oral vom Dezerebrationsschnitt gelegene Zentren gehen (154). Die Untersuchung des zentralen Mechanismus des Laufaktes wird besonders erschwert durch das Gestörtsein der Wärmeregulation bei den Mittelhirn- und dezerebrierten Tieren, wodurch sie nur höchstens 1—3 Tage im· Leben zu erhalten sind[1]. Während dieser kurzen Zeit sind höhere Säugetiere, wie Hund und Katze, noch dem Einfluß des Operationsshocks ausgesetzt. Auch bei Thalamushunden weist das Laufen 3 Tage nach der Großhirnexstirpation meistens noch deutliche Störungen auf und, obwohl fast jeden folgenden Tag eine Besserung zu beobachten ist, sind die Tiere selten vor dem Ende der ersten Woche imstande, ganz ohne Fallen und Straucheln herumzulaufen. Die ersten Tage treten die Hinkebeinreaktionen meistens so stark verspätet auf und zeigen die Stemmbeinreaktionen noch so starke Störungen, daß die Tiere fortwährend, nach einige Schritte gemacht zu haben, straucheln und manchmal umfallen. Diese Störungen bessern sich allmählich dermaßen, daß das Laufen schließlich anscheinend ganz normal vonstatten geht, obwohl auch dann die Hinterpfoten bei genauer Untersuchung noch deutliche Störungen der genannten Reaktionen aufweisen.

Die Fragen, ob und in welcher Weise das Mittelhirn, die Regio subthalamica und die Sehhügel sich am Laufakt beteiligen, sind also noch nicht erledigt.

Über im Mittelhirn gelegene Kerne kommen eine Anzahl Labyrinthreaktionen zustande: die Labyrinthstellreflexe über die roten Kerne; die rotatorischen und vertikalen kompensatorischen Augenstellungen, die rotatorischen und vertikalen Augendrehdeviationen, Augendrehnystagmus und Nachnystagmus über die Trochlearis- und Oculomotoriuskerne.

Auch an der Pupillenverengerung und an den Blinzelreflex beim Fallen von starkem Licht auf die Augen beteiligt sich das Mittelhirn. Die von der Retina ausgehenden Erregungen gehen hierbei über die Corpora geniculata laterales und Vierhöcker und lösen vermutlich über die Westphal-Edingerschen Kerne (Brouwer) die Pupillenverengerung, über die Facialiskerne den Lidschlußreflex aus. Nach Vernichtung der vorderen Vierhöcker bleibt die Pupillenverengerung aus.

Die Funktion der hinteren Vierhügel, in welchen ein Teil der Acusticusfasern endigen, ist noch nicht sichergestellt. Forbes und Sherrington beobachteten an Katzen, welchen das Gehirn *vor* den hinteren Vierhügeln abgetragen worden war, Reaktionen, wie Ohrmuschelbewegungen, Lidschluß, Zusammenfahren des ganzen Körpers, auf die verschiedensten Arten von Schallreizen, während Spiegel und Kakeshita (115) nach Abtragung auch der hinteren Vierhügel nur mehr auf schrilles Pfeifen cochleare Reflexe auslösen konnten.

Bezüglich der Funktionen der Substantia nigra liegen noch keine eindeutigen Versuchsergebnisse vor. Nach ein- und beiderseitiger Läsion der Substantia nigra konnten keine deutlichen Störungen der Motilität festgestellt werden [Bechterew, von Economo und Karplus (22), Ken Kuré, Rademaker). Auch der großhirnlose Hund von Goltz, der 1 Jahr lang ohne Substantia nigra gelebt hat, zeigte keine deutliche Störungen weder der Motilität noch der Muskeltonusregulation. Auf Grund seiner Versuche mit elektrischer Reizung meint von Economo, daß in der Substantia nigra sich ein subcorticales Zentrum für den Kau- und Schluckakt befindet. Auch v. Bechterew sah bei elektrischer Reizung des Gebietes der Substantia nigra Schluck- und Kaubewegungen auftreten. Miller (59) und Bremer (9) lehnen aber auf Grund ihrer Versuchsergebnisse das Bestehen eines mesencephalen Kau- und Schluckzentrums ab.

Hypothalamus. In den ventrikelnahen Abschnitten liegen wichtige vegetative Zentren, die sich an der Wärmeregulation, den Eiweiß-, Fett- und Kohlehydratstoffwechsel und an der Regulation des Wasser- und Kochsalzgehaltes der Körpergewebe beteiligen. Die diesbezüglichen Untersuchungen werden an anderer Stelle ausführlich besprochen. Karplus und Kreidl (39) zeigten, daß Reizung einer Stelle, die dem medialen Teil des Corpus Luysii entspricht auch

---

[1] Nur bei Pflegung in einem Dauerbad können dezerebrierte Tiere, wie Bazett und Penfield (74) gezeigt haben, wochenlang am Leben erhalten werden.

nach Abtrennung aller Verbindungen bis auf den Pedunculus, sowie auch nach Degeneration der von der Hirnrinde stammenden Faserung, zu Pupillenerweiterung, Erweiterung der Lidspalte, Zurückziehen des dritten Lides, sowie zu Schweiß- und Tränensekretion und Kontraktion der Blutgefäße führt.

Nach MELLA (57) und LAUGHTON (44) befindet sich bei Hunden und Katzen im Hypothalamus, und zwar im Gebiet des Corpus subthalamicum (LUYS), ein Zentrum für die koordinierten Lokomotionsbewegungen aller vier Extremitäten. Auch nach HINSEY, RANSON und MCNATTIN zeigen enthirnte Katzen ein Laufen mit guter Gleichgewichtsregulation nur bei Erhaltensein von Hypothalamuszentren.

Da aber Beobachtungen an chronischen Mittelhirnkatzen (gestörte Wärmeregulation!) noch nicht vorliegen, sind noch keine bestimmte Störungen des Laufaktes bekannt, die die Mittelhirntiere aufweisen, dagegen bei den Hypothalamustieren fehlen. Ob und in welcher Weise die Hypothalamuszentren den Laufakt fördern, ist daher noch nicht sichergestellt.

Mittelhirnkatzen im akuten Versuch, können sich mit Hilfe von alternierenden Bewegungen der vier Extremitäten fortbewegen, wobei die Vorderpfoten, infolge des herabgesetzten Muskeltonus, manchmal mit dem Fußrücken auf den Boden gesetzt werden.

Ferner fallen die Tiere, durch das Gestörtsein der Stemm- und Hinkebeinreaktionen, fortwährend um.

Nach DUSSER DE BARENNE und SAGER (3) bedingt Einspritzung von Strychnin in den Hypothalamus in der Nähe des Corpus subthalamicum eine heftige motorische Unruhe.

Thalamus opticus. Ob die Thalami optici sich an der Motilität beteiligen, ist völlig unbekannt. BECHTEREW und PRUS haben durch elektrische Reizung (die Elektroden wurden in die Tiefe der Zellmasse des Thalamus opticus eingeführt) neben Bewegungen aller Extremitäten insbesondere Kontraktionen der Gesichtsmuskeln hervorrufen können, die den Charakter von Ausdrucksbewegungen hatten. Meist gingen diese Effekte mit oft lange Zeit anhaltenden Lautäußerungen wie Bellen, Knurren, Winseln, einher. Die Erscheinungen traten noch nach vorheriger Abtragung der Rinde und nach eingetretener sekundärer Degeneration der Pyramidenbahnen auf.

PFEIFER, der mit einer genaueren Methode arbeitete, vermochte aber bei elektrischer Reizung verschiedener Thalamuskerne weder mimische Erscheinungen noch Lautäußerungen zu erzielen.

SACHS (94) hat bei Reizung des Nucleus anterior thalami ebenfalls keine motorische Reaktionen erhalten, dagegen bei Reizung des Nucleus medianus Augenbewegungen, bei Reizung des Nucleus lateralis außerdem Kau-, Gesichts- und Zungenbewegungen, sowie Bewegungen der Extremitäten auftreten sehen.

Die Versuchsergebnisse stimmen also nicht überein. Außerdem haben die Untersuchungen von SHERRINGTON u. a. ergeben, daß Schmerzreize noch nach Abtragung der Thalami optici Lautäußerungen verschiedener Art und auch die übrigen pseudoaffektiven Reflexe auszulösen vermögen.

Mehrere Autoren, wie MAGENDIE, SCHIFF, WUNDT, BECHTEREW und PROBST haben nach einseitigen Thalamusläsionen Wendung des Kopfes und Konkavität des Rumpfes, sowie Reitbahnbewegungen beobachtet, die aber bei den verschiedenen Versuchen bald nach der einen, bald nach der anderen Seite gerichtet waren. Nach ROUSSY (93) beruhen die Reitbahnbewegungen auf Mitverletzung des Hypothalamus.

Ein Thalamuskaninchen zeigt in seinem Verhalten keinen deutlichen Unterschied mit Mittelhirnkaninchen und auch bei Thalamushunden und -katzen kann man größere Teile der Thalami optici durch Querschnitt entfernen, ohne daß deutliche Störungen der Motilität auftreten.

Der Thalamus opticus ist wahrscheinlich eine Aufnahmestätte für Reize der Körpersensibilität. Roussy ist es geglückt, einen Affen, bei welchem er den Nucleus anterior, den größten Teil des Nucleus medianus, sowie Teile des Nucleus lateralis und Pulvinar mitsamt anschließenden Teilen der Vierhügel auf der rechten Seite zerstört hatte, 3 Wochen am Leben zu erhalten. Bei Anwendung von Berührung-, Schmerz- und Temperaturreizen auf der linken Seite erfolgten die Abwehrreaktionen der linken Extremitäten mit starker Verzögerung und erst bei Anwendung sehr starker Reize. Das Tier ließ ferner die Extremitäten der linken Seite längere Zeit in ungewohnten Stellungen. Bei verbundenen Augen führte das Tier eine in die rechte Hand gegebene Frucht sofort zum Munde, eine Frucht in der linken Hand dagegen wurde wohl festgehalten und herumbewegt, aber nicht in den Mund gesteckt, was bei unverbundenen Augen wohl der Fall war. Roussy schließt hieraus auf eine Störung des stereognostischen Sinnes. Viel weniger ausgeprägt waren die Sensibilitätsstörungen, die sich bei Hunden und Katzen nach einseitiger Läsion des Thalamus opticus zeigten, und außerdem bildeten sie sich im Laufe von 2 Wochen völlig zurück.

Dusser de Barenne und Sager haben kleine Mengen Strychninsulfatlösung in verschiedene Teile des Thalamus eingespritzt (0,5—2 ccm einer 1—2%igen Lösung). Die Einspritzung bedingte typische sensible Reizerscheinungen: eine starke Überempfindlichkeit der Haut von beiden Körperhälften für Tast-, Schmerz- und Temperaturreize, ferner eine ausgesprochene Überempfindlichkeit der tieferen unter der Haut liegenden Gewebe (Periost, Bänder und Muskeln) ausschließlich der zur Injektion kontralateralen Körperseite, außerdem Anfälle von dem Tier offenbar unangenehmen parästhetischen Störungen. So wurde anfallsweise die Schnauze oder ein Ohr mit einem Vorderfuß abgewischt und gekrazt, eine Vorder- bzw. Hinterpfote emporgehoben und energisch in der Luft geschüttelt, die Haut einer Extremität abgeleckt oder die Oberfläche derselben mit den Zähnen bearbeitet in der typischen Weise wie eine Katze auf die Reizung durch Ungeziefer mit schnellem Fletschen der Zähne der Hautoberfläche entlang reagiert. Die Sensibilitätsstörungen fanden sich am stärksten an den apikalen Abschnitten des Körpers, d. h. an den Ohren, Händen und Füßen.

Wie Dusser de Barenne und Sager betonen, ist die Symptomatologie nach örtlicher Strychninvergiftung des Thalamus opticus augenscheinlich identisch mit der Symptomatologie, wie sie auf örtlicher Strychninvergiftung der „sensiblen" Großhirnrinde von Dusser de Barenne beobachtet wurde. Auch ergab sich aus ihren Versuchen eine gewisse funktionelle Lokalisation, d. h., daß bei verschiedener Lokalisation des Strychnins im Sehhügel die Erscheinungen an verschiedenen Teilen des Körpers auftreten. Allerdings ist diese funktionelle Lokalisation eine viel weniger scharf getrennte als an der Großhirnrinde. Während an der Großhirnrinde sich drei scharf abgegrenzte Funktionsgebiete (Kopf-, Arm- und Beingebiet, wahrscheinlich liegt zwischen den beiden letzten noch das Rumpfgebiet) feststellen ließ, fanden sich in den Thalamusversuchen meistens, auch wenn die Vergiftung nur einen Thalamuskern betraf, stets zwei Körperabschnitte zu gleicher Zeit gestört, sei es Kopf und Arme oder Arme und Beine, vereinzelt auch Kopf und Hinterbeine. Nach vorheriger Totalexstirpation der Großhirnrinde wurde die Symptomatologie nach örtlicher Strychninvergiftung des Thalamus opticus nicht geändert.

Nach örtlicher Strychninvergiftung des Thalamus opticus zeigen die Tiere also auf Berührungs-, Temperatur- und Schmerzreize abnorm starke Reaktionen. Dusser de Barenne und Sager geben nicht an, ob diese Reaktionen sich unterscheiden von den Abwehrreaktionen der Mittelhirntiere. Es bleibt also eine offene Frage, ob die Sensibilitätserregungen über den Thalamus opticus spezielle Reaktionen auslösen und also in die Thalamuskerne Zentren für spezielle Reaktionen verlegt sind, oder ob der Thalamus auf unbekannte Weise die subthalamischen Reaktionen beeinflußt. Ebensowenig ist bisher sichergestellt, welche abführende Bahnen entlang der Thalamus opticus seinen Einfluß ausübt. Zu welchem Zweck der Thalamus opticus den aufsteigenden Sensibilitätsbahnen eingeschaltet ist, ist also noch unbekannt.

Besonders interessant ist auch die Beobachtung von DUSSER DE BARENNE und SAGER, daß sich bei drei Tieren, bei welchen die Einspritzung nicht in dem Thalamus, sondern in dem Hypothalamus, in der Nähe des Corpus subthalamicum stattgefunden hatte, eine außerordentliche motorische Unruhe zeigte. Die Tiere sprangen nach dem Erwachen aus der Narkose wie toll durch das Zimmer und gegen die Wände empor, miauten fortwährend, waren wütend und zischten bei der geringsten Annäherung. Die Tiere hatten starke Polypnoe, auch noch, wenn sie nach einer Viertelstunde sich beruhigten. Außerdem bestand eine allgemeine Überempfindlichkeit der Haut des ganzen Körpers und ausgesprochene Erscheinungen von Reizung des autonomen Nervensystems, wie maximale dilatierte Pupillen, Salivation, Aufrichten der Haare am Rücken und am Schwanz, Defäkation und Urinlösung.

Corpus striatum. Die Ergebnisse der experimentellen Physiologie bezüglich der Funktionen des Corpus striatum sind recht dürftige.

Thalamustiere und Striatumtiere weisen keine deutliche Unterschiede auf, und bei den ersteren sind keine konstanten Ausfallserscheinungen zu beobachten, die mit Sicherheit auf das Fehlen der Corpora striata zurückzuführen sind.

So hat z. B. der großhirnlose Hund von GOLTZ (33, 38), bei welchem die Corpora striata größtenteils zerstört waren (nur ein Nucleus caudatus war intakt geblieben, die übrigen Teile der Corpora striata waren entfernt oder völlig degeneriert), fast genau noch dieselben Leistungen und Störungen gezeigt wie der großhirnlose Hund von M. ROTHMANN (91), bei welchem die mikroskopische Hirnuntersuchung von H. ROTHMANN (92) ergeben hat, daß der Globus pallidus und ein großer Teil des Putamen erhalten geblieben waren. Der Nucleus caudatus war beiderseits stark beschädigt und sein vorderes Drittel war abgeschnitten worden. Auch zeigte das erhaltene Putamen sekundäre Degenerationserscheinungen.

Die beiderseitige Abtragung des Corpus striatum bedingt bei Hunden und Katzen, wie die Beobachtungen bei Thalamushunden und -katzen ergeben haben, keine Bewegungsarmut[1], keine Hyperkinesen, keine Tremoren und keine Hypertonie, während die pseudoaffektiven Reaktionen und Lautäußerungen noch lebhaft auftreten.

Eine systematische vergleichende Untersuchung an großen Serien von Striatum- und Thalamustieren, die längere Zeit am Leben erhalten wurden, ist noch nicht vorgenommen.

Merkwürdig ist, daß bei den großhirnlosen Tieren mit mehr oder weniger beschädigtem Corpus striatum die Stütztonusstärke der Hinterpfoten deutlich herabgesetzt ist. Bereits GOLTZ war die ausgesprochene Schwäche der Hinterpfoten bei seinem großhirnlosen Hunde aufgefallen. Die Hinterpfoten knicken bei geringer Belastung des Beckens schon ein. Auch reagieren die Hinterpfoten auf Labyrintherregungen, wie z. B. beim Drehen des Tieres um die bitemporale oder Längsachse, weniger prompt. Bestimmte, vermutlich durch Muskeldehnung ausgelöste Reaktionen, wie die Hinkebeinreaktionen, werden mit den Hinterpfoten stark verzögert ausgeführt, während die Schunkelreaktionen geschwächt sind. Die Sohlen der Hinkepfoten kleben viel weniger am Boden, so daß die Pfoten bei den Stemmbeinreaktionen leicht ausgleiten. Beim Ziehen der Tiere, z. B. nach rechts, gleitet die sich lateralwärts stemmende rechte Hinterpfote

---

[1] DRESEL (20) beschreibt einen Hund, bei dem er, wie die Sektion ergab, nicht nur das Striatum, sondern auch den größten Teil des Pallidums mit der Rinde exstirpiert hatte. Das Tier konnte nach 2 Tagen stehen und sich fortbewegen und hatte eine anscheinend normale Tonusverteilung und intakte Stellreflexe, aber es bewegte sich nur, wenn irgendein Reiz einwirkte. Dies war am Ende des dritten Monats noch ebenso wie kurz nach der Operation.

meistens bald seitwärts aus, wodurch sie in abnorm starke Abduktion gerät. Außerdem löst Berührung der Fußsohlen bei den großhirnlosen Hunden keine deutliche Streckung und Fixation in Streckstellung der Hinterpfoten aus (abgeschwächte Magnetreaktion). Die Schwächung der Stütztonusstärke ist manchmal, jedoch nicht konstant, von einer etwas erhöhten Neigung zur Streckstellung der Hinterpfoten bei Rückenlage der Tiere begleitet. Ob diese Störungen eine Folge der Abtragung der Großhirnrinde ist oder von den Läsionen der Corpora striata herrührt, ist noch völlig unbekannt.

Karplus und Kreidl (40) berichten, daß ein Macacus, dem sie einseitig eine Großhirnhemisphäre mit dem ganzen Corpus striatum exstirpiert hatten, nach 8 Tagen völlig normal an den Stangen seines Käfigs heraufkletterte, über eine Stange laufen und auf ihr sitzenbleiben konnte, indem er sich mit allen vier Pfoten festhielt. Auch feinere Bewegungen führte er gut aus. So fing er z. B. sehr geschickt Fliegen und fraß sie auf. Weder erhöhter Tonus noch erhöhte Reflexerregbarkeit waren während der 3 Monate, die er lebte, nachzuweisen. Bei einem anderen Macacus nahmen sie beide Hemisphären mit nahezu beiden Corpora striata weg. Ein kleines Stückchen Putamen blieb beiderseits stehen. Das Tier setzte sich schon am folgenden Tage auf und hielt sich mit den Vorderpfoten am Gitter fest. Am anderen Tag wurde es krank bis zu seinem Tode, 5 Tage nach der Operation. In dieser Zeit besserte sich die Motilität nicht weiter. Auch dieser Affe hatte keine Spur von Hypertonie oder Tremoren.

Kinnier Wilson (124) beschädigte elektrolytisch bei Affen (Macacus) einseitig das Corpus striatum, zuweilen nur das Putamen, zuweilen den Globus pallidus, zuweilen beide gleichzeitig.

In allen Fällen, in denen die Capsula interna nicht beschädigt wurde, hatten die Affen keine Lähmungen oder Paresen, kein Zittern oder Sensibilitätsstörungen. Während der dreiwöchentlichen Beobachtungszeit der Tiere zeigten sie nichts von Hypertonie, von Hyperkinesen oder von Tremor. Bei kleinen Läsionen fehlte jede Störung, bei gröberen war der einzige Effekt eine nicht ganz konstante geringere Benutzung der kontralateralen Extremitäten, die außerdem etwas Ungeschicklichkeit bei den Bewegungen zeigten.

Lewy (46a) hat doppelseitige Läsionen der Stammganglien gesetzt und beobachtete, an die menschliche Paralysis agitans erinnernde Symptome, vor allem Bewegungsarmut. Der Krieg verhinderte die mikroskopische Untersuchung.

Edwards und Bagg (21) haben bei Affen herdförmige Läsionen ziemlich circumscripter Art im Linsenkern und im Schwanzkern gesetzt durch Versenken eines Glasröhrchen mit Radiumemanation.

Nach 2—7 Wochen wurde das Resultat durch die Sektion kontrolliert. Bei einseitigen Läsionen wurden gar keine sicheren motorischen Erscheinungen festgestellt. Ausgedehnte beiderseitige Herde waren, wenn diese gleichzeitig angebracht waren, von Tremor und Bewegungsarmut gefolgt, sowie gelegentlich von Haltungsanomalien und Hypertonie, aber auch alle diese Erscheinungen bildeten sich, ebenso wenn das Pallidum mitverletzt war, im Laufe der nächsten Wochen wieder ganz zurück.

Die Untersuchungen mit elektrischer Reizung haben ebensowenig eine Aufklärung über die Funktionen der Stammganglien gebracht.

Bei den genauen und mit exakter Technik ausgeführten Untersuchungen von Kinnier Wilson bedingte die Reizung, wenn die Nadel im Innern der grauen Masse des Putamens oder des Pallidums steckte, gar keine motorischen Reaktionen. Die traten nur auf, wenn die Nadel an die innere Kapsel herankam. Dagegen erhielten Pachon und Delmas (64), die an einem Tage operierten und zwei Elektroden im Nucleus caudatus einer Seite fixierten und erst am nächsten Tage, wenn das Tier völlig munter war, mit leichten faradischen Strömen reizten, bei zwei Hunden mimische Bewegungen und leichte Bewegungen im Lippenwinkel auf der gegenüberliegenden Seite, ferner langsames Öffnen und Schließen des Mundes und Kopfdrehung zur Gegenseite. Die Autoren betonen den Unterschied dieser Reaktionen mit den blitzartigen Bewegungen, die man nach Reizung der Pyramidenbahnen erhält.

Wichtig und der Nachprüfung wert scheinen mir die Ergebnisse von den durch ROGERS (90) bei der Taube angestellten Versuchen.

Nach der Entfernung der relativ unbedeutenden Großhirnrinde sah ROGERS keine charakteristischen Ausfallerscheinungen, dagegen hatte die Mitentfernung des Striatums das Verschwinden von Instinkthandlungen zur Folge. Nach Entfernung vom „Hyperstriatum" fehlten die Handlungen, die sich vor und während der Paarung und beim Nisten zeigen, nach Zerstörung von dem tiefer gelegenen Ekto- und Mesostriatum fand keine spontane Nahrungsaufnahme mehr statt.

Bemerkenswert in dieser Beziehung ist, daß ein Teil der großhirnlosen Hunde sofort mit Fressen anfängt, sobald die Schnauze das Futter berührt, während bei anderen das Futter hinten ins Maul gesteckt werden muß. Ob dieser Unterschied aber darauf beruht, daß bei den ersteren die Stammganglien weniger lädiert sind, ist noch nicht sichergestellt. Ferner vermissen, in Übereinstimmung mit den Beobachtungen von ROGERS an Tauben, auch großhirnlose Hunde, bei welchen die Stammganglien stets mehr oder weniger mitverletzt sind, die sexuellen Instinkthandlungen. Hierbei ist aber gewiß auch die Fortnahme der Riechnerven von überwiegender Bedeutung. Ein großhirnloser Hund von männlichem Geschlecht uriniert stets in Sitzstellung, genau so wie eine Hündin, während ein Hund nach Exstirpation des Kleinhirns beim Urinieren noch stets eine Hinterpfote emporhebt, obwohl es ihm durch die Ataxie und durch die unbeherrschten Bewegungen (Astasie) schwerfällt, das Gleichgewicht bei der Stehstellung auf drei Pfoten aufrechtzuerhalten. Auch diese Beobachtungen weisen einigermaßen darauf hin, daß das Corpus striatum an den Instinkthandlungen beteiligt ist.

Literatur.

1. BARENNE, J. G. DUSSER DE: Die elektromotorischen Erscheinungen im Muskel bei der reziproken Innervation der quergestreiften Skeletmuskulatur. Zbl. Physiol. **25**, 334 (1911). — 2. BARENNE, J. G. DUSSER DE: Recherches expérimentales sur les fonctions du système nerveux central, faites en particulier sur deux chats, dont le néopallium a été enlevé. Arch. néerl. Physiol. **4**, 31 (1920). — 3. BARENNE, J. G. DUSSER DE u. O. SAGER: Über die sensiblen Funktionen des Thalamus opticus der Katze, untersucht mit der Methode der örtlichen Strychninvergiftung; allgemeine Symptomatologie und funktionelle Lokalisation. Z. Neur. **133**, 231 (1931). — 4. BAZET, H. C. and W. G. PENFIELD: A study of the Sherrington decerebrate animal in the chronic as well in the acute condition. Brain **45**, 185 (1922). — 5. BERITOFF, J. S. u. R. MAGNUS: Pflügers Arch. **159**, 249 (1914). — 6. BERITOFF, J. S.: On the mode of origination of labyrinthine and cervical tonic reflexes and on their part in the reflex reactions of the decerebrate preparation. Quart J. exper. Physiol. **9**, 199 (1915). — 7. BERNIS, W. J. u. E. A. SPIEGEL: Die Zentren der statischen Innervation und ihre Beeinflussung durch Klein- und Großhirn. Arb. neur. Inst. Wien **27/28**, 197 (1925/26). — 8. BREMER, F.: La fonction inhibitrice du paléo-cerebellum. Arch. internat. Physiol. **19**, 189 (1922). — 9. BREMER, F.: Physiologie nerveuse de la mastication chez le chat et le lapin. Arch. internat. Physiol. **21**, 309 (1923). — 10. BREMER, F.: Recherches sur la physiologie du cervelet chez le pigeon. C. r. Soc. Biol. Paris **90**, 381 (1924). — Bull. Acad. Méd. Belg. 29. Jan. **1927**, 60. — 11. BROWN, D. E. DENNY- and E. G. T. LIDDELL: The stretch reflex as a spinal process. J. of Physiol. **63**, 144 (1927). — 12. BROWN, D. E. DENNY- and E. G. T. LIDDELL: Extensor reflexes in the fore-limb. J. of Physiol. **65**, 305 (1928). — 13. BROWN, D. E. DENNY-: On the nature of postural reflexes. Proc. roy. Soc. Lond. B. **104**, 252 (1929). — 14. BROWN, T. GRAHAM: Die Reflexfunktionen des Zentralnervensystems, besonders vom Standpunkt der rhythmischen Tätigkeiten beim Säugetier betrachtet. Erg. Physiol. **13**,

279 (1913). — 15. Brown, T. Graham: On postural and nonpostural activities of the mid-brain. Proc. roy. Soc. Lond. B 87, 145 (1913). — 16. Brown, T. Graham: On the effect of artificial stimulation of the red nucleus in the anthropoid ape. Proc. roy. Soc. Lond. B 49, 185 (1915). — J. of Physiol. 49, 185 (1915). — 17. Buytendijk, F. J. J.: Über die elektrischen Erscheinungen bei der reflektorischen Innervation der Skeletmuskulatur des Säugetieres. Z. Biol. 59, 36 (1912).

18. Cobb, S., A. Bailey and P. R. Holtz: On the genesis and inhibition of extensor rigidity. Amer. J. Physiol. 44, 239 (1917).

19. Davis, Loyal: Muscle Tone in Decerebrate Rigidity. Arch. Surg. 18, 1687 (1929). — 20. Dresel, K.: Die Funktionen eines großhirn- und striatumlosen Hundes. Klin. Wschr. 1924 I, 223.

21. Edwards, D. J. and H. J. Bagg: Lesion of the corpus striatum by radiumemanation and the accompanying structural and funktional changes. Amer. J. Physiol. 65, 162 (1923). — 22. Economo, C. J. v. u. J. P. Karplus: Zur Physiologie und Anatomie des Mittelhirns. Arch. f. Psychiatr. 46, 275 (1910). — 23. Economo, C. J. v.: Die centralen Bahnen des Kau- und Schluckaktes. Pflügers Arch. 91, 629 (1902). — 24. Einthoven, W.: Sur les phénomènes électriques du tonus musculaire. Arch. néerl. Physiol. 2, 489 (1918).

25. Freeman, Walter et Paul Morrin: Réflexes d'automatisme mésencéphaliques. Les syncinésies, les réflexes cervicaux et les réflexes vestibulaires. L'Athétose. Revue neur. 1924, 158. — 26. Fulton, J. F. and E. G. T. Liddell: Electrical responses of extensor muscles during postural (myotatic) contraction. Proc. roy. Soc. Lond. B. 98, 577 (1925). — 27. Fulton, J. F.: Muscular contraction and the reflex control of movement. Baltimore: Williams and Wilkins Company 1926. — 28. Fulton, J. F. and J. Pi-Suner: A note concerning the propable function of various afferent endorgans in skeletal muscle. Amer. J. Physiol. 83, 554 (1928). — 29. Fulton, J. F. and J. Pi-Suner: The influence of the proprioceptive nerves of the hind limbs upon the posture of the fore limbs in decerebrate cats Amer. J. Physiol 83, 548 (1928).

30. Gamper, Ed.: Bau und Leistungen eines menschlichen Mittelhirnwesens (Arhinenzephalie mit Encephalocele). Zugleich ein Beitrag zur Teratologie und Fasersystematik, II. Klinischer Teil. Z. Neur. 104, 117 (1926). — 31. Girndt, O.: Physiologische Beobachtungen an Thalamuskatzen. Mitt. II: Die phasischen Extremitätenreflexe der Thalamuskatze im akuten Versuch. Pflügers Arch. 213, 427 (1926). — 32. Goltz, Fr. u. A. Freusberg: Über die Funktionen des Lendenmarkes des Hundes. Pflügers Arch. 8, 460 (1874). — 33. Goltz, Fr.: Der Hund ohne Großhirn. Pflügers Arch. 51, 570 (1892). — 34. Griffin, Albert M. and William F. Windle: The relation of the level of transection of the brain stem to the occurrence of decerebrate rigidity in newborn rabbits. Amer. J. Physiol. 97, 397 (1931).

35. Hinsey, J. C., S. W. Ranson and R. F. McNattin: The role of the Hypothalamus and Mesencephalon in Locomotion. Arch. of Neur. 23, 1 (1930). — 36. Hinsey, J. C. and H. H. Dixon: Responses elicted by stimulation of the mesencephalic tegmentum in the cat. Arch. of Neur. 24, 966 (1930). — 37. Hinsey, J. C., S. W. Ranson and F. R. Zeiss: Observations on reflex activity and tonicity in acute decapitate preparations with and without ephedrine. J. comp. Neur. 53, 401 (1931). — 38. Holmes, Gordon: The nervous system of the dog without a forebrain. J. of Physiol. 27, 1 (1901).

38a. Ingram, W. R. and S. W. Ranson: Effects of lesions in the red nuclei of cats. Arch. of Neur. 28, 483 (1932). — 38b. Ingram, W. R. and S. W. Ranson: The place of the red nucleus in the postural complex. Amer. J. Physiol. 102, 466 (1932).

39. Karplus, J. P. u. A. Kreidl: Gehirn und Sympathicus. Mitt. I.: Pflügers Arch. 129 138 (1909); Mitt. II.: 135, 401 (1910); Mitt. III.: 143, 109 (1911); Mitt. IV.: 171, 192 (1918); Mitt. VII.: 215, 667 (1926). — 40. Karplus u. A. Kreidl: Über Totalexstirpation einer oder beider Großhirnhemisphären an Affen (Macacus rhesus). Arch. f. Anat. 1914, 155. — 41. Kleyn, A. de u. R. Magnus: Über die Unabhängigkeit der Labyrinthreflexe vom Kleinhirn und über die Lage der Zentren für die Labyrinthreflexe im Hirnstamm. Pflügers Arch. 178, 124 (1920). — 42. Környey, S. u. E. A. Spiegel: Tonusänderungen, insbesondere der Rumpfmuskulatur, bei Reizung des Mittelhirnquerschnittes. Arb. neur. Inst. Wien. 30, 120 (1927).

43. Langworthy, O. R.: Relation of onset of decerebrate rigidity to the time of myelinization of tracts in the brain stem and spinal cord of young animal. Contrib. to Embryol. 17, 125 (1924). — 44. Laughton, N. B.: Studies on the nervous mechanism of progression in mammals. Amer. J. Physiol. 70, 358 (1924). — 45. Laughton, N. B.: Studies on young decerebrate animals. Amer. J. Physiol. 75, 339 (1926). — 46. Liri, F.: Einige Beobachtungen über die Beeinflussung der Enthirnungsstarre durch nicht proprioceptive Erregungen. Pflügers Arch. 212, H. 3/4, 455 (1926). — 46a. Lewy, F. H.: Die Lehre vom Tonus und der Bewegung. Berlin: Julius Springer 1923. — 47. Lhermitte, J.: La section totale de la moëlle dorsale. Bourges: Tardy-Pigelet et fils 1919. — 48. Lhermitte, J. et J. O. Trelles: Physiologie et physiopathologie du corps strié. Encéphale 27, 235 (1932). — 49. Liddell,

E. G. T. and C. S. Sherrington: Reflexes in response to stretch (myotatic reflexes). Proc. roy. Soc. Lond. B **96**, 212 (1924). — 50. Liddell, E. G. T. and Sir C. Sherrington: Further observations on myotatic reflexes. Proc. roy. Soc. Lond. B **97**, 267 (1925). — 51. Liljestrand, G. u. R. Magnus: Über die Wirkung des Novokains auf den normalen und tetanusstarren Skeletmuskel. Pflügers Arch. **176**, 168 (1919). — 52. Lotmar, F.: Die Stammganglien und die extrapyramidal-motorischen Syndrome. Berlin: Julius Springer 1926. — 53. Löwenthal, M. and V. Horsley: On the relations between the cerebellum and other centres (namely cerebral and spinal) with spezial reference to the action of antagonistic muscles. Proc. roy. Soc. Lond. **46**, 20 (1897).

54. Magnus, R.: Körperstellung. Berlin: Julius Springer 1924. — 55. Magnus, R.: Cameron prize lectures on some results of studies in the physiology of posture. Lancet **1926** I, 531, 585. — 56. Matthews, Bryan H. C.: The response of a single end organ. J. of Physiol. **71**, 64 (1931). — 57. Mella, H.: The diencephalic centres controlling associated locomotor movements. Arch. of Neur. **10**, 141 (1923). — 58. Minkowski, M.: L'état actuel de l'étude des réflexes. Paris: Masson & Cie. 1927. — 59. Miller, F. R.: The cortical paths for mastication and deglutition. J. of Physiol. **53**, 473 (1920). — 60. Morrisson, L. R.: Anatomical studies of the central nervous systems of dogs without forebrain or cerebellum. Haarlem: De Erven F. Bohn 1929. — 61. Munk, H.: Über Großhirnexstirpation beim Kaninchen. Pflügers Arch. **34**, 470 (1894). — 62. Munk, H.: Über die Funktionen von Hirn und Rückenmark. Gesammelte Mitteilungen. Neue Folge. Berlin: August Hirschwald 1909. — 63. Mussen, A. T.: Demonstration on the Red Nucleus with a criticism of the conclusions of Magnus and de Kleyn. Brain **50**, 313 (1927).

64. Pachon et P. Delmas-Marsalet: C. r. Soc. Biol. Paris **51**, 558 (1924). — 65. Pavlow, I. P.: Die höchste Nerventätigkeit (das Verhalten) von Tieren. München: J. F. Bergmann 1926. — 66. Pavlow, I. P.: Conditioned Reflexes. An investigation of the physiological activity of the cerebral cortex. Oxford University Press: Humphrey Milford 1927. — 67. Peiper, A. u. H. Isbert: Über die Körperstellung des Säuglings. Jb. Kinderheilk. **115**, 142 (1927). — 68. Peiper, A.: Das Stehen im Säuglingsalter. Jb. Kinderheilk. **134**, 149 (1932). — 69. Pette, H.: Klinische und anatomische Studien zum Kapitel der tonischen Hals- und Labyrinthreflexe beim Menschen. Dtsch. Z. Nervenheilk. **86**, 193 (1925). — 70. Pette, H.: Die Stützreaktion beim Menschen. Zbl. Neur. **48** (1927). — 71. Philippson, M.: L'autonomie et la centralisation dans le systemè nerveux des animaux. Bruxelles 1905. — 72. Pi-Suner, J. and J. F. Fulton: The influence of the proprioceptive nerves of the hind limbs upon the posture of the fore limbs in decerebrate cats. Amer. J. Physiol. **83**, Nr 2, 548 (1928). — 73. Pollock, Lewis J. and Loyal Davis: The reflex activities of a decerebrate animal. J. comp. Neur. **50**, 377 (1930). — 74. Pollock, Lewis J. and Loyal Davis: The tonic activities of a decerebrate animal exclusive of the neck and labyrinthine reflexes. Amer. J. Physiol. **92**, 625 (1930). — 75. Pollock, Lewis J. and Loyal Davis: The effect of deafferentiation upon decerebrate rigidity. Amer. J. Physiol. **98**, 47 (1931). — 76. Pritchard, E. A. Blake: Die Stützreaktion. Pflügers Arch. **214**, 148 (1926).

77. Rademaker, G. G. J.: Die Bedeutung der roten Kerne und des übrigen Mittelhirns für Muskeltonus, Körperstellung und Labyrinthreflexe. Berlin: Julius Springer 1926. (Holländische Ausgabe: Leiden 1924.) — 78. Rademaker, G. G. J. and C. Winkler: Annotations on the physiology and the anatomy of a dog, living 38 days without both hemispheres of the cerebrum and without cerebellum. Proc. Akad. Wetensch. Amsterdam **31**, 332 (1928). — 79. Rademaker, G. G. J.: Das Stehen. Berlin: Julius Springer 1931. — 80. Rademaker, G. G. J. et S. Hoogerwerf: L'allure des muscles fléchisseurs et extenseurs du coude lors de la rigidité décérébrée. Arch. néerl. Physiol. **14**, 445 (1929). — 81. Rademaker, G. G. J. et S. Hoogerwerf: Réactions provoquées par l'allongement passif du muscle semi-tendineux. Arch. néerl. Physiol. **15**, 338 (1930). — 82. Rademaker, G. G. J. et S. Hoogerwerf: Observations sur les reflexes toniques labyrinthiques. Arch. néerl. Physiol. **16**, 305 (1931). — 83. Rademaker, G. G. J. et J. Gelderblom: L'allure des muscles fléchisseurs et extenseurs du coude lors de la rigidité décérébrée. II. Arch. néerl. Physiol. **17** (1932). — 84. Ranson, S. W., J. C. Hinsley and L. A. Taylor: The crossed extensor-reflex in deafferented muscle. Amer. J. Physiol. **88**, 52 (1929). — 85. Ranson, S. W., J. C. Hinsley and L. A. Taylor: Extensor tonus after transsection of the brain stem at varying levels. J. nerv. Dis. **70**, 584 (1929). — 86. Ranson, S. W.: The parasympathetic control of muscle tone. Arch. of Neur. **22**, 265 (1929). — 87. Ranson, S. W.: Rigidity in deafferented limbs. J. comp. Neur. **52**, 341 (1931). — 88. Riddoch, G.: The reflex functions of the completely divided cord in man, compared with those associated with less severe lesions. Brain **40**, 264 (1918). — 89. Riesser, O.: Der Muskeltonus. Handbuch der normalen und pathologischen Physiologie, Bd. 8,1, S. 192. Berlin: Julius Springer 1925. — 90. Rogers, F.: An experimental study of the corpus striatum of the pigeon as related to various instinctive types of behaviour. J. comp. Neur. **35**, 24 (1922). — 91. Rothmann, M.: Der Hund ohne Großhirn. Neur. Zbl. **28**, 1045 (1909). — 92. Rothmann, H.: Zusammenfassender Bericht

über den ROTHMANNschen großhirnlosen Hund nach klinischer und anatomischer Untersuchung. Z. Neur. 87, 247 (1923). — 93. ROUSSY, G.: La couche thalamique. Paris: Steinheil 1907.

94. SACHS, E.: J. of exper. Med. 14, 408 (1911). — 95. SAMOJLOFF, A. u. M. KISSELEFF: Zur Charakteristik der zentralen Hemmungsprozesse. Pflügers Arch. 215, 699 (1927). — 96. SAMOJLOFF, A. u. M. KISSELEFF: Die Verkürzungs- und Verlängerungsreaktion des Knieextensors der decerebrierten Katze. Pflügers Arch. 218, 268 (1928). — 97. SCHALTENBRAND, G. u. OTTO GIRNDT: Physiologische Beobachtungen an Thalamuskatzen, I. Mitt. Pflügers Arch. 209, 333 (1925). — 98. SCHALTENBRAND, G.: Enthirnungsstarre. Dtsch. Z. Nervenheilk. 100, 165 (1927). — 99. SCHOEN, R.: Die Stützreaktion, Mitt. I. Pflügers Arch. 214, 21 (1926). — 100. SCHOEN, R.: Die Stützreaktion, Mitt. II. Pflügers Arch. 214, 48 (1926). — 101. SCHRADER, M. E. G.: Zur Physiologie des Vogelhirns. Pflügers Arch. 44, 175 (1889). — 102. SHERRINGTON, C. S.: Decerebrate rigidity and reflex coordination of movements. J. of Physiol. 22, 319 (1898). — 103. SHERRINGTON, C. S.: The parts of the brain below cerebral cortex, viz., medulla oblongata, pons, cerebellum, corpora quadrigemina, and region of thalamus. Sharpey-Schäfer's Textbook Physiol. 2, 884 (1900). — 104. SHERRINGTON, C. S.: On the proprioceptive system, especially in its reflex aspect. Brain 29, 467 (1906). — 105. SHERRINGTON, C. S.: The integrative action of the nervous system. I. Ausgabe. London: Humphry Milford 1906. II. Ausgabe. London 1920. — 106. SHERRINGTON, C. S.: On plastic tonus and proprioceptive reflexes. Quart. J. exper. Physiol. 2, 109 (1909). — 107. SHERRINGTON, C. S.: Flexion-reflex of the limb, crossed extensionreflex, and reflex stepping and standing. Quart. J. exper. Physiol. 40, 28 (1910). — 108. SHERRINGTON, C. S.: Remarks on the reflex mechanism of the step. Brain 33, 1 (1910). — 109. SHERRINGTON, C. S. and A. FORBES: Acoustic reflexes in the decerebrate cat. Amer. J. Physiol. 35, 367 (1914). — 110. SHERRINGTON, C. S.: Qantitative management of contraction for „Lowest Level Coordination". Brit. med. J. 1931, Nr 3657, 206 — Brain 54, 1 (1931). — 111. SPATZ, H.: Physiologie und Pathologie der Stammganglien. Handbuch der normalen und pathologischen Physiologie, Bd. 10, S. 318. Berlin: Julius Springer 1927. — 112. SPIEGEL, E. A.: Der Tonus der Skelettmuskulatur. Berlin: Julius Springer 1927. — 113. SPIEGEL, E. A. u. W. J. BERNIS: Arb. neur. Inst. Wien 27, 197 (1925). — 114. SPIEGEL, E. A. u. K. HOTTA: Zur Physiologie des Stirn- und Temporallappens. Pflügers Arch. 212, 758 (1926). — 115. SPIEGEL, E. A. u. T. KAKESHITA: Zur zentralen Lokalisation cochlearer Reflexe. Pflügers Arch. 212, 769 (1926). — 116. SPIEGEL, E. A. u. R. WORMS: Reflexstudien an decerebrierten Tieren. Pflügers Arch. 216, 432 (1927).

117. THÉVENARD, A.: Les dystonies d'attitude. Paris: Gaston & Cie 1926. — 118. THIELE, F. H.: On the efferent relationship of the optic thalamus and Deiter's nucleus to spinal cord, with special reference to the cerebellar influx of Dr. HUGHLINGS JACKSON and the genesis of the decerebrate rigidity of ORD and SHERRINGTON. J. of Physiol. 32, 358 (1905).

119. VISSER, J.: Optische reacties van duiven zonder groote hersenen. Leiden: Eduard Ydo 1932.

120. WACHHOLDER, K.: Erregungsverteilung zwischen Streckern und Beugern in der Enthirnungsstarre. Pflügers Arch. 221, 66 (1928). — 121. WALSHE, F. M. R.: A case of complete decerebrate rigidity in man. Lancet 1923 I, 644. — 122. WALSHE, F. M. R.: La rigidité décérébrée de SHERRINGTON et ses relations avec la rigidité musculaire d'origine pyramidale et extra-pyramidale chez l'homme. Encéphale 1925, H. 2, 73. — 123. WEED, S. H.: Observations upon decerebrate rigidity. J. of Physiol. 48, 205 (1914). — 124. WILSON, L. A. K.: An experimental research into the anatomy and physiologie of the corpus striatum. Brain 36, 427 (1913). — 125. WILSON, S. A. K.: On decerebrate rigidity in man and the occurence of tonic fits. Brain 45, 220 (1922). — 126. WILSON, S. A. KINNIER: Croonian Lectures on some disorders of motility and of muscle tone, with special reference to the corpus striatum. Lancet 1925 II. — 127. WINDLE, F. W.: The relation of the level of transsection of the brain stem to the occurrence of decerebrate rigidity of young animals. J. comp. Neur. 48, 227 (1929).

128. ZAND, NATHALIE ZYLBERBLAST: Base anatomique de la rigiditée décérébrée. Rev. Neur. 1925, 998. — 129. ZELIONY, G. P.: Observations sur des chiens auxquels on a enlevé les hémisphères cérébreux. C. r. Soc. Biol. Paris 65, 1, 707 (1913).

Experimentelle Physiologie des Kleinhirns.

Von J. G. Dusser de Barenne-New Haven, Connecticut, U.S.A.

Mit 5 Abbildungen.

Einleitung.

Für die Anatomie des Kleinhirns, seinen Aufbau und seine mannigfachen cerebellopetalen und cerebellofugalen Verbindungen, deren Kenntnis notwendig ist zum Verständnis der funktionellen Verhältnisse, sei auf die ausführlichen Darstellungen von Ariens Kappers, Bolk, Brouwer, Edinger, Judson Herrick, Ingvar, Jakob, Larsell, Marburg, Ranson, Elliot Smith, Tilney und Riley, Riley, Winkler u. a. verwiesen.

Vergleichend-anatomisch ist die Unterscheidung Edingers eines paläocerebellaren und eines neocerebellaren Abschnittes des Säugerkleinhirns sehr wichtig. Ich habe seinerzeit für die Darstellung der Physiologie des Kleinhirns im Handbuch der Neurologie des Ohres (1923) mir überlegt, ob sich die Physiologie des Kleinhirns von diesem Standpunkte aus behandeln ließe, aber gemeint, daß unsere damaligen physiologischen Kenntnisse eine solche Darstellung als voreilig erscheinen ließen.

Es ist daher sehr interessant zu sehen, daß ganz neulich F. Bremer in Roger-Binets Traité de Physiologie seine Darstellung der Kleinhirnphysiologie auf die Edingersche Einteilung aufgebaut hat. Aber bei sorgfältigem Studium seiner Darstellung lassen sich an mehreren Punkten die Schwierigkeiten erkennen, die dem Verfasser in der konsequenten Durchführung dieses Prinzips begegnet sind; wiederholt gibt er zu, daß auch mit ihm sich mehrere Fragen nicht sicher und restlos beantworten lassen. Für den paläocerebellaren Abschnitt des Säugerkleinhirns, sowie für das Vogelkleinhirn, das nach Edinger ganz ein Paläocerebellum ist, ist die Aufgabe, die Bremer sich gestellt hat, relativ einfach durchzuführen und zu einem befriedigenden Abschluß zu bringen und stehen die Ergebnisse von Reiz- und Exstirpationsversuch miteinander in gutem Einklang. Aber für den neocereballaren Abschnitt des Säugerkleinhirns bleiben zahlreiche Fragen beim Festhalten dieses Einteilungsprinzips ungelöst. Und wo zur Zeit verschiedene Anatomen des Nervensystems geneigt sind, die seinerzeit freudig und ziemlich allgemein akzeptierte Einteilung Edingers etwas kritischer zu betrachten und nicht rückhaltlos zu akzeptieren, habe ich auch hier davon Abstand genommen, diese Einteilung zum Ausgangspunkt meiner Darstellung zu wählen.

Was wir vom Tierversuch über die Funktionen des Kleinhirns wissen, ist vorwiegend dem Exstirpationsversuch zu verdanken. Obwohl vereinzelte, ganz summarische Angaben über Kleinhirnexstirpationen bei der Taube und beim Hunde schon aus dem 17. Jahrhundert vorliegen (du Verny, Chirac), fängt die moderne experimentelle Kleinhirnforschung erst mit Luciani an. Er war der erste, dem es, sogar noch in der voraseptischen Operationsperiode, gelang, höhere Säugetiere längere Zeit nach umfangreichen, ja fast totalen Kleinhirnexstirpationen am Leben zu erhalten. Auch der Reizversuch ist, besonders wieder in dem letzten Dezennium, mit Erfolg angewendet worden.

Es werden hier nur die Ergebnisse des Tierversuches besprochen werden; die Erfahrungen über das menschliche Kleinhirn werden von anderer Seite in diesem Handbuch erörtert.

Die Exstirpationsversuche.

Fische sind wiederholt untersucht worden. In den älteren Versuchen (Vulpian, Steiner, Loeb) blieb die Kleinhirnentfernung meistens ohne irgendwelche Folgeerscheinungen. Neuere Versuche liegen von ten Cate (1929) und Rizzolo (1929) vor. Während Rizzolos Versuche, wie die der älteren Untersucher, negativ ausfielen, hat ten Cate folgendes gefunden. Die einseitige Abtragung einer Kleinhirnhälfte bei Scyllium ergibt eine Hypertonie der homolateralen Muskulatur, die sich in einer Biegung des Körpers und Manege-Schwimmen nach der Operationsseite kundgibt. Schon bei diesen Tieren sind die Erscheinungen ganz verschieden von denjenigen nach einseitiger Labyrinthexstirpation oder Läsion der vestibulären Kopfmarkkerne; die letzteren Läsionen lösen Schraub-Schwimmen (analog den bekannten Rollbewegungen bei höheren Tieren nach Vestibularisläsionen) und Augenablenkungen aus.

Bei den *Vögeln* ist das Kleinhirn bedeutend stärker entwickelt und, wie seit Edinger allgemein angenommen wird, als ein Paläocerebellum aufzufassen. Das bedeutet, daß die Großhirnrinde noch keine Verbindungen mit dem Kleinhirn aufweist; dieses ist ausschließlich als ein, mit dem Rückenmark und Hirnstamm durch zu- und abführende Nervenbahnen in Verbindung stehender, ihnen nebengeschalteter Reflexapparat aufzufassen. Die Taube ist seit Rolando und Flourens das fast ausschließlich gewählte Versuchsobjekt aus der Klasse der Vögel gewesen. Die Folgen der Totalexstirpation sind nach Bogumil Lange, Bremer, ten Cate u. a. folgende: Das Hauptsymptom ist eine starke Hypertonie der Streckmuskeln der Wirbelsäule und der Pfoten; diese ist so stark, daß die Taube auf die Beine gestellt, in den ersten Tagen sich nach hinten überschlägt und nicht frei stehen oder sich aufrichten kann. Im Verlauf von einigen Wochen gehen diese Störungen soweit zurück, daß das Tier stehen kann, wenn auch noch unter starker Rückwärtsbeugung des Kopfes und abnormer Streckung der Pfoten.

Partielle Läsionen am Kleinhirn der Taube sind im letzten Dezennium von ten Cate, sowie von Bremer, Bremer und Ley, und von Groebbels gemacht worden. ten Cate hat an der normalen Taube gearbeitet, Bremer an der Thalamustaube, d. h. bei der Taube nach Exstirpation der Großhirnhemisphären. Bremer hat zuerst nach einseitiger Exstirpation des Lobus anterior dieselben Erscheinungen gesehen wie bei elektrischer Reizung dieses Lappens, nämlich: Atonie der homolateralen Hals-, Flügel- und Beinmuskeln, und Hypertonie der kontralateralen Streckmuskeln. Weil diese Erscheinungen auch bei elektrischer Reizung dieses Lappens auftreten, betrachten Bremer und Ley dieselben als irritative Erscheinungen und meinen, daß sie bei längerem Überleben des Eingriffes in ihr Gegenteil umgeschlagen wären.

Die doppelseitige Entfernung des Lobus anterior zeitigt bei der Thalamustaube ein ähnliches Symptomenbild wie die Totalexstirpation des Kleinhirns bei der intakten Taube. Sehr deutlich ist bei diesen Tieren die positive Stützreaktion, wie diese von Magnus, Schön, Pritchard und Rademaker beim kleinhirnlosen Hunde beschrieben wurde. Bei der Taube ist diese Stützreaktion vorwiegend ein propriozeptiver, durch Dorsalflexion und Spreizen der Zehen hervorgerufener Reflex, der noch nach Lokalanästhesie der Fußhaut (Bremer und Ley) auftritt.

Bremer macht darauf aufmerksam, daß die nach einseitiger Kleinhirnläsion bei der Taube zu beobachtenden doppelseitigen, in den beiden Körperhälften gegensätzlichen Erscheinungen eine Homologisierung derselben mit den bei Säugetieren homolateralen Erscheinungen nach Läsion einer Kleinhirnhemisphäre nicht erlauben; dies in Zurückweisung des Standpunktes von TEN CATE, der die bei der Taube und beim Säugetier gefundenen Symptome als einander in Übereinstimmung stehend ansieht. Die Zerstörung des Lobus medianus zeitigt nach BREMER keine wahrnehmbaren Erscheinungen. Nach GROEBBELS ergibt Exstirpation des Lobus posterior Rückwärtsbeugung des Kopfes. Die Zerstörung eines Lobulus lateralis ergibt nach demselben Autor eine abnorme Kopfhaltung ganz analog der nach Labyrinthexstirpation auf derselben Seite zu beobachtenden Kopfhaltung. GROEBBELS meint, daß diese Erscheinungen der Ausdruck einer Enthemmung vestibulärer Reflexe durch die erwähnte Kleinhirnläsion sind.

Die Reizung des Lobus medianus zeitigt nach BREMER keine motorischen Erscheinungen. Die Rinde des Lobus anterior dagegen, in welchem nach INGVAR die spinocerebellaren Bahnen vorwiegend enden, zeigt sich, wie schon kurz erwähnt, reizbar. Da nach örtlicher Cocainanästhesie der Rinde dieses Lappens die Reizung erfolglos bleibt (BREMER), handelt es sich höchstwahrscheinlich um einen echten Rindeneffekt.

An *Säugetieren* liegen außerodentlich viele Untersuchungen vor, besonders am Hunde. Auch Katze und Affe sind öfters als Versuchstiere herangezogen worden. Es liegen auch ganz vereinzelte Beobachtungen an Meerschweinchen und der Fledermaus vor. Bei der Beschreibung der Erscheinungen, die bei Katze und Hund nach Totalexstirpation des Kleinhirns beobachtet werden, lassen sich nach LUCIANI drei Perioden unterscheiden, eine erste der initialen Zwangserscheinungen (Periode der dynamischen Erscheinungen), eine zweite der Ausfallserscheinungen und eine dritte der Kompensationserscheinungen. Es muß aber betont werden, daß diese drei LUCIANIschen Perioden keineswegs scharf abgegrenzt sind, im Gegenteil ganz fließend ineinander übergehen, und daß es außerdem keineswegs leicht, ja sogar häufig unmöglich ist, auszusagen, welcher Periode ein bestimmtes, zu irgendeiner Zeit beobachtetes Symptom angehört. Die Frage der genaueren Abgrenzung der verschiedenen Symptome nach Kleinhirnexstirpation ist noch keineswegs gelöst. So viel steht fest, daß die initialen Zwangserscheinungen im Laufe der Jahre mit der Verbesserung der operativen Technik immer mehr in den Hintergrund getreten sind und daher größtenteils auf unbeabsichtigte und, bei ungenügender mikroskopischer Kontrolle, öfters nicht aufgefundene Nebenläsionen, besonders solche der vestibulären Reflexapparate im Hirnstamm, zurückzuführen sind.

Bei der Schwierigkeit genau anzugeben, welche der nach reinen Kleinhirnläsionen beobachteten Erscheinungen als Zwangserscheinung, als Ausfallserscheinung oder als Kompensationserscheinung anzusprechen sind, scheint es mir empfehlenswert, zunächst einmal die während des postoperativen Lebens der Tiere wahrzunehmenden Phänomene zu beschreiben, ohne Rücksicht auf die Frage nach ihrer Zugehörigkeit zu den verschiedenen LUCIANIschen Perioden. Es sei hier gleich vorweg genommen, daß bei Katze und Hund nach etwa 2 bis 3 Monaten ein „Endstadium" erreicht wird, von dem ab offensichtlich die funktionelle Restitution nicht weiter vorwärts schreitet und in welchem das Tier, falls keine Krankheit eintritt, zeitlebens verbleibt. In gut gelungenen Totalexstirpationsversuchen liegt das Tier während der ersten zwei oder drei Tagen in der einen oder anderen Seitenlage im Käfig und es ist außerstande, sich aktiv in Normalstellung zu bringen. Rollbewegungen und Abweichungen in der Stellung der Augen, sowie spontaner Augennystagmus fehlen ganz.

Sobald diese letzteren Erscheinungen vorhanden sind, ist man berechtigt, Nebenläsionen im Hirnstamm, besonders solche der vestibulären Mechanismen anzunehmen, und sollte der Versuch von vornherein mit Rücksicht auf die Kleinhirnphysiologie als „unrein" angesehen werden.

Wird das Tier passiv in Normalstellung auf die Pfoten gestellt, so wird der Kopf zwar symmetrisch zum Rumpf, aber stark nach rückwärts gehoben gehalten. Die Hals- und Brustwirbelsäule ist stark opisthotonisch, d. h. rückwärts gestreckt. Wird das Tier, nachdem es passiv auf die Beine gestellt worden ist, sich selbst überlassen, so fällt es unter starkem Schwanken zumeist in die eine oder andere Seitenlage zurück und bleibt in dieser mit stark opisthotonisch dorsalwärts gebogenem Kopfe und steif gestreckten Vorderpfoten liegen.

Schon nach zwei oder drei Tagen beobachtet man, daß der Opisthotonus von Kopf und Wirbelsäule abnimmt. Das Tier fängt an, zu versuchen, sich auf die Beine zu stellen, jedenfalls den Kopf und den Vorderkörper in Normalstellung zu bringen. Mit dem Kopfe gelingt ihm das bald, aber bei den Versuchen, auch den Vorderkörper in Normalstellung zu bringen, fällt das Tier anfangs immer in diejenige Seitenlage zurück, in der sich der Hinterkörper gerade befindet. Aber schließlich gelingt es dem Tier, den Vorderkörper dauernd unter Spreizung der starren Vorderpfoten aufgerichtet zu halten, während der Hinterkörper in Seitenlage verharrt. Schon in diesem Stadium fällt ein starkes Schwanken und Zittern des Kopfes und des Vorderkörpers auf, wobei die Muskelbäuche der Schulter- und Pfotenmuskeln sich deutlich unter der Haut abzeichnen. Beim Betasten fühlen sich diese fest an. Einige Tage später gelingt es dem Tier, offenbar unter großer Anstrengung, auch den Hinterkörper aktiv in Bauchlage zu bringen. Zittern des Kopfes und des Vorderkörpers ist dabei deutlich ausgesprochen, öfters auch ein rhythmisches Hin- und Herdrehen des Kopfes, das sog. Kopfpendeln. Im Laufe der nächsten Tage nimmt die Abduktion der Vorderpfoten ab und das Tier stützt sich jetzt viel besser auf diese Pfoten. Allmählich werden auch die Hinterbeine gestreckt, so daß das Tier anfangs nur kurz, aber bald längere Zeit, unter typischem Schwanken und Zittern des Kopfes und des Rumpfes sich auf alle vier Beine zu stellen vermag. Schon nach etwa 10 Tagen habe ich kleinhirnlose Hunde, wenn auch mit starken Störungen und offenbar unter großer Anstrengung, aktiv sich fortbewegen sehen. Von einem Gehen kann dann noch nicht gut gesprochen werden; ein ordnungsmäßiges Zusammenarbeiten der Vorder- und Hinterbeine fehlt, das Tier schiebt sich in diesem Stadium auf seinen gestreckten Vorderbeinen wie auf ein Paar Stelzen gestützt, durch kräftige Stöße seitens der Hinterbeine vorwärts. Nur dann und wann werden die Vorderbeine auch etwas bewegt.

In diesem Stadium fällt das Tier noch häufig in die eine oder andere Seitenlage um, aber es richtet sich sofort wieder auf. Alle Bewegungen sind sehr schnell, abrupt, sprunghaft. Der Widerstand gegen passive Bewegungen ist nicht geringer als beim normalen Tier. Das Relief der Muskelbäuche springt deutlich hervor und diese fühlen fest an; von einer Hypotonie oder Atonie ist nichts festzustellen. Die Berührungsreflexe Munks sind an allen Extremitäten erloschen. Den Pfoten erteilte abnorme Stellungen werden nicht oder nur unvollkommen und nach abnorm langer Latenz korrigiert. Tastsinnstörungen sind nicht zu beobachten. Alle stimmlichen Äußerungen sind normal. Die Funktionen der höheren Sinne und die Intelligenz des Tieres sind augenscheinlich normal.

Wenn das Tier soweit gelangt ist, geht die Restitution des Gehens schnell vor sich, obwohl dabei noch immer erhebliche und ganz typische Störungen vorhanden bleiben. Die Bewegungen der Pfoten sind beträchtlich gestört, Vorder- und Hinterbeine wirken nicht koordiniert zusammen, die Pfoten werden abnorm hoch emporgehoben, abnorm weit abduziert und zu lange gestreckt gehalten, um danach schleudernd und unter deutlicher Kraftverspendung niedergesetzt zu werden. Die Bewegungen bei der Lokomotion haben ihren normalen glatten Ablauf verloren. Die normale Rhythmik ist verlorengegangen. Alle Bewegungen geschehen sprungartig, abrupt, brüsk hüpfend, wie Luciani in einem seiner Protokolle sehr richtig angibt, „veitstanzähnlich“. Außerdem fällt, besonders wieder bei der Lokomotion, das Zittern und das Schwanken der Bewegungen auf. Es muß aber, in Übereinstimmung mit Munk, nachdrücklich betont werden, daß diese letztere Störung nicht bei allen Bewegungen zu konstatieren ist; in den späteren Stadien ist sie eigentlich nur bei der Lokomotion, und selbst dann nicht immer, zu beobachten. Es läßt sich öfters beobachten, daß, wenn das Tier ruhig in irgendeiner Seitenlage liegt, es viele Bewegungen augenscheinlich ganz normal ausführt. Das Tier kratzt sich z. B. mit der obenliegenden Hinterpfote ganz normal an irgendeiner Körperstelle, am Rumpf oder Kopf, oder es wäscht sich, wie besonders die Katze dies so elegant tut, das Gesicht mit einem der Vorderbeine, oder es dreht den Kopf ganz normal, ohne

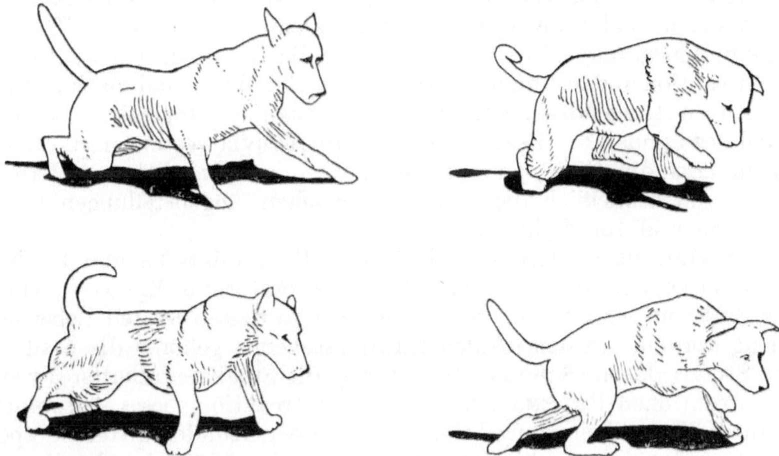

Abb. 1. Vier Stellungen (Filmausschnitte) eines kleinhirnlosen Hundes beim Gehen, aus denen deutlich die typischen Gehstörungen hervorgehen. Man beachte besonders die Tatsache, daß die normale diagonale Gangart öfters durchbrochen ist. (Nach Dusser de Barenne: Handbuch der Neurologie des Ohres, Bd. 1. 1923.)

irgendwelches Zittern oder Schwanken, nach rückwärts, um die Haut des Hinterkörpers an irgendeiner Stelle zu lecken oder zu beißen. Alle diese Bewegungen vollziehen sich augenscheinlich ganz normal, elegant, mit normaler Rhythmik, ohne irgendwelche Anzeichen einer abnormen Tonusverteilung oder Innervation. Im nächsten Augenblick aber streckt das Tier seinen Kopf voraus, um sich irgendeines vor ihm liegenden Brockens zu bemächtigen, und richtet sich dabei etwas auf die Vorderbeine auf, und sofort tritt starkes Zittern auf. Es scheint, als ob das Zittrige in den Bewegungen eintritt, sobald eine stärkere statische Beanspruchung der Muskeln nötig ist und gesetzt wird.

Luciani hat gemeint, daß kleinhirnlose Tiere viel kraftloser sind, viel schneller ermüden als normale Tiere, eine ausgesprochene *Asthenie* zeigen. Diese Angabe ist nicht richtig. Im Gegenteil, ich habe mich immer wieder darüber gewundert, daß es Tieren mit so intensiver Gangstörung schon bald zu Anfang möglich war, sich eine Viertelstunde und länger im Zimmer oder im Gartenhof herumzuschleppen und in späteren Stadien herumzuzappeln, um sich vorgeworfener Stückchen Fleisch zu bemächtigen. Zwar atmen die Tiere stark, zeigen eine deutliche Hyperpnoë, aber erschöpft sind sie nicht und am Ende ihrer Strapazen schauen sie munter und frisch, begierig für weitere Bissen, zum Versuchsleiter empor.

Das Schwimmen soll nach Luciani in diesem Stadium, in dem noch so eklatante Gangstörungen zu beobachten sind, ganz normal sein. Auch diese Angabe habe ich nicht bestätigen können. Das Schwimmen zeigt ebenfalls deutliche Störungen. Die Rhythmik der Bewegungen ist deutlich gestört und unregelmäßig. Die Schläge sind ungleich groß und oft ganz abnorm ausgiebig. Demzufolge liegt der kleinhirnlose Hund auch nicht normal, mehr oder weniger horizontal im Wasser, sondern sein Körper ist viel mehr vertikal gestellt als der des normalen Hundes und die Vorderpfoten zappeln unregelmäßig und unter deutlicher Hypermetrie und wenig wirksam im Wasser und in der Luft umher. Öfters überschlägt sich das Tier infolge der starken Zappelbewegungen mit den Vorderpfoten rückwärts. Kurz und gut, das Schwimmen zeigt sich ganz deutlich gestört (siehe auch S. 253).

Sämtliche durch die Untersuchungen von Magnus und seinen Mitarbeitern bekannt gewordenen Labyrinthreflexe sind bei kleinhirnlosen Kaninchen und Katzen (Magnus und de Kleyn) und beim kleinhirnlosen Hund (Dusser de Barenne und Magnus) erhalten. Es sind das die Drehreaktionen auf den Hals (Kopfdrehreaktion und -nystagmus, Kopfdrehnachreaktion und -nachnystagmus), auf die Augen (Augendrehreaktion und -nystagmus, Augendrehnachreaktion und -nachnystagmus), die Reaktionen auf Progressivbewegungen, die tonischen Labyrinthreflexe auf Hals-, Rumpf- und Extremitätenmuskeln, die Labyrinthstellreflexe und schließlich die kompensatorischen Augenstellungen (Vertikalabweichungen und Raddrehungen).

Die von Magnus abgegrenzten Haltungsreflexe (Magnus und de Kleyn, 1928) sind besonders von Rademaker im Laboratorium Magnus', zum Teil in enger Zusammenarbeit mit diesem Forscher in dessen letzten Lebensjahren, untersucht worden. Zu den lokalen Haltungsreflexen gehören die positive und negative Stützreaktion (Schoen, Pritchard), die Stehbereitschaftsreaktion und Hinkebeinreaktionen Rademakers. Die Magnetreaktion dieses Autors ist eine durch taktile Fußsohlenreizung beim kleinhirnlosen Hunde auftretende positive Stützreaktion; bei der kleinhirnlosen Katze tritt sie nicht auf. Alle diese Reaktionen sind beim kleinhirnlosen Tiere stark gestört, die positiven Stützreaktionen meistens bedeutend gesteigert, die Hinkebeinreaktionen treten meistens verspätet ein, die bei der gewöhnlichen Untersuchungsmethode dieser Reaktionen in den Schultergelenken ausgeführten Korrektionsschritte sind sehr ungleich und infolge ihrer Verspätung zumeist größer und ausgiebiger (Dysmetrie, Hypermetrie).

Auch die segmentalen Haltungsreflexe Magnus' sind gestört. Zu diesen gehören die Schunkelreaktionen Rademakers. Diese sind während einiger Tage nach der Kleinhirnexstirpation aufgehoben, kehren aber bald zurück, meistens schon nach 4—5 Tagen. Wenn wieder vorhanden, sind die Störungen in diesen Reaktionen weniger prägnant, wechselnd und nicht eindeutig. Rademaker meint, daß sie im allgemeinen etwas gesteigert sind. Die allgemeinen Haltungsreflexe von Magnus und de Kleyn, d. h. die von einem Gliede aus in anderen Körperabschnitten ausgelösten reflektorischen Beeinflussungen der Muskulatur sind ebenfalls gestört, meistens gesteigert. Hierher gehört z. B. die bei dem, an Nackenfell und Schwanz in Normalstellung in der Luft gehaltenen, kleinhirnlosen Hunde durch Berührung der vier Fußsohlen hervorgerufene Streckung der Pfoten und der Wirbelsäule (Rademaker). Es ist nicht erforderlich, auf die verschiedentlich variierten Untersuchungsarten für diese verschiedenen Reflexe hier einzugehen; es sei diesbezüglich auf die Darstellungen von Magnus und de Kleyn (im Handbuch der normalen und pathologischen Physiologie) und von Rademaker (das Stehen usw.) hingewiesen.

Ich wende mich jetzt den Erscheinungen nach Exstirpation einer Kleinhirnhälfte zu.

Es muß hier zunächst darauf hingewiesen werden, daß, wenn man den sagittalen Einschnitt, mit dem die eigentliche Operation am Kleinhirn beginnt, wie es von den meisten Untersuchern getan wird, genau in der Medianebene anlegt, man nicht eine reine Hemiexstirpation vornimmt. Schon aus anatomischen Gründen ist eine „reine" Hemiexstirpation kaum möglich, denn in der Rinde des Kleinhirnwurmes und unmittelbar unter dieser Rinde kreuzen sich verschiedene Faserzüge. Außerdem haben SIMONELLI und DI GIORGIO speziell dargetan, daß bei medianer Spaltung des Kleinhirns meistens die zurückgelassene Hälfte des Vermis und die der Medianebene naheliegenden Kleinhirnkerne, die Dachkerne, mitgeschädigt werden. Die genannten Untersucher raten daher an, die sagittale Kleinhirnincision nicht in der Medianebene, sondern in der Ebene der Paramedianfurche vorzunehmen. Mit Rücksicht auf die anatomischen Verhältnisse und die Angaben von SIMONELLI und DI GIORGIO soll man bei der Hemiexstirpation des Kleinhirns, sagen wir der *rechten* Hälfte, den sagittalen Einschnitt nicht in die Medianebene, sondern in die rechte Hälfte des Wurmes oder an die Grenze von Wurm und rechter Hemisphäre verlegen.

Für die folgende Beschreibung nehmen wir an, daß die rechte Kleinhirnhälfte exstirpiert worden ist. Die Erscheinungen sind bei Hund und Katze folgende:

Der Kopf ist, sobald das Tier aus der Narkose erwacht, stets nach rechts gewendet[1] und etwas gedreht, die beiden Vorderpfoten sind nach links vorn gestreckt. Die Wirbelsäule ist nach links konvex gekrümmt. Bei dem in Normalstellung in der Luft gehaltenen Tier ist der Kopf etwa 60⁰ nach rechts gewendet und etwa 30⁰ nach rechts gedreht. Sobald die Narkose vollständig abgeklungen ist und das Tier auf den Boden gelegt wird, führt es außerordentlich bald mehrere Rollbewegungen um seine Längsachse nach *rechts* herum (d. h. von der Normalstellung aus und von oben her gesehen) aus, bis es gegen irgendein Hindernis anstößt und, frequent atmend, liegenbleibt. Wenn der Kopf im Raum gerade gestellt wird, wodurch tonische Halsreflexe auf die Extremitätenmuskeln ausgeschaltet werden, ist meistens kein deutlicher Unterschied in dem Tonus der Gliedermuskeln vorhanden. Wenn sich eine Differenz in diesem Stadium, einige Stunden nach der Operation, zeigt, so besteht diese höchstens in einer leichten Hypotonie, am Widerstand gegen passive Bewegungen in den verschiedenen Gelenken gemessen, in den der Operation gleichseitigen Extremitäten. Die Augenstellung ist normal, spontaner Augennystagmus fehlt meistens ganz.

Bisweilen findet man vorübergehende Augenmuskelstörungen, aber eine konstante Folge der halbseitigen Kleinhirnexstirpation sind sie nicht; sie deuten, wenn vorhanden, entweder auf eine Mitläsion von bulbären Zentren oder jedenfalls auf eine vorübergehende funktionelle Beeinträchtigung derselben.

Schon nach 24 Stunden, öfters noch früher, haben die anfangs starken Rollbewegungen deutlich abgenommen. Das Tier kann jetzt schon in rechter Seitenlage, d. h. also auf der rechten Flanke, liegen. Linke Seitenlage verträgt es nicht; dann ist es unruhiger und meistens setzen von dieser Seitenlage aus Rollbewegungen ein. Die Berührungsreflexe MUNKs sind an den gleichseitigen Gliedern aufgehoben, an den kontralateralen Pfoten zwar vorhanden, aber etwas schwächer und weniger elegant als in der Norm.

In den nächsten 3—5 Tagen nimmt die abnorme Kopfstellung allmählich ab; auch die Anfälle von Rollbewegungen werden immer seltener und weniger heftig. Die Wirbelsäulekrümmung geht deutlich zurück. Schon am 2. Tage nach der Operation wird der Kopf aus der Seitenlage gehoben und der Normalstellung zugedreht. In diesen Tagen sieht man, daß das Tier versucht, aufzusitzen, anfänglich aber ohne Erfolg, wobei es immer wieder in die rechte Seitenlage zurückfällt. Am Ende der ersten Woche kann das Tier sich meistens in symmetrische Bauchlage bringen. Dann fängt es an Laufbewegungen zu machen.

---

[1] Wenden ist eine Kopfbewegung um eine vertikale Achse, die Scheitel und Mitte der Schädelbasis verbindet. Drehen ist die Bewegung des Kopfes um eine sagittale, durch Schnauze und Hinterhauptloch gehende Achse (MAGNUS).

Die Bewegungen der rechten Vorderpfote sind ganz abnorm; die Pfote wird in weit ausholenden Bewegungen bis über den Kopf gehoben und dann mit Wucht auf den Boden aufgesetzt. Anfangs kommt das Tier nicht von Ort und Stelle, es dreht sich um sein Becken als Achse im Kreise nach rechts herum.

Bei diesen abortiven Lokomotionsbestrebungen läßt sich meistens ein transversales Kopfschütteln, sog. Kopfpendeln, beobachten. Auch der Körper zittert und wackelt dabei hin und her. Bei diesen Versuchen zur Lokomotion geraten die rechten Gliedmaßen öfters in ganz abnorme Stellungen, aus denen das Tier sie nicht oder erst nach langem Bemühen befreien kann.

Im Übergang der ersten in die zweite Woche gelingt es dem Tier sich soweit aufzustellen, daß der Bauch nicht mehr den Boden berührt. Zittern und Schwanken des Körpers und des Kopfes sind dabei sehr deutlich. Nach 2 bis 3 Wochen kann das Tier wieder gehen, unter ganz typischen Bewegungsstörungen in den homolateralen Extremitäten, welche ausgesprochene „Dysmetrie" aufweisen (Paradeschritt im rechten Vorderbein, Hahnentritt im rechten Hinterbein). Die Lokomotion des Tieres hat etwas Brüskes, Sprunghaftes, und öfters knicken diese Gliedmaßen, besonders das Hinterbein, plötzlich ein. Wenn das Tier sich fortbewegt, geht es immer noch im Kreise nach rechts herum.

Wenn dieses Stadium erreicht ist, kann man die funktionelle Restitution rasch zunehmen sehen. Aber noch nach längerer Zeit, besonders wenn das Tier erregt ist, lassen sich deutliche Störungen in den Bewegungen der rechten Extremitäten beobachten. Der Hahnentritt dieser Pfoten bleibt, obwohl deutlich vermindert, ein permanentes Symptom. Hypotonie der Muskeln ist nicht vorhanden, das Muskelrelief ist ein kräftiges, die Muskelbäuche fühlen sich auf beiden Seiten gleich fest an. Die Berührungsreflexe sind jetzt, wenn auch etwas abgeschwächt, wieder vorhanden.

Am niederen Affen liegen mehrere Untersuchungen schon von älteren Autoren (Luciani, Munk, Russel, Ferrier und Turner, André-Thomas, Lewandowsky u. a.) vor. In neuerer Zeit haben Rademaker, und Aring und Fulton über Kleinhirnexstirpationen am Affen (Macacus) berichtet. Ein kleinhirnloser Macacusaffe zeigt, wenn keine Nebenläsionen bei der Operation gesetzt sind, keine Zwangserscheinungen, kein Rollen, keinen Augennystagmus. Nach etwa zwei Tagen fängt das Tier an Bewegungen auszuführen, die deutlich gestört sind; Tremor, Ataxie und Hypermetrie sind vorhanden. Der Widerstand gegen passive Bewegungen ist in den einzelnen Gelenken nicht abnorm, weder erhöht, noch herabgesetzt. In den nächsten Tagen wird der Kopf und der Rumpf in symmetrischer Stellung auf den Boden gestellt und das Tier kann sich durch Stöße seitens der Hinterbeine und unter Spreizung der Vorderbeine etwas vorwärts schieben, wobei die Arme in den Schulter- und Ellbogengelenken gebeugt gehalten werden und Brust und Bauch dem Boden aufliegen. Wie Aring und Fulton nachdrücklich hervorheben, macht sich mit der allmählichen Rückkehr der Beweglichkeit der cerebellare Tremor sehr stark geltend. Auch die Ataxie und Hypermetrie werden viel deutlicher. Nach etwa 10—14 Tagen kann das Tier sich in aufrechter Sitzstellung halten, indem es sich am Gitter des Käfigs festhält und daran aufrichtet. Erst nach zwei oder drei Monaten lernt der Affe wieder, sei es auch unter starken ataktischen Störungen, frei herumzugehen und sogar zu klettern. Aring und Fulton berichten, daß die Untersuchung auf positive Stützreaktion, die beim kleinhirnlosen Hunde so markant ist, bei ihren Affen noch nach fast vier Monaten negativ ausfiel.

Das Bild des *einseitig* kleinhirnlosen Affen ist im wesentlichen analog dem des einseitig kleinhirnlosen Hundes. Rollbewegungen sind beim Affen aber noch weniger ausgesprochen als beim Hunde und können, wie schon Lewandowsky hervorhob, ganz fehlen. Die Lokomotion und auch die isolierten

Zielbewegungen, wie z. B. das Greifen nach einer Frucht usw., gehen mit deutlicher Ataxie (Tremor, Dysmetrie, ungenaues Zielen) einher.

In allerletzter Zeit haben BOTTERELL und FULTON über Kleinhirnexstirpationen am Schimpansen berichtet. Aus dem vorläufigen Bericht sei hervorgehoben, daß nach einseitiger Exstirpation einer Kleinhirnhemisphäre, ohne Läsion der Kerne, deutliche homolaterale Muskelhypotonie vorhanden ist mit leichter Ungeschicklichkeit und Verlangsamung der „Willkür"-bewegungen, Tremor fehlt nach solchem Eingriff. Nach Exstirpation des Vermis oder Durchschneidung der drei Kleinhirnschenkel einer Seite tritt das typische Kleinhirnsyndrom mit Tremor und Dysmetrie auf. Die nach dem erstgenannten Eingriff deutliche Hypotonie fängt vom 7.—10. Tage post operationem an abzuklingen, ist aber noch nach drei Monaten nachweisbar.

Die Reizversuche.

Reizversuche am Kleinhirn sind seit den ersten Zeiten der Neurophysiologie oft gemacht worden. Die älteren Autoren wie MAGENDIE, BOUILLAUD, HERTWIG, LONGET, SCHIFF geben an, daß das Kleinhirn für die gewöhnlichen künstlichen Reizmittel unerregbar sei. LEVEN und OLLIVIER (1862), PRÉVOST (1868), FERRIER, HITZIG (1874), NOTHNAGEL (1876) haben die ersten positiven Resultate veröffentlicht. LEVEN und OLLIVIER stachen eine Nadel in das Kleinhirn und erzielten u. a. Krümmung der Wirbelsäule; PRÉVOST Wendung beider Augen zur Seite der Reizung. NOTHNAGEL erzielte Bewegungen der Wirbelsäule und der gleichseitigen Extremitäten. FERRIER dehnte seine Reizversuche auf Repräsentanten der verschiedenen Wirbeltierarten aus und erhielt eine ganze Anzahl von Reizeffekten: Augenbewegungen nach aufwärts bei Reizung der vorderen Abschnitte des Wurmes, nach abwärts bei Reizung der hinteren Teile des Wurmes; auch Bewegungen der Wirbelsäule und der Gliedmaßen wurden von ihm beobachtet. HITZIG hat 1874 beschrieben, daß Reizung des Flocculus beim Kaninchen oft Augenbewegungen zeitigt, sowie daß solche sich auch von einer anderen Stelle der Oberfläche des Kleinhirns, nämlich von der Rinde gerade lateral vom Sulcus paramedianus (BOLK) an der hinteren Fläche des Kleinhirns auslösen lassen; auch auf mechanische Reizung dieser Rindenstelle erzielte HITZIG Augenbewegungen. Diese Angabe ist seitdem mehrmals bestätigt worden (KNOLL, HOSHINO, DUSSER DE BARENNE, BREMER). Auch FERRIER hat Augenbewegungen (Rollungen) bei Reizung des Flocculus beobachtet; BARANY hat diese Frage am Kaninchen eingehend untersucht. PRUS hat gemeint, zahlreiche Zentren im Kleinhirn in seinen Reizungsversuchen feststellen zu können, während LOURIÉ das Vorhandensein von abgegrenzten Zentren für die Körpermuskulatur leugnet.

Die Gefahr von Stromschleifen bei elektrischer Reizung des Kleinhirns ist groß und muß immer vor Augen gehalten werden. HORSLEY und CLARKE haben schon vor vielen Jahren der Kleinhirnrinde Erregbarkeit für elektrische Reize abgesprochen und alle von dieser Rinde erhaltenen Reizeffekte auf Stromschleifen auf die Kleinhirnkerne bzw. auf die Hirnstammkerne zurückgeführt. Die letzte Genese ist besonders von CLARKE in einer posthum veröffentlichten Arbeit (1926) betont worden. Tatsächlich ist die Ausbeute an Reizeffekten bei leichter mechanischer Reizung der Kleinhirnrinde ganz gering. Am Kaninchenkleinhirn habe ich nur die schon von HITZIG bezeichnete Stelle erregbar gefunden. Am Katzenkleinhirn habe ich keine deutlichen Effekte auf mechanische Reizung gesehen. An diesem Tier lassen sich aber mit elektrischer Reizung mehrere motorische Effekte zeitigen, die hauptsächlich die homolaterale Körpermuskulatur betreffen. Die am Kleinhirn wirksamen Reizstärken sind immer größer als die an der Großhirnrinde wirksamen. Die Latenz der Reizeffekte ist oft auffallend groß (1—2 Sekunden). Öfters läßt sich eine deutliche Nachwirkung des Reizes beobachten; dies ist schon von Rothmann hervorgehoben worden. Meistens lassen sich bei der Katze Bewegungen der gleichseitigen Vorderpfote, vornehmlich Spreizen und Krallenbildung der Zehen, Beugung der nach vorne gestreckten Vorderpfote und Adduktion des Oberarms im Schultergelenk erzielen. Bisweilen kommt es zu gleicher Zeit zu einer Bewegung im kontralateralen Vorderbeine, meistens im Sinne einer Streckung desselben, zu der sich öfters noch eine Streckung des gleichseitigen Hinterbeines hinzugesellt. Zu diesem kontralateralen Effekte ist meistens eine Vergrößerung der Reizstärke erforderlich. Auch ein Heben der Pfote vom Operationstisch durch Beugung des Ellenbogengelenkes habe ich einige Male wahrgenommen. Augenbewegungen sind mir bei der Katze bei den von mir angewandten, nicht zu großen Reizstärken nicht begegnet. Die obenerwähnten Reizeffekte lassen sich, nach meiner Erfahrung, am leichtesten von einer speziellen Stelle im kranialen Abschnitt des Crus I des Lobulus ansiformis (Bolks) erzielen. Es sind diese Effekte aber nicht als Rindeneffekte zu deuten; hierfür sprechen folgende Gründe. Erstens zeitigt auch die Reizung des bei der Katze an den kranialen Pol des Crus I sich anschmiegenden Processus vermicularis dieselben Effekte, dieser Processus hat aber, soviel bekannt, nichts mit den Extremitätenbewegungen zu tun. Zweitens treten die Reizerfolge auch noch nach Exstirpation der betreffenden Rindenstelle ein. Sie sind wohl ohne Zweifel auf die Reizung der gerade an der genannten Stelle ganz oberflächlich verlaufenden Fasern des Brachium conjunctivum zurückzuführen.

Schon früher hatte Rothmann in seinen zahlreichen Reizversuchen am Hunde analoge Effekte durch Reizung des Crus primum Lobuli ansiformis (Bolk) erhalten; von diesen sieht er die „Zehenbewegungen und die an sie anschließend auftretenden Gesamtbewegungen des Vorderbeines" als echte Rindeneffekte an, die übrigen, besonders bei stärkerer Reizung eintretenden Effekte als durch Stromschleifen bedingt.

Interessant ist die von Rothmann gemachte Angabe, daß die von ihm erwähnten Kleinhirneffekte nicht mehr auftreten, wenn das Brachium conjunctivum auf der Seite der Reizung vor der Kreuzung in der Mittelhirnhaube durchtrennt ist. Diese Angabe trifft auch für die Katze zu. Auch an der nach Sherrington enthirnten Katze lassen sich die oben beschriebenen Reizeffekte noch erzielen, wenn der Enthirnungsschnitt frontal von den roten Kernen liegt. Wird darauf ein zweiter Schnitt caudal von diesen Kernen durch den Hirnstamm angelegt, so blieben die vorher hervorzurufenden Reizeffekte aus. Es nehmen offenbar die Erregungen in diesen Reizversuchen, mögen sie von der Rinde, vom Mark oder von den Kleinhirnkernen stammen, ihren Weg durch das Brachium conjunctivum zu grauen Massen im Niveau der roten Kerne im Hirnstamme und fließen von dort spinalwärts. Rothmann meint, daß sie über dem roten Kern selbst verlaufen; das mag zutreffen, aber vorläufig scheint mir, besonders seit neuere Untersuchungen die Bedeutung dieser Kerne für die Stellreflexe usw. erschüttert haben, die obengewählte Fassung vorsichtiger. Die oben beschriebene Beugung der Vorderpfote bei der Katze mit intaktem Gehirn oder nach Enthirnung ist schon vor vielen Jahren von Horsley und Loewenthal, von Sherrington und dann später von Stanley Cobb, Bailey und Holtz beschrieben worden. Auch Miller und Banting (1922), Bremer, Bernis und Spiegel erzielten im wesentlichen analoge Erfolge. Die genannten Autoren haben auch angegeben, daß sich von dem vorderen Abschnitt der Kleinhirnrinde bei den verschiedensten Tierarten eine Hemmung der Enthirnungsstarre gewisser Muskeln erzielen läßt; die Beugung der Vorderpfote läßt sich auch hervorrufen bei schwacher oder nicht vorhandener Enthirnungsstarre (DUSSER DE BARENNE, 1923), einerlei aus welchem Grunde letztere fehlt.

In den letzten 10—15 Jahren sind mehrere Reizversuche am Kleinhirn veröffentlicht worden.

Die von den obenerwähnten Autoren von der Vorderfläche des Kleinhirns erzielbaren Reizeffekte, besonders die Beugungseffekte, sind nach BREMER (1922) als Rindeneffekte aufzufassen; sie sollen von dem paläocerebellaren Abschnitte des Lobus anterior ausgehen.

Im Lobus posterior des Wurmes (Pyramis) ist nach BREMER auch eine, allerdings weniger leicht erregbare Stelle, die ähnliche Reaktionen zeitigt, vorhanden (siehe Abb. 2).

Diese beiden Abschnitte der paläocerebellaren Rinde sind diejenigen, in denen nach den anatomischen Untersuchungen von MCNALTY und HORSLEY, sowie von INGVAR, die spinocerebellaren Bahnen enden. Die neocerebellare Rinde ist nach·BREMER unerregbar. Auch MILLER und LAUGHTON (1928) sind

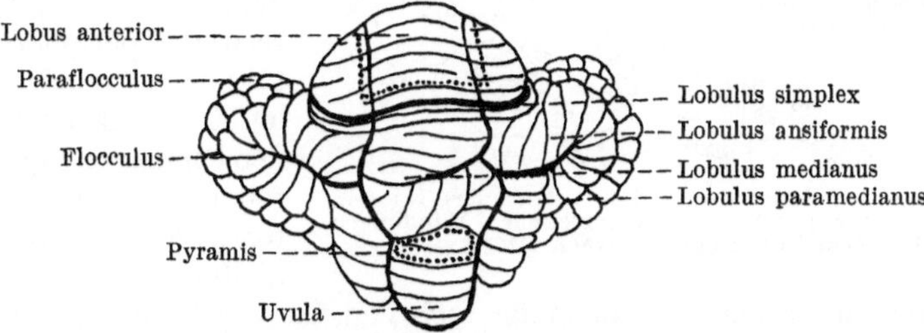

Abb. 2. Durch Punktierung sind die bei der Katze an der paläocerebellaren Rinde elektrisch reizbaren Gebiete abgegrenzt. (Nach BREMER.)

dieser Meinung und führen alle auf Reizung der neocerebellaren Rinde erhaltenen Effekte auf Reizung der verschiedenen Kleinhirnkerne zurück. CLARKE meint in einer posthum veröffentlichten Arbeit (1926), daß alle Kleinhirneffekte von Reizung der paracerebellaren Kerne im Hirnstamm (Nucleus Deiters usw.) herrühren.

Bei den Untersuchungen von MILLER und LAUGHTON sind genaue myographische Aufzeichnungen von Agonisten und antagonistischen Muskeln gemacht worden, wobei sich zeigte, daß meistens eine deutliche reziproke Innervation dieser beiden Muskelgruppen vorhanden ist. Ganz kürzlich sind ähnliche Ergebnisse bei Reizung der Kleinhirnkerne beim Affen unter Benutzung des stereotaktischen Apparates (HORSLEY, CLARKE) von MAGOUN, HARE und RANSON (1935) beschrieben worden.

Wie viele von diesen Reizeffekten paläocerebellarer Genese und wie viele neocerebellarer Genese sind, ist schwer zu sagen, denn selbst der Nucleus dentatus ist nicht ein rein neocerebellarer Kern. Es könnten daher bei der Reizung neo- und paläocerebellare Effekte gemischt sein. Es kann aber auch so liegen, daß die Reizung der neocerebellaren Rinde keine motorischen Effekte zeitigt, sich aber in anderer Richtung äußert. ROSSI hat nämlich (1912) angegeben, daß die faradische Reizung der Rinde des Lobulus lateralis, die an sich keine motorischen Effekte zeitigte, die Erregbarkeit der kontralateralen „motorischen" Großhirnrinde deutlich erhöhte. BREMER (1935) hat diese Beobachtung bestätigt, äußert sich aber etwas reserviert, weil die oberflächliche Kokainisierung der Kleinhirnrinde diesen Effekt nicht beseitigt. Ich glaube aber, daß diese Angabe nicht so schwer wiegt, wenn man sich die Tiefe der Kleinhirnfurchen, in deren Grund die Cocainlösung nicht eindringt, vergegenwärtigt.

Es sei noch erwähnt, daß MUSSEN sehr zahlreiche Effekte der elektrischen Reizung der paläo- und neocerebellaren Rinde angibt (s. Abb. 3).

Das wichtigste Ergebnis dieser zahlreichen Reizversuche scheint mir die alte, auf Horsley und Loewenthal zurückgehende Beobachtung zu sein, daß die Reizung irgendeines Abschnitts des Kleinhirns, ob der Rinde, der Kerne oder der aus diesen letzteren hervorgehenden Fasersysteme, motorische Reizeffekte zeitigt, die teils in einer Kontraktion von gewissen Muskeln, teils in einer Hemmung einer Muskelzusammenziehung bestehen.

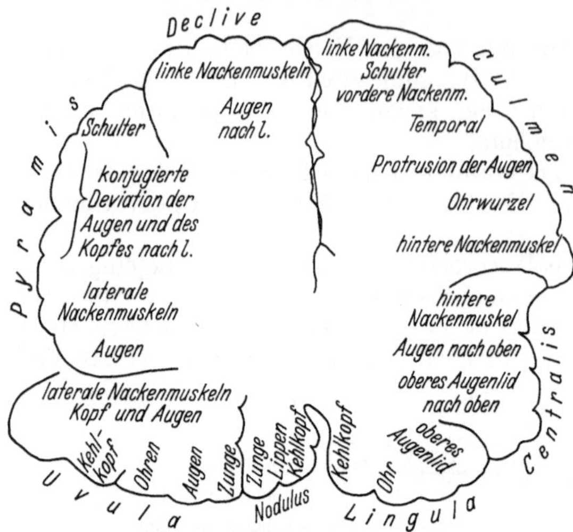

Abb. 3. Sagittalschnitt durch den Vermis des Katzenkleinhirns mit den von den verschiedenen Windungen erhaltenen Reizeffekten. (Nach Mussen.)

Auch die elektrophysiologische Untersuchungsmethode ist zur Untersuchung des Kleinhirns herangezogen worden. Beck und Bikeles reizten periphere Extremitätennerven beim Hunde und leiteten Aktionsströme von der Rinde des Vermis ab. Auch reizten sie thermisch die „motorische" Großhirnrinde und erhielten Aktionsströme von der gekreuzten, in geringerem Ausmaße auch von der gleichseitigen Kleinhirnhemisphäre. Keine sicheren Aktionsströme traten im hinteren Abschnitt des Vermis auf.

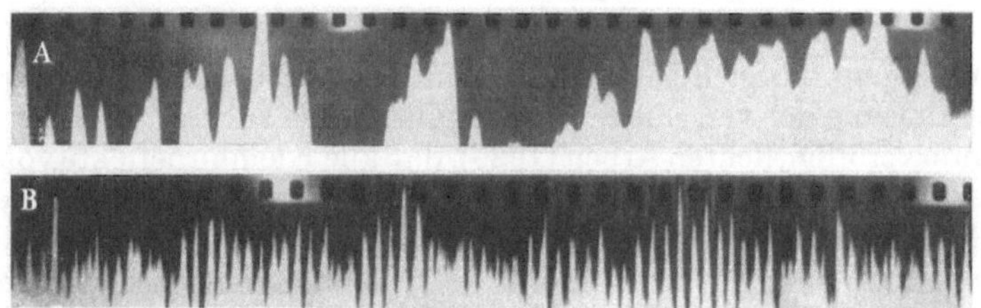

Abb. 4. A zeigt die Potentialschwankungen der Parietalrinde einer Katze, unter Chloroform-Äthernarkose. Frequenz der Schwankungen etwa 60 pro Sekunde. B zeigt die vom Vermis des Kleinhirns beim selben Tier erhaltenen Potentialschwankungen mit einer Frequenz von etwa 180 pro Sekunde. Zeitmarkierung gibt Viertelsekunden. (Nach E. D. Adrian.)

Es ist höchst wünschenswert, daß diese Untersuchungen mit moderner Technik wiederholt werden. Soviel ich weiß, liegt bis jetzt nur eine Arbeit von Adrian (1934) über Potentialschwankungen am Kleinhirn vor, in der er viel schnellere und regelmäßigere „spontane" Schwankungen (150—250 pro Sekunde) verzeichnet als an der Großhirnrinde aufgefunden werden (s. Abb. 4).

Besprechung der experimentellen Ergebnisse.

Die heutigen Kleinhirnforscher stimmen darin überein, daß *das Kleinhirn ein wichtiger Teil des Zentralnervensystems für die Bewegungsregulierung ist.*

Daß das Kleinhirn einen Einfluß auf die vegetativen Funktionen ausübe, ist als falsch zurückzuweisen. Gall gab das Kleinhirn als das „Zentrum des Geschlechtstriebes" an, was nur als ein Beispiel der vielen Irrtümer seiner phrenologischen Lehre anzusehen ist. Andere diesbezügliche Angaben sind wohl auf mangelhaft interpretierte Versuche, in denen nicht nur das Kleinhirn, sondern auch benachbarte Teile des Zentralnervensystems, besonders das Kopfmark und die aus demselben austretenden Nerven mitgereizt wurden. In neuerer Zeit ist von einigen Autoren das Kleinhirn als das Zentrum für die autonome efferente

Innervation der quergestreiften Muskeln angesprochen worden, ohne daß diese Ansicht in den experimentellen Tatsachen eine genügende und befriedigende Stütze fände.

Wir wollen die Besprechung der Ansichten der verschiedenen Kleinhirnforscher mit der Auffassung LUCIANIs beginnen, weil, wie schon in der Einleitung vermerkt, die moderne Kleinhirnforschung mit ihm einsetzt.

LUCIANIs Verdienste um die Kleinhirnforschung sind vornehmlich folgende: Erstens war er der erste, dem es gelungen ist, sogar in der voraseptischen Zeit der Operationstechnik, höhere Säugetiere, auch nach fast totalen Kleinhirnexstirpationen, längere Zeit am Leben zu erhalten, d. h. ,,chronische'' Versuche anzustellen. Zweitens hat er als erster experimentell die Unrichtigkeit der Angabe FLOURENS', nach der ein kleinhirnloses Tier nicht mehr zu irgendwelcher Lokomotion imstande sein sollte, dargetan. Drittens hat er endgültig bewiesen, daß jede Kleinhirnhälfte ausschließlich oder jedenfalls ganz vorwiegend die gleichseitige Muskulatur des Körpers beeinflußt. LUCIANI unterschied nach operativen Läsionen des Kleinhirns drei Perioden: 1. die der sog. dynamischen Erscheinungen oder Zwangserscheinungen, 2. die der eigentlichen cerebellaren Ausfallserscheinungen und 3. die der sog. Kompensationserscheinungen.

In der deutschen Übersetzung seiner ,,Fisiologia dell'Uomo'' (WINTERSTEIN-BAGLIONI) schreibt er diesbezüglich (Bd. III, S. 450): ,,Welcher Art auch die Verstümmelung des Kleinhirns sein möge, den *wahren Ausfallserscheinungen*, d. h. denjenigen, welche den Defekt oder Ausfall der Kleinhirninnervation zum Ausdruck bringen, geht eine kurze Periode der *Funktionssteigerung* voraus, im Gegensatz zu den Verstümmelungen des Großhirns, bei denen man konstant beobachtet, daß den *Ausfallserscheinungen* eine Periode der *Funktionshemmung* vorangeht. Um streng objektiv zu sein, wollen wir uns vorderhand darauf beschränken, die unmittelbaren Folgen der Abtragung des Kleinhirns als ,,dynamische Erscheinungen'' zu bezeichnen, wobei wir die Frage unentschieden lassen, ob sie von dem durch das Trauma der Operation gesetzten Reizzustand, oder aber von dem plötzlichen Ausbleiben des Einflusses herrühren, den das Kleinhirn auf die anderen Zentren des Nervensystems ausübt.''

,,Zu den *cerebellaren Ausfallserscheinungen* während der zweiten Periode gesellt sich sehr bald eine dritte Reihe von Erscheinungen, von wesentlich gesonderter Natur und Entstehungsart, die ich ,*kompensatorische Erscheinungen*' genannt habe und die von den intakt gebliebenen Teilen des Kleinhirns oder anderen Gehirnzentren veranlaßt werden. Im ersten Falle handelt es sich um eine *organische Kompensation*, die in einer allmählichen Abschwächung der Ausfallserscheinungen besteht, im zweiten Falle um eine *funktionelle Kompensation*, die in abnormen Bewegungen besteht, die dazu dienen, den Folgen der Ausfallserscheinungen zu begegnen und sie teilweise auszugleichen.''

Besprechen wir zuerst die ,,dynamischen'' Erscheinungen. Es sei hier bemerkt, daß diese Bezeichnung eigentlich von FERRIER herrührt.

Dynamische Erscheinungen sind viel markanter nach einseitiger Exstirpation als nach Totalexstirpation des Kleinhirns. POURFOUR DU PETIT hat 1710 als erster die Zwangsbewegungen nach Kleinhirnläsionen beschrieben. Seitdem sind diese Phänomene, besonders das Rollen um die Längsachse, von zahlreichen Untersuchern, von MAGENDIE, LONGET, SCHIFF u. a. studiert worden. Wenn man das Tier vom Rücken aus betrachtet und die Richtung des Rollens von der Normalstellung aus bezeichnet, dann rollt das Tier nach einseitiger Kleinhirnläsion nach der Seite der Operation: Die Rollbewegungen sind bei den verschiedenen Tierarten verschieden stark ausgeprägt; außerdem scheint die Ausdehnung der Kleinhirnläsion dabei von Bedeutung zu sein. Am stärksten sind die Rollbewegungen bei Cavia und beim Kaninchen; viel weniger intensiv schon beim Hunde und bei der Katze, bei denen diese Zwangserscheinungen nur einige

(5—7) Tage nach dem Eingriff bestehen. Wenn die Exstirpation nur die Hemisphäre betrifft und der Wurm zurückgelassen ist, kann Rollen bei Hund und Katze ganz vermißt werden oder nur für kurze Zeit andeutungsweise vorhanden sein. Beim Affen (Macacus) sind diese Zwangserscheinungen, wie schon Lewandowsky angegeben hat, nur sehr geringfügig; das Tier kann sie, indem es sich sehr ruhig verhält, ganz unterdrücken. Die Krümmung der Wirbelsäule mit der Konkavität nach der operierten Seite geht bei der Katze und beim Hunde sehr schnell vorüber und ist öfters schon nach 24 Stunden fast ganz verschwunden.

Nach der Totalexstirpation des Kleinhirns sind die Zwangserscheinungen meistens sehr gering. Rollbewegungen und andere asymmetrische Zwangsinnervationen fehlen; immer ist aber eine mehr oder weniger deutliche Zwangshaltung des Kopfes und der vorderen Abschnitte der Wirbelsäule nach hinten vorhanden, die gelegentlich so stark sein kann, daß das Tier in Gefahr kommt, sich nach hinten zu überschlagen. Nach Exstirpation des Wurmes ist diese Zwangsbewegung, zuerst von Magendie als „Movement de recul" beschrieben, so stark, daß die Tiere tatsächlich öfters einen Purzelbaum nach hinten schlagen. Das ist wohl darauf zurückzuführen, daß die Tiere nach Läsionen des Wurmes weniger lange und weniger intensiv gestört sind als nach der Totalexstirpation des Kleinhirns.

Die von mehreren Autoren gemachten, aber nicht immer übereinstimmenden Angaben über Abweichungen in der Stellung der Augen (Luciani, Thomas, Lewandowsky u. a.) wurden von anderen Autoren abgelehnt und auf Nebenläsionen, Blutungen oder Entzündungen benachbarter Zentralteile, besonders des Kopfmarks, bezogen. Ich kann dieser schon von Ferrier und Turner, Risien Russell und Munk ausgesprochenen Meinung nur beipflichten. Es ist möglich bei der Katze, beim Hunde und beim Affen (Macacus) das Kleinhirn total oder halbseitig zu exstirpieren, ohne daß sich auch nur eine Spur einer Augenabweichung oder von Augennystagmus beobachten läßt. Auch Fulton hat dasselbe kürzlich für seine Kleinhirnläsionen an Affen bestätigt. Man ist daher berechtigt, diese Erscheinungen, wenn vorhanden, auf anatomische oder funktionelle Schädigung benachbarter Teile des Zentralnervensystems, und zwar höchstwahrscheinlich der vestibulären Apparate des verlängerten Markes zurückzuführen.

Die ganze Frage nach der Genese der dynamischen Erscheinungen ist noch immer unklar. Anfänglich (1891) faßte Luciani sie als operative Reizerscheinungen auf; später hat er diese Ansicht fallen lassen und an eine Art Drehschwindel gedacht. Auch Lewandowsky nimmt als Ursache, besonders der Rollbewegungen, einen Schwindel an; er sieht darin die Objektivierung einer subjektiven Störung der Orientierung im Raume, die sich beim Menschen als Drehschwindel kundgibt Munk betrachtet die Rollbewegungen als den „naturgemäßen" Versuch des Tieres „aufzustehen und zu gehen oder wenigstens aus der unerträglichen Seitenlage in die gewohnte Ruhestellung überzugehen; und da ihm dies nicht gleich gelingt, kann es nicht mehr im Vollbesitz der zweckmäßigen Mittel sein, die es vorher dafür besaß. Im Bestreben, sein Ziel gleichwohl zu erreichen, verwendet nun das Tier in mannigfaltiger Weise außer dem Reste der zweckmäßigen auch noch mehr oder weniger unzweckmäßige und überhaupt alle Mittel, die ihm noch zu Gebote stehen, und so stellen sich vielerlei ungeschickte und ungewöhnliche Bewegungen ein, unter ihnen im bunten Wechsel und ohne engeren Zusammenhang miteinander die Zwangsbewegungen."

Diese Ansicht kann nicht befriedigen. Die Rollbewegungen sind von alters her mit vollstem Recht als Zwangsbewegungen bezeichnet, weil keiner, der sie gesehen hat, sich dem Eindruck verschließen konnte, daß das Tier diese Bewegungen zwangsmäßig ausführt, daß es sie ausführen *muß* und nicht anders kann. Im Stadium der intensiven Rollbewegungen kann, wie Munk angibt, von einem bunten Wechsel der Bewegungserscheinungen gar keine Rede sein. Die Rollbewegungen beherrschen die Szene vollkommen; jeder vom Tier gegebene Bewegungsimpuls führt zum Rollen, jedenfalls zum Ansatz zu einer solchen Zwangsbewegung. Das Bild dieser Rollbewegungen ist nicht nur in seiner Modalität und Intensität, sondern besonders auch in seiner Einförmigkeit äußerst eindrucksvoll und stellt sich ganz anders dar als man nach MUNKs Schilderung erwarten sollte.

Die Annahmen LUCIANIs und LEWANDOWSKYs, daß eine Art von Schwindel den initialen Zwangserscheinungen zugrunde liege, kommen als völlig hypothetische und unkontrollierbare Angaben über subjektive Erscheinungen bei einem Versuchstier nicht ernstlich in Betracht.

THOMAS meint, daß diese Zwangserscheinungen echte Ausfallserscheinungen sind. Hiermit hat er bei gut gelungenen, mit moderner Operationstechnik ausgeführten und ohne Nebenläsionen und ohne Entzündungen einhergehenden Exstirpationen am Zentralnervensystem wohl recht. Er führt die Zwangserscheinungen (Augenabweichung, Zwangshaltung des Kopfes und Rollbewegungen) auf die einseitige, durch die Operation herbeigeführte plötzliche Umstellung des funktionellen Gleichgewichts der cerebello-vestibulären Mechanismen zurück. Zugunsten der Auffassung THOMAS' spricht die Tatsache, daß diese Zwangsbewegungen am stärksten bei den Säugetieren sind, bei denen die vestibulo-cerebellaren Verbindungen relativ am mächtigsten entwickelt sind (Cavia, Kaninchen) und weniger oder fast gar nicht vorhanden sind bei den höheren Säugern, wo diese Mechanismen anatomisch schwächer entwickelt sind (Hund, Katze, Affe). Aber es lassen sich doch auch mehrere Punkte gegen THOMAS' Deutung anführen. Bei der Hemiexstirpation wird eine der wichtigsten cerebello-vestibulären Verbindungen, das Hakenbündel, das bald nach seinem Ursprunge aus dem Nucleus tecti die Medianlinie kreuzt, beiderseits durchschnitten. Außerdem kommt nach THOMAS in der Genese der Zwangserscheinungen der einseitigen Störung der neocerebellaren efferenten Systeme eine Rolle zu. Wenn das zuträfe, müßten die Zwangsbewegungen bei den höheren Tieren bedeutender ausgeprägt sein als bei den niederen Säugetieren; aber gerade das Umgekehrte trifft zu. Schwerer aber als dieses theoretische Bedenken wiegt die Tatsache, daß ROTHMANN eine ganz reine (anatomisch kontrollierte) Durchschneidung eines Brachium conjunctivum unmittelbar hinter dem hinteren Vierhügel beim Hunde vorgenommen hat, „ohne jede Andeutung von Zwangsbewegungen" eintreten zu sehen. Ferner sei in dieser Beziehung noch auf die Angabe ROTHMANNs verwiesen, nach der bei einem Tier, bei dem er eine vollkommene Entrindung der linken Kleinhirnhemisphäre ohne primäre Schädigung der Kleinhirnkerne und des Wurmes gemacht hatte, keine Zwangsbewegungen feststellen konnte; das Tier konnte schon in den ersten Tagen nach der Operation aufstehen und laufen. Es scheint somit nach diesen Versuchsergebnissen, daß eine Läsion des Wurmes oder der zentralen Kleinhirnkerne in der Genese der cerebellaren Zwangserscheinungen eine Rolle spielt. Nach der einseitigen Ausschaltung der spinocerebellaren Bahnen hoch im Rückenmark (BING, MARBURG) ist von Rollbewegungen nicht viel oder gar nichts feststellbar. Die isolierte Ausschaltung dieser afferenten Kleinhirnbahnen scheint also nicht maßgebend zu sein.

Die Rollbewegungen nach Hemiexstirpation des Kleinhirns haben in mehreren Punkten große Ähnlichkeit mit den Rollbewegungen nach einseitiger Labyrinthexstirpation. Auch die nach letzterem Eingriff eintretenden Rollbewegungen sind um so weniger ausgeprägt, je höher man in der Tierreihe aufsteigt. Man muß sich aber hüten, die nach einseitiger Kleinhirnexstirpation und einseitiger Labyrinthektomie auftretenden Zwangserscheinungen ohne weiteres zu identifizieren. Denn 1. fehlen Augendeviation und Augennystagmus nach Kleinhirnläsionen, brauchen jedenfalls nicht vorhanden zu sein; 2. kann das einseitig labyrinthektomierte Tier zwischen den Rollbewegungen, wenn auch mit typischen Störungen der Augen-, Kopf- und Extremitätenhaltung, sofort ruhig sitzen, während das nach Kleinhirnhemiexstirpation anfangs gar nicht und erst nach mehreren Tagen und auch dann noch sehr schlecht gelingt; 3. ist die Drehung des Kopfes nach der operierten Seite bei Cavia, Kaninchen, Katze und Hund nach einseitiger Labyrinthektomie ein Dauersymptom (Magnus und de Kleyn), während diese abnorme Kopfhaltung bei Katze und Hund nach einigen bzw. mehreren Tagen nach der Hemiexstirpation des Kleinhirns verschwunden ist. Übrigens hat schon 1891 Bogumil Lange nachdrücklich für die Taube angegeben, daß Kleinhirnsymptome und Labyrinthsymptome voneinander zu trennen sind, und Lewandowsky und Beyer haben dargelegt, ,,daß nach doppelseitiger Labyrinthexstirpation einseitige Kleinhirnverletzung die typischen Zwangsbewegungen verursacht". Damit erledigt sich die Annahme der peripheren Genese der Rollbewegungen aus dem Vestibularisreceptor. Eine zentrale Genese durch gestörte Aktionsbalancierung der medullären Vestibularisapparate wäre allerdings denkbar. Vorläufig erscheinen mir aber präzisere Angaben noch nicht möglich.

Wir kommen jetzt zu den Erscheinungen der zweiten und dritten Periode Lucianis, den Ausfallserscheinungen und den Kompensationsvorgängen. Eine scharfe Grenze ist zwischen diesen beiden Perioden ebensowenig wie zwischen der ersten und zweiten vorhanden; alle drei Perioden gehen fließend ineinander über. Die Unterscheidung in die drei Perioden ist mehr oder weniger arbiträr; denn es ist sehr schwer, ja im Grunde geradezu unmöglich, anzugeben, welche Erscheinungen in diesen Perioden tatsächlich cerebellare Ausfallserscheinungen sind und welche auf Kompensationsvorgänge zurückzuführen sind.

Ich ziehe es daher vor, diese zwei letzteren Perioden als die Periode der *cerebellaren Ataxie* zusammenzufassen. In dieser Periode sind die dynamischen Erscheinungen, sofern überhaupt solche anfangs vorhanden waren, fast ganz oder ganz verschwunden und das Tier kann sich wieder auf die Beine stellen und fortbewegen, wenn auch unter den sehr markanten, früher geschilderten Störungen.

Es erhebt sich nun die Frage nach der Deutung dieser Störungen.

Flourens meinte, daß die Lokomotion beim kleinhirnlosen Tier definitiv aufgehoben sei, obwohl es seine Glieder noch sehr wohl bewegen könne. Diese falsche Angabe hat Luciani definitiv widerlegt, ebenso wie die andere irrtümliche Angabe Flourens', daß eine Kleinhirnhälfte die kontralaterale Körpermuskulatur beeinflusse.

Luciani war es auch, der zum ersten Male eine ,,Theorie" der Kleinhirnfunktionen gegeben hat, die sich noch heute zahlreicher Anhänger erfreut. Er führt bekanntlich die cerebellaren Störungen auf drei Grundsymptome zurück: *Atonie, Asthenie* und *Astasie* der quergestreiften Körpermuskulatur. Nach ihm sind die Muskeln beim kleinhirnlosen Tiere schlaff, atonisch, passiven Bewegungen in den verschiedenen Gelenken wird geringerer Widerstand geleistet als normaliter.

Mit dieser Atonie ist nach ihm auch eine Verminderung der Energie der Muskeltätigkeit, ein zweites Grundsymptom, die Asthenie, eng verbunden. Er schließt dies aus der Tatsache, daß nach einseitigen Kleinhirnläsionen die gleichseitigen Pfoten öfters einknicken, daß das total kleinhirnlose Tier längere Zeit nicht auf den Hinterbeinen stehen kann und daß diese Tiere viel schneller ermüden als normale Tiere. Das dritte Grundsymptom, die Astasie, das Zittern der kleinhirnoperierten Tiere, führt Luciani auf eine mangelhafte ,,unvollständige Summation der Einzelimpulse", die vom Zentralnervensystem aus den Muskeln zuströmen, zurück. Das ist Lucianis berühmte Trias, auf die er seine

Kleinhirnlehre aufgebaut hat, indem er diesem Abschnitt des Zentralnervensystems eine tonische, sthenische und statische Funktion auf die neuromuskulären Apparate zuschrieb, wodurch „das Kraftvermögen, über das die Nervenmuskelpräparate verfügen, erhöht wird".

Als „Experimentum crucis" für seine Theorie betrachtet LUCIANI seinen schon oben erwähnten Schwimmversuch. Ein kleinhirnloser Hund, der noch fast gar nicht gehen kann, schwimmt nach LUCIANI ganz richtig und tadellos, weil die atonischen, asthenischen und astatischen Muskeln jetzt den Körper nicht zu tragen haben und nicht unter der Last versagen, sondern im Wasser ungehindert sich zusammenziehen können. Aus dem angeblichen Nichtvorhandensein von Lokomotionsstörungen beim Schwimmversuch schließt LUCIANI, daß die Kleinhirnataxie nicht auf eine Koordinationsstörung zurückzuführen sei.

Die Dysmetrie, d. h. die übermäßig großen und auch übermäßig kräftigen Bewegungen des kleinhirnlosen Tieres erklärte LUCIANI anfangs als Kompensationserscheinung vom Großhirn aus, später äußerte er sich reservierter und gestand die Möglichkeit zu, daß die Dysmetrie als viertes Symptom in sein Syndrom aufzunehmen sei.

Für die Diskussion der LUCIANIschen Lehre wählen wir als Beispiel am besten den Hund, an dem die meisten Erfahrungen vorliegen, obwohl die Erörterung im wesentlichen auch für andere Säuger gelten kann.

Gleich zu Anfang sei hervorgehoben, daß das Verhalten des kleinhirnlosen Hundes ein ganz anderes ist als man nach den drei Grundsymptomen LUCIANIs erwarten sollte. Das gilt nicht nur für meine Erfahrungen und Beschreibung, sondern auch für die Beschreibungen von eigentlich allen Autoren, LUCIANI selbst einbegriffen! Was man nach der Kleinhirntrias dieses Forschers erwarten sollte, wäre ein Hund, der sich nur mühsam auf seinen atonischen, kraftlosen Extremitäten herumschleppt, der jede Bewegung langsam und apathisch ausführt und unter dem Gewicht des Körpers zusammenbricht und liegenbleibt. Nichts ist weniger zutreffend als dieses Bild des kleinhirnlosen Hundes, das man sich auf Grund der LUCIANIschen Trias konstruieren mußte. Ich habe auf diesen Punkt schon in meiner monographischen Darstellung im Handbuch der Neurologie des Ohres ausdrücklich hingewiesen und keiner der Autoren, die über Kleinhirnphysiologie seitdem geschrieben und seitdem LUCIANIs Lehre verteidigt haben, hat diesen Einwand widerlegt. Er besteht meines Erachtens auch heute noch, genau wie 1923, zu Recht und legt die Unrichtigkeit der LUCIANIschen Kleinhirnlehre und ihre inneren Widersprüche dar. Zwei Stellen aus den vielen LUCIANIschen Protokollen, die nach meiner Meinung mit seiner Lehre in direktem Widerspruch stehen, habe ich seinerzeit angeführt:

Von dem Hunde Z heißt es in dem Protokoll vom 12. Juli 1886 (Das Kleinhirn. 1893), noch nicht einen Monat nach der Operation: „Macht es (das Tier) einige Schritte ohne Stütze, so ist sein Gang mit den Beinen so steif als wären sie aus *einem* Stücke" (unterstrichen von LUCIANI); von einer Hündin F am 31. Oktober 1883, zwei Monate nach dem letzten operativen Eingriffe: „Brüske, fast veitstanzähnliche Bewegungen ...". Nun sind diese Erscheinungen der steifen Beine, der brüsken Bewegungen nicht nur in den ersten Tagen nach dem Eingriff, wo sie als „dynamische" Erscheinungen gedeutet werden könnten, und auch nicht erst mehrere Wochen nach der Kleinhirnexstirpation, wo sie als „Kompensationserscheinungen" gedeutet werden könnten, zu beobachten. Nein, sie sind während des ganzen postoperativen Lebens der Tiere festzustellen. In dem Protokolle LUCIANIs seines Hundes Z z. B. findet sich für fast jedes Datum eine Bemerkung in irgendeiner Form über die starren Beine des Tieres. Auch MUNK sagt z. B., daß ein kleinhirnloser Hund „zeitlebens nur hüpfend und sprungartig gehen kann...".

Kurz und gut: Wir alle, die Hunden das Kleinhirn exstirpiert haben, haben dieselbe Symptomatologie vor uns gehabt, wir alle haben die starren Extremitäten, die brüske, sprunghafte, zappelnde Lokomotion der Tiere beobachtet ... und protokolliert. Wo in diesem ganzen Bilde Platz für Muskelatonie wäre, ist mir immer einfach unverständlich gewesen und geblieben.

Wenn Rademaker, der im übrigen durchaus das Nichtvorhandensein einer Muskelatonie bestätigt, sagt, daß man zwei Gruppen von Hunden nach Kleinhirnexstirpation begegnet, einer Gruppe, die die klassische, oben geschilderte Symptomatologie zeigt, und eine zweite Gruppe, in denen die Tiere ganz schlaff daliegen, so möchte ich dazu folgendes bemerken. Auch ich habe einige Male solche Tiere der zweiten Gruppe gesehen. Diese zeigten aber außerdem Nystagmus, abnorme Kopf- und Extremitätenstellungen, kurz Erscheinungen, die auf eine Nebenschädigung benachbarter Mechanismen des Hirnstammes, besonders der vestibulären Kopfmarkmechanismen, hindeuteten. Diese Vermutung wurde in den einzelnen Fällen, denen ich begegnet bin, bei der Sektion schon makroskopisch bestätigt. Ich messe daher dieser zweiten Gruppe als durch Nebenläsionen verunreinigten Versuchen keine Bedeutung zu.

Aber nicht nur die Lokomotion der Tiere widerspricht der Annahme einer Muskelatonie, sondern auch die weiteren experimentellen Tatsachen sind der Diagnose einer solchen Störung direkt zuwider. Die Muskeln fühlen sich gar nicht schlaff an, das Relief der Muskelbäuche springt unter der Haut gut hervor, und bei passiven Bewegungen in den Gelenken der Extremitäten empfindet man nicht geringeren Widerstand als normal.

Besonders sei hier hervorgehoben, daß dies auch für Hemiexstirpationen zutrifft, bei denen ein direkter Vergleich der beiden Körperseiten möglich ist.

Ich stehe daher nach wie vor auf dem Standpunkte, daß *eine Atonie der Muskeln nach Kleinhirnexstirpation nicht besteht, jedenfalls nach diesem Eingriff nicht vorhanden zu sein braucht*, und daß dieses Symptom sogar bei den Tieren Lucianis höchstwahrscheinlich nicht vorhanden war.

Auch von der Existenz des zweiten Symptoms Lucianis, seiner Asthenie, habe ich mich nicht überzeugen können. Schon Thomas leugnete das Bestehen dieses Symptoms, und seitdem ist diese Ablehnung auch von Rademaker bestätigt. Wer kleinhirnlose Hunde während längerer Zeit, $^1/_2$—1 Stunde lang, ja noch länger, hinter vorgehaltenen und vorgeworfenen Fleischstücken hat herumzappeln sehen, kann unmöglich auf eine abnorm schnelle und starke Ermüdung der Muskulatur bei diesen Tieren schließen.

Über das Vorhandensein des dritten Symptoms Lucianis, der Astasie, kann kein Zweifel bestehen. Zittern, Wackeln und Unsicherheit mancher Bewegungen gehören zu den markantesten Erscheinungen beim kleinhirnlosen Tiere. Wie schon oben erwähnt, faßt Luciani dieses Symptom auf als durch unvollständige Verschmelzung der Elementarimpulse bedingt, die vom Zentralnervensystem zu den neuromuskulären Apparaten abfließen. Das Kleinhirn bewirkt nach ihm, daß „die von den Muskeln ausgeführten Bewegungen der Gliedmaßen normalerweise allmählich und einheitlich erfolgen, d. h. ohne Störung der Kontinuität, ohne Zittern und Schwanken, mit vollständiger Verschmelzung der Elementarimpulse, aus denen sie sich zusammensetzen". Merkwürdigerweise hat Luciani für diese Angabe keine eigentlichen experimentellen Gründe beigebracht. Dies ist erst 1904 von Patrizi versucht worden. Patrizi hat an drei Hunden nach Hemiexstirpation des Kleinhirns direkte und indirekte Muskelreizungen durch in die Extremitätenmuskeln gestochene Nadelelektroden vorgenommen und beobachtet, daß die Muskeln auf der Seite der Kleinhirnexstirpation bei derselben Reizfrequenz einen weniger vollkommenen Tetanus zeigten als die Muskeln der normalen Seite. Diese interessante Angabe ist 1926 durch Krestovnikoff bestätigt und dahin erweitert worden, daß diese Differenz erst nach etwa 10 Tagen in Erscheinung tritt. Zu diesen Versuchen läßt sich folgendes bemerken. Erstens habe ich in analogen Versuchen an Katzen[1] bei einigen Tieren dasselbe Ergebnis wie PATRIZI erhalten, bei anderen aber ein entgegengesetztes Resultat, ohne daß vorläufig das Warum dieser Diskrepanz klar liegt. Wenn das Ergebnis PATRIZIS tatsächlich zuträfe, müßten sich Änderungen in den Erregungsfaktoren der Muskeln nach Kleinhirnläsion erwarten lassen. Ich habe daher zusammen mit Dr. C. I. HOVLAND in letzter Zeit Zeit-Spannungskurven bei indirekter Muskelreizung, d. h. also bei Reizung vom peripheren Nerven aus, nach Hemiexstirpation des Kleinhirns bei der Katze vorgenommen, aber ohne auch hier bis jetzt zu eindeutigen Resultaten zu gelangen. RUDEANU hat 1933 (unter LAPICQUE) Chronaxiebestimmungen nach akuten Kleinhirnläsionen bei der Taube vorgenommen und will dabei eine Angleichung der Chronaxien der antagonistischen Muskeln der Pfoten (Beuger und Strecker) sowie ein Verschwinden des Einflusses der Stellung der Pfote bei der Untersuchung (ob in Streck- oder Beugestellung) aufgefunden haben. Ich bin der Ansicht, daß nur Zeit-Spannungskurven und nicht isolierte Chronaxiebestimmungen brauchbare Angaben über die Erregbarkeit eines lebenden Gewebes oder Gebildes abgeben können; schon aus diesem Grunde meine ich, daß das negative Resultat meiner gemeinschaftlich mit HOVLAND ausgeführten Bestimmungen schwerer wiegt als das Ergebnis RUDEANUs. Ich glaube, daß bei der Bewertung der Ergebnisse von PATRIZI und KRESTOVNIKOFF die größte Vorsicht geboten und weitere Nachprüfungen erwünscht sind. Außerdem ist, wie wir noch sehen werden (MUNK), auch eine andere Erklärung möglich. Kurz und gut, die Genese der Astasie ist noch keineswegs befriedigend erklärt.

Und wie steht es mit dem Experimentum crucis LUCIANIS, der Schwimmprobe?

Richtig ist, wie dies auch MUNK anerkannt, daß die kleinhirnlosen Tiere in diesem Stadium besser schwimmen als gehen. Das ist durch die Abnahme des Körpergewichtes im Wasser und das Fehlen einer festen Unterlage verständlich. Das ist aber nicht der springende Punkt. Die Frage ist: Schwimmt ein kleinhirnloses Tier, ein kleinhirnloser Hund normal? Ja oder nein? Und diese Frage muß ich auf Grund meiner Erfahrungen unbedingt verneinen. Ein kleinhirnloser Hund zeigt auch beim Schwimmen deutliche und typische Störungen. Ich habe bei meinen Versuchen immer streng darauf geachtet, wie jeder einzelne Hund *vor* der Kleinhirnexstirpation, also mit noch intaktem Zentralnervensystem, schwamm. Bekanntlich schwimmen verschiedene Hunde in verschiedener Weise, der eine als „guter" Schwimmer ganz horizontal im Wasser liegend mit regelmäßigen, ganz gleichen Schlägen der Extremitäten, besonders der Vorderbeine, der andere mit mehr schräg im Wasser stehendem Rumpf und weniger regelmäßigen, weniger eleganten Bewegungen der Glieder. Alle meine kleinhirnlosen Hunde, die der Schwimmprobe unterworfen wurden, waren vor der Operation „gute" Schwimmer. Nach der Operation schwammen sie in viel vertikalerer Stellung im Wasser. Die Bewegungen der Hinter- und Vorderbeine waren nicht mehr koordiniert, die Vorderbeine schlugen unregelmäßig (zeitlich und räumlich), oft über das Wasser hinaus in der Luft herum. Kurz und gut, das Schwimmen war nach der Kleinhirnläsion deutlich verschlechtert und merklich gestört. Auch hier wieder ist es interessant, daß sich aus den Protokollen LUCIANIS Aufzeichnungen anführen lassen, die darauf hinweisen, daß auch er bei seinen Schwimmproben analoge Störungen gesehen hat, und nur die Tatsache, daß er offenbar seine Hunde vor der Kleinhirnexstirpation nicht auf ihr Schwimmen geprüft hat, kann erklären, daß er diese evidenten Störungen als im Bereiche der „normalen" Geschicklichkeitsschwankungen im Schwimmen der verschie-

---

[1] Unveröffentlichte Versuche mit Dr. BRAUNSTEIN aus Montreal.

denen Hunde liegend aufgefaßt hat und so zu der unrichtigen Angabe eines normalen Schwimmens des kleinhirnlosen Hundes gekommen ist. Daß das Schwimmen der Hunde Lucianis nicht normal war, ist meines Erachtens nicht zweifelhaft, wenn man folgende Protokollauszüge liest.

Vom Hunde Z, am 16. Juni 1886 operiert, sagt Luciani am 26. und 27. Juli d. J.: „Es (das Tier) schwimmt in gerader Linie sehr gut, da es, um den Rand zu erreichen, den kürzesten Weg wählt. Es hält nicht nur den Kopf über Wasser, sondern auch einen Teil des Halses und *bewegt die Vorderbeine mehr, als nötig ist*[1]." Am 28. Juli ist angegeben: „Es schwimmt in der vorher beschriebenen Weise und *macht beim Wasseraufwerfen mit den Vorderbeinen übergroße Anstrengungen*. Übrigens gibt es viele gesunde Hunde, die denselben Fehler haben." Am 8. Juni 1887 notierte Luciani: „Beim Schwimmen *streckt er Kopf und Hals übermäßig aus dem Wasser und setzt das Wasser mit den Vorderbeinen so in Bewegung, daß die Haltung beinahe vertikal wird*, wodurch das Tier sich das rasche Schwimmen nach dem Rande zu erschwert."

Von der Hündin F, am 13. August 1883 zum dritten Male operiert, findet sich am 17.—19. August protokolliert: „Mitunter zwar bei *gewissen Wendungen taucht es den Kopf unter*, bald jedoch hebt es ihn wieder empor und setzt sich in vollkommene Gleichgewichtslage"; am 20. und 21. August heißt es: „Bei Wiederholung der Schwimmprobe erhält man die vorigen Ergebnisse, d. h. *wenn das Tier das Gleichgewicht verliert und sich nach hinten überschlägt*, so gewinnt es dasselbe doch bald durch angemessene Bewegungen wieder, indem es den Kopf aus dem Wasser und sich in die normale Lage, den Rücken nach oben, bringt."

Bezüglich der Angabe Lucianis, daß seine Hunde in gerader Linie schwammen, woraus er auf das Fehlen von Koordinationsstörungen schließt, hat Hulshof Pol darauf hingewiesen, daß die Gliedergelenke beim Hunde nur Bewegungen in der Sagittalebene gestatten, so daß aus diesem Grunde schon ein Hund mit symmetrischer Kleinhirnläsion in einer geraden Linie schwimmen muß. Ob diese an sich interessante Bemerkung Pols zutrifft, wage ich nicht zu entscheiden. Man braucht sie aber nicht, um bei unvoreingenommener Betrachtung der obigen Zitate zu der Auffassung zu gelangen, daß kleinhirnlose Hunde nicht, wie Luciani behauptete, ohne Störungen schwimmen. Im Gegenteil, es sind auch bei dieser Art der Lokomotion deutliche und typische Störungen vorhanden.

Schließlich ist noch ein wichtiger Punkt in der Lehre Lucianis der, daß er das Vorkommen von irgendwelchen Sensibilitätsstörungen beim kleinhirnlosen Tiere in Abrede stellt; auch aus diesem Grunde faßt er die Kleinhirnsymptome als *efferente* Störungen auf. Auch dieser Punkt seiner Lehre ist nicht unwidersprochen geblieben. Lewandowsky hat, die alte Lehre Lussanas in modernes Gewand kleidend, behauptet, daß man nach Eingriffen am Kleinhirn regelmäßig Störungen des Muskelsinnes beobachten könne, und er hat diese Störungen in Parallele gesetzt zu den nach Hinterwurzeldurchschneidung bzw. bei Tabes beobachteten Störungen der Tiefensensibilität. Er faßt demnach die Kleinhirnataxie als eine sensorische Ataxie auf; auch die typische Dysmetrie oder Hypermetrie (Babinski) in den Bewegungen betrachtet er als das Analogon der ekzessiven Bewegungen bei der Tabes.

An dem Vorkommen von Störungen der tiefen oder propriozeptiven Sensibilität beim kleinhirnlosen Tier ist nicht zu zweifeln. Kleinhirnlose Tiere korrigieren anfangs gar nicht, später nur nach abnorm langer Latenz und ungenügend abnorme, den Extremitätenenden passiv erteilte Stellungen. Munk, Rothmann,

---

[1] Der Schrägdruck in den nachfolgenden Zitaten aus den Schwimmversuchsprotokollen ist von mir angebracht.

André-Thomas haben das Phänomen beobachtet; auch bei meinen Tieren war das Symptom deutlich zu beobachten. Sogar aus dem Laboratorium Lucianis ist das Vorkommen dieser Störung von Ducceschi und Sergi bestätigt worden; der Versuch, es als Kleinhirnsymptom zu entwerten, weil es nach diesen Autoren nach Hemiexstirpation bilateral vorhanden sein soll, kann ohne weiteres zurückgewiesen werden. Es ist *nur* auf der der Exstirpation homolateralen Seite vorhanden. van Rijnberk, der immer wieder die Lehre Lucianis verteidigt, allerdings, wie ich leider sagen muß, ohne neue Beweisgründe anzuführen, meint, daß diese Störung ein Dressursymptom sei. Diese Ansicht ist unbegründet. Erstens sind diese Störungen von Anfang an deutlich vorhanden, zweitens ist nicht einzusehen, warum die „Dressur" nur an den der Kleinhirnoperation gleichseitigen Extremitäten gelingen sollte. Unter den neueren Autoren verneint nur Rademaker das Bestehen von propriozeptiven Störungen beim kleinhirnlosen Tiere und meint das Fehlen derselben nach Kleinhirnexstirpation dadurch beweisen zu können, daß er angibt, daß solche Störungen nach Läsionen des sensori-motorischen Hirnrindengebietes viel deutlicher ausgesprochen seien. Ich habe niemals behauptet, daß die propriozeptiven Störungen nach Kleinhirnexstirpation mit denjenigen nach Großhirnrindeläsionen identisch seien. Was ich behauptet habe und auch jetzt noch behaupte, ist, daß man beim kleinhirnlosen Tiere auch im chronischen Stadium bei sorgfältiger Untersuchung die Pfoten und besonders die distalen Abschnitte derselben passiv in abnorme Stellungen bringen kann, ohne daß das Tier diese korrigiert oder nur ungenügend und erst nach abnorm langer Latenz korrigiert. Nach Hemiexstirpation des Kleinhirns, ist durch Vergleich mit der kontralateralen Seite das Bestehen dieser Störungen einwandfrei festzustellen, wenn das Tier mit der nötigen Vorsicht untersucht wird, d. h. wenn die passiven Stellungen nicht zu brüsk erteilt werden, was nötig ist, weil die corticale Tiefensensibilitätskomponente bei diesen Tieren intakt ist. Ich halte auch jetzt noch aufrecht, was ich in 1923 im Handbuch der Neurologie des Ohres (Bd. I, S. 624) schrieb: „Es sind die erwähnten Störungen der Ausdruck der Unterbrechung eines Teils der propriozeptiven Erregungen (im Sinne Sherringtons), die dem Zentralnervensystem von der Peripherie her, aus den Knochen, Gelenken, Bändern und Muskeln zufließen, und zwar derjenigen propriozeptiven Erregungen, die ihren Weg über das Kleinhirn nehmen." Ob es sich hierbei um Empfindungen, um irgendwie ins Bewußtsein tretende Eindrücke oder um unbewußt bleibende und verarbeitete Erregungen und Impulse handelt, das sind Fragen, die sich beim Tier der Beantwortung entziehen und daher meines Erachtens wissenschaftlich nicht zur Diskussion kommen können und sollten.

Die Hautsensibilität ist beim kleinhirnlosen Tiere am ganzen Körper nicht merklich gestört. Lange Zeit fehlen die Munkschen Berührungsreflexe an den Pfoten. Diese sind aber nicht, wie Lewandowsky meint, als Ausdruck einer exterozeptiven Sensibilitätsstörung aufzufassen; schon Munk hat diese Ansicht kritisiert. Meines Erachtens ist die Störung, das Fehlen dieser Reflexe, auf der efferenten Seite des Reflexbogens zu suchen; vielleicht aber birgt dieser Reflex auch auf der afferenten Seite eine propriozeptive (cerebellare) Komponente in sich.

Aber das Bestehen von propriozeptiven Sensibilitätsstörungen beim kleinhirnlosen Tiere soll uns nicht wie Lewandowsky dazu verleiten, die Kleinhirnataxie mit der Hinterwurzelataxie zu analogisieren. Die Symptomatologie dieser zwei Ataxien ist, wie eigentlich selbstverständlich ist, eine ganz andere. Bei der Wurzelataxie hat man es mit einer Unterbrechung aller peripheren Impulse aus dem durch die durchschnittenen bzw. degenerierten Wurzeln sensibel versorgten Gebiete zu tun, mit einer Unterbrechung der verschiedensten Reflexbögen der verschiedensten Etagen des Zentralnervensystems gleich am Eintritt der afferenten Fasern in Zentralnervensystem; beim Kleinhirntier sind die Reflexbögen im Rückenmark sowie alle übrigen nicht über das Kleinhirn verlaufenden Bögen anatomisch intakt.

Bei der Hinterwurzelataxie beobachtet man demnach aufgehobene Sehnen-, Periost- und Hautreflexe mit anfangs totalem, später bedeutendem Verlust des Muskeltonus (Atonie bzw. Hypotonie); bei der cerebellaren Ataxie sind die Sehnen- und Periostreflexe nicht besonders verändert und findet man von Anfang an weder Atonie noch Hypotonie. Auch sind die Gangstörungen bei der Wurzelataxie ganz andere als die bei Kleinhirnataxie. Bei beiden findet man zwar Dysmetrie der Bewegungen [1], aber sonst sind die beiden Ataxien ganz verschieden; bei der Wurzelataxie vermißt man das Sprunghafte, Brüske, Veitstanzähnliche, das bei der Kleinhirnataxie nicht nur die Lokomotion als Ganzes charakterisiert, sondern auch für die Bewegungen der einzelnen Glieder bei der Fortbewegung gilt. Kurz und gut, ich meine, daß die Lussana-Lewandowsky-sche „sensorische" Kleinhirntheorie abzulehnen ist, obwohl das Bestehen von propriozeptiven Sensibilitätsstörungen beim kleinhirnlosen Tiere anzuerkennen ist.

Das Kleinhirn einfach als vestibuläres Gleichgewichtszentrum, als Hauptzentralapparat für die vestibulären Reflexe anzusehen, ist heute, nachdem Magnus und seine Mitarbeiter definitiv festgestellt haben, daß alle bekannten vestibulären Reflexe nach Kleinhirnexstirpation intakt sind, nicht mehr gestattet. Damit soll nicht geleugnet werden, daß das Kleinhirn, wenn vorhanden, diese Reflexe nicht in einem gewissen Grade beeinflusse.

Es bleiben jetzt noch diejenigen Anschauungen über die Kleinhirnfunktionen zu besprechen, nach denen das Cerebellum ein „Zentrum" für die *Koordination* der Bewegungen ist.

Ich bin mir der Schwierigkeiten einer befriedigenden Definition des Begriffes „Koordination" vollauf bewußt. Koordination ist bei den mit einem zentralen und peripheren Nervensystem versehenen Wirbeltieren eine Funktion dieses Nervensystems mit Bezug auf die Skeletmuskulatur; sie ist die Fähigkeit des lebenden Tieres, seine Muskeln derart zur Kontraktion zu bringen, daß damit irgendeine dem Organismus oder einem Teil desselben zufallende mechanische Aufgabe, sei sie statischer oder dynamischer Art, gelöst wird. Ist die Lösung erfolgreich, d. h. verläuft die Bewegung glatt und präzis und gehen die verschiedenen Phasen einer komplexen Bewegungsformel, räumlich und zeitlich genau abgepaßt, zutreffend ineinander über, oder ist bei statischer Beanspruchung der Muskulatur kein abnormes Zittern, Schwanken oder gar Taumeln und Fallen des Körpers zu beobachten, so ist man berechtigt, die Koordination der Muskelkontraktionen bei der betreffenden Aufgabe eine gute zu nennen. Wird die Aufgabe, nach vorliegendem Erfahrungsmaßstabe und nach den im vorigen Satze angedeuteten Kriterien zu urteilen, schlecht gelöst, so liegt gestörte Koordination vor.

Hermann Munk hat mit Flourens das Kleinhirn als ein Koordinationszentrum angesprochen. Bei seinen Auseinandersetzungen hat er auf eine wichtige experimentelle Tatsache, die wir auch schon in unseren Protokollen berücksichtigt haben, hingewiesen. Das ist die Beobachtung, *daß nicht alle Bewegungen kleinhirnloser Hunde und Katzen*, um uns auf diese am besten studierten Tiere zu beschränken, *gestört sind*. Wie schon auf S. 239 angegeben worden ist, verlaufen mehrere Bewegungen wie das Kratzen, das Waschen der Katze, die stimmlichen Äußerungen, die Bewegungen der Backen und der Zunge beim Essen und Trinken augenscheinlich ganz normal; von den sonst so typischen Oszillationen und Schwankungen bei anderen Bewegungen zeigt sich hier nichts.

---

[1] Genauere Analyse möchte auch hier Differenzen aufweisen.

Beim Kratzen einer Rumpfhautstelle des in Seitenlage liegenden Tieres mit einem Hinterbein könnte man einwenden, daß dies einfach ein Rückenmarksreflex ist, der auch beim Rückenmarkstier ziemlich glatt abläuft. Dieser Einwand trifft aber nicht zu, wenn das Tier, in Seitenlage liegend, den Kopf emporhebt und einer ganz entfernten Stelle am Hinterkörper zuwendet und das Tier dann mit typischen, raschen Beißbewegungen, mit gefletschten Zähnen dort ein Ungeziefer zu verjagen sucht. Das ist nicht ein einfacher Rückenmarksreflex, auch nicht ein Hirnstammreflex. Ich habe dieses typische Vertreiben von Ungeziefer nie bei entrindeten, großhirnlosen Tieren beobachtet und meine daher bis auf weiteres, daß dies ein über die Rinde ablaufender Reflexvorgang ist, und dieser Bewegungskomplex wird beim ruhig darniederliegenden kleinhirnlosen Tier, Hund oder Katze, tadellos ausgeführt.

Auch LUCIANI hat dieselbe Beobachtung wie MUNK gemacht und bei seiner Kritik der LEWANDOWSKYSCHEN Theorie hervorgehoben und benützt. Merkwürdigerweise aber hat er übersehen, daß diese Tatsache des augenscheinlich ungestörten Ablaufens von verschiedenen Bewegungen auch für seine Kleinhirntheorie einen heiklen Punkt darstellt. Denn LUCIANI hat anderenorts an mehreren Stellen nachdrücklich hervorgehoben, daß *alle* Bewegungen des kleinhirnlosen Tieres gestört sind und nach seiner Theorie sein müssen. MUNK benutzte diese Beobachtung denn auch zuerst und mit vollstem Recht, um LUCIANIs Lehre zu bekämpfen. Dann aber schloß er daraus, daß die isolierten, „willkürlichen" Bewegungen, seine „Einzelbewegungen" ungestört sind, und daß sich die cerebellaren Störungen nur bei seinen „Gemeinschaftsbewegungen" vorfinden. Bei diesen Bewegungen, d. h. beim Sitzen, Stehen, Gehen usw., soll die feinere Art der Gleichgewichtserhaltung aufgehoben sein; nach MUNK ist gerade diese feinere Gleichgewichtserhaltung, die sich nur auf die Muskeln der Wirbelsäule und der Extremitätenwurzeln, nicht aber auf die der distalen Gliedabschnitte erstreckt, die spezielle Funktion des Kleinhirns. Nur *die* Bewegungen sind gestört, die mit einer Änderung der Gleichgewichtsverhältnisse einhergehen, alle andere Bewegungen, sobald sie also nicht eine Änderung des Gleichgewichts bedingen, sind nach ihm ungestört. Die grobe Koordination wird nach MUNK von seinen „Prinzipalzentren", die nach ihm wahrscheinlich in der Brücke gelegen sind, geleistet.

Nur wenn die Gleichgewichtsverhältnisse des Körpers durch die Bewegung des Tieres geändert werden, tritt bei der Bewegung das typische Zittern und Schwanken ein; MUNK sieht daher die Ursache der Astasie nicht wie LUCIANI in einer mangelhaften Verschmelzung der Elementarimpulse, noch betrachtet er sie als „eine Abnormität der Art der Muskelverkürzung, noch als eine Abnormität der Spannung der Muskeln, sondern als eine Abnormität der feineren Gleichgewichtserhaltung des Hundes".

Die Trennung MUNKs in Einzelbewegungen und Gemeinschaftsbewegungen ist schon mehrfach kritisiert worden (HITZIG, LEWANDOWSKY). Und mit Recht, denn sie ist eine künstliche. Es gibt keine scharfen Grenzen zwischen diesen beiden Bewegungsgruppen. Außerdem kann ich, wie aus den Auseinandersetzungen auf S. 253 hervorgeht, MUNK nicht beipflichten, wenn er, LUCIANI zustimmend, angibt, daß die Koordination beim Schwimmen intakt sei. Außerdem sind beim Affen, wie aus den im wesentlichen übereinstimmenden Angaben von LUCIANI, LEWANDOWSKY, THOMAS, ARING und FULTON hervorgeht, auch mehrere Bewegungen, die sicherlich unter die Kategorie der MUNKschen Einzelbewegungen fallen (z. B. verschiedene Greifbewegungen), deutlich gestört. Es bleiben somit, bei aller Anerkennung des Wertvollen in MUNKs Anschauungen, auch hier noch mehrere Punkte übrig, die sich nicht restlos und befriedigend lösen lassen.

Wenn wir das Fazit aus dem vorliegenden Tatsachenmaterial und den theoretischen Deutungsversuchen ziehen, läßt sich folgendes sagen.

Eine allseitig befriedigende „Theorie" der Kleinhirnfunktionen kann meines Erachtens noch immer nicht gegeben werden. Das vorliegende Material und die bis jetzt benutzten Untersuchungsmethoden sind dazu nicht ausreichend.

So viel läßt sich aber zur Zeit sagen, daß das Kleinhirn ein Abschnitt des Zentralnervensystems ist, der für den richtigen, harmonischen Ablauf der verschiedensten Bewegungen beim höheren Tier, insbesondere bei den höheren Säugetieren, notwendig ist. Die Störungen, die durch Exstirpation des Kleinhirns hervorgerufen werden, sind solche der *Koordination* der Kontraktionen der Skeletmuskulatur, hauptsächlich der Muskeln der Wirbelsäule und der Extremitäten, die nicht nur bei den verschiedenen Arten der Statik und der Lokomotion der Tiere, sondern auch bei verschiedenen anderen Bewegungen vorhanden sind.

Diese Koordinationstätigkeit wird vom Kleinhirn unter normalen Verhältnissen unter dem Einfluß einer ganzen Menge von zentripetalen Erregungen geleistet. Unter diesen sind am wichtigsten 1. die aus der Körperperipherie zu dem Kleinhirn gelangenden propriozeptiven Erregungen, 2. die aus dem Vestibularapparat zum Kleinhirn hinaufsteigenden nervösen Impulse.

Wenn auch die Funktionen des Kleinhirns bei den verschiedenen Tierspezies im wesentlichen die gleichen, jedenfalls analoge sind, so müssen wir uns immer vor Augen halten, daß die funktionelle Bedeutung des Kleinhirns im Betriebe des Zentralnervensystems ebenso wie die der anderen Hauptabschnitte desselben beim Emporsteigen in der Tierreihe einer graduellen Verschiebung unterliegt. Beim Affen und vollends beim Menschen erlangen die Bewegungen der Extremitäten, besonders der oberen, eine ungemeine Bereicherung, Verfeinerung und Detaillierung. Diese Tatsache findet in der mächtigen Entwicklung der entsprechenden Großhirnrindenabschnitte und parallel damit der neencephalen Kleinhirnabschnitte ihren Ausdruck. Auch diese feineren Bewegungen der Extremitäten, besonders ihrer distalen Abschnitte, stehen, wie es auch die Klinik der Kleinhirnerkrankungen beweist, unter dem Einfluß des Kleinhirns. Außerdem kommt bei den Anthropoiden und beim Menschen noch als Neuleistung der aufrechte Gang dazu, eine Funktion, die ohne Zweifel weitgehend vom Kleinhirn abhängig ist.

Die Genese der dynamischen Erscheinungen ist noch unklar; nach den Angaben Rothmanns scheint es, daß Läsionen des Wurmes und der zentralen Kerne des Kleinhirns dabei eine besondere Rolle spielen. Kürzlich habe ich mich an mehreren Katzen, denen ich das Kleinhirn halbseitig bzw. nur eine Hemisphäre exstirpiert habe, von dem großen Unterschied im funktionellen Verhalten dieser zwei Gruppen von Tieren überzeugen können. Während die erste Gruppe, bei denen also eine Hälfte des Wurmes mit fortgenommen war, wobei allerdings auf Grund der anatomischen Verhältnisse, der Kreuzung der Fasern, die zurückgelassene Seite des Wurmes auch mitbetroffen ist, das typische schwere Bild einer halbseitigen Kleinhirnexstirpation mit mehrtägiger Aufhebung der meisten Stellreflexe usw. zeigt, sitzen die Katzen der zweiten Gruppe innerhalb weniger Stunden in ziemlich symmetrischer Stellung und können schon nach einem oder zwei Tagen, wenn auch gestört, herumgehen. Diese Beobachtung ist somit in Übereinstimmung mit der oben zitierten Angabe Rothmanns.

Die eigentliche cerebellare Ataxie, wie sie sich im Sitzen, Stehen, Gehen, Laufen, Springen und Schwimmen und bei den Affen und beim Menschen auch in den feineren Extremitätenbewegungen kundgibt, muß auf den Fortfall derjenigen propriozeptiven Impulse, die über das Kleinhirn verlaufen, zurückgeführt werden. Die Störung der erstgenannten gröberen Bewegungen ist wohl hauptsächlich abhängig von der Koordinationsstörung der Bewegungen der Wirbelsäule und der proximalen Abschnitte der Extremitäten, die in den paläocerebellaren Teilen repräsentiert sind; die Störungen in den feineren Bewegungen der distalen Gliederabschnitte sind vorwiegend durch die Läsion der neocerebellaren Teile bedingt. Ich will hier nachdrücklich betonen, daß diese Auffassung keineswegs originell ist, sondern im wesentlichen mit den schon viel früher von ANDRÉ-THOMAS und JELGERSMA gegebenen Anschauungen übereinstimmt.

Wenn durch eine Kleinhirnläsion die funktionelle Verarbeitung vieler propriozeptiver Erregungen gesperrt bzw. aufgehoben ist, leiden dadurch die harmonische Zusammenfügung, Verschmelzung und der genau abgemessene, zeitliche Ablauf der einfacheren Bewegungen bzw. Innervationskomplexe und auch der Aufbau der komplizierteren Bewegungsinnervationen. Auch die richtige, zeitlich und quantitativ genau abgemessene Abstufung der Tonusschwankungen bei den aufeinander folgenden und ineinander übergehenden Bewegungen im Gesamtbilde der verwickelten Bewegungskomplexe ist gestört. Wer die Lokomotion von kleinhirnlosen Tieren im Kinobilde genau analysiert und mit einer Aufnahme *desselben* Tieres *vor* der Operation bei *gleicher* Fortbewegungsgeschwindigkeit vergleicht, sieht sofort die frappanten Unterschiede.

Zum Teil kommen einige dieser Störungen schon in den einzelnen Bildern der Abb. 1 zum Ausdruck. Der normale „diagonale" Gang des normalen Hundes (und der normalen Katze), in dem die einander diagonal gegenüberstehenden Extremitäten (innerhalb gewisser Grenzen) simultan dieselbe Lokomotionsphase durchmachen, ist hier durchbrochen. In den Bildern 1 und 3 der Abb. 1 sind z. B. beide Hinterbeine des kleinhirnlosen Hundes nach hinten gestreckt, obwohl das Tier nicht gallopiert, in Bild 4 derselben Abbildung ist die normale diagonale Gangart fast durchbrochen.

Schon bei der einfachen Beobachtung der Fortbewegung eines kleinhirnlosen höheren Säugetieres sieht man bald eine Bewegung, die merklich zu lange dauert, ehe sie in die darauf folgende Phase übergeht, wobei also der Stütztonus zu lange festgehalten wird, bald eine Bewegung, die plötzlich, vor ihrem normalen Ende abgebrochen wird, wobei also ein nicht genügend abgepaßter, gradierter Tonusfall vorzeitig eintritt und die betreffende Extremität einknickt. Diese abnormen Bewegungen und die darauf wieder folgenden Korrektionen zusammen mit dem Fehlen von Atonie der Muskeln, im Gegenteil mit dem Vorhandensein einer hypertonischen Komponente bei vielen Bewegungen, bedingen meines Erachtens das charakteristische Gepräge der cerebellaren Ataxie. Mit Rücksicht auf die *Funktionsspaltung, die Spaltung in den statischen und dynamischen Tonusregulationen* habe ich seinerzeit die Kleinhirnataxie als *schizotonische Ataxie* bezeichnet.

Das Kleinhirn ist selbstverständlich nicht der einzige Abschnitt des Zentralnervensystems, von wo aus diese Tonusregulierungen, die regelnd, abstufend, überleitend in den Aufbau der Bewegungen, der einfacheren wie der komplexen, eingreifen, beherrscht werden. Seit SHERRINGTON wissen wir, daß die reziproke Innervation der agonistischen und antagonistischen Muskeln für eine Bewegung schon im Rückenmark abläuft, jedenfalls ablaufen kann. Auch die über die Großhirnrinde ablaufenden Bewegungen zeigen antagonistische Innervation (HERING und SHERRINGTON, SHERRINGTON und GRAHAM BROWN usw.). Später haben die Untersuchungen von MAGNUS und seinen Mitarbeitern dargetan, daß eine ganze Reihe von Hirnstammreflexen (tonische Hals- und Labyrinthstellreflexe usw.), bei denen ganz konstante, teils auch antagonistische Tonusschwankungen eine Rolle spielen, beim kleinhirnlosen Tiere augenscheinlich ungestört, normal ablaufen können.

Schließlich ist noch zu bedenken, daß die Enthirnungsstarre ungeschwächt vorhanden bleiben kann, wenn das Kleinhirn beim enthirnten Tier nachträglich exstirpiert wird. Diese schon von SHERRINGTON dargelegte Tatsache ist als positives Ergebnis so oft bestätigt (THIELE, MAGNUS und BERITOFF, DUSSER

DE BARENNE u. a.), daß die negative Angabe WEEDs, das Verschwinden der
Enthirnungsstarre nach Kleinhirnexstirpation, wohl als durch Nebenläsionen
bedingt, unberücksichtigt bleiben kann.

Kurz und gut, es geht weder an, das Kleinhirn mit LUCIANI als „das Reflex-
organ des Muskeltonus" noch mit EDINGER als „das Zentrum des Statotonus"
anzusprechen. Die erstere Definition geht viel zu weit und ist grundsätzlich
unrichtig, die zweite Definition ist zu eng und zu einseitig.

Wie nach Läsionen anderer Abschnitte des Zentralnervensystems gehen
auch die Störungen nach Kleinhirnläsionen bis zu einem gewissen Grade
zurück. Es ist auf diese funktionelle Restitution schon oben hingewiesen.
Es handelt sich hier um eine wichtige, noch keineswegs als gelöst zu betrachtende Frage.

Bei den in anatomischer Hinsicht engen wechselseitigen Beziehungen zwischen
Kleinhirn und Großhirn lag es schon früh auf der Hand, der Großhirnrinde bei
dieser funktionellen Restitution einen Einfluß zuzuschreiben. LUCIANI hat als
erster diesbezügliche Versuche angestellt und die im Prinzip richtige Lösung
gegeben. Er sprach hier von „kompensatorischen" Erscheinungen, die teils von
den intakt gebliebenen Teilen des Kleinhirns, teils von anderen Gehirnzentren
veranlaßt werden. Im ersteren Fall spricht er von einer *organischen Kompensation*, die in einer allmählichen Abschwächung der Ausfallserscheinungen
besteht. Die zweite Art der Restitution nennt er *funktionelle Kompensation*;
sie besteht in abnormen Bewegungen, die dazu dienen, den Folgen der Ausfallserscheinungen zu begegnen und sie teilweise auszugleichen.

Bei dem Rückgang der cerebellaren Störungen spielt, wie LUCIANI zuerst
gezeigt hat, die motorische Großhirnrinde eine Rolle. Im chronischen Stadium,
dem der teilweisen Besserung der Kleinhirnataxie, ruft die nachträgliche Exstirpation der senso-motorischen Abschnitte der Großhirnrinde ein erneutes
Aufleben der cerebellaren Störungen hervor. Besonders deutlich war dies nach
LUCIANI nach Hemiexstirpation des Kleinhirns. Nachdem ein Tier, dem die
linke Kleinhirnhälfte exstirpiert war, wieder laufen und gehen konnte, rief die
Exstirpation der *rechten* senso-motorischen Großhirnrinde die Kleinhirnstörungen
in alter Intensität hervor, bis diese dann im Laufe der nächstfolgenden 4 bis
5 Monate wieder abklangen. Nunmehr ließ die Exstirpation der *linken*, der
Kleinhirnläsion homolateralen, sonso-motorischen Großhirnrinde von neuem
die Kleinhirnstörungen in anfänglicher Intensität zurückkehren; und diesmal
blieben sie definitiv bestehen. FULLE hat in Übereinstimmung mit diesen
Ergebnissen gezeigt, daß die subdurale Applikation von Chloralose auf die
„motorische" Großhirnrindenzone nach einer vor längerer Zeit vorgenommenen
Hemiexstirpation des Kleinhirns von neuem die cerebellaren Störungen in alter
Intensität hervorruft. ANDRÉ-THOMAS hat analoges berichtet bei Vestibularis-
durchschneidung nach Kleinhirnexstirpation; nach ihm sind die vestibulären
Systeme bei der Rückbildung der Kleinhirnstörungen beteiligt.

Kürzlich haben FULTON, LIDDELL und MCRIOCH bei der Katze, ARING und
FULTON beim Affen dieses Problem wieder aufgenommen. Die letztgenannten
Autoren geben an, daß nach Exstirpation der gekreuzten „motorischen Area"
(Area 4 BRODMANNs) bei einem einseitig kleinhirnlosen Affen die cerebellaren
Erscheinungen in den der Kleinhirnoperation gleichseitigen Gliedmaßen vorübergehend verschwinden, um mit der Wiederkehr der „willkürlichen" Beweglichkeit,
nach etwa $1^1/_2$—2 Wochen, zurückzukehren. Nach doppelseitiger Exstirpation
von Area 4 und dem oberen Abschnitt von Areae 6 a α und 6 a β ist nach ARING
und FULTON die cerebellare Ataxie verschwunden; offenbar weil die Muskeln,
besonders die Streckmuskeln, starke Starre aufweisen. Jede passive Bewegung
einer Extremität ruft eine zwangsmäßige Streckbewegung derselben hervor.

Wird zu einer einseitigen Kleinhirnexstirpation oder einer einseitigen Durchschneidung der drei Kleinhirnarme eine Exstirpation der gekreuzten „prämotorischen" Area (Area 6 a, oberer Abschnitt) hinzugefügt, so erleiden nach ARING und FULTON die cerebellaren Störungen eine auffallende Verstärkung, und die funktionelle Wiederherstellung ist bedeutend verzögert.

Die enge funktionelle Verknüpfung von Kleinhirn und Großhirnrinde findet auch noch in anderen Ergebnissen ihren Ausdruck. Nach halbseitiger Kleinhirnexstirpation zeigt sich nach LUCIANI die Erregbarkeit der kontralateralen „motorischen" Großhirnrinde für elektrische (und mechanische) Reize deutlich gesteigert. RISIEN RUSSELL meint sogar, daß diese Änderung schon wenige Minuten nach der Kleinhirnexstirpation vorhanden sei, was allerdings von G. ROSSI bestritten wird. Nach ihm findet sich in der ersten Zeit nach dem Eingriff am Kleinhirn eine Herabsetzung der Erregbarkeit der „motorischen" Rinde, die dann später der von LUCIANI aufgefundenen Erhöhung Platz macht. Der Umschlag der verringerten in die gesteigerte Erregbarkeit soll nach ROSSI mit dem Übergang des Stadiums der cerebellaren Ausfallserscheinungen in das der Kompensationserscheinungen zusammenfallen. Die faradische Reizung der Rinde einer Kleinhirnhemisphäre, die an sich keine motorischen Erscheinungen hervorbringt, zeitigt nach ROSSI, wie schon unter den Reizversuchen berichtet wurde, eine Erregbarkeitssteigerung der kontralateralen „motorischen" Großhirnrinde, während die Erregbarkeit der homolateralen Großhirnrinde sich nicht ändern soll; auch die faradische Reizung des Wurmes (Lobulus medianus posterior BOLKs) habe einen ähnlichen Effekt. Weiter soll nach ROSSI auch die örtliche Strychninapplikation auf die Kleinhirnrinde von einer ähnlichen Erregbarkeitssteigerung der „motorischen" Großhirnrinde gefolgt sein.

Wertvoll ist noch die Angabe desselben Untersuchers, daß die Exstirpation von eng umgrenzten Abschnitten einer Kleinhirnhälfte keine solche Erregbarkeitsänderung der kontralateralen „motorischen" Großhirnrinde nach sich zieht. Diese Angabe klärt die Differenz zwischen LEWANDOWSKYs negativem Befund an der Hirnrinde nach partiellen Kleinhirnläsionen und den positiven Angaben LUCIANIs und RUSSELs nach Hemiexstirpation befriedigend auf.

Vermeldungswert, auch weil theoretisch nicht ganz klar, ist hier noch die Angabe SIMONELLIs, daß ein Hund, dem bei der Kleinhirnexstirpation auch die Corpora geniculata posteriora verletzt worden sind, nie mehr die Fähigkeit zur Fortbewegung wiedererlangt.

Das Lokalisationsproblem in der Kleinhirnrinde.

Im Gegensatz zu dem bekanntlich weitgehend differenzierten Aufbau der Großhirnrinde ist der Bau der Kleinhirnrinde, jedenfalls nach den mit heutiger Technik hergestellten Präparaten zu urteilen, überall derselbe. Das Lokalisationsproblem in der Kleinhirnrinde ist daher schon aus diesem anatomischen Grunde ein ganz anderes als das in der Großhirnrinde; um eine funktionelle Lokalisation, wie wir sie in der letzteren kennen, kann es sich im Kleinhirn nicht handeln. Es kann hier, soviel wir heute wissen, nur von einer topographischen Lokalisation nach verschiedenen Muskelgruppen die Rede sein.

Auf Grund des gleichförmigen Aufbaues der Kleinhirnrinde stand LUCIANI dem Lokalisationsproblem in diesem Abschnitt des Zentralnervensystems ablehnend gegenüber. Die experimentelle Phase der Kleinhirnlokalisation nahm ihren Ursprung in den bekannten vergleichend-anatomischen Kleinhirnuntersuchungen BOLKs. Außer einer rationellen Einteilung des Kleinhirns der Säugetiere hat BOLK die verschiedene Entwicklung von bestimmten Abschnitten der Kleinhirnrinde, die er bei den Vertretern der einzelnen Säugetierspezies vorfand,

in Beziehung gebracht zu den weitgehenden Differenzierungen in der Entwicklung
der verschiedenen Muskelgruppen und dabei eine Korrelation in dieser Hinsicht
feststellen können. Diese Korrelation drückt Bolk in folgenden Worten aus:
„Um dies direkt durch ein Beispiel deutlich zu machen: die Extremitäten haben
ihr eigenes Zentrum in der Rinde des Cerebellums, und dieses Zentrum ist nun
kräftiger entwickelt, nicht je nachdem die Extremität mehr Volumen besitzt,
sondern je nachdem sie einen physiologisch höher differenzierten Apparat
bildet." Oder an anderer Stelle: „Es besteht nämlich nicht eine Relation
zwischen Lobulisierung des Cerebellums und massalem Entwicklungsgrad bestimmter Unterteile des Muskelsystems, wohl aber eine solche zwischen ersterer
und dem physiologischen Entwicklungsgrad bestimmter Muskelprovinzen."

BOLK macht nun auf Grund seiner anatomischen Untersuchungen folgende
Lokalisationsangaben. In dem vor dem Sulcus primarius liegenden Lobus
anterior denkt er sich die Kopfmuskeln repräsentiert, im Lobulus simplex die
Nackenmuskeln, im Sublobulus C^2
des Lobulus medianus posterior sieht
er das koordinatorische Zentrum für
die synergischen Extremitätenbewegungen, in den Lobuli paramediani
die Zentren für die Rumpfmuskeln
beider Seiten, in den Formationes
vermiculares die für die Schwanzmus-
keln. In den Sublobuli C^1, b und a
sah er, mehr vermutungsweise, die
Repräsentation der Atmungs- und
Rückenmuskeln und des Perineums.
In den beim Menschen bedeutend entwickelten Lobi ansiformes sieht Bolk

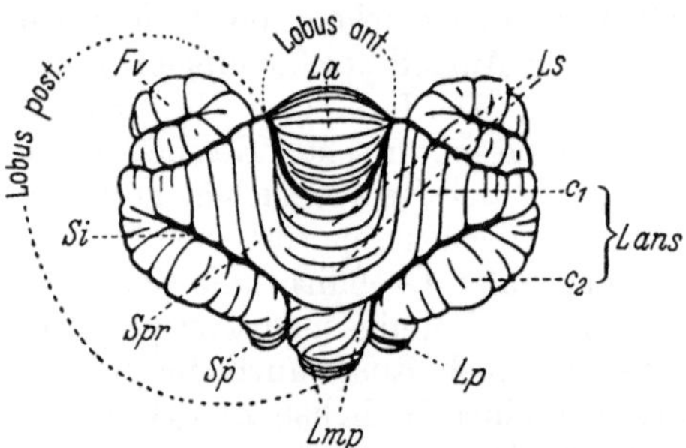

Abb. 5. Halbschematische Wiedergabe des Hunde-
kleinhirns mit Angabe der Bolkschen
Bezeichnungen. (Nach van Rynberk.)

die Zentren der isolierten Extremitätenbewegungen, und zwar im Crus primum
der vorderen, im Crus secundum der hinteren Extremität.

Van Rijnberk hat diese anatomischen Vermutungen als erster einer experimentellen Prüfung unterworfen. Auf Läsion des Lobulus simplex des Hundes
fand er als bleibendes Symptom ein Neinschütteln mit dem Kopfe, nach Läsion
des Crus I sah er anfänglich eine eigentümliche Haltung der gleichseitigen Vorderpfote, die er als „Militärsalut" bezeichnete, nach einigen Tagen typische Dysmetrie dieser Vorderpfote. Zerstörung der medialen Abschnitte des Crus I,
da wo es in den Lobulus paramedianus übergeht, zeitigte meistens eine leichte
Schwäche des gleichseitigen Hinterbeines, während eine starke Dysmetrie in
diesem Bein auftrat nach größeren Zerstörungen des Crus II, wobei aber teilweise auch Crus I und der Lobulus paramedianus mitlädiert wurden. Nach
Läsion des Lobulus paramedianus sah van Rijnberk fast regelmäßig Rollbewegungen um die Längsachse des Körpers und Erscheinungen von der Seite
der Rumpfmuskulatur (Pleurothotonus) eintreten. Exstirpation des Sublobulus
C^2 lobuli mediani posterioris Bolks, von van Rijnberk Lobulus S genannt,
ergab niemals einen merklichen Erfolg; wurden aber zu gleicher Zeit die medialen
Abschnitte der Crura I verletzt, so führt die Exstirpation des Lobulus C^2 zu
einem Symptomenkomplex, der neben dem von ihm auf Mitläsionen des Lobulus
simplex bezogenen Kopfschütteln hauptsächlich in einer Akzentuierung der
nach alleiniger Zerstörung der Crura I eintretenden Symptome bestand. Im
wesentlichen also eine Bestätigung der Bolkschen Lehre. Bei der mikroskopischen Kontrolle der Kleinhirne der von van Rijnberk operierten Hunde durch
Binnerts im Laboratorium von C. Winkler wurde gefunden, daß die Eingriffe
nicht auf die Rinde beschränkt waren, sondern mehr oder weniger tief ins Mark,

sogar bis in die Kerne hinabreichten und die von benachbarten, primär nicht verletzten Rindenbezirken absteigenden Markfaserstrahlungen unterbrochen hatten. BINNERTS kam denn auch zu dem Schluß, daß die VAN RIJNBERKschen Versuche und Angaben eine Lokalisation in der Kleinhirnrinde nicht beweisen.

Seitdem ist das Kleinhirnlokalisationsproblem in zahlreichen Arbeiten experimentell weiter geprüft und die Angaben BOLKs im allgemeinen bestätigt worden. Es seien hier die Untersuchungen von PAGANO, MARESSINO, LUNA, VAN RIJNBERK, VINCENZONI, HULSHOFF POL, ROTHMANN, ROTHMANN und KATZENSTEIN, CIOVINI, LÖWY, AMANTEA, ANDRÉ-THOMAS und A. DURUPT, G. ROSSI und SIMONELLI, STERN und ROTHLIN genannt.

PAGANOs Reizversuchen mittels Curareinjektion in das Kleinhirn kann in Hinsicht auf das Lokalisationsproblem kein großer Wert beigelegt werden, weil man nicht weiß, was und wo man etwas macht. CIOVINI, AMANTEA, STERN und ROTHLIN haben die Curareinjektionen ins Kleinhirn wiederholt. Die letzteren Untersucher geben nachdrücklich an, daß Curareapplikation auf die Rinde des Kleinhirns nicht von wahrnehmbaren Störungen gefolgt wird.

LUNA hat ebenfalls umgrenzte Kleinhirnläsionen nach dem Einteilungsprinzip BOLKs gemacht. Bei der mikroskopischen Kontrolle fand er die Eingriffe meistens auf die Rinde beschränkt ohne Schädigung der Kleinhirnkerne. Bei teilweiser Zerstörung des Lobulus simplex beobachtete er Zwangshaltung des Kopfes nach hinten mit Neigung des Tieres, sich nach hinten zu überschlagen. In Crus I und II des Lobulus ansiformis lokalisierte er die Zentren für die Vorder- bzw. Hinterbeine. Nach ihm stehen aber nur die medialen Abschnitte des Lobulus ansiformis zu den Extremitätenmuskeln in Beziehung, nicht die lateralen Abschnitte. VAN RIJNBERK hat seine schon erwähnten Versuche am Hunde am Schafe fortgesetzt. Er wählte dieses Tier, weil dabei der Sublobulus C² des Lobulus medianus posterior zu einer mächtigen S-förmigen Windung, von ihm als Lobulus S bezeichnet, ausgewachsen ist. VAN RIJNBERK fand nach Läsion dieser Windung beim Schafe vorübergehende Unfähigkeit zur Lokomotion. Er sieht darin eine Bestätigung der Annahme BOLKs, nach der im Sublobulus C² die Koordination der synergischen Gliedermuskeln repräsentiert sei. Er wurde in dieser Auffassung bestärkt, weil die Exstirpation des Lobus ansiformis beim Schafe keine Erscheinungen zeitigte; dies soll nach BOLKs Auffassung plausibel erscheinen, weil isolierte Gliederbewegungen beim Schafe fast gar keine Rolle spielen. Wurde aber der Lobus ansiformis zusammen mit dem Lobulus S exstirpiert, dann trat eine typische Dysmetrie der gleichseitigen Vorderpfote auf. VINCENZONI hat diese Versuche am Schafe ausführlich beschrieben. Auch HULSHOFF POL schließt sich im allgemeinen den Angaben BOLKs an. MAX ROTHMANN hat zahlreiche Lokalisationsversuche am Kleinhirn vorgenommen. Als Funktion des Wurmes gibt ROTHMANN an: „synergische Zusammenfassung von Kopf-, Rumpf- und Gliedermuskeln zur statischen Funktion", als Funktion der Kleinhirnhemisphäre „isolierte Regulierung der Stellung der einzelnen Körperabschnitte, vor allem der Extremitäten". Obwohl tatsächlich im postoperativen Verhalten von Tieren mit Wurm- bzw. Hemisphärenläsionen ein bedeutender Unterschied besteht, meine ich, daß die funktionellen Verhältnisse nicht so einfach und schematisch sind, wie ROTHMANN es behauptet. Nach Läsion des lateralen Abschnittes des Crus I Lobi ansiformis ist Dysmetrie in der gleichseitigen Vorderpfote vorhanden, und es läßt sich diese Extremität passiv in abnorme Stellung nach außen und hinten bringen, ohne daß das Tier diese abnorme Stellung korrigiert. Bei Läsion des medialen Abschnittes des Crus I läßt sich das gleichseitige Vorderbein passiv in abnorme Stellungen nach innen und hinten bringen, ohne daß Korrektion eintritt. Analoge abnorme Verhältnisse waren am gleichseitigen Hinterbein bei Läsion der medialen und lateralen

Abschnitte des Crus II festzustellen. Gleichzeitig mit Rothmann haben Thomas und Durupt dieselben Beobachtungen gemacht.

Auch am Wurm hat Rothmann gemeint, eine weitgehende Lokalisation feststellen zu können. Zusammen mit Katzenstein hat er angegeben, daß im Lobulus centralis, in dem dem 4. Ventrikel zugewendeten Abschnitte des Lobus anterior, ein Kehlkopfzentrum vorhanden sei. Grabower hat diese Angabe bestritten, aber Rothmann behauptet, daß dieser Autor nicht tatsächlich den Lobulus centralis exstirpiert habe. Es hat diese Kontroverse ein gewisses Interesse, weil kleinhirnlose Hunde (s. S. 256) im normalen Besitz ihrer stimmlichen Mittel sind. Längere Zeit nach Zerstörung des ganzen Lobus anterior fand Rothmann folgende Symptome: Auffallende Schlaffheit des Unterkiefers, ausgesprochene Störungen der Stimmbandbewegungen, Aufhebung des Bellens, eine eigentümliche Krümmung des hinteren Rückenabschnittes beim Stehen und Laufen, Laufen mit steifen, ataktischen Hinterpfoten. Zerstörung des oberen sichtbaren Teiles des Lobus anterior ergab: Geringe Schlaffheit des Körpers, Kehlkopf normal, lautes Bellen, Hinterbeine beim Gehen steif und ungeschickt. In späteren Versuchen gab Rothmann noch an, daß Zerstörung des oberen Teiles des Lobus anterior (Culmen des Wurmes der älteren Autoren) folgende Erscheinungen zeitigt: Steife Haltung und Schwerbeweglichkeit des Kopfes ohne Stimmbandstörungen bei erhaltenem Bellen.

Auf Grund der hier mitgeteilten Versuche nimmt Rothmann an, daß im ventralen und am meisten nach vorn gelegenen Abschnitt des Lobus anterior ein Zentrum für die Stimmbandbewegung gelegen ist, etwa an derselben Stelle auch ein Zentrum für die Kaumuskulatur. Vergleiche hier die Angaben der Reizversuche Mussens (Abb. 3). Im Lobus anterior findet Rothmann außerdem ein Koordinationszentrum für die Muskeln des hinteren Rumpfabschnittes und der hinteren Extremitäten. Bringen einerseits Rothmanns Ergebnisse eine Bestätigung der Bolkschen Auffassung, daß im Lobus anterior die Kopfmuskeln repräsentiert seien, so darf nicht übersehen werden, daß er in seinen Versuchen auch öfters Störungen der Rumpf- und Gliederbewegungen auffand. In erster Linie ist dies wohl auf Nebenläsionen der Markstrahlungen bzw. der vorderen Kleinhirnschenkel, die von Rothmann bei seinen anatomischen Kontrollen öfters aufgefunden wurden, zurückzuführen. Andererseits ist aber zu bedenken, daß die Untersuchungen von Horsley und Clarke und von Ingvar dargetan haben, daß die spinocerebellaren Bahnen hauptsächlich in die Rinde des Lobus anterior ausstrahlen; es führen diese Bahnen (Flechsigs und Gowers Bahn) sicher Impulse aus den hinteren Extremitäten und den caudalen Rumpfmuskeln zum Lobus anterior. Diese anatomische Tatsache macht daher das Vorhandensein von Bewegungsstörungen an den Hinterbeinen und am Rumpfe nach Exstirpationen am Lobus anterior keineswegs unverständlich; im Gegenteil, es sind solche Störungen zu erwarten. Es ist dies eine Tatsache, die nicht in Bolks Schema hineinpaßt.

Nach totaler Zerstörung des Lobulus medianus posterior sah Rothmann neben geringer Störung der Kopfinnervation deutliche Innervationsstörungen der Rumpfmuskeln mit Schwäche und Ataxie des hinteren Rumpfabschnittes; Restitution trat ziemlich rasch ein.

Zerstörung des Lobulus simplex und des Sublobulus C ergab einen schnellschlägigen Kopftremor, der noch nach Monaten manifest war; keine deutliche Störung der Rumpfmuskulatur. Dagegen ergab Zerstörung des hinteren Abschnittes des Lobulus medianus posterior deutliche Schwäche des Hinterkörpers mit Ataxie aller Extremitäten. Rothmann schließt: „Es besteht demnach auch im Bereich des Lobulus medianus posterior eine weitgehende Lokalisation mit Störung der feineren Hals- und Nackeninnervation vom vorderen Abschnitt aus, der Rumpfinnervation vor allem im Bereich des Beckengürtels vom hinteren Abschnitt aus. Isolierte Extremitätenzentren finden sich nicht, sondern die Extremitäten sind nur in Kombination mit der Rumpfmuskulatur befallen."

Ausschaltung der Formatio vermicularis führte zu einer Störung in den gekreuzten Rumpfmuskeln mit Drehung und Wendung des Kopfes nach der Seite der Operation.

ROTHMANN hat auch mehrere Versuche am Macacusaffen gemacht und kam dabei zu analogen Ergebnissen für die Extremitäten wie am Hundekleinhirn; allerdings konnte er beim Affen nicht eine so weitgehende Differenzierung auffinden.

Nach Läsion des Lobulus quadrangularis fand er Störungen in dem Arme: Beugehaltung des ganzen Armes, feinschlägigen Tremor des Armes, ausgesprochene Ungeschicklichkeit der Finger beim Greifen. Bei Läsion des Lobulus semilunaris superior beobachtete er vorübergehende verstärkte Beugehaltung des gleichseitigen Beines; länger bestand eine Ungeschicklichkeit des Fußes beim Sitzen und beim Greifen der Käfigstäbe. Die Störungen gehen beim Affen schneller und weitgehender zurück als beim Hunde, weil, wie ROTHMANN annimmt, die Großhirnrinde beim höheren Tier mehr Bedeutung für die Extremitätenbewegungen erlangt hat. (Siehe die diesbezüglichen Angaben von ARING und FULTON auf S. 260.)

Wichtig, ist zu bedenken, daß ROTHMANN bei seinen Affenversuchen nicht, wie beim Hunde die Nomenklatur BOLKs benutzt, sondern die Bezeichnungen der älteren Anatomie.

Der Lobulus quadrangularis der älteren Anatomen ist nicht das Homologon des Crus I Lobuli ansiformis, sondern nach BOLK und auch nach ARIENS KAPPERS teils dem Lobus anterior, teils dem Lobulus simplex angehörig. Der Lobulus semilunaris superior ist nicht das Crus II Lobuli ansiformis, das es nach BOLKs Auffassung sein sollte, sondern sein Crus I. Dazu gehört sogar noch der Lobus semilunaris inferior und der Lobus gracilis der älteren Nomenklatur. In dieser Hinsicht würde keine Übereinstimmung mit der Lokalisationslehre BOLKs bestehen, aber die anatomische Kontrolle könnte hier Aufschluß bringen. Soviel ich weiß, ist eine solche, wohl infolge des Todes MAX ROTHMANNs, nicht erschienen.

Das Neue in den ROTHMANNschen Ergebnissen ist die Angabe besonderer Zentren für Abduktion und Adduktion, Heben und Senken der vorderen Extremitäten, eine Angabe, die gleichzeitig auch von THOMAS und DURUPT (1914) gemacht wurde. Die letzteren Autoren führen die Erscheinung, daß die Tiere eine Extremität in eine bestimmte Richtung ohne Widerstand verbringen ließen, auf eine Störung in der Innervation der antagonistischen Muskeln, auf ihre *Anisosthenie* zurück. Diese Störung der normal vorhandenen gegenseitigen Ausbalanzierung der antagonistischen Richtungszentren ist nach THOMAS und DURUPT von großer Bedeutung in der Genese der cerebellaren Erscheinungen; die Dysmetrie z. B. soll nach ihnen besonders ausgesprochen sein in der Richtung der hypersthenischen Muskeln, also in der Richtung, nach welcher sich die Glieder nicht abnorm verstellen lassen.

Wichtige Lokalisationsdaten und im allgemeinen eine Bestätigung der BOLKschen Lehre brachten auch die Versuche von ROSSI und SIMONELLI.

ROSSI hat nach einseitigen Läsionen im Crus I bzw. Crus II des Lobulus ansiformis beim Hunde asymmetrische Haltung der Vorder- bzw. der Hinterpfoten aufgefunden, wenn das Tier in symmetrischer Rumpf- und Kopfstellung gehalten wurde. Diese Asymmetrie blieb vorhanden nach Entfernung der beiden senso-motorischen Zonen der Großhirnrinde und auch nach Enthirnung des Tieres, wenn der Schnitt vor dem roten Kern angelegt wurde. Wurde der Schnitt primär oder sekundär hinter dem Niveau des roten Kernes angebracht, so verschwand die erwähnte Asymmetrie in der Haltung der betreffenden Pfoten.

Simonelli hat in seinen zahlreichen Exstirpationsversuchen am Lobulus posterior (Sublobulus C¹, a und b Bolks) folgende Erscheinungen auftreten sehen: starke Dorsalbeugung des Kopfes, Opisthotonus der Wirbelsäule, tonische Streckung der Vorderbeine mit Neigung des Tieres, nach hinten zu fallen. Diese Symptome sind im großen und ganzen die altbekannten Erscheinungen nach Läsionen im hinteren Abschnitte des Wurmes. Interessant ist aber die Angabe Simonellis, daß diese Erscheinungen alle zum Verschwinden zu bringen waren, indem der Kopf passiv ventralwärts gebeugt wurde und wieder auftraten, wenn der Kopf dorsalwärts gebeugt wurde. Wie die spontane Dorsalflexion des Kopfes entsteht, ist noch nicht klar, aber die anderen Symptome sind somit, jedenfalls größtenteils, sekundär durch symmetrische tonische Labyrinth- und (oder) Halsreflexe, durch die passive Dorsalbeugung hervorgerufen, bedingt.

Schlußbetrachtungen.

Die letzten 10—15 Jahre haben wieder zahlreiche Untersuchungen über die Kleinhirnphysiologie gebracht. Erfreulich ist, daß offenbar endlich, wohl etwas spät, im Lager der Anhänger der Lucianischen Kleinhirnlehre man anfängt einzusehen, daß diese nicht das letzte Wort in dieser Materie ist, wichtigen experimentellen Tatsachen nicht gerecht wird. Van Rynberk z. B. gesteht in seiner letzten Kleinhirnmonographie (1931), daß das Kleinhirn nicht ausschließlich einen fördernden Einfluß auf die Körpermuskulatur ausübt, sondern auch einen hemmenden, kontraktionslösenden Einfluß.

Es ist mit der Stellung Lucianis in Sachen der Kleinhirnphysiologie in mehrerer Hinsicht ähnlich bestellt wie mit Flourens' Stellung in der Physiologie der Großhirnrinde. Beide Forscher leisteten bedeutendes, aber ihre Gesamtlehre war falsch, den experimentellen Tatsachen mehrmals widersprechend und zu schematisch. Und sie hielten die gesunde Entwicklung der Physiologie des Kleinhirns bzw. des Großhirns zurück. Für Flourens ist das längst anerkannt. Für Luciani wird das auch kommen, wenn auch weniger drastisch, weil in der Kleinhirnphysiologie eine der Hitzigschen Entdeckung analoge Umstürzung wahrscheinlich nicht möglich ist.

Die große Frage ist: Wie können wir hier weiter kommen? Es scheint fast, als ob der Exstirpations- und Reizversuche genug getan sind.

Rademaker hat in den letzten Jahren wiederholt mit einer gewissen Genugtuung behauptet, daß die Totalexstirpation des Kleinhirns uns nichts über die Funktionen des Kleinhirns lehren kann. Selbstverständlich sind, wenn das Kleinhirn fortgenommen ist, die noch erhaltenen nervösen Funktionen nur möglich durch das Wirken der zurückgelassenen Abschnitte des Zentralnervensystems. Aber daraus den oben erwähnten Schluß zu ziehen, ist voreilig. So einfach ist die Logik des neurologischen Experimentes nicht!

Wenn eine Funktion nach einem Eingriff am Zentralnervensystem gestört ist und der Eingriff sich bei der Kontrolle als ein reiner, d. h. ohne Nebenläsionen zustande gebrachter und verlaufender erweist, hat man das Recht, die Störung auf die Fortnahme des betreffenden Abschnittes des Zentralnervensystems zurückzuführen. Von der beobachteten Störung auf die normale Funktion läßt sich nicht direkt schließen; das hat schon vor vielen Jahren v. Monakow immer und immer wieder ausgeführt. Aber durch Vergleichung mit anderen Versuchen mit anders lokalisierten Eingriffen und anderen Symptomen läßt sich vorwärts kommen. Kurz und gut, wir können nach wie vor den Exstirpationsversuch benützen. Was not tut, ist eine genaue *Analyse* der cerebellaren Bewegungsstörungen. In einer Richtung haben hier Magnus und Rademaker schon vieles geleistet. Aber meines Erachtens liegt die eigentliche Inangriffnahme des Kleinhirnproblems in einer anderen Richtung, und zwar in einer möglichst vielseitigen Analyse der normalen Motorik und dann der durch anatomisch genau kontrollierte Kleinhirnläsionen gestörten motorischen Leistungen, der statischen und dynamischen, des frei sich herumbewegenden oder des ungefesselten Tieres. Daraus werden sich die Symptomatologie und die Gesetze der normalen und der cerebellar-gestörten Koordination ergeben und damit neue Einsicht in die Funktionen des Kleinhirns, eines von mehreren, aber auch eines der wichtigsten Abschnitte des Zentralnervensystems für die motorische Koordination.

Literatur.

Für die ältere und neuere Literatur sei besonders auf die diesbezüglichen Kompilationen VAN RYNBERKS verwiesen; diese bringen eine fast vollständige Übersicht. Ich gebe hier nur das Wichtigste aus der physiologischen Literatur seit 1923.

A. Monographien.

BREMER, F.: Le cervelet. ROGER-BINETS Traité de Physiologie Tome 10, p. 39. Paris 1935.

DUSSER DE BARENNE, J. G.: Die Funktionen des Kleinhirns. Physiologie und allgemeine Neuropathologie. Handbuch der Neurologie des Ohres, Bd. 1. Wien u. Berlin: Urban & Schwarzenberg 1923.

FULTON, J. F.: Muscular contraction and the reflex control of movement, p. 491. Baltimore: Williams and Wilkins 1927.

GOLDSTEIN, K.: Das Kleinhirn. Handbuch der normalen und pathologischen Physiologie, Bd. 10. Berlin: Julius Springer 1927.

MILLER, F. R.: The physiology of the cerebellum. Physiologic. Rev. 6, 124 (1926).

RADEMAKER, G. G. J.: Das Stehen. Berlin: Julius Springer 1931. — RUDEANU, A.: Thèse de Paris (Faculté des Sciences) 1933. — RYNBERK, G. VAN: Das Kleinhirn. Erg. Physiol. 31, 591 (1931).

Symposium on the Cerebellum (Anatomie und Physiologie) 1926. Association for research in nervous and mental disease. Baltimore: Williams and Wilkins 1929.

B. Einzelarbeiten.

ADRIAN, E. D.: J. of Physiol. 83, 32 (1935). — ARING, CH. and J. F. FULTON: Arch. of Neur. 35, 439 (1936).

BENDER, L.: Arch. of Neur. 19, 796 (1928). — BERNIS, A. u. E. SPIEGEL: Arb. neur. Inst. Wien 27, 199 (1925). — BREMER, F. et R. LEY: Arch. internat. Physiol. 28, 58 (1927).

CATE, J. TEN: Arch. néerl. Physiol. 10, 24 (1925); 11, 1 (1926); 11, 223 (1926); 14, 234 (1929); 15, 479 (1930). — CLARKE, R. H.: Brain 49, 557 (1926).

FULTON, J. F. and E. H. BOTTERELL: Program meeting. Amer. Neur. Assoc., 1.—3. Juni 1936.

GROEBBELS, F.: Pflügers Arch. 221, 15, 41 (1928).

JELGERSMA, G.: J. Psychol. u. Neur. 44, 505 (1932).

KRESTOVNIKOFF, A. N.: Arch. néerl. Physiol. 12, 368 (1928).

MAGOUN, H. W., W. K. HARE and S. W. RANSON: Amer. J. Physiol. 112, 329 (1935). — MILLER, F. R. and N. B. LAUGHTON: Proc. roy. Soc. Lond. B 103, 575 (1928). — MUSSEN, A.: Symposium on cerebellum (siehe die Literaturangabe sub. A.).

RADEMAKER, G. G.: J.: Revue neur. 1930, 337. — RIZZOLO, A.: Biol. Bull. Mar. biol. Labor. Wood's Hole 57, 245 (1929). — RYNBERK, G. VAN: Arch. néerl. Physiol. 10, 183 (1926).

SIMONELLI, G. e DI A. GIORGIA: Arch. di Fisiol. 24, 461 (1926).

Physiologie der Großhirnrinde.

Von **J. G. Dusser de Barenne**-New Haven, Connecticut, U.S.A.

Mit 31 Abbildungen.

Die funktionellen Beziehungen der Großhirnrinde zu den autonomen Organen und die am Menschen erhaltenen Ergebnisse werden in anderen Kapiteln dieses Bandes besprochen. In diesem Abschnitt finden daher nur oder fast ausschließlich tierexperimentelle Erfahrungen eine Erörterung. Das Hauptgewicht ist dabei auf die neueren Ergebnisse gelegt; eine Darstellung der Gesamtliteratur der Physiologie der Rinde, wenn zur Zeit überhaupt noch möglich für einen Autor, ist im Rahmen dieses, der menschlichen Neurologie gewidmeten, Handbuches nicht angebracht.

Einleitung.

Von den Amphibien aufwärts baut sich bei den verschiedenen Tierklassen auf den Hirnstamm die Großhirnrinde auf, die mit dem Emporsteigen in die Tierreihe immer stärker sich entwickelt, um beim Menschen ihren heutigen Abschluß zu finden.

Die Großhirnrinde ist das höchste Stockwerk des Zentralnervensystems (ZNS) der höheren Tiere. Sie ist die kompliziertest gebaute, funktionell am höchsten differenzierte Etage dieses Wunderbaues. Alle Rezeptionsapparate des Körpers stehen auf verwickelten Wegen mit der Rinde in Verbindung bzw. in Beziehung; zahllose Erregungen aus der Umwelt, von der Oberfläche und aus dem Innern des Körpers können daher die Großhirnrinde erreichen, dort umgearbeitet werden und auf zahlreichen, komplizierten, durch viele Zwischenstationen unterbrochenen Wegen an den Effektoren des Körpers zur Äußerung gelangen.

Unter diesen Receptoren haben besonders die Distanz- oder Umweltreceptoren (Telereceptoren) (Auge, Ohr, Geruchsapparat) große Bedeutung; Sherrington spricht also, wenn auch etwas zu einseitig, von der Großhirnrinde als „dem Ganglion der Telereceptoren". Der phylogenetisch älteste Telereceptor, auf dem sich die primitivsten Anlagen einer Großhirnrinde aufbauen, ist nach Edinger und Ariens Kappers das Geruchsorgan.

Mit dem Eingreifen der Großhirnrinde in das funktionelle Geschehen im ZNS handelt es sich einerseits um ein Hinzukommen von neuen funktionellen Momenten, andererseits um eine feinere Differenzierung von phylogenetisch älteren Funktionen, die dabei mehr und mehr unter Herrschaft der von Stufe zu Stufe bedeutsameren Hirnrinde gelangen; je höher man in die Tierreihe emporsteigt, um so mehr zeigt sich die „Encephalisierung" und „Corticalisierung" von mehreren nervösen Funktionen.

Drei Perioden lassen sich in der Geschichte unserer Kenntnisse der Funktionen der Großhirnrinde aufweisen.

Die älteste reicht bis 1800, bis zum Wirken Galls, die zweite von Gall bis 1870, dem Jahre der Entdeckungen von Hitzig und Fritsch, mit denen die letzte, die moderne Ära der Physiologie der Hirnrinde eingeleitet wurde.

Wir können hier nicht Geschichte der Physiologie der Hirnrinde treiben, verweisen dafür auf das noch immer einzig dastehende zweibändige Werk von

Jules Soury: Le système nerveux central (Paris 1899), sowie auf das viel knapper gehaltene, aber wertvolle Buch von Max Neuburger: Die historische Entwicklung der experimentellen Gehirn- und Rückenmarksphysiologie vor Flourens (Stuttgart 1897). In allerletzter Zeit hat Creutz eine historische Übersicht über die Neurologie des 1.—7. Jahrhunderts n. Chr. (Leipzig 1934) veröffentlicht.

Obwohl hier und dort aus der älteren Literatur vereinzelte Hochlichter uns entgegenstrahlen, so kann man doch sagen, meine ich, daß erst mit Gall modern anhauchende Ansichten uns entgegentreten. Noch einem Haller war die funktionelle Bedeutung der Hirnrinde völlig unbekannt; verlegte er doch den Ursprung für Empfindung und Bewegung in die weiße Substanz. Noch ein Anatom vom Range Soemmerings verteidigt in seinem 1796 veröffentlichten, Kant gewidmeten Buche „Über das Organ der Seele“, daß das „Sensorium commune“ seinen Sitz in dem Liquor der Hirnventrikel habe.

Dann aber tritt Gall (1758—1828) auf und lehrt mit genialer Intuition, mehr als 30 Jahre vor der Entdeckung der Nervenzellen und noch viel länger vor der Feststellung des Ursprunges der Nervenfasern aus den Nervenzellen, daß die graue Substanz überall im ZNS die Muttersubstanz der weißen Substanz ist, daß demnach auch aus der Hirnrinde die weiße Marksubstanz hervorgeht, und daß die Hirnrinde der Ort im ZNS ist für die höchsten nervösen, die psychischen Funktionen. Welch ein Fortschritt in diesen mit Spurzheim 1808 der Pariser Akademie vorgelegten Ausführungen den Ansichten der zeitgenössischen hervorragendsten Nervenärzte und Psychiater gegenüber. Verlegten doch Pinel und Esquirol z. B. die Ursache für die verschiedensten Formen des Irreseins in die Baucheingeweide!

Schon Flourens hat, soviel er Gall auch über seine Phrenologie kritisiert, die wahren, unvergänglichen Verdienste dieses Mannes hervorgehoben. So schreibt er in seinem Büchlein „Les études vraies du cerveau (1863), (S. 144): „Ich unterscheide vorwiegend in Gall den Mann des absurden Systems der Phrenologie von dem tiefen Beobachter, der uns mit Genie das Studium der Anatomie und Physiologie des Gehirnes eröffnet hat,“ und auf S. 180 heißt es. „Ich werde nie den Eindruck vergessen, den ich empfand, als ich zum ersten Male Gall ein Gehirn zerlegen sah. Es war mir, als wenn ich dieses Organ noch nicht gesehen hätte.“ Und will man eine Einsicht in die Geisteshaltung Galls gewinnen, so bedenke man, daß er in der oben zitierten Abhandlung zur Verteidigung gegen die von der Pariser Prüfungskommission vorgebrachten Bemerkungen folgendes schreibt (S. 7): „Es ist unrichtig, wenn man uns die Anmaßung zuschreibt, die Essenz und die Wirkungsart des Nervensystems, speziell des Gehirns, erklären zu wollen. Im Gegenteil, wir haben immer in unseren öffentlichen Kursen und in unseren Arbeiten behauptet, daß wir uns keineswegs anmaßen, die ersten Ursachen der Phänomene des animalischen Lebens, noch selbst des organischen Lebens, noch die Verknüpfungsart des Körpers mit der Seele, noch ihre Funktionen mit Hilfe materieller Organe zu erklären... Ist es denn so schwierig, den Unterschied zu verstehen, der besteht zwischen der Erklärung der Ursache eines Phänomens und der Angabe der Bedingungen, die erforderlich sind, damit es eintrete?“ Und auf S. 10 sagen Gall und Spurzheim: „Wir wiederholon nochmals, daß wir nichts wissen und nichts wissen wollen weder von der Essenz der Materie, noch von der der Seele, daß wir auf immer auf Untersuchungen, die ihre wechselseitige Verknüpfung zum Ziele hätten, verzichten, und daß endlich derartige Erkenntnisse gar nicht notwendig sind, um unsere Untersuchungen über die materiellen Bedingungen ihrer Funktionen zu beleuchten.“

Das sind im wesentlichen dieselben Ausführungen, die fast 60 Jahre später Claude Bernard in seiner Introduction à l'étude de la science expérimentale (1865) gegeben hat. Schon 1808 hat Gall, viele Jahre vor Kirchhoff, das Ziel der wissenschaftlichen Forschung darin gesehen, die *Bedingungen* anzugeben, die erfüllt sein müssen, damit ein bestimmtes zur Untersuchung stehendes Phänomen eintrete! Darf ein Mann, der das schreibt, nur als gefährlicher Phantast verspottet werden?

Nein! Gall bedeutet, ungeachtet seiner phrenologischen Irrlehre, einen Markstein, einen Wendepunkt in der Geschichte der Hirnphysiologie. Alle die nach ihm kommen, auch Flourens, stehen auf seinen Schultern. Nach Gall spricht niemand mehr in mittelalterlich anmutenden Ausdrücken (wie von animalischen Geistern usw.) von den Funktionen der Hirnrinde, nach Gall ist nicht mehr vom Sensorium commune die Rede, sondern erkennt man endgültig die überragende Bedeutung der Hirnrinde als das Organ der höchsten nervösen Funktionen. Daher datieren wir den Anfang der neuzeitlichen Hirnphysiologie seit Gall.

Bald nach Gall kommt dann Pierre Flourens (1794—1867), einer der Großmeister der Physiologie des ZNS der ersten Hälfte des 19. Jahrhunderts, der erste Forscher, der nach auch jetzt noch gültigen Prinzipien am ZNS experimentiert hat, der nicht wie fast alle oder alle vor ihm blind durch Trepanlöcher im Schädel mit Messern und Stiletten herumgestoßen hat, sondern den Teil des Gehirns, dessen Funktionen er nachgehen wollte, reinlich bloßgelegt und „à vue" angegriffen hat und außerdem, den wenigen anatomischen Kenntnissen dieses Organs seiner Zeit entsprechend, seine Läsionen so gut als möglich makroskopisch kontrolliert hat.

Flourens' Lehre ist in wenigen Worten zu skizzieren und vom Autor selber in der Vorrede zu seinen berühmten „Recherches expérimentales sur les propriétés et les fonctions du système nerveux" (1. Aufl., Paris 1824) und mit geringfügigen Abänderungen in der 2. Aufl. 1842 folgendermaßen zusammengefaßt. S. 11 (ich zitiere nach der 2. Aufl.): „Meine Versuche zeigen, in der überzeugendsten Weise, daß es drei essentiell verschiedene Eigenschaften im Zentralnervensystem gibt, die eine wahrzunehmen (percevoir) und zu wollen (vouloir), die andere zu *fühlen, empfinden* (sentir), die dritte zu bewegen; daß diese drei Eigenschaften sowohl nach Sitz als Effekt sich unterscheiden, und daß eine scharfe Grenze die Organe der einen von den Organen der anderen Eigenschaft trennt. Nur die Nerven, das Rückenmark, das verlängerte Mark, die Zwei- oder Vierhügel *regen* (excitent) unmittelbar die Muskelzusammenziehung *an*; die Großhirnlappen *wollen* dieselbe nur und *regen* sie nicht an; weiter sind im Rückenmark selbst und in den Nerven wie im Rückenmark die Partien, die die Bewegungen *erregen* (excitent), nicht dieselben, die *sensibel* sind (S. 12); die, welche *fühlen* (sentent), sind nicht diejenigen, welche die Bewegung anregen. Es gibt somit im Nervensystem drei essentiell unterschiedene Eigenschaften: die eine, *wahrzunehmen* und zu *wollen* — das ist die Intelligenz; die andere, die Eindrücke *aufzunehmen* und *fortzuleiten* — das ist die Sensibilität; die dritte, *unmittelbar* die Muskelzusammenziehung anzuregen (exciter); ich schlage vor, dieselbe *Exzitabilität* zu nennen. Die *Irritabilität* oder *Kontraktibilität* ist, wie ein jeder seit Haller weiß, die exklusive Eigenschaft des Muskels, sich zusammenzuziehen oder mit Kraft zu verkürzen, wenn irgendeine Erregung ihn dazu veranlaßt.

Endlich wohnt in dem Kleinhirn eine Eigenschaft, von der bisher in der Physiologie nichts verlautete, und die darin besteht, die durch gewisse Teile des Nervensystems gewollten, durch andere Teile *erregten* (excitée) Bewegungen zu *koordinieren*. Andererseits spielt jeder bestimmte Abschnitt des Nervensystems eine bestimmte Rolle bei den *Lokomotionsbewegungen*.

Der Nerv *erregt* unmittelbar die Muskelzusammenziehung; das Rückenmark *verbindet* (lie) die verschiedenen Kontraktionen zu Gesamtbewegungen; das Kleinhirn *koordiniert* diese Gesamtbewegungen zu geregelten Bewegungen der Fortbewegung, Gehen, Laufen, Fliegen, Stehen usw.; durch die *Großhirnlappen nimmt* das Tier *wahr* und *will* (*perçoit* et *veut*)".

S. 13: „Das Organ, womit das Tier *wahrnimmt* und *will, koordiniert* und *erregt* nicht; das Organ, das *koordiniert, erregt* nicht, und reziprok dasjenige, das *erregt, koordiniert* nicht. So regen zum Beispiel Reizung der Großhirnlappen oder des Kleinhirns (excitent) niemals Muskelzusammenziehungen an. Das Rückenmark, das alle Zusammenziehungen anregt und durch diese Zusammenziehungen alle Bewegungen veranlaßt, *will* und *koordiniert* keine einzige. Ein seiner Großhirnlappen beraubtes Tier verliert alle seine intellektuellen Fähigkeiten, behält aber alle Regelmäßigkeit seiner Bewegungen; ein seines Kleinhirns beraubtes Tier verliert alle Regelmäßigkeit seiner Bewegungen, behält aber alle seine intellektuellen Fähigkeiten."

Auf S. 18 finden wir: „Es folgt aus den Versuchen des dritten Kapitels, daß, wie auch die Abtragung der Großhirnlappen graduiert sei, welches auch der Sitz, die Richtung und die Grenze der Operation seien, wenn eine Empfindung (perception) verloren gegangen ist, alle verloren gehen, wenn ein Vermögen (faculté) verschwindet, alle verschwinden; und daß folglich alle diese Vermögen, alle diese Empfindungen, alle diese Instinkte, nur ein einziges Vermögen (faculté) ausmachen, in einem einzigen Organ wohnend."

Flourens ist neben dem Experimentator der einerseits blendende, aber andererseits auch wieder zu starre Schematiker, der viel Wertvolles, aber auch manches Falsche gelehrt hat und durch seine Autorität den wahren Fortschritt unserer Kenntnisse nicht wenig aufgehalten hat. Bis an sein Lebensende hat er die allmählich sich mehrenden Hinweise auf eine funktionelle

Ungleichwertigkeit der verschiedenen Rindenabschnitte bestritten und an seiner Lehre der funktionellen Uniformität der Rinde festgehalten.

Solche Hinweise waren die klinischen, nach modernen Anschauungen allerdings keineswegs überzeugenden Beobachtungen von DAX sen., DAX jun., BOUILLAUD und BROCA, die auf die Bedeutung einer relativ kleinen Rindenpartie in dem vorderen Abschnitte des Großhirns, am Fuß der dritten Frontalwindung für den Sprechakt hinwiesen. Dazu kamen dann 1867 die Fälle von örtlicher Epilepsie, aus denen HUGHLINGS JACKSON seine genialen Deduktionen über die reihenmäßige Anordnung von motorischen Zentren in der Großhirnrinde ableitete. Auch die Anfänge einer exakten mikroskopischen Anatomie der Hirnrinde durch MEYNERT in den 60er Jahren hätten FLOURENS eines besseren belehren sollen. Aber er hielt an seiner Lehre fest und mit ihm praktisch die ganze Neurologenschar jener Zeit.

Dann aber kam die Wendung mit den epochemachenden experimentellen Entdeckungen von FRITSCH und HITZIG im Jahre 1870, die entgegen FLOURENS' Lehre dartaten, 1. daß die Hirnrinde örtlich für elektrische Reize erregbar ist, 2. daß örtliche Läsionen Störungen nervöser Funktionen in bestimmten Abschnitten des Körpers zur Folge haben.

Auch hier zeigt sich die Wucht experimenteller Beobachtungen, denn wenn auch anfangs noch vereinzelte Stimmen sich regten und den Wert der HITZIGschen Befunde verneinen wollten, so verstummten diese bald, und in begeisterter Arbeit, experimenteller und klinischer, wurden die neuen Errungenschaften in allen zivilisierten Ländern bestätigt und erweitert. Seitdem ist dieser Teil des FLOURENSschen Lehrgebäudes zusammengebrochen und steht die funktionelle Ungleichwertigkeit der Hirnrinde in ihren verschiedenen Abschnitten unerschütterlich fest.

Von 1870 an datiert somit die moderne Ära unserer Kenntnisse der Rindenfunktionen. Wie es mit der Entwicklung derselben seitdem gegangen ist, wie man im Enthusiasmus der ersten Jahre weit über das Ziel hinausschoß, Lokalisationstheorien entwickelte und verteidigte, die viel weiter gingen, als die tatsächlich vorliegenden Beobachtungen gestatteten, wie dieser Streit um die Lokalisation in der Hirnrinde auch jetzt noch nicht ausgestritten ist, gerade in den letzten Jahren wieder aufflammt und jedenfalls ein neues Antlitz bekommen hat, kurz und gut die Wandlungen der Lehre der funktionellen Lokalisation in der Großhirnrinde und die experimentellen Tatsachen, die ihr zugrunde liegen, will ich, so weit es einem Einzelnen überhaupt noch möglich ist, dieses Gebiet zu überschauen, wenn auch nur fragmentarisch, später vor Augen führen. In den 60 Jahren seit HITZIGS Entdeckungen ist die Literatur auf diesem Gebiete tatsächlich unübersehbar geworden, und eine vollständige Übersicht ist daher einfach unmöglich. Außerdem müssen wir uns hier auf die experimentellen Ergebnisse beschränken, obwohl es nicht möglich ist, gelegentliche Hinweise auf klinische Gebiete ganz zu vermeiden. Experiment und Klinik sind hier wie kaum auf einem anderen Gebiete der Physiologie miteinander vermischt und unzertrennlich verknüpft.

Es ist außerdem noch ein Umstand zu erwähnen, der sicher zu der gewaltigen Produktivität auf diesem Gebiete unmittelbar nach 1870 beigetragen hat. Fast gleichzeitig mit dem Aufschwung der experimentellen und klinischen Bearbeitung dieses Terrains läßt sich auch eine merkwürdige, fast sprunghafte Entwicklung unserer anatomischen Kenntnisse über den feineren Aufbau des Großhirns und des Zentralnervensystems überhaupt feststellen.

War vor 1860 die alte, in den Händen von geübten Forschern außerordentliches leistende GERLACHsche Carminmethode fast die einzige Untersuchungsmethode des Zentralnervensystems, so wurden in relativ kurzer Zeitspanne mehrere neue Untersuchungsmethoden bekannt. VON GUDDEN konstruierte das erste große Gehirnmikrotom, GOLGI erfand seine berühmte Inkrustationsmethode, WEIGERT seine Markscheidenfärbung, APATHY und BETHE

ihre Fibrillenmethoden, Marchi seine Methode zur Darstellung degenerierender Mark-
scheiden, Nissl seine Nervenzellmethode, Cajal und Bielschowsky ihre Silber-Impräg-
nationsmethoden. Daraus resultierte ein ungeahnter, fast einzig dastehender Aufschwung
der normalen, pathologischen und vergleichend-anatomischen Forschung auf diesem Gebiete,
die stimulierend und befruchtend auf die Experimentalforschung einwirkte. So entstand
in relativ kurzer Zeit, in einigen wenigen Dezennien das Gebäude unserer heutigen Kenntnisse vom Aufbau und Funktion des peripheren und zentralen Nervensystems. Die Sturm-
und Drangperiode ist fast vorüber, und nach den Jahren des ungestümen Vorwärtsdrängens
in das neu entdeckte Territorium sind wir jetzt größtenteils in die Periode der ruhigen,
besonneneren Arbeit eingetreten.

Die Untersuchungsmethoden.

Hier wie überall in der Physiologie stehen prinzipiell dieselben Untersuchungsmethoden zur Verfügung: 1. Die *Reiz*methoden, wobei man entweder
einen Receptor reizt oder eine direkte örtliche Reizung der Rinde vornimmt und
aus den eintretenden Erscheinungen auf die Tätigkeit derselben zu schließen sucht;
2. die *Ausschaltungs*methoden, wobei die nach Ausschaltung von bestimmten
Rindenteilen oder der ganzen Rinde auftretenden Erscheinungen studiert werden;
3. die Kombination von diesen beiden Methoden; 4. die Registrierung der bioelektrischen Erscheinungen der Rinde. Besonders bei Benutzung der zweiten
Methode ist meistens eine genaue mikroskopische Kontrolle des Eingriffes und
anatomische Untersuchung der zurückgelassenen Teile des Gehirns dringend
geboten.

Die Frage der zu verwendenden Narkose ist eine wichtige. Jeder Experimentator hat
hier mehr oder weniger seine persönliche Präferenz. Im allgemeinen möchte ich sagen, daß
für die meisten gebräuchlichen Versuchstiere (Kaninchen, Katze, Hund und Affe) mir seit
Jahren die reine Äthernarkose am meisten zusagt, nicht nur bei den Exstirpationsversuchen,
sondern auch bei kürzer dauernden Rindenreizungen. Wo es auf eine über mehrere Stunden
oder sogar Tage ausgedehnte konstante Narkosetiefe für Reizversuche ankommt, verwende
ich nach der Angabe von Fulton, Liddell und Rioch mit großer Vorliebe Dial (Ciba).
Die beste Anwendungsform, die ich auf Grund von großer Erfahrung für den Affen (0,45 ccm
Dial pro Kilo Körpergewicht) empfehlen kann, ist, $^2/_3$ der Dosis intraperitoneal, $^1/_3$ intramuskulär einzuverleiben; dabei bleibt, von seltenen Ausnahmen abgesehen, die Erregbarkeit der Hirnrinde eine ausgezeichnete und für Stunden konstante. Wenn nötig genügt
eine Zugabe von 0,1—0,2 ccm nach vielen Stunden, um eine über 24—36 Stunden ausgedehnte Narkose herbeizuführen.

Die Reizmethoden.

Es seien hier nur die örtlichen Reizmethoden kurz besprochen. Am meisten
verwendet ist auch auf diesem Gebiete ihrer zahlreichen Vorteile wegen die
elektrische Reizung, und zwar sowohl die *faradische* Reizform wie die mittels
des *konstanten* Stromes; beider haben Hitzig und Fritsch sich in ihren berühmten
Versuchen bedient. Hitzig bevorzugte den konstanten Strom; heute aber wird
im allgemeinen die faradische Reizung vorgezogen. Der konstante Strom gibt
sehr leicht zu elektrolytischer Lädierung des Nervengewebes Veranlassung.
Nur für spezielle Zwecke, wie bei Untersuchungen über den Zeitfaktor bei der
Erregung wird der konstante Strom oft benutzt, wenn auch dort Kondensatorentladungen angewendet werden. Die faradische Reizung mit dem Induktorium
ist die denkbar einfachste und bequemste; aber die einzelnen Induktionsschläge
sind durch die Unregelmäßigkeiten der Vibration des Wagnerschen Hammers
sehr ungleich. Sehr empfehlenswert ist die Reizung mit durch Thyratron- und
Sendröhren erzeugten Pulsen; diese sind sehr gleichmäßig und nach Form
und Frequenz in weiten Grenzen abänderbar. Ob bipolare oder unipolare Reizung
(letztere von Negro auf Vorschlag Kühnes wohl zuerst benutzt) angewendet
wird, hängt von dem speziellen Versuchsplan ab. Vielleicht ist bei unipolarer
Reizung der Rindenoberfläche die Gefahr für Stromschleifen etwas größer;
aber man kommt mit etwas geringeren Reizstärken als bei der bipolaren

Methode aus. Erwähnt sei hier noch die EWALDsche Methode der bipolaren Rindenreizung am frei herumlaufenden Tiere, sowie die von LIGHT angegebene Methode im elektromagnitischen Felde. Gegen Abkühlung und Austrocknung der Rinde ist, besonders bei länger dauernden Reizversuchen, Sorge zu tragen.

Bei den meisten Rindenreizungen und auch Exstirpationen ist es erwünscht, die Konfiguration der Rindenoberfläche unter genauer Angabe der Lage der Reizstellen und der vorgenommenen Eingriffe festzulegen. Mehrere Verfahren sind dafür anzuwenden. Neuerlich hat FULTON einen einfachen, bequemen Handgriff dafür angegeben. Man breitet auf der Rindenoberfläche eine Stück „Zellophan" von passender Größe aus und zeichnet darauf mit chinesischer Tinte die Furchen, Gefäße und die Reizstellen bzw. die Läsion an der Hirnoberfläche auf. Entfetten des Zellophans mit etwas Äther ist sehr vorteilhaft für ein bequemes Aufzeichnen mit Tinte.

Die *mechanische* Reizung hat sich, obwohl gelegentlich wirksam (COUTY, FR. FRANCK und PITRES, LUCIANI), nicht eingebürgert. Diese Reizung führt leicht zu Lädierung des Rindengewebes und ist offenbar nicht adäquat. Auch die *chemische* Reizung durch örtliche Applikation von irritierenden Substanzen (Kochsalz, Essigsäure, Eisenchlorid, Uraten usw.) wird heute kaum mehr benutzt.

Wichtig ist dagegen die *pharmakologische* Reizung durch örtliche Applikation einer Strychninsalzlösung auf der Hirnrinde.

Diese Methode ist seit 1910 von verschiedenen Untersuchern (MAGNINI und RICCÒ, AMANTEA, DUSSER DE BARENNE u. a.) angewendet worden. Besonders die Untersuchungen des letzteren Untersuchers haben diese Methode als eine ausgezeichnete zur Erforschung von sensiblen Mechanismen in den verschiedensten Abschnitten des Zentralnervensystems dargetan. Die Vorteile dieser örtlichen Strychninmethode sind kurz zusammengefaßt folgende: 1. Erzeugt man dadurch sensible Reizerscheinungen, die viel leichter und sicherer festzustellen sind als eventuelle sensible Ausfallserscheinungen in Exstirpationsversuchen. 2. Bestehen diese Reizerscheinungen in anfallsweise auftretenden parästhetischen Störungen, d. h. spontanen, ohne Reizung von seiten des Experimentators eintretenden Störungen, wobei das Tier selbst zu erkennen gibt, daß es sensible Störungen hat, und in welchem Körperabschnitte diese vorhanden sind. 3. Erlaubt diese Methode, akute Versuche auf diesem Gebiete vorzunehmen, so daß alle Sorgen um Sterilität des Eingriffes, Nachsorge für das operierte Tier usw. fortfallen. 4. Sind nach etwa $^3/_4$—1 Stunde die Erscheinungen wieder abgeklungen und kann der Versuch wiederholt werden. Außerdem ist damit eine nochmalige Kontrolle mit normalen Sensibilitätsverhältnissen gegeben. 5. Setzt man mit dieser Methode, jedenfalls wenn sie auf oberflächlich liegenden, sensiblen Mechanismen des Zentralnervensystems angewendet wird, keine Läsion am Zentralnervensystem, womit alle komplizierenden Umstände (Shock, Diaschisis) von vornherein ausscheiden. 6. Zuletzt, und das ist von theoretischem Gesichtspunkte aus wichtig, ergibt diese örtliche Strychninmethode das *Maximum an sensiblen Funktionen, ohne aber funktionelle Karikaturen hervorzubringen.* Das Strychnin respektiert funktionelle Grenzen [1].

Die Untersuchung der bioelektrischen Erscheinungen an der Hirnrinde ist gerade in den letzten Jahren intensiv bearbeitet worden. Obwohl die erste Untersuchung schon von 1875 datiert, ist dieses Gebiet durch die neueren klinisch-experimentellen Untersuchungen von BERGER neu eröffnet worden. Die moderne Sendröhrentechnik zur Vergrößerung der minimalen elektrischen Spannungsdifferenzen hat sich jetzt auch hier eingebürgert und in Verbindung mit verschiedenen Oszillographen zur emsigen Bearbeitung dieses Feldes geführt (s. S. 292).

---

[1] Siehe die diesbezüglichen Ausführungen in meiner Arbeit in Dtsch. Z. Nervenheilk. **83**, 297, 298 (1924).

Die Ausschaltungsmethoden.

Die Exstirpation von bestimmten Rindengebieten oder der ganzen Rinde einer oder beider Hemisphären ist eine der ältesten Methoden, die mit den moderneren chirurgischen Methoden in geübter Hand großartiges geleistet hat. Die Exstirpationsversuche der älteren Experimentatoren sind oft mit großer Vorsicht zu verwerten. Die damalige Technik war eine viel gröbere als die heutige; und ausserdem wurde der Versuch fast nie mit einer genauen mikroskopischen Kontrolle abgeschlossen. Die heutigen Physiologen des Zentralnervensystems sind meistens von der unbedingten Notwendigkeit dieser anatomischen Nachuntersuchung überzeugt.

Die Methode der chemischen Zerstörung von Rindengewebe durch Applikation von ätzenden und fixierenden Substanzen wie Chromsäure, Formalin ist zur Zeit, wohl mit Recht, fast ganz verlassen. Für spezielle Zwecke ist die

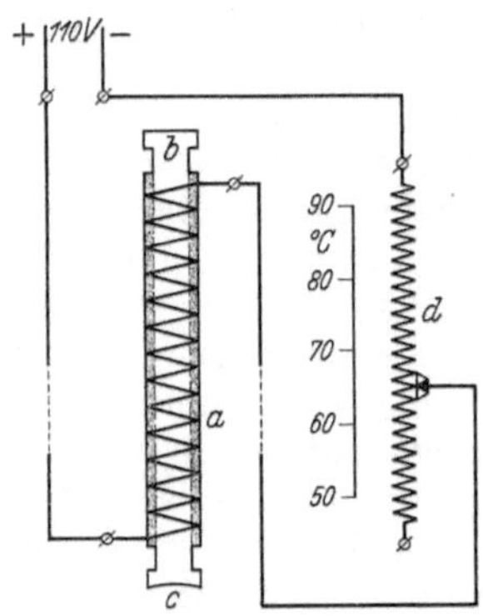

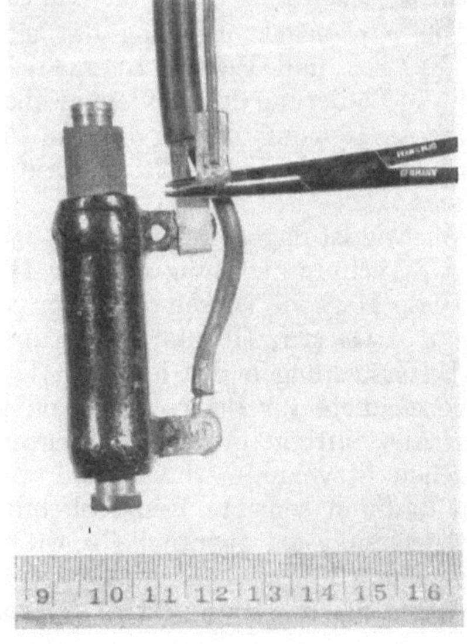

Abb. 1.   Abb. 2.

Abb. 1. Schema der Apparatur zur laminären Thermokoagulation der Hirnrinde. *a* Heizspirale, in der *b* der Heizstab hinauf- und hinabgleitet. *c* Heizfläche dieser Thermode. *d* Schiebwiderstand. *a* und *d* sind hintereinander an das Lichtnetz angeschlossen.

Abb. 2. Thermode mit Heizspirale für die laminäre Thermokoagulation der Rinde.

örtliche Abtötung der Rinde durch Gefrieren derselben mit flüssiger Luft (Graham Brown) oder durch Kohlensäure (Speransky) wertvoll. Ein Mangel dieser Technik ist allerdings die nicht ganz genaue Abgrenzung der Abtötung. Besser in dieser Hinsicht ist die Methode der reversiblen reizlosen Ausschaltung durch Kälte (W. Trendelenburg). Sehr gut hat sich mir auch für spezielle Zwecke die temporäre Ausschaltung durch Lokalanästhesie (Novocain, Cocain) bewährt. Ein Nachteil ist, daß man nie ganz sicher ist bezüglich der Tiefe der Einwirkung.

In neuerer Zeit (1933) ist von Dusser de Barenne eine einfache Methode erfunden, die gestattet, eine beliebige Zahl von Rindenschichten auszuschalten, wobei die zurückgelassenen Schichten ganz intakt bleiben. Es ist das die Methode der *schichtweisen* Thermokoagulation der Großhirnrinde.

Die lokale Einwirkung von mittleren Temperaturen für kurze Perioden tötet die Rinde ab, und es ist möglich, durch Dosierung der angewandten Temperaturen und der Applikationsdauer die lokale Zerstörung auf eine beliebige Zahl der sukzessiven Zellschichten zu beschränken. Eine Erwärmung auf 65° C für 2 Sekunden tötet die zwei äußeren Rindenschichten, 70° C für 3 Sekunden die drei äußeren Schichten; durch Erwärmung auf 70° C für 4 Sekunden werden die vier äußeren Schichten vernichtet, während 80° C für 5 Sekunden in einer Abtötung der ganzen Breite der Hirnrinde resultiert. Es hat sich gezeigt, daß schon Erwärmung auf 50° C für 30 Sekunden die zwei äußeren Schichten abtötet.

Die mit dieser Methode gesetzten Läsionen sind genau dosierbar und ganz scharf begrenzt; unmittelbar außerhalb des erhitzten Areals zeigt sich die Rinde ganz normal. Innerhalb 48 Stunden nach der Thermokoagulation sind alle

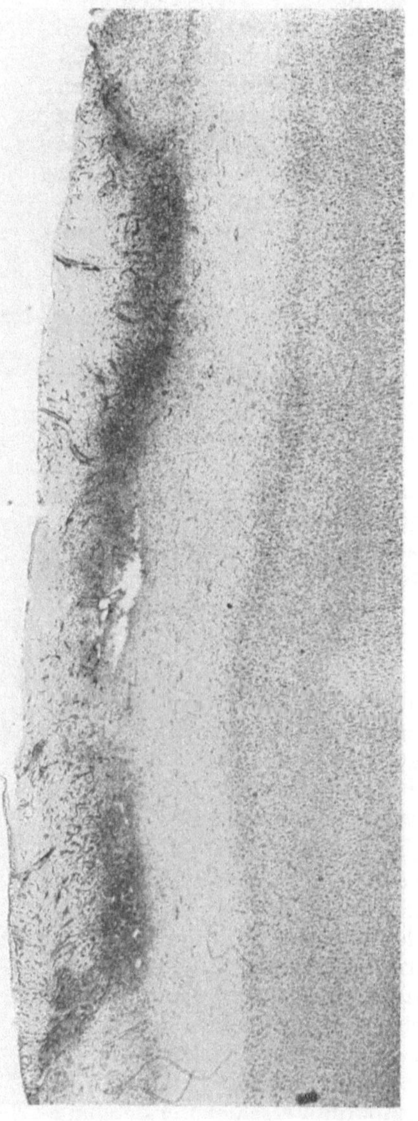

Abb. 3.

Abb. 3. Thermokoagulation (80° C für 5 Sek.) eines Teiles der Area striata (Affe). Überlebungsdauer 8 Tage. Intakte Oberfläche der Rinde. Alle Nervenzellen im verödeten Gebiet verschwunden. Scharfe Begrenzung der koagulierten Rinderpartie.

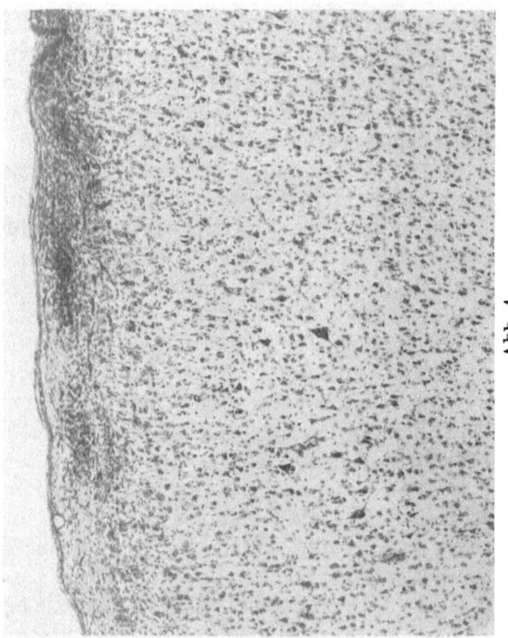

Abb. 4.

Abb. 4. Thermokoagulation der zwei äußeren Schichten der Rinde (Affe). 65° C für 3 Sekunden. Überlebungsdauer 10 Tage.

Nervenzellen in den abgetöteten Schichten verschwunden, „resorbiert". Die Kontinuität der Rinde ist intakt.

Die erforderliche Apparatur ist eine sehr einfache (s. Abb. 1 und 2).

Damit die Läsionen genau reproduzierbar sind, muß der Heizkörper, die Thermode, immer mit demselben Druck auf die Rinde appliziert werden; dies wird dadurch erreicht, daß die Thermode frei in der Heizspirale auf und nieder gleiten kann und daher immer mit ihrem eigenen Gewichte auf die Rinde aufdrückt.

Abb. 3 und 4 veranschaulichen zwei mit dieser Methode gesetzte Läsionen.

Von allgemein neuropathologischem Standpunkte aus interessant und für die Neurochirurgie wichtig ist die Tatsache, daß im chronischen Versuche die verödeten, thermokoagulierten Rindenpartien resorbiert werden ohne irgendwelche Anzeichen von Narbenbildung der umgebenden Rinde. Für Einzelheiten sei auf die vorliegenden Arbeiten DUSSER DE BARENNE'S verwiesen.

Die Ergebnisse der Reizversuche.

Alle Physiologen vor Fritsch und Hitzig hatten die Großhirnrinde als unerregbar für alle Arten von künstlichen Reizen bezeichnet. Die Erklärung für diese unrichtige Angabe liegt wahrscheinlich in folgenden zwei Gründen: 1. daß bei den ausschließlich für Rindenversuche benutzten niederen Säugetieren mit wenig entwickeltem Frontallappen die mit Muskelkontraktionen antwortenden Rindenabschnitte ganz frontal liegen, 2. daß wenn gelegentlich motorische Erscheinungen beobachtet wurden, diese als durch Stromschleifen auf die basalen Ganglien verursacht aufgefaßt wurden. (Siehe die interessante Notiz von A. Pick[1].) Der Ausgangspunkt für Hitzigs Versuche war merkwürdigerweise eine falsche Interpretation von Beobachtungen über Augenbewegungen nach Quergalvanisation des menschlichen Kopfes. „Da indessen bei Anwendung gewisser die Erregbarkeit erhöhender Kunstgriffe sich solche Augenbewegungen auch bei Galvanisierung durch die Schläfengegend zeigten, entstand die Frage, ob bei der letzteren Methode bis zur Basis vordringende Stromschleifen die Veranlassung der Augenbewegungen seien, oder *ob das Großhirn in Widerspruch mit der allgemeinen Ansicht doch elektrische Erregbarkeit besäße*" (Schrägdruck im Original). Wie wir jetzt wissen, war die Hitzigsche Erklärung für die Genese dieser Augenbewegungen falsch, sie sind durch die Galvanisation des Vestibularapparates (peripher oder zentral) bedingt. Aber die erwähnte Fehldeutung veranlaßte ihn, einen Vorversuch an der Kaninchenrinde vorzunehmen, und als dieser positiv ausfiel, hat er die Versuche am Hunde fortgesetzt und seine klassischen Ergebnisse erzielt, die endlich das Dogma der Unerregbarkeit der Großhirnrinde zerschmetterten. Hitzig benutzte sowohl den konstanten Strom als die bipolare faradische Reizung, bevorzugte aber die erstere Reizungsart. Bei den schwachen Reizintensitäten, die er immer anwendete, um Stromschleifeneffekten so viel wie möglich vorzubeugen, störte ihn die Polarisation nur wenig. Er faßte seine Ergebnisse folgendermaßen zusammen:

„Ein Teil der Konvexität des großen Gehirns des Hundes ist motorisch (dieser Ausdruck im Sinne von Schiff gebraucht), ein anderer Teil ist nicht motorisch. Der motorische Teil liegt, allgemein ausgedrückt, mehr nach vorn, der nicht motorische liegt nach hinten. Durch elektrische Reizung des motorischen Teiles erhält man kombinierte Muskelkontraktionen der gegenüberliegenden Körperhälfte.

Diese Muskelkontraktionen lassen sich bei Anwendung ganz schwacher Ströme auf bestimmte, engbegrenzte Muskelgruppen lokalisieren. Auf stärkere Ströme beteiligen sich bei Reizung der gleichen oder sehr benachbarten Stellen sofort andere Muskeln, und zwar auch Muskeln der korrespondierenden Körperhälfte. Die Möglichkeit isolierter Erregung einer begrenzten Muskelgruppe ist indessen bei Anwendung ganz schwacher Ströme auf sehr kleine Stellen, die wir der Kürze wegen Centra nennen wollen, beschränkt. Ganz geringe Verschiebung der Elektroden setzt zwar in der Regel noch die gleiche Extremität in Bewegung; wenn indessen zuerst z. B. Streckung erfolgte, so ergibt die Verschiebung Beugung oder Rotation. Die zwischen den von uns so bezeichneten Zentren liegenden Teile der Hirnoberfläche fanden wir zwar bei der beschriebenen Reizmethode und bei Verwendung der minimalen Stromstärke unerregbar. Wenn wir indessen entweder die Entfernung der beiden Elektroden voneinander oder die Stromstärke vergrößerten, so ließen sich dennoch Zuckungen hervorbringen; aber diese Muskelkontraktionen ergriffen den ganzen Körper derart, daß sich nicht einmal wohl unterscheiden ließ, ob sie einseitig oder doppelseitig waren."

---

[1] Pick, A.: Dtsch. med. Wschr. **1920 I.**

Die Angabe HITZIGS, daß bei Schwellenreizen oder gerade supraliminalen Reizintensitäten die Rinde an einzelnen, kleinen Stellen sich erregbar zeigt, trifft auch für das Affengehirn zu. Schon bei geringer Verstärkung der Reizintensität lassen sich auch von anderen Stellen des motorischen Gebietes Reizeffekte erzeugen (siehe noch unten auf S. 284 f).

Bei schwacher Reizung hört der Effekt im Moment der Beendigung der Reizung auf, bei Verstärkung des Reizes treten bald kürzer oder länger dauernde Nachwirkungen auf, die unmittelbar nach Aufhören des Reizes noch vom tetanischen, „tonischen“ Typus sind, sehr bald aber klonischen Charakter annehmen; bei noch größerer Reizintensität kann ein regelrechter, tonisch-klonischer, öfters periodische Schwankungen aufweisender epileptiformer Anfall eintreten, der sich von den ursprünglich reagierenden Muskelgruppen auf die ganze Muskulatur derselben und sogar der anderen Seite ausbreiten kann. Schon HITZIG hat diese Anfälle beobachtet und in seiner ersten Mitteilung erwähnt. Nach stärkeren Reizungen reagiert die Rinde für einige Zeit weniger oder nicht auf erneute Reizung; nach starken, epileptiforme Entladungen veranlassenden Reizungen zeigt sich die Erregbarkeit für längere Zeit aufgehoben. Die Frage, ob die Reizeffekte auf die Erregung der Rinde oder, wie anfänglich noch vielfach behauptet wurde, auf die Erregung der aus den Rindenzellen hervorgehenden Nervenfasern zurückzuführen sei, ist jetzt als im ersteren Sinne entschieden zu betrachten. Die Rinde hat eine größere Latenzzeit als das Mark, ist erregbarer. Die von der Rinde zu erzielenden Reizeffekte sind viel feiner abstufbar, detaillierter als die vom Mark auszulösenden. Bahnung bei Wiederholung der Reizung ist ein hervorstehendes Phänomen bei Rindenreizung, und zwar nach Entfernung der Rinde noch vorhanden, aber viel weniger ausgeprägt und ärmlicher. „Extinction“ oder Inaktivierung (s. 281 f) ist, so viel wir heute davon wissen, ein reines Rindenphänomen. Schädigende Faktoren wie schlechte Zirkulation, Vertiefung der Narkose usw. heben sehr leicht die Effekte von der Rinde auf, während Muskelkontraktionen vom Mark aus dann noch hervorzurufen sind. Die nach starker Reizung auftretenden Nachentladungen sind von der Marksubstanz aus kaum oder nicht zu erzielen. Kurz und gut, es ist heute an der Erregbarkeit der Hirnrinde als solcher nicht mehr zu zweifeln; die Rinde zeigt in ausgesprochener Weise alle die von anderen grauen Massen des Zentralnervensystems her wohlbekannten funktionellen Merkmale.

Die Frage der Genese dieser Rindenreizeffekte ist selbstverständlich eine alte, mußte aber bis vor kurzem, weil experimentell unzugänglich, unbeantwortet bleiben. DUSSER DE BARENNE hat seine Methode der laminären Thermokoagulation zuerst zur Klärung dieses Problems angewendet und zeigen können, daß die Effekte bei unipolarer Reizung der „motorischen“ Rinde des Affen nach Abtötung der drei äußeren Schichten 2 Min. nach diesem Eingriff wieder ganz normal sind und auch die Erregbarkeit dieselbe ist wie vor der Abtötung. Bei Wiederfreilegen einer solchen Rinde nach 7—10 Tagen zeigt sich dieselbe von ganz normaler Erregbarkeit und sind die erzielten Bewegungen augenscheinlich normal. Werden auch die zwei inneren Schichten dann noch abgetötet, dann sind nur noch bei viel größerer Reizintensität spärliche Reaktionen wie bei direkter Reizung der subcorticalen Marksubstanz zu erzielen. Diese Ergebnisse beweisen, daß die normalen Rindeneffekte noch auslösbar sind von einer Rinde, an der alle Schichten außerhalb der zwei inneren Schichten (derer der großen und Riesenpyramidenzellen und der polymorphen Zellen) abgetötet und verschwunden sind. Die Tatsache, daß unter dem elektiven Reizfocus an der Oberfläche bei mikroskopischer Untersuchung in der Tiefe der Rinde eine Reihe von großen Pyramidenzellen und eine Riesenpyramidenzelle gefunden wurden, legt es nahe, anzunehmen, daß die Rindenreizeffekte auf die direkte elektrische Reizung dieser Zellkörper zurückzuführen sind (s. Abb. 5).

Die größeren und Riesenpyramidenzellen sind in der vorderen Zentralwindung nicht gleichmäßig verteilt, sondern liegen in mehr oder weniger deutlichen Gruppen beisammen. Es ist nach dem oben erwähnten Befund als wahrscheinlich zu betrachten, daß die auf Schwellreize ansprechenden, elektiven Foci im allgemeinen den Stellen an der Rindenoberfläche entsprechen, unter denen in der Tiefe diese Gruppen von Zellen oder die Riesenzellen liegen. Daß bei schon etwas stärkeren Reizen auch von benachbarten Stellen

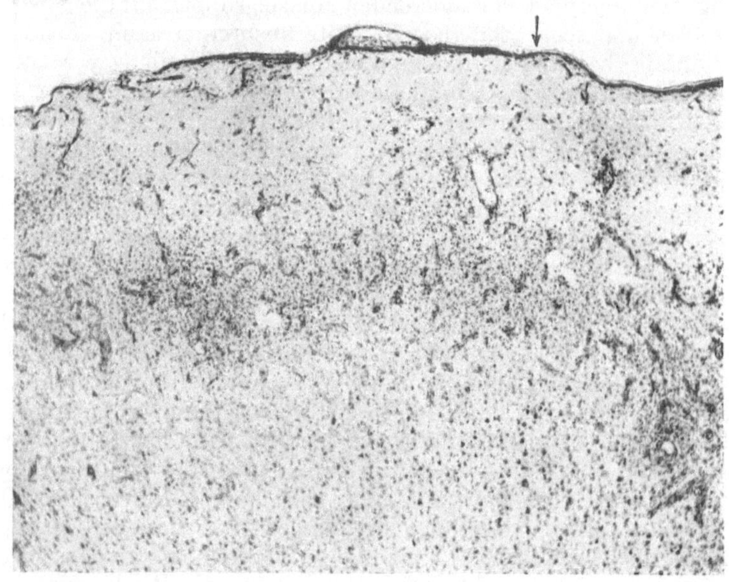

Abb. 5. Thermokoagulation der drei äußeren Schichten der motorischen Rinde (Area 4 BRODMANNS) des Affen. Unter dem Pfeil ein elektiver Focus für Streckung des Pulsgelenkes. In der Tiefe der Rinde eine Reihe von in diesem NISSL-Bild normal aussehenden großen Pyramidenzellen und einer Riesenpyramidenzelle. Überlebungsdauer nach der Thermokoagulation 7 Tage. Vergr. 36fach.

der Rindenoberfläche sich Kontraktionen hervorrufen lassen, könnte durch Stromschleifen auf die benachbarten großen und Riesenpyramidenzellen erklärt werden.

Unter den nicht ganz konstanten Versuchsbedingungen, unter denen im allgemeinen Rindenreizungen vorgenommen werden, sind die erhältlichen Reizeffekte nicht konstant. Nicht nur ihre Größe zeigt dann leicht erhebliche Schwankungen, sondern auch der Typus wechselt leicht. Stärke, Dauer, Intervall der Reizungen spielen dabei eine erhebliche Rolle, und wie rezente Untersuchungen von DUSSER DE BARENNE und McCULLOCH [1] gezeigt haben, auch Pulsationsfrequenz und Pulsationsform.

Feine Details lassen sich mit der gewöhnlichen faradischen Reizung nicht nachweisen; die mittels des WAGNERschen Hammers produzierten Stromstöße sind der Frequenz und der Form nach zu unregelmäßig. Um einen Einblick in die intimeren Funktionen der Rinde zu gewinnen, müssen wir uns ganz

---

[1] Noch teilweise unveröffentlichte Untersuchungen.

konstanter, genau reproduzierbarer und kontrollierbarer Pulsationsformen, wie sie mittels der heutigen Sendröhrentechnik erzeugt werden können, bedienen.

Werden aber alle diese Faktoren, Narkosetiefe, Ventilation[1] des Tieres und die äußeren Bedingungen der Rinde (Temperatur, Feuchtigkeit usw.) so konstant wie möglich erhalten, dann sind die von einem Focus auszulösenden Effekte sogar für Stunden völlig konstant. Aber selbst dann noch zeigen sich die von BRODY und DUSSER DE BARENNE beschriebenen „Wellen", rhythmische Schwankungen in der Größe der Reizeffekte; der Typus der Rindeneffekte ist zwar ganz konstant, nur die Größe der hervorgerufenen Bewegung schwankt in oft merkwürdig regelmäßigem Rhythmus (Periode meistens 4 Min.!) (siehe Abb. 6). Kürzlich haben HOVLAND und ich analoge „Wellen" auch an der Affenrinde, beim narkotisierten und beim wachen Tiere, aufgefunden.

Daß das Intervall zwischen den einzelnen Reizungsperioden nicht zu kurz genommen werden muß, wenn man möglichst gleichmäßige Rindenreizeffekte erzielen will, ist eine seit langem bekannte Tatsache. Wenn die Reizperioden zeitlich nahe liegen, etwa 1—3 Sek. voneinander getrennt sind, tritt eine markante Vergrößerung der nächstfolgenden Effekte zutage, was seit EXNER (1882) als Bahnung bezeichnet wird. Dieses Phänomen ist eingehend von GRAHAM BROWN studiert worden. Er unterscheidet zwischen primärer und sekundärer Bahnung. Primäre Bahnung nennt er die sukzessive Vergrößerung des Reizeffektes auf wiederholte Reizung desselben motorischen Focus, sekundäre Bahnung ist die analoge Verstärkung des Effektes einer Reizung eines motorischen Focus infolge einer vorangehenden Reizung eines benachbarten „alliierten" Rindenfocus. Wichtig ist, daß primäre und sekundäre Bahnung sich auch bei unterschwelliger Reizung feststellen lassen (s. Abb. 7).

Zum Teil ist die primäre Bahnung ein subcorticales Phänomen; denn nach Exstirpation der motorischen Rinde läßt sich die Bahnung, wenn auch weniger deutlich, auch von der Corona radiata auslösen (EXNER, GRAHAM BROWN). Der letztere Untersucher hat gezeigt, daß durch örtliches Gefrieren einer Rindenstelle die von dieser aus erhältliche sekundäre Bahnung aufgehoben wird; diese ist also ein Rindenphänomen. EXNER hat schon 1882 beim Kaninchen Bahnung der Rindenreizeffekte durch andere Reize, z. B. Hautreize, nachgewiesen. Die leichte Veränderlichkeit der Rindenreizeffekte, die GRAHAM BROWN und SHERRINGTON veranlaßte, von der Instabilität der Rindenreizeffekte zu sprechen, zeigt sich auch in anderer Hinsicht. Wird z. B. ein Focus, der primär eine Beugung im Handgelenk ergeben hat, zum zweitenmal gereizt, wobei aber eine Reizung einer benachbarten Stelle, die Streckung dieses Gelenkes erzeugt hat, zwischengeschaltet worden ist, so zeitigt die zweite Reizung des ersten Focus fast immer anstatt eines Beugungseffektes eine Streckung.

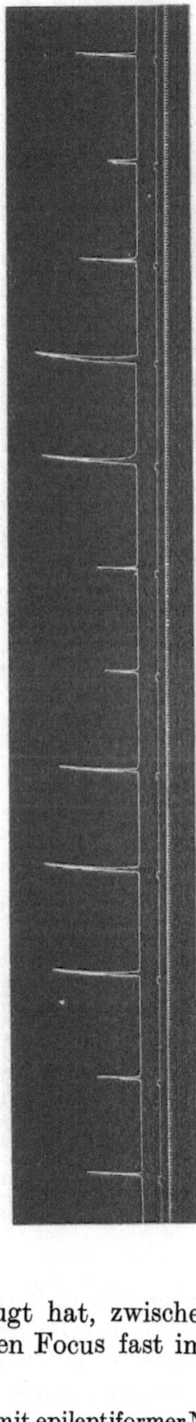

Abb. 6. „Wellen" in der Größe der Rindenreizungseffekte bei konstanten Reiz- und Versuchsbedingungen. Katzenrinde. Reizdauer je 4 Sek. Reizintensität konstant. Pausen zwischen den einzelnen Reizperioden 1 Min.

---

[1] Hyperventilation führt zu Vergrößerung der Rindenreizeffekte mit epileptiformer Nachentladung und Ausbreitung auf primär nicht reagierenden Muskelgruppen (BRODY und DUSSER DE BARENNE).

Die leichte Modulationsfähigkeit der Rindenreizeffekte geht auch hervor aus einem Ergebnis von Dusser de Barenne und Marshall. Die von einem motorischen Focus auf Schwellenreizung erhältlichen Reaktionen werden bedeutend vergrößert, bei Konstanterhaltung der Reizstärke, nach Isolierung der betreffenden Reizstelle von der umgebenden Rinde durch einen schmalen Ring von Novocain, das örtlich um die Reizstelle herum auf die Rinde appliziert wird. Nach 15—20 Min. findet man, daß die Reizeffekte bedeutend gesteigert werden, ja sogar auf Schwellenreize von epileptiformen Nachentladungen gefolgt sind; auch eine Ausbreitung des Effektes auf Muskeln anderer Körperabschnitte, und zwar nicht nur solcher der der Reizung gegenüberliegenden Seite, sondern auch der homolateralen Körperseite, läßt sich beobachten. Nach etwa 45 Min. ist dieser „Isolierungseffekt" wieder abgeklungen.

Von der Rinde lassen sich nicht nur exzitatorische, sondern auch Hemmungseffekte hervorrufen.

Diese fundamentale Tatsache wurde zuerst von Bubnoff und Heidenhain am Hunde gefunden. Diese Untersucher fanden, daß eine reflektorisch, durch Reizung eines sensiblen peripheren Nerven hervorgerufene Kontraktion durch Reizung von Stellen der motorischen Rinde herabgesetzt oder aufgehoben werden konnte. Exner hat dann bald diese Angabe bestätigen und erweitern können. Hering und Sherrington haben dann

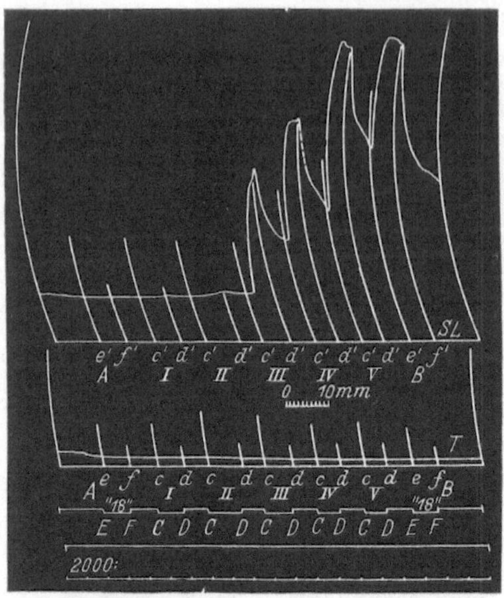

Abb. 7. Sekundäre Bahnung eines Focus (*EF*) der Affenrinde durch interpolierte wiederholte Reizung eines 3 mm entfernten zweiten Focus (*CD*). Der zweite Focus zeigt primäre Bahnung. Beide Reizungen anfangs unterschwellig. Beide Foci, wenn gebahnt, ergeben Kontraktion des isolierten Beugemuskels (Ellbogengelenk). Die obere Kurve zeigt die Kontraktionen dieses Muskels, die zweite die des Triceps, die dritte Kurve ist die des Reizmarkierers, die unterste Kurve gibt die Zeit in Sekunden. (Nach Graham Brown.)

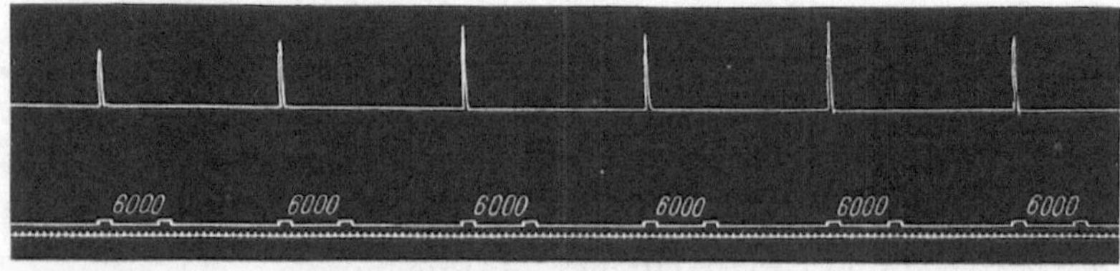

Abb. 8. „Extinction", Auslöschung oder stimulative Inaktivierung in der motorischen Rinde (Affe). Unter den hier obwaltenden Versuchsbedingungen (mittlerer Narkose) ist die Rinde 13 Sek. nach einer Reizung unerregbar für dieselbe Reizung an derselben Stelle. Zeit in 2 Sek. (Nach Dusser de Barenne und McCulloch.)

weiter gezeigt, daß auch für die durch Hirnrindenreizung erzielten Bewegungseffekte das Prinzip der reziproken Innervation gilt, so daß bei einer bestimmten Bewegung, z. B. Beugung eines Ellbogengelenkes, die Beugemuskeln sich zusammenziehen unter gleichzeitiger Erschlaffung der Strecker dieses Gelenkes. Auch bei den durch Rindenreizung hervorgerufenen seitlichen Augenablenkungen hat SHERRINGTON reziproke Innervation der antagonistischen Muskeln aufgefunden. In allerletzter Zeit haben auch RIOCH und ROSENBLUETH diese Hemmungserscheinungen untersucht.

Ein Phänomen, das im Grunde mit diesen wohlbekannten Hemmungsphänomenen verwandt sein mag, aber sich doch andererseits prinzipiell davon unterscheidet, ist in letzter Zeit von DUSSER DE BARENNE und McCULLOCH entdeckt worden und von ihnen „*Extinction*" (Auslöschung) oder *stimulative Inaktivierung* der Rinde benannt worden. Das Phänomen äußert sich darin, daß ein Rindenreiz der für sich allein einen gewissen Reizeffekt zeitigt, zum zweiten Male, etwa 13–15 Sek. nach der ersten Reizung appliziert, jetzt einen viel kleineren oder gar keinen Reizeffekt nach sich zieht (siehe Abb. 8).

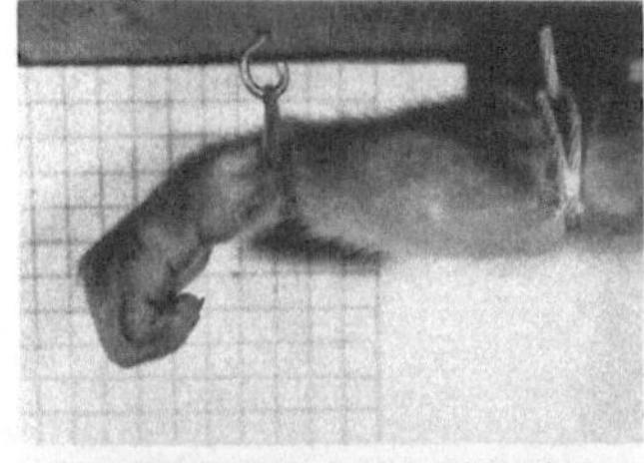

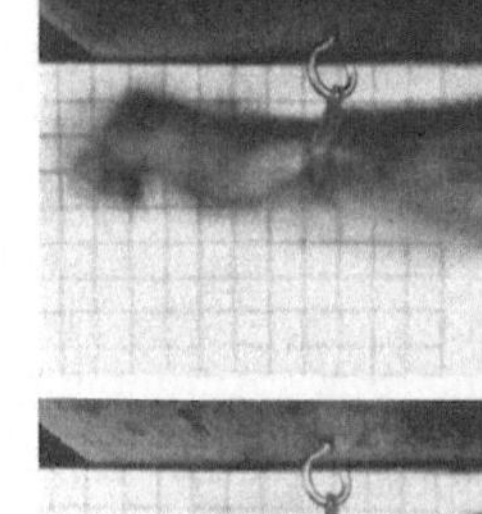

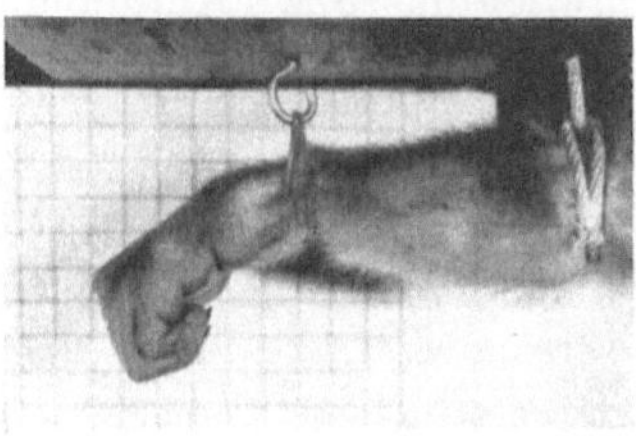

Abb. 9. Abb. 10.

Abb. 9. Auslöschung in der motorischen Affenrinde. In diesem Versuch war das Tier im eigentlichen Versuchsstadium nicht mehr narkotisiert. Intervall für totale Auslöschung 4 Sek. Zeit in 2 Sek.

Abb. 10. Fast totale Auslöschung beim nicht narkotisierten Affen auf Reizung eines Focus der motorischen Rinde. Oberste Abbildung Ruhestellung des Armes. Mittlere Abbildung Reizeffekt gerade am Ende der ersten Reizungsperiode. Untere Abbildung fast totales Fehlen der motorischen Antwort gerade am Ende der zweiten Reizung. Intervall beider Reizungen 4 Sek.

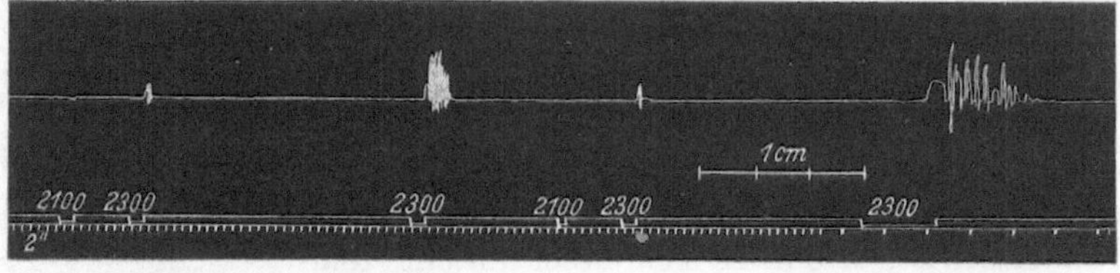

Abb. 11. „Auslöschung" durch subliminale Reizung. Die Reizung mit einer Intensität 2300 ergibt eine deutliche Reaktion mit klonischer Nachentladung. Wird eine solche Reizung vorangegangen durch eine unterschwellige Reizung von 2100, dann ist der Effekt der zweiten, nach 13 Sek. applizierten Reizung von 2300 Stärke viel geringer. Dial-Narkose. Affe.

Das oben erwähnte Intervall von 13—15 Sek. gilt für mittlere Narkosetiefen. Es ist dieses Phänomen ein ganz allgemeines, konstantes Phänomen. Bei aus freier Hand durch Auflegen und Abheben der Elektroden vorgenommenen Reizungen läßt sich das Phänomen zwar nachweisen, aber eine genaue Untersuchung desselben ist nur unter genau kontrollierten Reizbedingungen möglich. Auslöschung ist auch an der nicht narkotisierten Rinde vorhanden, wobei das Reizintervall nur 4—6 Sek. beträgt (siehe Abb. 9 und 10).

Nicht nur für sich wirksame Reizungen ergeben dieses Phänomen, sondern es ist auch nach einer vorausgehenden, an sich äußerlich unwirksamen Reizung, nach unterschwelliger Reizung, „Auslöschung" nachzuweisen (siehe Abb. 11).

Die Tatsache, daß nach schwachen und sogar nach subliminalen Reizungen Auslöschung vorhanden ist, zeigt, daß dieses Phänomen nicht durch eine Erschöpfung der Rinde hervorgerufen wird. Außerdem spricht dagegen die Tatsache, daß bei erheblich kleinerem Intervall keine *Auslöschung,* sondern *Bahnung* beobachtet wird. Von den

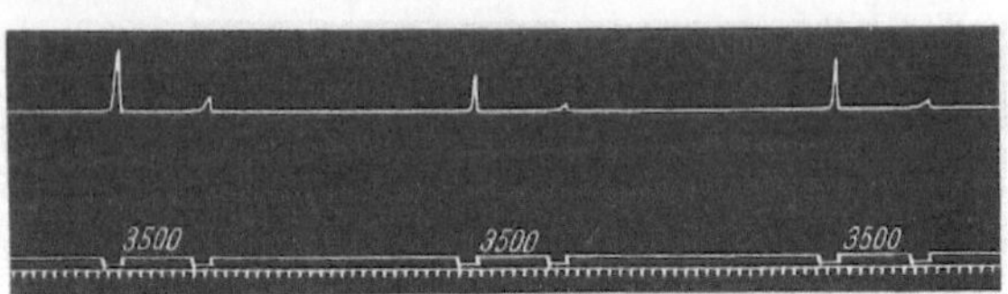

Abb. 12. Auslöschung noch vorhanden nach laminärer Thermokoagulation der drei äußeren Schichten der motorischen Rinde (72° C für 4,2 Sek.). Affe. Dial-Narkose.

schon besprochenen Hemmungserscheinungen nach Rindenreizung unterscheidet sich die Auslöschung dadurch, daß es sich bei allen diesen Hemmungsphänomenen um Abschwächung bzw. Aufhebung einer bestehenden, durch irgendeine Maßnahme hervorgerufenen, Muskelkontraktion handelt. Bei dem Auslöschungsphänomen handelt es sich um das *Ausbleiben oder Kleinersein einer Kontraktion* bei einem Rindenreiz infolge einer vorausgehenden Rindenreizung. *Offenbar ist von der vorangehenden ersten Reizung nach dem angegebenen langen Intervall noch ein Einfluß in der Hirnrinde wirksam, der diese Rindenstelle vorübergehend weniger erregbar oder unerregbar für einen an sich wirksamen Reiz macht,* d. h. *temporäre stimulative Inaktivierung herbeiführt.*

Das Phänomen läßt sich noch nach schichtenweiser Thermokoagulation der drei äußeren Rindenschichten nachweisen (s. Abb. 12). Nach Thermokoagulation der Rinde in ihrer ganzen Tiefe oder bei Reizung der weißen Substanz, nach Exstirpation der motorischen Rinde, ist die Auslöschung verschwunden; die zweite Reizung zeitigt dann eine größere Kontraktion, also Bahnung bei diesem Reizintervall (s. Abb. 13).

Diese Tatsachen zeigen: 1. daß die Auslöschung ein Rindenphänomen ist, 2. daß es sich dabei um eine temporäre Inaktivierung der zwei inneren Schichten der motorischen Rinde handelt, und zwar mit Rücksicht auf die oben gegebenen Reizungsversuche nach schichtweiser Thermokoagulation, wahrscheinlich um eine solche der Schicht der großen und Riesenpyramidenzellen. Die Auslöschung ist ein ziemlich scharf auf die gereizte Stelle lokalisiertes Phänomen, begrenzter als die Bahnung.

Verschiedene Faktoren sind von Einfluß auf dieses Phänomen, und zwar, soweit bis jetzt in mit W. S. Mc. Culloch angeführten Untersuchungen nachgewiesen, die Dauer der Reizung, das Intervall, die Frequenz der Reizpulse, die Pulsform, der Zustand der Rinde (Narkose, Zirkulation).

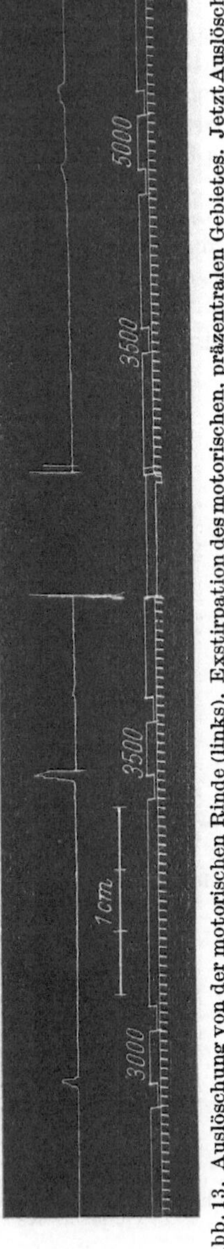

Abb. 13. Auslöschung von der motorischen Rinde (links). Exstirpation des motorischen, präzentralen Gebietes. Jetzt Auslöschung verschwunden und ersetzt durch Bahnung bei demselben Intervall (rechts).

Es sei hier nur erwähnt, daß die Auslöschung am deutlichsten ausgeprägt ist bei längerer Rindenreizung mit frequenten, relativ langen Reizpulsen (50—115 Pulse pro Sekunde). Der Einfluß der Narkose geht schon aus der oben erwähnten Angabe (S. 281) hervor, daß bei einer mittleren Narkosetiefe das optimale Intervall für die Auslöschung bei 13—15 Sek. gefunden wird, am nicht narkotisierten Affengehirn bei 4—6 Sek. Bei Vertiefung der Narkose dehnt sich das optimale Reizintervall für die Auslöschung beträchtlich aus (s. Abb. 14). Auch bei schlechter Zirkulation wird dieses Intervall erheblich länger (s. Abb. 15). Bei ganz tiefer Narkose kann es 2—4 Min. dauern.

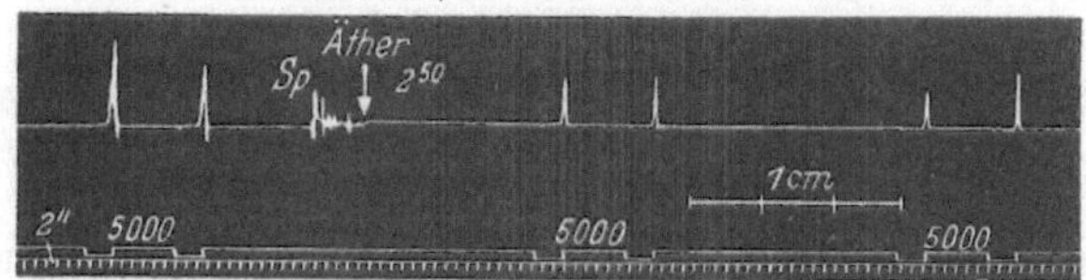

Abb. 14. Allgemeine Dial-Narkose. Affe. Zuerst Auslöschung mit 12 Sekundenintervall. Dann leichte Vertiefung durch Äther, vor der Nase gehalten. Jetzt anfangs gleich große Antwort beim selben Intervall, später Bahnung. Zeit in 2 Sek. *Sp* Spontane Bewegungen.

Die Auslöschung durch Rindenreizung läßt sich auch am isolierten Muskel nachweisen. Für die im Aktionspotentialbilde der Rinde sich aufzeigenden Manifestierungen von Bahnung und Auslöschung s. S. 294.

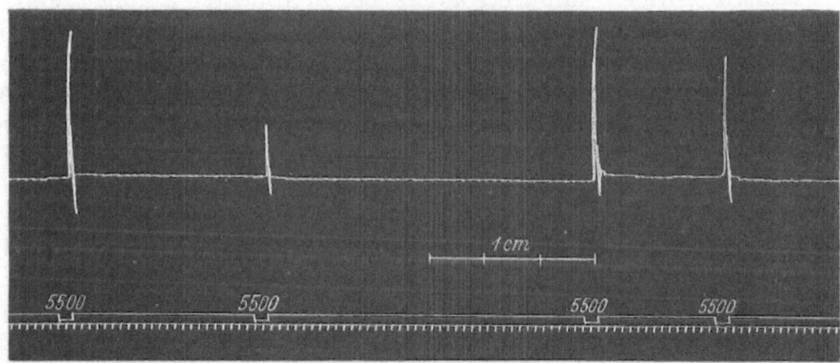

Abb. 15. Abnorm langes Intervall für Auslöschung durch schlechten Zirkulationszustand der Rinde, die ganz blaß aussah in diesem Stadium. Intervall von 13 Sek. ergab Bahnung, Intervall von 30 Sek. Auslöschung, die bei einem Intervall von 46 Sek. noch stärker ist. Zeit in 2 Sek.

Die Großhirnrinde zeigt, wie die Nervenfaser und lebende Systeme überhaupt, eine refraktäre Periode, die nach BROCA und RICHET (1897) etwa 0,1 Sek. dauert. A. und B. CHAUCHARD, RIZZOLO, u. A. haben die Chronaxie der motorischen Rinde unter verschiedenen Bedingungen untersucht. Sie heben die große Variabilität dieses Zeitfaktors hervor. Beim leicht narkotisierten Hunde wurden Werte von 0,3 bis 0,5 Sigma aufgefunden; dieselben Werte wurden für die Corona radiata erhalten. Die Chronaxie einer Flexionsbewegung soll im allgemeinen kürzer sein als die einer Streckbewegung, aber oft wurde auch gerade das umgekehrte Verhalten aufgefunden. Chloroform und Alkohol verlängern die Rindenchronaxie. Drosselung der arteriellen Zufuhr zum Gehirn läßt in weiten Grenzen die Chronaxie unbeeinflußt. Wird die Zirkulation total abgeschnitten, dann erlischt nach $1^{1}/_{2}$ Min. die Rindenerregbarkeit, bleibt zunächst noch reversibel, um aber nach $2^{1}/_{2}$ Min. dauernd zu erlöschen.

Stärkere Rindenreizung erzeugt die Reizung überdauernde Muskelkontraktionen, die bei genügender Intensität und Reizdauer sich zu regelrechten epileptiformen Krämpfen steigern können. Diese bestehen aus einer tonischen und einer nachfolgenden klonischen Komponente.

Bubnoff und Heidenhain haben gefunden, daß der epileptiforme Anfall „kupiert" werden kann, wenn der gereizte Rindenteil sehr bald, im Anfangsstadium des Anfalles, herausgeschnitten wird. Von vielen Autoren ist angegeben worden, daß bei den durch Injektion verschiedener Krampfgifte in Kombination mit Rindenexstirpationen hervorgerufenen Anfällen die klonische Komponente fortfällt. Ziehen hat die Lehre aufgestellt, daß die klonische Komponente corticalen Ursprungs sei, die tonische Komponente subcorticalen Ursprungs. Diese weit verbreitete Ansicht ist aber nicht unwidersprochen geblieben. Nach W. Trendelenburg ist auch die tonische Komponente zum Teil corticalen Ursprungs. Pike und Elsberg haben gezeigt, daß bei der Katze die klonische Komponente bei den durch Absynth hervorgerufenen Krämpfen auch nach Rindenexstirpation (im chronischen Versuch) noch auftritt. Ich kann diese Angabe für den Affen, selbst nach ausgedehnten Exstirpationen an der motorischen Rinde im akuten Versuch, bestätigen. Ohne motorische Großhirnrinde ist also das Auftreten von klonischen Krämpfen noch möglich; die Ansicht einer ausschließlich corticalen Genese derselben muß damit fallen gelassen werden.

Die Frage, wie die durch die elektrische Reizung erzeugten Impulse von der Rinde abwärts zu den peripheren Zentren und von dort zu den Muskeln gelangen, ist Gegenstand intensiver Forschung gewesen. In erster Linie kommt dafür die Pyramidenbahn in Betracht. Sicher ist aber, daß nach Ausschaltung derselben (Starlinger, Wertheimer und Lepage, Hering, Prus, Probst, Rothmann, in letzter Zeit Clyde Marshall, Tower) die Rindenreizung noch Bewegungseffekte zeitigen kann, besonders bei den niederen Säugetieren, aber, wenn auch in geringerem Maße, auch beim Affen. Extrapyramidale Bahnen, vorwiegend das rubrospinale Bündel und tektospinale Bahnen, sind an den dann noch erhältlichen Effekten beteiligt. Rothmann gibt an, daß beim Affen, selbst nach vollständiger Durchschneidung der Pyramidenbahn und des rubrospinalen Bündels, Reizung der motorischen Rinde noch Bewegungen der kontralateralen Extremitäten zeitigt; nach ihm geht der Impuls dann über die Vorderstrangbahn.

Es muss jetzt die *Lage* und *Ausdehnung* der elektrisch erregbaren Rinde besprochen werden.

Seit Hitzig und Fritsch hat eine fast unübersehbare Zahl von Forschern dieses Gebiet bei einer großen Anzahl von Tieren, Kalt- und Warmblütern, untersucht.

Für die Amphibien und Reptilien leugnen eine ganze Reihe von Untersuchern (Franck und Pitres, Bickel u. a.) die elektrische Erregbarkeit der Großhirnrinde, während andererseits viele (Ferrier [Frosch], Langendorff [Frosch], Johnston [Eidechse, Schildkröte], Bagley und Richter [Alligator], Bagley und Langworthy) verschiedene Reizeffekte, oft von umschriebenen Reizstellen aus beschrieben haben. Bei der relativen Kleinheit der Gehirne dieser Tierarten ist die Gefahr von Stromschleifen auf basale Gebilde sehr groß; es ist daher schwierig, bei diesen niederen Wirbeltieren zu ganz überzeugenden Resultaten zu gelangen.

Auch für die Vogelrinde ist die Ausbeute an Reizeffekten nur eine spärliche. Bickel sowie Koppanyi und Pearcy leugnen überhaupt das Vorhandensein von irgendwelchen Erfolgen am Gehirn der Taube, während Ferrier eine einzelne Stelle angibt, die konstant mit Pupillenverengerung des kontralateralen Auges und gelegentlich auch mit Drehung des Kopfes nach der gegenüberliegenden Seite hin reagiert. Zahlreicher sind die von Kalischer an der Papageienrinde (Abb. 16) eruierten Ergebnisse. Die zur Erzielung von einigen dieser Reizeffekte erforderlichen Reizstärken sind aber sehr groß, so daß der Verdacht, daß Stromschleifen auf das beim Vogelhirn mächtig entwickelte Striatum zugrunde liegen, sehr groß ist.

Viel zahlreicher, ja geradezu unübersehbar sind die bei den verschiedensten Säugern vorliegenden diesbezüglichen Untersuchungen. Für die ältere Literatur kann auf die allbekannten, früheren Zusammenfassungen verwiesen werden.

Schon bei den Monotremen und bei den Marsupialiern liegen Angaben über Reizeffekte vor (MARTIN für Ornithorinchus, ZIEHEN, CUNNINGHAM, GRAY und TURNER, ROGERS für das Opossum). Beim Igel haben MANN, ZIEHEN, C. und O. VOGT Untersuchungen angestellt. Die letzteren haben auch viele andere niedere und höhere Säugetiere untersucht. Sehr intensiv bearbeitet ist die Kaninchenrinde. HITZIGs orientierender Vorversuch wurde an diesem Tier vorgenommen. FERRIER gab die erste „Lokalisationskarte". Katze und Hund sind auch eingehend untersucht worden. HITZIGs grundlegendes Schema ist in Abb. 17 wiedergegeben. Die späteren Untersucher haben meistens viel mehr motorische Rindenstellen aufgefunden; wenn man aber

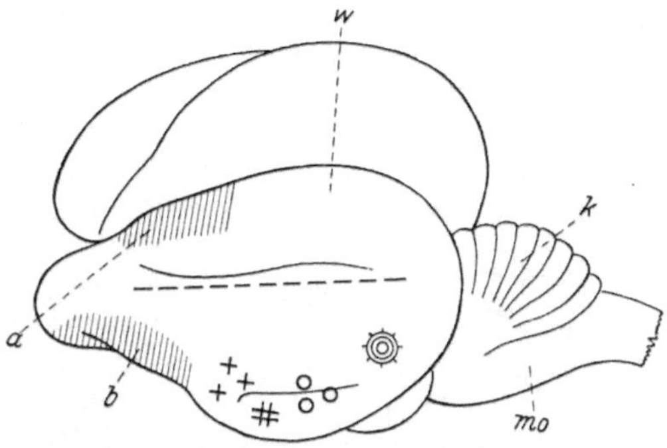

Abb. 16. Von Feld *a* aus: Bewegungen des Beines, des Fußes und der Zehen. Bei größerer Reizstärke auch Flügel- und Schwanzbewegungen sowie Augenschluß. Von Feld *b* aus: Kiefer- und Zungenbewegungen. ╫ Phonation, + Kiefer- und Zungenbewegungen, O Bein-, Fuß- und Flügelbewegungen, ◎ Augenbewegungen. (Nach KALISCHER.)

starke Reize vermeidet, ist mir immer wieder aufgefallen, wie zutreffend die alten Angaben HITZIGs sind.

Die aus letzter Zeit vorliegenden Ergebnisse von WOOLSEY und SMITH sind in Abb. 18 und 19 reproduziert, besonders um die jetzt noch vorliegenden Differenzen darzutun.

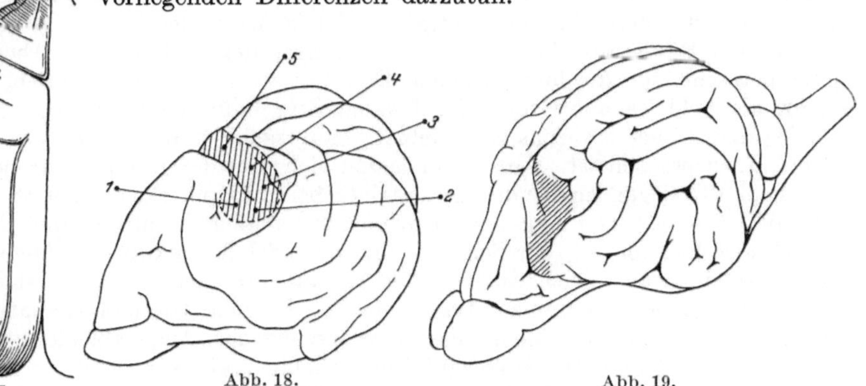

Abb. 17.   Abb. 18.   Abb. 19.

Abb. 17. Motorische Reizstellen am Hundehirn. (Nach HITZIG.)
Abb. 18. Elektrisch erregbares Gebiet der Hunderinde. (Nach WOOLSEY.)
Abb. 19. Elektrisch erregbares Gebiet der Rinde beim Hund. (Nach SMITH.)

Die Affenrinde hat zuerst FERRIER (1873) untersucht und eine reiche Ausbeute an motorischen Effekten erhalten. HITZIG folgte bald (1874) und machte die wichtige Angabe, daß die erregbaren Rindenstellen für die Skeletmuskulatur sich nur auf der präzentralen Rinde vorfinden (Abb. 20). FERRIER hatte die prä-, postzentrale und parietale Rinde mit Reizstellen besät angegeben.

Die späteren Untersucher schlossen sich im großen und ganzen den Angaben FERRIERs an, und erst SHERRINGTON und GRÜNBAUM haben die HITZIGsche Angabe bestätigt und auch auf den Menschenaffen ausgedehnt.

In ihrer ersten Versuchsreihe gelangten C. und O. Vogt ebenso wie Sherrington bei der Verwendung unipolarer Schwellenreize zu den im wesentlichen gleichlautenden Ergebnissen, daß die elektrisch erregbaren Foci sich nur in der präzentralen Rinde vorfinden. In ihren späteren Versuchen, bei denen sie sich der bipolaren Methode bedienten und absichtlich auch stärkere (sogar sehr starke) Reize benutzten, haben sie auch Reizeffekte von der postzentralen Rinde erhalten, lassen erhebliche funktionelle Differenzen der Erregbarkeit dieser beiden Gebiete gelten.

Abb. 21 und 22 geben die von C. und O. Vogt in 1907 bzw. 1919 veröffentlichten Ergebnisse ihrer Reizversuche an Affen wieder.

Ein Blick auf diese zwei Abbildungen ist sehr instruktiv. Die Anwendung viel stärkerer bzw. sehr starker Reize zeitigte eine große Anzahl von Reizeffekten. Die Deutung derselben ist aber sehr schwer, und für einzelne habe ich speziell festgestellt, daß ihre corticale Genese nicht nur sehr zweifelhaft, sondern sogar direkt abzulehnen ist. Die auf Reizung von Feld 7a und 19a zu erzielenden Augenablenkungen, hauptsächlich nach der der Reizung kontralateralen Seite zu, lassen sich noch nach Thermokoagulation der Rinde dieser Gebiete mit fast genau derselben Reizstärke erzielen, sowohl bei uni- als bei bipolarer Reizung (unveröffentlichte Versuche Dusser de Barennes). Es handelt sich also bei den betreffenden Reizeffekten nicht um von der Rinde ausgelöste Reaktionen, sondern höchstwahrscheinlich um durch die Reizung von dicht unter der Rinde hindurchziehenden Fasersystemen hervorgerufene Effekte. Um diese Ansicht mit Sicherheit vertreten zu können, wären allerdings speziell darauf gerichtete Versuche notwendig, in denen nach der Thermokoagulation die von der Rinde ausgehenden Faserstrahlungen degeneriert sind. Aber schon jetzt betrachte ich die hier gegebene Deutung als sehr wahrscheinlich, um so mehr, als Feld 7a auf Grund der lokalen Strychninisationsversuche Dusser de Barennes als ein sensibles Gebiet, hauptsächlich der Haut der beiden Arme, anzusprechen ist. Außerdem lassen sich von der unmittelbar occipital von Feld 19a liegenden Rinde (Area striata bei Cercopitheken, Feld 18 und 17 Brodmanns) dieselben Augendeviationen hervorrufen; wahrscheinlich handelt es sich also hier um mit der Sehrinde und dem Sehakt gekuppelte Augenbewegungsmechanismen. Auch die von den frontalen Feldern 9c und 9d hervorzurufenden Augenbewegungen lassen sich noch nach Thermokoagulation der Rinde auslösen; die von dem Felde 8 zu erzielenden Augenablenkungen sind dagegen nach Rindenthermokoagulation erheblich abgeschwächt, wenn auch durch stärkere Reize noch hervorzurufen. Wie die Interpretation dieser Ergebnisse in speziell darauf gerichteten Untersuchungen auch ausfallen mag, jedenfalls zeigen sie, daß große Vorsicht geboten ist, und daß man nicht ohne weiteres die bei stärkeren Reizen erhaltenen Effekte als von der gereizten Rindenstelle selbst ausgehend betrachten darf. Bei der mehr oder weniger arbiträren Abschätzung der von der Rinde auslösbaren Reizeffekte, nicht nur in quantitativer Hinsicht, sondern besonders in Rücksicht auf ihre Qualität (Primärbewegungen, Sekundärbewegungen usw.) und bei dem Fehlen von wirklich eindeutigen, objektiven Einteilungskriterien, ist größte Vorsicht geboten, und es scheint mir immer noch, daß wir am sichersten gehen, wenn wir uns bis auf weiteres auf die bei Schwellenreizungen oder nur wenig überschwelligen

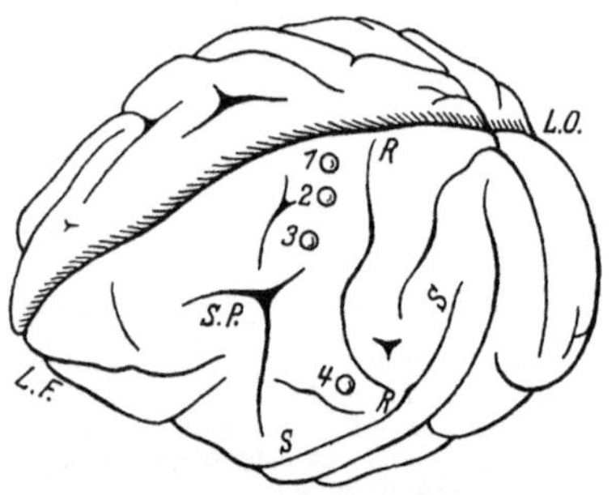

Abb. 20. Motorische Reizstellen beim Affen. (Nach Hitzig.)

Reizstärken erzielbaren Effekte beschränken. Es mag sein, daß wir dann gelegentlich keine Reizeffekte erhalten, andererseits aber sind wir dann vor trügerischen Effekten am besten gesichert.

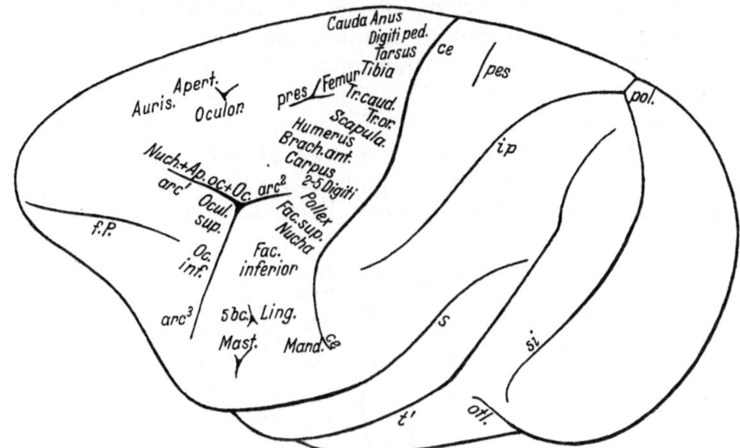

Abb. 21. Motorische Reizeffekte beim Affen (Macacus). (Nach C. und O. VOGT [1907].)

Das elektrisch erregbare Gebiet fällt auf der präzentralen Rinde im großen und ganzen mit den Feldern 4 und 6 BRODMANNs zusammen. Feld 4, die Area

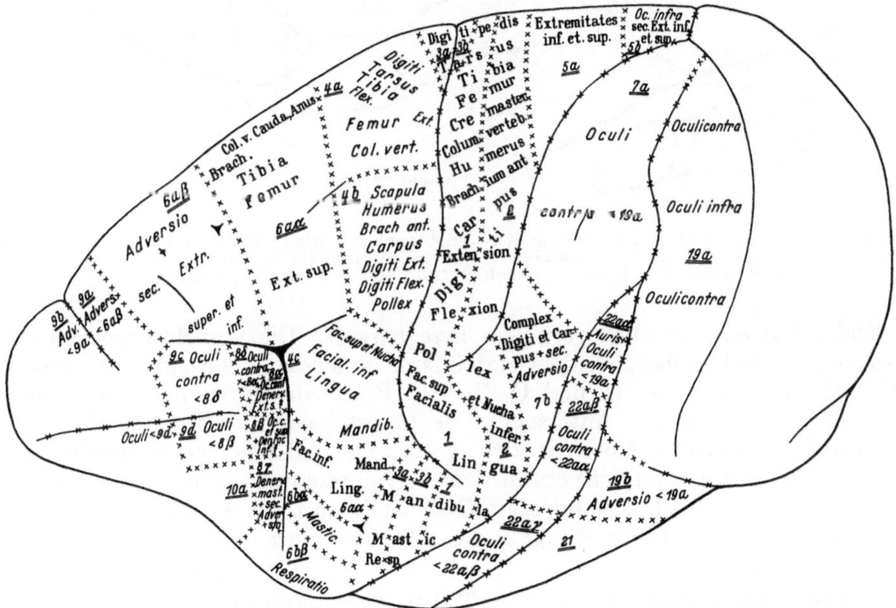

Abb. 22. Motorische Reizeffekte am Affen (Macacus). (Nach C. und O. VOGT [1919].)

giganto-pyramidalis zeigt eine bedeutend größere Erregbarkeit als Area 6, und die von dem ersten Gebiet auszulösenden Bewegungen sind die am feinsten differenzierten, vornehmlich auf die distalen Abschnitte und Gelenke der Extremitäten und auf das Gesicht beschränkten Bewegungseffekte. Drei große Unterabteilungen, mit ganz konstanten Grenzen sind am präzentralen „motorischen" Gebiet zu unterscheiden (Bein-, Arm- und Gesichtsgebiet). Von einer schmalen Zone zwischen Bein- und Armgebiet lassen sich Kontraktionen der Rumpfmuskulatur auslösen. Im dorsalen Teil des Beingebiets liegen Foci, deren Reizung Bewegungen des Schwanzes und der Anusmuskulatur zeitigen.

Bei den Affen mit Greifschwanz ist die Ausdehnung dieser Rindenpartie, von der aus Schwanzbewegungen zu erhalten sind, bedeutend größer. C. und O. Vogt haben Exemplare dieser Affen untersucht; neuerdings haben Fulton und Dusser de Barenne dieser Frage eine spezielle Studie gewidmet und gefunden, daß bei den Affen mit Greifschwanz das elektrisch reizbare präzentrale Gebiet dieses Körperabschnitts viel größer ist als bei den kurzschwanzigen Affen. Bei Ateles ater (Spinnenaffe) ist dieses Feld sogar größer als das ventral anschließende motorische Beingebiet (s. Abb. 23).

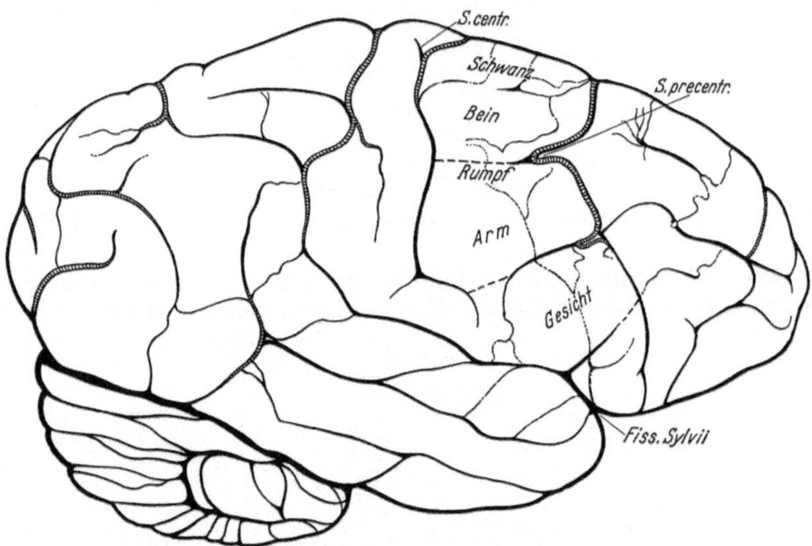

Abb. 23. Ausdehnung und Blutverteilung der „motorischen" Rinde beim Spinnenaffen (Ateles ater). Man beachte die enorme Ausdehnung des Schwanzareals bei dieser mit Greifschwanz ausgestatteten Affenart. (Nach Fulton und Dusser de Barenne.)

Feld 6 hat eine deutlich geringere Erregbarkeit. Die von ihm ausgelösten Bewegungen sind gröber, weniger detailliert, umfassen mehr auch die proximalen Gliederabschnitte (C. und O. Vogt). Bucy und Fulton haben neuerlich diese Gebiete wieder untersucht; sie unterscheiden zwei Abschnitte des präzentralen erregbaren Gebietes, das motorische und das prämotorische Gebiet, besonders auf Grund der verschiedenen Symptomatologie in Ausschaltungsversuchen (s. S. 298). Das motorische Gebiet fällt mit der Area 4 Brodmanns, das prämotorische Gebiet mit seiner Area 6 (Area 6aα und 6aβ von C. und O. Vogt) zusammen.

In Übereinstimmung mit und zum Teil in Erweiterung von früheren Untersuchungen von Mott, Schuster und Sherrington an der Gibbonrinde und besonders von C. und O. Vogt an verschiedenen Zerkopithekenarten sind nach Bucy die vom dorsalen Abschnitt von Area 6 zu erhaltenden Reizeffekte (unter Äthernarkose) folgende: 1. Anhaltende Kontraktionen von relativ kleinen Gruppen von Muskeln in den kontralateralen Gliedern, 2. komplexe progressive und rhythmische Bewegungen einer ganzen kontralateralen Extremität oder beider kontralateralen Glieder und des Schwanzes, 3. Torsionsbewegungen des Rumpfes, 4. Bewegungen in den homolateralen Extremitäten, besonders im Beine.

Die Reizschwelle für diese verschiedenen Reizeffekte ist nicht dieselbe, aber für alle deutlich höher als für die von Area 4 erzielbaren Effekte. Außerdem sind die von Area 6 zu erzielenden Reaktionen nach FULTON durch ihre Aufhebung in Narkose durch Barbitursäurederivate gekennzeichnet. Dieses Kriterium ist kein absolutes, denn bei der von mir benutzten Anwendungsart von Dial (s. S. 272) ist Area 6 nicht unerregbar.

Diese verschiedenen von Area 6 ausgelösten Reizeffekte werden nach C. und O. VOGT auf verschiedenen Wegen von der Rinde peripherwärts geleitet. BUCY hat dies kürzlich bestätigt.

Unterschneidung von Area 6a *und Exstirpation von Area 4* hebt die sub 2 und 4 erwähnten Reizeffekte auf, nicht die sub 1 erwähnten Reaktionen. Die sub 2 und 4 angedeuteten Reizeffekte werden daher durch eine eigene aus Area 6 hervorgehende Projektionsfaserung bewirkt, während die sub 1 erwähnten Reizeffekte über Area 4 zustande kommen. In Übereinstimmung damit fand BUCY, daß ein vertikaler Einschnitt in die Rinde zwischen Area 4 und 6a die sub 1 erwähnten Reaktionen aufhebt, nicht aber die sub 2, 3 und 4 angeführten. Die sub 4 angegebenen Reizeffekte sind nach einem solchen Einschnitt öfters sogar stärker ausgeprägt. Ob es sich dabei um von Area 6 aus durch Area 4 hindurchführende Projektionsfasern oder um aus Area 6a stammende intracorticale Neurone, die ihre Impulse auf die efferenten pyramidalen Systeme von Area 4 übertragen, handelt, ist eine noch offene Frage. Die sub 4 erwähnten homolateralen Reizeffekte lassen sich von einem kleinen Areal, unmittelbar dorsal von dem Sulcus praecentralis superior auslösen (HERING, BUCY und FULTON). Homolaterale Reizeffekte sind von einer großen Anzahl von Untersuchern gefunden worden (WERTHEIMER und LEPAGE, ROTHMANN, C. und O. VOGT). Diese homolateralen Reaktionen sind noch nach Exstirpation der anderen Hemisphäre, Balkendurchschneidung, Durchtrennung der beiden Pyramiden in der Medulla oblongata und verschiedenen operativen Einschnitten im Rückenmark zu erhalten. Die Vertretung der homolateralen Körpermuskulatur in der homolateralen Hemisphäre geht auch aus den schon S. 280 erwähnten Versuchsergebnissen von DUSSER DE BARENNE und MARSHALL hervor. Diese von Area 4 unter gewissen Bedingungen erzielbaren homolateralen Reizeffekte beweisen die Möglichkeit der funktionellen Verknüpfung der motorischen Rinde einer Hemisphäre mit den Muskeln beider Körperseiten.

Von dem ventralen Abschnitt des Feldes 6 von BRODMANN (Area 6aα, 6bα und 6bβ von VOGT), sowie von den ventralen präzentralen Abschnitten des Feldes 1, 3a und 3b, die alle dem Gesichtsgebiet angehören, lassen sich die Gesichts- und Kiefermuskeln zur Kontraktion bringen. Kau- und Leckbewegungen sind von hier aus leicht zu erzielen.

Von der unmittelbar frontal vom Sulcus arcuatus liegenden Rinde, d. h. vom Feld 8 BRODMANNs aus, lassen sich sehr leicht seitliche Augenablenkungen hervorrufen; wahrscheinlich sind die von hier erzielten Reizeffekte echte Rindeneffekte, obwohl das nicht eindeutig feststeht (s. S. 286).

Es erübrigt noch, das viel umstrittene Problem der elektrischen Erregbarkeit der postzentralen Windung zu erörtern. Zweifellos ist dieser Rindenabschnitt viel weniger erregbar als der präzentrale, und die Tatsache, daß erst verhältnismäßig stärkere Reize Bewegungen zeitigen, hat dazu geführt, diese auf Stromschleifen auf die präzentrale Rinde zurückzuführen, um so mehr als verschiedene Untersucher (SHERRINGTON und LEYTON, LEWANDOWSKY und SIMONS) angeben, daß sich von der postzentralen Windung keine motorischen Effekte mehr hervorrufen lassen nach Exstirpation der präzentralen Rinde und Degeneration der aus dieser entspringenden Projektionsfasern. ROTHMANN dagegen hat auch dann noch Bewegungseffekte erhalten und spricht sich daher

zugunsten einer eigenen Erregbarkeit der postzentralen Rinde aus. Graham
Brown meint auf Grund von Vereisungsversuchen der postzentralen Rinde,
daß die von dieser auslösbaren Reizeffekte über die präzentrale Rinde, durch
interregionale Neurone, zustande kommen. C. und O. Vogt haben diese Frage
eingehend bearbeitet und gelangten (1919) zu der Ansicht, daß es sich bei den
von der postzentralen Windung ausgelösten Reizeffekten teils um über die
präzentrale Rinde neurodynamisch zustande kommende Effekte (Spezial-
bewegungen), teils um direkte, von der postzentralen Rinde corticofugal ge-
leitete Erregungsimpulse (Einstellungsbewegungen) handelt. Bezüglich ihrer
somatotopischen Unterteilung der postzentralen Windung siehe Abb. 22. In
Thermokoagulationsversuchen der postzentralen Rinde und in Versuchen mit
Exstirpation der präzentralen
Rinde bin ich zu der Überzeugung gelangt, daß ungeachtet der öfters erheblichen
Differenz in der Erregbarkeit
der post - und präzentralen
Windungen nicht nur an dem
Bestehen der über die präzentrale Rinde neurodynamisch
zustande kommenden post-
zentralen Reizeffekte nicht zu
zweifeln ist, sondern daß es
auch „direkte" postzentrale
Reaktionen gibt. Nach meiner
Erfahrung erstreckt sich die
elektrisch erregbare postzentrale Rinde aber nur auf die
frontale Zone der postzentralen
Windung, etwa der Lage und
Ausdehnung von Brodmanns
Feldern 1, 2 und 3 ent-

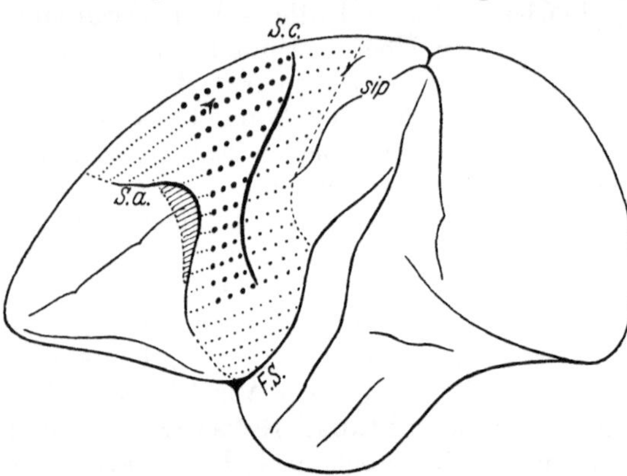

Abb. 24. Das elektrisch erregbare, mit motorischen Reizeffekten antwortende Gebiet der Rinde beim Cercopitheken
(Macacus usw.). Auf der präzentralen Rinde umfaßt es
die Areae 4 und 6 von Brodmann, auf der postzentralen
Windung nimmt es nur die frontale Hälfte derselben ein,
wahrscheinlich mit Brodmanns Areae 1, 2 und 3 übereinstimmend. Frontal von dem Sulcus arcuatus (S. a.) liegt
ein kleines Feld, das auf elektrische Reizung mit Augenbewegungen antwortet. (Area 8 Brodmanns.)

sprechend. Die Erregbarkeit dieses Gebiets wird, je mehr man sich von der
Zentralfurche entfernt, immer schwächer. Ich möchte daher das elektrisch
erregbare Gebiet auf der Rinde des Cercopithecusgehirns (Macacus und Affen
mit ähnlich konfigurierten Gehirnen), wie in Abb. 24 dargestellt, angeben.

Die Ergebnisse der lokalen Strychninvergiftung der Rinde.

Die Methode der lokalen Strychninvergiftung ist, wie Dusser de Barenne
nachgewiesen hat, eine sehr geeignete Methode, um die Lokalisation von sensiblen
Mechanismen im zentralen Nervensystem festzustellen. An der Großhirnrinde
der Katze hat er sie 1915/1916 angewendet, 1923 auch an der Rinde des Affen
(Macacus).

Bezüglich des Prinzips und der Vorteile dieser Methode sei auf S. 273 verwiesen; hier
interessieren uns die Ergebnisse.

Auf die Strychninisation von einigen wenigen Quadratmillimetern Rinde
in einem bestimmten Gebiete hin treten in den apikalen Teilen des Körpers
(Händen, Füßen, Gesicht und Ohren) Symptome der Hyperästhesie und Hyperalgesie der Haut und der tiefen Gewebe auf und außerdem Symptome, die ohne
Reizung von seiten des Experimentators auf das Bestehen von parästhetischen,
unangenehmen Sensationen des Tieres schließen lassen. Motorische Reizerscheinungen, wie fasciculäre Zuckungen in verschiedenen Muskeln, treten bei der

von DUSSER DE BARENNE gewählten Applikationsweise des Strychnins nicht oder nur in ganz vereinzelten Fällen auf. Das Gebiet, von dem aus durch solche örtliche Strychninvergiftung die erwähnten sensiblen Reizerscheinungen hervorgerufen werden, kann als das *„sensible"* Rindengebiet angesprochen werden.

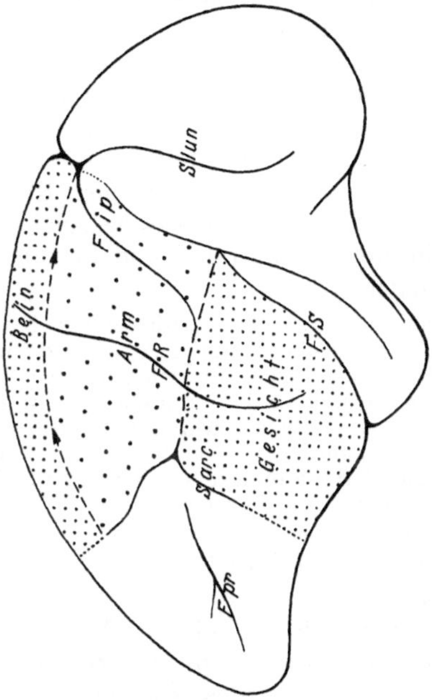

Dieses *sensible Rindengebiet* läßt sich in verschiedene Unterabteilungen zerlegen, denn je nach dem Orte der Strychninisation treten die Erscheinungen in verschiedenen Körperabschnitten auf.

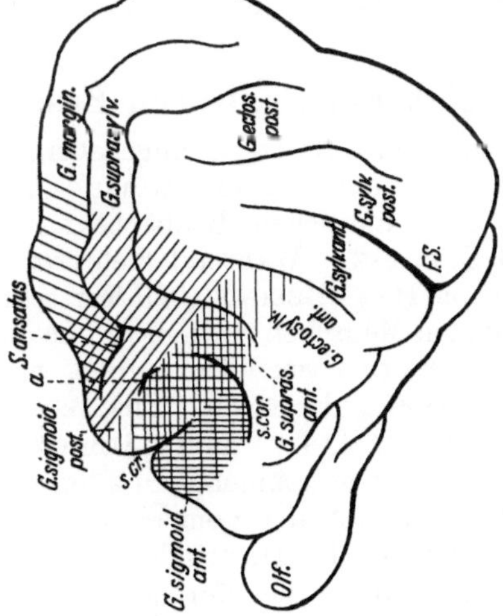

Die Erscheinungen sind bei einseitiger lokaler Vergiftung der Rinde auf beiden Seiten des Körpers vorhanden, jedenfalls so weit es sich um die Störungen der Sensibilität der Haut handelt. Die Reizerscheinungen auf dem Gebiete der „tiefen" Sensibilität sind fast oder ganz ausschließlich in der gekreuzten Körperhälfte nachweisbar.

Nach Exstirpation einer Hemisphäre oder des sensiblen Gebietes einer Hemisphäre und fast kompletter Ausschaltung des sensiblen Rindengebietes der zweiten Hemisphäre lassen sich durch die Vergiftung des kleinen erhalten gebliebenen Bezirkes der letzteren noch dieselben Störungen wie bei intakter Rinde nachweisen. Die Bedeutung dieser Tatsache für das Problem der funktionellen Lokalisation der Großhirnrinde wird S. 315 erörtert werden.

Bei der Katze zeitigt die lokale Strychninvergiftung eines bestimmten Abschnittes des sensiblen Rindengebietes eine mit Bezug auf die Lokalisation der Störungen bemerkenswerte Symptomatologie. Auf die Vergiftung eines kleinen Bezirkes z. B. der *linken* Hemisphäre tritt eine „gekreuzte" Symptomatologie auf; es sind nämlich die beschriebenen sensiblen Störungen in dem *linken* (homolateralen!) Vorderbeine und der *rechten* (kontralateralen) Hinterpfote nachzuweisen. Die Analogie dieser Lokalisation der Störungen mit der gekreuzten Gangart der Katze ist einleuchtend.

Die Lage und Ausdehnung des sensiblen Rindengebietes bei der Katze geht aus Abb. 25 hervor.

Diese Versuche wurden von DUSSER DE BARENNE auch am Affenhirn (Macacus) gemacht. Prinzipiell sind die Ergebnisse dieselben wie bei der Katze, nur daß kein Gebiet für die „gekreuzte" Symptomatologie gefunden wurde.

Abb. 25.

Abb. 26.

Abb. 25. Sensibles Gebiet der Rinde bei der Katze nach den Ergebnissen der lokalen Strychninmethode. (Nach DUSSER DE BARENNE.)

Abb. 26. Sensibles Gebiet auf der Konvexität der Rinde des Affen mittels der lokalen Strychninmethode abgegrenzt. (Nach DUSSER DE BARENNE.)

19*

Die Lage und Ausdehnung der sensiblen Rinde beim Affen geht aus Abb. 26 hervor. Lokale Strychninvergiftung außerhalb der angegebenen Gebiete erzeugt keine nachweisbaren sensiblen Störungen.

Die sensible Rinde nimmt auf der Konvexität der Hemisphäre (die mediale Seite ist für diese Methode schwer zugänglich und noch nicht mit derselben untersucht worden) einen ziemlich großen Abschnitt der postzentralen und der präzentralen Rinde ein. Aus den Versuchen, *in welchen durch das Vorhandensein der Parästhesien das Versuchstier selbst anzeigt, in welchen Körperabschnitten die Störungen vorhanden sind,* geht unzweideutig hervor, daß auch die präzentrale Rinde mit der Körpersensibilität in funktioneller Beziehung steht. Die alte Lehre von der sensorisch-motorischen Rinde (Munk u. a.) ist damit endgültig als richtig, die neuere, dualistische Ansicht von einer scharfen Trennung von Motilität in der präzentralen und Sensibilität in der postzentralen Rinde als unrichtig nachgewiesen.

Die Symptomatologie nach örtlicher Strychninisation der präzentralen Rinde ist genau dieselbe wie nach solcher Vergiftung der postzentralen Rinde. Dusser de Barenne hat auf diese Tatsache aufmerksam gemacht, aber gleichzeitig betont, daß daraus nicht gefolgert werden dürfe, daß die funktionelle Wertigkeit der prä- und postzentralen Rinde in Beziehung zu den einzelnen Sensibilitätsfunktionen genau die gleiche sei. Es ist nicht daran zu zweifeln, besonders auf Grund von Erfahrungen aus der klinischen Neurologie und Neurochirurgie, daß die funktionelle Bedeutung der präzentralen Rinde für die Sensibilität eine ganz andere ist als die der postzentralen Rinde. Das Strychnin, das zwar das Maximum aus den sensiblen Mechanismen herausholt, löscht feinere funktionelle Differenzierungen aus.

Ein weiteres wichtiges Ergebnis dieser Versuche ist die Feststellung daß die Grenzen zwischen den drei Unterabteilungen des sensiblen Rindengebietes beim Affen ganz scharf sind. Bei Vergiftung einer Stelle *eines* Abschnittes des sensiblen Gebietes findet man die Störungen nur in dem Körperabschnitt, der in diesem Teil des Gebietes repräsentiert ist, d. h. nur in den Beinen oder nur in den Armen oder nur im Gesicht.

Die elektrobiologischen Erscheinungen der Hirnrinde.

Caton hat 1875 als erster angegeben, daß von der Hirnrinde elektrobiologische Erscheinungen, „Aktionsströme" abzuleiten sind. Fleischl von Marxow folgte mit einer ähnlichen Beobachtung 1880, sowie Beck, Danilewski und Beck und Cybulski. Während mehrerer Jahre wurde dieses Arbeitsfeld vernachlässigt, bis Hans Berger 1929 feststellte, daß sich vom Schädel des wachen und schlafenden Menschen Aktionsströme ableiten lassen. Diese wichtige Angabe führte zu einer erneuten, eifrigen Bearbeitung dieses Gebietes. Bartley und Newman, Travis und Herren, Fischer, Kornmüller, Bishop und Bartley, Tönnies, Adrian, Jasper und Carmichael haben experimentelle Ergebnisse auf diesem Gebiete gesammelt. In allerletzter Zeit haben Dusser de Barenne und Mc Culloch mit der vom ersteren angegebenen Methode der laminären Thermokoagulation der Hirnrinde den Anfang gemacht, die von verschiedenen Schichten der Rinde herrührenden Potentialschwankungen beim Affen zu untersuchen.

Zuerst sei festgestellt, daß diese bioelektrischen Phänomene tatsächlich in der Rinde entstehen. Dies geht unzweideutig daraus hervor, daß sie praktisch total verschwinden nach Abtötung aller Schichten derselben; besonders mit der Thermokoagulationsmethode läßt sich diese Tatsache einwandfrei nachweisen. Mit großer Wahrscheinlichkeit läßt sich annehmen, daß diese bioelektrischen Erscheinungen in den Ganglienzellen entstehen; die anderen in der Rinde vorkommenden Elemente, wie z. B. die Gliazellen, kommen als Erzeuger dieser elektrischen Phänomene wegen ihrer geringen Aktivität kaum in Frage.

Weil Potentialschwankungen auch am narkotisierten Tiere auftreten und diese auf geeignete Reizung des Tieres oder seiner Sinnesorgane hin deutliche Abänderungen erfahren, hat KORNMÜLLER die „spontanen", beim wachen und beim narkotisierten Tiere vorhandenen Potentialschwankungen als „*Feldeigen-*

ströme" der Rinde bezeichnet und die durch irgendwelche peripheren Reize hervorgerufenen Änderungen in diesen Potentialschwankungen als „*Feldaktionsströme*" bezeichnet. Die von verschiedenen architektonischen Gebieten ableitbaren spontanen Potentialschwankungen weisen erhebliche Unterschiede auf; KORNMÜLLER gibt an, daß jedes architektonische Feld ein für dasselbe typisches Feldeigenstrombild aufweist. Daß verschiedene Felder verschiedene Eigenstrombilder aufweisen, ist richtig (s. auch Abb. 27, 1 und 2). Die KORNMÜLLERsche Angabe impliziert aber, daß man aus dem einzelnen Eigenstrombild diagnostizieren könnte, von welchem Rindenfeld es abgeleitet wurde. Das geht aber meines Erachtens vorläufig zu weit und ist bei den enormen funktionellen Verknüpfungen innerhalb der Rinde mit ihren Tausenden von Nervenzellen kaum zu erwarten.

Abb. 27, 1 zeigt die mit Kathodenstrahloszillographen und Gleichstromverstärker von der präzentralen Windung der Affenrinde aufgenommenen Potentialbilder der intakten Rinde (bipolare Methode,

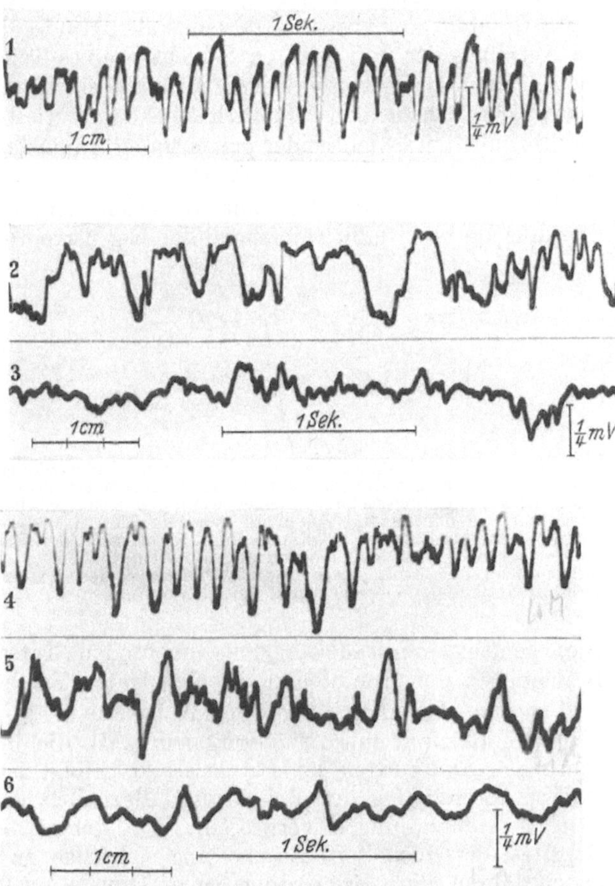

Abb. 27. Kurve 1. Spontane Potentialschwankungen mit dem Kathodenstrahloszillograph von der „normalen" präzentralen Rinde (Area 4), Gesichtsgebiet des Affen in Dial-Narkose abgeleitet. Kurven 2 und 3: 2 zeigt die spontanen Potentialschwankungen von dem „normalen", postzentralen sensiblen Gesichtsgebiet abgeleitet, 3 nach schichtweiser Thermokoagulation der drei äußeren Schichten eines 5 × 7 mm großen Vierecks, in dessen Mitte die zwei Elektroden auf der Rinde anlegen. Dieselbe Ableitungsstelle wie in Kurve 2. Kurven 4, 5 und 6 sind von derselben Stelle wie Kurve 1 abgeleitet. Kurve 4: 10 Min. nach der Thermokoagulation der drei äußeren Schichten von dem kleinen Areal aus Kurve 3. Kurve 5: 25 Min. nach dieser Thermokoagulation. Kurve 6 zeigt die weitere Reduktion in den spontanen Potentialschwankungen der motorischen Gesichtsrinde nach Thermokoagulation der drei äußeren Schichten dieses Rindengebietes selbst.

Dial-Narkose), Abb. 27, 2 die von der intakten postzentralen Windung erhaltenen Potentialschwankungen; Abb. 27, 3 die nach schichtenweiser Thermokoagulation der drei äußeren Schichten der postzentralen Windung von dieser erhältlichen Potentialschwankungen. Abb. 27, 4 zeigt die von derselben Stelle der präzentralen Rinde wie in Abb. 27, 1 10 Minuten nach der laminären Thermokoagulation der postzentralen Rinde gewonnenen Potentialschwankungen. Abb. 27, 5 ist unter genau denselben Bedingungen, 25 Minuten nach der Thermokoagulation aufgenommen, d. h. also 15 Minuten nachdem Abb. 27, 4 erhalten war. Abb. 27, 6 zeigt die Potentialschwankungen der präzentralen Rinde 4 Minuten nach laminärer Thermokoagulation dieser Rinde selbst.

Aus diesen Kurven gehen verschiedene Tatsachen hervor, 1. daß das Eigenstrombild der prä- und postzentralen Rinde ein verschiedenes ist; 2. daß die Abtötung der drei äußeren Schichten eines Teiles der postzentralen Rinde nach einer Latenz von mehreren Minuten einen ausgesprochenen Einfluß auf das von der präzentralen Rinde erhältliche Potentialbild hat; 3. das die Abtötung der drei äußeren Schichten der präzentralen Rinde das von dieser Rinde gelieferte Eigenstrombild tiefgehend abändert.

Auch die laminäre Thermokoagulation der drei äußeren Schichten der Frontalrinde beeinflußt weitgehend das Eigenstrombild der präzentralen Rinde.

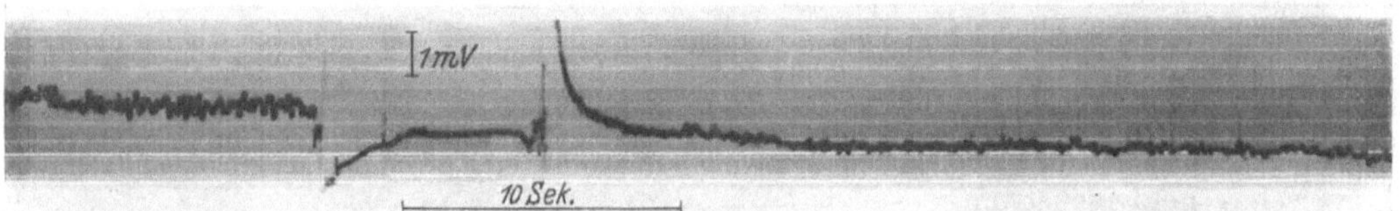

Abb. 28. Kathodenstrahloszillogramm der Potentialschwankungen der motorischen Rinde beim Affen (Macacus) in Dial-Narkose vor und nach einer unterschwelligen bipolaren Rindenreizung von 4 Sek. Dauer. Reizungsstellen dieselben wie die Ableitungsstellen. Während der Reizung sind die Verstärker und der Oszillograph nicht mit dem Tier in Verbindung. Bedeutende Abnahme der Potentialschwankungen (Auslöschung) unmittelbar nach der Reizung mit allmählicher Rückkehr zur Norm. Die feinen, weißen vertikalen Linien markieren 0,3 Sek. Von den zwei dicken, weißen horizontalen Linien ist die obere für die Aufzeichnung des motorischen Reizeffektes, die untere zeigt die Reizmarkierung. Wie das Signal der Antwort andeutet, war die Reizung eine unterschwellige.

Diese gemeinsam mit McCulloch aufgefundene Tatsache deutet auf funktionelle Beziehungen der frontalen und präzentralen Rinde.

Fischer, Bartley, Kornmüller, Bishop u. a. haben nachgewiesen, daß die periphere Reizung eines Sinnesorganes, z. B. die Belichtung eines Auges, von deutlichen Änderungen im Potentialbild gefolgt ist, besonders beim Anfang und bei Beendigung der Belichtung. Bezüglich von Einzelheiten sei auf die zitierten Abhandlungen verwiesen. Wir stehen hier noch am Anfang eines Gebietes, dessen weitere Bearbeitung sicherlich zu äußerst wertvollen Ergebnissen führen wird. Neuerdings ist es Dusser de Barenne und McCulloch[1] gelungen, mittels einer speziellen Methodik fortlaufende Aktionspotentiale mit dem Kathodenstrahloszillographen unmittelbar vor und nach bipolarer Rindenreizung aufzunehmen.

Es zeigt sich, daß im Anschluß an eine Rindenreizung eine deutliche Abschwächung der vor der Reizung vorhandenen Aktionspotentiale auftritt, die dann allmählich wieder zur Norm zurückkehren. Diese Abschwächung dauert so lange, als die durch den Reiz gesetzte „Auslöschung" (s. S. 281 f) besteht (s. Abb. 28), und tritt auch bei subliminalen, keinen nachweisbaren peripheren motorischen Effekt zeitigenden Reizen auf. Wenn Reizstelle und Ableitungsstelle identisch sind, ist zumeist keine Bahnung nachweisbar, d. h. die Auslöschung ist zu stark, als daß die Bahnung durchbrechen könnte. Wenn aber die Ableitungselektroden nur einige wenige Millimeter von den Reizelektroden entfernt sind, zeigt sich unmittelbar nach der Reizung eine bedeutende Vermehrung und Vergrößerung der Aktionspotentiale, die so lange anhält, als sich eine Bahnung der motorischen Reizeffekte nachweisen läßt. Diese Vergrößerung der Aktionspotentiale geht allmählich in eine erhebliche Abnahme

---

[1] Noch unveröffentlichte Untersuchungen.

derselben über; diese fällt in die Phase, in welcher sich die „Extinction", die „Auslöschung" offenbart, um dann allmählich wieder zur Norm zurückzukehren (siehe Abb. 29). Wichtig an diesem Ergebnis ist noch, daß auch daraus unzweideutig hervorgeht, daß in der Bahnung eine corticale Komponente vorhanden ist.

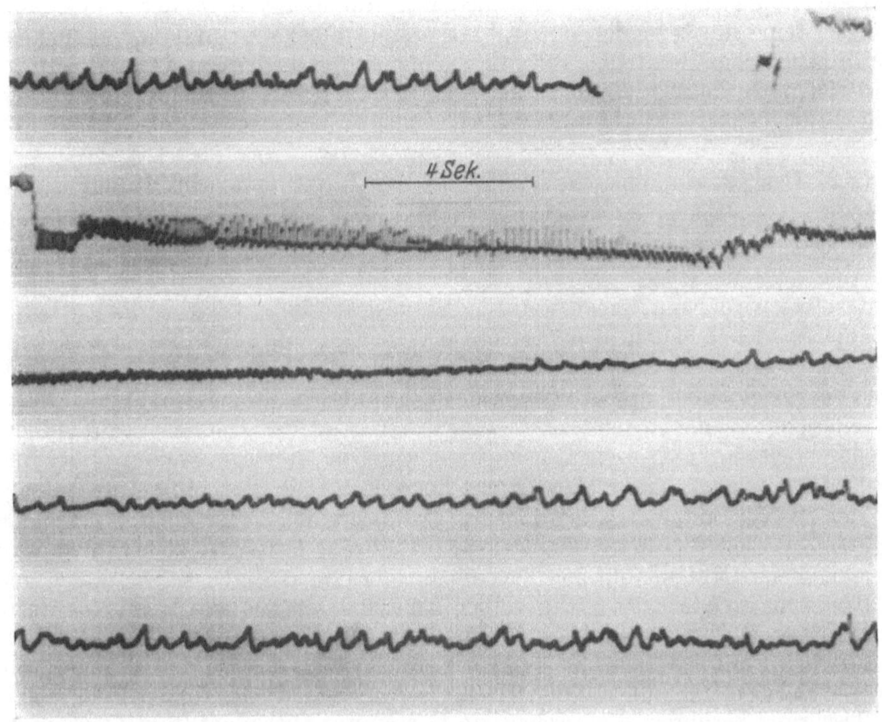

Abb. 29. Macacus-Affe. Dial-Narkose. Zwei Reizelektroden auf dem dorsalen Teil des präzentralen motorischen Beingebietes (Area 4), zwei Ableitungselektroden auf dem ventralen Teil desselben Areals, 3,5 mm von dem ersten Paar Elektroden entfernt. Kontinuierliches Kathodenstrahloszillogramm, d. h. keine Unterbrechung zwischen den 5 Figurabschnitten. Unterschwellige Reizung der Rinde für 4 Sek. am Ende des ersten Abbildungsabschnitts. Vermehrung und Vergrößerung der Aktionspotentiale (Bahnung) unmittelbar nach der Reizung, allmählich in Auslöschung übergehend und dann allmählich zur Norm zurückkehrend. Die vertikalen weißen Linien in den Kurven entsprechen 0,3 Sek. Keine Unterbrechung (in der Zeit) zwischen den einzelnen Abschnitten der Abbildung.

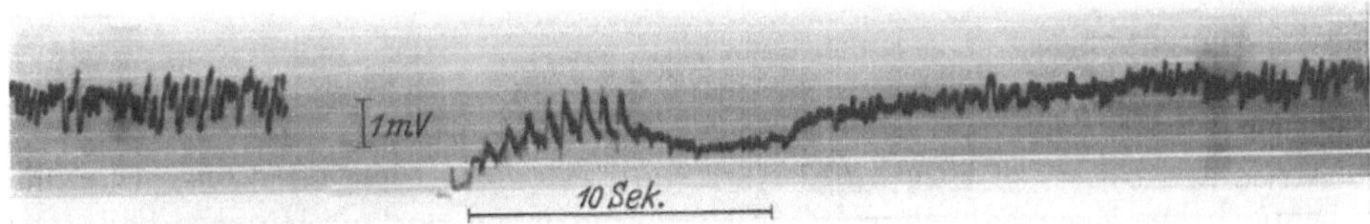

Abb. 30. Macacus-Affe. Dial-Narkose. Aktionspotentiale der Rinde mit Vergrößerung (Bahnung) und Verschwinden (Auslöschung) im Anschluß an eine Rindenreizung. Ableitungs- und Reizstelle identisch. Subliminale Reizung.

Abb. 30 zeigt bei unterschwelliger bipolarer Reizung die der Reizung nachfolgende Bahnung und Auslöschung im Aktionspotentialbilde bei Reizung und Ableitung von denselben Rindenstellen. Aber, wie gesagt, zeigt sich in der Regel unter diesen Umständen nur die Abnahme der Aktionspotentiale und nicht die Phase ihrer Vergrößerung.

Die Ergebnisse der Ausschaltungsversuche.

1. Die Ergebnisse der lokalisierten Ausschaltungen.

Auch hier haben Hitzig und Fritsch (1870) die ersten Resultate erzielt, indem sie nachweisen konnten, daß die Exstirpation der elektrisch erregbaren Rinde zu Motilitätsstörungen in den kontralateralen Extremitäten führt. Munk hat dann die ersten umfassenden Versuchsreihen angestellt und die corticale Repräsentation der verschiedenen Sinnesorgane in der Rinde aufgezeigt. Seine diesbezüglichen Hirnkarten sind allbekannt und brauchen hier, weil in fast jedem Handbuch auffindlich, nicht reproduziert zu werden. Außerdem wissen wir jetzt, daß sie, auch seine letzte Karte, in mehreren Punkten nicht richtig sind.

2. Das senso-motorische Gebiet bei der Katze und beim Hunde.

Nach Exstirpation der um den Sulcus cruciatus herumliegenden Rinde lassen sich bei Katze und Hund deutliche Bewegungsstörungen in den kontra-lateralen Extremitäten, besonders im Vorderbeine, beobachten. Die gekreuzte Vorderpfote wird beim Gehen weniger gehoben als die auf der normalen Seite, schleppt in vielen Fällen in den ersten Tagen sogar über den Boden und wird beim Gehen und beim Stehen in abnormen Stellungen aufgesetzt, z. B. weit nach innen oder nach außen. Die Extremität knickt anfangs öfters unter dem Gewicht des Körpers zusammen, so daß das Tier nach der der Operation gegenüber-liegenden Seite umfällt. Dem Gliede passiv gegebene abnorme Stellungen werden nicht oder erst nach sehr großer Latenz korrigiert. Die Pfote, mit dem Dorsum auf den Boden aufgesetzt, wird beim Loslassen nicht wie an der normalen Seite sofort richtig gestellt; die Pfote wird über den Tischrand herabhängend gelassen; beim Laufen stößt das Tier oft mit der geschädigten Extremität gegen ein Hindernis an oder tritt mit derselben, an den Tischrand gelangend, ins Leere und stürzt vom Tische herunter. Wenn das Tier in Normalstellung in der Luft gehalten wird mit frei herabhängenden Vorderbeinen, so wird das normale Bein sofort in richtiger Stellung auf den Tisch gestellt, wenn die Haare des Fußrückens den Tischrand berühren, die geschädigte Extremität aber nicht (taktil ausgelöste „Stehbereitschaft" nach Rademaker[1]). Wird das Tier in Normalstellung durch den Experimentator, also passiv über den Boden fortbewegt, so daß eine Vorder-pfote nur den Boden berührt, so tritt normalerweise jedesmal, wenn die Pfote eine abnorme Endstellung erreicht, eine korrigierende Vorwärts- oder Seitwärts-bewegung ein, je nachdem der Körper passiv vorwärts oder seitwärts bewegt wird. In der durch Rindenläsion geschädigten Vorderpfote sind diese Rade-makerschen Hinkebeinreaktionen entweder nicht vorhanden oder sehr erheblich herabgesetzt.

Alle die oben erwähnten Störungen sind, wie jetzt wohl allgemein anerkannt wird, als kinästhetische Störungen oder Störungen der tiefen Sensibilität oder besser als propriozeptive Störungen (im Sinne Sherringtons) aufzufassen.

Echte „motorische" Störungen sind beim Hunde und bei der Katze kaum zu beobachten. Zwar hat schon 1876 Goltz angegeben, daß ein Hund mit Läsion

---

[1] Diese Bezeichnung ist eine nicht sehr glückliche. Erstens ist sie präjudizierend; zweitens ist diese Reaktion meines Erachtens für den normalen Gang von größerer Bedeutung als für das normale Stehen. Ich möchte daher für diese durch Tastreize von dem Tischrand ausgelöste Reaktion die interpretationsfreie Bezeichnung: *„taktiler Tischrandreflex"* vor-schlagen. Wie Rademaker gezeigt hat, läßt sich diese Einstellung des Fußes auf den Tisch-rand auch durch optische Reize erzielen; anstatt des Ausdrucks: „optische Stehbereitschaft" möchte ich diese Reaktion als *optischen Tischrandreflex* bezeichnen. Im Englischen haben sich für diese zwei Reflexe die einfachen Bezeichnungen „tactile" und „optic placing reactions" eingebürgert, für die unten noch zu erwähnenden Hinkebeinreaktionen die Benennung „hopping reactions".

im Gebiet der Gyrus sigmoideus nicht mehr die gekreuzte Vorderpfote reichen kann und dieselbe nicht mehr zum Greifen, nicht mehr zum Heranholen des Futters benutzen kann. Für doppelseitige Totalexstirpationen dieses Gebietes mag diese Angabe richtig sein; sie gilt aber nicht für einseitige, selbst sehr ausgiebige und fast totale Exstirpationen. In diesem letzteren Falle handelt es sich nicht um ein permanentes Symptom.

Munk hat 1893 die praktisch wichtige Unterscheidung zwischen „Gemeinschaftsbewegungen" und isolierten Bewegungen oder „Sonderbewegungen" aufgestellt. Gemeinschaftsbewegungen sind die hauptsächlich in den größeren, proximalen Gelenken sich abspielenden, gröberen Bewegungen, wie sie in Zusammenarbeit mit den anderen Extremitäten bei den verschiedensten Stellungs- und Lokomotionsformen (Aufrechtstehen, Laufen, Springen, Klettern usw.) auftreten. Sonderbewegungen sind nach ihm die fein abgestuften, in einer Extremität allein zu beobachtenden, oft als „Willkürbewegungen" bezeichneten Detailbewegungen. Eine scharfe Abgrenzung dieser beiden Bewegungsgruppen gegeneinander ist nicht möglich, fließende Übergänge und Zwischenstufen sind vorhanden. Aber wenn auch theoretisch dieser Unterscheidung Bedenken entgegengebracht werden können, so ist sie aus praktischen Gründen doch bequem und handlich. Nach Munk sind nach Läsionen des senso-motorischen Gebietes die Speziell- oder Sonderbewegungen permanent aufgehoben, die Gemeinschaftsbewegungen aber nicht. Diese Angabe ist, wie soeben hervorgehoben, jedenfalls für einseitige Läsionen nicht richtig, nicht nur für die Katze und den Hund, sondern sogar für den Affen.

Außerdem sind auch noch Störungen der Hautsensibilität oder exterozeptive Störungen vorhanden. Das Tier reagiert auf Tast-, Schmerz- und Temperaturreize, besonders an den distalen Abschnitten der kontralateralen Extremitäten, vorwiegend des Vorderbeines, weniger prompt und intensiv als auf gleich starke Reize an den der Läsion gleichseitigen Gliedern.

Tastsinnstörungen wurden zuerst von Schiff und von Hermann beobachtet; anfänglich wurden sie von Hitzig geleugnet. Die Störungen auf Temperaturreize wurden von Luciani und Tamburini schon 1879 festgestellt.

Die beim normalen Tier so eleganten Munkschen „Berührungsreflexe" sind, der Ausdehnung der Rindenzerstörung entsprechend, stark geschwächt oder aufgehoben. Das Tier lokalisiert nicht mehr den Ort der Reizung.

Alle diese Störungen sind bei Katze und Hund bei Läsionen um den Sulcus cruciatus herum, d. h. bei auf den Gyrus sigmoideus anterior und posterior beschränkten Eingriffen, vorwiegend auf die kontralaterale Vorderpfote beschränkt. Gelegentlich findet man die Störungen auch am Hinterbeine in geringem Grade, sie sind aber nur für kurze Zeit nachweisbar. Die Erklärung ist die, daß das sensible Gebiet für die Hinterpfote bei diesen Tieren, wie die Strychninversuche Dusser de Barennes gezeigt haben, weiter occipitalwärts reicht und demnach bei den erwähnten Eingriffen entweder nicht oder nur wenig lädiert wird. Wird auch dieses Gebiet exstirpiert oder lädiert, so lassen sich die Störungen auch in ausgesprochener Weise in dem gekreuzten Hinterbeine nachweisen.

Weil beim normalen Tier (Katze, Hund, Ratte) so konstant vorhanden und objektiv zu erfassen, haben Philip Bard und sein Mitarbeiter Brooks in den letzten Jahren den taktilen Tischrandreflex und die Hinkebeinreaktionen eingehend untersucht, mit der speziellen Fragestellung, ob diese Reflexe, die, wie gesagt, bei der Katze nach Rindenläsionen in der senso-motorischen Zone aufgehoben sind, in den gekreuzten Extremitäten noch vorhanden sind, wenn die gesamte übrige Rinde einer Hemisphäre mit Ausnahme des senso-motorischen Gebietes entfernt ist, d. h. also bei Isolierung dieses letzteren Gebietes.

Bard und Brooks zeigten, daß der taktile Tischrandreflex und die Hinkebeinreaktionen normal waren bei den Katzen, denen das gesamte senso-motorische Gebiet, wie es von Dusser de Barenne in seinen Strychnin-Rindenversuchen abgegrenzt worden ist, belassen war. Wurde auch das sensorische Hinterbeingebiet fortgenommen, so zeigten sich diese Reflexe in dem kontralateralen Hinterbeine stark gestört bzw. aufgehoben. Auch bei der Ratte hat Brooks analoge Resultate erzielt.

Diese Versuche sind besonders wertvoll, weil, soviel ich sehe, durch sie zum ersten Male festgestellt ist, daß das Vorhandensein von bestimmten motorischen Reaktionen oder Reflexen an das intakte Vorhandensein eines bestimmten Rindengebietes gebunden ist, d. h. daß durch Isolierung eines bestimmten Rindengebietes eine funktionelle Lokalisation in der Großhirnrinde als *positives* Ergebnis dargetan ist.

Wir werden jetzt die beim Affen zu beobachtenden Störungen nach Läsionen des senso-motorischen Gebietes kurz besprechen. Wir beginnen mit den Erscheinungen nach Exstirpation der präzentralen Windung (Area 4 Brodmanns).

Anfänglich besteht eine komplette Lähmung in den gegenüberliegenden Extremitäten, und diese hängen schlaff, der Schwere folgend, herunter. Die Sehnenreflexe sind anfangs erloschen. Nach einigen Tagen kehren die Sehnenreflexe zurück, beim niederen Affen nach einigen Stunden oder höchstens einem oder zwei Tagen, beim Menschenaffen Schimpanse (Sherrington und Leyton, Fulton) nach 5 oder 6 Tagen. Zuerst werden die Extremitäten in den großen Gelenken etwas bewegt; bei Fluchtbewegungen (Schnellauf, Klettern) unter Erregung benutzt das Tier sogar auffallend gut die zuvor gelähmten Extremitäten. Wenn dieser Rückgang der Störungen einmal angefangen hat, geht er überraschend schnell weiter. Nach 7—10 Tagen ist nur noch eine leichte Parese festzustellen; nur die feineren Bewegungen in den distalen Gelenken, die Sonderbewegungen Munks in Hand und Finger, wie beim Flöhesuchen, Ergreifen und Festhalten von Futter usw., sind noch deutlich gestört. Aber bald werden auch diese besser ausgeführt, und nach etwa 3 Wochen sind fast gar keine Störungen mehr aufzufinden. Die in der kontralateralen Gesichtshälfte anfänglich vorhandenen Störungen, die fast nie die Intensität einer totalen Lähmung erreichen, gehen noch schneller zurück, so daß schon nach wenigen Tagen die Kaubewegungen z. B. augenscheinlich mit gleicher Amplitude und Kraft nach beiden Seiten ausgeführt werden. Die kontralaterale Facialisparese weicht ebenfalls in einigen Tagen.

Wenn Area 4 beiderseitig exstirpiert wird, ist die schlaffe Lähmung eine permanente, obwohl auch dann noch nach mehreren Wochen eine teilweise Restitution eintritt.

Wenn außer Area 4 einseitig auch der dorsale Abschnitt von Area 6 Brodmanns, Fultons prämotorisches Gebiet, exstirpiert wird, tritt nach Fulton und Kennard vorübergehend Spastizität mit Zwangsgreifen in den kontralateralen Extremitäten auf. Bei beiderseitiger Exstirpation der prämotorischen und motorischen Felder (Areae 4 und 6 Brodmanns) sind die spastische Lähmung und das Zwangsgreifen nach diesen Autoren permanent vorhanden. Fulton hat die Kombination von spastischer Lähmung mit Zwangsgreifen als „prämotorisches" Syndrom abgegrenzt. Walshe hat diese Ansicht scharf kritisiert.

Zwangsgreifen, ein aus der Neurologie bei frontalen Läsionen schon lange bekanntes Symptom (Kinnier Wilson und Walshe, Schuster), wurde zuerst von Richter und Hines als Folge von Läsion der Area 6 Brodmanns (dorsaler Abschnitt) beim Affen beschrieben. Fulton und Kennard wiesen außerdem nach, daß die von Magnus beim Thalamusaffen erörterten Stellreflexe bei

Änderung der Körperstellung im Raume auch nach Exstirpation ihrer prämotorischen und motorischen Felder sich nachweisen lassen. Siehe auch BIEBER
und FULTON.

Balkendurchschneidung hat keinen Einfluß auf das Entstehen des Zwangs-
greifens, noch ruft dieser Eingriff das Symptom hervor (ARMITAGE und MEAGHER,
KENNARD und WATTS).

Die Exstirpation des Bein- oder des Armabschnittes der präzentralen motorischen Rinde einer Hemisphäre zeitigt eine schlaffe Monoplegie des korrespondierenden Gliedes, die nach einer Woche abzuklingen beginnt und nach etwa
3 Wochen fast restlos verschwunden ist. Die bei Greifschwanzaffen von FULTON
und DUSSER DE BARENNE einseitig vorgenommenen Exstirpationen des motorischen Schwanzareals zeitigten eine Parese und Asymmetrie der Schwanzbewegungen mit Deviation des Schwanzes nach der Seite der Läsion, die in 2 bis
3 Wochen wieder verschwunden war. Beiderseitige Fortnahme dieses Gebietes
führte bei Spinnenaffen zu einer totalen Lähmung der „willkürlichen" Beweglichkeit des Schwanzes mit spastischem, „unwillkürlichem" Greifen. Diese Erscheinungen blieben für 4 Wochen, die längste Beobachtungszeit in diesen Versuchen, unverändert fortbestehen. Diese Ergebnisse und auch anatomische
Kontrollen mittels der Marchidegeneration sprechen für eine bilaterale Repräsentation des Schwanzes in jeder Hemisphäre.

Die nach Exstirpation von homologen Rindenabschnitten bei den verschiedenen Affenarten zu beobachtenden Störungen sind um so schwerer und längerdauernder, je höher die Affenart ist. Hier kommt die progressive Corticalisierung
der nervösen Funktionen klar zum Ausdruck. FULTON und KELLER haben diesem
Punkt mit besonderer Berücksichtigung der aus der menschlichen Pathologie
bekannten „spastischen" oder Pyramidenbahnläsion-Reflexe an den unteren
Extremitäten (BABINSKI, OPPENHEIM, MENDEL-BECHTEREW, ROSSOLIMO usw.)
eine spezielle Studie gewidmet. Sie sind dabei zu folgenden Resultaten gelangt.
Bei Macacus und verwandten Affenarten ist der Fußsohlenreflex nach Exstirpation des präzentralen Beinfeldes oder nach Fortnahme einer Hemisphäre
normal, plantar. Bei diesem Tier tritt ein „positiver Babinski" in einem Bein
nur auf nach halbseitiger Rückenmarksdurchschneidung. Beim Babun (Papio)
tritt zuerst eine Andeutung von positivem Babinski nach Exstirpation des
präzentralen Beinfeldes auf. Beim Gibbon ist dieser Reflex nach diesem Eingriff
viel deutlicher. Aber mit der Rückkehr der Motilität verschwand der positive
Babinski wieder, während der ROSSOLIMOsche und MENDEL-BECHTEREWsche
Reflex positiv blieben. Beim Schimpansen sind nach Exstirpation der präzentralen Beinzone die spastischen Reflexe nach einer anfänglichen, einige Tage
dauernden Areflexie, deutlich vorhanden und bleiben es.

Die Genese der Motilitätsstörungen nach Läsionen des senso-motorischen
Gebietes ist lange Zeit hindurch ein Streitpunkt gewesen.

SCHIFF vertrat anfangs die Ansicht, daß sie als „sensible" Erscheinungen aufzufassen wären, indem die Beeinträchtigung der Sensibilität auch für die motorischen Störungen verantwortlich sei.

Diese Ansicht ist sicher unrichtig, nicht nur für den niederen Säuger wie
Katze und Hund, wo das sensible und motorische Gebiet, jedenfalls für Kopf
und Vorderbein fast ganz zusammenfallen, sondern auch für den Affen, wo die
präzentrale Rinde, wenn nicht ausschließlich, dennoch vorwiegend motorischen
Funktionen obliegt und die postzentrale Rinde vorwiegend, wiederum nicht
ausschließlich, sensorischen Funktionen vorsteht.

Die Unrichtigkeit der SCHIFFschen Lehre geht schon aus den zahlreichen,
älteren Beobachtungen, die die Ungleichheit der Symptomatologie von präzentralen und postzentralen Läsionen dartaten, hervor; außerdem wird sie durch

die neueren Untersuchungen von Dusser de Barenne widerlegt, nach denen die laminäre Thermokoagulation der drei äußeren Schichten der präzentralen Rinde, wodurch fast alle oder alle corticopetalen, dieser Rinde zuströmenden Impulse abgeschnitten werden (siehe die älteren histologischen Angaben Ramon y Cajals und die neuesten Untersuchungen Lorente de Nós über den Aufbau der Rinde), fast keine oder nur ganz leichte und innerhalb einiger Stunden abklingende Motilitätsstörungen zeitigt, während die Thermokoagulation auch der 2 inneren Schichten die bekannten, schweren paralytischen Störungen herbeiführt. Aus diesem Ergebnis geht hervor, daß die Paralyse nach Exstirpation der Rinde des präzentralen Gebietes auf die Zerstörung der zwei inneren Rindenschichten, höchstwahrscheinlich auf die Fortnahme der Schicht der großen und Riesenpyramidenzellen zurückzuführen ist. Die rein efferente Genese der Lähmungserscheinungen nach Läsion der motorischen Rinde ist damit wiederum erhärtet.

Daß zum Vorhandensein einer ganz normalen Motilität fast unmittelbar nach Zerstörung der drei äußeren Schichten die zwei inneren Schichten der präzentralen Rinde genügen, ist eine für unsere Ansichten der Aufbaus der corticalen Motilität wichtige Tatsache.

Beim Affen sind Sensibilitätsstörungen nach Läsionen in der postzentralen Rinde schon lange bekannt (Munk). Die Angabe von Ferrier und von Ferrier und Yeo, daß der Gyrus hippocampi als das Rindenfeld für die taktile und propriozeptive Sensibilität anzusprechen sei, ist heute allgemein als falsch erkannt und wird nur erwähnt, um die Gefahren zu demonstrieren, denen man bei Exstirpationsversuchen mit ungenügender anatomischer Kontrolle ausgesetzt ist. Schon Schafer und Horsley sowie Luciani widersprachen bald dieser Angabe. Schafer und Horsley sind wohl die ersten gewesen, die darauf hinwiesen, daß das sensible Rindengebiet auch auf die mediale Fläche der Hemisphäre reicht.

Die Feststellung und Deutung der nach Rindenexstirpationen bestehenden sensiblen Ausfallserscheinungen ist beim Tier mit den gewöhnlichen „klinischen" Untersuchungsmethoden immer eine schwierige, oft eine heikle Sache.

Die „Dressurmethoden" oder die Methoden der bedingten Reflexe nach Pawlov setzen den Beobachter instand, zu Angaben, die der subjektiven Deutung weniger unterworfen sind, zu gelangen.

In allerletzter Zeit hat Ruch die Dressurmethode zum Studium von den nach verschieden lokalisierten Rindenläsionen beim Affen auftretenden Sensibilitätsstörungen angewendet. Läsionen der präzentralen, postzentralen oder der parietalen Rinde hatten nur geringe und vorübergehende Störungen der Gewichtsabschätzung zur Folge. Diese sensible Funktion hat daher nach Ruch wahrscheinlich eine breitere corticale Repräsentation als die Ausdehnung der einzelnen Läsionen in seinen Versuchen. In den meisten derselben fand allerdings die erste postoperative Untersuchung erst 3—4 Monate nach dem Eingriff statt, so daß eventuelle, stärker ausgesprochene Initialstörungen sich zum Teil zurückgebildet haben könnten.

Die Aufhebung des „Lokalzeichens", d. h. die Unmöglichkeit für das Tier, einen Reiz genau auf der Haut im affizierten Körperabschnitt zu lokalisieren, die Aufhebung der Berührungsreflexe Munks, die Abschwächung bzw. Aufhebung des taktilen Tischrandreflexes und der Hinkebeinreaktionen sind allerdings auch hier lange andauernde bzw. permanente Störungen. Das Problem der funktionellen Restitution wird weiter unten besprochen werden (s. S. 313).

Die Sehrinde.

Panizza hat schon 1855 auf die funktionellen Beziehungen zwischen Occipitalrinde und Sehen hingewiesen. Munk, Luciani und Tamburini stellten zuerst fest, daß durch Exstirpation des Hinterhauptlappens einer Hemisphäre beim

Hunde nicht Blindheit des kontralateralen Auges herbeigeführt wird, wie zuvor von HITZIG und von FERRIER und YEO behauptet war, sondern eine homonyme Hemianopsie. Bezüglich ausführlicher Angaben über die Ausdehnung der homonymen Gesichtsfeldabschnitte beim Hunde und wichtige methodische Angaben siehe MINKOWSKI.

Die Rinde des Gyrus angularis hat beim Affen keine Beziehungen zum Sehakt; die diesbezüglichen Angaben von verschiedenen Autoren sind auf Mitbeschädigung der nahe unter diesem Rindenabschnitt zur Occipitalrinde ziehenden Fasern der Sehstrahlung zurückzuführen. Dies wurde schon von HORSLEY und SCHAFER und BROWN und SCHAFER (1888) nachgewiesen.

Die Angaben MUNKs über die Ausdehnung der Sehsphäre in der Rinde des Hundes, der erste Versuch zu einer genaueren Lokalisation, sind heute als falsch erkannt, sowie die Unterscheidung seiner sog. „Rindenblindheit" und „Seelenblindheit". In seiner Arbeit aus dem Jahre 1910 macht MUNK zwei wichtige Zugeständnisse: 1. daß die Sehsphäre mit der Area striata zusammenfällt, 2. daß an der Area striata auch die „Gesichtsvorstellungen und das Sehgedächtnis gebunden sind" (S. 1012). In den früheren Konzeptionen MUNKs war die Stelle A_1 seiner früheren Sehsphäre das Zentrum für diese Funktionen, sein Feld A_1 liegt aber außerhalb der Area striata! MINKOWSKI schreibt:

„Mit wenigen Worten gibt hier MUNK eine Lehre preis, auf die er früher den größten Wert gelegt und die in der physiologischen und zum Teil auch der gehirnpathologischen Literatur eine bedeutungsvolle Rolle gespielt hat."

So rächt sich nach langen Jahren die Voreiligkeit theoretischer Konklusionen aus unbeweisenden, weil anatomisch nicht genau kontrollierten Versuchen. Zur Entschuldigung MUNKs läßt sich anführen, daß 1879 die Anatomie des Gehirns noch in den Kinderschuhen stand; für die heutige Zeit gilt dies nicht mehr. Der Rückzug MUNKs an seinem Lebensende wird hier angeführt als ein fast tragisches Beispiel der auf diesem Gebiete obwaltenden Gefahren, denen man sich aussetzt, wenn Physiologie und Anatomie nicht Hand in Hand gehen.

Die Untersuchungen von MINKOWSKI haben in Übereinstimmung mit den früheren und späteren anatomischen Ergebnissen von v. MONAKOW, PROBST, K. H. BOUMAN, BROUWER u. a. definitiv dargetan, daß die Sehrinde mit der durch die Cytoarchitektonik dargelegten Area striata zusammenfällt. Er hat weiter gezeigt, was schon von MUNK gezeigt war, daß es eine konstante Projektion der Netzhaut auf die Sehrinde gibt. Exstirpationen des vorderen Teiles der Area striata haben ein dauerndes Skotom in der unteren, solche des hinteren Teiles der Area striata ein Skotom in der oberen Hälfte der temporalen drei Viertel des Gesichtsfeldes des der Operation kontralateralen Auges zur Folge. Demnach ist im vorderen Teil der Area striata die obere Partie der Netzhaut, in ihrem hinteren Abschnitt der untere Teil der Netzhaut vertreten. Kleine, umschriebene Exstirpationen führen nach MINKOWSKI weder beim Hund noch bei der Katze zu feststellbaren Gesichtsfelddefekten. Wahrscheinlich muß diese Tatsache durch Übergreifen von benachbarten Erregungskreisen in der Sehrinde, etwa ähnlich dem Übergreifen von benachbarten Dermatomen in der Haut, erklärt werden. Eine punktförmige, von Netzhautelement zu Sehrindenelement führende, geometrische Projektion der Netzhaut auf die Sehrinde ist abzulehnen.

Bis vor einigen Jahren herrschte allgemein die Auffassung, daß Säugetiere, die ihrer Sehrinde beiderseits beraubt sind, total und permanent blind seien. LASHLEY war einer der ersten, der bei der Ratte noch Reste von Sehfunktionen, nämlich Lichtempfindung nach ausgedehnten, mutmaßlich totalen, Exstirpationen der Sehrinde feststellte. MARQUIS hat kürzlich angegeben, daß in Dressurversuchen (nach der Methode von FRANZ-KALISCHER) beim Hunde noch Lichtempfindung mit nur wenig herabgesetzter Schwelle nach doppelseitiger Totalexstirpation der Area striata nachgewiesen werden kann. In den ersten Wochen nach solchem Eingriff macht das höhere Säugetier (Katze, Hund) den Eindruck,

ganz blind zu sein. Es stößt in dieser Periode gegen Hindernisse an. Später aber
biegt es vor einem hellfarbigen und gut beleuchteten Hindernisse von nicht zu
kleinen Dimensionen aus, ehe es dasselbe berührt. Dies mag auf elementare
Sehreste zurückzuführen sein. Im übrigen aber ist ein solches Tier blind, und zwar
permanent blind. Es sieht offenbar sein Futter nicht mehr, erkennt seinen Herrn
oder Wärter nicht mehr, fürchtet sich nicht mehr vor Drohungen usw. Der Blinzelreflex auf schnelles Annähern eines größeren Objektes ist permanent aufgehoben.

Der Pupillarreflex auf Licht und der Augenlidkneifreflex auf grelle Belichtung sind nicht
aufgehoben; das sind subcorticale Reflexe, die mit dem Sehen als solchem nichts zu tun haben.

Im Gegensatz zu der weitgehenden Restitution der Motilitäts- und Sensibilitätsstörungen nach Läsionen in der senso-motorischen Zone, ist eine Restitution
von Sehstörungen nur in geringem Maße nachweisbar. Beim Kaninchen ist
eine etwas ausgiebigere Restitution von TEN CATE und VAN HERK aufgefunden
worden, aber nicht bei der Katze und beim Hunde. Wahrscheinlich ist eine
funktionelle Verbesserung im Sehen, wenn beim höheren Säugetier vorhanden,
auf Rückgang pathologischer Veränderungen (Ödem, Blutungen usw.) in der
umgebenden Rinde, die diese vorübergehend funktionell ausschalteten, zurückzuführen. Visuelle Störungen, von der einfachen Lichtempfindung abgesehen,
und Gesichtsfelddefekte sind, wenn sie auf Rinden*exstirpation* beruhen, permanent.

Ob beim Tier eine analoge scheinbare Restitution besteht, wie sie von GOLDSTEIN und
GELB beim Menschen beschrieben ist (Bildung einer Pseudofovea), ist unbekannt.

Von der die Area striata umgebenden Rinde lassen sich bei niederen und
höheren Säugetieren durch elektrische Reizung Augen*bewegungen* auslösen
(MUNK und OBREGIA und zahlreiche spätere Untersucher). Die exakte funktionelle
Bedeutung dieses Rindenteils für den Sehakt ist noch unsicher.

Die Hörsphäre.

FERRIER gab schon 1875 an, daß beim Affen die *Gehörs*empfindungen in der
Rinde der ersten Temporalwindung zustande kommen. MUNK lokalisierte diese
Hörsphäre beim Hunde in einem größeren Rindengebiete, seinem Feld B, im
Temporallappen, und behauptete, daß, wenn dieses Gebiet beiderseits vollkommen exstirpiert ist, das Tier auf beiden Ohren vollkommen taub ist und bleibt.
FERRIER und YEO behaupteten dann dasselbe für den Affen. Die letzte Angabe
wurde schon von LUCIANI und TAMBURINI, LUCIANI und SEPPILLI für den Hund,
von HORSLEY und SCHAFER und von SCHAFER und SANGER BROWN für den
Affen zurückgewiesen. KALISCHER hat gefunden, daß Tondressur nach doppelseitiger Fortnahme der MUNKschen Hörsphäre beim Hunde noch fortbesteht,
bzw. daß man nach diesem Eingriffe Hunde noch für einen bestimmten Ton
dressieren könne. Ebenso äußert sich SWIFT.

DUSSER DE BARENNE hat eine Katze beobachtet, bei der nach praktisch
totaler Exstirpation des Neencephalons sehr frappante akustische Reaktionen,
besonders während mehrerer Wochen eine sehr genaue Lokalisation der Schall-
richtung, festzustellen waren.

In den letzten Jahren hat WENDT mehrere von mir am Temporallappen
operierte Affen auf ihre Hörschwelle untersucht. Die Tiere waren dressiert,
sobald sie einen Ton hörten, Futter aus einem Schubkasten hervorzuholen.
Auf diese Weise gelang es ihm, für diese Tiere vor und nach der Operation genaue
objektive Daten für ihre Hörschwelle im gesamten Hörbereich festzulegen.
Das wichtigste, hier interessierende Ergebnis ist, daß bei einem Affen (Mangabey),
dem aller Wahrscheinlichkeit nach (nach dem makroskopischen Hirnbefund
zu urteilen; die mikroskopische Kontrolle steht noch aus) beiderseits der ganze
Temporallappen exstirpiert worden ist, nur wenig herabgesetzte Hörschwellen im

gesamten Hörbereich (54—21000 Hertz) festzustellen waren. Für einige Töne wurden wiederholt[1] fast normale Werte aufgefunden. Dieser Befund zeigt, wenn die anatomische Kontrolle die Totalexstirpation beider Temporallappen bestätigt, daß diese Hörreaktionen subcortical zustande kommen können. Wo? ist dann die nächste Frage. Da die Corpora geniculata interna unter diesen Umständen total degeneriert gefunden werden, wie bei der soeben erwähnten Katze Dusser de Barennes, so können die beobachteten Hörreaktionen nicht über dieses Zentrum zustande gekommen sein. Es bleiben somit, nach der Anatomie zu urteilen, nur die hinteren Zweihügel oder die primären akustischen Kerne in der Medulla oblongata übrig. Weitere analoge Versuche mit kombinierter Zerstörung der hinteren Zweihügel sind angezeigt.

Die genaue Ausdehnung der Hörsphäre in der ersten Temporalwindung ist physiologisch schwer festzustellen, was begreiflich ist, wenn man bedenkt, daß selbst beim Affen die Hörleistung nach doppelseitiger Lobektomie des Temporallappens sehr wenig gestört ist. Nach den Ergebnissen der Anatomie liegt das corticale Einstrahlungsgebiet des Corpus geniculatum mediale beim Affen in einem relativ kleinen Bezirk in der Mitte der ersten Temporalwindung, größtenteils in der Lippe am Boden der Fissura Sylvii verborgen. Die Homologie mit der Heschlschen Querwindung beim Menschen ist sehr auffallend.

Die Riech- und Geschmacksphären.

Wenig Sicheres ist über diese Sphären bekannt. Ferrier vermutete das corticale Geruchszentrum im Uncus (Subiculum cornu ammonis); Munk, Luciani und Seppilli verlegten es in den Gyrus hippocampi. Bechterew verneinte diese Lokalisation.

Augenscheinlich normale Geruchsreaktionen können noch bei der Katze beobachtet werden, der die gesamte neencephale Rinde fortgenommen ist. Augenscheinlich normales Riechen kann also offenbar über die phylogenetisch alte Rinde (Archi- und Paläopallium) zustande kommen (Dusser de Barenne).

Augenscheinlich normale Abwehrbewegungen auf ins Maul gebrachte, für den Menschen unangenehm schmeckende Stoffe sind noch beim total entrindeten Tiere, sogar beim menschlichen Anencephalen, zu beobachten. Das sind also ganz tiefe Hirnstammreflexe. Untersuchungen mit Dressurmethoden über die corticale Repräsentation des Geschmackes, die einzigen, die vielleicht weiterführen könnten, sind mir nicht bekannt.

Der Frontallappen.

Um Mißverständnisse zu vermeiden, ist es nötig anzugeben, was man unter Frontallappen versteht. Hier wird diese Bezeichnung für die Rinde frontal von dem elektrisch erregbaren Gebiet (Area 4 und 6 Brodmanns) gebraucht.

Zunächst hat ein Teil dieser Rinde Beziehungen zu den Augenmuskeln, denn beim Macacus führt die elektrische Reizung von Area 8 zu Augenbewegungen, die nach Vernichtung dieses Areals ausbleiben (s. S. 286). Auch beim höheren Affen (Schimpansen) läßt sich dasselbe Resultat erhalten (Sherrington). Im übrigen ist aber dieser Abschnitt unerregbar. Nach Langworthy soll Fortnahme der Stirnhirnrinde beim Hunde Hypertonie der Extremitätenmuskeln zur Folge haben. Woolsey sowie Ph. Bard haben dieser Angabe widersprochen und Hypertonie auf die unbeabsichtigte Schädigung der anschließenden motorischen Rinde zurückgeführt.

---

[1] Die funktionellen Leistungen sind in solchen Versuchen öfters ziemlich erheblichen Schwankungen unterworfen, bei denen verschiedene bekannte, aber teils noch unbekannte Faktoren mitspielen.

Von zahlreichen Untersuchern, Experimentatoren und Klinikern, wurde das Stirnhirn in spezielle Beziehungen zur „Intelligenz" gebracht (Hitzig, Goltz, Ferrier, Franz, Bianchi). Andere dagegen konnten keine „psychischen" Störungen nach Exstirpation des Frontallappens nachweisen (Munk, Schafer und Horsley, Luciani).

Kalischer hat angegeben, daß nach Exstirpation des Stirnhirns Verlust der Tondressur auftritt, ihm wurde aber von Rothmann widersprochen. In letzter Zeit hat Jacobsen in sorgfältigen Dressurversuchen dieses Problem an Affen wieder aufgenommen. Die benutzten Methoden waren: 1. Untersuchung des visuellen Unterscheidungsvermögens, 2. Öffnen von verschieden gebauten „Problemkasten", 3. Untersuchung mittels der „delayed response tests", d. h. es wurde untersucht, wie lange das Tier einen bestimmten visuellen Eindruck beibehält. Nach unilateraler Exstirpation des Frontallappens werden alle diese drei Versuchsgruppen wie normaliter ausgeführt. Dominanz des linken oder des rechten Lappens war nicht festzustellen. Bei lateralen Exstirpationen blieben die Funktionen, die in den zwei ersten Versuchsgruppen untersucht wurden, unbeschädigt, aber für die Versuche, in denen die rezente Erinnerung untersucht wurde, wurden markante Störungen aufgefunden, schon nach einer Zwischenzeit von nur 2 Sek. Inkomplette doppelseitige Exstirpation ergab eine Verkürzung der Erinnerung. Die Zerstörung von anderen Rindengebieten führte nicht zu dieser Störung.

Die Totalexstirpation der Großhirnrinde.

Ganz vereinzelte Beobachtungen von kurzer Dauer (Stunden) an einigen niedrigen Tieren liegen schon aus dem 17. Jahrhundert vor; Flourens ist im Anfang des 19. Jahrhunderts der erste gewesen, der Kaltblüter und Vögel nach Abtragung der Großhirnrinde über längere Zeit beobachtet und eingehend beschrieben hat. Goltz ist es als erstem gelungen, einen großhirnlosen Hund während mehr als einem Jahr lebend zu erhalten (1892), ein Versuch, der seitdem mehrmals wiederholt ist. Karplus und Kreidl haben 1912 ihre bekannten Versuche über rindenlose Affen (Macacus) veröffentlicht. Bis jetzt steht, soviel ich weiß, ihre Leistung, einen entrindeten Affen 28 Tage am Leben zu erhalten, noch unübertroffen dar.

Die Folgen der totalen Entrindung sind für Tiere der verschiedenen Tierklassen ganz verschieden. Je höher die Tierart in der Reihe steht, um so deutlicher und tiefergehend ist der funktionelle Verlust.

Für Fische liegen besonders Untersuchungen von Steiner vor. Knochenfische schwimmen nach Hemisphärenexstirpation augenscheinlich normal; sie schnappen prompt nach vorgeworfenem Futter, *sogar schneller und mehr automatisch als ein normaler Fisch*. Ein solches Tier schwimmt auf ins Wasser geworfenes Scheinfutter zu, biegt aber seitwärts ab, bevor es es erreicht, und schnappt nicht danach. „Der großhirnlose Fisch tauscht mit seinen unversehrten Genossen Zärtlichkeiten aus, wie es die normalen Fische gelegentlich tun. Ja, auch zwei großhirnlose Fische spielen miteinander wie zwei gesunde Tiere." Die operierten Tiere bevorzugen rot und weiß gefärbtes Futter, schnappen nicht nach blauem, grünem oder gelbem Futter. Es lassen sich somit bei Knochenfischen fast keine Störungen nachweisen, nur das promptere Schnappen nach Futter ist auffallend.

Haifische nehmen nach Fortnahme der Großhirnhemisphären nicht mehr spontan zu sich (Steiner), was auf die Ausschaltung des Riechapparates zurückzuführen ist.

Der entrindete Frosch ist nach Schrader zwar bewegungsärmer als ein normaler, aber „spontane" Bewegungen fehlen nicht, wie zuvor von Flourens

u. a. angegeben war. Hindernisse werden umgangen oder übersprungen, was aber nach STEINER von der Helligkeit und speziell von der Belichtung des Objektes abhängig ist. Ins Wasser geworfen schwimmt der entrindete Frosch herum, bis er an den Rand gelangt und herausklettert. GOLTZ hat nachgewiesen, daß die vestibulären Reflexe auf der Drehscheibe und verschiedene Stellreflexe (Verdrehen aus Rückenlage, Reflexe auf Änderung der Lage des Brettchens, worauf das Tier sitzt usw.) augenscheinlich wie beim normalen Frosch vorhanden sind.

Wenn die Sehhügel nicht verletzt werden bei der Fortnahme der Rinde, fängt der entrindete Frosch Insekten fast genau wie ein normaler (SCHRADER).

Für Beobachtungen an Reptilien siehe bei STEINER.

Bei den Vögeln ist besonders das Verhalten der Taube nach Großhirnexstirpation untersucht. FLOURENS ist es zuerst gelungen, dieses Tier nach solchem Eingriff lange überlebend zu halten. Die besten vorliegenden Untersuchungen sind die von SCHRADER. In letzter Zeit haben VISSER und RADE-MAKER ausführliche Angaben über optische Reaktionen an entrindeten Tauben gemacht. KALISCHER hat an Papageien experimentiert.

Die entrindete Taube zeigt eine sehr ausgesprochene Bewegungsarmut (SCHRADER), zeigt, wenn satt gefüttert, sogar keine Stellreflexe, d. h. sie bleibt in passiv erteilter Rücken- oder Seitenlage liegen (VISSER). Wenn das Tier hungrig ist, läuft es gelegentlich herum, besonders in hell beleuchteten Räumen. Sonst sitzt es aber zusammengekauert, mit geschlossenen Augen, auf den breit gespreizten Schwanz gestützt, da. Durch Reize kann das Tier aus diesem schlafähnlichen Zustand erweckt werden. Das Fliegen ist augenscheinlich normal und deutlich von optischen Eindrücken beeinflußt. SCHRADER hat auch Raubvögel (Eulen und Falken) entrindet und dabei festgestellt, daß der entrindete Falke auf eine sich im Zimmer bewegende Maus zufliegt und sie ergreift. Solange die Maus sich bewegt, hält der Vogel seine Beute mit den Klauen fest; wenn aber die Maus sich bewegungslos verhält oder tot ist, läßt der Falke sie fallen. Er verschlingt eine tote Beute nicht.

Die Störungen nach Entrindung sind bei den Säugern deutlicher ausgesprochen als bei den Vögeln.

In der von MAGNUS eingeführten Bezeichnung, nach der ein Tier, bei dem ein Abschnitt des Zentralnervensystems fortgenommen ist, benannt wird nach dem Teil des Zentralnerven-systems, der noch zurückgelassen ist, wird ein Tier, bei dem die Rinde ganz exstirpiert ist, als Thalamustier bezeichnet.

Am Kaninchen haben zahlreiche Untersucher schon vor GOLTZ experimentiert. Für chronische Versuche ist dieses Tier nicht gut geeignet, denn es ist bis jetzt bei Totalexstirpation der Rinde nicht gelungen, solche Tiere länger als 11 Tage (MAGNUS) am Leben zu erhalten. Kürzlich hat TEN CATE ein solches Kaninchen 18 Tage überleben sehen.

GOLTZ ist es als erstem gelungen, einen Hund längere Zeit ($1^1/_2$ Jahre) nach praktisch totaler Exstirpation der Großhirnrinde am Leben zu erhalten. Seitdem ist dieses Experiment von zahlreichen Experimentatoren am gleichen Tiere wiederholt (ROTHMANN, DRESEL, ZELIONY, DUSSER DE BARENNE, RADEMAKER u. a.), und auch für die Katze liegen analoge Versuche von (DUSSER DE BARENNE, TEN CATE). SCHALTENBRAND und GIRNDT und COB haben ausführliche Untersuchungen über Thalamuskatzen im akuten Versuch veröffentlicht.

Die Ergebnisse sind für Hund und Katze im allgemeinen dieselben, so daß sie hier zusammen besprochen werden können.

Der entrindete Hund und eine Thalamuskatze können sich schon wenige Stunden nach der Fortnahme der letzten Hemisphäre (die Entrindung wird im chronischen Versuch in zwei Zeiten mit 2—3 Wochen Zwischenzeit vorgenommen) aus der Seitenlage aufrichten und auf ihre 4 Beine stellen. Ja schon mit dem Abklingen der Narkose fangen diese Stellreflexe (Magnus) an, sich zu demonstrieren. Alle Stellreflexe (mit Ausnahme der optischen Stellreflexe von Magnus) sind bei diesen Tieren normal vorhanden (Dusser de Barenne und Magnus). Wenn das Tier stehen kann, läßt sich auch meistens eine mehr oder weniger geordnete Lokomotion beobachten, die anfangs allerdings noch etwas unsicher und taumelnd ist. Aber nach 12—24 Stunden ist der Gang fast normal. Die Schritte sind noch etwas ungleich, die Pfoten werden öfters etwas zu hoch gehoben. Was beim Herumgehen des Tieres auffällt, ist, daß es gegen Hindernisse anstößt. Es sieht offenbar nicht.

Der Thalamushund und die entrindete Katze zeigen abwechselnd Perioden von Ruhe, in denen sie zusammengekauert in normaler Liegestellung schlafen, und von Wachen, in denen sie für längere Zeit herumgehen oder an einem Orte stehen bleiben. Wenn die Tiere längere Zeit nicht gefüttert sind, laufen sie gewöhnlich ziemlich lebhaft umher. Mehrfach sind Anfälle von starkem Bewegungsdrang beschrieben worden, in denen die Tiere sich in die Ecken des Käfigs oder Zimmers mit dem Kopf einbohren oder sich gegen die Wände auf den Hinterbeinen aufrichten, dann erschöpft umfallen und länger dauernde Laufbewegungen ausführen. Bei reinen, nicht durch Blutungen und andere ungünstige Nebenumstände komplizierten Exstirpationen sind diese zwangsmäßigen Lokomotionsanfälle nicht vorhanden.

In den ersten Tagen und Wochen ist eine deutliche Hypästhesie und Hypalgesie der Haut zu konstatieren. Im Laufe der nächsten Wochen gehen diese Störungen bedeutend zurück, so daß sie im chronischen Stadium kaum noch nachweisbar sind. Permanent erloschen beim Thalamustier ist das sog. sensible „Lokalzeichen", d. h. das Tier lokalisiert nicht mehr die Stelle des applizierten Reizes [1]. Die Munkschen Berührungsreflexe sind an den vier Pfoten dauernd aufgehoben.

Interessant ist, daß meine entrindete Katze Nr. 1, bei der das Neencephalon praktisch total exstirpiert war, einige Monate nach der letzten Operation, beim Herumgehen durch das Zimmer, wenn sie auf eine Matte gelangte, dort sitzen blieb und sich nicht auf den kalten Steinboden hinsetzte. Offenbar wurde selbst bei diesem Tier ohne sensible Rinde die nicht so kalte Oberfläche der Matte dem kalten Boden vorgezogen, jedenfalls war hier eine gewisse Verarbeitung von sensiblen Eindrücken noch vorhanden. Während die Beeinträchtigung der Hautsensibilität, wie gesagt, weitgehend zurückgeht, sind die Störungen der tiefen oder „propriozeptiven" Sensibilität viel länger zu beobachten und zeigen nie denselben Rückgang wie die Hautsinnstörungen; sie sind größtenteils permanente Störungen. Anfangs setzt das Tier, wenn auch auffallend selten, das Vorderbein oder beide Pfoten auf der der letzten Operation gegenüberliegenden Seite beim Gehen und Stehen in abnormer Stellung dem Boden auf. Aber diese Störung ist nach einigen Tagen oder Wochen nicht mehr zu beobachten. Den Gliedern passiv erteilte abnorme Stellungen werden, auch im chronischen Versuche, entweder nicht oder nur nach ganz abnorm langer Latenz korrigiert. Permanent gestört beim Hund, permanent aufgehoben bei der entrindeten Katze sind die taktilen Tischrandreflexe (s. S. 296) und auch die optischen Tischrandreflexe.

Wie gesagt, stoßen die Tiere in den ersten Tagen nach der letzten Operation beim Gehen gegen Hindernisse an, sie verwerten offenbar optische Eindrücke nicht. Aber schon in der zweiten Woche kann man bei Hund und Katze

---

[1] Sehr interessant und theoretisch wichtig ist, daß, wenn bei einer solchen entrindeten Katze eine örtliche Strychninisation des Thalamus vorgenommen wird, das „Lokalzeichen" für die Dauer der Strychninsymptome wieder vorhanden ist, um mit dem Abklingen der sensiblen Erregungserscheinungen wieder zu verschwinden.

beobachten, daß sie weniger oft anstoßen, besonders wenn die Tiere, nicht durch eine längere Futterpause erregt, langsam im Zimmer ziellos herumirren. Später ist es auffallend, wie eine Thalamuskatze fast immer vor einem größeren, hellbeleuchteten Hindernis, wie eine größere Kiste, ausbiegt, ohne es zu berühren. Gegen kleinere Hindernisse stößt die Katze eher an. Ein wirkliches „Ausweichen" vor Hindernissen, wie TEN CATE und VAN HERK es kürzlich für das Thalamuskaninchen beschrieben haben, ist aber bei der Katze und beim Hund nicht zu beobachten. Die Tiere biegen ab, gerade bevor sie anstoßen, und gehen dann in der Richtung, in die sie abgebogen sind, weiter. Im übrigen aber erweckt das Tier den Eindruck, blind zu sein. Es erkennt seinen Meister nicht mehr, sieht sein Futter nicht, blinzelt nicht mehr auf Bedrohen, ist durch optische Erregungen in seinen motorischen Äußerungen nicht mehr beeinflußbar. Nur der Pupillarreflex und der Blinzelreflex auf grelle Belichtung der Augen sind als Hirnstammreflexe vorhanden.

Das Hören ist weniger tief gestört. Im chronischen Stadium können Hund und Katze Reaktionen auf Schallreize zeigen, die über die sogar beim enthirnten Tier auf Geräusche hin zu beobachtenden Ohrmuschel- und Kopfdrehreflexe hinausgehen. ROTHMANNs Hund z. B. zeigte Kaubewegungen, wenn der Wärter mit dem Geschirr zur Zeit der Fütterung herumklirrte; meine Katze Nr. 1 mit Exstirpation des Neencephalons zeigte die schon erwähnten, frappanten Schallokalisationsreaktionen. Aber obwohl unzweifelhaft Hörreste vorhanden sind, sind die Reaktionen dieser entrindeten Tiere nie solche, daß man auf ein Wiedererkennen der Stimme des Herrn durch das Gehör schließen dürfte, wie das unzweifelhaft bei einem blinden Hunde oder einer blinden Katze mit intakter Rinde der Fall ist.

Interessant ist die Tatsache, daß ein entrindeter Hund oder eine Thalamuskatze im chronischen Versuch am Tage, wenn das Tier in seinem Käfig ruhig steht, fast immer mit dem Kopfe von der Zimmerseite abgewendet steht. Ob dieses Verhalten auf Hörreste oder auf Reste von Lichtperzeption zurückzuführen ist, muß dahingestellt bleiben.

Eine alte Angabe PAWLOWs geht dahin, dem rindenlosen Tier die Fähigkeit zur Bildung und Erhaltung von vorher ausgebildeten bedingten Reflexen abzusprechen. Es ist hier jeweils nötig anzugeben, welche Tierart man im Auge hat. Für das Kaninchen steht jetzt fest, daß bedingte akustische und optische Reaktionen nach Totalexstirpation der Rinde noch ausgebildet werden können (TEN CATE und VAN HERK). Bei der Thalamuskatze sind akustische bedingte Reflexe noch nachweisbar (DUSSER DE BARENNE, TEN CATE). Auch optische bedingte Reaktionen scheinen bei diesem Tier noch vorhanden zu sein. SAGER und WENDT[1] haben in meinem Laboratorium vor kurzem nachgewiesen, daß bei einer fast total, *aber nicht ganz* entrindeten Katze die vor den operativen Eingriffen angelernte Dressur, Futter hinter einem auf seiner Spitze stehenden Dreieck aufzusuchen, nicht verloren gegangen war. Es wurden bei der mikroskopischen Kontrolle durch SAGER nur ganz kleine Rindenreste an der Basis und am Sulcus rhinalis aufgefunden; die Area striata und die sie umgebende Rinde war beiderseits ganz entfernt. Es bestand also bei diesem Tier ohne Sehrinde und fast ohne die übrige Rinde, *aber mit ganz kleinen Rindenresten,* eine ziemlich hoch differenzierte diskriminatorische, optische Dressurleistung. Die Frage, ob optische bedingte Reaktionen noch beim Thalamushunde vorkommen, ist noch nicht endgültig entschieden. ZELIONY, ZELIONY und POLTYREW, METTLER und CULLER bejahen diese Frage, andere verneinen sie. Es möchte scheinen, daß es gelingt, bei diesem Tiere solche Reflexe noch auszubilden, wenn ganz kleine Reste der neencephalen Rinde zurückgelassen sind, Reste, die weit entfernt von dem Rindenabschnitt sind, der mit dem betreffenden

---

[1] Noch unveröffentliche Versuche.

sensorischen Apparat, für den der bedingte Reflex ausgearbeitet ist, in funktioneller Beziehung steht. Wenn das tatsächlich zutrifft, könnte man sich denken, daß solche kleine Reste von neencephaler Rinde genügen, um die Aktivität der subcorticalen Mechanismen soweit anzufachen, daß solche bedingte Reflexe noch eingeschliffen werden können. Siehe auch die rezente Arbeit von TEN CATE, in der er die Frage, ob bedingte Reaktionen sich auch außerhalb der Großhirnrinde bilden können, ausführlich diskutiert. Für den Affen stehen diesbezüglich Angaben bei ausgedehnten Rindenexstirpationen noch aus. Für lokale Exstirpationen wie des Temporallappens s. S. 302.

Bei Totalexstirpation der Rinde werden gewöhnlich auch die Verbindungen des peripheren Riechappatates mit dessen zentralen Mechanismen durchtrennt. Unter diesen Umständen kann natürlich von Riechen der Tiere keine Rede sein. Bei meiner schon mehrfach erwähnten Katze Nr. 1 mit Exstirpation des Neencephalons waren die Loci olfactorii absichtlich zurückgelassen; dieses Tier konnte aus ziemlicher Entfernung auf den Geruch hin sein Futter finden und nahm es dann spontan zu sich.

Die Reaktionen eines großhirnlosen Hundes und einer Katze nach Totalexstirpation der Hirnrinde auf für das normale Individuum unangenehm schmekkende (bittere, sauere), ins Maul gebrachte Substanzen sind sehr intensiv und augenscheinlich normal (Abwehrbewegungen, Würgen, Speicheln). Offenbar sind das subcorticale Reflexe. Bekanntlich sind diese Abwehrreaktionen sogar beim menschlichen Anencephalen ausgesprochen vorhanden.

Großhirnlose Hunde und Katzen zeigen öfters auf Anfassen wutähnliche Anfälle, in denen die Tiere durch Zappeln sich zu befreien suchen. Der Hund grummt, die Katze zischt unter Sträuben der Rückenhaare, die Pupille dilatiert sich.

Im ganzen findet man bei diesen entrindeten Tieren fast nur solche Reaktionen, die beim intakten Tier als ablehnende, feindliche Affektäußerungen aufgefaßt werden dürfen. Eine adversive Pseudoaffektreaktion habe ich beim großhirnlosen Tier (Hund und Katze) noch nie beobachtet. Aber ZELIONY hat angegeben, daß einer von seinen Hunden dazu gebracht werden konnte, mit dem Wärter im Hof herumzuraufen, und RADEMAKER gibt an, daß er gelegentlich eine großhirnlose Katze hat schnurren hören.

Diese Anfälle von scheinbarem Wutaffekt auf Anfassen sind schon den früheren Untersuchern aufgefallen; CANNON hat sie als Scheinwut (Sham-rage) bezeichnet, und PH. BARD hat nachgewiesen, daß sie auf die Isolierung eines bestimmten subthalamischen Gebietes von der Rinde zurückgeführt werden können.

Alle Zeichen, aus denen man gewöhnlich auf die Intelligenz eines Hundes oder einer Katze schließt, sind beim großhirnlosen Tiere erloschen. Die gewöhnliche Dressur wie Pfotegeben, auf Kommando aufsitzen, sich umwälzen usw. sind alle erloschen; das Tier hat kein Interesse mehr für seine Artgenossen, die Katze erkennt einen Hund nicht mehr, der Anblick einer Katze ist dem Hunde völlig indifferent. Die von Artgenossen des anderen Geschlechtes normaliter ausgeübte sexuelle Anziehung ist aufgehoben. Die großhirnlose Katze präpariert sich nicht mehr in so typischer Weise wie die gesunde Katze die Stelle, wo sie urinieren oder defäzieren will und begräbt auch nicht mehr in der typischen Weise ihre Exkremente. Ohne Präparation, aber in typischer Kauerstellung uriniert und defäziert sie, um nach Beendigung des Geschäftes ohne weiteres fortzugehen. Der männliche großhirnlose Hund hebt zum Urinieren nicht mehr eine Hinterpfote, sondern uriniert wie die Hündin. Das total rindenlose Tier muß permanent künstlich gefüttert werden. Kurz und gut, mit Ausnahme von gewissen primitiven Reaktionen auf teloreceptorische Reize, ist von einer Verwertung solcher Reize mit dem Erfolg, daß auf Grund derselben das Tier sich in seiner

Umgebung zurechtfinden und sich seiner Umwelt gegenüber behaupten könnte, keine Rede mehr.

Obwohl ein großhirnloses Tier sich öfters kratzt und man eine Katze sich gelegentlich eine Pfote oder eine Flanke ablecken sehen kann, reinigt das Tier sich nicht mehr genügend. Ohne Fürsorge von seiten des Wärters würde das Tier bald von Ungeziefer bedeckt sein. Wenn aber das Tier gut versorgt wird, hält sich der Pelz gut und wird regelmäßig gewechselt. Trophische Störungen sind nicht vorhanden. Das junge Tier wächst, das erwachsene Tier behält sein Körpergewicht, die Körpertemperatur ist im wesentlichen normal. Der Harn kann in den ersten Tagen nach der Operation etwas Zucker enthalten (Reizsymptom), aber bald ist er wieder zuckerfrei und auch in anderen Hinsichten normal. Siehe die Mitteilung von METTLER, METTLER und CULLER.

So relativ einfach es ist, einen rindenlosen Hund oder eine Katze nach Exstirpation der Großhirnrinde dauernd am Leben zu erhalten, so schwierig ist das beim Affen. KARPLUS und KREIDL ist es unter mehreren Versuchen nur einmal gelungen, einen Macacusaffen 26 Tage am Leben zu erhalten. Soviel mir bekannt, ist das bis jetzt die längste, in der Literatur verliegende Beobachtungszeit, aber völlig ungenügend, um beim Affen diesen Versuch als einen chronischen anzusehen. Dieses Resultat berechtigt aber zu der Hoffnung, daß es in Zukunft gelingen wird, einen großhirnlosen Affen im chronischen Versuch zu erhalten. Wahrscheinlich ist es hauptsächlich eine Frage der Pflege.

Die einseitige Exstirpation einer Großhirnhemisphäre wird relativ leicht überstanden und ist öfters ausgeführt worden. Der Affe kann schon wenige Stunden nach dem Eingriff aufsitzen und Futter zu sich nehmen. Die gekreuzten Extremitäten, jedenfalls der kontralaterale Arm, zeigen eine totale schlaffe Lähmung; die gleichseitigen Glieder zeigen keine Motilitätsstörungen und werden zum Ergreifen des Futters benutzt. Die Sensibilität ist auf der gegenüberliegenden Körperseite erheblich herabgesetzt; homonyme Hemianopsie ist deutlich nachweisbar. Nach kurzer Zeit, 1 oder 2 Tagen, beginnt das Tier, sich schon etwas besser zu bewegen, und gelegentlich, besonders unter Furcht, klettert es schon im Käfig herum, wobei die gekreuzten Extremitäten deutlich weniger benutzt werden als die gleichseitigen. Auch die Hypästhesie und Hypalgesie der Haut gehen merkwürdig schnell und erheblich zurück; das „Lokalzeichen" bleibt aber dauernd verschwunden. Obwohl im gewöhnlichen Verhalten die Sehstörung nicht auffällt, läßt sich die hemianopische Störung doch leicht bei besonderer Prüfung als noch vorhanden nachweisen. Sie ist eine permanente Störung.

Im Verlaufe von mehreren Wochen und Monaten gehen die anfänglich vorhandenen Motilitäts- und Sensibilitätsstörungen mehr und mehr zurück, obwohl gewisse leichte Ausfallsdefekte permanent nachweisbar sind.

Intelligenzdefekte lassen sich nicht nachweisen; die Tiere verfolgen in gewohnter Weise ganz aufmerksam, was in ihrer Umgebung vorgeht, und können sich, nach 4—6 Wochen mit anderen Affen zusammengebracht, ganz gut behaupten.

Nach Exstirpation der zweiten Hemisphäre sind die Erscheinungen ganz schwer. „Die Bewegungen des Kopfes und der Augen waren bei manchen großhirnlosen Tieren anscheinend ungehindert, die Extremitätenbewegungen immer schwer geschädigt." „Ein Affe drehte sich am Tage nach der letzten Operation aus der Seitenlage auf den Bauch, richtete dann den Oberkörper hoch auf und saß mit gestreckten, auf den Boden gestützten Armen und gerade gehaltenem Kopfe." „Auf taktile Reize sahen wir gelegentlich ein Heben des Kopfes, Bewegung der Extremitäten, Öffnen der Augenlider, Erweitern der Pupillen. Auf Schallreize traten meist prompt Ohrmuskelreflexe, aber auch Lidbewegungen,

Bulbusbewegungen und Zusammenzucken des Körpers auf ... Deutlich war ein Wechsel von einem mehr somnolenten und einem mehr wachen Zustande."

Stellreflexe sind jedenfalls zum Teil vorhanden. Systematisch hat Magnus seine Labyrinth- und Stellreflexe im akuten Versuche an großhirnlosen Affen untersucht. Wie er selbst bemerkt, sind die an diesen Thalamusaffen beobachteten Leistungen Minimalleistungen, weil die Tiere nur 24—48 Stunden lebten. Für Einzelheiten sei auf die zitierte Arbeit und die Monographie hingewiesen. Hier seien nur einige der beim großhirnlosen Macacus erhobenen Befunde angeführt: Kopfdreh- und Nachreaktion +; Kopfdrehnystagmus —; Augendrehreaktionen und Nystagmus und Nachreaktionen und Nachnystagmus +; Drehreaktionen auf die Extremitäten +; Reaktionen auf Progressivbewegungen+; tonische Hals- und Labyrinthreflexe auf die Körpermuskeln, d. h. die Stehreflexe +; alle Stellreflexe, mit Ausnahme der optischen Stellreflexe +.

Katze, Hund und Affen zeigen nach beiderseitiger Labyrinthexstirpation, wenn der Körper in der Luft gehalten wird, noch Normalstellung des Kopfes im Raume. Werden bei diesen Tieren die Augen verdeckt, so sinkt der Kopf, der Schwere folgend, herunter. In dieser Weise läßt sich bei den genannten Tieren das Wirken von optischen Stellreflexen (Magnus) demonstrieren. Diese fallen nach Großhirnexstirpation aus. Kaninchen, Meerschweinchen und niedere Säuger zeigen keine optischen Stellreflexe.

Zum Problem der funktionellen Lokalisation in der Rinde.

Dieses Problem ist eines der wichtigsten, schwierigsten, und am meisten umstrittenen Probleme der experimentellen und klinischen Neurologie, wenn nicht das bedeutsamste und schwierigste Problem überhaupt. Gerade in den letzten Jahren ist der Zusammenstoß der Meinungen wieder lebhafter, als er es in den letzten 25 Jahren, seit Maries Angriff auf die klassische Aphasialehre, gewesen ist.

Daß es eine weitgehende funktionelle Differenzierung in der Großhirnrinde gibt, ist bei der erdrückenden Anzahl von physiologischen und anatomischen Tatsachen heute nicht mehr zu bezweifeln. Der Streit geht denn auch heute nicht mehr wie in den Tagen von Munk und Goltz darum, ob es überhaupt eine funktionelle Lokalisation in der Großhirnrinde gibt, sondern wie weit sie geht.

Haben wir eine feste anatomische und auch mehr oder weniger starre funktionelle Verknüpfung zwischen den verschiedenen Elementen des Zentralnervensystems und daher auch in der Rinde anzunehmen, oder ist das Zentralnervensystem als ein großes Syncytium, ein großes Netz von untereinander zusammenhängenden Elementen aufzufassen, in dem eine an irgendeiner Stelle eingetretene Erregung sich über das ganze System verbreitet, und wo von einer funktionellen Lokalisation kaum die Rede sein kann?

Diese beiden, extremen Ansichten werden heute verteidigt. Es gibt zur Zeit noch inveterierte Verteidiger der klassischen Lokalisationstheorie der 80er und 90er Jahre, der sog. „Schubladen"theorie, der klassischen Aphasielehre, nach denen motorische und sensorische Sprach- und Wortbilder, Bewegungsvorstellungen usw. in kleinen engumgrenzten Rindenabschnitten, ja sogar in einzelnen Nervenzellen aufgespeichert liegen sollen und die Entladung solcher Zellen oder Zellkomplexe die betreffenden Worte oder die betreffenden Bewußtseinsinhalte produziere. Die andere extreme Ansicht einer Totalitätsfunktion des Zentralnervensystems und besonders der Großhirnrinde ist in den zwei letzten Dezennien, ja gerade in den letzten Jahren, wieder in den Vordergrund gerückt. Ihre Anhänger berufen sich dabei auf verschiedene alte und neue anatomische, physiologische und psychologische Tatsachen, Deutungen, Hypothesen und Theorien. Zugrunde liegt zum Teil die alte Frage der anatomischen Kontinuität oder Diskontinuität der Nervenelemente, der Streit um die Neuronenlehre.

Ich muß gestehen, daß ich noch immer die Neuronenlehre in ihrem modernen Gewande als die einzige Theorie betrachte, die uns eine einigermaßen befriedigende Erklärung der zentralen nervösen Funktionen bei den Vertebraten und besonders bei den Säugetieren geben kann. Siehe die ausgezeichnete Zusammenfassung BIELSCHOWSKYs in v. MÖLLENDORFFs Handbuch der mikroskopischen Anatomie des Menschen, Bd. 4, S. 119, 1928. Es mag sein, daß sogar bei manchen Tieren hier und dort im Zentralnervensystem fibrilläre Kontinuität zwischen einzelnen Nervenelementen besteht [1], aber von dem Beweis der Existenz eines wirklichen, überall im Zentralnervensystem verbreiteten, Nervenfaser- oder Nervenfibrillennetzes sind wir doch weit entfernt. Und noch kein Kontinuitätsenthusiast hat die Tatsache der WALLERschen Degeneration, die genau an den Stellen haltmacht, wo nach der Neuronenlehre eine Synapse liegt, ein neues Neuron anfängt, erklärt. Selbst wenn fibrilläre Kontinuität an diesen Stellen bestehen sollte, gibt es offenbar dort eine Barriere.

Dann werden zahlreiche physiologische Tatsachen und Ergebnisse zur Verneinung einer auf fest verankerte anatomische Verbindungen fundierten, funktionellen Lokalisationslehre ins Feld geführt, die gewöhnlich und bequem unter der von BETHE eingeführten Bezeichnung der funktionellen Plastizität [2] im Zentralnervensystem zusammengefaßt werden. Dahin gehört erstens die bei niederen, aber auch bei den höheren Tieren vorhandene, weitgehende Kompensation nach peripheren Verstümmelungen, z. B. Extremitätenamputationen. Ich muß gestehen, daß ich in diesen Ergebnissen, so demonstrativ und interessant sie sind, nie ein Argument in der angedeuteten Richtung habe sehen können. Schwerer wiegen die nach Muskel- und Nerventransplantationen, auch in der orthopädischen Chirurgie gemachten Beobachtungen einer Wiederkehr der ursprünglichen „normalen" Bewegung. Besonders die MARINAsche Angabe über unmittelbar nach Augenmuskeltransplantation an Affen vorhandene normale Beweglichkeit des Auges, wäre, wenn bestätigt, schwerwiegend.

DE KLEYN und ich haben eine Nachprüfung dieser MARINAschen Versuche an Kaninchen versucht. Wir wählten gerade dieses Tier, das keine Blickbewegungen der Augen hat, um um so sicherer die vestibulären Reflexe auf die Augen untersuchen zu können. Der Nachteil dieses Versuchstieres ist, daß es einen akzessorischen Augenmuskel besitzt, den vierzipfeligen Retractor bulbi. Nach Kreuzung des Rectus internus und externus zeigten fast die Hälfte der Kaninchen normalen vestibulären Nystagmus (Dreh- und calorischen Nystagmus) und die andere Hälfte permanent abnormen, d. h. der normalen Richtung entgegengesetzten vestibulären Nystagmus. Die Erklärung ist einfach; bei der ersten Gruppe war der Retractor bulbi stärker entwickelt als die geraden Muskeln, und der nicht transplantierte Retractor zog den Bulbus noch in die normale Richtung; bei der zweiten Gruppe von Tieren waren die geraden, transplantierten Muskeln stärker als der Retractor und zogen das Auge in die entgegengesetzte Richtung.

Obwohl DE KLEYN und ich damals diesen Schluß nicht zogen, meine ich, daß dieses Ergebnis nicht zugunsten der MARINAschen Angabe und Auffassung spricht, denn dieser abnorme Nystagmus blieb am operierten Auge so lange fortbestehen, als die Tiere am Leben gelassen wurden, d. h. bei einigen Tieren über $1^1/_2$—2 Jahre.

---

[1] Man bedenke aber immer, daß es sich hier um Aussagen auf einem Gebiete, das an der Grenze der heutigen mikroskopischen optischen Auflösung liegt, handelt, eine sehr gefährliche Zone für positive Angaben.

[2] Siehe die betreffenden Artikel von A. BETHE und E. FISCHER, K. GOLDSTEIN und von A. BETHE im Handbuch der normalen und pathologischen Physiologie, Bd. 15, 2, S. 1045, 1131, 1175. Berlin 1931.

Der Gegeneinwand, der gemacht werden könnte, ist, daß beim Affen und bei „willkürlichen" Blickbewegungen die Sachlage anders sein mag. Wie dem auch sei, eine Nachuntersuchung der Marinaschen Versuche ist dringend erwünscht.

Ausführlicher müssen wir bei den am Zentralnervensystem selbst gewonnenen Einwänden gegen eine anatomisch fest verankerte Lokalisationslehre verbleiben und werden uns dabei auf die auf die Hirnrinde bezüglichen Ergebnisse beschränken. Im Grunde sind diese zweierlei: 1. Die Instabilität der corticalen Reizeffekte und 2. die funktionelle Restitution nach corticalen Läsionen.

Die Instabilität oder besser die leichte Abänderlichkeit der Rindenreizeffekte ist schon S. 279 f eingehend besprochen. Reizdauer, Reizintervall, Pulsfrequenz, Pulsform, Zirkulation, Narkosetiefe usw. usw. sind hier von Wichtigkeit, bedingen Bahnung und Auslöschung („extinction") von einem Reizfokus aus. Noch verwickelter wird die Sachlage, wenn zwei oder mehr Reizstellen gereizt werden. Es darf keineswegs wundernehmen, daß man in einem über längere Zeit ausgedehnten Versuche wie dem Lashleyschen an verschiedenen Tagen von denselben Reizstellen verschiedene Reizeffekte auslöst. Die Dura war fortgenommen und die Rinde mit einer Micaplatte bedeckt, um Verwachsungen der Dura mit der Rinde vorzubeugen. Eine solche Rinde kann für die ganze Beobachtungszeit nicht als immer in demselben Funktionszustande verbleibend, betrachtet werden. Und selbst in diesem Versuche wurden die Grenzen zwischen den drei großen Unterabteilungen der präzentralen Windung (Gesicht, Arm und Bein) fast konstant gefunden. Außerdem habe ich in den letzten Jahren wiederholt die Rinde an Affen in längeren Zwischenzeiten von 7—12 Tagen (die Operationen wurden selbstverständlich unter aseptischen Kautelen vorgenommen) elektrisch gereizt und dabei gefunden, daß dieselbe Reizstelle nach der genannten Zwischenzeit mit genau derselben Bewegung bei gleicher Reizintensität antwortete. Bei der ungeheuren Kompliziertheit der Struktur der Großhirnrinde mit ihren Tausenden von Nervenzellen (25000 nach v. Economo bei Menschen) und Hunderttausenden von Synapsen pro Kubikmillimeter, staune ich vielmehr in der letzten Zeit, seitdem in meinem Laboratorium streng kontrollierte Reizbedingungen bei den Rindenreizungen eingehalten werden, immer wieder über die Regelmäßigkeit der Rindenreaktionen. Nach meiner Überzeugung ist die unleugbar vorhandene Instabilität solcher Reizeffekte bei der gebräuchlichen Anwendungsart der faradischen Rindenreizung durch verschiedene funktionelle Faktoren bedingt, deren Enträtselung uns eben tiefer in die Geheimnisse der Rindenfunktionen hineinführen wird. Schon jetzt fangen wir an, diese Reaktionen einigermaßen zu durchschauen, denn einige Abänderungen können wir im Reizversuch voraussagen.

Eine punktförmige Repräsentation der Peripherie in der Rinde ist abzulehnen; das wird durch die leichte Abänderlichkeit der motorischen Rindenreaktionen dargetan. Aber darum das ganze Lokalisationsprinzip in der Rinde über Bord zu werfen, ist nicht richtig. Es gibt größere funktionelle Wirkungskreise, deren relative Selbständigkeit unter verschiedenen Umständen zutage tritt. Zwischen den drei Unterabteilungen (Gesicht, Arm, Bein) des sensiblen Rindengebietes liegen bestimmte, ihrer Art nach allerdings noch unbekannte Grenzen, wie es meine Strychninversuche dargetan haben. Auch auf der efferenten Seite der Rinde, in der motorischen Rinde liegt etwas Ähnliches vor. Wie noch unveröffentlichte Versuche von W. S. McCulloch und mir gezeigt haben, ist Bahnung von einem Punkte des Beinfeldes auf einen anderen Focus desselben Feldes viel leichter erhältlich als Bahnung von einer Stelle des präzentralen Beingebietes auf einen Fokus im Armgebiet, obwohl die letzteren zwei Foci räumlich auf der Rinde viel näher beieinander liegen als die zwei im Armgebiet gewählten Reizstellen. Auch hier zeigt sich eine funktionelle Barriere. Man muß sich diese nicht

als unüberschreitbar denken. Unter gewissen Umständen, z. B. bei starken,
epileptiforme Entladungen herbeiführenden Rindenreizungen, bei starker, sekundärer Bahnung wird die Barriere offenbar durchbrochen. Aber „Etwas" trennt
funktionell das motorische Armgebiet von den benachbarten motorischen
Gesicht- und Beinfeldern. Vielleicht geben sich hier „Wirkungskreise" in der
Rinde kund, auf die die Konstanz dieser Abgrenzungen zurückzuführen ist.
Wer mit der Rinde beim Affen vertraut ist, kann bei *erstmaliger*, d. h. nach
längerer Pause vorgenommener *Reizung* der frischen Rinde voraussagen, in
welchem Abschnitt des Körpers die Reizeffekte auftreten werden.

Analoge funktionelle Grenzen finden sich im Rückenmark. Dasselbe ist im normalen
Leben des Tieres ein über seine ganze Länge funktionell in Anspruch genommenes System.
Dennoch gelingt es unter verschiedenen Bedingungen, z. B. wieder mit der lokalen Strychnin-
methode, das Segment auf der sensiblen Seite als eine relativ isolierte, funktionelle Einheit
(Strychninsegmentzone) herauszuschälen und darzustellen.

Und jetzt das Problem der funktionellen Restitution nach corticalen Läsionen.
Diese Tatsache wurde in den 80er und 90er Jahren des vorigen Jahrhunderts
durch vikariierende Übernahme der geschädigten Funktion durch andere Rindenabschnitte erklärt. Diese immer bereit liegende, aber nicht durch Tatsachen
fundierte Hypothese veranlaßte GOLTZ seinerzeit nicht ganz unberechtigterweise
zu seinem bekannten Spottworte, daß die Funktion eines Rindenabschnittes
offenbar darin bestehe, auf einen Experimentator zu warten, der ihn exstirpiere,
damit seine Funktion von anderen Rindenabschnitten übernommen werde. Zur
Zeit können wir sagen, daß für eine solche vikariierende Funktionsübernahme,
jedenfalls für die einfacheren sensiblen und motorischen Funktionen, in all den
langen Jahren seit 1870 kein wirklich beweiskräftiges Tatsachenmaterial beigebracht worden ist. Der Rückgang der anfänglich nach einer Rindenläsion vorhandenen Störungen muß anders erklärt werden.

GOLTZ erklärte sich den Rückgang der initialen Störungen durch den allmählichen Rückgang von Hemmungsreizen, die von der frischen Wundfläche
im Gehirn ausgehen und eine zeitweilige Unterdrückung der Tätigkeit von anatomisch unverletzt gebliebenden Abschnitten des Zentralnervensystems herbeiführen sollten. Diese Hemmungshypothese ist für die heutigen, mit moderner
chirurgischer Methodik gesetzten Läsionen sicher falsch und findet keine Anhänger mehr. W. TRENDELENBURG hat durch seine Methode der reizlosen Ausschaltung, durch örtliche Abkühlung der Rinde, zeigen können, daß die nach
einer solchen, *prompt reversiblen* Ausschaltung eines Rindenabschnittes, z. B.
im präzentralen Armgebiet, auftretenden Erscheinungen genau dieselben sind
wie nach chirurgischer Exstirpation. Die initiale Paralyse des Armes nach einem
solchen, die ganze Dicke oder den ganzen Querschnitt der motorischen Rinde
ergreifenden Eingriff ist also durch den Fortfall dieser Rinde (tatsächlich der
zwei inneren Schichten und wahrscheinlich nur der Schicht der großen und
Riesenpyramidenzellen [s. S. 277] derselben) und durch die daraus resultierende,
passive Außerbetriebstellung der mit diesem Rindenabschnitt in Verbindung
stehenden subcorticalen bzw. spinalen motorischen Mechanismen bedingt. Das
ist auch die Auffassung, die der letzten MONAKOWschen, auf TRENDELENBURGs
Versuchen fußenden Formulierung der Diaschisishypothese zugrunde liegt. Bei
der Restitution der initialen Funktionsstörungen sind verschiedene Faktoren
von Bedeutung. Erstens hat man nach einem chirurgischen oder operativen
Eingriff an der Rinde die unvermeidlichen Schädigungen und reaktiven Prozesse
in der Umgebung der Wunde (wie Blutungen, Ödem, Infiltration usw.) und
die davon abhängigen Ausfalls- oder Reizerscheinungen zu berücksichtigen. Bei
schonender Technik und besonders bei Thermokoagulation nach DUSSER DE
BARENNE sind die auf diese Ursache zurückzuführenden Störungen sehr gering,
aber in den Versuchen der älteren Experimentatoren spielten sie sicher eine

bedeutende Rolle und mögen die Rückbildung der Schädigungen der umgebenden Rinde bei der funktionellen Restitution zum Teil mitgespielt haben.

Hier interessiert uns aber die Restitution der durch die Fortnahme eines Rindenabschnittes selbst hervorgerufenen Störungen.

Je größer die Läsion, je länger dauert im allgemeinen die Restitution. Wenn zwei oder mehr Läsionen in verschiedenen Operationen gesetzt werden, ist die endgültige Restitution besser, wenn zwischen den einzelnen Operationen längere Zeit verstrichen ist; werden die Eingriffe zu schnell nacheinander ausgeführt, so ist das endgültige funktionelle Resultat meistens weniger günstig, d. h. also die Restitution weniger gut. „Übung" im weitesten Sinne des Wortes ist von großer Bedeutung. Trendelenburg hat gezeigt, daß die Restitution eines rindengelähmten Armes beim Affen viel schneller vor sich geht, wenn man den anderen, gesunden Arm amputiert und das Tier, indem das Futter außerhalb des Käfigs gelegt wird, zwingt, mit der gelähmten Extremität danach zu reichen.

Aber bedeutender als diese mehr oder weniger äußeren Faktoren sind die folgenden, in der Organisation des Zentralnervensystems liegenden Faktoren. Erstens sind verschiedene Funktionen bilateral, d. h. in der Rinde beider Hemisphären vertreten, andere überwiegend unilateral. Zweitens ist das funktionelle Verhältnis der Rinde zu den subcorticalen Mechanismen bei verschiedenen Funktionen ein verschiedenes.

Zum erstgenannten Punkt sei auf die doppelseitige Repräsentation der Hautsensibilitätsqualitäten und auf die einseitige gekreuzte Repräsentation der Tiefensensibilität hingewiesen, wie sie die Ergebnisse der lokalen Strychninversuche an der Rinde (s. S. 290) dargetan haben. Bei dem zweiten Punkt, dem der funktionellen Beziehungen der Rinde zu den subcorticalen Zentren, müssen wir etwas ausführlicher verweilen. Der Thalamus opticus mit seinen Nebenkernen (Corpus geniculatum laterale und mediale) ist beim höheren Tier, bei den Säugetieren, für die verschiedenen sensorischen Funktionen das wichtigste subcorticale Zentrum. Alle der Rinde zustrebenden Impulse ziehen durch den Thalamus hindurch. Dort enden die thalamopetalen Neurone und fängt eine neue Strecke, das thalamo-corticale Neuron an. Außerdem aber gibt es eine ausgiebige corticothalamische Faserung (v. Monakow, Dejerine, Minkowski, Poljak, Mettler u. a.). Offenbar empfängt die Rinde nicht nur sensorische Erregungen vom Thalamus, sondern sendet auch Impulse zu diesem subcorticalen Gebilde herab. Es deuten somit schon die rein anatomischen Verhältnisse auf eine Zusammenarbeit von Rinde und Thalamus hin.

Aber auch physiologische Ergebnisse führen zu der Annahme einer funktionellen Wechselwirkung zwischen Rinde und Thalamus. Ich bin schon 1923/1924 zu dieser Auffassung gedrängt auf Grund der mit der lokalen Strychninmethode am Affen erzielten Resultate. Bekanntlich ruft die lokale Strychninvergiftung von einigen wenigen Quadratmillimetern des sensiblen Rindengebietes sehr ausgesprochene sensible Reizerscheinungen und Störungen der Haut auf beiden Körperseiten (Armen, Beinen, Kopf) hervor. „Daß in jeder kleinen vergifteten Rindenstelle, sagen wir z. B. des Armgebietes, die Sensibilität der beiden oberen Extremitäten repräsentiert wäre, so daß in diesem Armgebiet beide Arme sehr viele Male vorhanden sein würden, ist eine Annahme, die ihre Unhaltbarkeit, man kann wohl sagen, ihre Absurdität, dartut, sobald sie gestellt wird."

Diese sensiblen Reizerscheinungen treten sogar im akuten Versuch noch ein auf lokale Strychninvergiftung einer kleinen Stelle einer Hemisphäre, sagen wir z. B. einiger weniger Quadratmillimeter des präzentralen Armgebietes der rechten Hemisphäre, wenn das ganze sensible Armgebiet der linken Hemisphäre und das postzentrale sensible Armgebiet der rechten Hemisphäre exstirpiert

worden sind und außerdem noch die ganze präzentrale Rinde des Armgebietes
auf der rechten Seite mit Ausnahme der kleinen strychninisierten Stelle und
deren allernächste Umgebung durch Novocainapplikation reizlos ausgeschaltet
worden ist (s. Abb. 30).

Wenn der letztere Versuch nicht vorläge, könnte man sich noch vorstellen,
daß bei intakter Rinde von der kleinen strychninisierten Rindenstelle aus der
ganze hinzugehörige Abschnitt des sensiblen Gebietes, z. B. das ganze prä- und
postzentrale Armgebiet, „in Feuer" gesetzt wird und so zu den markanten
sensiblen Reizerscheinungen Veranlassung gibt. Das obenerwähnte Versuchs-
ergebnis aber zwingt, meine ich, zu der Auffassung, daß von der lokal vergifteten
Rindenstelle aus auch die entsprechenden Thalamuskerne, durch ihnen auf dem
Wege cortico-thalamischer Verbindungen zuströmende Impulse in Hyperaktivität
versetzt werden. Das Syndrom der lokalen Strychninvergiftung der sensiblen

Rinde kommt daher,
meine ich, durch eine
innige reziproke funktio-
nelle Beeinflussung von
Rinde und Thalamus
zustande. In dieser Auf-
fassung bin ich noch be-
stärkt worden durch die
mit O. Sager gemach-
ten Versuche über ört-
liche Strychninvergif-
tung des Thalamus der

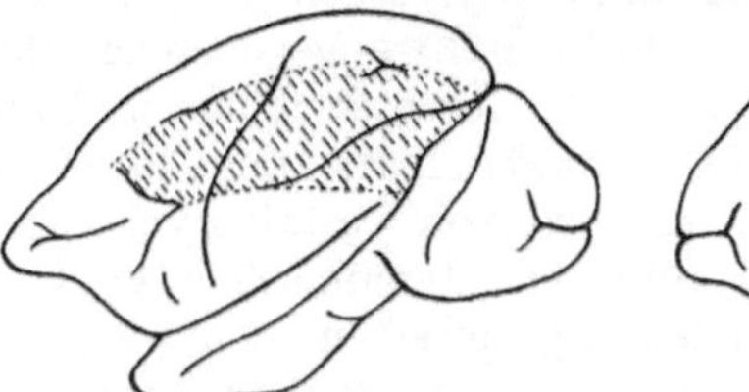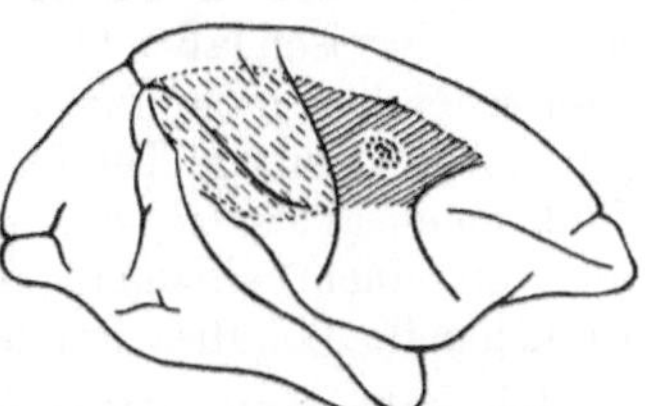

Abb. 31. Exstirpation des ganzen sensiblen Armgebietes auf der
linken Seite. Exstirpation des postzentralen sensiblen Armgebeites
auf der rechten Seite. Lokale Strychninvergiftung im Zentrum des
präzentralen Armgebietes. Der Rest dieses Gebietes durch lokale
Novocainvergiftung ausgeschaltet.

Katze. In diesen ergab sich, daß die örtliche Strychninisation des Thalamus genau dieselbe Symptomatologie zeitigt wie die örtliche Strychninvergiftung der
sensiblen Rinde, sogar noch nach Totalexstirpation der Rinde im akuten Versuch.
Die im Thalamus erreichte Stufe der Verarbeitung der sensiblen Erregungen ist
offenbar eine sehr hohe. Durch diese Thalamusversuche wird meines Erachtens
das Ergebnis des in Abb. 31 dargestellten Versuches und die dafür gegebene Erklärung gestützt. Außerdem zeigen sie, daß die sensiblen Funktionen relativ
wenig „corticalisiert" sind, im Gegensatz z. B. zu den Sehfunktionen. Für diese
trifft offenbar eine andere Organisation zu. Bei den Sehfunktionen der höheren
Säugetiere ist von einer selbständigen Verarbeitung von Impulsen im Corpus geniculatum laterale nichts aufzufinden; die Sehfunktion ist hier viel mehr unter die
direkte Herrschaft der Rinde gelangt, viel mehr corticalisiert als die sensiblen
Funktionen. Dementsprechend ist die Restitution des Sehens bei Läsionen der
Sehrinde eine wenig ausgesprochene. Die weitgehende Wiederherstellung von
anfänglich vorhandenen Störungen der Hautsensibilität nach Läsionen der
sensiblen Rinde findet meines Erachtens in folgenden Faktoren ihre Erklärung:
1. In der großen Ausdehnung des sensiblen Rindengebietes; 2. in der bilateralen
Repräsentation der Haut des Körpers in einer Hemisphäre oder, anders gesagt,
in der Repräsentation der Hautsensibilität einer Körperhälfte in beiden Hemisphären; 3. darin, daß schon die im Thalamus erreichte Funktionsstufe, soweit
es die Verarbeitung von sensiblen Impulsen betrifft, eine hohe ist; 4. daß die
sensible Rinde und die sensiblen Thalamuskerne in enger funktioneller Wechselbeziehung stehen. Daß die initialen Störungen der Tiefensensibilität viel länger
und ausgesprochener bestehen bleiben, zum Teil permanent sind, findet wohl
größtenteils in der unilateralen Repräsentation dieser Funktionen in der Großhirnrinde seine Erklärung.

Die Auffassung einer engen wechselseitigen Beeinflussung und Zusammenarbeit von Rinde und Thalamus bei verschiedenen Funktionen ist ein weiteres

Argument gegen die alte Lokalisationstheorie, nach der die Rinde als ein Mosaik von ganz eng umschriebenen, nebeneinander gereihten Zentren mit geometrischer Projektion der Peripherie des Körpers auf die Rinde aufzufassen wäre. Selbst für das Sehen, die Funktion, für die die funktionelle Lokalisation in der Rinde am schärfsten ausgesprochen ist, trifft diese Ansicht nicht zu, sondern muß das Vorhandensein von übereinander greifenden, einander überdeckenden Wirkungskreisen angenommen werden.

In den letzten Jahren tritt, zum Teil unter dem Einfluß der psychologisch orientierten Versuchs- und Gedankeneinstellung, besonders der Gestaltpsychologie, die Tendenz hervor, sich der funktionellen Lokalisation in der Rinde gegenüber abweisend zu stellen. Lashley hat aus der experimentellen Embryologie, die dort von Driesch eingeführte Bezeichnung „Äquipotentialität" übernommen, um damit anzudeuten, daß eine funktionelle Lokalisation in der Rinde für die in seinen Labyrinthkastenversuchen untersuchten Funktionen sich nicht nachweisen läßt. Obwohl Lashley angegeben hat, daß die Äquipotentialität wahrscheinlich nicht für die einfacheren sensiblen und motorischen Funktionen gilt, ist die heutige Tendenz unzweifelhaft, diese Bezeichnung auf alle Rindenfunktionen auszudehnen. Es wird von Gestaltpsychologen von der Rinde sogar als von einem einzigen, flüssigen, dynamischen Felde, in dem irgendwelche funktionelle Lokalisation fehlt, gesprochen.

Ich habe lange gezweifelt, wie ich mich einer derartigen These gegenüber verhalten solle. Am liebsten hätte ich sie negiert. Weil aber meine Strychninversuche an der Rinde als für eine solche Ansicht sprechend herangezogen worden sind, meine ich, daß es besser ist, hier ein paar Worte der Kritik anzuwenden, um so mehr als die Bezeichnung „Äquipotentialität" zur Zeit Mode ist und, wie gesagt, die Tendenz besteht, dieselbe zu mißbrauchen.

Was meine diesbezüglichen Rindenstrychninversuche betrifft, läßt sich folgendes bemerken. Wie auf S. 273 angeführt worden ist, werden feinere funktionelle Differenzierungen durch das Strychnin verwischt. Schon das sollte davor bewahren, diese Versuche in der angedeuteten Richtung zu verwerten. Dann bedenke man noch, daß in diesen Versuchen keine Läsion des Zentralnervensystems gesetzt wird, und daß die Tiere infolge der durch das Strychnin hervorgerufenen Parästhesien selber zu erkennen geben, daß bei verschiedener Applikationsstelle des Strychnins die Störungen an verschiedenen Körperabschnitten auftreten. Wie ich schon 1916 und 1924 angegeben habe, weisen diese Versuche schon aus diesen Gründen und außerdem in den scharfen Abgrenzungen des sensiblen Gebietes als Ganzem und seiner Unterabteilungen zueinander unzweideutig auf das Bestehen einer funktionellen Lokalisation in der Großhirnrinde. Es ist mir einfach unverständlich, wie man hier anders sehen kann. Dazu kommen die Versuche von Bard und Brooks, in denen zum ersten Male, soviel ich weiß, festgestellt wurde, daß in einem bestimmten, engumschriebenen Rindenbezirk, wenn alle andere Rinde fortgenommen ist, eine bestimmte funktionelle Leistung augenscheinlich normal vonstatten geht.

Jetzt nach 65 Jahren erstaunlich fruchtbarer anatomischer und physiologischer Forschung mir nichts dir nichts jede funktionelle Lokalisation über Bord zu werfen, ist unerhört. Eine solche nihilistische Ansicht kann nur bei ungenügender Schulung in Anatomie und Physiologie des Nervensystems aufkommen; eine solche in neuem Gewande wieder auftauchende Flourenssche Irrlehre muß aufs Schärfste zurückgewiesen werden. Wir müssen uns hüten, in der berechtigten Zurückweisung der falschen, alten, extremen Lokalisationstheorie über das Ziel zu schießen. Daß es bei dem Problem, wieweit die funktionelle Lokalisation in der Großhirnrinde reicht, noch zahlreiche offene Fragen gibt, davon ist wohl jeder überzeugt. Wir stehen erst am Anfange unserer Kenntnisse der Rindenfunktionen. Erst wenn die ungeheuer komplizierten Schaltungsmöglichkeiten in der Rinde für sich und ihre Wechselwirkung mit den subcorticalen Zentren besser verstanden sind — und davon sind wir noch weit entfernt — können wir hoffen, hier tiefer zu schauen. Hier hilft nur geduldige, besonnene Arbeit; voreilige Generalisierungen wirken hier wie überall nur schädlich.

Literatur.

A. Lehrbücher und Monographien.

BECHTEREW, W.: Die Funktionen der Nervenzentra, Bd. 3. Jena: Gustav Fischer 1911. — Objektive Psychologie. Leipzig: Teubner 1913. — BRODMANN, K.: Physiologie des Gehirns. Allgemeine Chirurgie der Gehirnkrankheiten, Teil I, S. 88. Stuttgart: Ferdinand Enke 1914. — BROWN, GRAHAM T.: Die Großhirnhemisphären. Handbuch der normalen und pathologischen Physiologie, Bd. 10, 2. 418. Berlin: Julius Springer 1927.

EXNER, S.: Physiologie der Großhirnrinde. HERMANNs Handbuch der Physiologie, Bd. 2, Teil 2. Leipzig: F. C. W. Vogel 1879.

FERRIER, D.: Die Funktionen des Gehirnes. (Übersetzung von H. OBERSTEINER.) Braunschweig: F. Vieweg & Sohn 1879. — Vorlesungen über Hirnlokalisation. (Übersetzung von M. WEISS.) Wien: Franz Deuticke 1892. — FLOURENS, P.: Recherches expérimentales sur les fonctions du système nerveux, 2. Aufl. Paris: Baillière & Fils 1892. — FRANÇOIS-FRANCK: Fonctions motrices du cerveau. Paris: Gustav Doin 1887. — FULTON, J. F. and A. D. KELLER: The sign of Babinski in primates. Springfield: Thomas 1932.

GOLDSTEIN, K.: Die Lokalisation in der Großhirnrinde (nach den Erfahrungen am kranken Menschen). Handbuch der normalen und pathologischen Physiologie, Bd. 10, S. 600. Berlin: Julius Springer 1927. — Der Aufbau des Organismus. Den Haag: Nyhoff 1934. — GOLTZ, FR.: Verrichtungen des Großhirns. Bonn a. Rh.: Strauß 1881.

HINES, M.: On cerebral localization. Physiol. Rev. 9, 462 (1929). — HITZIG, ED.: Gesammelte Abhandlungen: Untersuchungen über das Gehirn. Berlin: August Hirschwald 1904.

KALISCHER, O.: Experimentelle Physiologie des Großhirns. LEWANDOWSKYs Handbuch der Neurologie, Bd. 1, S. 365. Berlin: Julius Springer 1910.

LASHLEY, K. S.: Brain mechanisms and Intelligence. Chicago Univ. Press, Ill. 1929. — LEWANDOWSKY, M.: Die Funktionen des zentralen Nervensystems. Jena: Gustav Fischer 1907. — LUCIANI, L.: Physiologie des Menschen. (Übersetzung von BAGLIONI-WINTERSTEIN), Bd. 3. Jena: Gustav Fischer 1907.

MONAKOW, C. v.: Gehirnpathologie, 2. Aufl. Wien: Alfred Hölder 1905. — Die Lokalisation im Großhirn. Wiesbaden: J. F. Bergmann 1914. — MONAKOW, C. v. et R. MOURGUE: Introduction biologique à l'étude de la neurologie et de la psychopathologie. Paris: F. Alcan 1928. — MUNK, H.: Gesammelte Mitteilungen, 1. Aufl. 1880, 2. Aufl. 1890; Neue Folge 1909. Berlin: August Hirschwald.

PAWLOW, J. P.: Die höchste Nerventätigkeit (das Verhalten) von Tieren. Wiesbaden: J. F. Bergmann 1926. — Conditioned Reflexes. Oxford, Univ. Press. 1927. — Vorlesungen über die Arbeit der Großhirnhemisphären. Leningrad: Mediz. Staatsverlag 1932. — PIÉRON, H.: Le cerveau et la pensée. Paris: Alcan 1923.

SACHS, H.: Vorträge über Bau und Tätigkeit des Großhirns. Breslau: Preuß & Jünger 1895. — SCHAFER, EDW. S.: Cerebral Cortex. Schafers Textbook of Physiol., Bd. 2. Edinburgh: Petland 1900. — Symposium on: Localization of function in the cerebral cortex. Proc. Assoc. Res. nerv. a. ment. Dis. 13. Baltimore: Williams and Wilkins 1934.

TSCHERMAK, A.: Physiologie des Gehirns. NAGELs Handbuch der Physiologie des Menschen, Bd. 4. Braunschweig: Vieweg & Sohn 1909.

VOGT, C. u. O.: Zur Kenntnis der elektrisch erregbaren Hirnrindengebiete bei den Säugetieren. J. Psychol. u. Neur. 8, 277 (1907). — Allgemeine Ergebnisse unserer Hirnforschung. J. Psychol. u. Neur. 25, Erg.-H. 470 (1919).

B. Einzelarbeiten.

ARMITAGE, G. u. R. MEAGHER: Z. Neur. 146, 454 (1933).

BAGLEY, CH. and O. R. LANGWORTHY: Arch. of Neur. 16, 154 (1926). — BAGLEY, CH. and C. R. RICHTER: Arch. of Neur. 11, 257 (1924). — BARD, PHILIP and CH. M. BROOKS: Proc. Assoc. Res. nerv. a. ment. Dis. 13, 107 (1932). — BARTLEY, S. H. and G. H. BISHOP:

318   J. G. DUSSER DE BARENNE: Physiologie der Großhirnrinde.

Amer. J. Physiol. **103**, 159, 173 (1933). — BARTLEY, S. H. and E. B. NEWMAN: Science (N. Y.) **1930** I, 587. — BECK, A.: Zbl. Physiol. **4**, 473 572 (1890). — BECK, A. u. N. CYBULSKI: Zbl. Physiol. **6**, 1 (1892). — BICKEL, A.: Pflügers Arch. **72**, 190 (1898). — BERGER, H.: Arch. f. Psychiatr. **87**, 527 (1929). — BIEBER, I. and J. F. FULTON: Amer. J. Physiol. **105**, 7 (1933). — BISHOP, G. H. and S. H. BARTLEY: Proc. Soc. exper. Biol. a. Med. **29**, 698 (1932). — BRODY, B. S. and J. G. DUSSER DE BARENNE: Arch. of Neur. **28**, 571—585 (1932). — BUBNOFF, N. u. R. HEIDENHAIN: Pflügers Arch. **1881**. — BUCY, P. C.: Arch. of Neur. **30**, 1205 (1933). — BUCY, P. C. and J. F. FULTON: Brain **56**, 318 (1933).

CATON, R.: Brit. med. J. **2**, 278 (1875). — CHAUCHARD, A. et B.: C. r. Soc. Biol. Paris **92**, 955 (1925). — CHAUCHARD, A. et B. et KAJIWARA: C. r. Soc. Biol. Paris **105**, 776, 778 (1930). — C. r. Acad. Sci. Paris **188**, No 6 (1929). — CUNNINGHAM: J. of Physiol. **22**, 264 (1897/98).

DANILEWSKI, B.: Zbl. Physiol. **5**, 1 (1891). — DRESEL, K.: Klin. Wschr. **1924** II, 2231. — DUSSER DE BARENNE, J. G.: Fol. neurobiol. **6**, 277 (1912); siehe besonders S. 283. — Arch. néerl. Physiol. **4**, 31 (1919/20); siehe besonders S. 48 und S. 109 und 110. — Dtsch. Z. Nervenheilk. **83**, 289 (1924). — Science (N. Y.) **77**, 546 (1933). — Z. Neur. **147**, 280 (1933). — Pflügers Arch. **233**, 529 (1933). — Brain **57**, 517 (1934). — Arch. of Neur. **30**, 884 (1933); **34**, 768 (1935). — Proc. Assoc. Res. nerv. a. ment. Dis. **15**, 274 (1934). — Brain **57**, 517—526 (1934). — DUSSER DE BARENNE, J. G. u. A. DE KLEYN: Pflügers Arch. **221**, 1 (1929). — DUSSER DE BARENNE, J. G. and W. S. McCULLOCH: Proc. Soc. exper. Biol. a. Med. **32**, 524—527 (1934). — Amer. J. Physiol. **113**, 97 (1935). — Science (N. Y.) **1935** II, 572. — Amer. J. Physiol. **114**, 692 (1935). — DUSSER DE BARENNE, J. G. u. R. MAGNUS: Pflügers Arch. **180**, 75 (1920. — DUSSER DE BARENNE, J. G. and CLYDE MARSHALL: Science (N. Y.) **73**, 213—214 (1931). — DUSSER DE BARENNE, J. G. and H. M. ZIMMERMAN: Arch. of Neur. **33**, 123 (1935).

EWALD, J. R.: Neur. Zbl. **17**, 619 (1898). — EXNER, S.: Pflügers Arch. **1882**.

FERRIER, D.: Funktionen des Gehirnes (übersetzt von H. OBERSTEINER), 1879. — FISCHER, M. H.: Pflügers Arch. **230**, 161 (1932). — FLEISCHL V. MARXOW, E.: Zbl. Physiol. **4**, 537 (1890). — FLOURENS, P.: De la phrénologie et des études vraies sur le cerveau. Paris 1863. — FRANCK, FR. et PITRES: Arch. de Physiol. **1883**, 6. — FULTON, J. F. and J. G. DUSSER DE BARENNE: J. Cell. a. comp. Physiol. **2**, 399 (1933). — FULTON, J. F. and M. A. KENNARD: Proc. Assoc. Res. nerv. a. ment. Dis. **13** (1932). — Brain **56**, 213 (1933). — FULTON, LIDDELL and RIOCH: J. of Physiol. **70** (1930). — Proc. physiol. Soc. **1930**, 23. Auch in J. of Pharmacol. **40**, 423 (1930).

GALL, F. J. et G. SPURZHEIM: Recherches sur le système nerveux en général et celui du cerveau en particulier (Mémoire présenté à l'Institut de France, 14. März 1808). Paris: SCHOELL & NICOLLE 1809. — GIRNDT, O.: Pflügers Arch. **213**, 427 (1926). — GOLTZ, F.: Beiträge zur Lehre von den Funktionen der Nervenzentren des Frosches. Berlin 1869. — Pflügers Arch. **51**, 570 (1892). Siehe die kurze Beschreibung der anatomischen Kontrolle durch EDINGER in Neur. Zbl. **1893**, 27. — GRAY and TURNER: J. comp. Neur. **36**, 375 (1924).

HERING, H. E.: Wien. klin. Wschr. **1899** I, 31. — HITZIG, E.: Untersuchungen über das Gehirn, 1874, S. 8. Zuerst veröffentlicht mit G. FRITSCH in Arch. f. Physiol. **1870**, H. 3.

JACOBSEN, C. J.: Arch. of Neur. **33**, 558 (1935). — JASPER, H. H. and L. CARMICHAEL: Science (N. Y.) **1935**, I 51. — JOHNSTON, J. B.: J. comp. Neur. **26**, 475 (1916).

KALISCHER, O.: Das Großhirn der Papageien in anatomischer und physiologischer Beziehung. Anhang zu Abh. preuß. Akad. Wiss., Physik.-math. Kl. **1905**. — Sitzgsber. preuß. Akad. Wiss., Physik.-math. Kl. **1907**, 204. — Neur. Zbl. **1912**, 1316. — KARPLUS, J. P. u. A. KREIDL: Wien. klin. Wschr. **1912** I. — Arch. f. Physiol. **1914**, 155. — KENNARD, M. A. and J. W. WATTS: J. nerv. Dis. **79**, 159 (1934). — KOPPANYI, TH. and J. F. PEARCY: Amer. J. Physiol. **71**, 339 (1925). — KORNMÜLLER, A. E.: J. Psychol. u. Neur. **44**, 447 (1932). — Fortschr. Neur. **5**, 419 (1933). — J. Psychol. u. Neur. **45**, 172 (1933). — Dtsch. Z. Nervenheilk. **130**, 44 (1933).

LANGENDORFF, O.: Arch. f. Physiol. **1874**, 90.

MAGNUS, R.: Pflügers Arch. **193**, 396 (1922). — Körperstellung. Berlin 1924. — MARINA, A.: Dtsch. Z. Nervenheilk. **44**, 138 (1912). — Neur. Zbl. **39**, 338 (1915). — MARQUIS, D.: Proc. Assoc. Res. nerv. a. ment. Dis. **13**, 558 (1932). Literaturübersicht. — MARSHALL, CLYDE: Arch. of Neur. **32**, 778 (1934). — MARTIN, CH.: J. of Physiol. **23**, 383 (1897). — METTLER, F. A., METTLER, C. C. and E. CULLER: Arch. of Neur. **34**, 1238 (1935). — MINKOWSKI, M.: Pflügers Arch. **141**, 171 (1911). — Experimentelle Untersuchungen über die Beziehungen der Großhirnrinde und der Netzhaut zu den primären optischen Zentren, besonders zum Corpus geniculatum externum. Habil.schr. Zürich 1913. — MUNK, H.: Sitzgsber. preuß. Akad. Wiss., Physik.-math. Kl. **1910**, 996. Sitzg 7. Juli 1910, veröffentlicht 8. Dez. 1910.

NEGRO, C.: Arch. ital. de Biol. (Pisa) **11**, 212 (1889).

PIKE, F. H. and CH. ELSBERG: Amer. J. Physiol. **72**, 337 (1925).

RICHTER, C. P. and M. HINES: Amer. J. Physiol. **101**, 87 (1932). — RIOCH, D. McK. and A. ROSENBLUETH: Amer. J. Physiol. **113**, 663 (1935). — ROGERS: J. comp. Neur. **37**, 265 (1924). — ROTHMANN, M.: Z. klin. Med. **44**, 183 (1902). — Neur. Zbl. **1908**, 652. Siehe auch H. ROTHMANN: Z. Neur. **87**, 247 (1924). — RUCH, TH. C.: Proc. Assoc. Res. nerv. a. ment. Dis. **15**, 289—330 (1935). Literaturübersicht.

SCHALTENBRAND, G. u. S. COBB: Pflügers Arch. **222**, 889 (1929). — SCHALTENBRAND, G. u. O. GIRNDT: Pflügers Arch. **209**, 333 (1925). — SCHRADER, M. E. G.: Pflügers Arch. **41**, 75 (1887); **44**, 175 (1889). — Arch. f. exper. Path. **29**, 55 (1892). — SMITH, W. K.: J. comp. Neur. **62**, 421 (1935). — STEINER, J.: Die Funktionen des Zentralnervensystems und ihre Phylogenese, 2. Abt. Braunschweig 1888. — SWIFT, W. B.: Neur. Zbl. **1910**, 686. Siehe die Diskussion zu diesem Vortrage daselbst, S. 692.

TEN CATE, J.: Arch. néerl. Physiol. **19**, 191, 469 (1934). — TEN CATE, J. u. A. W. H. VAN HERK: Arch. néerl. Physiol. **18**, 337 (1933). — TÖNNIES, J. F.: J. Psychol. u. Neur. **45**, 154 (1933). — TRAVIS, L. E. and R. Y. HERREN: Amer. J. Physiol. **93**, 693 (1930).

VISSER, J.: Optische reacties van duiven zonder groote hersenen. Inaug.-Diss. Leiden 1932. — VISSER, J. u. G. G. J. RADEMAKER: Arch. néerl. Physiol. **19**, 482 (1934). — VOGT, C. u. O.: J. Psychol. u. Neur. 8, Erg.-H., 277 (1907).

WALSHE, F. M. R.: Brain 58, 49 (1935). — WENDT, G. R.: Comp. Psychol. Monogr. 10, Nr 3 (1934). — WERTHEIMER, E. et L. LEPAGE: Arch. Physiol. norm. et path. 9, 168 (1897). — WOOLSEY, CL. N.: Brain **56**, 353 (1933).

ZIEHEN, TH.: Arch. f. Psychiatr. **17**, 99 (1886). — Zbl. Physiol. **1897**, 457.

Die bedingte Reaktion.

Von **Harold G. Wolff**-New York.
(New York Hospital and Department of Medicine, Cornell University Medical College.)

Mit 2 Abbildungen.

Überblick.

Tiere mit vergleichsweise gut entwickelter Hirnrinde bilden eine Gruppe durch die Fähigkeit, zeitliche Beziehungen herzustellen zwischen ihrer dauernd wechselnden äußeren Umwelt und den verschiedenen Tätigkeiten ihres physiologischen Haushalts. In den allgemeinsten Ausdrücken kann man sagen, daß, wenn bei dieser Gruppe ein zeitliches Zusammentreffen irgend eines beliebigen äußeren Reizes mit einer Tätigkeit des Organismus stattfindet, diese Tätigkeit in der Folge durch diesen äußeren Reiz hervorgerufen werden kann.

Mit anderen Worten, diese Tiere haben die Fähigkeit, in besonderer Weise auf Reize zu reagieren, die an sich biologisch ohne Wirkung sind, wenn diese Reize vorher direkt oder indirekt mit irgendeiner biologisch bedeutsamen Erfahrung gekuppelt waren. Solche Erfahrungen schließen jeden Vorgang ein, der in naher oder ferner Beziehung steht zur Ernährung, Fortpflanzung und Selbsterhaltung. Diese zeitlichen Reaktionen hängen hauptsächlich und weit mehr als alle andersartigen Reaktionen von den Bedingungen zur Zeit der Reizgebung ab oder von den Bedingungen, die der Darbietung des Reizes vorhergehen. So kann ein Reiz, der unter einer Reihe von Umständen eine Reaktion hervorruft, unter anderen Bedingungen das Gegenteil bewirken.

Findet nun die Gleichzeitigkeit des biologisch an sich unwirksamen Reizes und der biologisch bedeutsamen Tätigkeit oft genug statt und die Bedingungen bleiben dieselben, so kann die Reaktion so regelmäßig und voraussagbar werden, daß man berechtigt ist, sie als Mittel zu benutzen, um damit das gesamte Funktionieren des Organismus bei der Anpassung an seine Umgebung zu messen.

Kraft dieser Fähigkeit entwickelt das Tier neue, erworbene, individuelle oder Nicht-Art-Reaktionen, im Gegensatz zu alten, angeborenen oder Artreaktionen. Mit jedem dieser Beiwörter könnte man die Reaktion passend benennen, aber Pavlov (1927, S. 25), am stärksten beeindruckt durch ihre Abhängigkeit von vielen Bedingungen bei ihrer Entstehung und Fortdauer, gab ihnen das Beiwort „bedingt". Er betonte, daß gerade in ihrer „Bedingtheit" diese Reaktionen sich am schärfsten unterscheiden von mehr stabilen, älteren, angeborenen oder Artreaktionen, denen er den Gruppennamen „unbedingte" gab.

Die Unbeständigkeit der bedingten Reaktion wird weiter klar, wenn der bedingte Reiz, auf dem sie beruht, nicht mehr mit dem Reiz verbunden wird, der die unbedingte Reaktion hervorruft. Der Reizerfolg, der bis dahin so regelmäßig war, daß man ihn hätte voraussagen können, wird nun gradweise geringer und kann, wenn die Kuppelung nicht wieder vorgenommen wird, ganz verschwinden. Andererseits sind angeborene und erworbene Reaktionen nicht immer scharf zu unterscheiden, weil erworbene Reaktionen nach langem Bestehen ziemlich fest fixiert werden können.

Es ist wichtig, die von Pavlov festgestellten Tatsachen von seiner Theorie zu trennen (Küppers, 1929; Liddell 1934). In dieser Arbeit sollen Pavlovs Annahmen und Formulierungen nur vorübergehende Beachtung finden, ihr Hauptinhalt sollen die experimentellen Ergebnisse sein. Deshalb werden, soweit möglich, neutrale Bezeichnungen bei der Beschreibung der Reizwirkungen gewählt werden. Die Besprechung der Folgerungen wird kurz sein.

Wenn auch Pavlov das „erworbene" oder „bedingte" Phänomen als Reflex ansieht, so haben doch viele vorgezogen, das Wort „Reflex" für die Reizwirkungen zu reservieren, die angeboren sind und weniger leicht bei feineren Änderungen der inneren oder äußeren Umgebung wechseln (Küppers, 1929; Denny-Brown, 1932). „Reflex" bedeutet ihnen Automatismus auch bei recht groben Änderungen der Umgebung wie die Reizwirkungen bei der Rückenmarkskatze. Da Zweifel besteht, ob der Unterschied zwischen den mehr konstanten angeborenen Reizwirkungen und den gebrechlicheren und leichter wechselnden des „erworbenen" Typs nur quantitativ ist, wurde der Ausdruck „Reflex" fortgelassen. Aber alle waren sich einig, daß die „erworbenen" oder „bedingten" Phänomene „Reaktionen" oder „Reizwirkungen" der Reize sind. Darüber hinaus werden bei relativ gleichbleibenden Bedingungen die Funktionsänderungen, die durch gleichbleibende Reize bewirkt werden, konstant genug, um als Maß für die Reaktionsfähigkeit der höchsten integrierenden Nervenstationen zu dienen. Weil sie also keine Zweifel erregen, wurden die Ausdrücke „Reaktion" und „Reizwirkung" dem Ausdruck „Reflex" vorgezogen.

Die Frage, ob die unbedingte Reaktion ein wahrer Reflex ist, wie hier definiert, kann unbeantwortet bleiben. Die einzig wichtige Tatsache ist, daß die unbedingte Reizwirkung stabiler ist und weniger abhängig von „Bedingungen" als die bedingte Reizwirkung. Die weitere Frage, ob das Neopallium bei allen unbedingten Reizwirkungen beteiligt ist, kann auch beiseite gelassen werden, da der wichtigste Umstand die Stabilität der Reizwirkung ist, nicht ihre anatomische Grundlage (Kupalov und Yaroslavtseva, 1935).

Außerdem wurden die strittigen Ausdrücke „Erregung" und „Hemmung" vermieden, da wir im Fall der bedingten Reaktion keine genaue Kenntnis des physiologischen Vorgangs im Nervensystem haben, der diese bewirkt. Außerdem können leicht theoretische Einwände bei dem Wort „Hemmung" in seiner Anwendung bei diesen verwickelten Reaktionen erhoben werden, die seinen Gebrauch manchen Autoren besonders unerwünscht machen (Denny-Brown, 1932; Wendt, 1936). Die Wörter „Reaktion" und „Reizwirkung" genügen. Sie sagen nicht mehr aus, als daß des Tiers Verhalten als Ergebnis des Reizes wechselt. Der quantitative Ausdruck dieses Wechsels wird veranschaulicht, indem man ein meßbares Element in dem Gesamtverhalten registriert.

Zur Bildung einer bedingten Reizwirkung sind 4 Elemente wichtig. Damit ein neutraler oder biologisch an sich wirkungsloser Reiz ein bedingter Reiz wird, muß er eng verbunden werden mit einem beherrschenden, biologischen, gefühlsbetonten Trieb. Solch ein Trieb oder Drang muß eine Begierde sein, deutlich zu unterscheiden von einer Notdurft. Zum Beispiel kann ein an einer Infektion „leidendes" Tier an Gewicht verlieren und sicher Futter brauchen, aber wegen seiner Krankheit kann die Freßlust fehlen. Unter diesen Umständen dürfte die Herstellung einer bedingten Reizwirkung auf Futter unmöglich sein. Auch Schmerz gehört in die Kategorie der Gefühle, auf der eine bedingte Reizwirkung sich aufbauen kann. Andere Empfindungen sind unbrauchbar. So konnte keine Reizwirkung auf faradische Reizung des Gyrus sigmoideus als unbedingter Reiz erzielt werden, obgleich es augenscheinlich ist, daß diese Reizung eine Empfindung auslöst (Loucks, 1935). Analog steht es mit dem Versuch, eine bedingte Reizwirkung auf den unbedingten Reiz passiver Bewegung des Beins zu erzielen. So unschädliche oder biologisch unwichtige Reize können nicht als unbedingte Reize dienen. Damit ein neutraler Reiz symbolische Bedeutung bekommt, muß er mit einem Ereignis von biologischer Wichtigkeit verbunden werden. Mit anderen Worten, alle Nervengebilde mit Einschluß des Neopallium sind in gewissem Sinn nur Zubehör für die Entstehung der Reizwirkung, die ihre Quelle in einem Urtrieb hat.

Zweitens muß der Reiz, der bisher ohne biologische Folgen war, der Darbietung des zweiten Reizes, der einen angeborenen Reflex auslöst, vorhergehen und dieselbe zeitlich überlagern.

Drittens müssen die zuführenden Bahnen ordnungsgemäß funktionieren. Obgleich man bis vor kurzem annahm, daß auch der zentrifugale Nervenapparat intakt sein müsse, ist inzwischen gezeigt worden (LIGHT und GANTT, 1936), daß z. B. die vorderen Wurzeln und der Skeletmuskel nicht nötig sind zur Bildung einer bedingten motorischen Reizwirkung, wenn sie auch nötig sind zu ihrer Ausführung. Wenn z. B. eine bedingte motorische Reizwirkung hergestellt wird auf einen starken elektrischen Schlag, indem ein neutraler Reiz mit dem Schlag kombiniert wird, so veranlaßt das Signal, d. h. der vorher neutrale Reiz, selbst bald eine Schutzkontraktion des Beins. Ist eine bedingte Schmerzreaktion hergestellt, so erfolgt eine isolierte Kontraktion des Beins, dem der elektrische Schlag gegeben werden soll, einige Sekunden ehe der Schlag tatsächlich gegeben wird. Bei Hunden wurde nun das rechte Hinterbein durch Quetschen der vorderen Wurzeln zentral von ihrer Verbindung mit den hinteren Wurzeln gelähmt. Es wurde der Versuch gemacht, eine einfache, bedingte Reizwirkung an der gelähmten Seite hervorzurufen (Wegziehen des Beins auf elektrischen Schlag). Das Tier war natürlich unfähig, selbständige Bewegungen mit dem gelähmten Bein zu machen. Diese Versuche wurden vor der Heilung der geschädigten motorischen Nerven gemacht. Wegen des Heulens des Hundes und wegen seiner allgemeinen motorischen Abwehrreaktion, obwohl die Anzeichen der Reizwirkung unvollkommen waren, insofern das Bein sich nicht bewegte, nahm man an, daß die bedingte Reizwirkung nun da sei. Nach der Heilung wurde das bedingte Signal ohne den Schlag gegeben, und obwohl das Bein sich vor der Heilung nie bewegt hatte, folgte dem Signal das Fortziehen des früher gelähmten Beins.

Viertens, eine bestimmte Entwicklungsstufe des Zentralnervensystems muß bestehen. Jedoch kann die bedingte Reizwirkung nicht allein als der Ausdruck der Funktion der Hirnrinde angesehen werden. Phylogenetisch erscheint die bedingte Reizwirkung nicht zum ersten Mal bei Tieren mit hoch entwickelter Hirnrinde. TEN CATE fütterte einen Octopus an einer bestimmten Ecke des Aquariums. Der Fütterung ging immer ein Licht vorher, das die Wand des Aquariums beleuchtete. Nach vielen Wiederholungen der Fütterung zugleich mit der Beleuchtung, während zweier Wochen, sprang der Octopus an dieselbe Ecke, sobald die Beleuchtung begann (TEN CATE, 1934). Mit der Verwendung von Nahrung und Schmerz als unbedingtem Reiz und Wechsel von Wärme, Salzgehalt und Licht als bedingten Reizen sind bedingte Reizwirkungen auch bei Fischen entwickelt worden (FROLOFF, 1925, 1928; NOLTE, vgl. TEN CATE, 1934; KÜPPERS, 1929), ebenso bei Amphibien (LEUTSKY, vgl. TEN CATE, 1934) und bei Vögeln (BERITOFF, 1926; POPOFF, vgl. TEN CATE, 1934). Bei Fischen, Amphibien und Reptilien zerstörte die Entfernung des Vorderhirns diese Funktion nicht vollständig (TEN CATE, 1934; FROLOFF, 1925, 1928; NOLTE, vgl. TEN CATE, 1934). Bedingte Reaktionen beim Fisch können fast so schnell erzielt werden wie beim Hund, d. h. nach 30 oder 40 Versuchen. Aber beim Fisch (BULL, 1935) konnten nur einfache Reaktionen erzielt werden.

Es ist von Interesse, daß bei Vögeln, bei denen das Neopallium weniger gut und das Corpus striatum hoch entwickelt ist, einfache bedingte Reizwirkungen bei Fehlen des Neopallium erworben wurden (BERITOFF, 1926; POPOFF, vgl. TEN CATE, 1934), aber nicht auftreten oder verschwinden, wenn außerdem das Corpus striatum entfernt wird (VISSER, vgl. TEN CATE, 1934).

Daraus wird es klar, daß die bedingte Reizwirkung phylogenetisch vor der Entwicklung des Neopallium erscheint, und daß bei einigen Tieren, besonders bei Vögeln, bedingte Reizwirkungen durch die Funktion eines anderen Organs entstehen, nämlich durch das Corpus striatum (Palaeoencephalon) (TEN CATE, 1934).

Bei einigen Säugern wie Ratte (LASHLEY, 1931; JELLINEK und KOPANYI, vgl. TEN CATE, 1934) und Kaninchen (TEN CATE und VAN HERK, vgl. TEN CATE, 1934) ließ die ziemlich vollständige Exstirpation des Neopallium den Tieren die

Fähigkeit, einfache erworbene Reizwirkungen zu entwickeln. Katze und Hund waren lange Zeit nach Entfernung des Neopallium unfähig, bedingte Reaktionen zu erwerben, aber schließlich wurden einfache Seh- und Hör-Reizwirkungen entwickelt (TEN CATE, 1934).

Nach vollständiger Exstirpation des Neopallium bei der Katze war es unmöglich, bedingte Reaktionen auf Sehreize zu erzielen (TEN CATE, 1934). Die Beobachtungszeit war 7 Monate. Tast- und Hör-Reizwirkungen einfacher Art wurden erzielt wie bedingte Leckbewegungen beim Tönen einer Glocke, dem Futter folgte. Bei zwei anderen Katzen wurde das Neopallium exstirpiert mit Ausnahme eines kleinen Rests am vorderen Ende. Wieder konnten bedingte Reizwirkungen auf Klang erzielt werden, aber nicht auf Sehreize. Nicht nur konnte eine bedingte Reizwirkung auf Klang überhaupt erzielt werden, sondern auch eine differenzierte Reizwirkung war möglich. So reagierte z. B. eine Katze mit bedingter Reizwirkung auf eine Glocke aber in keiner Weise auf ein Metronom. Andererseits konnten in keinem Fall differenzierte Reizwirkungen auf verschiedene Töne der Galtonpfeife erzielt werden, weder in Beziehung auf Höhe noch Intensität des Tons. Jedoch bei Kaninchen (TEN CATE und VAN HERK, vgl. TEN CATE, 1934) war es möglich, Reizwirkungen auf Sehreize nach vollständiger Exstirpation beider Streifenkörper zu erzielen (vgl. auch POLYTREFF, 1936, für Hunde).

Es muß betont werden, daß nach Entfernung des Neopallium feine Unterscheidungen unmöglich werden. Obgleich also die bedingte Reizwirkung eine Funktion einer relativ einfachen Organisation ist, wird die Eigenschaft feineren Unterscheidungsvermögens nicht deutlich, ehe nicht die Hirnrinde einigermaßen entwickelt ist. Mit anderen Worten, das Neopallium ist nicht notwendig für die Erzielung von bedingten Reizwirkungen, aber es ist notwendig für die Entwicklung des feineren Grades von Unterscheidungsvermögen. Ob bei höheren Affen oder beim Menschen, wo die Hirnausbildung einen hohen Grad erreicht hat, grobe Unterscheidung oder sogar einfache bedingte Reaktionen bei Abwesenheit des Neopallium entwickelt werden können, ist noch die Frage.

Es gibt noch einen anderen Grund, der dafür spricht, daß die bedingte Reizwirkung nicht zu eng mit dem Neopallium verknüpft werden sollte. Es ist klar, daß die Reizschwelle der Hirnrindenfunktion nicht nur von der „äußeren Umgebung" abhängt, sondern auch von der „inneren Umgebung". Die letztere ist das Endergebnis des richtigen oder unrichtigen Funktionierens aller Organe des ganzen Tiers. Die geringste Änderung in der „inneren Umgebung" kann sich in der Funktion der Hirnrinde spiegeln. Da vom Gesichtspunkt der Anpassungsfähigkeit des Tiers in der Natur die Reizschwelle der bedingten Reizwirkung ebenso grundlegend wichtig ist wie das Vorhandensein der Reaktion überhaupt, und da die Hirnfunktion so eng verbunden ist nicht nur mit den anderen Teilen des nervösen Zentralorgans, sondern auch mit den nicht nervösen Organen des gesamten Tiers, ist es ein Irrtum anzunehmen, als stünde das Neopallium in einem nicht wechselnden Milieu, ganz getrennt und frei vom Einfluß aller anderen Teile. Mit anderen Worten, wenn man auch das Neopallium als die wesentliche organische Grundlage für diese verwickelte Funktion anerkennt, ist es doch nicht zulässig, die „Hirnrinde" so zu betrachten, als ob sie unabhängig vom übrigen Körper funktioniere.

In der folgenden Darstellung wird der mehr unverbindliche und allgemeine Ausdruck „höhere oder höchste integrierte Funktionen" gegenüber dem Ausdruck „Hirnrindenfunktion", der umschriebene anatomische Bedeutung hat, vorgezogen. Die „höchsten integrierten Funktionen" werden hier als die Funktionen definiert, durch die an sich biologisch unbedeutsame Reize in Signale und Symbole verwandelt werden, auf die das Tier ebenso reagiert, wie auf biologisch bedeutsame Reize. So erwirbt es „neue" oder „nicht arteigene" Reaktionen, die einen bedeutsamen Einfluß auf alle „arteigenen" Reaktionen ausüben und die Grundlage für das ausgebildete Unterscheidungsvermögen bilden, das so wichtig für die Erhaltung der höheren Tierarten ist.

Die unbedingten Reaktionen, welche die Drüsentätigkeit betreffen, sind besonders geeignet für experimentelle Zwecke, und unter diesen hat man, weil technisch bequem, am häufigsten den Speichelreflex des Hundes gewählt. Die Futterreizwirkung ist eine alte, wohlbekannte, relativ feststehende und gleichbleibende Reaktion, die hervorgerufen wird durch Reizung der Mundschleimhaut mit verschiedenen Nahrungs- oder Nicht-Nahrungsstoffen. Läutet man eine Glocke vor der Fütterung, so nimmt dieser vorher biologisch unbedeutsame Reiz den Charakter eines Symbols oder Signals an. Nach einigen Wiederholungen im Verein mit dem Futter (dem bedeutsamen biologischen Objekt, das die angeborene Reaktion hervorruft) verursacht schon die Glocke die Reizwirkungen, die sich nur quantitativ von denen nach der Futtergabe unterscheiden.

Den Vorgang der unbedingten Reizgebung, der die unbedingte Reaktion hervorruft, nennen wir Verstärkung, da er die feine und abhängige Reizwirkung verstärkt. So wird im Fall des gerade erwähnten bedingten Reizes die Glocke „verstärkt" genannt, wenn sie mit dem Futter verbunden wird, und umgekehrt „nicht verstärkt", wenn sie nicht damit verbunden wird.

Zusätzlich zu der Reaktion auf einen verstärkten bedingten Reiz kann eine Reaktion mit Unterscheidungsvermögen entstehen. Diese Reaktion rührt von der Fähigkeit her, zwischen zwei Reizen zu unterscheiden, die einander sehr ähnlich sind, aber sich darin unterscheiden, daß der eine von dem biologisch bedeutsamen Reiz begleitet ist, der andere aber nicht.

Obgleich nicht verstärkte Reize die Reizwirkung, die der Verstärkung folgt, nicht hervorrufen, bleiben sie nicht ohne Wirkung auf das Verhalten des Tieres. Wenn sie gerade vor oder zusammen mit verstärkten bedingten Reizen angewendet werden, die regelmäßig Reaktionen hervorrufen, werden die letzteren keinerlei Reaktion bewirken oder ihr Einfluß wird stark verringert sein. Nicht verstärkte Reize werden in der Folge negative bedingte Reize genannt.

Die Erregung, die durch einen nicht verstärkten Reiz hervorgebracht wird, ist oberflächlich gesehen weniger wirksam, aber sie ist hochwirksam in dem Sinn, wie eine Bremse am rollenden Rad „wirksam" ist. Die kontrastierenden Reaktionen, die durch verstärkte Reize hervorgebracht werden, können sich gegensätzlich in dem Verhalten des Tieres ausdrücken. Beide können für die Anpassungsfähigkeit des Tieres in der Natur von Bedeutung sein, die erstere, indem sie die Reaktionsfähigkeit des Organismus verstärkt, die letztere, indem sie dieselbe verringert.

Man könnte schließen, eine Funktion, die ein Tier befähigt, sich zu erhalten oder zu schützen, weil es bedeutsame biologische Ereignisse im voraus erkennt, indem es auf Symbole und Signale reagiert, müßte unfehlbar alle andern Funktionen beeinflussen. Ihre Wichtigkeit wird klar, sobald man einsieht, daß angeborene Reizwirkungen mit irgendeinem äußeren Reiz gekuppelt werden können, der dann Ausschlag oder Nachlassen bestimmt. Andererseits folgt daraus nicht, daß angeborene Reizwirkungen immer von der neuen Funktion beherrscht werden; wenn auch stark beeinflußt, können sie doch ihre Unabhängigkeit bewahren.

Mit anderen Worten, durch ihren Einfluß auf alle anderen Reaktionen des Organismus ermöglicht die bedingte Reaktion ihre Anpassung an jede wechselnde Umgebung, in der derselbe Reiz zu verschiedenen Zeiten eine ganz andere Bedeutung annimmt. Dabei können die angeborenen Reaktionen unabhängig davon weiter auftreten, wie durch die Beugung des gestreckten Beins bewiesen

wird, die auf die Berührung der Fußsohle des intakten Tieres mit einem schmerzhaften Reiz folgt. Die unabhängige Bewegung wird manchmal zum Vorteil
des Tieres sein, manchmal zu seinem Nachteil. Es ist klar, daß bedingte Reize
nicht immer einen „hemmenden" Einfluß auf die angeborene Reizwirkung
haben; sie können sowohl zu größerer Tätigkeit anregen, als auch umgekehrt
zurückhalten.

Die Reaktionsfähigkeit auf Signale, Zeichen oder Symbole, die in zahlreichen Reizen angewandt werden, die an Stelle des biologisch bedeutsamen
Reizes gesetzt sind, kann als einzigartiger Ausdruck des höchsten Typus inte-
grierter Funktion angesehen werden. Diese Eigenschaft, „Signalisation" (PAVLOV
1927, S. 23) oder „Symbolisation" (A. MEYER, unveröffentlicht) genannt, ist
der gemeinsame Nenner für alle bedingten Reaktionen, die in Art und Umfang
gewaltig verschieden sind, je nach Erfahrung und Körperbau der untersuchten
Tierart.

Die bestimmenden Eigenschaften der bedingten Reaktion, wie wir sie soeben
kurz besprochen haben, können zusammengefaßt werden, wie folgt: 1. Bedingte Reaktion ist die Reaktion, die auftritt in der Zeit, solange nur das Symbol
da ist, und ehe der Reiz gegeben wird, der den angeborenen oder Artreflex auslöst. 2. Sie kann schwach werden oder ganz verschwinden, wenn das Symbol
nicht weiter mit einem Reiz gekuppelt wird, der eine angeborene Reaktion
auslöst, wie etwa Futter. 3. Im Gegensatz zum ersten Typus der Reizwirkung
kann eine Reaktion mit Unterscheidungsvermögen entstehen. Dies mag man
die Fähigkeit nennen, zwischen positiven und negativen Symbolen zu unterscheiden, zwischen den Symbolen, die von dem Reiz begleitet sind, der die angeborene Reaktion auslöst, und denen, die das nicht sind.

Da die bedingte Reaktion ein deutlich greifbares Bild der Urform der höchsten
integrierten Funktionen der Tiere gibt, ist ihr genaues Studium berechtigt.

Methode.

PAVLOV (1927) benutzte zum Studium bedingter Reizwirkungen die Speichelreizwirkung
und als Musterhandlung das „Futter bekommen". Einzelheiten in der Methode, den Speichel
zu gewinnen und zu sammeln, sowie in der Anwendung der Reize sind von Zeit zu Zeit
modifiziert worden in dem Bestreben, konstantere Ablesungen zu bekommen und Irrtümer
zu verringern (WOLFF und GANTT, 1935).

Es muß betont werden, daß die folgende Methode ursprünglich für den Hund ausgearbeitet wurde und hierfür den Hauptnutzen hat. Eine Speichelfistel wird an der linken
Wange eines Hundes gebildet, indem man die Ampulle des Ductus stensonianus freipräpariert
und sie so evertiert, daß sie an der Außenseite der Wange abfließt. So kann der Gesamt-
speichel einer Parotis gesammelt werden, indem ein Glasgefäß durch Gummi- und Kupferröhren mit einem Manometer in etwa 2 m Abstand verbunden wird, außerhalb der Kammer,
in der der Hund während des Versuchs steht. Das ganze Leitungssystem ist mit Wasser
gefüllt, und nah beim Hund ist ein Speichelreservoir, das den meisten Speichel sammelt
und so Verstopfung der Kupferröhren verhindert (WOLFF und GANTT, 1935).

Das Tier steht in einer schallsicheren Kammer, die so gebaut ist, daß der Experimentator
imstande ist, die unmittelbare Umgebung zu kontrollieren. Das Tier steht auf einer Plattform vor einem automatischen Futterkasten, der so gebaut ist, daß der Experimentator in
jedem gewünschten Augenblick dem Hund ein bestimmtes Futter reichen kann. Das Tier
ist mit einer Leine am Halsband angebunden, aber sonst braucht es außer in einigen Versuchen nicht gebunden oder gestützt zu werden. Beine und Körper können sich frei bewegen,
aber es kann wegen der leichten Leine nicht heraus aus dem Gesichtsfeld des Operateurs.

An der Wand der inneren Kammer sind Brummer, Metronome, Lampen u. a. m., die
vom S haltbrett des Operateurs bedient und beobachtet und als Signale gebraucht werden.

Eine schmale Öffnung in der Wand macht es möglich, das Tier in der Zeit vor und nach
der Reizung zu beobachten. Die Speichelproduktion wird direkt durch ein Manometer
gemessen und kann durch einen elektrischen Tropfenzähler notiert werden. Der Gebrauch
einer Schreibtrommel ermöglicht die vollkommene graphische Darstellung der Zeit vom
Beginn des Reizes, der Speichelmenge vor der Fütterung, des Augenblicks der Fütterung
und, wenn gewünscht, der Speichelmenge nach der Fütterung.

Die Experimente werden täglich möglichst zur selben Zeit vorgenommen mit Ausnahme des Sonntags. Die Tiere werden ungefähr zur selben Zeit gefüttert und ausgeführt und die Verhältnisse außerhalb der Versuchskammer werden möglichst konstant gehalten.

Bedingte Reaktionen und ihre Eigenheiten.

Das folgende Sonderbeispiel soll die Art der Entwicklung von bedingten Futterreaktionen und auch ihre Eigenschaften zeigen. Ein Hund wurde in die Kammer gestellt, und bald darauf wurde eine elektrische Glocke angeschlagen, die man 10 Sekunden lang läuten ließ. Am Ende dieser Zeit wurde automatisch Futter vor das Tier gelegt. Die Glocke läutete weitere 20 Sekunden ohne Unterbrechung, im ganzen 30 Sekunden. Dieser Vorgang wurde wieder und wieder wiederholt, wobei die Glocke im 5 Minuten-Intervall geläutet wurde. Nach etwa 20 Wiederholungen fing der Hund an, Speichel zu produzieren, kurz nachdem die Glocke zu läuten anfing, und ehe das Futter gegeben wurde. Nach etwa 30 Wiederholungen wurde die Reizwirkung relativ stabil. Um der Wirkung von Eintönigkeit vorzubeugen, wurden verschiedenartige Reize eingeführt. So wurde, nachdem die Glocke 79mal geläutet worden war, in Intervallen in einer Zeit von 27 Tagen, ein taktiler Reiz dargeboten. Als später die Glocke 84mal geläutet und der taktile Reiz 4mal dargeboten war, wurde ein Blitzlicht eingeführt. Nachdem dann die Glocke 132mal, der taktile Reiz 30mal und das Licht 32mal eingeführt worden war, wurde ein Metronom mit einer Minutenfrequenz von 60 eingeführt. Man muß sich erinnern, daß all diese Reize verstärkte waren. Nachdem schließlich die Glocke 139mal, der taktile Reiz 30mal, das Licht 32mal und das Metronom mit der Minutenfrequenz von 60 8mal eingeführt worden war, wurde ein nicht verstärkter Reiz geboten, nämlich ein Metronom mit einer Frequenz von 140.

Nachdem so ziemlich ausgiebige und konstante Reizwirkungen auf die Glocke erzielt waren, wurde ein Unterschied durch die Einführung des Reizes mit dem Metronom 140 entwickelt, das nie von Futter begleitet war. Auf Kurve 1 werden die Speichelreizwirkungen beim Hund gezeigt während des Aufbaus der Unterscheidung. Die anfängliche Darbietung des nicht verstärkten Reizes verursacht fast ebenso viel Speichelproduktion als der verstärkte Reiz. Nach 5 Darbietungen fiel diese auf einen Bruchteil ab, aber bald kehrte sie zu dem ursprünglichen hohen Niveau zurück. Sie schwankte dann auf und ab, wobei in mehreren Versuchen ein höheres Niveau von Speichelproduktion erreicht wurde als bei einigen verstärkten Reizen. Nachdem der nicht verstärkte Reiz 33mal geboten worden war, fiel die Speichelreizwirkung auf Null, wo sie mit Ausnahme geringer Schwankungen blieb (WOLFF und GANTT, unveröffentlicht).

Während der Entwicklung einer Reizwirkung auf einen negativ bedingten Reiz reagieren Hunde verschieden. Die Art der Reizwirkung hängt von der eigenen Natur des Tieres ab (vgl. S. 336, Tierpersönlichkeit und Reaktionstypus). Der nicht verstärkte bedingte Reiz kann z. B. unmittelbar eine „Null"-Speichelreizwirkung hervorrufen, die bei einem folgenden Versuch zu einem Niveau steigt, das dem des positiven Reizes gleich ist, und schließlich bei fortgesetzter Darbietung des nicht verstärkten Reizes wieder auf Null fallen. Den zweiten Typus der Reaktion sieht man bei Tieren, bei denen der negativ bedingte Reiz anfänglich sogar eine größere Reizwirkung als der positiv bedingte Reiz hervorruft und dann auf Null fällt. In der dritten Gruppe von Tieren ruft der negativ bedingte Reiz zuerst eine Nullreizwirkung hervor. Bei folgenden Versuchen ist die Speichelabsonderung größer als beim positiven Reiz; schließlich fällt sie auf Null (PAVLOV, 1927, S. 72). In dem oben beschriebenen Experiment gehört das benutzte Tier zur dritten Gruppe.

Um die Wirkungen von Reizen zu beschreiben, halten wir es für zweckmäßig, den rein beschreibenden und neutralen Ausdruck „Schwelle" zu gebrauchen (DODGE, 1933; WOLFF und GANTT, 1935). Die Bezeichnung „erhöhte Schwellenwirkung" bedeutet also, daß für eine wechselnde Zeit nach der Anwendung eines gegebenen bedingten Reizes die bedingten Reaktionen vermindert sind, und dabei ist gewöhnlich der Hund wenig regsam, schlaff, hat die Augen halb geschlossen oder er schläft sogar. Umgekehrt bedeutet „niedrigere Schwelle" die Wirkung von Reizen, die von anwachsenden bedingten Reizwirkungen gefolgt sind; damit vergesellschaftet wird der Hund oft überlebhaft, ruhelos, schnauft, bellt und winselt.

Verstärkte Reize, besonders solche, die größere Speichelreizwirkungen bedingen, scheinen hauptsächlich die Schwelle der höchsten integrierten Funktionen zu erniedrigen, so daß nachfolgende Reize größere Wirkungen geben. Nach dem Aufbau einer Unterscheidung scheint andererseits die Darbietung eines negativ bedingten Reizes die Schwelle zu erhöhen, so daß die Reizwirkungen auf nachfolgende Reize vermindert sind. Ganz allgemein: je feiner der Grad der Unterscheidung, desto größer ist die Intensität der schwellenerhöhenden Wirkung (BELIAKOV, vgl. PAVLOV, 1927, S. 126). Tatsächlich reagiert das Tier

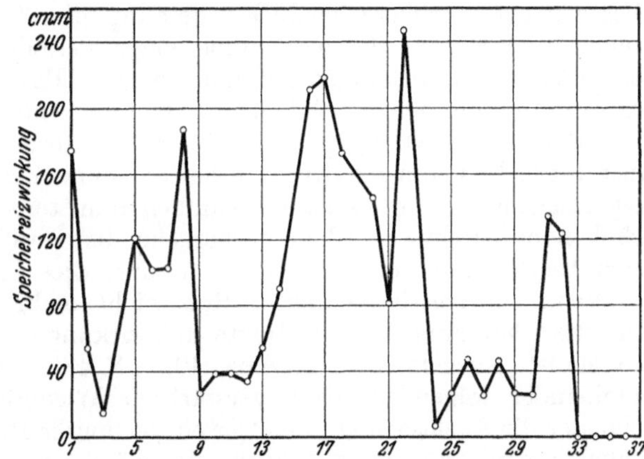

Abb. 1. Zahl der Darbietungen des nicht verstärkten Reizes.

nicht nur nicht auf verstärkte Reize, sondern auch auf alle Reize aus der Umgebung nicht: allem äußeren Anschein nach scheint es zu schlafen.

Ein Beispiel für die schwellenhebende Wirkung solch eines negativen bedingten Reizes sieht man in folgendem Experiment (vgl. Tabelle 1). Bei der

Tabelle 1.

Zeit	Datum	Signal	Wiederholung	Speichelproduktion	Allgemeine Reaktion
2 : 46	23. Januar	$L_1^{60}(+)$	14	153	++
2 : 51	23. „	$M^{140}(-)$	40	—	S
2 : 54	23. „	$L_1^{60}(+)$	15	—	±
2 : 58	23. „	$L_1^{60}(+)$	16	142	++

(—) nicht verstärkt; (+) verstärkt; M^{140} Metronom 140 Schläge per Min.; L_1^{60} Lichtblitze 60mal per Min. S = Schlaf.

14. Wiederholung eines verstärkten Blitzlichts gab ein Hund eine Speichelreizwirkung von 153 cmm und zeigte mäßige allgemeine Regsamkeit. Ein nicht verstärktes Metronom wurde darauf angelassen, das keine Speichelreizwirkung ergab und von Schlaf gefolgt war. Drei Minuten später ließ man unter sonst gleichen Bedingungen das Licht wieder aufleuchten. Der Hund, der unregsam und lethargisch war, hatte zu der Zeit die Augen offen. Trotzdem war die Speichelreizwirkung auf das Blitzlicht Null. Nach der Futterdarreichung fraß das Tier langsam und war danach etwas regsamer, aber nicht in demselben

Grade wie 8 Minuten vorher. 4 Minuten später ließ man das Licht wieder aufleuchten. Jetzt war die Speichelreizwirkung und der Grad der Regsamkeit ungefähr wie zu Anfang. Das vorher angelassene Metronom hatte also die unbeständige Reizwirkung des Blitzlichts vorübergehend vollständig verwischt. Diese Wirkung war jedoch nur von kurzer Dauer; denn 7 Minuten nachdem der störende Metronomreiz eingeführt worden war, kehrten die Lichtreizwirkungen zu dem früheren Niveau zurück (WOLFF und GANTT, unveröffentlicht).

Gelegentlich wurde von PAVLOV beobachtet (PAVLOV, 1927, S. 188), daß unmittelbar nach einer negativen bedingten Reizwirkung zunächst eine Erniedrigung der Schwelle eintrat, so daß der gewöhnlich schwellenerhöhende Effekt nicht anfing, ehe diese Phase vorüber war. Mit anderen Worten: wurde ein positiver Reiz unmittelbar nach der Beendigung eines negativen Reizes dargeboten, so wurde der Effekt des positiven Reizes um 30—75% vermehrt. Dies war eine vorübergehende Erscheinung, die 30 Sekunden bis zu 2 Minuten anhielt und hauptsächlich während einer Periode des Aufbaus neuer unterschiedlicher Reizwirkungen gefunden wurde (PAVLOV, 1927, S. 191). Sie verschwand gewöhnlich, nachdem die Unterscheidung vollkommen und stabil geworden war (PAVLOV, 1927, S. 195). Doch wurde in einigen Fällen diese Phase über lange Zeiträume aufrecht erhalten, ohne Zeichen von Verminderung zu zeigen. Der umgekehrte Zustand, nämlich unmittelbarer, kurzfristiger, schwellenerhöhender Effekt, der dem vorhergehenden positiv bedingten Reiz folgt, ist auch beschrieben worden. PAVLOV nannte dies Phänomen „Induktion".

Wenn ein positiv bedingter Reiz nicht mehr von Futter begleitet wird, wird die schon aufgebaute bedingte Reizwirkung unbeständig und verschwindet, i. e. sie ist „ausgelöscht" (PAVLOV, 1927, S. 48). Je kürzer die Pause zwischen aufeinander folgenden nicht verstärkten Wiederholungen des Reizes, desto schneller die Auslöschung. Je öfter ein bedingter Reiz ausgelöscht wurde, um so schneller wird er auch in Zukunft ausgelöscht werden. Die Auslöschung einer jeden bedingten Reaktion verursacht in der Regel auch das Schwächerwerden von anderen bedingten Reaktionen. Im allgemeinen bestimmt Stabilität und Größe einer bedingten Reaktion die Schnelligkeit der Auslöschung. Wenn die bedingte Reaktion, die ausgelöscht werden soll, von bedeutender Größe und Stabilität gewesen ist, dann können alle bedingten Reaktionen von geringerer Stabilität und Größe schnell folgen oder gleichzeitig erlöschen. Wo umgekehrt die stärkere Reizwirkung wieder hergestellt wird, folgen die schwächeren ihr auf dem Fuße. Wenn andererseits die erste Auslöschung weniger stabil ist und von geringerer Größe, können die stärkeren ungestört bleiben. „Ausgelöschte" bedingte Reaktionen zeigen die Neigung, sich von selbst wiederherzustellen; je stabiler und größer die Reaktion, desto schneller tritt die spontane Wiederherstellung ein.

Im folgenden Experiment sieht man die Wirkungen der Nichtverstärkung eines vorher verstärkten Reizes. Die Reizwirkungen auf Glocke (B^1), Taktilreiz (T_1) und Blitzlicht (L_1), alle drei immer von Futter begleitet, sind auf Tabelle 2 dargestellt. Nachdem die Glocke 140mal mit Futter verbunden worden war, wurde die Verbindung plötzlich abgebrochen. Die Glocke wurde hiernach allein angeschlagen, während Taktilreiz und Blitzlicht weiter von Futter begleitet wurden. Aus der Tabelle erhellt, daß die Reizwirkungen auf die Glocke zuerst langsam und dann schneller abnahmen, bis nach 37 Wiederholungen die Speichelreaktion fast auf Null abgefallen war. Der bis dahin noch von Futter begleitete Taktilreiz fuhr fort, eine gute Speichelreizwirkung zu geben. Der nächste Taktilreiz, der 5 Tage später gegeben wurde, war der erste nicht verstärkte. Die Reizwirkung war jetzt viel geringer, und der zweite am selben Tage gegebene Reiz gab eine Null-Speichelreizwirkung. Ähnlich war die Lage mit dem Licht, das nun ohne Futter gegeben wurde. Die Speichelreizwirkung war hier schon bei der zweiten ungekuppelten Wiederholung Null. Kurz, die Auslöschung der Reaktion auf die Glocke war verbunden mit einem Wechsel in der Reizwirkungsbereitschaft auf andere bedingte Reize. Mit der Abnahme der Speichelreizwirkungen auf die Reize ging der Hund durch eine vorläufige kurzdauernde Phase von

Tabelle 2.

Signal	Wieder-holung	Datum	Speichel-produktion	Signal	Wieder-holung	Datum	Speichel-produktion	Signal	Wieder-holung	Datum	Speichel-produktion	Allgemeine Reaktion
$B^1(+)$	115	13. Juni	182	—	—	—	—	—	—	—	—	++
$B^1(+)$	116	13. ,,	200	—	—	—	—	—	—	—	—	++
$B^1(+)$	121	15. ,,	191	$T_1(+)$	32	15. Juni	182	$L_1^{60}(+)$	22	15. Juni	164	++
$B^1(+)$	122	15. ,,	191	$T_1(+)$	33	15. ,,	200	$L_1^{60}(+)$	23	19. ,,	191	++
$B^1(+)$	123	19. ,,	204	$T_1(+)$	34	19. ,,	136	$L_1^{60}(+)$	24	19. ,,	136	++
$B^1(+)$	124	19. ,,	136	—	—	—	—	—	—	—	—	++
$B^1(+)$	125	20. ,,	200	—	—	—	—	$L_1^{60}(+)$	26	20. ,,	131	++
$B^1(+)$	126	20. ,,	182	$T_1(+)$	36	20. ,,	91	$L_1^{60}(+)$	27	20. ,,	118	++
$B^1(+)$	127	21. ,,	127	$T_1(+)$	38	21. ,,	200	$L_1^{60}(+)$	28	21. ,,	82	++
$B^1(+)$	128	21. ,,	237	$T_1(+)$	—	—	—	$L_1^{60}(+)$	31	23. ,,	202	++
$B^1(+)$	138	1. Juli	255	—	—	—	—	$L_1^{60}(+)$	38	1. Juli	255	+++
$B^1(+)$	140	2. ,,	200	—	—	—	—	—	—	—	—	
$B^1(-)$	1	2. ,,	291	$T_1(+)$	52	2. Juli	127	$L_1^{60}(+)$	39	2. Juli	182	++
$B^1(-)$	3	2. ,,	218	$T_1(+)$	53	2. ,,	173	—	—	—	—	++
$B^1(-)$	4	2. ,,	127	—	—	—	—	$L_1^{60}(+)$	40	2. ,,	182	+
$B^1(-)$	11	2. ,,	142	$T_1(+)$	54	2. ,,	249	$L_1^{60}(+)$	41	2. ,,	173	+
$B^1(-)$	15	3. ,,	140	—	—	—	—	—	—	—	—	+
$B^1(-)$	20	8. ,,	64	—	—	—	—	—	—	—	—	+
$B^1(-)$	24	8. ,,	73	—	—	—	—	$L_1^{60}(+)$	43	8. Juli	218	++
$B^1(-)$	27	8. ,,	58	$T_1(+)$	57	8. Juli	240	—	—	—	—	++
$B^1(-)$	33	9. ,,	87	—	—	—	—	$L_1^{60}(+)$	44	9. Juli	182	+++
$B^1(-)$	37	10. ,,	5	$T_1(+)$	58	10. Juli	303	—	—	—	—	+
$B^1(-)$	77	15. ,,	11	—	—	—	—	—	—	—	—	±
$B^1(-)$	78	15. ,,	18	$T_1(-)$	1	15. ,,	12	—	—	—	—	±
—	—	—	—	$T_1(-)$	2	15. ,,	0	—	—	—	—	S ±
—	—	—	—	$T_1(-)$	3	15. ,,	0	—	—	—	—	S ±
—	—	—	—	$T_1(-)$	4	15. ,,	0	—	—	—	—	S ±
$B^1(-)$	79	15. Juli	13	—	—	—	—	$L_1^{60}(-)$	1	15. Juli	44	±
—	—	—	—	—	—	—	—	$L_1^{60}(-)$	2	15. ,,	0	±
—	—	—	—	—	—	—	—	$L_1^{60}(-)$	3	16. ,,	0	±
—	—	—	—	—	—	—	—	$L_1^{60}(-)$	4	16. ,,	0	±
$B^1(-)$	89	19. Juli	0	—	—	—	—	—	—	—	—	SS
$B^1(+)$	1	20. ,,	27	—	—	—	—	—	—	—	—	+
$B^1(+)$	2	20. ,,	36	—	—	—	—	—	—	—	—	++
$B^1(+)$	3	20. ,,	45	—	—	—	—	—	—	—	—	++
$B^1(+)$	4	20. ,,	118	—	—	—	—	—	—	—	—	++
$B^1(+)$	5	20. ,,	182	—	—	—	—	—	—	—	—	++
$B^1(+)$	6	20. ,,	164	—	—	—	—	—	—	—	—	+++
$B^1(+)$	7	21. ,,	200	—	—	—	—	—	—	—	—	+++
$B^1(+)$	12	21. ,,	218	$T_1(+)$	1	21. Juli	146	$L_1^{60}(+)$	1	21. Juli	227	+++
$B^1(+)$	13	21. ,,	164	$T_1(+)$	2	21. ,,	237	$L_1^{60}(+)$	2	21. ,,	237	++

Rastlosigkeit und Übererregbarkeit. Als die Speichelreizwirkung auf Null fiel, wurde die Regsamkeit geringer, und schließlich schlief das Tier.

Als dieser Punkt im Experiment erreicht war, wurde die klingende Glocke wieder mit Futter gekuppelt, und nach 5 Wiederholungen hatte die Speichelreizwirkung fast wieder den Durchschnitt vor der Auslöschung erreicht. Danach brauchte der Taktilreiz nur einmal mit Futter angewendet zu werden, und die Speichelreizwirkung war wieder hergestellt. In der Zwischenzeit hatte das allgemeine Benehmen des Hundes wieder gewechselt. Er wurde mehr und mehr erregt, bis er am Ende des 5. Glockenreizes übererregt war, mit gespitzten Ohren herumsprang, schnaufend aufrecht stand und keine Spur mehr von Schlaf zeigte (Wolff und Gantt, unveröffentlicht).

Um den Schwellenwechsel zu erklären, hat Pavlov die Begriffe „Ausstrahlung und Konzentrierung von Reizung oder Hemmung" eingeführt. Ich zitiere: „Reizung und Hemmung breiten sich zuerst über die Rinde der Hemisphären aus — sie strahlen aus. Während der nächsten Phase sammeln sie sich um einen bestimmten Punkt — sie konzentrieren sich. Die Vorgänge von Hemmung und Reizung mit diesen Eigenschaften bedingen alle Handlungen der Hemisphären. Ihre Hauptfunktion — die Bildung von vorübergehenden Verbindungen — beruht auf der Fähigkeit, Reizung zu konzentrieren" (Pavlov, 1928, S. 414). Dann weiter: „Die verschiedenen sensorischen Hautpunkte muß man ansehen als projiziert auf entsprechende Punkte in der Hemisphärenrinde. Es ist daher eine vernünftige Annahme, daß der Hemmungsprozeß, der an einem bestimmten Punkt der Rinde durch den Taktilreiz des Hemmungspunktes eingeleitet wird, in die Umgebung ausstrahlt, daß er einen kleineren Hemmungseffekt mit wachsender Entfernung vom Hemmungspunkt gibt und bei entfernteren Punkten unmerkbar wird" (Pavlov, 1927, S. 154).

Die verfügbaren Tatsachen, auf denen der Begriff „Ausstrahlung" beruht, sind untersucht worden. Dazu wurden experimentelle Ergebnisse aus dem „Bedingten Reaktionslaboratorium" Baltimore hinzugefügt (Loucks, 1933). Wir kamen zu dem Schluß, daß, wenn auch ein bedingter Reiz oft unmittelbaren, starken, weit ausgebreiteten und lang dauernden Einfluß auf die Reizwirkungen folgender Reize hat, nichts anzeigt, daß so ein Einfluß sich wellenartig über ein Mosaik von Rindenfunktionen ausbreitet, der zuerst zentral und später peripher wirkt.

Die Größe bedingter Reaktionen.

Im allgemeinen bewirken Hörreize größere Reizwirkungen (Speransky, vgl. Pavlov, 1927, S. 280; Pavlov, 1927, S. 94), als Seh-, Taktil- und Wärmereize. Außerdem wird die Größe der Reizwirkung durch die Intensität eines Reizes bestimmt: lautere Töne haben bis zu einer gewissen Grenze größere Wirkung als schwächere (Kupalov, Lyman und Lukov, 1931). Umgekehrt riefen Reize unter einer gewissen Intensität keine bedingte Reizwirkung hervor (Solomonov, vgl. Pavlov, 1927, S. 31). Hellere Lichtreize, insbesondere Blitzlichter sind wirksamer als schwächere und Dauerlichter. Andererseits können zu starke Reize dieselbe Wirkung haben wie zu schwache: eine besonders laute Glocke kann die Reizwirkung verringern (Pavlov, 1927, S. 318). Schwankungen in der Intensität des dargebotenen Reizes bewirken wechselnde bedingte Reizwirkungen (Feokritova, vgl. Pavlov, 1927, S. 41).

Fast so wichtig wie die Intensität ist der Zeitfaktor. Ist das Zeitintervall vom Anfang der bedingten Reize bis zur Darbietung der unbedingten Reize nicht konstant, dann sind die bedingten Reizwirkungen in ihrer Größe verschieden. Ist ferner das Zeitintervall zwischen dem Anfang der bedingten und der Darbietung der unbedingten Reize lang, so können die Reizwirkungen schwinden. Gelegentliche plötzliche Abkürzung des Zeitintervalls kann dann die Reizwirkungen zur ursprünglichen Größe wiederherstellen. Auch wird, wenn das Zeitintervall zwischen einem bedingten Reiz und dem nächsten verschieden ist, die Reizwirkung weniger konstant sein, als wenn zwei bedingte Reize einander in bestimmten Zeitintervallen folgen. Wenn schließlich die Reize A, B und C einander in dieser Ordnung folgen und dann in eine andere Reihenfolge gebracht werden, wie etwa B, C und A, wird das Ergebnis eine inkonstante bedingte Reaktion sein (Krasnogorski, 1931).

Ein Reiz, der verstärkt ist und oft mit mäßigem Intervall wiederholt wird, verliert wenig von seiner Wirksamkeit und kann tatsächlich wirksamer werden. Werden aber schwache Reize zu oft mit kurzem Intervall wiederholt, Taktil-, Seh- oder schwache Hörreize, dann kann die bedingte Reizwirkung schwinden (Pavlov, 1927, S. 238).

Der stabilisierende Effekt des Festhaltens an einer bestimmten Reihenfolge ergibt sich zum Teil aus dem oben erwähnten Zeitfestsetzungsfaktor und zum Teil daraus, daß sich die Reizwirkung auf jeden Reiz in der Schwelle zur Zeit der Darbietung ausdrückt. So kann ein gut ausgebildeter negativ bedingter Reiz die Schwelle derart beeinflussen, daß ein folgender, schwacher bedingter Reiz eine kleinere Reizwirkung ergibt.

Wenn ein bedingter Reiz, der eine starke bedingte Reaktion im Gefolge hat, zugleich mit einem Extrareiz dargeboten und diese Vereinigung nie verstärkt wird, verliert der bis dahin bedingte Reiz in dieser besonderen Vereinigung seine Eigenschaft, eine starke bedingte Reizwirkung hervorzurufen, aber nicht, wenn er allein angewendet wird. Wenn weiter neutrale Reize während einer Periode erhöhter Schwelle dargeboten werden, erwerben sie die Funktion, die Schwelle zu erhöhen, so daß sie, wo sie in der Folge allein wirken, schwellenerhöhende Wirkung haben (PAVLOV, 1927, S. 109).

So ist es klar, daß die Faktoren, welche die Wirkungen eines bedingten Reizes vergrößern, konstante, relativ kurze Intervalle zwischen dem bedingten und dem unbedingten Reiz, optimale Intensität und Zahl der Wiederholungen und konstanter Zwischenraum zwischen aufeinanderfolgenden Wiederholungen sind. Abwechslung in der Art der Reize vergrößert Stabilität und Größe der Reizwirkungen, während Eintönigkeit sie verringert (PAVLOV, 1927, S. 238).

Eine geschwächte Reizwirkung auf einen positiv bedingten Reiz kann oft erhöht werden, indem man im Gegensatz dazu eine negativ bedingte Reizwirkung entwickelt (PAVLOV, 1927, S. 117). Andererseits zerstören Unterschiede, die zu schwierig sind, nicht nur die Reizwirkung auf den gegebenen Kontrastreiz, sondern auch die Stabilität von anderen Reizwirkungen. Coffein vermehrt die Wirkung des positiv bedingten Reizes, während Sedativa die Wirkung eines negativ bedingten Reizes vermehren. Sowohl Coffein wie Sedativa machen in geringen Mengen Unterschiede deutlicher.

Einer Phase von Verminderung der Größe der bedingten Reaktionen folgt ohne Rücksicht auf die Ursache gewöhnlich von selbst eine Phase vermehrter Reizwirkung (PAVLOV, 1927, S. 399). Andererseits geht dem Schlaf, einer Periode verminderter Reizwirkungen, oft eine kurzdauernde Phase von vermehrter Reizwirkungsbereitschaft voraus.

Ruhe von einigen Tagen oder Wochen von jeder Verbindung mit der bedingten Reizwirkungskammer ist oft sehr nützlich, bedingte Reizwirkungen, die geschwunden waren, zu stabilisieren und zu erhöhen und um die Unterscheidungsfähigkeit zu schärfen, die stumpf geworden war.

Die Stabilität bedingter Reaktionen und Faktoren, die sie stören.

Faktoren, welche die Stabilität bedingter Reaktionen auf Futter stören, können unter drei Bezeichnungen gruppiert werden: 1. Einführung von Extrareizen [Zerstreuung, Unterbrechung, Einmischung (PAVLOV, 1927, S. 127; MILLER, 1934)] während der Darbietung des bedingten Reizes; 2. Appetitverlust für Futter und 3. Konflikt zwischen Freßlust und andern starken Trieben und Gelüsten.

Freßlust ist wichtig. Fütterung zu unregelmäßigen Zeiten oder zu oft vor einem Versuch, Darreichung von unregelmäßigen oder übermäßigen Futtermengen vor oder während des Versuchs und Durst, all dies verringert die bedingte Reizwirkung. Aushungerung, Inanition oder Infektionen stören die Futterreaktion. Sehr heißes Wetter führt einen doppelten Faktor ein: erstens verringert die erhöhte Temperatur die Freßlust, und zweitens verursacht die übermäßige Hitze in der bedingten Reflexkammer Schnaufen mit mehr oder weniger andauerndem Speichelfluß, der die quantitative Bestimmung der bedingten Reizwirkung kompliziert.

Es wird berichtet, daß auch Entfernung der Hypophyse die Geschlechts-„Lüste“ und den Futterreiz abschwächen (KRIASCHEW, 1933) und so bedingte Reaktionen ändern kann.

Konflikt zwischen dem Futtertrieb und anderen starken Trieben kann bedingte Reaktionen stören. Obgleich z. B. Hunde ohne größeren Wechsel der bedingten Reaktionen trächtig sein können, stört Entfernung der Jungen bald nach der Geburt die bedingten Reizwirkungen bei dem Tier. 10 oder 11 Tage nach der Geburt vermindert sich oder verschwindet dieser Störungstyp. Geschlechtliche Erregung, Entleerungsdrang (Urin, Faeces), die Erregung, die dem Kämpfen mit anderen Hunden folgt, und Ruhelosigkeit oder Teilnahmslosigkeit nach längerer Einsperrung in der Hundehütte kann die Fütterungsreaktionen stören. Sehr neugierige Tiere können von der Fütterung selbst durch kleinste Extrareize abgelenkt werden.

Die Voraussagbarkeit bedingter Reaktionen.

In der beschriebenen Art wurden positiv bedingte Reaktionen auf verschiedene Reize ausgearbeitet, wie folgt: eine Glocke, ein glucksender Ton, der von einem Luftstrom durch eine Flasche mit Wasser nah am Hundekopf hervorgebracht wurde, ein Metronom mit einer Frequenz von 60 pro Minute und ein Blitzlicht mit derselben Frequenz. In jedem Fall ging die Reizung der Darbietung des Futters 10 Sekunden voraus und hielt 20 Sekunden darnach an. Als negativer Reiz wurde ein Metronom mit einer Frequenz von 140 pro Minute benutzt, das nie mit Futter gekuppelt war. Ablesungen wurden nach je 10 Sekunden gemacht.

Nach vielen Wiederholungen der Reize unabhängig voneinander und in wechselnden Kombinationen wurde eine endgültige Reihenfolge ausgewählt und immer befolgt. Das war: die Glocke (B[1]), das Metronom (Frequenz 140 pro Minute) (M 140), das glucksende Wasser (B μ), das Metronom (Frequenz 60 pro Minute) (M 60), das Blitzlicht (L 60), das Metronom 140 (M 140) und schließlich wieder die Glocke (B[1]). Diese Reihenfolge wurde 91mal wiederholt. Die Durchschnittsreizwirkung ist auf 31—50 relativ stabile Reizwirkungen basiert.

Die Versuchstiere.

Diese Versuche wurden an 2 Hunden ausgeführt. Da die Art des Tiers bei jeder Reihe von Bedingungen ein Faktor für die Reizwirkung ist, sind einige beschreibende Worte zur richtigen Bewertung der Beobachtungen nötig.

Der erste Hund war eine langnasige, breitfüßige Bastardhündin mit gelbem Haar, glich einem Bluthund und wog 25 kg. Sie war ruhelos, regsam, launisch, freundlich und höchst wißbegierig. Zeitweise bellte sie ein wenig, und wenn sie auch selten aggressiv war, kämpfte sie tapfer, wenn man sie angriff. Positiv bedingte Reaktionen wurden leicht entwickelt, und die Reizwirkung war ziemlich konstant. Negativ bedingte Reizwirkungen wurden nicht so leicht aufgebaut, aber wenn schließlich entwickelt, waren auch sie ziemlich konstant. Bei ungewöhnlicher Tätigkeit, Hunger oder Krankheit jeder Art wurde die Unterscheidung unvollkommen. In der Zeit vor den Experimenten blieb das Tier in der Kammer mit weit offenen Augen ruhig stehen, mit erhobenem Kopf und aufrecht auf allen Vieren. Zu Beginn eines jeden Experiments sprang sie gewöhnlich mit großer Behendigkeit auf der Plattform hin und her. Ein auffallender Umstand war die augenscheinliche Unfähigkeit dieses Tiers, völlige Unterscheidung zu entwickeln, ohne unmittelbar einzuschlafen. Der „Schlaf" war gewöhnlich nur kurz und störte nicht den Fortgang des Experiments.

Mit Ausnahme von zwei Monaten im Jahre 1930 blieb sie im Versuch für die Zeit von zwei Jahren, ohne irgendein Nachlassen in Intensität und Konstanz der Reizwirkungen zu zeigen. Veränderungen, die auftraten, wurden durch den Operateur oder durch vorübergehende Krankheit verursacht. Alle Tab llen, die in dieser Arbeit beschrieben sind, wurden aus Protokollen über diesen Hund genommen.

Die Reizwirkungen sind in Tabelle 3 aufgezeichnet. Glocke und glucksender Ton riefen die größten Reizwirkungen hervor (222 cmm und 231 cmm im Durchschnitt), das Metronom 60 war das nächststärkste (189 cmm), und das Blitzlicht war das schwächste der verstärkten Reize (151 cmm). Das Metronom 140 rief wenig oder keine Speichelreizwirkung hervor. Dieselbe fällt mit 0—15 ccm, im Durchschnitt 9 ccm, in die Fehlergrenze des Apparates (15 ccm) und kann daher vernachlässigt werden.

In etwa 75% der Wiederholungen fielen die mit Verstärkung verbundenen Reizwirkungen in eine Skala von etwa 110 cmm; in etwa 25% der Wiederholungen rief der nicht verstärkte Reiz eine Reizwirkung von weniger als 15 cmm hervor. Es war also ein Viertel der Reizwirkungen außerhalb der erwähnten Grenzen.

Das allgemeine Verhalten des Tieres war einigermaßen parallel der Speichelreizwirkung.

Der Hund stand ruhig und aufrecht vor dem Futterkasten, sah gewöhnlich darauf oder darüber weg. Die Augen waren weit geöffnet, die Ohren halb gespitzt, das Tier unterstützte sich nicht, indem es irgendeinen Körperteil auf dem Stand ruhen ließ, auch zerrte und scharrte es nicht und sprang nicht auf der Plattform herum. Atmung regelmäßig, etwas schnell. Während der Reizungsperiode erfolgte eine schnelle Wendung des Kopfes nach der Quelle des Reizes (Orientierung), dann eine Kopfwendung nach dem Futterkasten, dann ein kurzer Schritt vorwärts mit noch weiter geöffneten Augen. Der bedingte Speichelfluß ging gewöhnlich der Bewegung nach dem Kasten hin einige Sekunden vorauf. Beim Eintreffen des Futters wurde der Kopf schnell vorwärts gebeugt, und die Bisquits wurden schnell gefressen. Darnach nahm der Hund wieder die gewohnte Haltung an.

Das Verhalten des Hundes vor der Darbietung der nicht verstärkten Reize war ähnlich wie das oben beschriebene vor der Darreichung der verstärkten Reize. Dagegen wurde beim Ton des Metronoms 140 (nicht verstärkt) der Kopf leicht in der Richtung des Tons gedreht, dann fiel er vorwärts, hing oft tief, und nach 9—10 Sek. wurde er auf dem Kasten aufgestützt. Die Augen waren geschlossen, und das Tier hockte auf den Schenkeln, gegen Wand und Futterkasten gelehnt. Die Atmung war langsam und tief. Das nannten wir „Schlaf‟.

Die Würdigung der Tatsache, daß eine bedingte Reaktion eine Totalreaktion ist, hat einige Untersucher veranlaßt, verschiedene Komponenten als Beispiele einzuführen. Auch wurden neben der Freßlust verschiedene Gefühle als Basis für bedingte Reize benutzt. Hauptsächlich sind das Schmerz, Übelkeit und Durst.

Ein kurzer Induktionsschlag auf die rasierte Haut des linken Vorderbeins veranlaßt schnelle Beugung und Erschlaffung des Gliedes. Die unbedingte motorische Reizwirkung eines schmerzenden elektrischen Schlages hat den Vorteil, plötzlich mit dem Nachlassen des Reizes zu enden, was ein genaues Studium der Periode zuläßt, die unmittelbar dem unbedingten Reiz folgt (LIDDELL, 1934).

Der Wechsel in der Atmung, der von einem schmerzenden Reiz herrührt, kann von einem Pneumograph aufgezeichnet werden, das Maß der Muskelkontraktion mit einem Ergostat, der Wechsel der Herztätigkeit mit dem Elektrokardiogramm und mit einem Saitengalvanometer auch der Wechsel des elektrischen Hautwiderstandes (LIDDELL, 1934).

Übelkeit als Basis für einen unbedingten Reiz wurde beim Aufbau von bedingten Speichelreizwirkungen auf Morphium benutzt (COLLINS und TATUM, 1925). Hunden und Katzen wurden subcutane Injektionen von Morphiumsulfat in Tagesdosen von 30—80 mg je Tier gegeben. Diese Menge bewirkte beim Hund gewöhnlich Speichelfluß, Erbrechen und Defäkation. Nach 7 oder 8 täglichen Darreichungen hatten die Tiere reichlichen Speichelfluß und brachen sogar einigemal, ehe das Morphium gegeben wurde. Schon der Eintritt des Experimentators bei den Hunden war meistens genügend, diesen bedingten Speichelfluß anzuregen. Die Gegenwart der Pravazspritze im Sehfeld rief die Speichelproduktion hervor, und der Speichelfluß hielt für eine wechselnde Zeit an.

Nah verbunden mit dem Futterdrang ist der Durst, der als Grundlage einer bedingten Reaktion beim Aufbau bedingter Diurese benutzt wurde (BYKOW und ALEXEJEW-BERKMAN, 1930; EAGLE, 1933; BALAKSHINA, 1935). Die folgenden Experimente wurden an vier Hunden vorgenommen (MARX, 1931). Ein Hund wurde jeden Morgen um 8¹⁵ Uhr katheterisiert und dann in einen besonderen Raum gebracht. Nach 3 Stunden wurde der Hund wieder katheterisiert, und gewöhnlich wurden 50 ccm Urin erhalten. Nach vielen Wiederholungen dieser Vornahme wurde jeden Morgen ein musikalisches Signal gegeben, und unmittelbar darnach wurde ein Gefäß mit 400 ccm einer Mischung von Milch und Wasser vor den Hund gestellt. Das Signal wurde viermal wiederholt, während der Hund trank. Man ließ dann das Tier 3 Stunden an dem Platz, und am Ende der Zeit wurde es wieder katheterisiert. Die Urinmenge wechselte von 154 bis zu 205 ccm mit einem spezifischen Gewicht von etwa 1,010. Nach 5 Monaten solchen Trainings folgte dem Anschlag eines musikalischen Tones in Abwesenheit derTrinkflüssigkeit eineUrinmenge von 180 ccm mit dem spezifischen Gewicht 1,007. Diese bedingte Diuresenreizwirkung konnte später leicht wieder erzielt werden.

Unter bestimmten Verhältnissen kann ein unbedingter Reiz zum bedingten Reiz werden. So wurde in einer Reihe von Experimenten ein starker elektrischer

Tabelle 3. Zusammenfassung

Signale	B¹ * (+)		M¹⁴⁰ (—)		Bμ (+)	
Gesamtwiederholungen	238		264		91	
Gesamtwiederholungen in Kombinationen	91		91		91	
Gesamtwiederholungen mit stabilen Reizwirkungen	42		41		31	
Speichelmenge in Kubikmillimeter		%		%		%
	0— 50 = 0	0	0 = 18	44,0	0— 50 = 0	0
	50—100 = 2	4,8	0—15 = 12	29,3	50—100 = 1	3,2
	100—150 = 2	4,8	15—30 = 5	12,2	100—150 = 2	6,4
	150—200 = 9	21,4	30—50 = 4	9,7	150—200 = 6	19,3
	200—250 = 13	31,0	50—70 = 2	4,8	200—250 = 11	35,5
	250—300 = 12	28,5	70—400 = 0	0	250—300 = 9	29,0
	300—350 = 4	9,5			300—350 = 0	0
	350—400 = 0	0			350—400 = 0	0
					400—410 = 2	6,0
	180—290 = 29	69,0	0—15 = 30	73,3	180—290 = 24	77,0
Allgemeine Reaktion	++		± S		++	
Durchschnittsreizwirkung in Kubikmillimeter Speichel:						
Minimum	180		0		180	
Durchschnitt	222		9 (0)		231	
Maximum	290		15		290	

* Tatsächlich 378mal mit Verstärkung dargeboten, aber 140 dieser Wiederholungen stärkten Wiederholungen nach dieser Periode dar. S = Schlaf; ± Augen halb geschlossen, steht aufrecht, Augen offen, Ohren gespitzt, schnelle Bewegungen; +++ rastlos, winselt,

Strom (EROFEEVA, vgl. PAVLOV, 1927, S. 30), der als unbedingter Reiz schnelles Zurückziehen des Beines veranlaßte, in einen bedingten Futterreiz verwandelt, indem man dem Tier wiederholt einen Schlag vor der Fütterung gab. Unter diesen Umständen verursachte der Schlag kein Zurückziehen. Vielmehr erfolgte nach dem Schlagreiz eine sehr deutliche Futterreizwirkung. Allerdings kann eine erfolgreiche Verwandlung unbedingter Reize für *eine* Reaktion in einen bedingten Reiz für eine andere nur zustande gebracht werden, wenn die erstere Reaktion biologisch weniger bedeutsam ist als die letztere (PAVLOV, 1927, S. 30).

Die Tatsache, daß bei Hunden ein unbedingter Reiz wie Schmerz unter bestimmten Umständen ein bedingter Futterreiz werden kann, bringt uns auf den Gedanken, daß Schmerz unter besonderen Umständen auch der bedingte Reiz für einen anderen Trieb werden könnte, nämlich für den Geschlechtstrieb. Wäre das so, so könnte man hier eine experimentelle Grundlage für die Lage beim Menschen sehen, bei dem Schmerz und Geschlechtsfunktion in naher Beziehung stehen.

Verschiedene Versuche sind gemacht worden, bedingte Reizwirkungen zu entwickeln, indem man als unbedingte Reize biologisch wichtige Vorgänge benutzt, die nicht mit einem „Gefühl" oder einem Trieb verbunden sind. So wurden bedingte Immunitätsreaktionen auf injiziertes, artfremdes Protein und Toxin beschrieben (METALNIKOV, 1929; FRIEDBERGER und GURWITZ, 1931). So wurden z. B. Bakterienemulsionen in eine Körperhöhle oder den Blutstrom von Meerschweinschen eingespritzt (METALNIKOV und CHORINE, 1928). Unmittelbar vor der Einspritzung gab man auf die Haut des Tiers einen Wärme- oder Taktilreiz. Die Einspritzung der Bakterien bewirkte die typische Immunreaktion, sowohl cytologisch wie immunologisch. Nach 15—25 mit dem Hautreiz verbundenen Einspritzungen wurde das Tier für kurze Zeit aus dem Versuch herausgenommen. Nach dieser Pause wurde es

der Kontrollexperimente.

M^{60} (+)		L^{60} (+)		M^{140} (—)		B^1 * (+)	
138		127		264		238	
91		91		91		91	
50		40		44		38	
	%		%		%		%
0— 50 = 0	0	0— 50 = 1	2,5	0 = 25	48,0	0— 50 = 0	0
50—100 = 3	6,0	50—100 = 1	2,5	0— 15 = 14	27,0	50—100 = 0	0
100—150 = 8	16,0	100—150 = 18	45,0	15— 30 = 9	17,3	100—150 = 6	15,8
150—200 = 15	30,0	150—200 = 14	35,0	30— 50 = 0	5,8	150—200 = 14	36,9
200—250 = 19	38,0	200—250 = 5	12,5	50— 70 = 0	0	200—250 = 11	29,0
250—300 = 3	6,0	250—300 = 1	2,5	70—110 = 1	1,9	250—300 = 4	10,5
300—350 = 1	2,0	300—350 = 0	0	110—400 = 0	0	300—350 = 2	5,3
350—400 = 1	2,0	350—380 = 0	0			350—400 = 1	2,6
400—410 = 0	0						
130—200 = 38	76,0	100—220 = 37	92,5	0—15 = 39	75,0	140—240 = 27	71,0
++		+		± S		++	
130		100		0		140	
189		151		11 (0)		200	
250		220		15		240	

fanden vor einer kurzen Auslöschungsperiode statt. 238 stellt die Gesamtzahl von verhockt Kopf auf dem Kasten; + steht oder hockt, läßt Kopf hängen, Augen offen; ++ bellt, zerrt am Apparat.

dem Hautreiz allein ausgesetzt. Die Beobachtung einer typischen serologischen oder peritonealen Immunreaktion wird gemeldet, die als bedingte Reaktion auf das Antigen angesehen wird (METALNIKOV und CHORINE, 1928). Andere Untersucher konnten diese Beobachtungen nicht bestätigen oder ihre Ergebnisse in diesem Sinn erklären (KOPELOFF, UPTON, RANEY und KOPELOFF, 1932; KOPELOFF, KOPELOFF und RANEY, 1933).

Bedingte Reaktionen bei Stoffwechseländerungen sind auch beschrieben worden, wobei Thyroxin und Adrenalin als Mittel benutzt wurden (OLNIANSKAJA, 1935). Die Lösungen wurden im Verein mit dem Aufleuchten eines roten Lichts und der Verdunkelung des Versuchsraums verabreicht. Unter diesen Umständen soll Thyroxin in Dosen von 0,3—0,45 mg je Kilogramm Lebendgewicht einen Wechsel im Grundumsatz hervorgebracht haben, der von 3 bis zu 5 Tagen dauerte. Ähnlich soll Adrenalin in subcutanen Dosen von 0,1 mg je Kilogramm Körpergewicht den Grundumsatz für 1 Stunde erhöht haben mit einem Maximum 3—4 Stunden nach der Einspritzung. Nach drei- bis viermaliger Verbindung des bedingten Reizes mit der Thyroxinwirkung brachten die bedingten Reize allein ein

Anwachsen des Stoffwechselumsatzes für 3—4 Tage. Die Reizwirkung war der des Thyroxins beinahe gleich. In ähnlicher Weise bewirkten nach 18—20 Kombinationen von bedingten Reizen mit Adrenalineinspritzungen die bedingten Reize allein eine Erhöhung im Grundumsatz.

Das folgende Experiment prüft weiter die allgemeine Annahme, daß Reaktionen wie Immunität, veränderter Grundumsatz oder veränderter Kohlehydratumsatz zu bedingten Reaktionen gemacht werden können (GANTT, KATZENELLENBOGEN und LOUCKS, 1935). 4 Hunden und 4 Kaninchen wurde Adrenalin an 5 Tagen die Woche eingespritzt, im ganzen in mehr als 200 Versuchen. Der Blutzucker wurde bestimmt. Die Umstände bei der Einspritzung wurden als bedingte Reize benutzt. Aber selbst nach 200 Versuchen bewirkte die Einspritzung von Salzlösung unter denselben Umständen kein Ansteigen des Blutzuckers. Diese sorgfältig kontrollierten und oft wiederholten Experimente werfen starken Zweifel auf die Gültigkeit der oben erwähnten immunologischen und stoffwechselbedingten Reaktionen und machen es unwahrscheinlich, daß nichtgefühlsbetonte Vorgänge die Rolle des unbedingten Reizes spielen können.

Tierpersönlichkeit und Reaktionstypus.

Zu Lehrzwecken gruppierte PAVLOV (1927, S. 285) seine Hunde in zwei extreme Typen mit einer großen Mittelgruppe, um so alle Hunde zu umfassen. Die erste Gruppe bildeten die besonders lebhaften Tiere, die beständig alle Gegenstände beschnüffelten und sie aufmerksam beäugten und die sofort auf das leiseste Geräusch reagierten. Diese Tiere wurden schnell mit den Menschen vertraut und waren deutlich in ihren Äußerungen. Ihr dauerndes Gebell war schwer durch Schelten und leichte Strafen zu unterdrücken. Brachte man diese Tiere ins Laboratorium und auf den Stand und besonders, wenn man sie allein im Raum ließ, so wurden sie schnell schläfrig, so daß bedingte Reizwirkungen schnell abnahmen oder sogar verschwanden, trotz Verstärkung. Es ist eine Tatsache: dieselben, mehrfach verstärkten Reize bewirkten geradezu Schläfrigkeit und sogar Schlaf bei Hunden, die zu Beginn des Experiments sehr wach waren. Man fand, daß, um bei Hunden dieser Art Schlaf zu vermeiden, bedingte Reaktionen mit einer großen Mannigfaltigkeit von Reizen entwickelt werden mußten. Lange Pausen zwischen verschiedenen Anwendungen der Reize mußte man vermeiden. Indessen entwickelten solche Hunde trotz dieser Eigentümlichkeiten stabile bedingte Reaktionen von genügender Stärke, wenn man ausreichende Mannigfaltigkeit in die Versuchsanordnung brachte.

Die zweite Klasse der Hunde unterschied sich deutlich von der ersten. Diese Tiere waren meist gleichgültig gegenüber Menschen, und in neuer oder einigermaßen anderer Umgebung schränkten sie ihre Bewegungen aufs äußerste ein. Sie waren ruhig, sprangen und liefen wenig und schlichen gebückt umher. Oft veranlaßte sie die geringste Bewegung oder ein fremdes Geräusch, auf den Boden zu kauern. Nur langsam gewöhnten sie sich an die Umgebung, aber waren sie eingewöhnt, dann entwickelten sie stabile bedingte Reaktionen. Im Gegensatz zu dem anderen Hundetyp brauchten sie gleichförmige Bedingungen. Zwischen diesen Extremen gab es den mittleren Typ mit Eigenschaften beider Gruppen, nur nicht so ausgesprochen.

Es wurde versucht, Körperform und Reaktionstypus in Beziehung zueinander zu setzen, indem man verschiedenartige Hunde bekannter Herkunft mit bestimmten gleichbleibenden Reizen prüfte (JAMES, 1934). Nachdem in der oben beschriebenen Art (vgl. S. 326) verstärkte Reize regelmäßige und genügend große Reaktionen ergeben hatten, wurden die Anfangsreaktionen auf nicht verstärkte Reize festgestellt. Auf Grund der Ergebnisse wurden die Hunde in drei bestimmte Typen geteilt, die einigermaßen mit PAVLOVS Einteilung übereinstimmen. Die erste Gruppe bestand aus Tieren, die auf die erste, zweite oder dritte Darbietung eines nicht verstärkten Reizes mit der Speichelmenge Null reagierten und dann immer die Null-Speichelreizwirkung zeigten, so oft der nicht verstärkte Reiz dargeboten wurde. In der zweiten Klasse waren die Tiere, die wie die erste Gruppe die Nullreizwirkung auf die ersten Darbietungen des negativen Signals zeigten, aber dann später starken Speichelfluß auf das negative Signal aufwiesen. Erst nach vielen Wiederholungen des nicht verstärkten Signals zeigten sie regelmäßig die Nullreizwirkung. In der dritten Klasse waren die, welche bei der ersten und den folgenden Darbietungen deutliche Reizwirkung auf das negative Signal zeigten und nie eine stabile Unterscheidung erkennen ließen, solange das Experiment fortgesetzt wurde.

Der extreme „Bulldoggentyp" unter den Hunden gehörte meistens der ersten oder zweiten Gruppe an. Am anderen Ende oder in der dritten Klasse stand der reine deutsche Schäferhund oder eine Bassethund-Schäferhundkreuzung, die dem Schäferhund in jeder Richtung gleicht mit Ausnahme des Fells und der Ohrform. Hunde der letzteren Gruppe waren hochbeinig und mager und blieben mager, gleichgültig, wieviel Nahrung sie erhielten. Ob sich alle hochbeinigen Hunde unter ähnlichen Bedingungen verhalten wie diese Hunde, ist nicht endgültig festgestellt worden. Bassethund und Dachshund fielen in die erste und zweite Klasse, Bostonterrier standen der dritten Klasse näher. Die Bulldoggen-Bassethundkreuzung zeigte in der ersten Generation mehr das Verhalten von Bassethund-Schäferhund, während in der zweiten Generation, wenn ihr Körperbau mehr Bulldoggenform bekam, eine größere Zahl der Abkömmlinge der ersten oder zweiten Gruppe angehörte. Bisher sind zu wenige Tiere aufgezogen worden, um ein endgültiges Urteil zu erlauben, aber es scheint eine Beziehung zwischen Körperform und Reaktionsart zu bestehen.

Die Wirkung der Überbeanspruchung.

„Überbeanspruchung" nennen wir in dieser Besprechung die Reaktionen auf besonders starke und ungewöhnliche Reize, schwierige Unterscheidungen, Eintönigkeit oder Verzug in der Darbietung des unbedingten Reizes. Obgleich die Wirkungen dieser Faktoren offenkundig sind, kann man sie am besten deuten, wenn die individuelle Art des Tieres untersucht und seine Lebensgeschichte bekannt ist.

Ein Beispiel für die Wirkungen starker und ungewöhnlicher Reize sahen wir in der Reaktion von Hunden auf eine Flut in Petrograd (PAVLOV, 1927, S. 313). Die Tierkäfige, die etwa eine Viertelmeile vom Laboratorium entfernt waren, wurden von Wasser überflutet. Während des schrecklichen Sturmes, mitten im Rauschen des steigenden Wassers und dem Lärm fallender und brechender Bäume, wurden die Tiere aus den Käfigen fortgeschafft, indem man sie in kleinen Gruppen zum Laboratorium schwimmen ließ, wo sie alle durcheinander zusammengepfercht wurden. Nach dieser Erfahrung zeigten einige Hunde, nachdem sie später wieder in die Käfige gebracht worden waren, keine Störung in ihren bedingten Reizwirkungen, aber andere von dem Typ, der gleichförmige Bedingungen braucht (oben als Typ 2 beschrieben), erlitten starke Störung, die lange anhielt. Die Reize, denen gegenüber diese Hunde indifferent gewesen waren, d. h. die allgemeine Umgebung im Laboratorium und auch starke Hörreize, hatten alle die Wirkungen negativ bedingter Reize, d. h. die positiv bedingten Reize brachten den umgekehrten Effekt hervor. Ein Beispiel: vor der Flut war ein Tier fähig, Reizwirkungen von beträchtlicher Größe und Konstanz zu entfalten. Nach der Flut bewirkten die kleinsten Reize störende Reizwirkungen, denen unmittelbar Unbeweglichkeit, Nahrungsverweigerung und sogar Schlaf folgte. Nur unter zwei Bedingungen ergaben sich wieder bedingte Reizwirkungen: 1. wenn der bedingte Reiz 1 oder 2 Sekunden nach seinem Beginn zuerst durch Futter verstärkt wurde, oder 2. wenn die Experimente mit dem Tier auf dem Fußboden ausgeführt wurden, mit dem Experimentator in ein und demselben Raum. Im letzteren Fall blieb das Tier ganz nah beim Experimentator, und bedingte Reizwirkungen fingen an wiederzukommen, aber ein Aufschub von nur 5 Sekunden ließ das Tier wieder in Schlaf fallen.

Die folgenden Versuche (GANTT und WOLFF, zitiert bei GANTT, 1936, S. 1015) zeigen die Reaktionen von drei verschiedenen Hunden auf das gleiche Erlebnis. Durch die gewohnte tägliche Prüfung jedes der drei Hunde auf schwellenerhöhende und -vermindernde Reize in Verbindung mit anderen Experimenten war die individuelle Aufnahmefähigkeit jedes Tieres wohlbekannt.

Da ereignete sich ein Zwischenfall, der eine scharfe Abweichung vom Gewohnten brachte und beträchtlichen Einfluß auf das Benehmen der Hunde hatte. Samstag Mittag nach dem gewohnten Morgenversuch wurden die Tiere in ihre Käfige eingeschlossen. Weil ein Schloß schadhaft war, stießen die Hunde kurz darauf die Tür auf und entliefen. Auf seinem gewohnten Rundgang fand später der Wächter die Tiere in verschiedenen Stockwerken des Gebäudes in stark erregtem Zustand herumlaufen, sie bellten, zankten sich und gehorchten nicht. Durch strenge Maßnahmen wurden die Tiere schließlich zur Ruhe gebracht und wieder eingesperrt. Am Montag wurden die Tiere wie gewöhnlich zur schallsicheren Kammer gebracht, und ihre bedingten Reizwirkungen wurden geprüft.

Der erste Hund, ein weiblicher Bastard, war ein hochbeiniges, überbewegliches, streitbares aber sonst freundliches Tier, das leicht Reizwirkungen auf positiv bedingte Reize entwickelte und aufrecht hielt, aber auch die deutliche Fähigkeit besaß, Reizwirkungen auf negative Reize stabil zu halten. Nach dem Ausbrechen fanden wir die Reizwirkungen auf verstärkte Reize prompt und stark, während die Reizwirkungen auf die nicht verstärkten Reize geändert waren, so daß alle Reize Speichel hervorbrachten. Die Unterscheidungsfähigkeit kehrte erst einige Tage später zurück.

Der zweite Hund war ein äußerst furchtsamer, scheuer, „feiger", männlicher Bastard, im äußeren einem schottischen Schäferhund ähnlich. Er ließ sich nie in einen Streit ein und kauerte in der Ecke, wenn ein Fremder den Stall betrat. Nur nach langer Aufmunterung und vielem Zureden konnte man ihn dahin bringen, daß er ohne viel Winseln allein in der schallsicheren Kammer blieb. Dieser Hund hatte vor dem Ausbrechen mit Schwierigkeit und nach vielen Versuchen nur schwach positive Reizwirkungen auf positiv bedingte Reize, aber prompt stabile negativ bedingte Reaktionen entwickelt. Nach dem Ausbrechen blieben die positiven Reaktionen fast fort. Die Reaktion auf fast jeden Reiz war dieselbe, nämlich eine Null-Speichelreizwirkung mit Kauern und Sichverkriechen. Das Ereignis hatte die Wirkung, zeitweilig die Arbeit mehrerer Monate völlig auszulöschen.

Der dritte Hund war ein männlicher Bulldoggterrier, ein sehr stolzer Geselle, der den Hundezwinger beherrschte. Er hatte vor dem Ausbrechen prompt Reizwirkungen auf verstärkte und nicht verstärkte Reize entwickelt, und nachdem er sie angenommen hatte, wurden sie beide mit bemerkenswerter Stabilität aufrecht erhalten. Das Ausbrechen hatte keine Wirkung auf die späteren Reizwirkungen bei diesem Tiere.

Die Wirkungen äußerst starker Reize wurden in folgenden Experimenten dargetan (PAVLOV, 1927, S. 289). Bedingte Speichelreizwirkungen auf elektrische Hautschläge wurden von einem Hund angenommen. Der Schlag, der zuerst nur leicht war, wurde an gleicher Stelle angewandt. Später wurde der Schlag allmählich verstärkt, bis er beträchtliche Stärke hatte. Seine Anwendung verfehlte nie, eine konstante reichliche Speichelreizwirkung zu geben. Dann wurde einige seltene Male der elektrische Reiz an einer anderen Stelle angebracht als an der, von der aus die Reaktion ursprünglich entwickelt worden war. Zuerst rief der Schlag an verschiedenen neuen Stellen gute bedingte Futterreizwirkungen hervor. Aber plötzlich wurde eine Grenze erreicht, als noch eine weitere Reizstelle hinzugefügt wurde. Die Futterreaktion verschwand prompt, und an ihre Stelle traten heftige Abwehrreaktionen. Sogar ein ganz schwacher Strom, der nur an irgendeiner der vorher gereizten Stellen angewandt wurde, bewirkte die Abwehrreaktion. Es war unmöglich, mit den Experimenten fortzufahren, und erst nach Verlauf von 3 Monaten ließ einer der Hunde den Versuch eines neuen bedingten Reizes zu; bei den anderen Hunden war ein noch längerer Zeitraum nötig.

Die Wirkungen einer schwierigen Unterscheidung sehen wir in den folgenden Versuchen (SCHENGER-KRESTOVNIKOVA, PAVLOV 1927, S. 290). Die Projektion eines hellen Kreises auf die Wand vor dem Hund wurde wiederholt von Fütterung begleitet. Nachdem die Reizwirkung aufgebaut war, wurde eine Unterscheidung erlangt zwischen dem Kreis und einer Ellipse mit dem Verhältnis des halben Durchmessers 2 : 1 bei gleicher Helligkeit und gleicher Größe. Dann wurde allmählich die Form der Ellipse geändert, indem man sie einem Kreis annäherte, wobei das Verhältnis des Halbmessers 3 : 2, 4 : 3 usw. wurde. Keines der letzteren Bilder wurde verstärkt. Die Unterscheidung ging glatt weiter, bis eine Ellipse mit dem Verhältnis 9 : 8 erreicht war. Eine nicht stabile Speichelreizwirkung entstand, die 3 Wochen dauernde Arbeit nicht verbesserte. Schließlich verschwand sie ganz, und zur selben Zeit winselte der bisher ruhige Hund auf dem Stand, wedelte, biß nach dem Apparat und zerrte ihn sich vom Fell. Als man ihn in die äußere Kammer nahm, bellte er heftig. Selbst gröbere Unterscheidungen, wie das einfachste 2 : 1-Verhältnis, waren zerstört. Einige Zeit später wurde diese ganze Reihe wiederholt und mit Erfolg unterschieden, aber als die 9 : 8-Ellipse erreicht war, reagierte das Tier wieder in der oben beschriebenen Weise.

Ein ähnliches Unterscheidungsexperiment wurde zwischen zwei Tönen versucht (LOUCKS, zit. bei GANTT, 1936, S. 1010). Zu Anfang wurde nur ein Ton gegeben, und er wurde immer mehr verstärkt. Dann wurde ein neuer Ton eingeführt, der nicht verstärkt wurde. Nach einer Reihe von Wiederholungen unterschieden die Hunde den zweiten Ton vom ersten. Dann wurde die Höhe des zweiten Tones der des ersten etwas angenähert. Alle drei Tiere unterschieden zuerst leicht, aber schließlich wurde ein Punkt erreicht, wo die Höhe der Töne so nahe zusammen lag, daß die Unterscheidung unmöglich wurde. Als die Töne nahezu die gleiche Höhe erreicht hatten, wurden die Tiere unruhig und bellten gelegentlich. Einer der Hunde fraß unter keinen Umständen mehr, nicht einmal nach dem positiven Reiz. Weiter reagierte er auf alle bedingten Reize in fast derselben Weise, sogar auf neutrale Reize, die nicht mit der ursprünglichen Unterscheidung verbunden gewesen waren, d. h. Licht und Taktilreize. Tatsächlich winselte und bellte er bei jeder neuen Reizform, biß nach dem Apparat, trat von einem Fuß auf den anderen, schnaufte stark, sah nach der Tür und versuchte fortzukommen. Ein Tier wollte trotz vielen Zuredens nicht in die Kammer laufen und auf den Tisch springen wie früher; oft mußte man es trotz seines Widerstandes zum Tisch ziehen. Nachdem es 2 Jahre diesen Versuchsverhältnissen fern geblieben war, war es noch immer unmöglich, das Tier zu Versuchen zu gebrauchen.

Für die Wirkung schwieriger Unterscheidungen bieten Experimente an Schafen weitere Beispiele (ANDERSON und LIDDELL, 1935). Eine bedingte motorische Reizwirkung auf ein Metronom mit 120 Schlägen pro Minute wurde entwickelt und im Gegensatz dazu eine nicht verstärkte bedingte Reizwirkung auf ein Metronom mit 50 Schlägen pro Minute. Der unbedingte Reiz war ein elektrischer Schlag. Die Tiere waren imstande, diese Unterscheidungen zu machen, aber augenscheinlich mit einiger Schwierigkeit. Diese Reize wurden abwechselnd wiederholt, und nach einigen Tagen der Reizwiederholung waren die Tiere ruhelos und überbeweglich und zeigten bei der weiteren Darbietung sowohl positiv wie negativ bedingter Reize lebhafte Abwehrreaktionen. Tatsächlich war die Reaktion auf die negativen noch lebhafter als auf die positiven Reize. Nicht nur waren die Bewegungen stärker, sondern auch die Art der Bewegungen war anders. Bei dem positiv bedingten Reiz erfolgte eine isolierte Bewegung des Beines. Jetzt aber strebte das Tier vom Tisch herunterzukommen. Außerdem bewegte sich während aller Ruhepausen zwischen den Reizen das gereizte Bein von selbst. Das Tier wurde 1 Jahr lang von den Versuchen zurückgezogen. Nachdem es wieder mehrere Wochen dem verstärkten Ticken 120 und dem nicht verstärkten Ticken 50 ausgesetzt worden war, erschienen wieder manche von den oben beschriebenen Nebenbewegungen. 5 Jahre später war das Tier noch nicht fähig, dieser Lage zu begegnen, ohne dieselben Reaktionen zu zeigen. Diese Reaktionen waren augenscheinlich nicht nur Wirkungen davon, daß man das Tier bis zur Grenze seiner Unterscheidungsfähigkeiten gebracht hatte, sondern auch davon, daß man es gezwungen hatte, die Unterscheidungen zu oft zu machen.

Bei einem anderen Tier wurde ein Ton von 900 Schwingungen, der nie mit einem Schlag verbunden war, verglichen mit einem Ton von 435 Schwingungen, dem ein Schlag folgte. Das Tier konnte die beiden Töne nicht unterscheiden. Es wurde ruhelos und war schwer zu handhaben wie die oben beschriebenen Tiere, außerdem bestand ein leichtes Zittern der Beine in den 7 Minuten-Intervallen zwischen den Versuchen.

Schafe, die willig zum Laboratorium gegangen waren, ehe man ihnen die Unterscheidungsarbeit auferlegt hatte, leisteten jetzt starken Widerstand. Im Versuchsraum blieben sie unbeweglich, bis der Experimentator den Raum verließ, um den Versuch zu beginnen; dann fing das Tier an, das Vorderbein wiederholt zu heben, das Bein, das während der Versuche zur Einübung den elektrischen Schlag erhalten hatte. Diese Bewegungen, die an das Zappeln eines Kindes oder eines ungeduldigen Erwachsenen erinnerten, die stillsitzen müssen, wuchsen an Häufigkeit und Größe, in dem Maße als die Zeit für den nächsten bedingten Reiz sich näherte. Der elektrische Schlag schien die Spannung zu lösen, die seit dem letzten Reiz gewachsen war, und nach dem Schlag wurde das Tier ruhiger. Von Zeit zu Zeit sprangen die Schafe plötzlich hoch wie als Antwort auf einen plötzlichen starken Lärm. Um diesen Zustand zu erleichtern, war es nötig, das Tier vom Laboratorium fernzuhalten, oft für mehr als 1 Jahr.

Es ist interessant, daß die oben beschriebene Reaktion nicht eintrat, wenn man das Schaf ein verwickeltes Problem lösen ließ. So wurde z. B. ein verwickeltes Problem, das kein Schaf je meistern konnte, erdacht, wie folgt: Da war ein Labyrinth von drei Gängen, wobei der äußere Gang zu einer Sackgasse gemacht werden konnte, so daß ein Schaf, das man von der Ausgangshürde losließ, zur Herde gehen und sich Futter beschaffen konnte, wenn es beim ersten Versuch durch den Mittelgang ging und sich rechts wendete (nach links führte in die Sackgasse). Beim nächsten Versuch wandte das Schaf sich zur linken, um die Sackgasse zu vermeiden, deren Lage bei jedem Versuch umgeändert wurde. Das Problem bestand also darin, zu lernen, sich rechts zu wenden, dann links, dann rechts und schließlich links in vier aufeinanderfolgenden Versuchen.

In dieser Lage befähigte schließlich Zufallsentdeckung das Tier, eine Belohnung zu erhalten oder Strafe zu vermeiden. Auch ließ die Freiheit der Ortsbewegung die Schafe eher vom Problem fortlaufen, als es lösen. Während der verwickelten Experimente wurde besonders bei den jüngeren Tieren die Erforschung des Rätsels zeitweilig durch Rupfen an Grasbüscheln oder Schnüffeln in welkem Laub unterbrochen. So wurde jede Spannung, die als Ergebnis der schwierigen Unterscheidungsarbeit entstand, leicht durch die besondere Ortsbewegung gelockert. Welch ein Gegensatz in dieser Vertagung eines schwierigen Problems und dem Benehmen der Schafe beim Versuch, sich den wechselnden Paaren bedingter Reize anzupassen! Bei dem Aufbau bedingter Reaktionen wurde zunächst jede spontane Beweglichkeit unterdrückt, d. h. das Tier wurde dazu erzogen, ruhig auf dem Tisch zu stehen und nur auf einen sorgfältig kontrollierten Reiz zu reagieren. Nach der Tätigkeit bei der Reizwirkung auf einen bedingten Reiz fiel es wieder in einen Zustand wachsamer Untätigkeit zurück. So blieb dem Tier wenig Gelegenheit, sich durch Bewegung von der Spannung frei zu machen, die die Folge schwieriger Unterscheidungsarbeit war.

Kurz gesagt, spontane neuromuskuläre Tätigkeit brachte Lösung der Spannung in den verwickelten Lagen, an die die richtige Anpassung schwierig war, aber gegenüber schwieriger Unterscheidungsarbeit im bedingten Reizwirkungslaboratorium konnte das Tier sich nicht von den Spannungen befreien, weil keine Gelegenheit zu ausweichenden oder zusätzlichen Bewegungen gegeben war.

Als Folge von Eintönigkeit beobachtete man ernste Funktionsstörungen in folgendem Experiment (GANTT, 1927): Ein Hund wurde an ein Metronom mit 120 Schlägen gewöhnt, das immer durch Futter verstärkt wurde. Die Reizwirkung wurde nach 30 Versuchen stabil. Dann wurde eine Pfeife, auch verstärkt, als bedingter Reiz gebraucht, und später wurde ein Taktilreiz eingeführt, auch mit Futter verstärkt. Der taktile Reiz schien jedoch Schwierigkeiten zu machen, denn es bedurfte einer langen Zeit, ehe seine Anwendung bedingte Speichelreizwirkung ergab. Um die Reizwirkung auf den Taktilreiz zu stärken (wie man annahm), wurde er häufiger als die anderen angewandt. Nach einer Woche mit vielen Wiederholungen änderte sich das Verhalten des Tieres. Anstatt die Größe der bedingten Reizwirkung zu erhöhen, ergab die fortwährende Wiederholung tatsächlich eine Abnahme. Wenn der Taktilreiz gebraucht wurde, wurde der Hund gleichgültig, schläfrig, produzierte keinen Speichel, und oft wollte er nicht fressen, wenn nicht der Operateur ihn mit der Hand fütterte. Nach mehrmonatlicher Arbeit mit dem Tier mußte es ganz verworfen werden.

Da wo ein regelmäßiges Zeitintervall zwischen dem Beginn des bedingten Reizes und dem Beginn des verstärkenden Reizes besteht, erzeugt der bedingte Reiz keine Reizwirkung während der ersten Periode seiner isolierten Wirkung. Während des folgenden Zeitabschnittes oder gerade vor der Darbietung des nichtbedingten Reizes beginnt die bedingte Reaktion und wächst schrittweise an Größe, je mehr der Augenblick der Verstärkung herannaht. Das Zeitintervall zwischen bedingten und unbedingten Reizen ist von Wichtigkeit. Einige Tiere ertragen einen langen Aufschub gut, andere weniger gut, und einige werden schon durch einen kurzen Aufschub gestört (PAVLOV, 1927, S. 90 u. 106).

In dem folgenden Experiment sieht man die Wirkungen des längeren Aufschubs an zwei deutlich verschiedenen Hundetypen. Verzögerte Reizwirkungen wurden gradweise aufgebaut, indem man die Dauer der isolierten Wirkung des bedingten Reizes um 5 Sekunden täglich verlängerte, angefangen mit einer ursprünglichen Spanne von 5 Sekunden. Schließlich erhielt man stark verzögerte Speichelreizwirkungen bei Intervallen von 3 Minuten zwischen bedingten und unbedingten Reizen. Der wenig bewegliche Typ meisterte das leicht, indem er lange Verzögerung ohne jede Funktionsstörung entwickelte. Dagegen wurde der lebhafte Hundetyp sehr gestört. Sobald die Spanne 2 Minuten erreichte, bot das Tier ein Bild allgemeiner Überbeweglichkeit dar, und bei 3 Minuten wurde es äußerst unruhig, bewegte alle seine Körperteile wie wild, heulte, biß und winselte ohne Unterlaß. Sein Speichel floß dauernd, so daß alle Spuren der Aufschubreaktion verschwanden. So hatte das Hinausschieben sehr verschiedene Wirkung bei den zwei Tiertypen. Was ein Dilemma für den einen Hund war, wurde vom andern leicht ertragen (PETROVA bei PAVLOV S. 293).

Eine bedingte motorische Reaktion auf ein Metronom mit 60 Schlägen pro Minute wurde bei Schafen aufgebaut (ANDERSON und LIDDEL, 1935). Ein elektrischer Schlag aufs Vorderbein wurde als unbedingter Reiz benutzt. Zuerst war das Intervall zwischen bedingtem und unbedingtem Reiz 5 Sekunden. Das Bein wurde genau vor dem 5. Ticken weggezogen. Dann wurde das Intervall in Stufen von 5 Sekunden auf 10, von 10 auf 15 usw. verlängert. Das Tier paßte sich leicht jeder neuen Verlängerung an, bis 30 Sekunden die beiden Reize trennten. Das Schaf paßte sich augenscheinlich zunächst auch diesem neuen Zeitintervall an, aber nach 10 tägigem Training unter diesen Bedingungen wechselte sein Benehmen. Es fing an, sein Bein zwischen den Versuchen fast fortwährend zu bewegen. Am 11. Tag, an dem die 28. Darbietung des „30 Sekunden"-Versuchs stattfand, verschwand jede Spur von Aufschub, und das Tier zog sein Bein bei jedem Schlag des Metronoms zurück. Außerdem war es zwischen den Versuchen dauernd ruhelos.

Wirkung von Chemikalien.

Um die Wirkung von Koffein und von Sedativen auf die höchsten integrierten Funktionen festzustellen, wurde ihre Wirkung auf der Grundlage wohlbekannter und stabiler bedingter Reaktionen analysiert (WOLFF und GANTT, 1935). (Vgl. Tabelle 3.)

Zunächst wurde die Wirkung wiederholter Beobachtung festgestellt, d. h. von fünf- bis siebenmaligem Aufenthalte in der Kammer innerhalb 24 Stunden. Wie in Tabelle 4 gezeigt wird, war die Speichelproduktion immer im Bereich

Tabelle 4. Die Wirkungen wiederholter Bestimmungen in kurzen und unregelmäßigen Intervallen. (Speichelproduktion in Kubikmillimetern.)

	Kontrolle, Durchschnitt cmm (vgl. Tabelle 3)			Experiment 26. Juni Zeit				Allgemeine Reaktion
Reiz	Min.	Mittel	Max.	2·05 p. m.	8·18 p. m.	9·41 p. m.	11·12 p. m.	
B^1 +	180	222	290	182	273	222	271	++
M^{140} —	0	9	15	0 (?)	0	0	0 (?)	S
Bu —	180	231	290	287	255	196	204	++
M^{60} +	130	189	250	209	209	193	169	++
L^{60} +	100	151	220	164	127	?	118	+
M^{140} —	0	11	15	0 (?)	0 (?)	0	0 (?)	S
B^1 +	140	200	240	238	191	184	173	++

des Durchschnitts, wenn auch gegen Ende eine leichte Abnahme bestand. Es ist deshalb anzunehmen, daß die Änderungen in den Reizwirkungen, wie sie nach Verabreichung der Medikamente beobachtet wurden, nicht mit den besonderen Umständen des Versuchs zusammenhingen.

Nach Koffeindarreichung (0,016 g Coff. natrio-benzoicum per Kilo) wurde die Schwelle niedriger (Tabelle 5). Unterscheidung war geringer während der Zeit kurz nach der Einspritzung und augenscheinlich, ehe viel Wechsel in den Reizwirkungen auf die verstärkten Reize eintrat. Ferner kann die Schlaflosigkeit des Hundes bei einem Reiz, der gewöhnlich Schlaf bewirkte, als Beweis dafür genommen werden, daß die nicht verstärkten Reize verhindert wurden, einen so ausgebreiteten Effekt auf das Benehmen des Tieres auszuüben, wie das gewöhnlich beim Metronom 140 der Fall war (vgl. S. 333). Doch war das allgemeine Anwachsen der Reizwirkungen auf die verstärkten Reize, motorische und Speichelreize, ausgesprochen und schien hinsichtlich des Zeitpunktes des Beginns und des Grades dem Anwachsen gleichzukommen, das Koffein auf die Reaktion nicht verstärkter Reize ausübte.

Gelegentlich wurde die Reaktion auf den nicht verstärkten Reiz sehr vergrößert, und die auf den verstärkten Reiz nahm tatsächlich ab. Das kann nicht als Beweis gelten dafür, daß Koffein hauptsächlich auf die Reaktion auf nicht verstärkte Reize wirkt. Auf eine mögliche Erklärung für diese ungewöhnliche Reaktion ist oben hingewiesen worden; sie ist wie folgt: Innerhalb gewisser Grenzen steht die Reizwirkung eines Reizes in direkter Proportion zu seiner Intensität. Werden diese Grenzen überschritten, nimmt die Reaktion ab. Die Wirkung von Reizen von ungewöhnlicher Stärke, wie lauter Lärm und Lichtblitze, braucht nicht nur Verminderung der Reizwirkung dieses Reizes zu sein, sondern sie kann auch die Reaktion auf alle folgenden Reize zerstören (PAVLOV, 1927, S. 45). Wenn daher durch Koffein die Schwelle so niedrig wird, daß die erste Glocke die Wirkung eines überlauten Reizes hat, kann die Speichelreizwirkung vermindert werden statt vermehrt. Mit dieser Ausnahme wurde keine Abnahme der bedingten Reizwirkung während der Zeit der Koffeinwirkung beobachtet. Diese Beobachtungen stimmen im wesentlichen mit den von NIKIFOROVSKI überein (vgl. PAVLOV, 1927, S. 127).

Tabelle 5.

Beobachtungen über die Wirkung von Coffeinum natrio-benzoicum. Kontroll-Speichelproduktion.

Kontrolle	Minimum	Durch-schnitt	Maximum	25. April	Reaktion
B^1 +	180	222	290	218	+ +
M^{140} —	0	(0)	15	0	s
Bu +	180	231	290	246	+ +
M^{60} +	130	189	250	233	+ +
L^{60} +	100	151	220	187	+
M^{140} —	0	11 (0)	15	0	s
B^1 +	140	200	240	233	+ +

April 29, 2·20 p. m. Coffeinum natrio-benzoicum, 0,4 g intramuskulär.

Zeit	Latenzperiode in Sekunden		Speichel-produktion (Fehler 15 cmm)	Allgemeine Reaktion
	sekr.	motor.		
2·28 B^1 +	2	3	227	+ +
2·33 M^{140} —	—	—	27	+ +
2·38 Bu +	2	3	196	+ +
2·43 M^{60} +	1	2	256	+ + +
2·48 L^{60} +	—	—	?	
2·53 M^{140} —	—	—	73	+ + +
2·58 B^1 +	1	2	246	+ + +
3·40 B^1 +	1	2	387	+ + + +
3·45 M^{140} —	—	—	20	+ +
3·50 Bu +	1	2	322	+ + +
3·55 M^{60} +	2	3	258	+ + +
4·00 L^{60} +	1	—	273	+ + +
4·05 M^{140} +	—	—	9	±
4·10 B^1 —	1	2	265	+ +
8·10 B^1 +	2	4	209	+ +
8·15 M^{140} —	—	—	16	± S
8·20 Bu +	1	2+	364	+ + + +
8·25 M^{60} +	2	9	282	+ + +
8·30 L^{60} +	2	—	218	+ + +
8·35 M^{140} —	—	—	51	+ + +
8·40 B^1 +	2	4	227	+ +

20 Stunden später.

Zeit	sekr.	motor.	Speichel-produktion	Allgemeine Reaktion
4·05 B^1 +	2	3	255	+ +
4·14 M^{140} —	—	—	0	S
4·19 Bu +	3	4	273	+
4·24 M^{60} +	3	4	186	+
4·29 L^{60} +	4	—	127	+
4·34 M^{140} —	—	—	20	± S
4·39 B^1 +	2	3	206	+ +
4·44 M^{140} —	—	—	0	S

Die Koffeinwirkung wurde weiter im Lauf langer Versuche demonstriert, in denen die Tiere Unterschiede in der Größe erworbener Reizwirkungen nicht aufrecht halten konnten, Unterschiede, wie sie Reizen verschiedener Stärke entsprachen. Wurden die Reizwirkungen kleiner oder einander gleich und das Tier apathisch, so hob die Darreichung von Koffein die Apathie prompt auf, und die Reaktionen kehrten zur gewöhnlichen und relativen Größe zurück (Pavlov, 1928, S. 356).

Die Koffeinwirkung auf die Latenzperiode oder Reaktionszeit, d. h. die Zeit zwischen der Darbietung des Reizes und der Reaktion für die Speichelsekretion und für die Bewegung nach dem Futterkasten hin, ist aus Tabelle 6 (S. 347) zu ersehen. Die Latenzzeit wurde gewöhnlich verkürzt. Das war deutlicher während der ersten 2 Stunden nach der Koffeindarreichung und weniger deutlich 6 Stunden später. Man sieht in Tabelle 6, daß in etwa 80% der Beobachtungen die Latenzperiode der Sekretion als Reaktion auf die gewöhnlichen Reize nach Koffeindarreichung 2 Sekunden oder weniger betrug. Das unterschied sich von der Latenzperiode in der Kontrollreihe. Die Wirkung war besonders deutlich im Fall der Reize, die im allgemeinen eine kürzere Latenz hatten (Blitzlicht), und fiel mehr ins Auge bei der Sekretionslatenz als bei der motorischen Reaktion.

Mit Hilfe des Aktionsstromes von Elektroden in der Speicheldrüse war es möglich, den Beginn der Sekretion genauer zu bestimmen (Wolinski, 1935). Wenn z. B. die Latenzperiode der sekretorischen Funktion als Reaktion auf den starken Reiz einer läutenden Glocke, gemessen an der Speichelmenge, 1—1,5 Sek. war, wechselte die Latenzperiode der Reizung der Speicheldrüse gemessen durch den Aktionsstrom von 0,04 zu 0,08 Sek. Die Latenzperiode bei schwachen Reizen wie mäßig helles Licht, war am Aktionsstrom der Drüse gemessen länger, i. e. 0,1—0,2 Sek. aber unter diesen Umständen war auch die Latenzperiode gemessen an der Speichelproduktion 3—5 Sek.

Kurz, die Koffeinwirkung auf die höchsten integrierten Funktionen war ganz allgemein. Die Schwellen bei verstärkten und nicht verstärkten bedingten Reizen wurden in annähernd gleichem Grade niedriger. Koffein hatte eine prompte Wirkung auf die Reizwirkung negativ bedingter Reize: es beschränkte deren Einfluß, da das gewohnte Nachlassen in der allgemeinen Beweglichkeit mit oder ohne Schlaf nicht eintrat. Außerdem erhöhte es den Einfluß positiv bedingter Reize, indem es die Schwelle der höchsten integrierten Funktionen niedriger machte, es machte die Wirkung positiv bedingter Reize deutlicher und den Effekt negativ bedingter Reize geringer.

Die Wirkung von Sedativa in großen und kleinen Mengen wurde ebenfalls analysiert (Wolff und Gantt, 1935). Die Wirkung größerer Dosen von Natrium-isoamyl-äthyl-barbiturat, 30 mg per Kilo, konnte in 4 Phasen geteilt werden: 1. Die kurze Phase des anfänglichen Anwachsens der bedingten Reizwirkungen; 2. die lange Phase der Narkose; 3. die Phase der Erholung von der Narkose und 4. die Phase des postnarkotischen oder sekundären Anwachsens der bedingten Reaktionen (Abb. 2). Nicht alle Phasen waren immer vorhanden. Die 1. Phase war sehr kurz, vielleicht infolge der schnellen Absorption vom Peritoneum. Die Änderung in der Speichelreizwirkung wurde leicht übersehen, wenn nicht Messungen derselben innerhalb weniger Minuten nach der Einspritzung gemacht wurden. Die letzte Phase hing möglicherweise mit der Dauer der Betäubungsphase zusammen. Sie war in den Versuchen, in denen die Betäubungsphase kurz war, nicht vorhanden, wohl aber, wenn diese letztere lang war.

Die Größe der Dose schien sowohl den Grad des Wechsels der Reizwirkung zu bestimmen wie auch die Dauer dieses Wechsels. Wahrscheinlich ist auch die Absorptionsschnelligkeit des Medikaments von Bedeutung.

Das anfängliche Wachsen der Reizwirkungen war nicht auf die Speichelreizwirkungen beschränkt. Die allgemeine motorische Überbeweglichkeit war aus dem Benehmen des Hundes deutlich zu ersehen[1].

Der Anfangsphase folgte eine zweite, in der die Schwelle so erheblich höher war, daß selbst die stärksten bedingten Reize keinen Effekt hatten, obgleich die unbedingten Reize noch für eine kurze Zeit Speichelreizwirkung hatten. Es ist von Interesse, daß die Orientierungsbewegungen noch in verminderter Weise vorhanden waren, nachdem bedingte und unbedingte Reaktionen verschwunden waren. Am Ende verschieden langer Zeiten kehrten die Funktionen in umgekehrter Reihenfolge zurück, nämlich zuerst die unbedingten Reaktionen, dann die stärksten bedingten Reaktionen und zuletzt die schwächsten bedingten Reaktionen.

Jedoch war die Art der Verminderung oder des Verlustes der bedingten Reaktionen nicht konstant.

Ähnliche Wirkungen sind seitens der Narkotika Urethan und Chloralhydrat beschrieben (LEBEDINSKY, vgl. PAVLOV, 1927, S. 278; FEDEROW, 1935). Im allgemeinen wurde eine allmähliche Abschwächung aller bedingten Reizwirkungen beobachtet, wobei die schwachen bedingten Reize vor den starken

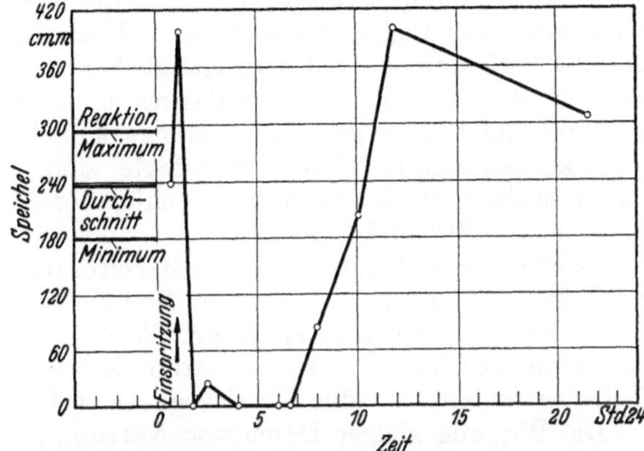

Abb. 2. Zusammengesetzte graphische Darstellung einer Reihe von Experimenten über die Wirkung von Natrium-iso-amyl-äthyl-barbiturat auf die bedingte Reaktion auf Läuten einer Glocke. Das Medikament wurde in 10% wässeriger Lösung eingespritzt (Zeitangabe durch den Pfeil). Nach der Einspritzung war der Hund einige Minuten lang überbeweglich und zeigte eine starke Speichel-Reizwirkung auf die bedingten Reize. Dann wurde er mehr entspannt und schläfrig, schlief ein und zeigte für etwa fünf Stunden keine merkliche Speichelreizwirkung anf irgendeinen der Reize. Nach Verlauf von 10 Stunden konnte das Tier aus dem Stupor geweckt werden, und es wurde wieder überbeweglich, wobei es eine zweite Periode starker Reaktionen durchmachte. Der überbewegliche Zustand hielt mehrere Stunden an. Etwa 10 Stunden, nachdem der Hund aus der Lethargie geweckt worden war, war die Speichelreizwirkung in ihrer Menge immer noch größer als das Maximum der Reaktion, wie sie während der Kontrollperiode beobachtet worden war.

unwirksam wurden. Doch ist diese Reihenfolge wechselnd. Die verschiedenen, oben beschriebenen Variationen können leicht ineinander übergehen, nämlich 1. in die, bei denen schwache und starke Reize gleiche Reizwirkungen haben; 2. in die, bei denen schwache Reize größere Reizwirkung haben als starke; 3. in die, bei denen nicht verstärkte Reize größere Reizwirkung haben als verstärkte; und schließlich 4. in die, bei denen kein Reiz Reizwirkung hat. Die Reihenfolge ist wechselnd, und keine Abweichung kann als spezifische Reaktion auf ein bestimmtes Narkoticum betrachtet werden (PAVLOV, 1927, S. 280).

Die Reaktionszeit für sekretorische und motorische Reizwirkungen war kürzer während der anfänglichen Erregungsperiode, aber nach dem Beginn der Betäubungssphase war die Latenz verlängert. Als die postnarkotische Periode des sekundären Anwachsens der Reizwirkungen begann, wurde die Latenz kürzer. In den Experimenten, in denen kein solch sekundäres Anwachsen auftrat, kehrte die Reaktionszeit allmählich zum gewohnten Niveau zurück (WOLFF und GANTT, 1935).

Es ist allgemein anerkannt, daß nach der Verabfolgung eines Narkoticums zunächst eine von Fall zu Fall verschieden lange Phase vermehrter Beweglichkeit

---

[1] Im Lauf der Betäubung von mehreren hundert Katzen zu Versuchszwecken beobachtete der Autor, daß nach intraperitonealer Injektion von Natrium-iso-amyl-ätylbarbiturat in Dosen von 8—9 ccm der 1%igen Lösung per Kilogramm Körpergewicht in der Mehrzahl der Fälle das Tier zunächst umherrannte, wenn man es losließ, gegen Hindernisse stieß, stolperte, fiel und schließlich, wenn seine Beine es nicht mehr trugen, sich auf die Seite legte und nach 4—5 Minuten einschlief.

auftreten kann, die dem Depressionsstadium vorangeht. Dafür gibt es wichtige Analogien bei einfacheren biologischen Systemen (WOLFF und GANTT, 1935).

Die „Erholungs"- und „postnarkotische" Phase der Überreizung bei Hunden ist mit der Spätwirkung von Natrium-iso-amyl-äthyl-barbiturat beim Menschen vergleichbar. Nach intravenöser Injektion von 0,3—0,9 g oder 4—13 mg per Kilo Lebendgewicht machen kataleptische und stupuröse Patienten eine Periode von etwa 2 Minuten durch, während der sie verhältnismäßig frei sprechen. Dann fallen sie in stupurösen Schlaf. Wenn dieser 4—8 Stunden gedauert hat, sind die Patienten gelegentlich zugänglicher als vor dem Schlaf. Während dieser Periode, die mehrere Stunden dauern kann, wandern sie herum, essen und reagieren auf Fragen und viele der gewöhnlichen Reize seitens der Umgebung (BLACKWENN, 1931). Ähnliche Effekte sind während der Wirkung anderer Mittel beobachtet, besonders bei Kohlendioxyd und Natriumcyanid (LOEVEN-HART u. a., 1918 und 1929).

Es ist unwahrscheinlich, daß die Barbiturate in ihrer Gesamtheit oder irgend-ein Glied der Gruppe die einzigen Medikamente sind, die diese „zweizipflige" Kurve bedingter Reaktionen geben. Wie oben erwähnt, ist es nicht ungewöhn-lich, eine (verlängerte) Periode verminderter Erregbarkeit auf verschiedenster Basis zu finden, der eine Übererregbarkeit folgt (PAVLOV, 1927, S. 399).

Die Wirkung kleiner Dosen von Natrium-iso-amyl-äthyl-barbiturat (7,5 mg per Kilo), Bromnatrium, 120 mg per Kilo, im Einlauf, und Chloralhydrat, 100 mg per Kilo, im Einlauf, kann am besten zusammen betrachtet werden. Die Ver-abfolgung kleiner Dosen verursachte keinen oder nur geringen Wechsel im Benehmen des Tieres außerhalb der Kammer. In der Kammer war ein Effekt hauptsächlich an der Wirkung der nicht verstärkten Reize erkennbar; immer-hin war auch eine Verlangsamung in der Bewegung, Aufstützen des Kopfes und gelegentlicher Schlaf nach den verstärkten Reizen zu beobachten.

Die Wirkung auf die Reaktion auf die nicht verstärkten Reize war deutlich. 4—5 Sekunden nach dem Reizbeginn verfiel der Hund augenscheinlich in tiefen Schlaf und blieb darin während der ganzen Zeit zwischen den Reizen. Sobald der nächste verstärkte Reiz einsetzte, erwachte das Tier sogleich mit den gewöhn-lichen schnellen und kurzen Orientierungsbewegungen, denen prompt bedingte Bewegungen und Speichelreizwirkungen folgten. Gelegentlich gab es einen Verzug im Beginn der bedingten Bewegungen und der Speichelreizwirkung mit Verminderung des Volumens der Speichelproduktion. Aufrechte Haltung, schnelle Bewegungen und Wachheit waren kurzfristig. Nach 1 oder 2 Minuten lehnte sich das Tier gewöhnlich auf die Unterlage und schlief anscheinend (WOLFF und GANTT, 1935).

So wurde auch nach kleinen Dosen dieser Sedativa die Schwelle höher. Das war besonders deutlich in dem Wechsel der Reizwirkung auf nicht ver-stärkte Reize. Anders als Koffein, das Schlaf vertrieb, schienen diese Drogen seine Herbeiführung zu erleichtern. Der Effekt des nicht verstärkten Reizes wurde vergrößert. Die schnelle Erschlaffung und der Beginn von Schlaf zeigen, daß ihre Wirkung auf die Schwelle diffus war, obwohl der Gegensatz zwischen den Reizwirkungen auf verstärkte und nicht verstärkte Reize akzentuiert war. Tat-sächlich waren mit wenigen Ausnahmen die Speichelreizwirkungen auf die verstärkten Reize nach einer kleinen Dosis durchaus im Bereich der Kontroll-messungen (s. S. 334/35, Zusammenfassung der Kontrollversuche, Tabelle 3) und deshalb ohne Bedeutung.

Diese Beobachtungen stimmen im wesentlichen überein mit denen PAVLOVs (PAVLOV, 1927, S. 300). Einem Hund, bei dem die Reaktionen unregelmäßig geworden waren, wurden 100 ccm einer 2%-Bromkalilösung per rectum gegeben. Eine Verminderung in der Größe der Reizwirkungen auf die verstärkten Reize als Ergebnis der Medikamentdarreichung wurde *nicht* beobachtet, sondern im Gegenteil, am Ende zehntägiger Medikamentverabfolgung waren alle Reaktionen zu ihrer gewöhnlichen und relativen Größe zurückgekehrt. In einem anderen seiner Experimente stellte Bromkali rectal die normale Funktion bei einem Hund wieder her, der unregelmäßige Reizwirkungen als Ergebnis von schwierigen Unterscheidungsversuchen gezeigt hatte.

Die Wirkung von Chloralhydrat wurde ebenfalls untersucht, und es wurde beobachtet, daß kleinere Dosen die Unterscheidungsfähigkeit nicht stören (FEDEROV, 1935). Doch wurde auch hier der schwellenerhöhende Effekt eines negativ bedingten Reizes vermehrt. Auslöschung wurde beschleunigt. Verspätete Reizwirkungen wurden gestört, so daß der Speichelfluß abnahm, anstatt zuzunehmen, wenn die Zeit für die Verstärkung näher kam. Bei einem Hund wurde die Spannung aufgehoben, die von zwei schwierigen Unterscheidungsversuchen herrührte (Dosen 1,5—2,5 g). Bei all diesen Experimenten wurden die Wirkungen negativ bedingter Reize früher deutlich als die Wirkungen positiv bedingter Reize. Die letzteren wurden tatsächlich außer durch sehr große Dosen gar nicht berührt.

Tabelle 6. Latenzperiode zwischen Reizung und Reizwirkung.

Zeit in Sekunden	Vor Koffein				Nach Koffein			
	Zahl der Beobachtungen		% Ergebnis		Zahl der Beobachtungen		% Ergebnis	
	sekretor.	motorisch	sekretor.	motorisch	sekretor.	motorisch	sekretor.	motorisch
1	5	0	1,6	0	14	0	42,4	0
2	27	0	9,9	0	13	8	39,4	23,6
3— 7	264	155	87,4	57,0	6	17	18,2	50,0
7—10	6	117	1,9	43,0	0	9	0	26,4
Zus. 302		272			33	34		

Um zusammenzufassen: Kleine oder mäßige Mengen von Sedativen akzentuieren zuerst die schwellenerhöhende Wirkung der negativ bedingten Reize. Sekundär können sie die schwellenmindernde Wirkung der positiv bedingten Reize herabsetzen.

Alkohol in mäßigen Mengen (GANTT, 1935) vergrößerte die Latenzperiode der sekretorischen und motorischen Reizwirkungen, und in größeren Mengen verminderte er die Intensität der bedingten Reaktionen; die Verminderung stand im Verhältnis zu der gegebenen Menge. Niemals erfolgte ein Anwachsen der Intensität der bedingten Reaktionen. Die Latenzperiode der motorischen Reaktionen wurde auch bei kleinen Dosen größer, wenn auch das Unterscheidungsvermögen gröberer Art nicht beeinträchtigt wurde.

Hypercalcämie und Darreichung von Parathyreoidhormon oder bestrahltem Ergosterol war mit einem Anwachsen der Wirksamkeit eines negativ bedingten Reizes und schnellerem Auslöschen positiv bedingter Reaktionen verbunden. Auch wurden positiv bedingte Reizwirkungen kleiner und schwanden selbst bei Verstärkungen. Diese Körper bewirkten einen wechselnden Grad von Lethargie, der aber durch Koffein begegnet werden konnte (ANDREJEV und PUGSLEY, 1934).

Die Verabfolgung von Thyreoiddrüsenextrakt an Hunde bewirkte eine anfängliche, kurzfristige Phase verminderter bedingter Reaktionen. Dann folgte eine Phase vermehrter Reizwirkungen. Während der letzteren wurde die Latenzperiode um etwa 24% abgekürzt, und die bedingten Speichelreizwirkungen wuchsen bis um 40%. Auch wurde der Einfluß der schwellenhöhenden Reize in Intensität und Dauer vermindert (ZAWADOWSKY und andere, 1928 und 1929).

Schwellenändernde Prozesse.

Wenn verschiedene Formen bedingter Reize kombiniert werden, stellt die Reizwirkung eine Summe dar. Zwei kombinierte positiv bedingte Reize bewirken eine Reaktion von größerem Ausschlag als jeder allein. Umgekehrt heben zwei kombinierte negativ bedingte Reize die Schwelle mehr als einer allein. Auch hat ein positiv bedingter, kombiniert mit einem negativ bedingten Reiz einen Effekt, der die Resultante der beiden entgegengesetzten Tendenzen ist. Zum Beispiel (Leporsky vgl. Pavlov, 1927, S. 79): drei in Kombination angewandte, positiv bedingte Reize bewirkten eine größere Speichelreizwirkung als einer der drei allein. Andererseits war ein negativ bedingter Reiz, der in Kombination mit irgendeinem der obigen drei die Speichelreizwirkung verhinderte, unfähig, das zu tun, wenn er mit den drei zusammen angewandt wurde. Im letzteren Fall war aber die Speichelreizwirkung nur etwa ein Drittel von der, welche man erhielt, wenn die drei positiv bedingten Reize zusammen dargeboten wurden.

Ferner rechtfertigt der Augenschein die Feststellung, daß chemische Körper, welche die Schwelle der höchsten integrierten Funktionen ändern, in ihrem Effekt nicht wesentlich von anderen schwellenändernden Mitteln verschieden sind. Die gegenseitige Wirkung des Effekts von Drogen und bedingten Reizen läßt mathematisch genaue Feststellung nicht zu, aber grobe Messung zeigt, daß bei ihrer Kombination die Wirkungen in einer algebraischen Summe ausgedrückt werden können (Wolff und Gantt, 1935).

Ein schwellenerhöhender Reiz, der angewandt wird, wenn die Schwelle infolge von Brom schon erhöht ist, wirkt auf das bereits hohe Niveau, indem er es weiter erhöht. Ist die Schwelle anfänglich infolge von Koffeinwirkung niedrig, so summiert sich der Effekt eines schwellenmindernden Reizes mit dem Effekt der Droge, indem er die Schwelle noch weiter herabdrückt. Ist umgekehrt die Schwelle durch Brom erhöht, so wird der Effekt eines schwellenmindernden Reizes verringert, und das Maß der Verringerung ist abhängig von der Stärke seiner Wirkung, verglichen mit der Bromwirkung. *Mit anderen Worten, die Wirksamkeit eines Reizes beim Ändern der Schwelle hängt ab von dem schon bestehenden Niveau, dem dauernden oder vorübergehenden, und nicht nur von der Eigenart des Reizes.*

Anscheinend ein Paradoxon, aber doch im Einklang mit diesen allgemeinen Erfahrungen sind Beobachtungen, die gemacht werden, wenn Koffein und die Sedativa während entgegengesetzter Extreme des Schwellenniveaus wirken. Unter diesen Umständen können kleine Mengen von Koffein oder von Sedativen fast die gleiche Wirkung haben. Das heißt, wenn die Schwelle schon sehr hoch ist, kann Koffein, indem es die Schwelle herabsetzt, die Differenzierungsfähigkeit vermehren, während bei sehr niedriger Schwelle die Sedativa gleichfalls die Differenzierungsfähigkeit vermehren, indem sie die Schwelle erhöhen.

Diese Bedingungen zeigen deutlich die Vergeblichkeit des Versuchs, Wirkungen auf die höchsten integrierten Funktionen nach dem Ursprung der Reize zu klassifizieren oder nach der Art der Faktoren, welche diese Effekte hervorbringen. Jeder Reiz, Komplex von Reizen oder allgemein, jeder Wechsel in der inneren oder äußeren Umgebung des Organismus beeinflußt die Schwelle für nachfolgende Reize.

Mit anderen Worten, die bedingte Reizwirkung ist die Resultante einer Menge von Faktoren, die ihren Ursprung in der Gesamterfahrung des Organismus haben und nicht nur in dem Teil der Erfahrung, der in direkter Verbindung mit dem bedingten Reiz steht.

Diese grundsätzlichen theoretischen Erwägungen sollten sich nützlich erweisen bei dem Versuch, die Reaktionen von Tieren mit mehr komplexen integrierten Funktionen als denen des Hundes zu verstehen. Sie zeigen die Notwendigkeit, die vielen Faktoren bei der Entstehung psychobiologischer Reaktionen richtig zu bewerten.

Schlaf.

Aus den mancherlei Hinweisen auf den Schlaf im Lauf dieser Besprechung wird es klar, daß dieser Zustand durch das experimentelle Vorgehen des „Bedingens" herbeigeführt werden kann, obgleich der Mechanismus unbekannt ist, durch den er herbeigeführt wird. Man muß sich erinnern, daß während der Experimente des „Bedingens" die Tiere in einer Kammer sind, welche die Mehrzahl der gewöhnlichen Reize fernhält. Da allgemein angenommen wird, daß die Verminderung der Zahl der Impulse, die das Nervensystem erreichen, den Eintritt von Schlaf erleichtert, ist es klar, daß die Umstände ein Optimum für Schlaf darstellen.

Hunde des lebhaften, sog. sanguinischen Typs wurden unter diesen Umständen leichter zum Schlafen gebracht als Hunde von dem wenig beweglichen phlegmatischen Typ (Pavlov, 1927, S. 285; vgl. S. 336). Es ist gezeigt worden, daß nicht verstärkten Reizen Schlaf folgen kann (Pavlov, 1927, S. 251). Gleichfalls kann ein früher verstärkter, jetzt nicht verstärkter Reiz, wie z. B. während seiner Auslöschung (Pavlov, 1927, S. 251; s. Exp. S. 329), und ein langer Aufschub zwischen den bedingten und den unbedingten Reizen (Zavadsky, vgl. Pavlov 1927, S. 90) ähnliche Wirkung haben. Eintönigen Wiederholungen verstärkter Reize (Gantt, 1927), auch verhältnismäßig starker Hörreize, kann Schlaf folgen; eintönige Wiederholungen von Wärme- und Taktilreizen zeigen diese Wirkung noch eher (Pavlov, 1927, S. 252 und 258). Es ist gezeigt worden, daß schwellenerhöhende Reize, die allein nicht fähig sind, Schlaf herbeizuführen, kombiniert in ihrer Gesamtheit dazu imstande sind (Foursikov, vgl. Pavlov, 1927, S. 26 und S. 58).

Es ist Pavlovs Meinung, daß „Schlaf, und was wir innere Hemmung nennen, ein und derselbe Vorgang" ist (Pavlov, 1927, S. 251). Diese Formulierung besagt wenig, denn „innere Hemmung" wird ihrerseits auf verschiedene Weise verstanden. Einen wenig verstandenen Vorgang durch ein anderen, ebensowenig verstandenen zu erklären, bringt uns nicht weiter. Es ist besser, nur die Umstände festzuhalten, unter denen das Einschlafen erleichtert wird.

Lokalisation der Funktion.

Die chirurgische Entfernung von verschiedenen Hirnteilen, bevor und nachdem das Tier auf verschiedene Reize „bedingt" war, hat eine fundamentale Tatsache über die Beziehung von Hirnbau zu Hirnfunktion enthüllt. Nach völliger doppelseitiger Entfernung der wesentlichen Teile des Riechhirns, i. e. der Gyri pyriformes und des benachbarten Teils des Hippocampus war Geruchsfunktion noch vorhanden (Zavadsky, vgl. Pavlov, 1927, S. 354). Am vierten Tag nach der Operation konnten die Hunde unter vielen Papiertüten die heraussuchen, die Fleisch oder Frühstückswurst enthielten. Am sechsten Tag erschien die Reaktion auf den Geruch von Fleischpulver wieder und am vierzehnten Tag auch die auf den Geruch von Campher. Durchschneiden oder andere Schädigung des Riechnerven ließ jegliche bedingte Geruchsreizwirkung sofort verschwinden. Es ist deshalb unwahrscheinlich, daß die Riechfunktion ausschließlich vom Dasein der Gyri pyriformes und des Hippocampus abhängt (Demeedov, vgl. Pavlov, 1927, S. 366). Andererseits ließ die Entfernung des ganzen Vorderteils der Hemisphäre mit Ausnahme von Bulbus und Tractus olfactorius dem Tier wenigstens eine grob unterscheidende Riechfunktion (Satournov und Kouraev, vgl. Pavlov, 1927, S. 371—375).

Die Hörfunktion wurde in ähnlicher Weise untersucht. Nachdem bedingte Futterreaktionen auf eine absteigende Reihe von vier benachbarten Tönen aufgebaut waren, und diese Töne von denselben in aufsteigender Richtung erfolgenden Tönen genau unterschieden wurden, hat man beide Schläfenlappen entfernt. Nach der Operation reagierte das Tier auf die absteigende Tonreihe, aber außerdem auf sehr viele neutrale Reize, das heißt, auf viele, die nie vorher dargeboten worden waren. Nie war es fähig, die Unterscheidung zwischen auf und absteigender Tonleiter zu machen (BABKIN, vgl. PAVLOV, 1927, S. 334). Kurz, das Tier bewahrte eine einfache bedingte Hörreizung, aber verlor endgültig die Kraft, zwischen verbundenen, aber verschiedenen Hörreizen zu unterscheiden. Es kann deshalb weiter angenommen werden, daß eine Art roher Hörfunktion anatomisch sonstwo im Hirn eine Grundlage hat und daß die Schläfenlappen vor allem für feinere Tonunterscheidungen von Bedeutung sind.

Ein ähnlicher Versuch wurde mit der Sehfunktion gemacht. Nach Exstirpation der ganzen Occipitallappen konnten stabile bedingte Reflexe auf Wechsel in der Beleuchtungsstärke aufgebaut werden. Tatsächlich konnten leidlich feine Gradunterschiede der Beleuchtungsstärke unterschieden werden. In einem Versuch wurde nach doppelseitiger Exstirpation der Occipitallappen eine allerdings inkonstante Unterscheidungsfähigkeit zwischen einem Kreuz und einem Kreis aufgebaut. Andererseits war das Tier unfähig, die gewöhnlichen Unterscheidungen zwischen Gegenständen verschiedener Form, Helligkeit und Farbe zu machen (KOURDRIN, vgl. PAVLOV, 1927, S. 343).

In ähnlicher Weise wurden nach Exstirpation beider Occipitallappen einfache bedingte Reizwirkungen auf Licht und ein Minimum von Unterscheidungsvermögen aufgebaut (ROSENZWEIG, 1935). Die Fähigkeit, kompliziertere Unterscheidungen zu machen, war verloren.

Hunde und Affen wurden angelernt, die Augen auf Vorhalten eines schwachen Lichts zu schließen (MARQUIS und HILGARD, 1935). Der unbedingte Reiz war ein plötzliches Luftblasen auf die Cornea in einem Zeitabstand von 0,4 Sekunden von dem Lichtreiz. Die bedingte Reizwirkung wurde nach 150—300 Versuchen stabil. Nach doppelseitiger Occipitallappenentfernung (es wurde bewiesen, daß die ganzen Areae striatae entfernt oder bei der Operation zerstört worden waren) wurden die Experimente fortgesetzt. Zwei Tage p. o. konnte die bedingte Reizwirkung nicht erzielt werden, aber am fünften Tag kam sie von selbst wieder. Die Lichtreizwirkungen konnte man bei diesen Tieren ebenso leicht erhalten wie bei normalen Tieren. Die Schnelligkeit des „Bedingens" und der Auslöschung unterschied sich in nichts Wesentlichem; Form und Ausschlag der Reaktionen waren ebenso unverändert. Die Latenz wuchs zuerst, aber später war sie der vor der Operation notierten gleich. Diese Tiere waren jedoch unfähig, Gegenstände, Formen oder auch nur Helligkeiten zu unterscheiden. Es sieht deshalb auch hier so aus, als ob grobes Sehen eine Funktion anderer Hirnteile ist und daß die Occipitallappen nur für die unterscheidende Sehfunktion wichtig sind.

Ähnliche Experimente wurden mit Taktilunterscheidung vorgenommen (KRASNOGORSKI, vgl. PAVLOV, 1927, S. 346 und S. 347). Der Erfolg ist noch ungewiß. Die Gyri coronarius und ectosylvius anterior der linken Seite wurden entfernt. Bis zum 90. Tage nach der Operation waren keine bedingten Taktilreizwirkungen an der rechten Seite möglich mit Ausnahme eines kleines Bezirks. Darnach stellten sie sich allmählich wieder her. Diese Versuche wurden wiederholt, und dieselben Ergebnisse wurden erhalten.

In folgenden Experimenten wurde beobachtet, daß früher oder später nach der Operation bedingte Taktilreaktionen wieder erschienen (FEDEROV, vgl. PAVLOV, 1927, S. 349). Es wurde gezeigt, daß das nicht auf homolateraler

Verbindung der Haut mit der Hirnrinde beruhte (FOURSIKOV und BIKOW, vgl. PAVLOV, 1927, S. 349 u. 350), noch war es das Ergebnis bedingter Reaktionen auf das Geräusch des Hautreizes (EURMAN, vgl. PAVLOV, 1927, S. 350), weil dann wenn der Reizer an seinem Platz festgehalten und so aufgestellt wurde, daß die kleinen Zinken, welche die Taktilempfindung auslösten, die Haut nicht erreichen konnten, keine bedingten Reaktionen aufgebaut wurden. So wurde angenommen, daß wie im Fall der Seh- und Hörreizwirkungen die Teile des Nervensystems, die nach der Exstirpation zurückblieben, eine relativ unversehrte Funktion bei der Bildung von Taktilreaktionen hatten. Das war aber eine beschränkte Funktion im Vergleich mit der Hirnfunktion mit intaktem Scheitellappen.

Entfernung des Gyrus sigmoideus hinderte in einer beschränkten Zahl von Versuchen den Aufbau unterscheidender, innerlich bedingter Reizwirkungen. Daher PAVLOVs Meinung, daß der Gyrus sigmoideus beim Hunde für innerliche Unterscheidungen sehr wichtig ist (PAVLOV, 1927, S. 359). Weiter schlug er vor, daß man das motorische Rindenfeld als Rindenprojektion für *propriozeptives Erleben* betrachten solle in demselben Sinne wie andere Felder als Projektion für *exterozeptives Erleben*.

Die Anschauung, daß Sinnesfunktionen eine mehrfache anatomische Grundlage haben mit deutlich bestimmter und umschriebener Lokalisation für feiner unterscheidende Funktionen und ausgedehntere Gegenden für gröbere Unterscheidungen, weicht nicht wesentlich ab von der Anschauung von HUGHLINGS JACKSON über die motorischen Funktionen, die auf seinen Experimenten am Menschen beruht. — „Ich habe nie an das geglaubt, was ich scharfe Lokalisation nenne. Ich glaube z. B. nicht, daß es irgendeine Stelle gibt, in der allein die Handbewegung vertreten ist, aber daß es viele Stellen gibt, in denen diese Bewegungen im einzelnen oder in führender Weise vertreten sind, und daß es an jeder Stelle, wie der Ausdruck „führend" voraussetzt, eine Vertretung für andere Teile gibt, die der führenden Bewegung untergeordnet dienen. Ich bin nie zu der Meinung gekommen, daß die Sprache an einer Stelle lokalisiert ist, obgleich ich ganz fest glaube, daß die Gegend von BROCAs Windung sozusagen „der gelbe Fleck" für die Sprache ist, so wie die Macula lutea das Zentrum der größten Sehschärfe ist, obgleich die ganze Netzhaut sieht. Auch in den höchsten Zentren, glaube ich, repräsentiert jede der zusammensetzenden Einheiten den ganzen Organismus, wenn auch jede Einheit ihn anders repräsentiert als alle anderen, so klein auch der Unterschied zwischen manchen von ihnen sein mag" (J. H. JACKSON, 1931, Vol. 1, S. 145).

Diese Auffassung wird durch WALSHE (1935) erweitert: „Diese Eigenschaft der anatomischen Vertretung erklärt den Mangel an Symptomen nach lokalen zerstörenden Verletzungen, und wenn irgendein Funktionsverlust nach solch einer Verletzung folgt, findet die Wiederherstellung nicht statt, weil andere Einheiten Funktionen übernommen haben, die sie nie vorher gehabt hatten, sondern weil diese Einheiten, da sie ganz ähnliche Funktionen haben wie die zerstörten, fast ebensogut die Funktion beider erfüllen können. — Die Abwesenheit von Symptomen nach einer lokal zerstörenden Verletzung bedeutet nicht, daß da keine lokale Vertretung besteht. Im Gegenteil, sie legt Zeugnis ab für den zusammengesetzten und hoch ausgearbeiteten Charakter dieser Vertretung."

Vergleichende Physiologie der bedingten Reaktion.

Wie oben erwähnt, ist das Neopallium nicht bei allen Tierformen notwendig für die bedingte Reizwirkung. Reizwirkungen sind bei einigen Wirbellosen wie auch bei Fischen, Amphibien, Reptilien, Vögeln und rindenlosen Säugern beschrieben. Außerdem wurde betont, daß das Neopallium notwendig ist für jede Ausarbeitung einer unterscheidenden Funktion. So wurden beim Fisch einfache bedingte Reaktionen leicht entwickelt, aber Reaktionen 2. oder 3. Ordnung und aufgeschobene Reaktionen wurden nie aufgebaut (BULL, 1928 und 1935).

Schafe paßten sich der bedingenden Lage an (LIDDELL, JAMES und ANDERSON, 1934). Ihre Gelehrigkeit und die verhältnismäßige Einfachheit ihres Benehmens bieten Vorteile. Wegen ihrer ausgesprochenen Herdennatur fand man, daß die Gegenwart eines anderen Schafs während der Experimente von Vorteil war; dadurch konnte man das Tier viel leichter anlernen. Schwein, Hund und Ziege reagieren ähnlich wie das Schaf, nur braucht man bei ihnen kein Tier zur Gesellschaft. Von all den oben genannten Tieren zeigte das Schwein die geringste sensorische Verallgemeinerung bei Darbietung eines bedingten Reizes, das Kaninchen die größte. Das heißt, wenn beim Kaninchen eine bedingte motorische Reizwirkung auf eine Klapper aufgebaut war, so riefen darnach viele Geräusche die bedingte Reizwirkung hervor. Tatsächlich rief auch ein Seh- oder Taktilreiz Reizwirkungen hervor. Wurde dagegen beim Schwein eine Reaktion auf einen reinen musikalischen Ton von 435 Doppelschwingungen aufgebaut, so war der so bestimmt in seiner Wirkung, daß reine Töne von 100 oder 156 oder sogar von 250 Doppelschwingungen auch bei ihrer ersten Darbietung keinerlei bedingte Reaktion bewirkten. Beim Hund waren 3—5 Verbindungen von Ton und elektrischem Strom notwendig, bis das Tier sein Bein zur Verteidigung wegzog, während beim Schwein, nachdem der Ton nur einmal zusammen mit dem taktilen Reiz gegeben worden war, die antizipierende Reaktion gleich das nächste Mal auftrat, als der Ton gehört wurde. Schwein und Hund reagierten also am schnellsten. Schaf und Ziege machten antizipierende Bewegungen bei der 7.—9. Darbietung, während das Kaninchen auf den Ton nicht eher reagierte, als bis er 12—24mal damit verbunden worden war. Auch waren beim Kaninchen die erworbenen Reizwirkungen am wenigsten stabil. Bei vier Tieren wurden bedingte Reaktionen nur in 13—18% der Gesamtzahl der dargebotenen bedingten Reize erhalten. Die Zahl der Verbindungen von Ton und Stoß, aus der diese Prozentzahlen berechnet sind, war 160—300.

Bei der Benutzung einer lebhaften Reizwirkung auf jeden von vier aufeinander folgenden bedingten Reizen als Maßstab der Stabilität brauchte das Schwein 20 Wiederholungen, um eine bedingte Reizwirkung zu stabilisieren, und das Schaf 36. Sogar Ratten waren stabiler als Kaninchen, obgleich sie unfähig waren, ohne Übung ihre bedingten Reaktionen über eine Periode von 2 Monaten zu bewahren. Dabei beobachtete man aber ein mäßiges Nachlassen in der Stärke der bedingten Reizwirkungen zwischen Sitzungen, die nur durch einen Tag getrennt waren.

Die Fähigkeit für Höhenunterscheidung von reinen Tönen war beim Hund etwa $^1/_3$ Ton, bei der Katze ein ganzer Ton. Der Hund besitzt also bessere akustische Unterscheidungsfähigkeit. (DWORKIN 1935).

Reaktionen höherer Ordnung sind bei Hunden ausgearbeitet worden (FOURSIKOV, vgl. GANTT, 1927). Eine positiv bedingte Reaktion auf Licht wurde entwickelt, wobei Futter als der unbedingte Reiz gebraucht wurde. Nachdem dies gut aufgebaut war, wurde das Licht im Verein mit einem Pfiff dargeboten, der nicht von Futter unterstützt war. Darnach bewirkte das Pfeifen allein Speichelfluß, obgleich es nie von Futter begleitet worden war. In diesem Fall bewirkte das Pfeifen eine Reaktion 2. Ordnung. — Ein anderes Experiment wurde ausgedacht. Ein elektrischer Strom, der durch den Fuß des Hundes ging, wurde als der unbedingte Reiz benutzt; eine harmlose Taktilreizung wurde bedingter Reiz, so daß nach der üblichen Zahl von Wiederholungen die Taktilreizung allein Heulen und Wegziehen des Fußes bewirkte. Nun wurde die Hautreizung mehrmals täglich mit dem glucksenden Ton von Luft durch Wasser kombiniert ohne den elektrischen Schlag. Der glucksende Ton nahm dann den Charakter eines positiv bedingten Reizes an, da er allein Heulen und Wegziehen des Hundefußes bewirkte, obgleich er selbst nie mit dem elektrischen Strom verbunden gewesen war (Reaktion 2. Ordnung). Dann wurde der glucksende Ton mehrere Tage lang zusammen mit einem Pfiff dargeboten. Darnach veranlaßte die Pfeife nach einigen Wiederholungen den Hund, zu heulen und einen Fuß zu heben. Diese Reizwirkung war also eine Reaktion 3. Ordnung. Höhere Ordnungen als diese sind noch nicht bei Hunden gebildet worden.

Untersuchungen von bedingten Reaktionen bei Kindern zeigen, daß beim Durchschnittskind ein Reiz, der nur einmal der Darreichung von Nahrung vorangeht, ein bedingter Reiz werden kann (KRASNOGORSKI, 1931). Die Bildung von stabilen bedingten Reizen war aber bei diesen Versuchen bei Kindern im Alter unter drei Monaten unmöglich. Darnach und besonders vom Beginn der 2. Hälfte des 1. Lebensjahres an konnten bedingte Reizwirkungen gebildet werden, die Zahl der erforderlichen Wiederholungen war aber größer als in späterem Alter. Im Alter von 7 Monaten konnte ein Kind zwischen roten und weißen Lichtern unterscheiden und mit 8 Monaten den Geruch von Campher und Parfüm. Im Alter von 2 Jahren erreichte der Mechanismus der Bildung bedingter Reizwirkungen volle Entwicklung. Beim gesunden Kind von über 2 Jahren konnte in der Regel eine stabile bedingte Reizwirkung nach 10 bis 20 Wiederholungen einer Vereinigung von bedingten und unbedingten Reizen gebildet werden. Dann waren die bedingten Reaktionen auch von langer Beständigkeit. Wenn aber nicht verstärkt, erloschen sie schnell.

Bei Kindern wie bei Hunden wurde das Verhältnis zwischen Reizstärke und Ausschlag auf die bedingte Reaktion einer Glocke, eines Metronoms, eines Lichts und einer Taktilreizung wie 9:7:5:4 gefunden (DEREWTSCHIKOWA, WOLOWIK, BURKOWA und SCHASTINS, vgl. KRASNOGORSKI, 1931, S. 660). Eine Glocke von gegebener Schallstärke bewirkte eine Speichelreizwirkung von 15 Tropfen, während eine Glocke von der halben Stärke nur 6 Tropfen brachte. Sobald die individuellen Grenzen optimaler Intensität erreicht waren, hatte jede weitere Reizverstärkung dieselbe Wirkung wie ein Nachlassen der Intensität mit dem Ergebnis der Abnahme im Ausschlag der bedingten Reizwirkungen. Auch erwies sich wie bei Hunden der Zeitfaktor als wichtig. Wenn die Reize in regelmäßiger Folge mit regelmäßigen Zeitintervallen zwischen den einzelnen Reizen dargeboten wurden, dann hing die Größe der bedingten Reaktionen nicht nur von der Reizstärke ab, sondern auch von der Konstanz ihrer Stellung im Aufbau des Experiments. Wenn das feststehende Muster geändert wurde, so war das Ergebnis zunächst eine Größenabnahme der Reizwirkung, aber es trat eine äußerst schnelle Wiederherstellung ein, da das Kind sich der neuen Anordnung anpaßte.

Bedingte Reaktionen, die längere Zeit dagewesen waren, gaben in der Regel einen größeren Ausschlag als die neu gebildeten. Das war auch dann der Fall, wenn die Reizintensität bei den älteren geringer war als bei den neueren. Bei einem 8jährigen Kind brachte zum Beispiel der oft wiederholte Anschlag eines Metronoms (Frequenz 546) 8 Tropfen Speichel, während eine laute Glocke, die nur 12mal dargeboten wurde, 6 Tropfen brachte. Noch weniger, nämlich 3 Tropfen Speichel, wurden während einer neu gebildeten Lichtreizung abgesondert. Der Ausschlag der Reizwirkung auf einen gegebenen Reiz war im allgemeinen größer bei älteren als bei jüngeren Kindern.

Wie bei Hunden hing die Länge der Latenzperiode von der Zeit ab, die zwischen dem Beginn des bedingten Reizes und der Darbietung des unbedingten Reizes ablief. Bei Experimenten, bei denen das isolierte Wirken des bedingten

Reizes 30 Sekunden betrug, war die Latenzperiode für motorische Reaktionen im Durchschnitt 0,5—2,0 Sek., und für die Speichelreizwirkung etwa 3 Sek.

Um eine bedingte Reaktion bei einigen nicht gesunden Kindern aufzubauen, war eine größere Zahl von Wiederholungen nötig. Bei Myxödem und Rhachitis waren augenscheinlich Hunderte von Reizen nötig. Auch stark demente Kinder brauchten viele Wiederholungen. Bei einem Kind mit ungenügender Schilddrüsenfunktion (SCHASTINS, vgl. KRASNOGORSKI, 1931, S. 659) waren Hunderte von Reizen nötig, um bedingte Reizwirkungen zu bilden. Nach Verabfolgung von Thyreoidextrakt für einen Monat wurden die Reaktionen schneller gebildet.

Besonders charakteristisch für den Menschen ist seine Fähigkeit, Kettenreizwirkungen zu bilden (PANFEROW, vgl. KRASNOGORSKI, 1931, S. 672). Ketten bedingter Reizwirkungen wurden in folgender Weise gebildet: der 1. Reiz (das Metronom) erfolgte zuerst kurz vorher, wurde dann zugleich mit dem 2. Reiz (der Lampe) dargeboten; der 2. (die Lampe) ging zuerst in derselben Weise voran und wurde dann mit dem 3. (Hautreiz) dargeboten; der 3. mit dem 4. (Erscheinen eines Nahrungsgefäßes) usw. In dieser Weise wurde der 1. Reiz mit dem 2. verbunden, der 2. mit dem 1. und 3., der 3. mit dem 2. und 4. usw. Nach einer gewissen Zahl solcher in Beziehung stehender Signale wurde der 1. Reiz mit Nahrung verbunden. Darnach bewirkte jedes Glied der Kette eine bedingte Reizwirkung, während alle anderen Reize (Wasserglucksen, Pfeifen, Hitze usw.), die nicht zur Kette gehörten, keine Wirkung hatten. Versuche, solche Ketten bei Tieren zu formen, sind bis jetzt nicht geglückt.

Bedingte Kettenreaktionen wurden noch auf anderem Weg ausgearbeitet. Da wurden z. B. 8 aufeinanderfolgende Reize von drei verschiedenen Arten (akustisch, optisch und taktil) dargeboten. Die Dauer eines jeden Reizes war 30 Sekunden. Futter wurde während des Wirkens des letzten Reizes dargeboten. Darnach bewirkten alle Glieder dieser Reihe von Reizen bedingte Speichelsekretion. Durch Vergleich der Speichelmenge nach der Wirkung der einzelnen Glieder der Kette ließ sich zeigen, daß die akustischen Reize größere bedingte Reaktionen hervorbrachten als die Reize anderer Art. Weiter gab die Art des Reizes, der direkt mit dem unbedingten Reize verbunden war, anderen Gliedern der Reihe von derselben Art die Kraft, größere bedingte Reaktionen zu erwecken. So wurde z. B. in einem Experiment die Reihe derart angeordnet, daß ein optischer Reiz die letzte Stelle in der Kette hatte und deshalb direkt mit der Futterdarreichung verbunden war. In diesem Fall erzeugte dieser Reiz und alle anderen optischen Reize in der Kette eine größere bedingte Reaktion als nicht-optische Reize der Kette, einschließlich der akustischen Reize.

Aber da war noch ein anderer Faktor, der den Ausschlag der Reaktion in einer Kette bestimmte, nämlich die Reizstärke. Unter sonst gleichen Verhältnissen gaben die Reize von größter Intensität die größte sekretorische Reaktion. So gab z. B. der lauteste der akustischen Reize die größte Reizwirkung, 46 Tropfen; der zweitstärkste, der Lärm einer Telephonschallplatte, 37 Tropfen; ein Metronom gab 33 Tropfen und der schwächste Reiz, das glucksende Wasser, 30 Tropfen.

Die bedingte Reaktion bei Kindern war nach 3 oder 4 Wiederholungen, die nicht mit Nahrung verstärkt wurden, schnell ausgelöscht. Ebenso verlor das negativ bedingte Signal seine Eigenschaften, wenn es einmal mit Futter verbunden wurde. Doch wurde andererseits gewöhnlich beim Kind eine auf diese Weise ausgelöschte Reaktion auf den negativen Reiz durch einen einzelnen, nicht verstärkten Reiz prompt wiederhergestellt. Außerdem trat wie bei einer ausgelöschten positiv bedingten Reizwirkung im Lauf der Zeit von selbst eine Wiederherstellung ein. War aber die Auslöschung das Ergebnis sehr vieler Futterdarreichungen mit dem früher negativen Reiz, so wurde seine Wiederherstellung nicht so prompt bewerkstelligt. Tatsächlich verlangte die

Wiederherstellung einer so tiefgreifend ausgelöschten, negativ bedingten Reaktion mehr Zeit und eine größere Zahl von Darbietungen nicht verstärkter Reize, als für die Bildung beim ersten Male nötig gewesen war.

Aufgeschobene Reaktionen waren augenscheinlich beim Durchschnittskind schwer aufzubauen. So waren z. B. 260 Wiederholungen nötig, um eine stabile verspätete Reaktion aufzubauen auf ein Metronom mit einer Aufschubsperiode von nur 1 Minute zwischen Reiz und Futterdarbietung.

Auch die Empfindungen und Reaktionen, die Erwachsene während des Aufbaus einer einfachen, bedingten Reizwirkung aufwiesen, sind studiert worden (SCHILDER, 1929). Die Versuchsperson wurde auf einen Stuhl gesetzt, wobei die rechte Hand auf Elektroden ruhte. Vor ihr war ein elektrisches Licht. 5 Sekunden nach dem Aufleuchten des Lichtes bekam sie einen elektrischen Schlag, der gewöhnlich stark genug war, daß sie die Hand wegzog. Gefühle von Vorempfinden, Spannung, des Wunsches, aus dieser Lage fortzukommen, der Erwartung des kommenden Schmerzes, alles wurde unmittelbar vor dem Schlag größer. Bei einigen verhinderte der feste Entschluß, den Arm nicht fortzuziehen aus Furcht, von sich selbst oder von anderen für einen Feigling gehalten zu werden, die bedingte Reaktion. Im allgemeinen jedoch traten Bewegungen des Wegziehens auf. Außerdem gab es Gedankenverbindungen infolge der Lage beim Versuch. Nachdem die Prozedur 16 oder 20mal in jeder Sitzung während 12 Tagen wiederholt worden war, folgte dem Lichtreiz der elektrische Schlag nicht mehr. Bei diesem ersten Auslöschungsversuch empfand der Patient Enttäuschung. Diese Enttäuschung empfand er noch nach 12 Tagen der Auslöschungsversuche.

Die Bedeutung des Studiums bedingter Reize für die Psychobiologie.

Die Entwicklung einer Methode für das Studium des Verhaltens von Tieren und die Befunde, die durch die Verwendung dieser Methode zunächst beim Hund zusammengebracht wurden, sind die Hauptergebnisse dieser Studien. Die Art der Bildung einer bedingten Reizwirkung, die Wirkungen eines bedingten Reizes auf die Reizwirkungen auf folgende Reize, und die Art der gegenseitigen Wirkungen der Effekte schwellenändernder Impulse bilden einen festen Bau der Erkenntnis der höchsten integrierten Funktionen.

PAVLOVs Methode, die sich so wunderbar zur Untersuchung beim Hunde eignet, erweist sich als weniger fruchtbar in ihrer direkten Anwendung beim Menschen. Doch hat die Verwendung dieser Methode deutlich gemacht, daß psychobiologisch Mensch und höhere Wirbeltiere einander im wesentlichen ähnlich sind. Auch hat sie gezeigt, daß es eine Eigenart des Menschen ist, mit Leichtigkeit Reizwirkungen höherer Ordnung aufzubauen. Man kann deshalb die bedingte Reaktion als gemeinsamen Nenner des Verhaltens ansehen und als deutlich zu handhabendes Beispiel der Grundform der höchsten integrierten Funktionen. Daher ist für das Verständnis des Verhaltens des Menschen die bedingte Reizwirkung in gewissem Sinne analog dem myostatischen Reflex für das Verständnis seiner Ortsbewegung.

So sind die Beiträge zu den Problemen des menschlichen Verhaltens hauptsächlich indirekte gewesen. Die eingehende Erforschung des Anlernens, der Bildung von Gewohnheiten und der Schlaf herbeiführenden Bedingungen beim Hunde haben durch Analogie ähnliche Vorgänge beim Menschen erhellt. Die zeitlichen Beziehungen übererregter und wenig reger Perioden erinnern an Phasen beim Menschen, beim gesunden sowohl wie in ihrer Verschärfung bei Krankheit. In gleicher Weise erinnern die Spannungszustände, wie wir sie bei Tieren als Folge äußerst starker oder ungewöhnlicher Reize, schwieriger

Unterscheidungen, von Eintönigkeit oder bei hinausgeschobener Erfüllung sahen, an solche Zustände, wie wir sie beim Menschen unter ähnlichen Umständen erleben. Der Nachweis, daß dieselbe Überanspannung Reaktionen höchst individueller Art hervorbringt, deren Grundlage die Eigenart und Erfahrung des einen, besonderen Tieres ist, bringt wichtige Aufklärung für die Probleme menschlichen Verhaltens. Sehr kennzeichnend ist auch der Nachweis, daß solche psychobiologische Überanspannung nicht nur ernste, sondern auch langdauernde Funktionsstörungen bewirken kann.

Ein noch wichtigerer Beitrag der Gegebenheiten bedingter Reaktionen im Hinblick auf Fragestellungen beim Menschen ist aber der Einfluß, den sie auf wissenschaftliche Arbeiter und Denker ausgeübt haben, denn sie haben einen Platz für die rechte Erforschung des Verhaltens geschaffen. Die Versuchsergebnisse und Feststellungen, denen sie das Leben gaben, fanden schließlich Gehör bei denen, die, voller Verachtung für Psychologie, gewohnt waren, mit Argwohn auf jede Forschungsabteilung zu blicken, die nicht in „Elementen" arbeitete. Die Vorzeigung quantitativer, mit einfachen Strichen gezeichneter Anschauungstafeln bedingter Reaktionen gaben einer Sache doch entschiedenes Ansehen, die für gewöhnlich als „zu verwickelt" für die wissenschaftliche Methode betrachtet worden war.

Eine anfängliche Wirkung war eine deutliche, wenn auch nur vorübergehende Verlangsamung des Fortschritts der Psychobiologie durch die Annahme, es sei bei der Erforschung des Menschen unnötig oder gar schädlich, seine eigenen, einzigartigen Eigenschaften zu benutzen, nämlich Sprache und Selbstbewußtsein. Aber bald änderte sich diese Meinung, als man sich klar wurde, — was die Befunde laut kündeten —, daß gesunde, wissenschaftliche Grundsätze ebensowohl Symbole und das, was sie besagen, verwerten können als mehr meßbare Bausteine wie Sekretion und Kontraktion.

Kurz, das wurde schlüssig bewiesen, aus ist es mit „Elementarismus", „Mystizismus" und „Defaitismus" in Ansehung des menschlichen Verhaltens. Da ist ein Angebot an ihrer Statt, die Grundlage einer gesunden Psychobiologie. Aus diesen Wurzeln springt lebendige Begeisterung für die lange vernachlässigten, einfachen Tatsachen menschlichen Verhaltens.

Literatur.

ANDERSON, O. D. and H. S. LIDDELL: Observations on Experimental Neuroses in Sheep. Arch. of Neur. **34**, 330 (1935). — ANDREYEV, L. and L. I. PUGSLEY: A Study of the Effects of Hypercalcemia Produced by Parathyroid Hormone and Irradiated Ergosterol upon the Activity of the Cerebral Cortex by means of Conditioned Reflexes. Quart. J. exper. Physiol. **24**, 189 (1934).

BALAKSHINA, W. L.: Über den Mechanismus der bedingt-reflektorischen Regulierung der Nierenfunktionen. Summaries of Communications, International Physiological Congress, Leningrad-Moscow, 1935. — BERITOFF, J.: Über die individuell erworbene Tätigkeit des Zentralnervensystems bei Tauben. Pflügers Arch. **213**, 370 (1926). — BLACKWENN, W. J.: The Use of Sodium Amytal in Catatonia, in Schizophrenia (Dementia praecox). Assn. Res. Nerv. a. Ment. Dis. Proc. **10**, 224 (1931). — BULL, H. O.: Studies on Conditioned Reflexes in Fishes. J. Mar. biol. Assoc. U. Kingd. **15**, 485 (1928). — Sensory Discrimination in Fishes by Conditioned Response Methods. Summaries of Communications, Internat. Physiol. Congr. Leningrad-Moscow, 1935. — BYKOW, K. M. and I. A. ALEXEJEW-BERKMANN: Die Ausbildung bedingter Reflexe aus Harnausscheidung. Pflügers Arch. **224**, 710 (1930).

CATE, J. TEN: Können die bedingten Reaktionen sich auch außerhalb der Großhirnrinde bilden? Arch. néerl. Physiol. **19**, 469 (1934). — COLLINS, K. H. and A. L. TATUM: A Conditioned Salivary Reflex Established by Chronic Morphine Poisoning. Amer. J. Physiol. **74**, 14 (1925).

DENNY-BROWN, D.: Theoretical Deductions from Physiology of Cerebral Cortex. J. of Neur. and Psychopathology **13**, 52 (1932). — DODGE, R.: Anticipatory Reaction. Science

(N. Y.) **78**, 197 (1933). — DWORKIN, S.: Alimentary Motor Conditioning and Pitch Discrimination in Dogs. Amer. J. Physiol. **112**, 323 (1935).

EAGLE, EDWARD: Conditioned Inhibition of Water Diuresis. Amer J. Physiol. **103**, 362 (1933).

FEDEROV, W. K.: Einfluß von Chloralhydrat auf die höhere Nerventätigkeit beim Hunde. Summaries of Communications, Internat. Physiol. Congr. Leningrad-Moscow, 1935. — FOURSKOV, D. S.: See W. H. GANTT, Recent Work of PAVLOV and his Pupils. Arch. of Neur. **17**, 514 (1927). — FRIEDBERGER, E. u. I. GURWITZ: Sind bedingte Reflexe im Sinne von PAVLOV befähigt, die Bildung von Immunantikörpern anzuregen? Z. Immun.-forsch. **72**, 173 (1931). — FROLOFF, J. P.: Bedingte Reflexe bei Fischen. Mitt. I u. II. Pflügers Arch. **208**, 261 (1925); **220**, 339 (1928).

GANTT, W. H.: Recent Works of PAVLOV and his Pupils. Arch. of Neur. **17**, 514 (1927).— Effect of Alcohol on Cortical and Subcortical Activity measured by the Conditioned Reflex Method. Bull. Hopkins Hosp. **56**, 61 (1935). — An Experimental Approach to Psychiatry. Amer. J. Psychiatr. **92**, 1007 (1936). — GANTT, W. H., S. KATZENELLENBOGEN and R. B. LOUCKS: Responses not involving the Central Nervous System. Summaries of Communications, Internat. Physiol. Congr. Leningrad-Moscow, 1935.

JACKSON, JOHN HUGHLINGS: Selected Writings of JOHN HUGHLINGS JACKSON, Vol. 1, p. 145. London: James Taylor, Hodder and Stoughton 1931. — JAMES, W. T.: Morphological Form and its Relation to Reflex Action and Behavior. A Study of Pure Breed and Hybrid Dogs by the Conditioned Reflex. The Biology of the Individual. Baltimore: Williams and Wilkins 1934.

KOPELOFF, N., L. M. KOPELOFF and M. E. RANEY: The Nervous System and Antibody Production. Psychiatr. Quart. **7**, 84 (1933). — KOPELOFF, N., M. F. UPTON, M. E. RANEY and L. M. KOPELOFF: Typhoid Agglutinins as Influenced by the Conditioned Reflex in Man. Proc. Soc. exper. Biol. a. Med. **30**, 11 (1932). — KRASNOGORSKI, N. I.: Bedingte und unbedingte Reflexe im Kindesalter und ihre Bedeutung für die Klinik. Erg. inn. Med. **39**, 613 (1931). — KRIASCHEW, W. J.: Der Charakter der bedingten Reflexe von Hypophysektomierten Hunden. Pflügers Arch. **232**, 389 (1933). — KUPALOV, P. S., R. S. LYMAN and B. N. LUKOV: The Relationship between the Intensity of Tone-Stimuli and the Size of the Resulting Conditioned Reflexes. Brain **54**, 85 (1931). — KUPALOV, P. S. and O. P. YAROSLAVTSEVA: Conditioned and Unconditioned Salivary Reflexes, Reinforced by Direct Introduction of Food into the Mouth. Summaries of Communications, Internat. Physiol. Congr. Leningrad-Moscow, 1935. — KÜPPERS, E.: Kritisches zur Lehre von den bedingten Reflexen. Dtsch. Z. Nervenheilk. **111**, 215 (1929).

LASHLEY, K. S.: The Mechanism of Vision. IV. The Cerebral Areas Necessary for Pattern Vision in the Rat. J. comp. Neur. **53**, 419 (1931). — LIDDELL, H. S.: The Conditioned Reflex. Comparative Psychology. New York: F. A. Moss 1934. — LIDDELL, H. S., W. T. JAMES and O. D. ANDERSON: The Comparative Physiology of the Conditioned Motor Reflex. Comparative Psychology Monographs, Vol. 2, Nr. 1, Serial Nr. 51. Baltimore: Johns Hopkins Press 1934. — LIGHT, J. S. and W. H. GANTT: Essential Part of Reflex Arc for Establishment of Conditioned Reflex: Formation of Conditioned Reflex after Exclusion of Motor Peripheral End. J. comp. Psychol. **21**, 19 (1936). — LOEVENHART, A. S., W. F. LORENZ, H. G. MARTIN and J. Y. MALONE: Stimulation of the Respiration by Sodium Cyanide and its Clinical Application. Arch. int. Med. **21**, 109 (1918). — LOEVENHART, A. S., W. F. LORENZ and R. M. WATERS: Cerebral Stimulation. J. amer. med. Assoc. **92**, 880 (1929). — LOUCKS, R. B.: An Appraisal of PAVLOV's Systematization of Behavior from the Experimental Standpoint. J. comp. Psychol. **15**, 1 (1933). — The Experimental Delimitation of Neural Structures Essential for Learning: The Attempt to Condition Striped Muscle Responses with Faradization of the Sigmoid Gyri. J. Psychol. **1**, 5 (1935). —

MARQUIS, D. G. and E. HILGARD: Visual Conditioned Reflexes after Removal of the Visual Cortex in Dogs and Monkeys. Summaries of Communications, Internat. Physiol. Congr. Leningrad-Moscow, 1935. — MARX, HELLMUT: Diuresis by Conditioned Reflex. Amer. J. Physiol. **96**, 356 (1931). — METALNIKOV, S. I.: Le Rôle des Reflexes conditionnels dans L'Immunité. Bull. Battle Creek Hosp. Clinic **24**, 368 (1929). — METALNIKOV, S. et V. CHORINE: Rôle des Reflexes conditionnels dans la Formation des Anticorps. C. r. Soc. Biol. Paris **99**, 142 (1928). — MEYER, A.: Notes from Henry Phipps Psychiatric Clinic. Unpublished. — MILLER, A. R.: A Failure to Confirm PAVLOV's Hypothesis of External Inhibition. Amer. J. Physiol. **108**, 608 (1934).

OLNIANSKAJA, P. P.: Großhirnrinde und Grundumsatz. Summaries of Communications, Internat. Physiol. Congr. Leningrad-Moscow, 1935.

PAVLOV, I. P.: Conditioned Reflexes. Translated by G. V. ANREP. New York: Oxford University Press 1927. — Lectures on Conditioned Reflexes. Translated by W. H. GANTT. New York: International Publishers 1928. — POLTYREFF, S. S.: Die Rolle der Rinde und Subrindeknoten in der Bildung der bedingten Reflexe. Z. Biol. **97**, 180 (1936).

Rosenzweig, B. M.: Über den Einfluß der Exstirpation der Rinde einer Großhirnhemisphäre auf bedingte Augenreflexe und auf das Gesichtsfeld beim Hunde. Acta med. scand. (Stockh.) **84**, 401 (1935).

Schilder, Paul: Conditioned Reflexes. Arch. of Neur. **22**, 425 (1929).

Walshe, F. M. R.: On the „Syndrome of the Premotor Cortex" (Fulton) and the definition of the Terms „Premotor" and „Motor": with a Consideration of Jackson's Views on the Cortical Representation of Movements. Brain **58**, 49 (1935). — Wendt, G. R.: An interpretation of Inhibition of Conditioned Reflexes as Competition between Reaction Systems. Psycholog. Rev. **43**, 258 (1936). — Wolff, H. G. and W. H. Gantt: Caffeine Sodiobenzoate, Sodium Iso-Amyl Barbiturate, Sodium Bromide and Chloral Hydrate. Effect on Highest Integrative Functions. Arch. of Neur. **33**, 1030 (1935). — Wolinski, A. M.: Elektrische Erscheinungen in der Speicheldrüse bei ihrer bedingt-reflektorischen Tätigkeit. Summaries of Communications, Internat. Physiol. Congr. Leningrad-Moscow, 1935.

Zawadowsky, B. M., W. R. Sacharow and M. S. Slotow: Über den Einfluß der Schilddrüse auf die höheren Nervenfunktionen der Hunde. III. Mitt. Die Wirkung chronischer Thyreoideagaben auf die bedingten Reflexe bei Hunden. Pflügers Arch. **223**, 548 (1929). — Zawadowsky, B. M. and A. L. Sack: Über den Einfluß der Schilddrüse auf die höheren Nervenfunktionen der Hunde. I. Mitt. Die Wirkung von Thyreoidea-Einzelgaben auf die bedingten Reflexe bei einfachen Versuchsverhältnissen. Pflügers Arch. **220**, 155 (1928).

Physiologie des vegetativen Nervensystems.

Physiologie der peripheren Apparate (periphere Nerven und Wurzeln).

Von **E. Schilf**-Berlin.

Mit 4 Abbildungen.

I. Einleitung.

Im autonomen Nervensystem[1] laufen Erregungsvorgänge ab, auf die unser Wille keinen Einfluß hat. Man hat deshalb auch vom unwillkürlichen oder sympathischen Nervensystem gesprochen. Andere Autoren ziehen die Bezeichnung vegetatives Nervensystem vor, weil ein großer Teil „vegetativer" Vorgänge durch Erregung vegetativer Nerven zustande kommen. Man muß jedoch darauf hinweisen, daß vegetativ überhaupt keiner klaren physiologischen Begriffsbestimmung entspricht. Vollends ist die Bezeichnung des hier zur Beschreibung vorliegenden Nervensystems mit Lebensnervensystem völlig unzutreffend: Große Teile des „Lebensnervensystems" sind Versuchstieren (Hunden) entfernt worden, ohne daß die Tiere ihr Leben einbüßten, ja ohne daß diese Herausnahme den Tieren in ihrer „Lebens"-Führung wesentliche Nachteile brachte. Das sympathische System ist nicht lebenswichtig[2]. Die regulierende Tätigkeit des autonomen Nervensystems hat mit dem Leben soviel oder sowenig zu tun, wie z. B. die Tätigkeit anderer Organsysteme, wie des Herzens oder der Leber. Es gibt gewiß eine große Anzahl in der Entwicklungsstufe niedrigstehender Lebewesen, die weder Nervensystem noch Leber oder Herz besitzen. Bei den höherstehenden Lebewesen werden die Vorgänge, die das Zelleben direkt regulieren, vom cerebrospinalen Nervensystem, vom autonomen Nervensystem, von den Produkten der endokrinen Organe und von den Gewebshormonen (s. darüber S. 363) geleitet. Der englische Physiologe LANGLEY, der die sympathischen und parasympathischen Nerven unter den Begriff des autonomen Nervensystems zusammengefaßt hat, war sich wohl darüber klar, daß autonom „allerdings auf einen viel höheren Grad der Unabhängigkeit vom Zentralnervensystem hindeutet, als in Wirklichkeit besteht, vielleicht mit Ausnahme der Innervation des Magendarmkanals". LANGLEY hatte dabei eine örtliche Autonomie im Sinne.

Die selbständige und unabhängige Tätigkeit des hier in Rede stehenden Nervensystems und der von diesem versorgten Organe ist wohl mehr der von unserem Willen abhängigen Funktion des somatischen Nervensystems gegenüber-

---

[1] Weil der englische Physiologe J. N. LANGLEY grundlegende Forschungen über das hier in Rede stehende Nervensystem angestellt hat, glauben wir seiner Bezeichnung — autonomes Nervensystem — folgen zu sollen.

[2] „Vollständig sympathektomierte Tiere lebten im Laboratorium mehr als ein Jahr und schienen gesund und normal zu sein. Diese Tiere zeigen, daß das sympathische System nicht lebenswichtig ist" (CANNON). Siehe das Nähere S. 366.

zustellen. Jedoch ist hierbei darauf hinzuweisen, daß einige solcher willkürlichen Vorgänge im Cerebrospinalnervensystem auch „autonom" ablaufen können: Jeder Reflex ist eine unwillkürliche (in unserem Sinne „autonome") Äußerung eines Nervensystems. Somit dürfte im Menschen ein mehr oder minder großer Teil der täglichen Leistung des willkürlichen Nervensystems in genau der gleichen Weise unwillkürlich zustande kommen, wie dies für die Vorgänge in dem autonomen Nervensystem und den von diesen versorgten Organen der Fall ist. Letztere wären mit sehr geringen Ausnahmen nur reflektorisch erregt, während die Organe, die von cerebrospinalen Nerven versorgt werden, willkürlich und nur gelegentlich „autonom" erregt werden. Wir können nicht willkürlich unsere Herzarbeit direkt beeinflussen oder die Magendarmbewegung verändern, während wir gelernt haben, die Skeletmuskeln nach unserem Willen in fein abgestufter Weise zur Zusammenziehung zu bringen. Der menschliche Wille hat also auf die Tätigkeit des somatischen Nervensystems im Unterschied zum autonomen Nervensystem einen mehr oder minder großen Einfluß. Man kann vielleicht vermuten, daß gleichzeitig mit unserem Willen sich auch das Cerebrospinalnervensystem entwickelt habe. Das autonome Nervensystem, das die vegetative Funktion reguliert, wäre demnach phylogenetisch älter. Doch trifft diese Vermutung nicht zu. Man findet Nerven — allerdings nur in peripheren Fasersystemen bestehend — zuerst bei Cölenteraten, und zwar bei den Hydropolypen. Diese Hohltiere bestehen im wesentlichen aus einem schlauchartigen Sack, der zur Verdauung, Atmung und Ausscheidung dient. Jedoch unterscheiden sich diese Tiere von den in der Tierreihe noch tiefer stehenden Protozoen sehr scharf dadurch, daß bei ihnen zuerst geschlechtliche Fortpflanzung auftritt. Wir sehen also nur, daß mit zunehmender Arbeitsteilung im tierischen Organismus nervöse Regulationsmechanismen auftreten, wodurch sich „eine der Erhaltung des tierischen Organismus förderliche reaktive Tätigkeit auf äußere und innere Reizwirkungen entwickelte" (Butschli, S. 464). Was die Nerven bei diesen Tieren anbetrifft, so „finden sich in der Tiefe des Ektoderms und Entoderms, also beiderseits der sogenannten Stützlamelle aufliegend, Zellen, deren Bau und sonstiges Verhalten sie als Nervenzellen (Ganglienzellen, Neuronen) erkennen läßt"......„Es handelt sich um die Ausbildung geordneter Einwirkungen von Zellen aufeinander, insbesondere oberflächlicher Ektoderm- und Entodermzellen." Wir sehen also, daß phylogenetisch zwei Nervensysteme gleichzeitig angelegt sind. Im Bau dieser beiden Nervensysteme ist ein anatomischer oder histologischer Unterschied bei den Wirbellosen nicht festzustellen. Man unterscheidet nur je nach dem Innervationsbezirk Eingeweidenerven von somatischen Nerven; letztere versorgen dann diejenigen Organe, die nicht Eingeweide sind und deren Tätigkeit mehr oder weniger auf die Außenwelt zugeschnitten ist. Man spricht deshalb auch von einem Umweltnervensystem und einem Innenweltnervensystem. Beide ständen „miteinander anatomisch wie funktionell in inniger Verbindung". Im einzelnen „mache sich zwischen beiden doch ein gewisser Antagonismus geltend. So kann die Durchführung einer Leistung, mit der auf die Umwelt gewirkt wird, von schädlichen Einflüssen auf vegetative Funktionen begleitet sein und umgekehrt können Vorgänge im vegetativen System auf animale Funktionen ungünstig einwirken" (L. R. Müller).

Solche Verallgemeinerungen können geistreich sein; meist entfernen sie sich aber von den wenigen sicheren Tatsachen, die bekannt sind. Im übrigen ist eine derartige Gegenüberstellung der beiden Nervensysteme nach ähnlichen Gesichtspunkten schon von Gaskell erörtert worden: „Die gesamte Entwicklungsgeschichte von dem allmählichen Aufstieg der Wirbeltiere bis herauf zum Menschen zeigt das ständige Wachstum an Masse und Mannigfaltigkeit der Arbeitsleistung desjenigen Teiles des Zentralnervensystems, das mit den willkürlichen Bewegungen verbunden ist. Die Entwicklung des Willens und all dessen, was damit zusammenhängt, führte dazu, daß der Mensch über den Rest des übrigen Teiles der Tierwelt die Herrschaft übernahm. Bei dieser Sachlage ist leicht einzusehen, daß je unabhängiger diese Funktion des willkürlichen Nervensystems von dem ihm nachgeordneten unwillkürlichen Nervensystem bei der doch unvermeidlichen harmonischen Zusammenarbeit zwischen beiden Systemen vor sich geht, je größer der Vorteil für das Tier selbst ist. Die Embryologie lehrt uns folgendes: Die motorischen Zellen des unwillkür-lichen Nervensystems nehmen ursprünglich an der Arbeit des Zentralnerven-systems teil. Durch ihre Auswanderung aus dem Zentralnervensystem jedoch in Richtung zu den peripheren Organen wird das Zentralnervensystem von einer größeren Menge nervöser Substanz befreit und dadurch befähigt, die übrigen Elemente des willkürlichen Nervensystems zu konzentrierter Arbeit zu erhalten."

W. R. HESS versucht auf Grund einer Gegenüberstellung von vegetativ und animal allgemeine Funktionsgesetze aufzustellen. Es sollen nicht die einzelnen Tatsachen, die analytisch gewonnen wurden, genügen, um das Gesamtgeschehen zu erkennen und zu verstehen. „Denn das funktionelle Gebaren unseres Organismus ist nicht einfache Summation von Einzelakten, sondern eine aus Teilleistungen aufgebaute organische Einheitsfunktion." Eine solche Forderung nach synthetisierender Arbeit wäre berechtigt, wenn eine genügende Anzahl von sicheren Teilkenntnissen vorläge. Dies ist aber nicht der Fall. Wohl ist eine fast unübersehbare Literatur über den Sympathicus und Parasympathicus entstanden. Jedoch sind die Ergebnisse voller Widersprüche. Dies geht z. B. aus einer Kontroverse hervor, in der zwar F. H. LEWY einen Untersuchungsbefund von KARPLUS bestätigt, dieser jedoch die von F. H. LEWY beigebrachte „Bestätigung und Präzisierung" seiner Erfahrungen über die zentrale Regulierung der Irisbewegungen deshalb ablehnt, weil LEWYS Ergebnisse seines Erachtens nach durch Stromschleifen getrübt sind. Der Grund für solche widerspruchs-vollen Ergebnisse der sich mit dem autonomen Nervensystem beschäftigenden Forscher liegt an der Schwierigkeit der Materie, die dem analytisch arbeitenden Experimentator niemals rein in den Händen liegt. Reaktionen an den autonom innervierten Organen sind nicht nur von der Erregung autonomer Nerven abhängig, sondern sie pflegen sich auch nach dem humoralen Milieu zu richten, das gerade vorhanden ist. Änderungen des Calciumgehaltes der Umgebungs- oder Zellflüssigkeit können z. B. den Erfolg einer Nervenerregung geradezu umkehren. Pathologische Zustände können gleiches bewirken. So fand z. B. SIMONS, daß die Gefäße beim RAYNAUD-Kranken auf Kaltreize nicht wie beim Normalen mit Verengerung reagieren, sondern mit Erweiterung. Es handelt sich wohl um örtliche Umstimmungen der in Frage kommenden Zellen, die dann auf Nervenreize in pathologischer Weise antworten. Es gibt aber auch zentral gelegene Umstimmungen. Ich weise auf die Tatsache hin, daß bei manchem Tabiker sich die Pupille auf Licht nicht verengert, sondern erweitert (paradoxe Lichtreaktion). Aber auch schon unter normalen Bedingungen sind die autonom innervierten Organe von humoralen Erregungen abhängig, die entweder *örtlich entstehen* und von der Gewebsflüssigkeit aus wirken oder auf dem *Flüssigkeitswege* — meist ist es der Blutweg — zum Organ gelangen. Für den *ersten* Fall ist der künstlich erzeugte Dermographismus ein Beispiel: Durch den Hautreiz entsteht in der Haut eine Substanz — LEWIS' H-Substanz (von der angenommen wird, daß sie Histamin sei) —, die sowohl direkt als auch auf dem Wege eines postganglionären Axonreflexes in sensiblen Nerven die Gefäße der Haut örtlich zur Erweiterung bringt (s. auch S. 390). Wir weisen schon hier besonders darauf hin, welche Bedeutung das im Organismus vorkommende und bei

Nervenerregungsprozessen freiwerdende Gewebshormon Acetylcholin besitzt. Wir wissen heute durch Dale und Feldberg, daß z. B. in der peripheren sympathischen Ganglienzelle die Erregungsübertragung von prä- nach postganglionär durch Acetylcholin bewirkt wird.

Für den *zweiten* Fall lassen sich viele Beispiele anführen: Fast alle Hormone beeinflussen die Tätigkeit der autonom innervierten Organe. Das Adrenalin gilt direkt als ein Erregungsstoff der autonom innervierten Organe, der im „Notfall" (Cannon) die Funktionen des Nervus sympathicus übernimmt. Die innige Zusammenarbeit bei der Regulation der „Tiefenperson" durch die autonomen Nerven und durch die im Blute oder in der Gewebsflüssigkeit gelösten chemischen Stoffe drückt sich darin aus, daß Kraus und S. G. Zondek von einem vegetativen System sprechen, das sowohl humorale als auch vegetativnervöse Regulation umfaßt. Es ist gewiß, daß eine derartige Zusammenarbeit vorhanden ist. Wir müssen daher in einem besonderen Kapitel auf die humoralphysiologischen Substanzen eingehen.

Während in früheren Forschungen vegetatives (Nerven-) System und somatische Innervation streng voneinander geschieden wurden, sowohl vom anatomischen als auch vom funktionellen Standpunkt aus, so gibt es heute einige Arbeiten, die beweisen, daß autonome Innervation auf die somatische Innervation einen Einfluß auszuüben vermag; so hat z. B. die sympathische Innervation auf die motorische Nerven- und Muskelerregung einen Einfluß (s. weiter unten). Es sind heute Arbeiten bekannt, die den Einfluß der sympathischen Innervation auf die Sinnestätigkeit festgestellt haben (s. weiter unten). ·

Die Arbeiten über den Einfluß des autonomen Nervensystems auf das cerebrospinale Nervensystem sind noch zu sehr im Fluß, als daß abschließend etwas genaueres angegeben werden kann.

Es darf hier nur gesagt werden, daß dadurch, daß das autonome Nervensystem den gesamten Kreislaufsapparat innerviert, sehr leicht Beziehungen von Organfunktionen zum autonomen Nervensystem hergestellt werden, die zunächst nur eine Beziehung zum Kreislaufsorgan darstellen. Überdies kommt eine Änderung in der Tätigkeit aller Organe auch noch durch endokrine oder Gewebshormone zustande, ohne daß ein direkter Einfluß des autonomen Nervensystems hier im Spiele ist. So ist z. B. darauf hinzuweisen, daß Erregung von autonomen Nerven Acetylcholin oder doch eine ähnlich wirkende Substanz freimacht, die in den Blutkreislauf gelangt und Wirkungen ausübt.

Vom funktionellen und auch vom anatomischen Standpunkt aus wird das autonome Nervensystem in zwei Nervengebiete geteilt: das sympathische und daneben das parasympathische Nervensystem. Man hat sich eine Zeitlang angewöhnt, beide Systeme als Antagonisten aufzufassen. Diese Anschauung war recht einleuchtend, eine genauere Analyse wies aber darauf hin, daß beide Systeme synergisch arbeiten (Schilf).

Der scheinbare Antagonismus von sympathisch und parasympathisch rührte auch teilweise daher, daß einige Gifte nur auf sympathisch innervierte, andere nur auf parasympathisch innervierte Organe wirken sollten. Auch dies stimmt nicht, wie wir beschreiben werden. Die Einwirkung von Giften auf Organe hat in den meisten Fällen nichts mit den Nerven zu tun, die zum Organ führen; das Gift wirkt fast immer auf die Zelle (s. S. 372). Die Vernachlässigung dieser Tatsache hat zu manchen Fehlschlüssen und Verwirrungen auf dem Gebiete des autonomen Nervensystems Anlaß gegeben.

Aus dem Institut von Sir Henry Dale in London sind eine Reihe von Arbeiten erschienen, die die Einteilung der sympathischen und parasympathischen Nerven auf eine ganz neue und sehr sichere Grundlage aufbauen. Sehr wesentlich zu

dieser neuen Einteilung haben die Arbeiten meines früheren Mitarbeiters W. FELD-
BERG, der jetzt bei DALE arbeitet, beigetragen. Es handelt sich um eine
Forschungsrichtung, die davon ausgeht, daß eine Reihe von Regulationen
humoral-physiologisch bedingt wird. Hiezu gehört die Meinung, die autonomen Nerven in solche einzuteilen, die bei ihrer Erregung an der Effektor-
zelle entweder Acetylcholin oder eine adrenalinähnliche Substanz freimachen.
Man dürfte daher nicht mehr von sympathischen oder parasympathischen,
sondern von adrenergischen und cholinergischen Nerven sprechen. Es hat sich
nämlich herausgestellt, daß bei der Erregung eines postganglionären parasympathischen Nerven an oder in der Zelle Acetylchinolin frei wird, das jetzt
den Erregungsprozeß bewirkt. Für den sympathischen Erregungsprozeß kommt
eine chemische Substanz in Frage, die in der Wirkung dem Adrenalin sehr ähnlich
ist (CANNON, Sympathin). Die präganglionären Fasern — sie seien sympathisch
oder parasympathisch — sind wahrscheinlich alle cholinergisch, d. h. der Er-
regungsübergang von prä- nach postganglionär wird durch Acetylcholin vermittelt. Hiermit ist gleichzeitig gesagt, daß in der Ganglienzelle keine ununterbrochene Fortleitung der gleichen Erregung von der präganglionären zur postganglionären Faser besteht. Diese ganz neuen Befunde über die Einteilung
der autonomen Nerven in cholinergische und adrenergische Fasern erklären auch
die bisher nicht zu deutenden früheren Befunde von LANGLEY und ANDERSON.
Diese Forscher fanden nämlich bei ihren Versuchen der Einheilung von parasympathischen in sympathische bzw. von präganglionären in postganglionäre
Fasern, daß Einheilungsversuche nur dann gelangen, wenn, wie wir heute wissen,
cholinergische Faser mit cholinergischer Faser zusammen vernäht wird. Ein
cholinergischer Nerv wächst nicht in einen adrenergischen hinein. Die „funktionelle Chemie“, wie DALE die humoralphysiologische Betrachtungsweise
nennt, hat hier die in ihrer Deutung unklaren Befunde von LANGLEY und
ANDERSON verständlich gemacht. Der „funktionellen Chemie“ haben FELDBERG
und SCHILF schon früher ihre ganze Aufmerksamkeit beim Studium des
autonomen Nervensystems zugewendet. Sie haben auf Grund ihrer Arbeiten
über das im Organismus vorkommende und Regulationen verrichtende Histamin
und Acetylcholin von Gewebshormonen und Gewebspharmakologie gesprochen
und dadurch die Tatsachen begrifflich festlegen wollen, die über die physiologische Regulation, soweit sie durch chemische im Organismus vorhandene
bzw. durch einen Erregungsprozeß entstandene Stoffe bedingt sind.

Der Ausgangspunkt und die einzelnen Tatsachen, die neue Einteilung der
autonomen Nerven betreffend, sind folgende: Als OLIVER und SCHÄFER (1894)
zum ersten Male die Wirkung von Nebennierenextrakten beschrieben, begann
für die Physiologie — beide Autoren waren Physiologen — ein neuer Abschnitt. Die Wirkung chemischer Stoffe auf Funktionen tierischer Organe
erregte das Interesse des Physiologen. Er brach hiermit allerdings in das
Arbeitsgebiet der Pharmakologie ein. Jedoch konnte dieser Übertritt gerecht-
fertigt sein: die chemischen Stoffe, mit denen der Physiologe jetzt zu arbeiten
begann, waren nicht körperfremd, wie z. B. Atropin oder Muscarin, sondern
sie wurden entweder aus dem tierischen Gewebe extrahiert oder bei der
Tätigkeit des Organs oder Gewebes abgefangen. FELDBERG und ich nannten
deshalb diese Pharmakologie Gewebspharmakologie, weil es sich um eine
pharmakologische Beschäftigung handelte, bei der die chemischen Stoffe aus
dem tierischen Gewebe stammten, dessen Physiologie zu erforschen war. In
den meisten Fällen handelte es sich um vegetative Organe oder Gewebe, die
entweder vom Sympathicus oder Parasympathicus oder von beiden innerviert
wurden. Die Beziehung der Gewebspharmakologie zur Lehre vom autonomen
Nervensystem ist daher sehr innig.

Der Ausgangspunkt solcher gewebspharmakologischer Studien mag folgender sein: Die Reizung des Nervus splanchnicus macht in der Nebenniere Adrenalin frei, das ins Blut gelangt und jetzt auf eine Reihe von autonom innervierten Organen wirkt. Dieser Fall ist ganz klar und genügend sicher studiert. Das Gewebe eines Organs macht auf Nervenreizung einen pharmakologisch sehr aktiven chemischen Stoff frei, der ins Blut gelangt, also auch Fernwirkungen auszuüben vermag. Hiermit war ein wichtiger Zweig der Physiologie, die Lehre von den Hormonen, begründet. Sie gehört in das große Kapitel der Gewebspharmakologie. Aber auch die Entdeckung von O. Loewi (1921) gehört hier herein, der fand, daß bei Reizung der das Herz versorgenden Nerven chemische Stoffe frei werden, die auf andere Tiere übertragen werden können und dann spezifisch im Sinne einer Vagus- oder Acceleranserregung wirken. Daß bei Reizung von autonomen Nervenfasern im innervierten Organ Stoffe frei werden, die dann erst die durch die Nervenreizung bewirkte Erregung „chemisch" im Organ ins Werk setzen, war schon 1904 von Elliott vermutet worden. Er äußerte, daß „Adrenalin der chemische Erreger sei, der bei jeder sympathischen Erregung frei werde, die zur Peripherie gelange". Er dachte dabei im wesentlichen an die Änderungen in der Gefäßweite, wie sie durch Adrenalin bedingt werden. Was die Herzstoffe anbetrifft, so hatten schon vor Loewi im Jahre 1906 Dixon und auch Howell einige Experimente angestellt, die bewiesen, daß bei Vagusreizung chemische Stoffe frei werden. Erst Loewi und seinen Mitarbeitern gelang es, den Vagusstoff mit einem Cholinester zu vergleichen. Es stellte sich dann heraus, daß dieser Ester im Organismus durch eine Esterase sehr schnell zerstört wird. Physostigmin verhindert diese Spaltung. Acetylcholin, um das es sich hier als Gewebshormon handelt, wird durch die Esterase in Cholin und Essigsäure gespalten. Wenn man also Acetylcholin im Organismus nachweisen will, muß vorher Physostigmin eingespritzt werden. Dale und Dudley gelang dann der chemische Nachweis von Acetylcholin in der Pferdemilz; aber auch in der menschlichen Placenta wurde es von Chang und Gaddum gefunden. Nachdem mein früherer Mitarbeiter Feldberg eine sichere Methode zum physiologischen Nachweis von Acetylcholin ausgearbeitet hatte, konnte nachgewiesen werden, daß nicht nur bei Vagusreizung im Herzen, sondern bei fast jeder Parasympathicuserregung im Gewebe des betreffenden Organs Acetylcholin frei wird. Bei Reizung der Chorda tympani wird in der Submaxillaris und in der Zunge, bei Reizung der Nervi pelvici in der Muskulatur der Harnblase und bei Reizung des Nervus vagus im Magen ein Stoff frei, der mit großer Sicherheit als Acetylcholin anzusprechen ist. Über die pharmakologischen Eigenschaften dieses Stoffes s. S. 375. Auch im Kammerwasser des Auges ließ sich sowohl bei Parasympathicusreizung als auch bei Belichtung des Auges, wodurch Verengerung der Pupille durch den parasympathisch innervierten Sphincter zustande kommt, ein Stoff nachweisen, der sich in nichts von Acetylcholin unterscheiden ließ. Hiermit war gleichzeitig bewiesen, daß auch unter „physiologischen" Versuchsbedingungen und nicht nur bei künstlichen Reizversuchen Acetylcholin frei wird. Für das Herz liegen übrigens ähnliche Versuchsbedingungen vor (s. S. 383). Für den Neurologen besonders bemerkenswert ist die von Feldberg und seinen Mitarbeitern gefundene Tatsache, daß auch in den sympathischen Ganglien eine Substanz frei wird, von der man annehmen muß, daß sie Acetylcholin sei. Hierzu sprechen die Befunde von Schilf und Sternberg, die fanden, daß Bestreichen von Acetylcholin auf sympathische Ganglienzellen im zugehörigen autonom innervierten Organ einen Erregungseffekt bewirkt. Wird dagegen die motorische Großhirnrinde mit Acetylcholin bestrichen, so kommt es zu keiner motorischen Äußerung. Der beste Kenner der hierher gehörenden Tatsachen,

Sir HENRY DALE glaubt „darum, daß man berechtigterweise nicht mehr daran zweifeln kann, daß das Acetylcholin, welches bei Reizung der präganglionären Nerven im Ganglion auftritt, die Funktion hat, die nervöse Tätigkeit über die Synapsen hinweg zu übertragen, und daß tatsächlich keine ununterbrochene Fortleitung der gleichen Erregung von der präganglionären zur postganglionären Faser besteht". Hiermit ist ein sehr wichtiger allgemein nervenphysiologischer Streitpunkt berührt, der durch das Studium der Gewebshormone neu entfacht ist. Die Folgerungen, die man jedoch aus Beobachtungen über das Freiwerden von Acetylcholin im Liquor cerebrospinalis nach Reizung des zentralen Vagusstumpfes machen kann, gehen heute schon so weit, daß die Lehre von der chemischen Übertragung einer Nervenerregung „in einer bestimmteren Form, vielleicht auch in die Lehre von den Funktionen des Zentralnervensystems eindringen" wird (DALE).

Die Tatsache, daß nachgewiesen wurde, daß bei parasympathischer Erregung im Organ Acetylcholin frei wird, hat DALE veranlaßt, von „cholinergischen" Nervenfasern zu sprechen. Solche Nervenfasern, bei denen nach Reizung eine Wirkung zustande kommt, die der von Adrenalin gleicht, nennt er „adrenergische" Nervenfasern. Für letztere ist allerdings der Beweis, daß nach Reizung sympathischer Fasern wirklich Adrenalin sich nachweisen läßt, noch nicht vorhanden. Wir erwähnten oben die Vermutung von ELLIOTT. CANNON und seine Mitarbeiter konnten nach Sympathicusreizung einen Stoff feststellen, der an entfernt gelegenen Organen noch Wirkungen ausübte. Natürlich war vorher die Nebenniere entfernt worden. Die amerikanischen Forscher wollen sogar ein hemmendes und ein erregendes „Sympathin" gefunden haben, je nachdem hemmende oder erregende Sympathicusfasern gereizt worden waren. Die Versuche über diesen Gegenstand sind noch nicht abgeschlossen, jedenfalls ist nach CANNON die Identität des Sympathicus mit Adrenalin ziemlich gering. Bemerkenswert ist jedenfalls die Tatsache, daß die sympathischen Schweißdrüsenfasern cholinergisch sind: DALE und FELDBERG fanden, daß bei Reizung des Bauchsympathicus, der bei der Katze die Schweißnerven mit sich führt, im venösen Blute, das von den Schweißdrüsen stammt, Acetylcholin auftritt. Hiermit stimmt auch das sonstige Verhalten der sympathisch innervierten Schweißdrüsen überein, die nämlich pharmakologisch parasympathisch reagieren (s. S. 393).

Neben dem Acetylcholin treten die anderen Gewebsstoffe, soweit man sie kennt, für den Nervenerregungsprozeß an Bedeutung zurück. Wahrscheinlich ist in den Fällen, in denen Cholin als Erregungsstoff, wie z. B. im Darm oder Uterus gefunden wurde, Acetylcholin der Nervenerregungsstoff, der, wie wir oben beschrieben haben, im Organismus schnell durch die Esterase in Essigsäure und Cholin gespalten wird. Die Vermutungen von FELDBERG und SCHILF, daß der von LOEWI gefundene sympathische Erregungsstoff im Herzen Histamin sei, dürften fallen zu lassen sein; sehr wahrscheinlich wird Histamin auf Erregung vom Nerven her überhaupt nicht frei, auch nicht bei der antidrom hervorgerufenen Gefäßerweiterung. Ebenfalls stehen die von FREY und KRAUT im Harn gefundenen Stoffe, sowie die von FELIX und LANGE isolierten Körper, die zu den Guanidinen gehören sollen, mit Nervenerregungsprozessen wohl in keinem Zusammenhang.

II. Allgemeiner Teil.

1. Allgemeine Physiologie.

Zur Beschreibung der allgemeinen Physiologie des autonomen Nervensystems gehört, daß wir auch ein wenig auf die autonom innervierten Organe eingehen müssen. Ihre Tätigkeit ist mit der des Nervensystems einesteils eng verbunden, andernteils brauchen diese Organe nach Durchschneidung der zugehörigen autonomen Nerven weder der Degeneration anheimzufallen noch überhaupt ihre Tätigkeit einzustellen. Diese Tatsache trennt die autonom innervierten Organe in besonderem Maße von den somatisch innervierten Organen. Weil die „autonomen" Organe auch nach ihrer Trennung von Nerven ihre Tätigkeit in fast normaler Weise verrichten, hat man in einigen Fällen angenommen, daß die im Organ vorhandenen nicht degenerierten Nerven und Ganglienzellen Erregungen zum Organ schicken. Das Problem, ob neurogen oder myogen spielte bei der Frage des Ursprunges der Herzaktion eine große Rolle, neurogen oder organogen ist auch heute noch bei den autonom innervierten Organen ein Problem allgemein-physiologischer Natur. Es behandelt die Frage, wieweit autonome Nerven an der unwillkürlichen rhythmischen Tätigkeit von Organen Anteil haben. Weil letztere zu einem nicht geringen Teile von innersekretorischen und den Gewebs-Hormonen mit erregt werden, glaubte man, daß Hormone die Erregung von unwillkürlichen Organen besorgen. Hierbei entstand aber die Frage nach der Wirkungsweise und dem Wirkungsort dieser im Blute gelösten Substanzen. Vom Adrenalin her kennen wir die enge Beziehung dieses Hormons zum Sympathicus. Man nahm an, daß es über den Sympathicus bzw. seinen letzten Nervenendigungen auf das Organ wirke. Hier war also doch nicht das Vorhandensein des autonomen Nerven bei der Wirkung der humoralphysiologischen Substanz ausgeschlossen. Das Problem spitzte sich also nach der Frage zu, wie wirken Gifte bzw. Hormone auf Organe. Hier wollen wir kurz anführen (das Nähere S. 373), daß wir die Vorstellung vertreten haben, daß die autonomen Gifte und Hormone im allgemeinen unabhängig von nervöser Substanz auf die Organzellen wirken können. Es sind Ausnahmen bekannt. Wir vermuten, daß die regulatorische Tätigkeit von Organzellen auch ohne Nerven möglich ist, wie das ja auch aus vergleichend physiologischen Tatsachen — es gibt eine Reihe von Tieren ohne Nervensystem — sehr wahrscheinlich ist.

Weil die Tätigkeit autonom innervierter Organe auch dann noch vor sich geht, wenn sie keine Verbindung mit dem autonomen Nervensystem besitzen, so sei damit keineswegs gesagt, daß der Einfluß des autonomen Nervensystems auf die von ihm versorgten Organe an und für sich gering sei. Cannon zeigte allerdings an seinen „unsympathischen" Tieren — er nahm ihnen den gesamten Sympathicus heraus —, daß der Funktionsausfall nicht sehr groß war; im einzelnen zeigten aber die Versuchstiere doch herabgeminderte Leistungen[1]

---

[1] Dies mußte deshalb erwartet werden, weil neben der direkten Beeinflussung der vom Sympathicus innervierten Organe diese Organe ja auch noch durch Hormone in ihrer Regulation beeinflußt werden. Denn die Tätigkeit der Hormondrüsen wird in den meisten Fällen durch den Sympathicus geregelt. So sind deshalb so zusammengesetzte Funktionen wie die Muskelarbeit oder die Wärmeregulation durch die Herausnahme des Sympathicus gestört. „Obgleich Tiere viele Monate lang in scheinbarer Gesundheit überleben können, ohne den sympathischen Teil der autonomen nervösen Organisation zu besitzen, wird er doch, wenn vorhanden, in Zusammenwirkung mit dem Nebennierenmark unter sehr verschiedenen Umständen ausgenutzt. Ob das sympathico-adrenale System durch Schmerzerregung, Muskelarbeit, Asphyxie, niedrigen Blutdruck, Kälte oder Infektion erregt wird, immer ist die augenblickliche Situation eine solche, welche entweder eine besondere Anforderung an den Organismus stellt oder wahrscheinlich eine solche an ihn stellen wird. Immer ist die Tätigkeit des Systems so, daß es das Wohlergehen des Organismus begünstigt. Der Blutstrom wird derart verschoben, daß er die Wirksamkeit bei Muskelermüdung fördert; die Stoffwechselgeschwindigkeit wird beschleunigt, wenn die Temperatur zu sinken tendiert, Traubenzucker wird aus dem Lebervorrat frei, wenn die Menge im Blut auf ein tiefes Niveau sinkt" (Cannon). Im einzelnen verhielten sich die sympathicuslosen Katzen wie normale Tiere: „Wir haben keinerlei Zeichen eines Unterschiedes im Gebrauch ihrer Muskulatur

und ich selbst habe mit Lewin zeigen können, daß die rhythmischen Kontraktionen der Kaninchenohrgefäße aufhören, wenn die zu den Gefäßen führenden sympathischen Nerven durchschnitten werden. Wenn auch die autonomen Nerven nicht als lebenswichtige Bestandteile des gesamten Organsystems aufzufassen sind, so haben sie wichtige regulative Funktionen zu leisten, die im einzelnen noch nicht genügend bekannt sind: ganz allgemein scheinen sie aber alle Zellen mehr oder minder direkt zu beeinflussen und über den Weg einer tonischen Innervation die Tätigkeit der Zellen zu regulieren. Es kommt hinzu, daß infolge der Beeinflussung der Blutströmungsgröße durch die Gefäßweitenveränderung die Tätigkeit der Organe weitgehend von dem Zustand der sympathischen Gefäßnerven abhängig ist. Demnach erstreckt sich daher die Tätigkeit des autonomen Nervensystems auf fast alle Organe des Gesamtorganismus.

Die Erregungen, die von einer zentral-nervösen Stelle des autonomen Nervensystems ausgehen mögen, sind mit Bezug auf die *Geschwindigkeit*, mit der die *Erregungswelle* über den Nerven hinzieht, von der der somatischen sehr verschieden. Ganz allgemein kann gesagt werden, daß die Leitungsgeschwindigkeit mindestens 10mal geringer ist als im somatischen Nerven. Die Angaben der einzelnen Autoren schwanken ziemlich erheblich. Dennig gibt 60—100mal geringer an. Ich glaube nicht, daß es sich bei den verschiedenen Angaben der Autoren (s. auch Einthoven, Hoogerwerf, Karplus und Kreidl; die Autoren geben 5 m pro Sekunde, also ungefähr 15mal geringer, s. auch Hamdi und Schilf) um Differenzen handelt, die auf fehlerhaften Beobachtungen beruhen, sondern ich nehme an, daß der autonome Nerv zu verschiedenen Zeiten und unter verschiedenen Versuchsbedingungen auch die Erregung verschieden schnell leitet. Weiter ist mit Recht darauf hingewiesen, daß die verschiedenen Organen zugehörigen, aber in einem autonomen Nerven vereinigten Nervenfasern verschiedene Erregungsgeschwindigkeiten besitzen können. Wir wissen auch selten mit Sicherheit, ob nicht im Verlaufe des autonomen Nerven Ganglienzellen passiert werden, die die Leitungsgeschwindigkeit beeinflussen können. Wenn auch die in der Peripherie gelegenen Ganglienzellen kaum eine selbständige Funktion zu verrichten haben, so scheinen sie doch tonische Fähigkeit auf das zugehörige Organ auszuüben, wie mein Mitarbeiter Boshammer fand. Daß von autonomen Zentren dauernde tonische Erregungen über die autonomen Nerven hinziehen, wird durch das Vorhandensein von Aktionsströmen bewiesen, die sowohl vom Vagus als auch vom Halssympathicus abgeleitet werden. Eine nähere Analyse der Aktionsformen liegt bisher noch nicht vor.

Die Tätigkeit des Nerven, die Erregung zu leiten, ist mit Bezug auf Sympathicus und Parasympathicus nicht spezifisch, d. h. das sogenannte *Nervenprinzip* dürfte *im sympathischen und parasympathischen Nerven* dasselbe sein. Langley ließ den zentralen Stumpf eines durchschnittenen parasympathischen Nerven in den peripheren eines sympathischen einheilen, so daß das betreffende Organ,

---

gesehen — Infektionen ertrugen sie genau so wie normale Katze — sie zeigten jedoch eine starke Wärmebedürftigkeit — eine weibliche sympathicuslose Katze gebar 2 Kätzchen, die sie stillte. Aber unsere sympathicuslosen Katzen werden ja im Laboratorium auch nicht den Forderungen des Lebens der Außenwelt ausgesetzt. Wenn sie frei wären und sie dann genau beobachtet werden könnten, so würde bei ihnen keine Adrenalinsekretion stattfinden, kein Ansteigen des Blutzuckers, keine Polycythämie, keine ausgesprochene Vasokonstriktion der Eingeweidegefäße mit damit zusammenhängendem Anstieg des Blutdruckes und schneller werdender Strömungsgeschwindigkeit, keine Herzschlagvermehrung, keine Umstellung des Kreislaufs zugunsten der arbeitenden Muskeln. Es ist äußerst zweifelhaft, ob ein sympathicusloses Tier sich mit der Wirksamkeit schützen kann wie ein normales Tier." [Cannon, Newton, Bright, Menkin, Moore: Amer. J. Physiol. **89**, 84 (1929).]

das vorher von einem sympathischen Nerven versorgt worden war, jetzt von einem parasympathischen Nerven innerviert wurde. Trotzdem bewirkte die Reizung des eingeheilten parasympathischen Nerven den alten sympathischen Reizerfolg. Allerdings lassen sich gegen die Deutung des Versuchsresultates einige Einwendungen machen, von denen die wesentlichen folgende sind: Es ist sehr wahrscheinlich, daß das Organ es ist, das auf jeden Reiz, sofern er quantitativ nicht schädlich ist, mit dem ihm zukommenden spezifischen Reizerfolg antwortet. Es wäre also gleichgültig, ob der Reiz ein Nervenreiz, oder ein pharmakologischer oder ein mechanischer sei, in jedem Falle antwortet das Organ mit der ihm zukommenden Reaktion. Steht man auf diesem Standpunkt, der eine Reihe von sicheren Versuchsresultaten für sich hat, so wäre mit dem Einheilungsversuch eines sympathischen in einen parasympathischen Nerven die Frage eines einheitlichen autonomen Nervenprinzips als beantwortet anzusehen (s. darüber die neueren Ansichten von Dale über „cholinergische“ und „adrenergische“ Nervenfasern (S. 372).

Es scheint, daß die Gegenüberstellung von sympathischen und parasympathischen als antagonistischen Nervenerregungsvorgang sich nur schwer beweisen läßt. Im übrigen sind sogar Einheilungsversuche des Halssympathicus mit dem Nervus recurrens oder mit dem Nervus phrenicus gemacht worden. In beiden Fällen ergibt dann Halssympathicuserregung Bewegung des Stimmbandes oder des Zwerchfelles, was wohl beweist, daß es das Organ ist, das auf „unspezifische“ Reize immer spezifisch antwortet.

Diese Versuchsresultate sind für die neueren Erkenntnisse von den *adrenergischen* und *cholinergischen Nerven*, so werden neuerdings sympathische und parasympathische Nerven bezeichnet (siehe darüber weiter unten), deshalb von Bedeutung, weil verschiedene Autoren (W. R. Hess und Brinkman und Ruiter) gefunden haben, daß bei Erregung eines willkürlich innervierten Muskels ein acetylcholinähnlicher Stoff frei wird. Dale und Feldberg haben dann am Zungenmuskel bei Reizung des rein motorischen Nervus hypoglossus — die sympathischen Fasern waren wegen der Entfernung des obersten Halsganglions degeneriert — regelmäßig Acetylcholin nachweisen können. Auch an den Muskeln der hinteren Extremität des Hundes sind unter Vermeidung jeglicher Mißdeutungen gleiche Befunde erhoben worden. Diese Tatsachen mit den oben angeführten Einheilungserfolgen sind deshalb bemerkenswert, weil wohl immer nur cholinergische Nerven in cholinergische Nerven einheilen und nicht in adrenergische (Dale).

Es mangelt nicht an Beweisen dafür, daß quergestreifte Muskelzüge von parasympathischen Nerven versorgt werden. So bestehen die Muskellagen im oberen Teil des Oesophagus bei den meisten Tieren aus quergestreiften Fasern, die aber ebenso wie die glatten Muskellagen im unteren Abschnitt vom Vagus innerviert werden. Der Pupillenschließmuskel beim Vogel ist quergestreift. Dieser Muskel reagiert auf Acetylcholin, Curare lähmt wie beim willkürlich innervierten Muskel diesen Schließmuskel, Atropin nicht. Bei der Schleie (Tinca vulgaris) ist die äußere Schicht des Darmes quergestreift, die innere glatt; beide werden vom Vagus innerviert. Bei Vagusreizung reagiert die äußere Schicht mit einer schnellen Zusammenziehung, die innere mit dem für glatte Muskulatur charakteristischen Tonusanstieg und mit rhythmischen Kontraktionen. Acetylcholin ruft an beiden Muskelschichten dieselben Wirkungen hervor und wieder wird wie bei der Vaguswirkung die äußere quergestreifte Muskelschicht durch Curare, die innere glatte Muskelschicht durch Atropin gelähmt (Méhes und Wolsky).

Aus den spärlich vorliegenden Aktionsströmen von Sympathicus und Parasympathicus lassen sich eindeutige Schlüsse für das Problem des „autonomen“

Nervenprinzips nicht ziehen, ebenfalls nicht aus der Tatsache, daß der Chronaxiewert autonomer Nerven viel größer als der vom somatischen Nerven ist (s. Tabelle 1 aus QUINCKE und STEIN[1]). Die Hauptschwierigkeit liegt darin, daß der autonome Nerv ein iterativer Nerv ist, worunter LAPICQUE die Tatsache versteht, daß der autonome Nerv häufig erst auf eine Summation von Erregungen zu antworten vermag.

Tabelle 1. Chronaxie autonomer Nerven und ihrer Erfolgsorgane[1].

Tierart	Autonomer Nerv	Chronaxie des Nerven σ	Chronaxie des Endorganes
Frosch	Ischiadicus (sensible Fasern)	0,3	—
Kröte	,, ,, ,,	0,8	—
Hund	Chorda tympani	0,4	—
Frosch, Hund	Vasoconstrictoren	2	um 100 σ
Hund	Vasodilatatoren	2	—
Frosch	Vagus (Herz)	2	3—4
Hund	Splanchnicus	3,2	1500
Frosch	Vagus (Magen)	10	500

Es ist im übrigen auffallend, wie *schnell durchschnittene autonome Nerven regenerieren*, wie letzthin auch C. P. RICHTER gefunden hat. Sind die autonomen Nerven durchschnitten und degeneriert, so haben die betreffenden von diesen Nerven früher versorgten Organe die merkwürdige Eigenschaft, auf autonome Gifte verstärkt zu reagieren. Womit diese *Überempfindlichkeit* zusammenhängt, ist nicht bekannt. Es ist möglich, daß diese Überempfindlichkeit die paradoxe Pupillenreaktion nach Halssympathicusdurchschneidung erklären kann. Nach einer Halssympathicusdurchschneidung wird nämlich zunächst die Pupille sehr eng, weil der sympathische Tonus ausgeschaltet ist und der parasympathische verengernde Tonus überwiegt. Sehr bald aber wird die Pupille wieder weiter und sogar weiter als die gesunde Pupille. Es wird angenommen, daß der sympathisch denervierte Dilatator pupillae auf im Blute kreisende Stoffe jetzt empfindlicher antwortet. In ähnlicher Weise hat man sich auch die paralytische Speichelsekretion nach Chordadurchschneidung zu erklären (s. darüber S. 393).

In einigen Fällen hat man versucht, prä- und postganglionäre Fasern zur Vereinigung zu bringen, also das Ganglion auszuschalten. Dies ist offenbar nicht gelungen. Es scheint doch das *Ganglion für die Leitung der Erregung* eine gewisse transformatorische Leistung zu besitzen, was auch daraus hervorgehen mag, daß nach dem Tode des Versuchstieres auf Reizung der präganglionären Fasern (sowohl der sympathischen als auch der parasympathischen) an der Pupille keine Wirkung zu beobachten war, hingegen Reizung der postganglionären Fasern sich immer noch als wirksam erwies. Die Ganglienzelle ist gegen Kreislaufsstörung empfindlicher als der Neurit und stirbt eher ab. Man kann nicht annehmen, daß im Ganglion die Erregung nur hindurchzieht, obwohl wir uns von der funktionellen Umschaltung von prä- nach postganglionär nur schwer eine Vorstellung machen können. Die neuesten Arbeiten meines früheren Mitarbeiters W. FELDBERG scheinen hier einen neuen Weg zu weisen: Dieser Forscher findet nämlich, daß bei präganglionärer sympathischer Reizung im Ganglion Acetylcholin frei wird. „Diese Beobachtungen unterstützen die Annahme, daß der Mechanismus, durch den jede Nervenerregung normalerweise die Synapsen passieren muß, darin besteht, daß in der Synapse kleine Mengen von Acetylcholin frei werden." (Über die Giftempfindlichkeit von sympathischen

---

[1] QUINCKE u. STEIN: Erg. Physiol. **34**, 1007 (1932).

Ganglien gegenüber Acetylcholin s. S. 375.) Dies scheint nicht nur für sympathische Ganglienzellen zu gelten, sondern auch für parasympathische. Dale und Feldberg fanden nämlich, daß Acetylcholin als chemischer Erregungsmittler einer Vagusreizung des Magens zu gelten hat (s. Feldberg und Gaddum und Dale und Feldberg). Daß von diesen geringen „acetylcholinartigen" Substanzen noch nachweisbare Spuren in das Blut gelangen, konnte von Saalfeld feststellen (s. darüber Näheres S. 392). Wir können heute ganz allgemein sagen, daß alle präganglionären Nervenfasern in der Ganglienzelle bei ihrer Erregung Acetylcholin frei machen und daß die Erregungsübertragung von prä- nach postganglionär durch den humoral-physiologischen Vorgang des Freiwerdens von Acetylcholin verursacht wird. Der Ausgangspunkt solcher Studien war die Tatsache, die Feldberg mit seinen Mitarbeitern fand, daß bei der Splanchnicusreizung in der Nebenniere Acetylcholin frei wird, wodurch die Sekretion von Adrenalin in das Blut hinein bedingt wird. Da der Nervus splanchnicus ein präganglionärer Nerv ist, lag es nahe, zu untersuchen, ob nicht in anderen Synapsen auch Acetylcholin frei und wirksam wird. Hinzu kam eine Beobachtung von Chang und Gaddum, die ältere Befunde von Nitanowski bestätigen und erweitern konnten und fanden, daß der sympathische Grenzstrang mit seinen Ganglien beim Extrahieren mehr Acetylcholin lieferte als die meisten anderen Organe. Ferner veröffentlichte Kibjakow in Durchströmungsversuchen des obersten Halsganglions der Katze die Tatsache, daß bei Reizung des Halssympathicus etwas in die Durchströmungsflüssigkeit überging, das beim Wiedereinspritzen als Reiz auf Ganglienzellen wirkte. Feldberg und Gaddum wiederholten diese Versuche, bestätigten das Resultat und stellten als erregenden Stoff das Acetylcholin fest. Es ist möglich, daß Kalium bei dem Freiwerden von Acetylcholin eine Rolle spielt, wie Besnak, Brown und Feldberg gefunden haben. Werden die sympathischen Nerven durchschnitten und wird die Zeit für die Degeneration abgewartet, so macht Kalium im Ganglion nicht mehr Acetylcholin frei und auch der Acetylcholingehalt eines solchen Ganglions ist geringer als bei einem Ganglion mit unversehrten präganglionären Fasern. Daß die Erregungsleitung im Ganglion eine Veränderung erfährt, geht aus der Wirkung von Nicotin auf die Erregungsleitung im Ganglion hervor. Nicotin unterbricht nicht die Erregungsleitung im Neuriten, wenn man diesen mit einer geeigneten Nicotinlösung bestreicht (Schilf), wohl aber die im Ganglion. Und zwar besteht für die Leitung der Erregung zu einem Organ diese *Nicotinempfindlichkeit* nur in einem bestimmten Ganglion; beispielsweise liegen die nicotinempfindlichen Ganglienzellen für den sympathisch innervierten Dilatator pupillae nicht im Ganglion stellatum oder im mittleren sympathischen Halsganglion, sondern nur im obersten Halsganglion. Mit dieser Nicotinmethode hat Langley für alle Organe die zugehörigen sympathischen Ganglien bzw. Neurone bestimmt und auf diese Weise die Verteilung des peripheren sympathischen Nervensystems auf die Organe festgelegt. Diese an Tieren vorgenommenen Feststellungen sind dann später in systematischen Versuchen an Menschen von A. Thomas im großen und ganzen bestätigt worden.

Die Zugehörigkeit der im Magendarmkanal eingebetteten Gangliengeflechte des Auerbachschen und Meissnerschen Plexus muß offen gelassen werden. Einige Forscher wollen dieses „Eingeweidenervensystem" vom sympathischen und parasympathischen Nervensystem trennen.

Die peripher gelegenen Ganglien stellen nicht Reflexzentren dar. Trotzdem laufen im autonomen Nervensystem, wenn es vom Rückenmark getrennt ist, reflektorische Vorgänge ab. Langley hat solche beim Warmblüter, Wernoe bei Fischen studiert. Erregung der Blase oder der Eingeweide kann zu vasomotorischen Änderungen in der Haut führen und umgekehrt. Es ist möglich, daß die übertragenen Schmerzen (referred pain) auf solchen Pseudoreflexen beruhen. Weil diese in der Nervenfaser ablaufen, nennt LANGLEY die soeben beschriebenen Vorgänge Axonreflexe; er unterscheidet die postganglionären von den präganglionären. Erstere betreffen meist nur das Gebiet einer Nervenfaser, letztere können in weit voneinander liegenden Organen sich äußern. Im großen ganzen sind die Erscheinungen wenig studiert; sie sollen mit dem netzartig über den Gesamtorganismus sich hinziehenden autonomen Nervensystem zusammenhängen.

Häufig werden auf äußere Erregungen (meist psychischer Art) Reflexe auf autonom innervierte Organe ausgelöst. Schreck erzeugt Veränderungen der Kreislauffunktion, Schweißausbruch, vermehrte Darmperistaltik. GILDEMEISTER hat solche allgemein auftretende Reflexe im vegetativen System als *autonome Reflexe* bezeichnet. Wie wir oben gesagt haben (S. 360), sind alle Reflexe (auch die im somatischen Nervensystem ablaufenden) autonom, d. h. unwillkürlich, so daß GILDEMEISTERs Bezeichnung nicht ganz richtig ist.

Man hat sich angewöhnt, beim autonomen Nervensystem von *Hemmung* und *Erregung* zu sprechen. Ein Organ, z. B. das Herz werde erregt oder gehemmt, je nachdem es schneller oder langsamer schlägt. Eine genauere Betrachtung läßt bald erkennen, daß dieser Sprachgebrauch nichts mit den nervenphysiologischen Tatsachen zu tun hat. Jedenfalls dürfte schwer zu beweisen sein, daß die Vaguserregung sich von der Sympathicuserregung unterscheidet. Ganz klar liegen die hierhergehörigen Tatsachen bei der Pupille: die Erweiterung der Pupille wird durch sympathische Erregung des radiärfaserigen Dilatatormuskels besorgt; die Verengerung durch parasympathische Erregung des Ringmuskels der Iris. Mit Bezug auf die einzelnen Muskeln werden beide Muskeln erregt und nur mit Bezug auf die Pupille ist eine antagonistische Innervation scheinbar vorhanden. Es dürfte nämlich sicher anzunehmen sein, daß es ein Zweifaches — Hemmungs- oder Erregungs-Nervenprinzip — nicht gibt. Wodurch sich beide Nerven unterscheiden, liegt in der Tatsache, daß in der Peripherie beim sympathischen Nerven ein adrenalinartiger Körper frei wird und beim Parasympathicus Acetylcholin. Wir haben darauf wiederholt hingewiesen.

2. Pharmakologie.

Es kann hier nicht meine Aufgabe sein, eine vollständige Pharmakologie derjenigen Gifte zu geben, die auf autonom nervöse Organe wirken. Dazu müßte ein großer Teil der gesamten Pharmakologie beschrieben werden, denn die meisten Pharmaca wirken auf solche Organe, die von autonomen Nerven versorgt werden. Wenn man aber von der Pharmakologie des autonomen Nervensystems spricht, so werden ganz bestimmte Gifte gemeint, von denen angenommen wird, daß ihre Wirkung mit dem autonomen Nervensystem zusammenhängt. Wir werden sehen, daß diese Lehrmeinung nicht immer mehr zutrifft und daß die Anzahl der „autonomen" Gifte ganz gering ist. Das Problem, das hierbei zur Erörterung kommt, hängt mit der Frage zusammen, an welchem Teil die Giftwirkung zur Geltung kommt, ob nämlich das Gift auf die Organzelle, auf die Nervenendigung an oder in der Zelle oder auf den Nerven selbst einwirkt. Es handelt sich um ein allgemein pharmakologisches Problem, das aber den Neurologen deshalb interessiert, weil hierbei Gesetze der Nervenerregung, sie mögen in diesem Falle rein chemische sein, zur Erörterung gelangen. Daß chemische Stoffe, wie z. B. Acetylcholin, die „physiologischen" Mittler zwischen Nerv und Organzelle sein können, ist schon auf S. 370 eingehend erörtert worden.

Man hat aus *pharmakologischen Wirkungen* ziemlich häufig auf die *Innervation* geschlossen. Wenn z. B. Atropin oder Adrenalin an einem Organ wirksam waren, so glaubte man, es sei parasympathisch oder sympathisch innerviert. Solche Schlüsse sind wenig sicher, denn es kann nachgewiesen werden, daß fast alle autonomen Gifte auf sowohl sympathisch als auch parasympathisch innervierte Organe wirken. Die Wirkungsweise von Giften ist zu sehr von dem Zustand der Zelle, der Umgebungsflüssigkeit und der Dosis des Giftes abhängig. Eine „pharmakologische" Innervation macht das ohnehin schon schwierige Problem der autonomen Innervation eines Organs noch unklarer. Es ist möglich, daß Dales Einteilung der autonomen Nerven in adrenergische und cholinergische an Stelle der sympathischen und parasympathischen Nerven die Schwierigkeit einer unklaren und nicht passenden Trennung von Nervengruppen beseitigt[1]. Es wird allerdings auch hier ein „pharmakologisches" Einteilungsprinzip gewählt, jedoch handelt es sich um eine Gewebspharmakologie: zum Einteilungsprinzip werden zwei verschiedene Gewebsstoffe, die nach Reizung des einen oder anderen Nerven an der Nervenendigung frei und wirksam werden. Es handelt sich also nur darum, nachzuprüfen, welcher Stoff, der adrenergische oder der cholinergische nach Reizung des autonomen Nerven frei wird; erst dann kann der Nerv als cholinergischer oder adrenergischer Nerv bezeichnet werden. Diese Einteilung ist also letzten Endes eine physiologische und hat mit der früher üblichen Einteilungsmethode und der Wirksamkeit von pharmakologischen Stoffen nichts gemein. Die pharmakologische Einteilungsmethode sollte endgültig aus den oben erwähnten Gründen verlassen werden.

Aus der Tatsache, daß Acetylcholin und ein adrenalinähnlicher Körper bei Erregung des parasympathischen bzw. des sympathischen im Organ frei werden, und weiter aus der Tatsache, daß diese beiden Gewebspharmaca durch viele andere Pharmaca sensibilisiert oder desensibilisiert werden, ist ein umfangreiches Gebiet der Pharmakologie des autonomen Nervensystems gegeben.

Es bleibt offen zu erörtern, an welcher Stelle die beiden chemischen Stoffe frei werden, ob an der Nervenendigung an oder in der Zelle, also in der Zelle selbst unabhängig vom Nerven. Wir sind der Ansicht, daß es mehr die Zelle ist, die den Nervenerregungsstoff frei werden läßt, weil ja die Zelle auch unabhängig von Nervenerregungen, mechanisch, elektrisch usw. zu erregen ist, selbst wenn angenommen werden kann, daß Nerven auch vorhanden sind. Strenggenommen sind also die *Organe adrenergisch oder cholinergisch und nicht die Nerven.*

In diesem Zusammenhang möge noch kurz auf den *Ort der pharmakologischen Giftwirkung* eingegangen werden. Bei vielen Giften wurde die Vermutung ausgesprochen, daß das Gift an bestimmten Teilen der Nervenendigung oder am Übergang von Nerv zu Zelle oder der Zelle selbst wirke. Für einige Gifte, z. B. das Physostigmin, gilt die Tatsache, daß es an den histologisch darstellbaren Nervenendigungen parasympathischer Nerven angreift. Sind z. B. die parasympathischen Nerven durchschnitten und degeneriert — dies wurde für den Nervus oculomotorius ausgeführt — so wirkt Physostigmin nicht. Pilocarpin dagegen verengt noch die Pupille. Wird aber die Regeneration des Nerven abgewartet, so wirkt Physostigmin wieder, lange bevor die Reizung der Ciliarnerven oder des Oculomotorius auf die Pupille wieder einwirkt.

---

[1] Langley hat schon vor Dale das autonome Nervensystem in adrenophil und cholinophil eingeteilt; er hatte dabei gemeint, „daß es im autonomen System stellenweise zwei Arten von Nervenfasern gibt, die sich durch Verschiedenheit ihrer Nervenendapparate unterscheiden", ohne allerdings die damals noch nicht bekannten Tatsachen von dem Freiwerden von Giften nach Nervenreizung zu berücksichtigen. Es handelte sich um die übliche pharmakologische Einteilung.

Durchschneidet man jetzt wieder den Oculomotorius, so hört mit der Degeneration der parasympathischen Nervenendigung im Musculus sphincter pupillae die Wirksamkeit des Physostigmins (lokal auf die Bindehaut gebracht) auf. Die Frage, an welchem Teil der Zelle das soeben angeführte Pilocarpin, ferner das zur selben Gruppe gehörige Atropin, wahrscheinlich auch das Adrenalin und auch das Acetylcholin angreifen, bleibt völlig offen. Man hat einige Zeit geglaubt, daß diese Gifte auf eine zunächst angenommene Nervenendigung an oder in der Zelle wirkt. LANGLEY glaubte in der Zelle nach dem Vorbild von EHRLICHS Theorie eine „rezeptive" Substanz annehmen zu müssen, worunter er sich eine chemische Verbindung zwischen dem Gift und einem Zellbestandteil vorstellte. Aus dieser Vorstellung folgerte er notwendigerweise, daß es zwei große Klassen rezeptiver Substanzen gäbe; diejenigen, die Erregung bewirken und diejenigen, die Hemmung hervorrufen. „Ich nehme an, daß die parasympathischen und die sympathischen Nerven sowohl erregend als auch hemmend wirken können, und daß der Erfolg, der durch ihre Reizung erreicht wird, davon abhängt, in welchem Mengenverhältnis erregende und hemmende rezeptive Substanz in den Zellen mit ihnen verbunden ist". Die Vorstellung von LANGLEY ist ziemlich vage. Ich habe 1926 die Meinung vertreten, „daß die meisten autonomen Giftwirkungen mehr in die Zelle zu verlegen sind als in die Nerven oder das Nervenendorgan: Das Gewebe reagiert auf die „autonomen" Gifte. Es haben deshalb die sogenannten Umkehrwirkungen von Giften — es gibt Gifte, die einmal erregend und das andere Mal hemmend (bestimmte Änderungen des Zellmilieus vorausgesetzt) wirken — nichts mit der pharmakologischen Wirkung auf erregende oder hemmende Nerven zu tun.

Ein gutes Beispiel für die Wirkung eines sogenannten Nervenhemmungsgiftes ist das der **Atropin**wirkung auf das Herz. Hier haben LOEWI und NAVRATIL bei ihren Versuchen der humoralen Übertragbarkeit der Herznervenwirkung mit Sicherheit gefunden, daß „Atropin gar nicht am Vagus angreift, sondern dessen Funktion völlig intakt läßt". „Atropin hat keinerlei lähmende Wirkung auf den Vagus. Es wirkt vielmehr ausschließlich derart, daß es die Wirkung des bei Vagusreizung produzierten spezifischen Stoffes hindert." Bei der Ähnlichkeit vieler anderer Nervenerregungsprozesse mit der der Herzvaguserregung, wird der pharmakologische Einfluß von autonomen Giften auf autonom innervierte Organe nach dieser Richtung hin zu studieren sein. Wenn wir auch heute noch sagen, daß Atropin den Parasympathicus lähme, so haben wir nicht mehr ganz die Vorstellung, daß die parasympathische Nervenendigung gelähmt werde. Es kommt hinzu, daß gefunden wurde, daß Atropin auch den Parasympathicus erregt, ja BACKMAN und seine Mitarbeiter stellten sogar eine den Sympathicus erregende Wirkung des Atropins fest. Allzu bekannt ist ferner die Tatsache, daß die sympathisch innervierten Schweißdrüsen durch Atropin in ihrer Tätigkeit gehemmt und durch Pilocarpin gefördert werden. Man folgerte aus dieser pharmakologischen Tatsache, daß die Schweißdrüsennerven parasympathisch seien. Wir weisen hierbei auf die Befunde aus DALES Institut (S. 393) hin, wonach die sympathischen Schweißdrüsennerven nicht wie sonst adrenergische, sondern cholinergische Nerven seien. Atropin scheint auch noch nach Degeneration der sympathischen Schweißfasern zu wirken, jedenfalls wird die Pilocarpinschweißsekretion durch Atropin gehemmt. Es ist allerdings sehr fraglich, ob durch eine Ischiadicusdurchschneidung wirklich alle Schweißfasern durchschnitten werden, am Auge wirkt aber Atropin noch nach Durchschneidung aller postganglionären Ciliaräste der pupillenverengernden Pilocarpinwirkung entgegen (s. o. ANDERSON). Dagegen erweitert Atropin in demselben Falle die durch Dyspnoe verengerte Pupille nicht. Es erweitert auch nicht die Pupille, wenn der Oculomotorius durchschnitten und degeneriert ist.

Im großen und ganzen wirkt Atropin in geringen bis mittleren Dosen auf fast alle autonom innervierten Organe im Sinne einer Herabsetzung des Tonus, er sei nun durch Nerven bedingt oder von ihnen unabhängig. Wegen dieser Wirkung hat die Frage bei der *Bekämpfung muskelhypertonischer Zustände* in die Therapie Eingang gefunden. Es scheint so, als ob Atropin auf die quergestreifte Muskulatur hemmend wirkt; jedenfalls sprechen die Versuche Rothbergers und Edmunds und Roth dafür. Diese Forscher fanden, daß Muskelzuckungen, durch Physostigmin hervorgerufen, vom Atropin in lähmendem Sinne beeinflußt werden. Es ist möglich, daß die beruhigende Wirkung des Atropins bei striären Erkrankungen hiermit in Zusammenhang gebracht werden kann.

Wie aus dem schon Angeführten hervorgeht, ist der pharmakologische Gegenspieler des Atropins das Pilocarpin, das Physostigmin und auch das Muscarin.

Pilocarpin erregt im allgemeinen dort, wo Atropin lähmt. Es ist genau wie das Atropin in seiner Wirkung keinesfalls auf sympathisch innervierte Organe beschränkt. So wirkt es auf die Gefäße, auf die Schweißdrüsen meist in dem Atropin entgegengesetzten Sinne. Was diesen Antagonismus anbetrifft, so kann er nicht rein chemischer Natur sein. Denn sonst müßte für beide Substanzen ein Mischungsverhältnis gefunden werden, das auf Organe wirkungslos ist. Tatsächlich läßt sich eine derartige Lösung nicht herstellen. Bemerkenswert ist, daß eine Mischung beider Gifte hergestellt werden kann, welche in kleinen Dosen eine Pilocarpinwirkung und in großen Dosen eine Atropinwirkung zeigt. Pilocarpin und Physostigmin spielen in der Neurologie kaum eine Rolle, so daß eine weitere Beschreibung an dieser Stelle überflüssig erscheint. **Physostigmin** (in England Eserin genannt; hydrolytisches Produkt des Physostigmins) hat zur Zeit wegen der esterasehemmenden Wirkung (s. S. 375) in der Neurophysiologie an Bedeutung gewonnen. Im übrigen ist das Physostigmin eines von den Giften, deren Angriffspunkt mehr in der Nähe des (parasympathischen) Nerven zu suchen ist wie in der Zelle selbst (s. S. 372).

Muscarin, das auf parasympathisch innervierte Organe besonders wirkt, hat für die Neurologie keine Bedeutung. Es ist dem weiter unten zu besprechenden Cholin chemisch nahe verwandt; beide Gifte kommen als giftiger Bestandteil im Fliegenpilz vor. Muscarin wirkt im Sinne einer Parasympathicuserregung, d. h. es kommt nach Muscarin zu Pupillenverengerung, Verlangsamung der Herzschlagfolge, Wirkungen, die durch Atropin aufgehoben werden. Dieser Muscarin-Atropinantagonismus ist von Schmiedeberg im Jahre 1868 entdeckt worden.

Wie schon oben betont, hat **Cholin** und besonders sein Essigester, Acetylcholin, in letzter Zeit nicht nur das Interesse des Pharmakologen gefunden. Cholin und Acetylcholin kommen im Organismus vor und haben, so scheint es, wegen ihrer pharmakologischen Aktivität bei Regulationen eine große Bedeutung erhalten.

Diese Gewebspharmaca gehören zu den quartären Ammoniumverbindungen, das sind Ammoniumhydroxydverbindungen, bei denen vier Valenzen des Stickstoffs an vier C-Atome gebunden sind. Die quartären Ammoniumverbindungen wirken meist lähmend — curareartig — auf motorische Nervenendigungen und, was hier interessiert, auf autonome Nerven.

Cholin, das die Formel $(CH_3)_3 \equiv N{<}^{OH}_{C_2 \cdot CH_2OH}$ hat, soll die Bewegungen des Darmes unterhalten (Le Heux). Es ist möglich, daß Cholin im tierischen Organismus aus dem Lecithin stammt. Cholin wirkt im allgemeinen wie eine

Erregung parasympathischer Nerven, jedoch ist die Wirkungsgröße dem **Acetylcholin** gegenüber ganz gering. Letzteres, das, wie DALE gefunden hat, im Organismus vorkommt, senkt z. B. den Blutdruck bei einer Dosis von 0,0000000024 mg pro Kilogramm Katze (R. HUNT). Acetylcholin wird im Organismus durch eine fermentartig wirkende Esterase sehr leicht gespalten, so daß der Nachweis des Gewebsstoffes Acetylcholin im Organismus nur dann gelingt, wenn dem Versuchstier vor dem Versuch Physostigmin eingespritzt wird. Bei allen Untersuchungen am autonomen Nervensystem hat man daran zu denken, daß Reizung eines autonomen Nerven in der Peripherie Acetylcholin frei macht, das Nah- oder Fernwirkungen verursacht, die in einseitiger Weise auf den autonomen Nerven bezogen werden. Es ist darauf hingewiesen worden (s. S. 381), daß z. B. die wenig übereinstimmenden Versuche der Autoren über den Einfluß der autonomen Nerven auf die somatische Motorik und Sensibilität diesen Faktor überhaupt nicht berücksichtigt.

Acetylcholin erweitert in sehr starkem Maße die Blutgefäße. Es scheint so, als ob im wesentlichen die Capillaren erweitert werden. Atropin verhindert diese Wirkung, so daß die antidrom hervorgerufene Gefäßerweiterung (s. S. 389) wohl nicht durch Freiwerden von Acetylcholin zustande käme, weil Atropin auf diese keinen Einfluß hat. Das Argument von DALE, daß die antidrom bewirkte Gefäßerweiterung durch einen cholinergischen Mechanismus zustande käme, der mit sympathischen Gefäßerweiterern zusammenhängt, gewinnt durch die Wirkungslosigkeit des Atropins bei antidrom erzeugter Gefäßerweiterung keinen Anhalt, wenngleich mit DALE zugegeben werden muß, daß zwischen der antidromen und der autonomen Gefäßerweiterung Analogien vorhanden sind. Wir bemerken, daß das Vagusherzhormon (s. S. 383), von dem wir mit großer Sicherheit seine Identität mit Acetylcholin annehmen, vielleicht durch Atropin in seiner Wirkung gehemmt wird. Dies entspricht den pharmokologischen Erfahrungen. Es ist ferner hinzuzufügen, daß DALE und FELDBERG Experimente veröffentlichten, die die Vermutung nahelegen, daß im cerebrospinal innervierten Muskel acetylcholinähnliche Stoffe entstehen, selbst wenn der Muskel durch Curare gelähmt ist (DALE und FELDBERG). DALE hat übrigens die Menge von Acetylcholin, die z. B. im sympathischen Halsganglion frei wird, berechnet: „Wir können errechnen, wenn wir die Flüssigkeit auffangen, die einer bestimmten Zahl von maximalen Reizen des Halssympathicus entspricht, daß ein einzelner maximaler Reiz, der alle präganglionären Fasern erregt, ungefähr ein Zehntausendstel (0,001) γ Acetylcholin aus dem Ganglion freimacht oder bei einer Zahl von rund 100000 Nervenzellen im Ganglion ein Tausendmillionstel γ pro Erregung und Synapse; das wären ungefähr 3 Millionen Moleküle Acetylcholin pro Erregung und Synapse" (S. 14 der oben erwähnten Abhandlung). Auf S. 369 sind wir eingehend auf die Tatsache eingegangen, nach der Acetylcholin als Reizüberträger im Ganglion von prä- nach postganglionär anzusehen ist. Es handelt sich hier um eine „nicotin"artige Wirkung des Acetylcholins, das sonst nur muscarinartige Wirkungen ausübt. Es ist auch schon oben der Tatsache Erwähnung getan worden, daß SCHILF und STERNBERG gefunden, daß Bestreichen des obersten Halsganglions mit Acetylcholin bei der Katze eine Pupillenerweiterung verursacht. Dieser „ganglionäre" Effekt ist auch bei intravenöser Acetylcholininjektion vorhanden. Die Erweiterung ist nach Herausnahme des obersten Halsganglions viel geringer (Katze). Beim Kaninchen fällt die ganglionäre Wirkung ganz fort (LIPSCHÜTZ und SCHILF). Wird die motorische Großhirnrinde mit Acetylcholin bestrichen, so kommt es zu keiner muskulären Äußerung. Ferner konnten FREYTAG und SCHILF nicht finden, daß, wenn Acetylcholin in verschiedene Teile des Rückenmarks gespritzt wurde, eine direkte Wirkung zustande kam.

Neben dem Acetylcholin sind in den letzten Jahren einige weitere gewebspharmakologische Stoffe aus Geweben extrahiert worden, die mehr oder weniger eng mit der Tätigkeit des autonomen Nervensystems in Verbindung gebracht wurden (s. darüber Gaddums und Dales Buch: Gefäßerweiternde Stoffe der Gewebe in der Übersetzung von Feldberg. 1936). Frey und Kraut (s. Feldberg und Schilfs Buch S. 97 f.) isolierten aus dem Harn einen Gewebestoff, der in seiner Wirkung der des Histamins ähnelt. Es kann weder Cholin noch Acetylcholin sein, weil die Wirkung durch Atropin nicht verhindert wird. Gegen Histamin sprechen einige chemisch-physikalische und auch pharmakologische Eigenschaften dieses aus dem Harn stammenden Kreislaufhormons. Bemerkenswert ist die Tatsache, daß die aus den Nieren ausgeschiedene Substanz, die auch im Blut vorkommt, nach Pankreasherausnahme im Harn verschwindet. Als **Padutin** ist dieses der chemischen Konstitution nach unbekannte Gewebshormon als Mittel gegen angiospastische Zustände in den Handel gelangt. Es sind ferner von Felix und Lange (München) aus Organen vasoaktive Stoffe gefunden worden, die chemisch zu den **Guanidinen** gehören sollen. Es ist bekannt, daß hierhergehörende Stoffe, wie z. B. Kreatin, Kreatinin, Arginin Stoffwechselzwischenprodukte darstellen und kreislaufaktiv sind. Zu diesen Stoffen ist auch letzten Endes das **Histamin** zu zählen, das ebenfalls ein Stickstoffkörper des intermediären Stoffwechsels ist und chemisch als Amin der Aminosäure Histidin zu bezeichnen ist. Histamin ist genau wie Acetylcholin ein pharmakologisch sehr aktiver Körper, der in Spuren auf fast alle Organe wirkt, die von autonomen Nerven versorgt werden. Es wird im Organismus gefunden und soll unter pathologischen Zuständen, wie z. B. beim Wundshock oder anaphylaktischen Shock frei und wirksam werden. Die Bedingungen, unter denen Histamin im Gewebe frei wird, ist nicht bekannt. Es ist möglich, daß die antidrom erzeugte Gefäßerweiterung (s. S. 389 und S. 375) durch Freiwerden von Histamin zustande kommt. Als H-Substanz von Sir Thomas Lewis soll ein histaminähnlicher Körper für eine Reihe von Vorgängen am Kreislauf, so z. B. beim Dermographismus, verantwortlich sein. Histamin wirkt auf fast alle vegetativen Organe teils erregend, teils lähmend, es seien nun Organe, die entweder sympathisch oder parasympathisch oder von beiden Nerven innerviert werden. Degenerationsversuche, d. h. es werden die betreffenden Nerven durchschnitten und nach der Degeneration die Wirkung des Histamins bestimmt, sind unsicher, weil bei der ausgeprägten Nervennetzbildung autonomer Nerven eine Degeneration schwer nachweisbar ist. Histamin wirkt wohl auf die autonom innervierte Zelle, ohne diese Annahme könnte man die vielfältigen und verwickelten Histaminreaktionen an den verschiedenen Organen schwer verstehen und einordnen.

Nicht wesentlich anders hat man auch die **Adrenalin**wirkungen mit Bezug auf ihre Zugehörigkeit zu autonomen Nerven aufzufassen. Anfänglich glaubte man, daß Adrenalin ein Gift sei, das nur auf sympathisch innervierte Organe wirke. Tatsächlich ist die Übereinstimmung zwischen Sympathicusreizwirkung und Adrenalin sehr groß. Dies war auch der Grund zu der Annahme von Elliott, daß bei jeder Sympathicusreizung in der Peripherie Adrenalin frei würde. Heute wissen wir, daß es zwischen der Sympathicusreizwirkung und Adrenalinwirkung eine Reihe von Unterschieden gibt, die uns veranlassen, die alte Theorie fallen zu lassen. So wird die Tunica dartos durch Adrenalin erschlafft, während eine Sympathicusreizung sie zur Kontraktion bringt. Adrenalin wirkt sehr wahrscheinlich nicht auf die sympathische Nervenendigung, sondern auf die Organzelle, die allerdings in diesem Falle meist sympathisch innerviert wird.

Eine Zeitlang wurde **Ergotoxin** aus dem Mutterkorn zu experimentell-physiologischen Zwecken benutzt. Dieses Gift hebt nämlich eine Sympathicusreizwirkung und auch eine Adrenalinwirkung auf, und kehrt sie sogar in manchen Fällen um. So kann nach Ergotoxingaben eine Sympathicusreizung statt einer Gefäßverengerung eine Gefäßerweiterung verursachen. Daß jetzt gefäßerweiternde Nerven gereizt würden, ist nicht bewiesen. Es handelt sich wahrscheinlich um Änderungen, die vom Ergotoxin in der Erfolgszelle bewirkt werden und zu der „Umkehrwirkung" geführt haben.

Die Wirkung von **Nikotin** auf autonome Ganglienzellen ist schon auf S. 370 besprochen worden. Es ist zu bemerken, daß die Nicotinempfindlichkeit bei den verschiedenen Versuchstieren verschieden ist.

III. Spezieller Teil.

1. Die Beziehung des autonomen Nervensystems zu den somatisch versorgten Organen.

In den letzten Jahren ist dem Problem der Beziehung zwischen autonomem und somatischem Nervensystem und seiner Erfolgsorgane nachgegangen worden. LENAZ war wohl der erste, der vermutet hatte, daß die animalen Funktionen vom autonomen Nervensystem beeinflußt werden könnten. W. R. HESS erörterte eingehender diese Vorstellung und glaubte durch Versuche ein wenig bewiesen zu haben, daß zentralnervöse Tätigkeit von autonomer Innervation mehr oder weniger abhängig sei. Aber auch andere Forscher, vor allem russische Autoren, schienen festgestellt zu haben, daß die sympathische Innervation die motorischen und sensiblen Nervenfunktionen sowohl in der Peripherie als auch im Zentrum mehr oder minder stark zu beeinflussen imstande sei. In einigen Fällen wollte man auch eine parasympathische Beteiligung am Muskel festgestellt haben, so daß KURÉ von einer vierfachen Muskelinnervation spricht. Die Arbeiten sind gegenwärtig noch in Fluß. Die Versuchsergebnisse sind aber keineswegs sicher, sondern, wie wir sehen werden, häufig widerspruchsvoll.

Der Ausgangspunkt solcher Untersuchungen war zunächst die Frage, ob sympathische Nerven auch die willkürliche Muskulatur funktionell versorgen. Und zwar stand das Problem, ob sympathische Nerven sich am Muskeltonus beteiligen, zunächst im Vordergrunde des Interesses. Wir haben uns heute dieser Annahme gegenüber ablehnend zu verhalten; wieweit parasympathische Nerven am Muskeltonus Anteil haben, ist völlig ungewiß. Ein wenig später fand man, daß der Sympathicus die Arbeit des Muskels irgendwie unterstütze. Vor allem wurde ein Einfluß auf die Ermüdung festgestellt. Die Arbeiten sind noch im Fluß. Es scheint, als ob ein gewisser Zusammenhang besteht.

a) Histologische Befunde.

BOEKE hatte (1910) sympathische Nervenendigungen in der quergestreiften Muskulatur nachgewiesen, nachdem schon frühere Autoren (BREMER 1882, GRABOWER 1902, PERRONCITO 1902, GEMELLI 1905, CECCHERELLI 1902, BOTEZAT 1910) marklose Fasern zur motorischen Endplatte haben ziehen sehen. BOEKE durchschnitt bei der Katze sämtliche Augenmuskelnerven und stellte eine Degeneration aller markhaltigen Nervenfasern und der sensiblen Endorgane fest; die marklose Nervenfaser blieb dagegen mit ihrer Endplatte erhalten, die hypolemmal (unter dem Sarkolemm) liegt und eine einfache Endöse oder ein zartes, weitmaschiges Endnetz bildet (BOEKES akzessorisches Endplättchen). Ähnliche Beobachtungen sind dann auch in der Zungenmuskulatur, an den Kau- und Intercostalmuskeln, dem Zwerchfell und den Extremitätenmuskeln gemacht worden. Auf der anderen Seite ließen sich nach Herausnahme des Grenzstranges und nachfolgender monatelanger Degeneration noch marklose Nervenfasern und Endigungen am quergestreiften Muskel feststellen (Boeke 1927). Hier müssen also sympathische Fasern unter Umgehung des Grenzstranges zu ihren Erfolgsorganen ziehen. Stöhr fragt deshalb mit Recht, ob solche Fasern dann für sympathisch zu halten seien, da sie ja nicht über den Grenzstrang zögen. Boekes Arbeiten sind von einer Reihe von Autoren bestätigt worden, so daß die Tatsache einer vegetativen Innervation des quergestreiften Muskels, mit histologischen Methoden nachgewiesen, für eine Reihe von Muskeln als feststehend anzusehen ist. Wieweit jeder quergestreifte Muskel überhaupt sympathische Fasern erhält, ist nicht sicher bekannt. Einige Autoren behaupten, daß nur die roten sarkoplasmatischen Muskelfasern sympathische Fasern erhalten, während die weißen, relativ wenig Sarkoplasma enthaltenden Muskelfasern nur cerebrospinale Nerven führten. Unsere histologischen Kenntnisse über die sympathische Innervation ist doch noch zu gering, um allgemeine Schlüsse ziehen zu können. Coates und Tiegs bestreiten auf Grund ihrer histologischen Befunde, daß die Skeletmuskeln direkt von sympathischen Nerven versorgt werden.

In noch viel größerem Maßstabe betrifft diese unsichere Kenntnis die parasympathische Muskelinnervation. Boeke fand in den Augenmuskeln akzessorische Endplättchen, die den sympathischen glichen und die er für parasympathisch hält.

Kuré und seine Mitarbeiter haben histologische Beweise für eine parasympathische Innervation der Zungenmuskulatur, aber auch der Skeletmuskulatur, erbracht. Für letztere seien es vor allem die parasympathischen Fasern, die (antidrom) in den hinteren Wurzeln peripherwärts ziehen. Wir sind auf diesen Spinal-Parasympathicus auf S. 390 eingegangen.

Die Kenntnis der parasympathischen Innervation, die zum größten Teile auf pharmakologischen und klinischen Forschungsergebnissen beruht, ist doch zu unsicher, als daß sie hier besprochen werden sollte.

b) Histologische Veränderungen im autonom denervierten Muskel.

Kuré und seine Mitarbeiter haben in einer Reihe von Arbeiten (seit dem Jahre 1922) es wahrscheinlich gemacht, daß Monate nach einer Parasympathicus- und Sympathicusdurchschneidung sich atrophische und dystrophische Vorgänge am Muskel bemerkbar machen. Die Prozesse seien an den Gesichts- und Augenmuskeln deutlicher als an der Extremitätenmuskulatur. Dies hinge mit der reichlicheren Versorgung der Gesichtsmuskeln mit autonomen Nerven zusammen. So konnte Kuré nach einseitiger Durchschneidung der Chorda tympani in dem betreffenden Zungenabschnitt muskeldystrophische Veränderungen beobachten, desgleichen an den äußeren Augenmuskeln nach Herausnahme des Ganglions ciliare, oder an dem Musculus caninus und Musculus levator labii proprius (Hund) nach Exstirpation des Ganglions sphenopalatinum. Umgekehrt konnte Kuré und seine Schule beim Dystrophiker eine bedeutende Verringerung der parasympathischen Fasern feststellen. Die sympathische Innervation soll hier die parasympathische Innervation synergisch unterstützen. Hierzu gehört der therapeutische Effekt von Adrenalin beim Dystrophiker: Die Muskulatur wird durch Adrenalinbehandlung gekräftigt. Einige Versuche sind teilweise in Kuntz' Laboratorium von Kerper mit ähnlichen Methoden wiederholt worden. Soweit schon Ergebnisse vorliegen, konnten die Angaben von Kuré bis zu einem gewissen Grade bestätigt werden. Es bleiben aber die weiteren Versuchsresultate abzuwarten (s. Kuntz, S. 370 f.). Ich selbst habe an einigen Patienten Versuche mit Adrenalin angestellt. Einen Einfluß von Adrenalin auf den Krankheitsprozeß oder auf die Muskelfunktion habe ich nicht festgestellt.

c) Experimentelle Angaben.

Sympathische Innervation und Muskeltonus. Seit Mosso im Jahre 1904 die Meinung vertrat, daß die zum Muskel ziehenden marklosen Fasern sympathischer Natur seien und den Muskeltonus besorgten, ist bis heute diese Meinung auf Grund vieler experimenteller Arbeiten ebenso oft vertreten als abgelehnt worden. In gleicher Weise sind Ansichten darüber geäußert worden, daß die Enthirnungsstarre, die ja eine starke Tonuserhöhung der Skeletmuskel verursacht, durch den Sympathicus beeinflußt würde.

Des weiteren wurde von verschiedenen Autoren, so von ROYLE (1924) und besonders von KURÉ und seinen Mitarbeitern als Ergebnis klinischer Beobachtungen der Schluß gezogen, daß die spastische Starre, wie sie z. B. nach einer Störung in der Pyramidenbahn eintreten kann, durch Erregung im Sympathicus zustande käme. Durchschneidung der betreffenden sympathischen Bahnen sollte die Starre bessern, Nachprüfungen solcher Beobachtungen und Experimente der letzten Jahre haben aber ergeben, daß der Einfluß des Sympathicus auf den Muskeltonus und die spastische Starre wohl nur sehr gering sein kann, wenn ein solcher überhaupt vorhanden ist. Eine endgültige Stellungnahme zum Tonusproblem in seiner Abhängigkeit von sympathischer Innervation wird durch den nicht ganz eindeutigen Begriff dessen, was Tonus ist, erschwert. ASHER äußerte auf Grund experimenteller Befunde die Meinung, daß der Anteil der Tonuskomponente des Sympathicus von dem Erregungszustand im somatischen Nervensystem abhänge. Es ist sehr leicht möglich, daß dieser Faktor, der von den früheren Autoren nicht berücksichtigt wurde, an den sich widersprechenden Befunden schuldig ist. Die Vermutung ASHERs paßt in den Rahmen unserer Anschauungen über die gegenseitige Abhängigkeit der verschiedenen Teile des Gesamtnervensystems voneinander.

Die Beziehung des Sympathicus zur Arbeit des quergestreiften Muskels. Fast gleichzeitig mit dem Tonusproblem wurde die Frage erörtert, in welcher Weise der Ablauf der Muskelzuckung bei gleichzeitiger Reizung des Sympathicus oder nach Ausschaltung dieses Nerven sich änderte, wenn bestimmte experimentelle Bedingungen eingehalten wurden. In einigen Fällen bemühte man sich, den physiologischen Verhältnissen möglichst nahe zu kommen. Da die Muskelarbeit mit dem Muskelstoffwechsel eng zusammenhängt, wollen wir zunächst kurz die Ansichten und Tatsachen anführen, die den Einfluß des Sympathicus auf den Muskelstoffwechsel betreffen.

Aus historischen Gründen haben wir noch zu erwähnen, daß schon CLAUDE BERNARD im Jahre 1871 die Möglichkeit erörterte, daß ein Einfluß des Sympathicus auf den Muskelstoffwechsel unabhängig von einer Gefäßweitenveränderung bestehe, und daß ferner REMAK im Jahre 1885 auf Grund experimenteller Beobachtung die Meinung vertrat, daß durch Reizung des Sympathicus Lähmungen und Krämpfe der quergestreiften Muskeln zustande kommen könnten.

Muskelstoffwechsel und Sympathicus. Es ist in kaum „befriedigender Weise klar gestellt, daß der Sympathicus unmittelbar die Bildung von Kreatin oder von Kohlensäure in den Muskeln anregt. Die einzige Veränderung im Muskel, die man gefunden hat, wenn man den Sympathicus reizte, ist eine Abnahme des Sauerstoffverbrauchs, der möglicherweise auf der gleichzeitigen Abnahme der Sauerstoffversorgung beruhen kann" (LANGLEYs Buch S. 65). Es steht doch wohl der Muskelstoffwechsel mit Bezug auf die beiden soeben angeführten Substanzen mehr mit der somatischen Innervation des Muskels in Zusammenhang. Allerdings sprechen hiergegen Versuche von STEPANOFF und KRESTOFFNIKOFF (in ORBELIS Sanatorium), die fanden, daß die oxydativen Prozesse im Muskel zunahmen, wenn der Sympathicus gereizt wurde.

Vom Kohlehydratstoffwechsel ist mit einiger Sicherheit bekannt, daß er mehr oder weniger von der sympathischen Innervation abhängt. Im sympathisch denervierten Muskel ist nämlich der Ammoniak- und Glykogenvorrat vermehrt, während das Lactacidogen vermindert ist. Dies scheint unabhängig von der Gefäß-weitenveränderung zu sein, die ja immer durch eine Sympathicusdurchschneidung bzw. Reizung zustande kommt. Es handelt sich wohl daher um einen Einfluß der sympathischen Innervation auf die Permeabilität der Muskelzellen; denn Gabbe (s. Magnus-Alsleben) konnte direkt zeigen, daß sich der Gehalt an Stickstoff und Zucker im Muskel deutlich vergrößerte, wenn er einem Frosch eine 20%ige Harnstoff- und Zuckerlösung in die Bauchvene einspritzte. Während nun die soeben angeführten Ergebnisse an der Froschmuskulatur festgestellt wurden, arbeiten Dworkin, Bacq und Dill an Meerschweinchen, Katzen und Kaninchen. Sie fanden auf der sympathektomierten Seite einen geringeren Glykogengehalt. „Die Tatsache, daß sympathektomierte Muskeln einen beträcht-lichen Glykogengehalt besitzen, sogar noch Monate nach der Denervation, spricht nicht dafür, daß der Sympathicus auf den Muskelstoffwechsel einen Einfluß besitzt." Diese Meinung steht mit der Annahme anderer Autoren (Hofmann und Wertheimer, Beatty, Beatty und Milroy in Widerspruch, die annahmen, daß der Sympathicus einen erregenden Einfluß auf den Kohle-hydratvorrat während der Muskeltätigkeit besitzt.

Orbeli und seine Schüler veröffentlichten vom Jahre 1923 ab eine Reihe von Arbeiten (s. Brücke), aus denen hervorging, daß Sympathicusreizung imstande sei, die Kontraktion der Skeletmuskulatur im Sinne einer Förderung zu beeinflussen. Es wurde am ermüdeten Froschmuskel gezeigt, das tetanische Sympathicusreizung nach einer Latenz von 10—30 Sek. die myographische Kurve zum Anstieg bringt. Dieser Anstieg dauerte noch einige Zeit nach der Reizung an. Bei der an sich klaren Versuchsanordnung sollte angenommen werden, daß Nachprüfungen dasselbe Resultat ergeben. Dies ist aber nur zum Teil der Fall. Sicher scheint zu sein, daß sich, wenn überhaupt, der Sympathicuseinfluß nur auf den nervösen Anteil, nicht aber auf den Muskel selbst erstreckt, wie Jaschwili (unter Gildemeister arbeitend) fand. Darüber hinaus scheint der sympathicus-lose Muskel doch leichter zu ermüden; jedenfalls geht dies aus einer großen Reihe von übereinstimmenden Beobachtungen hervor, die sich auch auf den Menschen erstreckten (Altenburger, bei Foerster arbeitend). Es ist möglich, daß der Einfluß des Sympathicus nur im Ermüdungszustand des Nerv-Muskel-apparates in Erscheinung tritt. Von Asher wird die geistreiche Arbeitshypothese vertreten, „daß möglicherweise auf ein chemisches Substrat der Ermüdung ein infolge der Sympathicusreizung gebildeter Stoff einwirkt. Diese Vorstellung liegt in der gleichen Richtung wie diejenige, welche die Wirkung der Reizung autonomer Nerven auf einen humoralen Mechanismus zurückgeführt wissen will" (s. S. 375). Es ist sehr leicht möglich, worauf Kuntz hinweist (s. sein Buch, S. 1, 357), daß die früher eintretende Ermüdung des sympathicuslosen Muskels mit der Dystrophie zusammenhängt, die nach einer gewissen Zeit nach der Sympathicusdurchschneidung auftreten soll. Mit den Sympathicusreiz- bzw. Ausschaltungsversuchen im Zusammenhang stehen die Befunde über die Ein-wirkung von Adrenalin auf die Muskelarbeit. Die meisten Autoren fanden, daß Adrenalin die Muskelarbeit vermehrt bzw. die Ermüdung verringert. Jedoch wird auch dieses bestritten (H. Wastl). Bei allen diesen Arbeiten, die den Einfluß des Sympathicus auf die Mukselarbeit studieren, hat man daran zu denken, daß ja fast immer gleichzeitig die Gefäßweite verändert wird, wodurch die Muskelarbeit beeinflußt wird [1]. Selbst bei „entbluteten" Präparaten kann

---

[1] Siehe die Arbeit von Schilf und Sternberg: Pflügers Arch. **229**, 758 (1932).

es nach Sympathicusreizung noch zu Blutverschiebungen kommen, worauf STERNBERG und SCHILF hingewiesen haben und GEDEWANI experimentell bewiesen hat.

Einfluß des Sympathicus auf den Nervenmuskelapparat. Wir haben schon oben die Arbeit von JASCHWILI angeführt, aus der hervorgeht, daß Sympathicusreizung die Erregbarkeit der peripheren Nervenendigung erhöht. In ähnlicher Weise äußern sich KUNTZ (S. 363) und auch die Versuche von ALTENBURGER und KROLL sprechen für einen Einfluß des Sympathicus auf die Erregbarkeit des Nervenmuskelapparates, womit wohl ORBELIS Vermutung experimentell sicher gestellt ist. Hierher gehören wohl auch die Versuchsergebnisse von ACHELIS, der die Erregbarkeit des peripheren Nerven vom Sympathicus beeinflußt fand. Es scheint sich aber um recht komplizierte Verhältnisse zu handeln, weil ACHELIS beobachtete, daß dieser Einfluß des Sympathicus mit der Tätigkeit der optischen Zentren zusammenhängt. Die Erregbarkeit eines Nerven steigt nämlich nach seiner Abtrennung vom Rückenmark oder nach Abtrennung der Lobi optici (Frosch). ACHELIS konnte diesen Befund bestätigen und weiter feststellen, daß das belichtete Auge hierbei eine Rolle spielt. Nach einer Sympathicusdurchschneidung wirkt Blendung des Frosches viel schwächer erregbarkeitssteigernd als bei einem normalen Tier, woraus hervorgehen mag, daß die Erregbarkeitssteigerung des peripheren Nerven nach Zerstörung der Lobi optici oder nach Blendung an die normale Tätigkeit des sympathischen Nerven gebunden ist. VON BRÜCKE schließt daher, daß „wir uns wohl vorstellen müssen, daß von den Opticis aus die erregbarkeitssteigernden sympathischen Zentren getrennt werden (Reflexe von den Augen auf den Sympathicus kennen wir ja auch von der chromatischen Hautfunktion der Amphibien und Fische her)“. Man kann aber ebensogut meinen, daß die Erregbarkeit des peripheren Nerven durch den optischen Apparat gehemmt und durch den Sympathicus erregt wird.

Einfluß auf die Sensibilität. CLAUDE BERNARD war der erste, der nach Herausnahme des obersten Halsganglions an Kaninchen und Katzen eine Überempfindlichkeit der Haut des Gesichtes und des Ohres auf derselben Seite feststellte. PETTE und auch BRÄUCKER (s. bei SCHILF) beobachteten an Patienten, denen sympathische Nerven durchschnitten worden waren, daß sich die Hautsensibilität geändert hatte. O. FOERSTER, ALTENBURGER und KROLL haben mit exakten chronaxiemetrischen Methoden gefunden, daß auf der sympathisch denervierten Seite die Chronaxie niedriger war. VON BRÜCKE und KRANNICH reizten hingegen den Sympathicus und bestimmten am ipsilateralen Beugereflex nach Reizung der Zehenhaut Chronaxie und Rheobase. „Bei 8 Fröschen fanden wir die Reflexchronaxie im Anschluß an die Grenzstrangreizung verkürzt, ohne daß die Rheobase sich dabei in einem bestimmten Sinne geändert hätte.“ Ausschaltung der sympathischen Innervation hatte keinen Anhalt für einen sympathischen Einfluß auf die Erregbarkeit gegeben. Es muß aber hinzugefügt werden, daß VON BRÜCKE und KRANNICH am Frosch arbeiteten, während die oben erwähnten Forscher am Warmblüter ihre Versuche anstellten. ACHELIS und Mitarbeiter haben über denselben Gegenstand weitere Untersuchungen angestellt, die in ihrer Deutung nicht ganz einfach sind. ACHELIS selbst deutet seine Versuche in der Weise, daß der sensible Nerv vom Sympathicus bei Milieuwechsel Erregungen in chronaxieverkürzender oder verlängernder Art erhalte, Es sei auch möglich, daß Gewebshormone, wie sie z. B. bei leichter Schädigung der Haut, Erwärmung, Bestrahlung entstehen, an der Umstimmung der sensiblen Nerven schuld seien. Soviel geht aus den Versuchen jedenfalls hervor, daß die betreffenden Autoren über den Gegenstand keineswegs gleicher Meinung sind und daß zur Zeit nur Vermutungen geäußert werden.

Einfluß des Sympathicus auf das Zentralnervensystem. W. R. Hess will auf Grund seiner Versuche mit Einspritzung von Giften, die im allgemeinen auf autonom innervierte Organe elektiv wirken, schließen, daß die Tätigkeit des Gehirns mit in den Funktionsbereich des autonomen Nervensystems gehört. Wir sind der Ansicht, daß aus Giftwirkungen nicht auf eine Innervation geschlossen werden darf und lehnen daher die aus den Versuchen gezogenen Schlüss-ab. Erwähnen wollen wir aber hier die Erörterung von Achelis, nach der es sich doch mehr um ein Nebeneinander oder Ineinander als um die Abhängigkeit der Funktion des einen Nervensystems vom andern handelt.

Parasympathische Innervation und Muskeltonus. Die Bezeichnung einer parasympathischen Innervation des Muskeltonus wurde teilweise von der Wirkung des Atropins hergeleitet, das eine striäre Muskeltonuserhöhung verringern kann. Hinzukam, daß man das Heidenhain-Vulpiansche Phänomen — nach Degeneration des durchgeschnittenen Nervus hypoglossus bewirkt Reizung der Chorda tympani eine tonische Kontraktion der Zungenmuskulatur — mit einer tonuserhöhenden parasympathischen Innervation in Zusammenhang brachte (Frank und Mitarbeiter). Es kann sich hier kaum um eine sogenannte antidrome Innervationserregung handeln, denn Machol und Schilf fanden, daß eine Lingualisreizung nach Ausschaltung des Hypoglossus und Degeneration der Chorda unwirksam ist. Andererseits spricht für eine antidrome Erregungsleitung die dem Vulpian-Heidenhainschen Phänomen sehr ähnliche Beobachtung Sherringtons, nach der Reizung des Ischiadicus nach vorausgegangener, degenerativer Durchschneidung der Vorderwurzeln eine träge Dorsal- bzw. Plantarflexion des Fußes und der Zehen verursacht. In neuerer Zeit wird angenommen, daß bei einer derartigen Nervenerregung Acetylcholin frei wird, das tatsächlich ähnliche Kontraktionen an Warmblüter-Muskeln mit degenerierten efferenten somatischen Nervenfasern verursacht. Jedoch auch hiergegen lassen sich ganz neuestens Befunde von W. Feldberg (in unserem Laboratorium) anführen, der fand, daß Acetylcholin auch am normalen Muskel eine Kontraktion verursacht. Die Ergebnisse sind keineswegs klar; man hat weitere Befunde abzuwarten, ehe sichere Angaben gemacht werden können.

2. Innervation des Kreislaufapparates.

Die schon lange bekannten Tatsachen, daß das Herz vom Vagus hemmend und vom Sympathicus erregend innerviert wird, sollen hier nicht erörtert werden. Erwähnen möchten wir nur, daß z. B. Volkmann schon im Jahre 1838 beim Frosch durch Vagusreizung eine Verlangsamung der Herzschlagfolge beobachtet hatte.

Einen neuen nervenphysiologischen Antrieb erhielt das Forschungsgebiet der Innervation des Herzens durch die Arbeiten des Grazer Pharmakologen O. Loewi. Sie sind überhaupt der experimentelle Ausgangspunkt für die neueren humoral-physiologischen Forschungen auf dem Gebiet des autonomen Nervensystems, die zur Zeit in Dales Institut in London in so vollendetem Maße ausgeführt werden. Loewi zeigte 1921 zum ersten Male, daß bei Erregung von Vagus oder Sympathicus Stoffe in die Herzhöhlenflüssigkeit übergehen, die, wenn sie auf ein anderes Herz übertragen werden, genau so wirken, als ob hier der Vagus oder Sympathicus gereizt würde. Der Schluß war nur möglich, daß im Herzen bei Erregung des Vagus oder Sympathicus spezifische chemische Stoffe frei werden, die die Nervenerregung auf die Herzmuskelzelle vermitteln. Anfänglich haben Nachuntersucher die Loewischen Befunde nicht bestätigen können. Dies lag zum Teil daran, daß die entstandenen Nervenerregungsstoffe sofort durch Fermente zerstört werden. So wies z. B. Loewi nach, daß der Vagusstoff ein acetylcholinartiger Stoff sein müsse. Wir wissen heute, daß im Blute und in der Gewebsflüssigkeit eine Esterase vorhanden ist, die das Acetylcholin spaltet. Eserin verhindert dies. Heute gelingt der LOEWISche Versuch unschwer, wenn Eserin vor dem Versuch gegeben wird.

Die chemische Natur des Sympathicusstoffes ist nicht geklärt. CANNON und ROSENBLÜTH vermuten, daß es ein hemmendes und erregendes „Sympathin" gebe, das bei der Sympathicusreizung frei werde. BACQ und FRÉDERICQ haben gezeigt, daß „Sympathin" mit Adrenalin identisch sei, dagegen sprechen die neuesten Arbeiten aus dem Laboratorium HEYMANS dafür, daß doch Unterschiede zwischen einer Sympathicus- und einer Adrenalinwirkung vorhanden sind. Es ist wohl sicher, daß das Sympathin nicht Histamin ist.

Es ist bemerkenswert, daß Atropin, das die hemmende Wirkung einer Vagusreizung verursacht, die Produktion des acetylcholinähnlichen Vagusstoffes nicht zu verhindern vermag. Dies bildet keine Ausnahme in dem Verhalten der übrigen cholinergischen Nerven (s. S. 373). Wohl die klarsten Ergebnisse, die dafür sprechen, daß bei Vagusreizung im Herzen ein acetylcholinartiger Stoff frei wird, haben die Versuche von FELDBERG und KRAYER ergeben. Sie fingen das Blut aus der Coronarvene des Hundes auf, der vorher Eserin und Atropin erhalten hatte. Bei Reizung des Vagus trat im Coronarblut ein Stoff auf, der physiologisch sich wie Acetylcholin verhielt. Unter mehr „physiologischen" Verhältnissen arbeiteten KRAYER und VERNAY, die Acetylcholin im Coronarblut fanden, wenn durch Druckanstieg im Sinus caroticus eine reflektorische Vagushemmung am Hundeherzen hervorgerufen wurde.

Innervation der Gefäße. *Allgemeines über die Gefäßmuskulatur einschließlich Capillaren.* Die Bedeutung einer Änderung der Gefäßweite für ein Organ mag aus der Tatsache hervorgehen, daß im allgemeinen bei enger werdendem Gefäßquerschnitt die Blutversorgung schlechter wird, und daß eine Erweiterung der Gefäße nicht nur die dem Organ zugeführte Blutmenge vermehrt, sondern auch den Austausch von Stoffwechselprodukten wegen der verringerten Strömungsgeschwindigkeit in den erweiterten Gefäßen begünstigt. Deshalb spielen für den Gesamtorganismus die autonomen Gefäßnerven, soweit sie die Weite regulieren, eine sehr große Rolle. Daneben haben wir aber auch immer daran zu denken, daß die Gefäßweite noch von den in das Blut oder die Gewebsflüssigkeit abgegebenen Hormonen bzw. Gewebshormonen beeinflußt wird. Im allgemeinen scheinen die autonomen Nerven dafür zu sorgen, daß die Gefäße des betreffenden Organs in ihrer Weite möglichst schnell verändert werden, während die hormonale bzw. humoralphysiologische Beeinflussung, doch langsamer vor sich geht, wobei allerdings der Einfluß länger anhält. Es ist also selbstverständlich, daß die Tätigkeit der Organe mit von dem Zustand der Gefäße abhängig ist und daß, wenn die zum Organ führenden Nerven erregt oder durchschnitten werden, man immer daran denken muß, in welcher Weise die Gefäßversorgung hierdurch verändert wird. So hat z. B. mein Schüler NEMTZOGLU zeigen können, daß das Wachstum der Zähne junger Hunde deutlich durch eine Halssympathicusdurchschneidung beeinflußt wird. Die Zähne zeigten auf der durchschnittenen Seite sowohl bei den bleibenden Zähnen als auch bei den Zahnkeimen eine vermehrte Kalkablagerung.

Was die Gefäße anbetrifft, so haben wir die großen (Aorta und die von dieser abgehenden Gefäße) von den mittleren und den kleinsten Arterien bzw. den Capillaren zu unterscheiden. Dieser Unterschied beruht auf einem verschiedenen histologischen Bau, wodurch sich aber auch eine verschiedene Funktion ergibt. Das Verhältnis von Muskulatur und Bindegewebe ändert sich nämlich bei dem Übergang von großen Gefäßen zu kleinen Gefäßen, und zwar ist die Muskulatur bei den kleinen Gefäßen stärker ausgebildet als bei den großen Gefäßen. Infolge dieses größeren Anteils von Muskulatur — die Ringmuskulatur überwiegt bei weitem die Längsmuskeln — können die kleinen Gefäße in erheblichem Grade je nach ihrem Tonus und Erregungszustand sich verengern und erweitern. Dies geschieht im allgemeinen entweder auf dem Nervenerregungsweg oder hormonal. Daneben geht ja vom Herzen aus die systolische Schlauchwelle über das gesamte Gefäßrohr hin. Außer dieser durch das Herz verursachten Pulsbewegung des Gefäßsystems geht noch rhythmisch in Abständen von ungefähr 30 Sek. bis zu 1 Min. eine Gefäßweitenveränderung vor sich. Es ist möglich, daß diese rhythmischen Tonusschwankungen der Gefäße mit der Gefäßbewegung zusammenhängen, die man bei solchen Tieren findet, die noch kein ausgebildetes Kreislaufsystem, insbesondere kein Herz besitzen. Bei diesen Tieren wird die Blutbewegung durch die rhythmischen Tonusschwankungen der Gefäße verursacht (s. Schilf).

Schließlich ist noch vom allgemeinen muskelphysiologischen Standpunkt aus zu erwähnen, daß der Gefäßmuskel wie jeder andere glatte Muskel sich auf einen Dehnungsreiz zusammenzieht. Dies ist deshalb bemerkenswert, weil starker Binnendruck von seiten des Blutes die Gefäße zur Kontraktion bringen kann, so daß dadurch der Blutdruck noch stärker erhöht wird. Dieser Vorgang geht offenbar unabhängig von zentraler Innervation vor sich (Hirose und Schilf). Erwähnen möchten wir noch, daß die Blutgefäße eine afferente Innervation besitzen, die zugehörigen Receptoren liegen in der Adventitia. Die Chirurgen können häufig beobachten, daß beim Abklemmen der Gefäße Schmerzen geäußert werden. Jedoch macht Rieder darauf aufmerksam, daß die Arterien nicht an allen Stellen gleich schmerzempfindlich seien, wie er bei Operationen in Lokalanästhesie beobachtet hat. „Es gibt Stellen an der Arterie, an denen Schmerz weder auf Kneifen, noch auf elektrische Reizungen ausgelöst werden kann. Wieder andere Stellen sind außerordentlich schmerzempfindlich. Und wenn man diese Stellen sorgfältig präpariert, so kann man stets beobachten, daß hier segmentär kleine Nervenfasern in das periarterielle Gewebe ziehen" (über das Anatomische s. S. 387). Daß von den Gefäßen deshalb reflektorische Einflüsse nicht nur auf andere Gefäßgebiete, sondern auch auf das Herz, ja sogar auf andere autonom innervierte Organe ausgehen können, ist bekannt. Kreislaufsreflexe von Gefäß auf Gefäß bzw. Herz sind der Depressorreflex und die Reflexe, die von der Teilungsstelle der Art. carotides ausgehen (Sinus caroticus-Reflex von H. E. Hering). Es lassen sich aber von noch einigen anderen Körperstellen aus Reflexe auf den Kreislauf erzielen. So erzeugt Schlag auf den Bauch einen Herzstillstand (sog. Goltzscher Klopfversuch), Druck auf das Auge kann den Herzschlag verlangsamen (Tschermakscher Versuch).

Experimentelle Beweise dafür, daß die sensiblen Nervenfasern segmentär an das Gefäß herantreten, haben Schilf und Stahl erbracht.

Die Capillaren bestehen aus einschichtigen, mehr oder weniger platten und langgestreckten, halbrinnenförmig gebogenen, kernhaltigen Endothelzellen, denen allerdings in Abständen Zellen von außen angelagert sind, die Rouget 1873 zum erstenmal beschrieb und die Vimtrup (in Kroghs Laboratorium, s. Kroghs Buch S. 66) mit der Kontraktilität der Capillaren in Zusammenhang brachte (s. darüber S. 388). Was die mit Muskeln versehenen Gefäße anbetrifft — in der Hauptsache also die kleineren Gefäße, die Arteriolen, das präcapillare Gebiet —, so geht von diesen die Änderung der Gefäßweite infolge Nervenerregung aus. Und zwar handelt es sich im allgemeinen um tonische Zustandsänderungen.

Aus der Tatsache, daß nach Durchschneidung der sympathischen Gefäßnerven das betreffende Gefäßgebiet weit wird, schließt man, daß über die sympathischen Gefäßnerven dauernde gefäßverengernde Erregungen verlaufen. Die sympathischen Gefäßnerven sind also die gefäßverengernden Nerven.

Bevor wir auf diese verengernden sympathischen Gefäßnerven eingehen, wollen wir noch kurz den Zustand der Gefäße beschreiben, der nach der Durchtrennung der sympathischen Gefäßverengerer auftritt. Im Augenblick der Durchtrennung werden die Gefäße — es sind meist die sichtbaren kleinen Arterien (Kaninchenohr) — meist eng als Ausdruck einer vorübergehenden sympathischen Erregung infolge des Durchschneidungsreizes. Alsdann werden die Arterien sehr weit und nach einiger Zeit nimmt das ganze Gefäßgebiet einen hellroten Farbton an als Zeichen dafür, daß auch jetzt die Capillaren weit geworden sind. Man kann im übrigen finden, daß gleichzeitig auch die Temperatur in dem betreffenden Gebiet angestiegen ist. Bei Patienten, bei denen eine Sympathektomie ausgeführt wurde, ist dies gut zu fühlen. Dieser Zustand hält am nächsten Tage noch an, ja die Röte kann noch intensiver werden. Aber nach einigen Tagen, ungefähr vom 4. Tage an, nimmt die Röte ab. Allmählich verengern sich die Gefäße, so daß sogar das betreffende Organ sich kälter anfühlt als auf der normalen Seite. Solche Zustände kann man häufig auch an Gliedmaßen finden, die durch eine Apoplexie gelähmt sind. Hier handelt es sich wahrscheinlich um zentral bedingte Einflüsse auf die Gefäßinnervation. Sie sind aber doch wohl im Sinne eines Ausfalles der sympathischen Gefäßinnervationen aufzufassen.

Man muß es unentschieden lassen, worauf dieser Verengungszustand nach der Sympathicusdurchschneidung beruht. Erfolgte er nach einer präganglionären Durchschneidung, so kann eine postganglionäre Durchtrennung nochmals eine Erweiterung im betreffenden Gefäßgebiet verursachen, vorausgesetzt, daß das Gefäßgebiet wieder enger geworden ist. Hier geht also die vasoconstrictorische Erregung von der jetzt vom Rückenmark isolierten Ganglienzelle im peripher gelegenen sympathischen Ganglion aus (s. darüber S. 367). Handelt es sich aber um eine postganglionäre Durchschneidung, so ist die „paradoxe" Gefäßverengerung nach Sympathicusdurchschneidung nur schwer erklärbar. Nun liegen allerdings in der Adventitia der Gefäße hin und wieder Ganglienzellen (STÖHRS Buch S. 67). Ihr Vorkommen ist aber doch zu selten, als daß von ihnen aus die paradoxe Gefäßverengerung bewirkt werden sollte. Eine mögliche Erklärung der Gefäßverengerung nach Sympathicusdurchschneidung liegt in der Annahme, daß vom Blute aus humoralphysiologische Stoffe die Gefäße in einem Verengerungszustand halten. Wir wissen, daß Gefäße mit degenerierten sympathischen Nerven Giften, wie z. B. Adrenalin, Histamin (s. FELDBERG und SCHILF. S. 92) oder Acetylcholin (s. S. 369) gegenüber empfindlicher sind. Diese Überempfindlichkeit kann den Verengerungszustand nach sympathischer Denervation erklären, wenn wir solche im Blute vorkommenden Stoffe annehmen, wozu wir berechtigt sind. Im übrigen finden wir derartige paradoxe Reaktionen auch an anderen Organen, denen die sympathischen oder parasympathischen Nerven durchschnitten wurden (s. S. 391).

Allgemeines über die die Gefäßweite verändernden Nerven. *Anatomie und Histologie der mit Muskeln versehenen Gefäße und der Capillaren.* Die Gefäße erhalten von den sie begleitenden Nerven feine Fäserchen, die dann in der Adventitia der Gefäße weiter verlaufen bzw. sich aufteilen und endigen (s. Abb. 1). Die Länge der in der Adventitia verlaufenden Nervenfasern ist verschieden. Es ist sicher, daß sie längere Bahnen nicht darstellen (SCHILF und STAHL, s. d.); es gibt aber doch auch Ausnahmen. SCHILF und STAHL konnten bei der Katze Nervenfasern längs der Gefäße verfolgen, die vom oberen Drittel des Oberschenkels bis zum unteren Drittel des Unterschenkels in der Adventitia verliefen. Für den Histologen ist es nicht ganz einfach, die Zugehörigkeit dieser

Fasern festzustellen. Es ist weiter „sehr fraglich, ob die Nerven, die in dem Geflecht in der Adventitia verlaufen, auch in der Tat alle als Vasomotoren anzusehen sind, oder sonst irgendwie mit der Blutregulation zu tun haben".

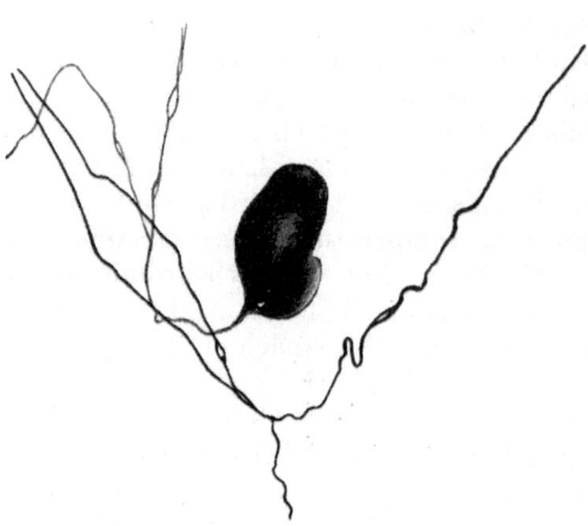

Abb. 1. Unipolare Ganglienzelle aus der Adventitia einer Arterie des Plexus chorioideus. Mensch. Natronlauge-Silbermethode von O. Schultze. Vergrößerung 1000fach. (Nach Stöhr jr.)

Die Fasern, die wie gesagt in der Adventitia des Gefäßes verlaufen, lassen ein oberflächliches Geflecht grober Nervenbündel und eine der Media aufliegende zweite nervöse Formation aus feinen und feinsten Nervenfäserchen erkennen. „Man sollte nun meinen, daß in der Muscularis, als dem wahrscheinlichen, eigentlichen Erfolgsorgan fast aller hier beschriebenen Nerven, diese in größter Masse anzutreffen seien, um schließlich in den glatten Muskelzellen ihr Ende zu finden. Sonderbarerweise ist dies aber gar nicht der Fall; in Hunderten von Präparaten habe ich nicht eine Spur von Nerven in der Muscularis bemerkt, ganz selten sah ich einmal ein vereinzeltes Fäserchen sich von dem tiefen Adventitiaplexus nach der Media hin abzweigen und selbst da war ich nicht ganz sicher, ob nicht ein Schrägschnitt die Ursache der Erscheinung war" (Stöhr, S. 66).

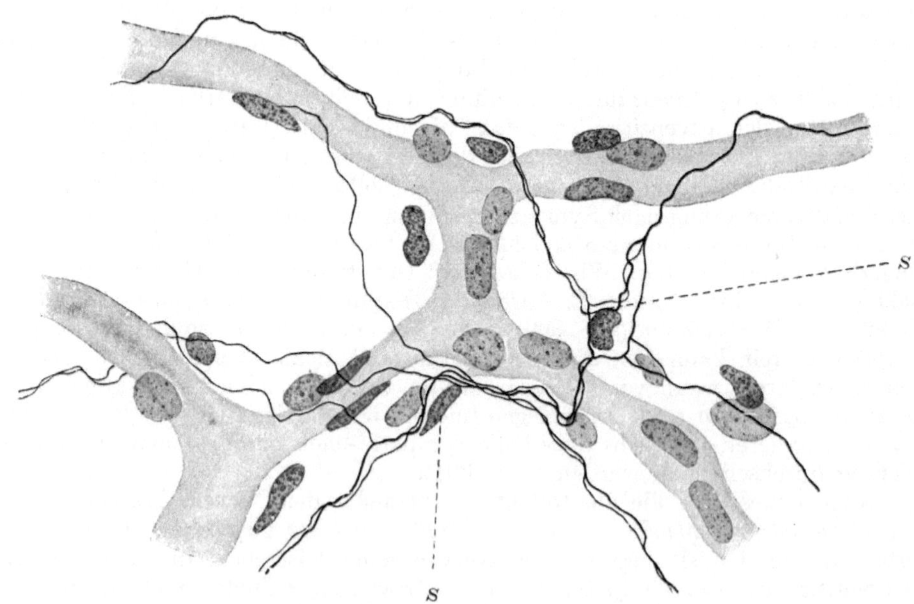

Abb. 2. Capillarnerven aus dem Herzen. Mensch. Bielschowsky-Methode. S Schwannsche Kerne. Vergrößerung 800 fach. (Nach Stöhr jr.)

In der Intima kommen Nerven nicht vor; jedenfalls hat Stöhr „niemals Derartiges gesehen" (Stöhr, S. 66).

Ganglienzellen finden sich vereinzelt in der Adventitia vor (s. Abb. 1).

Sensible Nervenendigungen sollen sich sehr zahlreich in den kleinen Arterien vorfinden und mögen mit der nervösen Gefäßregulation in Zusammenhang stehen. In der Adventitia größerer Gefäße findet man VATER-PACINIsche und den KRAUSEschen Endkölbchen ähnliche Körperchen, die wohl die Sensibilität vermitteln (s. S. 384).

Der histologische Nachweis der Innervation der Capillaren gestaltet sich außerordentlich verwickelt, zumal an diesen Gefäßen Nervenendigungen festgestellt werden müssen. „Mir ist es an Hunderten von Präparaten in der menschlichen Pia nur in zwei Fällen gelungen, feinste marklose Fäserchen auf der Capillarwand mit kleinen Knöpfchen endigen zu sehen". Im allgemeinen bilden die die Capillaren begleitenden Nerven ein geschlossenes Netz, „welches in das Gefäßnetz gleichsam hineingeknüpft ist und mit diesem durch direktes Aufliegen seiner Fasern auf der Endothelwand in innigstem Zusammenhang steht" (STÖHRs Buch S. 76). Was die Nervenfasern anbetrifft, so sind sie marklos und feiner als die Fasern, die sich in der Adventitia der Arterien und Venen vorfinden. Sie bleiben auch erhalten, wenn die somatische Innervation durchschnitten wird und degeneriert ist (KUNTZ' Buch S. 151). Hieraus schließt KUNTZ mit Recht, daß es sich um sympathische Fasern handeln muß. STÖHR dagegen meint, daß vom histologischen Standpunkt aus nicht beurteilt werden kann, ob die Fasern motorisch oder sensibel seien. „Daß jede Endothel- oder ROUGET-Zelle mit einer Nervenfaser in Verbindung stehen sollte, wie KROGH (1924) vermutet, habe ich niemals gesehen" (STÖHR, S. 76; s. dazu die Abb. 2).

Die Innervation der Venen unterscheidet sich nicht wesentlich von der der Arterien; letztere besitzen vielleicht nur einen größeren Nervenreichtum (STÖHRs Buch S. 71). An den Gefäßen der Placenta und denen der Substanz des Zentralnervensystems hat man bis jetzt keine Nerven finden können.

Experimentelle und klinische Feststellungen. Wir haben schon kurz hervorgehoben, daß mit Ausnahme ganz weniger Gefäßgebiete der Sympathicus die gefäßverengernden Nerven liefert. Es ist sehr auffällig, daß Adrenalin, ein Hormon der Nebenniere, in gleicher Weise die Gefäße verengt, ja daß dieses Gift auch die sogenannten Umkehrreaktionen mit dem Nervus sympathicus mitmacht. Es wird hieraus auf einen engen Zusammenhang zwischen Adrenalin und Nervenwirkung geschlossen (s. darüber S. 376). Dieser Zusammenhang ist deshalb so bemerkenswert, weil wir auf Grund der neueren Forschung anzunehmen haben, daß eine chemische Substanz, CANNON und BACQs „Sympathin", im Organ frei wird, wenn der zugehörige sympathische Nerv gereizt wird. Wir haben allen Grund anzunehmen, daß auch von der Gefäßmuskelzelle aus nach einer Sympathicusreizung ein derartiges, in seiner Wirkung adrenalinähnliches Gewebshormon Sympathin frei wird, das jetzt auf die Gefäße verengernd wirkt. ELLIOTTs Vermutung erhält hiernach einen gewissen Grad von Wahrscheinlichkeit. Dieser Forscher hatte nämlich schon im Jahre 1904 den Gedanken geäußert, daß der glatte Muskel eine adrenalinähnliche Substanz freimacht, wenn der zugehörige sympathische Nerv gereizt wird. Solche Vorstellungen passen gut in unsere humoralphysiologische Vorstellung von der Regulationsweise in unserem Organismus (s. Näheres darüber S. 362).

Die sympathischen gefäßverengernden Nerven. Mit Ausnahme der Lungengefäße von Frosch und Schildkröte — bei diesen Tieren bewirkt Sympathicusreizung keine Gefäßverengerung; die verengernden Fasern verlaufen im Vagus (CARLSON und LUCKHARDT) — hat Sympathicusreizung immer eine Gefäßverengerung zur Folge, und zwar verengern sich sowohl die Arterien als auch die Venen (über die Capillaren s. unten). Daß im Halssympathicus gefäßerweiternde sympathische Nerven vorhanden sein sollen, hat sich nicht bestätigt (SCHILF und FELDBERG).

Werden die Gefäße eines größeren Gebietes durch Sympathicusreizung verengt, so muß der allgemeine Blutdruck ansteigen und die von der Reizung nicht betroffenen Gefäßgebiete erweitern sich, weil die Blutmenge aus dem verengten Gefäßgebiet verschoben wird. Man nimmt an, daß es sich um einen Kompensationsvorgang handelt. So sieht man z. B. nach einer intravenösen Adrenalineinspritzung die Splanchnicusgefäße sich verengern, während die Muskelgefäße sich erweitern. Das Gefäßgebiet des Splanchnicus ist größer und mit stärkerer Muskulatur versehen als die Muskelgefäße, die infolge des durch die Verengerung des Splanchnicusgebietes erhöhten Blutdruckes mechanisch erweitert werden.

Unter normalen Bedingungen wird eine Verengerung in einem Gefäßgebiet immer ein Nachlassen des sympathischen vasoconstrictorischen Tonus in anderen Gefäßgebieten (und umgekehrt) zur Folge haben. So ist bei der Verdauungsarbeit das Splanchnicusgefäßgebiet weit, während das periphere Gefäßgebiet — Muskulatur, Gehirn — enger wird. Ein jeder spürt an sich, daß geistige oder körperliche Arbeit während der Verdauungsarbeit ungern verrichtet wird; die Gefäße dieser Gefäßgebiete sind eng und Gehirn und Muskelmasse sind mit Blut schlecht versorgt. Umgekehrt sind bei Muskelarbeit die Eingeweidegefäße eng und die Gefäße der arbeitenden Organe weit. Es handelt sich bei dieser Blutverteilung um zentralnervöse Regulationen, die peripher zum größten Teil über den Sympathicus verlaufen.

Der Reizerfolg einer Sympathicusreizung tritt meist mit einer Latenz von ungefähr 2 Sek. auf und kann bei starker Reizung zu vollkommenem Verschluß der mit Muskeln versehenen Gefäße führen. Sehr bald läßt diese Verengerung trotz bestehender Reizung nach, eine Erscheinung, die man an sehr vielen glatten Muskeln studieren kann.

Das Refraktärstadium, d. h. Unerregbarkeit der Gefäße für eine mehr oder minder lange Zeit nach erfolgter Reizung, ist ebenfalls ausgesprochen. Die Gefäße sind ferner einer Sympathicusreizung gegenüber refraktär, wenn sie infolge Hinterwurzelreizung antidrom erweitert sind (Foerster, Hara).

Unter besonderen pathologischen oder experimentellen Bedingungen bewirkt eine Erregung bzw. Reizung der sympathischen Gefäßverengerer keine Vasokonstriktion, sondern eine Dilatation. So hat A. Simons beobachtet, daß bei neurovasculären Erkrankungen die Gefäße sich reflektorisch auf Kältereiz erweitern statt verengern. Gibt man Versuchstieren Apocodein, Ergotoxin oder größere Mengen von Adrenalin (s. darüber in Schilfs Autonomes Nervensystem, S. 95), so bewirkt Sympathicusreizung keine Verengerung, sondern eine Erweiterung der Gefäße. Dies hat nichts mit sympathischen Vasodilatoren zu tun, sondern die Gefäßmuskelzelle ist durch die Gifte verändert, so daß Reize, welcher Art sie auch sein mögen, eine umgekehrte Reaktion bewirken. Der Zustand der Zelle ist maßgebend, in welcher Richtung der Reizerfolg verläuft. In einigen Fällen wurde unter normalen Bedingungen nach Sympathicusreizung eine Gefäßerweiterung gesehen. Hierbei hatte man jedoch nicht berücksichtigt, wie z. B. bei Splanchnicusreizung, daß die freigewordenen kleinen Mengen von Adrenalin die Gefäße erweitert haben, zu einem anderen Teile, wie z. B. bei der Gefäßerweiterung nach Reizung des degenerierten Nervus ischiadicus, handelte es sich um antidrome Gefäßerweiterung (s. darüber S. 389).

Ob die Capillaren sich auf Sympathicusreizung zusammenziehen, ist noch immer nicht mit Sicherheit festgestellt worden. Th. Lewis hat einen einwandfreien Versuch beschrieben: Er klemmte bei Kaninchen die Ohrarterien ab; reizte er dann den Halssympathicus, so wurde trotzdem das Ohr blaß. Dies kann nur durch Verengerung der Capillaren geschehen, wenn wir voraussetzen, daß vor der Reizung die abgeklemmten Arterien blutleer geworden sind. Mir scheint dieser Versuch sehr überzeugend zu sein. KROGH (s. sein Buch S. 88) bringt eine Reihe weiterer Versuche, die im großen und ganzen dafür zu sprechen scheinen, daß die Capillaren sich auf sympathische Erregung zusammenziehen. Es gibt aber auch Versuche, die den Meinungen und Erörterungen KROGHS widersprechen, wie dies aus KUNTZ' Buch hervorgeht. Das Problem ist schwer zu lösen, weil die Capillaren zu sehr von der Weite der Arterien und Venen abhängen, zwischen denen sie liegen.

Ob die vasomotorisch trophischen Erkrankungen (s. CASSIRER und HIRSCHFELD) mit solchen im sympathischen Nervensystem zusammenhängen, bleibt ganz ungewiß. Es ist zu vermuten, daß der Erregungszustand im Sympathicus bei diesen Erkrankungen verändert ist. Häufig ist aber bei den Patienten mit vasomotorisch-trophischen Neurosen das hormonale System miterkrankt. Es scheint mir sehr wesentlich an der Krankheit beteiligt zu sein.

Man hat die Gefäßerweiterung nach Durchschneidung der Gefäßverenger — Sympathektomie — Heilzwecken dienstbar gemacht. Der Erfolg soll jedenfalls ein größerer sein, als wenn man nur die sympathischen Nerven längs der Gefäße herausschneidet — periarterielle Sympathektomie (LERICHE, BRÜNING; s. darüber RIEDER). Die Erfolge scheinen doch nicht allzu groß gewesen zu sein, denn es ist in den letzten Jahren nicht sehr viel darüber veröffentlicht worden. Man kann sich auch kaum vorstellen, warum Erkrankungen wie Asthma bronchiale oder Angina pectoris oder die RAYNAUDsche Erkrankung auf die Dauer durch Eingriffe am peripheren Sympathicus oder Parasympathicus beeinflußt werden sollten.

Gefäßerweiternde parasympathische Nerven. Reizung der Chorda tympani verursacht Erweiterung der Zungengefäße (s. darüber bei MACHOL und SCHILF). Ferner soll der Nervus vidianus gefäßerweiternde Nerven für die Nasenschleimhaut führen. Da bei beiden Nerven gleichzeitig die Schleimdrüsen mitgereizt werden, so könnten die hierbei entstehenden Stoffwechselprodukte die Gefäße erweitern. Es handelte sich um einen indirekten Effekt, der durch die Nervenreizung zustande gekommen ist. Es ist daher offen zu lassen, ob in der Chorda tympani und im Nervus vidianus parasympathische Vasodilatatoren verlaufen.

Dagegen muß man die im Nervus pelvicus vorhandenen Fasern als echte parasympathische Gefäßerweiterer ansprechen. Sie erweitern die Corpora cavernosa und spongiosa des Penis.

Die antidrome Gefäßerweiterung. Schon STRICKER fand im Jahre 1876 an Hunden, daß Reizung des distalen Endes der durchschnittenen hinteren Wurzel von L 6 und 7 eine Gefäßerweiterung und Temperatursteigerung zur Folge hatte. Einige Jahre vorher hatte GOLTZ darauf aufmerksam gemacht, daß im Ischiadicus von Hunden gefäßerweiternde Nerven vorhanden seien. Die Tatsache dieser „antidrom" (LANGLEY) erzeugten Gefäßerweiterung ist sichergestellt. Sie ist auch am Menschen beobachtet worden. O. FOERSTER hat gelegentlich von Laminektomien das periphere Ende einer durchschnittenen hinteren Wurzel gereizt und im betreffenden Segment die antidrome gefäßerweiternde Wirkung studiert. Als Versuchstiere eignen sich am besten Hunde, Kaninchen (FELDBERG, LEWIN und SCHILF), nicht so gut Katzen (HARA in unserem Laboratorium). Beim Meerschweinchen hat BENA (in unserem Laboratorium) nach Reizung der hinteren Wurzel keine Gefäßerweiterung erzielen können.

Nun sind „zahlreiche feine Nervenfasern in den hinteren Wurzeln aller Spinalnerven vorhanden, ob sie aber eine Beziehung besonders zur antidromen Wirkung haben, ist unbekannt" (LANGLEY). KURÉ bringt sie mit dieser Gefäßerweiterung in Zusammenhang und hat eine Reihe überzeugender Beobachtungen und histologischer Tatsachen veröffentlicht. Die Befunde von Machol und Schilf, die die Gefäßerweiterung nach Reizung der Chorda tympani studierten, sprechen ebenfalls dafür, daß die antidrom erzeugte Gefäßerweiterung nicht mit den sensiblen Nerven zusammenhängt. Kuré vertritt die Ansicht, daß die Fasern parasympathischer Natur seien und zu dem von ihm so bezeichneten Spinal-Parasympathicus gehören.

Aus der Art des Auftretens der Gefäßerweiterung nach der Reizung der betreffenden Nerven — lange Latenz (1—3 Sek.), Überdauern der Erweiterung nach der Reizung (3 Min.) — wird geschlossen, daß durch den Nervenreiz in der Peripherie eine humoralphysiologische Substanz frei wird, die dann erst die Gefäße erweitert. Es handelt sich also um einen Mechanismus, wie wir ihn auch bei der sympathischen Gefäßverengerung vermuten (s. S. 387). Die Beweise, daß die antidrome Gefäßerweiterung humoralphysiologisch zustande kommt, sind jedoch viel sicherer als die für die sympathische Gefäßverengerung. Man ist jedoch noch im Zweifel, welcher Art die Substanz ist. Th. Lewis vermutet, daß es sich um einen histaminähnlichen Stoff handelt; Dale nimmt Acetylcholin an, während Feldberg und Schilf die Meinung vertreten, daß bei antidrom erzeugter Nervenerregung beide Stoffe entstehen können. Klinisch spielt die antidrome Gefäßerweiterung eine gewisse Rolle. So dürfte z. B. die segmentär auftretende Gefäßerweiterung bei Herpes zoster auf dem antidromen Mechanismus beruhen.

Anhang. Das Reflexerythem (roter Hof usw.) nach Reizung der Haut oder bei Erkrankung innerer Organe. Es ist eine bekannte Feststellung, daß Hautreize, Kälte, Wärme, Reiben, Elektrisieren, chemische Reize, zunächst eine örtliche Hautrötung verursachen. Sehr bald — 1—3 Min. nach dem Reiz — tritt um die gereizte Hautstelle herum ein roter Hof ein, der wegen der langen Latenz und der Ausbreitung über die gereizte Hautstelle hinaus nicht unmittelbar mit dem Hautreiz zusammenhängen kann. Überdies tritt das Reflexerythem nicht auf, wenn der zugehörige sensible Nerv durchschnitten und degeneriert ist. Kurz nach der Durchschneidung kann man jederzeit das Erythem nachweisen. Ungefähr vom 5. Tag ab läßt sich das „Reflex"erythem nicht mehr nachweisen. Die Vorstellung vom Zustandekommen des Reflexerythems (Dermographismus) beruht auf der Idee des postganglionären Axonreflexes (s. S. 371): Der Hautreiz setzt am sensiblen Receptor eine (in diesem Falle humoralphysiologische) Erregung, die ein wenig zentralwärts zieht, um dann auf andere Axone überzuspringen. Wieweit hier das Gesetz der isolierten Leitung Gültigkeit hat, ist bei Schilf, S. 399 erörtert worden. Das Reflexerythem wird hin und wieder bei der Höhendiagnose von Rückenmarkstumoren angewendet, weil das Reflexerythem in dem der Rückenmarksläsion entsprechenden Hautgebiet auszubleiben pflegt.

Die Innervation der Gefäße des Zentralnervensystems. Aus ersichtlichen Gründen soll eine spezielle Besprechung der Innervation der Gefäße des Zentralnervensystems erfolgen. Zunächst ist darauf hinzuweisen, daß die knöcherne Schädelkapsel es verhindert, daß größere Volumenvergrößerungen des Gehirns infolge vermehrten Blutzuflusses stattfinden können, wenn nicht gleichzeitig der Hirndruck zunehmen soll. Man nimmt allerdings an, daß ein Ausgleich durch eine Liquorregulation erfolgt.

Nach Stöhr (s. S. 177) sind in den Hirnhäuten zahlreiche Nerven vorzufinden, und zwar „scheint im allgemeinen der Nervenreichtum in der Dura dem der Pia erheblich nachzustehen, im übrigen aber an der Schädelbasis ein größerer zu sein als an der Konvexität des Gehirns".

Wenn auch die Pialnerven meist Gefäßnerven sind, so lassen sich doch auch sensible Endorgane feststellen, die zweifellos mit der Regulation der

Blutverteilung im Gehirn in Beziehung stehen. Die Gefäße der Pia des Rückenmarkes haben übrigens den gleichen nervösen Befund (STÖHR S. 183).

Die Gefäße der Gehirnmasse selbst sollen keine Nerven führen, was sehr auffällig ist. Die Vermutung STÖHRs, daß die Gefäßweite hier humoralphysiologisch erfolgt, ist nicht von der Hand zu weisen.

Reizt man den Halssympathicus einer Seite, so ziehen sich die Gefäße an beiden Hemisphären in gleicher Stärke zusammen. Es wird aber von den Experimentatoren darauf hingewiesen, daß durchaus nicht jede Sympathicusreizung einen Erfolg habe. Das periphere Neuron liegt im obersten Halsganglion; denn wird dieses mit Nicotin bestrichen, so hat eine Halssympathicusreizung keinen Erfolg. Des weiteren wird angegeben, daß Halssympathicusdurchschneidung keine Erweiterung der Gehirngefäße bedingt, auch soll eine Depressorreizung keine reflektorische Gehirngefäßerweiterung verursachen.

Die Venen der Pia unterscheiden sich mit Bezug auf ihre Innervation nicht wesentlich von den Arterien. Die Gehirngefäße sind in ihren pharmakologischen Reaktionen kaum von denen anderer Gefäße verschieden.

3. Innervation der glatten Muskeln des Auges.

Die hier in Frage kommenden Muskeln sind der Sphincter und Dilatator pupillae. Letzterer wird vom Halssympathicus, ersterer vom Nervus oculomotorius parasympathisch versorgt[1]. Ob durch die Paukenhöhle sympathische Pupillenfasern verlaufen, erscheint ungewiß (VOM HOFE). Durchschneidung des Halssympathicus bedingt deshalb einen Enophthalmus, weil der Tonus der Musculi tarsales sup. und inf., die sympathisch innerviert werden, unterbrochen ist. Die Pupille selbst wird zunächst eng, weil der Tonus des Sphincters jetzt überwiegt. Jedoch nach einiger Zeit wird die Pupille wieder weit, und zwar meist weiter als auf der gesunden Seite. Diese „paradoxe" Pupillenreaktion soll damit zusammenhängen, daß ein autonom denerviertes Organ gegen gewisse im Blute befindliche Stoffe überempfindlich wird (s. S. 385) (paradoxe Pupillenreaktion bei Tabes s. S. 361).

Im Schlaf und auch bald nach dem Tode wird die Pupille eng. Dies hängt wohl mit dem stärkeren Sphinctertonus zusammen (KISCHARD[1]). Es handelt sich bei der Sphincterinnervation wohl um cholinergische Nerven. ENGELHART fand im Kammerwasser der Vorderkammer nach Belichtung des Auges einen Stoff, der wie Acetylcholin wirkte. BACQ ließ, während er den Halssympathicus reizte, Kammerwasser aus dem Auge abfließen. Er fand einen Stoff, der sich wie CANNONs Sympathin verhielt. Beim Uranos copus, einem Teleostier, scheinen die sympathischen Nervenfasern der Iris cholinergisch zu sein und denen vom Oculomotorius beim Säugetier zu gleichen. Jedenfalls verengt eine Sympathicusreizung die Pupille, während eine Oculomotoriusreizung sie erweitert (YOUNG).

4. Innervation der Bronchien.

Die Bronchialmuskulatur wird durch Sympathicusreizung eingehemmt, d. h. es kommt zu einer Erweiterung des Bronchialbaums. Hiezu paßt die Tatsache, daß Adrenalin den herausgeschnittenen Bronchialmuskel verlängert. Beim Asthma wird von dieser Wirkung therapeutisch Gebrauch gemacht. Der Vagus ist der verengernde Nerv, womit der Bronchospasmus des Vagotoniker erklärt wäre. Ob der sogenannte Vagotonus aber wirklich einem solchen entspricht, bleibt zu erörtern übrig.

---

[1] Nach M. KISCHARD: Étude de Histophysiologie sur les mouvements iriens, S. 52. 1934.

5. Sekretion der Bronchialschleimhaut.

Sympathische Nerven sind an der Sekretion der Kehlkopfschleimhaut nicht beteiligt (Kakeshita).

6. Innervation des Oesophagus und des Magens.

Bei den meisten Säugetierarten ist die Muskulatur des Oesophagus quergestreift und ist ihre Bewegungsart mehr der der glatten Muskulatur ähnlich. Der obere Teil des Oesophagus wird vom Recurrens vagi versorgt, der kardianahe Teil sowie die Kardia selbst vom Sympathicus und vom Vagus. Wieweit der eine Nerv Erregungs- und der andere Hemmungsnerv ist, ist bei den verschiedenen Tieren verschieden. Mit Sicherheit ist die physiologische Innervation der Kardia nicht bekannt.

Das Studium der Innervation des Magens ist deshalb so schwierig, weil auch nach der Durchschneidung der zuführenden Nerven die Sekretion „reflektorisch" weiter geht. Die in der Darmwand gelegenen Auerbachschen und Meissnerschen Gangliengeflechte übernehmen wahrscheinlich einen großen Teil der Eigenbewegungen des Darmes. Hinzu kommt, daß die Darmwand selbst einen chemischen Stoff produziert, der von Magnus und seinen Mitarbeitern als Cholin festgestellt worden ist und als Hormon der Darmbewegung gilt (s. S. 374). Der Vagus ist der hauptsächlichste Sekretions- und Motilitätsnerv, der Sympathicus hat, wenn überhaupt, einen geringen hemmenden Einfluß. Klee hat an Katzen den Brechreflex studiert. Es kommt dabei zunächst zu einem Pylorusverschluß und totaler Hemmung der Magenperistaltik. Darauf folgt eine Kontraktion des Pylorusteiles und die Kardia öffnet sich weit. Unter fast gleichzeitig auftretenden Kontraktionen der Bauchpresse und des Zwerchfells erfolgt die stoßweise rhythmische Entleerung des Magens in den weit dilatierten Oesophagus. Beim Erbrechen spielt also in erster Linie der Nervus Splanchnicus eine Rolle. Neben der hormonalen Steuerung der Magensaftsekretion, die sehr stark durch die Drüsen des Duodenums geschieht, spielt offenbar auch die gewebspharmakologische Regulation eine Rolle. Feldberg und Dale durchströmten den Hundemagen und reizten dann den Vagus; sie konnten darauf in der abfließenden Durchströmungsflüssigkeit eine Substanz feststellen, die sich pharmakologisch wie Acetylcholin verhielt. Sie bestimmten sogar mit Acetylcholinvergleichslösungen die Konzentration des vom Magen in die Durchströmungsflüssigkeit „physiologischen" Acetylcholins. Sie betrug zwischen 1:20 bis 1:40 Millionen. (Siehe auch den Befund von v. Saalfeld, S. 370.)

7. Innervation des Darmes einschließlich der dazu gehörenden Drüsen.

Der Vagus ist hier der erregende Nerv, doch soll eine an sich bestehende Sekretion durch Vagusreizung zum Stillstand gebracht werden. Der Sympathicus soll eine geringe fördernde Wirkung ausüben, jedoch sind die Angaben und die dazu gehörenden Versuchsergebnisse nicht einwandfrei genug. Erschwerend für das Studium dieser Verhältnisse ist die Tatsache, daß das gesamte Darmgebiet örtliche Regulationen besitzt, die teilweise über das dort befindliche ausgebreitete Nervennetz gehen, teilweise aber auch über den Säfteweg verlaufen.

8. Innervation der Speicheldrüsen.

C. Ludwig stellte schon im Jahre 1851 fest, daß Reizung des Nervus lingualis beim Kaninchen eine Sekretion der Submaxillarisdrüse bewirkte. Seit dieser Zeit hat man sich deshalb viel mit der Innervation dieser Drüse beschäftigt, weil zu ihr Nerven ziehen, die anatomisch getrennt liegen und für Experimente gut geeignet sind. Beide Nerven wirken nicht, wie man annehmen sollte, antagonistisch, sondern synergisch. Die Chorda tympani, im Nervus lingualis verlaufend, ist cholinergisch, während die adrenergischen Fasern im Halssympathicus verlaufen. HENDERSON und ROEPKE fanden nach Reizung der Chorda in der Durchströmungsflüssigkeit einen acetylcholinähnlichen Stoff, GIBBS und SZELÖCZY an der durchströmten Zunge ähnliche Befunde. FELDBERG arbeitete bei erhaltener Zirkulation, nachdem er dem Versuchstier vorher Eserin gegeben hatte, und fand bei Chordareizung im abfließenden Blute einen Stoff, der sich physiologisch-pharmakologisch wie Acetylcholin verhielt. Die Erregung beider Nerven hat eine Sekretion zur Folge. Es ist bemerkenswert, daß Reizung des Halssympathicus nur ganz wenige Tropfen hervorruft. Wird jedoch vorher eine Chordareizung vorgenommen, so kommt es nach Sympathicusreizung jetzt zu viel stärkerer Sekretion. Diese „vermehrte" Sekretion, die bisher schwer zu deuten war, wird nach unserer heutigen Auffassung damit erklärt, daß die Chordareizung eine gewisse Menge von Acetylcholin um oder in der Drüsenzelle freimacht, die möglicherweise unterschwellig ist, aber bei Sympathicusreizung doch diese so wesentlich unterstützt, daß eine „vermehrte" Sekretion zustande kommt. Es scheint so, als ob der Sympathicus der Nerv ist, der dafür sorgt, daß der Speichel bezüglich der Verdauungsarbeit qualitativ ist; Durchschneidung des Halssympathicus bewirkt ein Geringerwerden der organischen Substanz im Speichel. Im großen und ganzen ist jedoch die Chorda der hauptsächlichste sekretorische Nerv; seine Durchschneidung hebt die reflektorische Speichelabsonderung auf.

9. Die Innervation der Schweißdrüsen.

Die Schweißdrüsen der Haut sind deshalb für den Neurologen bedeutungsvoll, weil sie bei neurologischen Erkrankungen häufig mitgestört sind und weil diese Störung sich auf der Haut deutlich bemerkbar macht. Man findet Hyper- und Hypohidrosis, ohne daß immer eine zureichende Erklärung gefunden werden kann. Es ist schon an anderen Stellen darauf hingewiesen worden, daß bei Erkrankungen der Pyramidenbahnen nicht selten Anomalien der Schweißsekretion auftreten, so daß daraus auf eine Lokalisation von Bahnen oder Zentren geschlossen wurde. Da die peripher gelegenen Schweißfasern mit dem somatischen Nerven verlaufen, so pflegt nach Verletzung eines peripheren Nerven immer eine Störung der Schweißsekretion einzutreten.

Das Studium der Innervation der Schweißdrüsen bietet insofern eine bemerkenswerte Beziehung zum Studium der vegetativen Innervation überhaupt dar, weil das Problem der Innervation der Schweißdrüsen, auf den ersten Eindruck hin gewiß nicht verwickelt, aber bei näherem Studium heute noch reichlich umstrittene Fragen enthält, die keineswegs endgültig beantwortet sind. Es handelt sich nämlich um das Für oder Wider der zweifachen Innervation dieser Drüsen, um die sympathische und parasympathische Versorgung. Bevor wir hierauf eingehen, wollen wir eine kurze allgemeine Betrachtung über die Schweißdrüsen geben.

SCHIEFFERDECKER, wohl der beste Kenner der Anatomie der Schweißdrüsen äußert, daß „die Hautdrüsen ganz allgemein zu den veränderlichsten Organen des Körpers zu gehören scheinen". Dies mag tatsächlich der Fall sein, denn die Drüsen der Haut sind von Tier zu Tier verschieden und der Mensch ist wohl das einzige Wesen, das Schweißdrüsen besitzt, die über die ganze Körperfläche verteilt sind. Wohl besitzen die Pferde ebenfalls auf der gesamten Hautoberfläche Drüsen, die auch eine wärmeregulatorische Funktion zu verrichten haben. Sie scheinen aber ein eiweißhaltiges Produkt mit abzusondern, was die Schweißdrüsen des Menschen nicht tun. Schiefferdecker nennt Drüsen, deren Sekret im wesentlichen flüssig ist und keinen Zellinhalt mit sich führt, ekkrine Drüsen, während die apokrinen Drüsen Zellinhalt mit abgeben. Solche Stoffdrüsen sind z. B. die Giftdrüsen oder die Milchdrüsen, und es scheinen auch die Schweißdrüsen der Pferde apokrine Drüsen zu sein. Man kann die Tätigkeit der menschlichen Schweißdrüsen direkt beobachten, wenn man die Ausführungsgänge der Schweißdrüsen der Haut im Mikroskop einstellt (Methode von Jürgensen). Die Drüsen sind ständig tätig, denn man sieht einen dauernden Austritt von Schweißperlen. Änderungen in der Tätigkeit der Schweißdrüsen bedingen eine Widerstandsänderung eines elektrischen Stromes, wenn man einen solchen an die Haut legt; dies ist das sogenannte neurogalvanische Reflexverfahren, das von mir zum Studium der Innervation der Schweißdrüsen herangezogen wurde. Der Neurologe benutzt am besten die

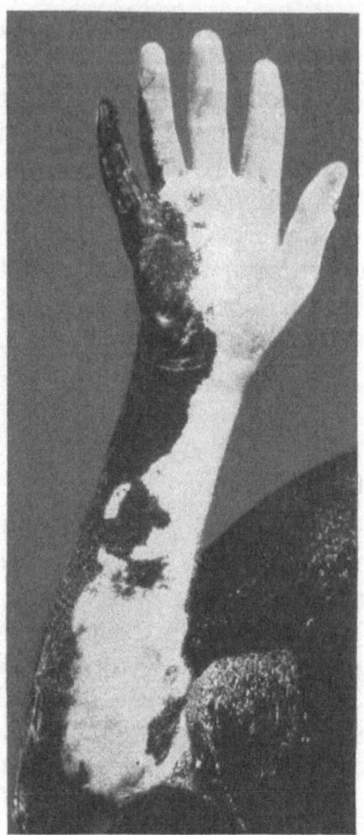

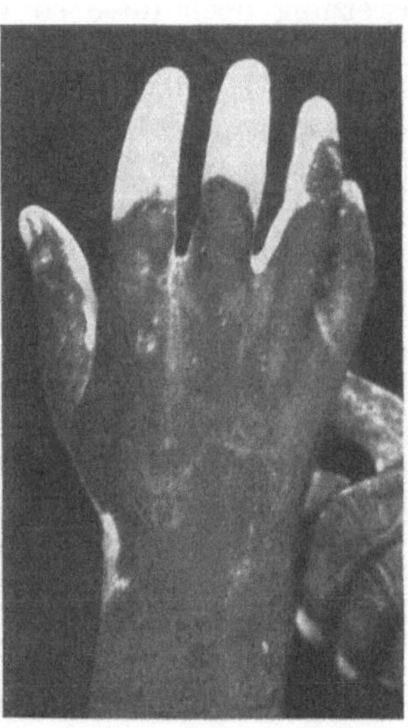

<table>
<tr><td>Abb. 3
zeigt Schweißbild bei erhaltenem N. ulnaris.</td><td>Abb. 4
zeigt Schweißbild bei gelähmtem N. medianus.</td></tr>
</table>

von Victor Minor eingeführte Jod-Stärkemethode, die darauf beruht, daß Jod und Stärke, auf die Haut gebracht, zu blauer Jodstärke übergeführt wird, wenn der Schweiß auf der Haut auftritt. Guttmann aus der Foersterschen Klinik hat mit der Methode vorzügliche Befunde am Menschen erhoben (s. Abb. 3 u. 4).

Er hat ein „Schweißbild" des Menschen aufgestellt, nach dem „die individuellen Variationen hier so groß sind, daß es schwierig ist, ein normales Schweißbild zu schildern".

Reizt man am Tier — die Katze ist hier das Tier der Wahl, die an den Pfotenballen schwitzt — die sympathischen Nerven, so kommt es zur Sekretion. Hieraus ist zu schließen, daß die sympathischen Nerven die erregenden Schweißnerven darstellen. Nun vermag aber Pilocarpin ebenfalls Schwitzen hervorzurufen. Da dieses Gift den Parasympathicus erregen soll, so schloß man, daß die Schweißdrüsen auch parasympathisch innerviert seien. Ich habe in dem pharmakologischen Abschnitt darauf aufmerksam gemacht, daß Schlüsse aus pharmakologischen Reaktionen für die Nervenphysiologie häufig falsch sind. Es ist völlig unbewiesen, daß Pilocarpin nur den Parasympathicus errege und Atropin, das die Tätigkeit der Schweißdrüsen hemmt, den Parasympathicus lähme. Trotzdem wird immer wieder aus pharmakologischen Reaktionen ein Schluß für nervenphysiologische Tatsachen gezogen. Bemerkenswert jedoch sind DALE und FELDBERGs Versuche. Diese Forscher durchströmten eine Katzenpfote mit LOCKEscher Lösung, die Eserin enthielt, das wie wir oben ausgeführt haben, die Esterase hemmt. Bei Reizung des sympathischen Gewebsstranges ließ sich regelmäßig im abführenden Venenblut Acetylcholin nachweisen. Dies blieb aus, wenn vor der Reizung die Pfotenballen, an denen die Katze „schwitzt", durch Ligaturen ausgeschlossen waren. „Das entsprechende" pharmakologische Verhalten der menschlichen Schweißdrüsen berechtigt zu der Annahme, daß ihre sympathischen Nervenfasern gleichfalls cholinergisch sind; beim Pferd scheinen diese dagegen adrenergisch zu sein. FELDBERG konnte bei Pferden nach Adrenalin eine Schweißsekretion erzeugen. Auch das Schaf scheint auf Adrenalin hin zu schwitzen (MUTO). Diese Tatsachen sind deshalb so bemerkenswert, weil die von DALE geschaffenen Begriffe der cholinergischen und adrenergischen Nerven Klarheit in die Einteilung von autonomen Nerven bringen, wobei auch den pharmakologischen Erfahrungen Rechnung getragen wird.

Für das Gesicht verlaufen sowohl im Nervus facialis als auch im Nervus trigeminus Schweißfasern.

Nach sympathischer Denervation sind die Schweißdrüsen gegen Gifte besonders erregbar. Dies stimmt mit den auch an anderen Organen gemachten Erfahrungen überein, nach denen denervierte Organe gegen Gifte überempfindlich werden. Die Beobachtung, daß Patienten mit Facialislähmung auf der gelähmten Seite stärker schwitzen, wäre teilweise durch diese Übererregbarkeit geklärt; die im Blute befindlichen Stoffe, deren Konzentration normalerweise nicht genügt, die Schweißdrüsen zu erregen, können jetzt wirksam werden. Für Fortfall von hemmenden Schweißdrüsennerven spricht in diesem Falle nichts.

Adrenalin, das sonst fast alle sympathisch innervierten Organe beeinflußt, wirkt nicht auf die Schweißdrüsen. Auch Histamin wirkt nicht auf die Schweißdrüsen. Es scheint aber, als ob Histamin eine durch Sympathicusreizung bewirkte Schweißsekretion (bei der Katze) hemme, was deshalb sehr auffallend ist, weil Histamin die Capillaren erweitert, wodurch im allgemeinen gute Vorbedingung zum Schwitzen gegeben ist. Aber auch die Perspiratio insensibilis, die unmerkliche Hautwasserabgabe, wird durch Histamin nicht vermehrt. In diesem Zusammenhange muß der bemerkenswerten Beobachtung von O. FOERSTER gedacht werden, nach der bei Patienten, bei denen Gefäßgebiete bestimmter Hautteile antidrom erweitert sind, auf Sympathicusreizung hin nicht zum Schwitzen zu bekommen sind. Mein Mitarbeiter HARA hat diesen Befund an Katzen bestätigt. Er fand auch eine gewisse Hemmung der Sekretion durch Histamin, womit der Vermutung, daß die antidrom hervorgerufene Gefäßerweiterung durch Histamin zustande käme, im Zusammenhang mit FOERSTERs Beobachtung eine weitere Stütze gegeben wird.

Acetylcholin erregt natürlich die Schweißdrüsen, was nicht weiter verwunderlich ist, da die Schweißdrüsennerven cholinergisch sind (Literatur zu Acetylcholin und Schweißdrüsen: DALE [Katzen]; CARMICHDEL und FRASER und ELLIS und WEISS [beim Menschen]; über das Vorkommen von Acetylcholin im Schweiß: OTTENSTEIN und BOEHM).

Der Beweis, daß es Hemmungsfasern für die Schweißdrüsen gibt, ist bisher nicht erbracht worden. Ich vermag der Schlußfolgerung von GUTTMANN (S. 36 seiner Arbeit) nicht zu folgen. Demnach seien solche hemmenden Schweißnerven in den hinteren Wurzeln vorhanden, wie auch GAGEL annimmt.

Die Schweißdrüsen werden häufig mitinnerviert: bei Schreck kommt es nicht nur zur Blässe der Haut — sympathisch hervorgerufene Vasokonstriktion —, nicht nur zur Gänsehaut — Erregung der Pilomotoren —, sondern auch zum Schweißausbruch. Es handelt sich um den allgemeinen autonomen Reflex (Gildemeister). Es kommt auch zur Schweißsekretion, wenn kein Kreislauf besteht (Todesschweiß) als Ausdruck dafür, daß es sich um einen echten sekretorischen Prozeß der Drüsenzellen handelt.

Findet eine Regeneration eines peripheren Nerven statt, der ja sympathische Schweißfasern mit sich führt — periarterielle Sekretionsnerven gibt es beim Menschen nicht (Braeucker) —, so fällt die erste Wiederkehr der Schweißsekretion mit der der Schmerzempfindung zusammen.

Anhang: *Pigmentzellen.* Beim höheren Wirbeltier stehen die Pigmentzellen nicht unter dem Einfluß von autonomen Nerven, wohl aber bei den tiefer stehenden Vertebraten. So kann man bei Fischen durch Sympathicusreizung eine Kontraktion der Pigmentzellen erreichen, nicht so sicher beim Frosch. Adrenalin bringt ebenfalls die Melanophoren zur Kontraktion. Es ist möglich, daß beim Menschen Pigmentverschiebungen durch Hormone zustande kommen. Gewisse klinische Beobachtungen scheinen auch dafür zu sprechen, daß die Pigmentzellen unter Nerveneinfluß stehen.

Haarbalgmuskeln. Reizung sympathischer Fasern bewirkt eine Kontraktion, somit eine Gänsehaut; die Haare richten sich auf (Versuche an den Schwanzhaaren des Murmeltieres, den Igelstacheln, den Federn vom Vogel). Adrenalin bewirkt dasselbe. Reflektorisch nehmen die Haarbalgmuskeln an dem allgemeinen autonomen Reflex teil (s. S. 371), d. h. sie werden zusammen mit andern autonom innervierten Organen — Gefäße, Schweißdrüsen, Skrotalhaut — miterregt. Die „Spürhaare" der Katze werden vom Facialis aus versorgt, wie mein Mitarbeiter Saalfeld festgestellt hat.

Übrige glatte Muskulatur der Haut. Man kann an der Brustwarze, dem Warzenhof, dem Skrotum und an den Labia majora glatte Muskeln feststellen, die sich häufig reflektorisch nach einer mehrere Sekunden dauernden Latenz zusammenziehen. Bei der Skrotalhaut bewirkt Sympathicusreizung eine Kontraktion, während Adrenalin auffallenderweise sie zur Erschlaffung bringt.

10. Innervation der harnbereitenden und harnabführenden Organe.

Zur Niere ziehen mit und ohne die Gefäße reichlich autonome Nervenfasern (Ellinger und Hirt). Es liegen auch eine Reihe experimenteller Angaben darüber vor, welche von den in Frage kommenden Nerven sekretorisch sei. Solche Experimente haben aber den Einwand gegen sich, daß gleichzeitig solche Nerven auch Gefäßnerven sind. Der Zustand der Gefäße ist aber für die Sekretionsarbeit der Nieren sehr wesentlich, und es ist möglich, daß die gefundenen „Sekretions"nerven der Niere lediglich Gefäßnerven sind.

Die Muskulatur der Nierenkelche und die der Ureteren zeigen Eigenbewegungen. Für die letzteren hat Engelmann angegeben, daß sie rein myogenen Ursprungs seien.

Mit Bezug auf die Blase sind ganz neuestens Versuche gemacht worden, daß die parasympathischen Beckennerven (N. pelvici) bei ihrer Erregung in der muskulären Wand der Harnblase einen acetylcholinähnlichen Stoff frei machen (Henderson und Roepke). Die Reizung der N. pelvici bewirkt kräftige Kontraktion der Blase, wobei der Sphincter vesicae erschlafft. Der Beckennerv ist daher Miktionsnerv.

Die sympathischen Nerven haben auf die Blase keinen sehr ausgesprochenen Einfluß. Reizung des zugehörigen N. Hypogastricus bedingt nach anfänglicher

Kontraktion eine deutliche Erschlaffung der Blasenmuskulatur, während sich gleichzeitig der Sphincter zusammenzieht. Die anfängliche Kontraktion hängt wohl mit der Trigonalregion zusammen, die sich auf Sympathicusreizung zusammenzieht.

Zusammenfassende Arbeiten über diesen Gegenstand: HRYNTSCHAK und H. DENNIG.

11. Innervation der innersekretorischen Drüsen.

Als ASHER 1912 nach Splanchnicusreizung eine Blutdruckerhöhung fand und diese mit einer Adrenalinabsonderung aus den Nebennieren in Beziehung brachte, konnte angenommen werden, daß auch die Kenntnis der Innervation der anderen innersekretorischen Drüsen in gleichem Sinne zunehmen würde. Zunächst konnte allerdings der Befund ASHERs nicht allgemein bestätigt werden. Heute wissen wir mit Sicherheit, daß der Nervus splanchnicus der „Sekretions"-nerv der Nebenniere ist. Daß bei Erregung dieses Nerven in der Nebenniere zuerst Acetylcholin frei wird, das dann erst die Sekretion von Adrenalin bewirkt, ist schon erwähnt worden (FELDBERG, S. 370).

Für die anderen innersekretorischen Drüsen ist der Nachweis ihrer Innervation deshalb schwer zu erbringen, weil wir von der Art des „Sekretions"vorganges nicht allzuviel wissen. Trotz der sehr zahlreichen Nervenfasern, die sowohl vom sympathischen als auch vom parasympathischen Nervengebiet stammen und z. B. die Schilddrüse innervieren, wissen wir nicht allzuviel von der „physiologischen" Funktion dieser Nerven. Die ASHERsche Schule hat mit Erfolg nach dieser Richtung hin gearbeitet[1]. Ganz eindeutige Resultate haben sich jedoch nicht erheben lassen. Die Erkrankung der Schilddrüse deutet mit ihren Symptomen an, daß sie vom Sympathicus aus erregt wird. Hierfür sprechen auch die experimentellen Ergebnisse. Eine parasympathische Innervation ist nicht bewiesen.

Eine sichere Kenntnis der physiologischen Innervation der übrigen innersekretorischen Drüsen, wie z. B. Hypophyse usw. liegt nicht vor. Für einige Drüsen sind Tatsachen darüber bekannt, daß sie sich auf humoralem Wege beeinflussen; so dürften z. B. die Eierstöcke von der Hypophyse aus hormonale Erregungen stellen.

Über angebliche afferente autonome Nerven. Es ist keine Frage, daß von solchen Organen, zu denen in der Hauptsache nur autonome Nerven ziehen, sensible Erregungen ausgehen. Man hat es als erwiesen anzusehen, daß z. B. von den Baucheingeweiden Empfindungen zentralwärts geleitet werden. Diese Empfindung müsse, so schloß man, über sympathische oder parasympathische Bahnen ziehen, da ja die Baucheingeweide nur von autonomen Nerven versorgt werden, wobei vergessen wurde, daß die hintere Rückenmarkswurzel Fasern zum Ramus communicans schickt. Man bezog auch deshalb die aus der Bauchhöhle kommenden Empfindungen auf das autonome Nervensystem, da normalerweise sehr selten und nur bei ganz bestimmten pathologischen Zuständen, z. B. Krampfzuständen der glatten Darmmuskulatur, Empfindungen gespürt wurden. Man vergaß, daß dies nicht nur für die Empfindungen aus den Baucheingeweiden charakteristisch ist, sondern wir empfinden ja auch erst dann Sinnesqualitäten von den peripheren Organen, wenn die betreffenden Receptoren gereizt werden. Man könnte vielleicht zugunsten eines qualitativen Unterschiedes der Sinnesqualitäten aus Eingeweiden und von den peripheren Organen anführen, daß im letzteren Falle die Empfindungen genau in das Ursprungsgebiet der betreffenden Nerven projiziert werden, während die Ortsbestimmung

---

[1] Literatur usw. siehe bei FLATOW und SCHILF: Zbl. Neur. **50**.

des Schmerzes bei Reizen von den inneren Organen her in der Regel recht ungenau ist. Spiegel (s. sein Buch S. 248) weist mit Recht darauf hin, daß die Ursache dieses Unterschiedes vor allem darin zu suchen sei, „daß wir bei Entstehung von zentripetalen Erregungen durch Reizung der Ursprungsstätten der sensiblen Nerven in den Körperdecken in der Regel durch optische Tasteindrücke kontrollieren können, ob unsere Projektion in die Peripherie, die Lokalisation des Schmerzes an einer bestimmten Stelle richtig ist, und also durch Übung eine besondere Präzision des Lokalisationsvermögens erreichen können, während für die Schmerzen, die von den inneren Organen herstammen, eine solche Kontrolle des Entstehungsortes durch andere Empfindungen fehlt."

Sollten aber wirklich afferent leitende autonome Fasern vorkommen, so müßten sie das hauptsächlichste physiologische Merkmal eines autonomen Nerven besitzen, nämlich dieselbe Geschwindigkeit der Leitungserregung, wie sie auch der efferente autonome Nerv besitzt (s. S. 367). Von mir ist zum ersten Male auf diese Tatsache hingewiesen worden und ich habe die Leitungsgeschwindigkeit einer afferenten Erregung im Nervus splanchnicus mit der eines afferenten somatischen Nerven verglichen. Von Dennig ist meine Methode mit Recht als nicht fehlerfrei bezeichnet worden. Trotzdem kommt dieser Forscher mit seiner besseren und einwandfreieren Methode zu denselben Ergebnissen wie ich: die afferenten Fasern in den Eingeweidenerven gleichen mit Bezug auf die Leitungsgeschwindigkeit den somatischen und nicht den autonomen Nerven. Im übrigen haben meine Versuche an Fröschen in gleicher Weise ergeben, daß die in sympathischen Nerven verlaufenden afferenten Nerven somatischen Ursprunges sind. In Übereinstimmung mit solchen Befunden stehen ferner die Ergebnisse von Dennig und Stein, nach denen die Chronaxie des Nervus splanchnicus, „wenn dieser als Übermittler in einem Reflexbogen, dessen Effektor ein quergestreifter Muskel ist, funktioniert", einen Wert von 0,25—0,35 g darstellt, ein Wert, der dem spinalmotorischen im Schwellenwert gleicht. Man darf gewiß diese Befunde nicht verallgemeinern und sagen, daß es keine afferente autonome Erregungsleitung gibt, d. h. daß es überhaupt keine afferenten Nerven gäbe, in denen die Erregung etwa 60—100mal langsamer ablaufe als im somatischen Nerven. Dazu müßten erst alle autonomen Nerven daraufhin untersucht werden. Es ist aber auf Grund der jetzt schon vorliegenden Versuche unwahrscheinlich, daß es dem autonomen Nervensystem eigentümliche afferente Nerven gibt. Soweit afferente Leitung im autonomen Nervensystem vorkommt, so dürfte sie in afferenten somatischen Nerven verlaufen. Dies schließt nicht aus, daß diese somatischen Nerven in ausgesprochen autonomen Nervensträngen vorhanden sind, wie dies z. B. im Nervus splanchnicus oder im Grenzstrang der Fall ist. Es ist daher durchaus erklärlich, daß auch bei vollkommener Querläsion des Rückenmarks eine afferente Leitung von Körperstellen zentralwärts möglich ist, deren zugehöriges Rückenmarksegment peripher von der Rückenmarksläsion liegt. Hier leiten die afferenten somatischen Nerven, die sich in dem Grenzstrange oder in anderen autonomen Nerven befinden, die afferente Erregung an der Läsion vorbei. Foerster und neuerdings Salkan haben solche Fälle eingehend beschrieben. Beide Forscher machen besonders darauf aufmerksam, daß bei Rückenmarksquerläsion besonders die Empfindung in der Blasengegend und in der Anogenitalgegend erhalten bleibt. Es ist möglich, daß hier afferente somatische Fasern im Hypogastricusgeflecht die Leitung übernehmen.

Auf der anderen Seite ist aber gerade Foersters folgende Beobachtung bemerkenswert: Bei Neuropathen findet man, daß oberflächliche Verletzungen, z. B. Brandwunden der Haut zu schmerzhaften Sensationen in denjenigen inneren Organen führen, die dem Dermatom entsprechen. So erwähnt Foerster einen Kranken (angeführt nach M. Kroll), bei dem bei einer Brandwunde an der

Rückenseite des Oberschenkels, also im Bereiche des 2. Sacraldermatoms heftige Blasenschmerzen bestanden, ohne daß die Blase irgendwie erkrankt war. Mit Abheilung der Brandwunde verschwand auch der Blasenschmerz. Aus dieser sehr bemerkenswerten Beobachtung des „referred pain" (s. darüber unten) kann man nur auf die Gleichartigkeit der Nervenvorgänge im afferenten System schließen.

STÖHR (s. sein Buch S. 45) hat von seinem anatomischen Standpunkt aus gewiß recht, wenn er meint, daß die an das Sympathicusgebiet gebundenen afferenten Fasern dem sympathischen System zuzurechnen seien. „Ich glaube, daß sich in diesem Falle die Morphologie um den physiologischen, augenblicklich gültigen Sympathicusbegriff, der nur efferente Fasern kennt, nicht weiter zu kümmern braucht." Ganz richtig ist dieser Standpunkt übrigens nicht, denn es gibt somatische Nervenfasern, wie z. B. die sensiblen Nerven in der Peripherie, in denen Schweißdrüsennerven vorhanden sind, die dann nach STÖHR zum somatischen Nervensystem gehören müßten.

Anhang.

Das Problem der übertragenen Schmerzen („referred pain").

Unter den sogenannten HEADschen Zonen wird verstanden, daß bei Erkrankungen innerer Organe unter Umständen lebhafte Schmerzen in einem Hautgebiet vorhanden sind, das von demselben Rückenmarkssegment versorgt wird, in das auch die sympathischen Fasern des ergriffenen Organs einziehen. Ross war der erste, der das Problem eingehender bearbeitet hat; als HEADsche Zonen sind die Hyperästhesien der Haut bei Erkrankungen der unter ihr liegenden Organe dem Praktiker bekannt.

Man muß bei diesem Phänomen zwei Tatsachen auseinanderhalten: die eine Tatsache betrifft Vorgänge in efferenten Nerven, die zweite eine solche im afferenten Nerven. Bei letzterer Erscheinung handelt es sich höchstwahrscheinlich darum, daß die afferente Erregung, z. B. vom Herzen aus bei Angina pectoris, im Rückenmark auf andere afferent leitende Organe irradiiert, die in der Nähe liegen. So dürfte bei dieser Herzkrankheit der ausstrahlende Schmerz, der vordere und obere Brustwand und ulnaren Teil des Armes befällt, seine Erklärung finden. Die Schwellenwerte des sensiblen Receptors sind dabei ebenfalls verändert. Umgekehrt kann bei Erkrankung der Haut der Schmerz auf die zugehörigen inneren Organe „überspringen" (s. FOERSTERs Beobachtung S. 398). Aus den Beobachtungen geht die gemeinsame afferente Innervation von Haut und Eingeweiden deutlich hervor.

Die zweite Tatsache im „referred pain" beruht auf Vorgängen im autonomen Nerven. Man findet nämlich hin und wieder gleichzeitig bei den „übertragenen" Schmerzen Blässe (aber auch Röte) der zugehörigen Hautabschnitte. Hier handelt es sich sehr wahrscheinlich um eine Miterregung der autonom innervierten Hautgefäße: eine Kontraktion der erkrankten Gallen- oder Harnblase bewirkt eine Mitinnervation anderer sympathisch oder parasympathisch innervierten Organe im zugehörigen Grenzstrang- oder Rückenmarksabschnitt. An Fischen hat WERNOE gezeigt, daß das Rückenmark an diesen Vorgängen nicht beteiligt zu sein braucht. Es würde sich demnach um Axonreflexe handeln (siehe darüber S. 371).

Literatur.

ACHELIS: Pflügers Arch. **219**, 411 (1928). — ALTENBURGER: Z. Neur. **132**, 490 (1931). — ALTENBURGER u. KROLL: Pflügers Arch. **223**, 733 (1930). — ASHER: Klin. Wschr. **1931** I 865. — Z. Biol. **58**, 274 (1912).

Backman, E. L.: Über die Einwirkung einiger Pharmaca und Organextrakte auf autonom innervierte Organe. Erg. Physiol. 25, 664 (1926). — Bacq: Arch. internat. Physiol. 31, 167 (1933). — Bacq, Dworkin and Dill: Amer. J. Physiol. 96, 308 (1931). — Bacq et Frédericq: Arch. internat. Physiol. 40, 297 (1934). — Baderson: J. of Physiol. 33, 414 (1905). — Bayliss, W. M.: The vasomotor system. London: Longman-Green and Co. 1923. — Beatty, Beatty and Milory: J. of Physiol. 69, 314 (1931). — Besnak, Brown et Feldberg: Ann. Soc. sci. Belge 1935. — Boeke: Z. mikrosk.-anat. Forsch. 8, H. 3/4 (1924). — Boshammer: Pflügers Arch. 1925, 209, 784. — Braeuiker: Klin. Wschr. 1928 I, 684. — Brinkman u. Ruiter: : Pflügers Arch. 204, 766 (1924); 208, 58 (1925). — Brücke: Klin. Wschr. 1927 I, 703. — Brücke, E. Th.: Fortschritte in der Erkenntnis des vegetativen Systems. 90. Vers. Ges. dtsch. Naturforsch. 1928. Beilage Klin. Wschr. 1928 I, 923. — Bütlschli: Vorlesungen über vergleichende Anatomie.

Cannon, W. B.: Pflügers Arch. 216, 657 (1927). — Die Notfallsfunktionen des sympathico-adrenalen Systems. Erg. Physiol. 24, 380 (1928). — Cannon and Bacq: Amer. J. of Physiol. 96, 392 (1931). — Cannon and Rosenblüth: Amer. J. Physiol. 104, 557 (1933). — Carlson and Luckhardt: Amer. J. Physiol. 56, 72 (1921). — Chang and Gaddum: J. of Physiol. 79, 255 (1933). — Charmichdel and Fraser: Heart 16, 263 (1933). — Coates and Tiegs: Austral. J. exper. Biol. a. med. Sci. 8, 99 (1931).

Dale, H. H.: J. of Pharmacol. 6, 167 (1914). — Reizübertragung durch chemische Mittel im peripheren Nervensystem, S. 21 u. 22. Wien u. Berlin: Urban & Schwarzenberg 1935. — Dale and Feldberg: J. of Physiol. 81, 305, 320; 82, 121 (1934). — Dennig, H.: Z. Biol. 88, 395 (1929). — Monographien Neur. 1926, H. 45, 18. — Dennig u. Stein: Z. Biol. 88, 404 (1929). — Dixon u. Ransom: Heffters Handbuch, Bd. 2 2, S. 785. 1924.

Edmunds and Roth: Amer. J. Physiol. 23, 28 (1908). — Einthoven, Hoogerwerf, Karplus u. Kreidl: Pflügers Arch. 215, 443 (1927). — Ellinger u. Hirt: Arch. f. exper. Path. 106, 135 (1925). — Elliott: J. of Physiol. 31, 20 (1904). — Ellis and Weiss: J. of Pharmacol. 44, 235 (1932). — Engelhart: Pflügers Arch. 227, 220 (1931). — Engelmann: Pflügers Arch. 2, 243 (1869).

Feldberg: Inaug.-Diss. Berlin 1925. — Pflügers Arch. 232, 88 (1933). — Feldberg u. Dale: Z. Physiol. 81, 320 (1934). — Feldberg u. Krayer: Arch. f. exper. Path. 172, 170 (1933). — Feldberg u. Schilf: Histamin. Berlin: Julius Springer 1930. — Feldler: Pflügers Arch. 233, 657 (1933). — J. of Physiol. 81, 286 (1934). — Fletow, Schilf, Sternberg, Seelewaei: Arb. Inst. exp. Biol. Tiflis 1935, 245. — Foerster: Die Leitungsbahn des Schmerzes. Berlin 1927. — Foerster, O.: Festschrift für Rossolimo, 1924. S. 145. — Frank u. Mitarbeiter: Pflügers Arch. 197/98 (1923). — Fröhlich, A.: Pharmakologie des vegetativen (autonomen) Nervensystems. Handbuch der normalen Physiologie. Berlin: Julius Springer 1927.

Gaskell, W. H.: The involuntary nervous system. London: Longman, Green and Co. 1920. — Gildemeister: Pflügers Arch. 197, 432 (1922). — Guttmann: Z. Neur. 135, 1 (1931).

Hamdi u. Schilf: Pflügers Arch. 200, 228 (1923). — Hara: Pflügers Arch. 221, 692 (1928). — Henderson and Roepke: J. of Pharmacol. 47, 193 (1923); 51, 97 (1934). — Hess, W. R.: Quart. J. exper. Physiol. 1923, Suppl., 144. — Schweiz. Arch. Neur. 15, 260 (1924); 16, 36, 285 (1925). — Heux, Le: Pflügers Arch. 190, 280 (1921). — Hirose u. Schilf: Pflügers Arch. 228, 731 (1931). — Hofmann u. Wertheimer: Pflügers Arch. 216, 217, 218 (1927/28). — Hryntschak: Pflügers Arch. 209, 542 (1925). — Hunt, R.: Amer. J. Physiol. 45, 197 (1918).

Jaschwili: Ber. math.-physik. Kl. sächs. Akad. Wiss. 80, 300 (1928). — Jürgensen: Dtsch. Arch. klin. Med. 144, 193, 248 (1924); 149, 157 (1925).

Kakeshita: Pflügers Arch. 215, 22 (1926). — Kibjakow: Pflügers Arch. 232, 432 (1933). — Kischard, M.: Étude de Histophysiologie sur les mouvements iriens. Luxembourg 1934. — Krayer and Verney: Mitt. London physiol. Soc., 12. Mai 1934. — Krogh, A.: Anatomie und Physiologie der Capillaren. Aus dem Englischen übertragen von W. Feldberg. Berlin: Julius Springer 1929. — Kroll, M.: Die neuropathologischen Syndrome, S. 108. Berlin: Julius Springer 1929. — Kuré: P. A. 218, H. 5/6. — Kuntz: The Autonomie Nervous System. 1929.

Langley, J. N.: Das autonome Nervensystem. Aus dem Englischen übersetzt von E. Schilf, S. 22. Berlin: Julius Springer 1922. — Lenaz: Klin. Wschr. 1921 II, 1238, 1274. — Lewis, Th.: Die Blutgefäße der menschlichen Haut und ihr Verhalten gegen Reize. Aus dem Englischen übersetzt von E. Schilf. Berlin: S. Karger 1928. — Das Verhalten der Gefäße der menschlichen Haut gegen Reize. Aus dem Englischen übersetzt von E. Schilf. Berlin: S. Karger 1930. — Lipschütz u. Schilf: Schmiedebergs Arch. 162, 617 (1931). — Loewi u. Navratil: Pflügers Arch. 206, 132 (1924).

MACHOL u. SCHILF: Mschr. Psychiatr. 68 (1928). — MAGNUS-ALSLEBEN: Klin. Wschr. 1928 I, 737. — MÉHES u. WOLSKY: Arb. ung. biol. Forsch. 5, 139 (1932). — MÜLLER, L. R.: Lebensnerven und Lebenstriebe. Berlin: Julius Springer 1931. — MUTO: Mitt. med. Fak. Tokyo 15, 372 (1916).

NEMTROGLU, L.: Dtsch. Mschr. Zahnheilk. 1926, 196. — NITANOWSKI: Pflügers Arch. 208, 694 (1925).

OTTENSTEIN u. BOEHM: Klin. Wschr. 1935 I, 275.

QUINKE u. STEIN: Erg. Physiol. 34, 1007 (1932).

RICHTER, C. P.: Arch. of Neur. 26, 485 (1931). — RIEDER: Z. exper. Med. 56, 518 (1927). — Arch. klin. Chir. 150, 136 (1928). — ROSS: Brain 10, 351 (1888); 16, 1 (1893). — ROTH-BERGER: Pflügers Arch. 87, 138 (1901). — RULE and FELDBERG: J. of Physiol. 81 (1934).

SAALFELD: Pflügers Arch. 235, 15 (1934). — SAALFELD, E.: Arch. f. Physiol. 1901, 428. — SALKAN: Z. Neur. 116, 181 (1928). — SCHIEFFERDECKER: Pflügers Arch. 213, 544 (1926). — Die Hautdrüsen usw. Stuttgart: E. Schweizerbart 1922. — SCHILF, E.: Neurologische Berichte, Bd. 50. — Klin. Wschr. 1927. — Ber. Physiol. 32, 700 (1925). — Pflügers Arch. 208, 535 (1925). — Das autonome Nervensystem. Leipzig: Georg Thieme 1926. — Dtsch. Z. Nervenheilk. 106, 204 (1928). — Beiträge zur Pathophysiologie des vegetativen Nervensystems. Nervenarzt 6, 415 (1933). — Über adrenergische und cholinergische Nerven. Klin. Wschr. 1936. — SCHILF u. FELDBERG: Pflügers Arch. 212, 365 (1926). — SCHILF u. FREITAG: Z. Neur. 139, 35 (1932). — SCHILF u. STAHL: Klin. Wschr. 1925. — SCHILF u. STERNBERG: Pflügers Arch. 229, 758 (1932). — Schmiedebergs Arch. 1932, 371. — SHERRINGTON: J. of Physiol. 17 (1894). — SIBBS u. SZELÖCZY: Arch. f. exper. Path. 168, 64 (1932). — SIMONS, A.: Arch. f. Physiol. 1910, 429. — SPIEGEL, E. A.: Autonomes Nervensystem. Handbuch der normalen Physiologie. Berlin: Julius Springer 1927. — Experimentelle Neurologie. Berlin: S. Karger 1928. — STÖHR: Mikroskopische Anatomie des vegetativen Nervensystems. 1928.

VOM HOFE: Arch. Augenheilk. 98, 181 (1927).

WASTL, H.: J. of Physiol. 60, 109 (1925). — WERNOE: Pflügers Arch. 210, 1 (1925).

YOUNG, J. Z.: Proc. roy. Soc. B 112, 228 (1932).

Die Physiologie der vegetativen Zentren.
(Auf Grund experimenteller Erfahrungen.)

Von J. P. KARPLUS †-Wien.

Mit 14 Abbildungen.

I. Einleitung.

Es soll im folgenden dargelegt werden, was die experimentelle Physiologie zu unserem Wissen von den vegetativen Zentren im Zentralnervensystem beigetragen hat. Über denselben Gegenstand habe ich 1928 ein Referat (284) gehalten. Diese Abhandlung ist nun eine erweiterte, auch die Arbeiten der letzten Jahre berücksichtigende Wiedergabe jenes Referates. In meiner Grundauffassung hat sich nichts geändert: Ich unterscheide zwischen segmentalen Zentren und höheren regulierenden Zentren; dasselbe tut wohl auch die Mehrzahl der Autoren, die auf diesem Gebiet selbständig gearbeitet haben. Allein der geringe Grad von allgemeiner Übereinstimmung in bezug auf die vegetativen Zentren spricht sich auch darin aus, daß selbst diese Unterscheidung zwischen segmentalen und höheren regulierenden Zentren, die ich zur Grundlage meiner Darstellung gewählt habe, nicht unangefochten ist, worüber ich in den zusammenfassenden Bemerkungen das Nötige sagen werde. Im einzelnen hätte man eine möglichst vollständige Aufzählung der Tausende von Arbeiten anstreben können, die insbesondere über höhere Zentren in den letzten 25 Jahren erschienen sind, und man hätte überall die einander so sehr widersprechenden Ansichten der Autoren anführen können. Der Leser wäre der ganzen Frage nach dem Studium einer solchen Aufzählung nicht weniger ratlos gegenübergestanden als vorher. Ich habe daher auf diese Art von Vollständigkeit bewußt verzichtet. Immerhin werden die von mir verwerteten und im Literaturverzeichnis angegebenen Arbeiten es leicht machen, auch die hier nicht angeführten Publikationen aufzufinden. Wohl habe ich aber geglaubt, ich dürfe nicht davor zurückschrecken, überall zu den strittigen Fragen selbst Stellung zu nehmen. Natürlich wäre es vermessen zu behaupten, daß ich mit meiner Meinung stets den Nagel auf den Kopf getroffen habe. Der durch meine Subjektivität entstehende Nachteil wird etwas dadurch gemildert, daß ich mich ernstlich bemüht habe, dem Leser nirgends einen Zweifel darüber zu lassen, ob über Tatsachen berichtet wird, oder ob Deutungen versucht werden.

II. Segmentale Zentren.
1. Zusammenfassende Darstellung.

Schon in der ersten Hälfte des 19. Jahrhunderts wurden eine Reihe von Experimenten bekannt, die auf das Vorhandensein von vegetiven Zentren im Rückenmark hinwiesen. Diese Beobachtungen wurden aber größtenteils unrichtig gedeutet. LEGALLOIS (2) hat 1812 gefunden, daß an geköpften Kaninchen bei künstlicher Atmung der Blutkreislauf lange erhalten bleibt, hingegen sehr rasch erlischt, wenn man auch das Rückenmark zerstört. Der Schluß von LEGALLOIS, daß die Herzbewegungen vom Rückenmark abhängen, war nun freilich irrtümlich, aber seine Beobachtung war ganz richtig. 1839 fand NASSE (5), daß die Temperatur der Hinterbeine eines Tieres mit durchschnittenem Dorsalmark noch weiter steigen kann, wenn man nun das isolierte Hinterstück des Rückenmarks zerstört. In demselben Jahre teilte BRACHET (4) mit, daß er bei einer männlichen Katze mit durchschnittenem Lendenmark durch eine Art

Masturbation noch Ejakulation hervorrufen konnte; er sah aber in dieser Erscheinung nicht einen durch das Lendenmark vermittelten Reflex, sondern meinte, daß die Hodentätigkeit von dem Gangliensystem abhänge. MARSHALL HALL (6) sprach um diese Zeit seine Überzeugung aus, daß der Akt der Zeugung vom unteren Teil des Rückenmarks abhängig ist und zu den Reflexerscheinungen gehört. Er hatte bei einem Mann, dessen Halsmark, wie die spätere Sektion bestätigte, zerstört war, beim Katheterisieren wegen Harnverhaltung eine vollkommene Erektion beobachtet. 1855 wies BUDGE (13) beim Kaninchen an der Grenze zwischen Hals- und Brustmark ein Zentrum für den Halssympathicus nach (s. unten). Die angeführte Beobachtung von NASSE wurde später von M. SCHIFF (14) bestätigt, der aber trotzdem das Zentrum der Gefäßnerven in die Medulla oblongata verlegte. BROWN-SÉQUARD (18) beobachtete nach halbseitiger Durchschneidung des Rückenmarks, daß die erhöhte Temperatur der gelähmten Extremitäten später wieder sinken kann, meinte aber irrtümlich, daß darin der Ausdruck einer entzündlichen Reizung der vasomotorischen Nerven an der Durchschnittstelle liege. Andere Autoren schlossen aus ihren Versuchsergebnissen, daß nur die Medulla oblongata Gefäßzentren enthalte.

Das Hauptverdienst an der Feststellung vegetativer Zentren im Rückenmark gebührt FRIEDRICH GOLTZ.

GOLTZ hat über seine Versuche 1863 auf der Naturforscherversammlung in Stettin zuerst Mitteilung gemacht und sie ausführlich 1864 beschrieben (20). Wenn er zwei Frösche köpfte und darauf noch dem einen mit einer Sonde das Rückenmark zermalmte, so hörte bei letzterem der Kreislauf alsbald vollständig auf, während beim geköpften Frosch mit erhaltenem Rückenmark der Kreislauf noch über 24 Stunden erhalten blieb. Der Frosch mit zerstörtem Rückenmark verblutete sich gleichsam durch den starken Nachlaß des Gefäßtonus in seine Venen; man kann bei einem solchen Tier durch Bluttransfusion den erloschenen Kreislauf vorübergehend wieder beleben. GOLTZ faßte damals seine *Ergebnisse* so zusammen: „1. Es gibt einen Tonus der Venen, der wie derjenige der Arterien von den großen Nervenzentren beeinflußt wird. 2. Lähmung des Tonus in einem größeren Gefäßgebiet hat aus rein mechanischen Gründen eine Herabsetzung der Leistung des Herzens zur Folge. 3. Vernichtung von Hirn und Rückenmark hebt nach einiger Zeit den Kreislauf auf, weil mit dem Erlöschen des Tonus der Gefäße die Herztätigkeit unwirksam wird. 4. Der Tonus wird in hinreichendem Maße gewahrt, wenn vom Zentralnervensystem entweder nur das verlängerte Mark oder nur das Rückenmark übriggelassen ist. 5. Die Herstellung der Blutbewegung nach starkem Blutverlust wird zum größten Teil hervorgebracht durch den Tonus der Gefäße.“

Von besonderer Bedeutung wurde die 1874 von GOLTZ unter der Mitwirkung von FREUSBERG (35) durchgeführte Arbeit über die Funktion des Lendenmarkes des Hundes. Der unterste Rückenmarksabschnitt wurde als ein Reflexzentrum für die Erektion, für die Blase, für den Sphinkter ani, sowie als ein vasomotorisches Zentrum für die Gefäße der hinteren Extremitäten, des Uterus, der Blase und des Mastdarms erkannt.

Die Untersuchung zerfällt in vier Teile. Der erste Teil beschäftigt sich mit dem *Nervenzentrum für die Erektion des Penis*. An jungen Hunden, denen das Rückenmark an der Grenze zwischen Dorsal- und Lumbalmark durchtrennt ist, kann man durch allerlei Manipulationen Erektion hervorrufen. Zerstört man aber nun diesen Tieren das Lendenmark, so gelingt die reflektorische Hervorrufung der Erektion nicht mehr. Daraus schloß GOLTZ auf das Vorhandensein eines reflektorischen Zentrums im Rückenmark. Bemerkenswerterweise gelang es ihm auch, durch verschiedene periphere Reize den Eintritt der Erektion zu *hemmen*. GOLTZ weist auf die oben erwähnte Beobachtung von BRACHET aus dem Jahre 1839 hin sowie auf seine eigene Mitteilung von 1864, daß beim Frosch das Zentralorgan des Geschlechtstriebs zwar in den Hemisphären liege, das reflektorisch-mechanische Zentrum aber für die Ausführung der Begattung im Rückenmark. Wenn nun auch bei Säugetieren neben dem *Gehirnzentrum* ein *Lendenmarkzentrum* für die Sexualorgane besteht, müssen bei ihnen natürlich auch intrazentrale Verbindungen dieser Zentren angenommen werden. GOLTZ erwägt schon, ob diese Verbindungen einfach durch lange Faserbahnen oder auf viel verwickelterem, durch Ganglien unterbrochenem Wege zustande kommen.

Der zweite Teil von Goltz' Arbeit weist im Lendenmark ein *reflektorisches Zentrum für die Entleerung der Harnblase* nach. Die, wie oben erwähnt, operierten Hunde entleeren nach einigen Tagen in gewissen Zeiträumen eine große Menge Harn. Die Harnentleerung läßt sich auch reflektorisch durch verschiedene Manipulationen wie Kitzeln der Analgegend, Druck auf die Blase usw. hervorrufen. Auch läßt sich das Pissen ebenso wie die Erektion durch sensible Reize *hemmen*. Zerstört man aber nun das Lendenmark, so tritt Harnträufeln ein, und eine reflektorische Einwirkung ist nicht mehr möglich. Goltz hebt hervor, daß auch schon Gianuzzi (24, 25) das Harnlassen von Tieren mit durchschnittenem Mark beobachtet hat und es auf einen Reflex, dessen Zentrum im Lendenmark liege, zurückführte. Goltz glaubt überhaupt *nicht recht an eine willkürliche direkte Blasenentleerung*. Der angesammelte Harn führe zu einer Reizung der sensiblen Nerven, das Zusammenziehen der Blase treibe die ersten Tropfen in die Harnröhre, nun könnten wir dem Reflexe entweder freien Lauf lassen oder ihn hemmen.

Der dritte Teil der Arbeit handelt vom Lendenmark als *Zentrum für die Bewegungen des Afterschließers*. Goltz fand bei seinen Hunden, denen das Rückenmark, wie erwähnt, an der Grenze zwischen Dorsal- und Lumbalmark durchschnitten war, daß ein in den After eingeführter und ganz ruhig gehaltener Finger *rhythmische Kontraktionen* des Afters hervorruft. So wie Erektion und Harnentleerung können auch diese rhythmischen Bewegungen durch gleichzeitige intensive Reize eines sensiblen Nerven des Hinterkörpers *gehemmt* werden. Goltz hebt hervor, daß hier der andauernde unveränderte Reiz eine rhythmische Bewegung hervorruft, und weist auf die Analogie mit dem Herzen hin, wo er in dem vom Blut abgesonderten Gewebssaft, der die Ganglien des Herzens umspült, die Ursache der rhythmischen Herzbewegungen sieht. So wie Bewegungen des Mastdarmschließers können beim Hunde mit abgetrenntem Lendenmark auch *Mastdarmbewegungen* reflektorisch hervorgerufen werden und hören so wie jene nach Zerstörung des Lendenmarkes auf.

Der vierte Teil der Arbeit handelt vom *Einfluß des Lendenmarkes auf die Blutgefäße*. Goltz weist auf seinen schon 10 Jahre vorher mitgeteilten Befund beim Frosche hin. Bei einem Hunde mit abgetrenntem Lendenmark werden die hinteren Extremitäten wärmer, dann allmählich wieder kühl. Zerstört man nun das Lendenmark, so gehen die Tiere rasch zugrunde, der Tonus der Gefäße der hinteren Extremität, des Uterus, der Blase, des Mastdarms gehen verloren, und die plötzliche Erweiterung so vieler Blutgefäße führt den Tod herbei. In anderen Versuchen hat Goltz nach Abtrennung des Lendenmarks das Wiederkühlwerden der hinteren Extremitäten abgewartet und dann die *rechte Hälfte des Lendenmarks zerstört*. Nun blieb die linke Hinterpfote dauernd kühler als die rechte. Auch darin liegt ein Beweis für vasomotorische Zentren im Lumbalmark. Auch nach Zerstörung von Hirn und Rückenmark erlischt der Tonus der Gefäße nicht vollständig. Goltz hebt besonders die dauernde Erschlaffung des Penis hervor, was auf den Tonus seiner Gefäße hinweise, der offenbar von den peripheren Ganglien abhänge.

Die von Goltz aus seinen Versuchen gezogenen Schlüsse über die vegetativen Zentren im untersten Rückenmarksabschnitt bestehen auch heute noch zu Recht, ja, sie sind die Grundlage unserer Kenntnisse von den segmentalen Zentren. Seine Beobachtungen sind von allen Nachuntersuchern *bestätigt* worden, und sie haben darüber hinaus auch einen außerordentlichen *Anregungswert* gehabt. So hebt Luchsinger, der in jahrelangen Untersuchungen u. a. das Vorhandensein von *Schweißdrüsenzentren* für die hintere Extremität im Dorsal- und Lumbalmark der Katze nachwies, ausdrücklich diese Anregung durch die Arbeiten von Goltz hervor.

Luchsinger hat wertvolle Untersuchungen über die Schweißsekretion, über die Speichelsekretion, über die Innervation der Gefäße und über die Funktionen des Rückenmarks als Zentrum für die quergestreiften Muskeln durchgeführt (46—48, 52, 75).

Er wies an jungen Katzen nach, daß das Schwitzen an der Hinterpfote an die Erregung des Nervus ischiadicus geknüpft ist. Er zeigte, daß es sich um eine echte Sekretion handelt; durch Reiz- und Durchschneidungsversuche wies er nach, daß die Sekretion der Drüsenzellen nur durch Erregung bestimmter Nerven, eben der *Sekretionsnerven*, ausgelöst wird und trotz Variation aller übrigen Bedingungen nicht ausgelöst wird, solange diese Nerven nicht erregt werden. Ähnliches hatte er übrigens schon vorher in bezug auf die *Speichelsekretion* nachgewiesen. Luchsinger dachte an einen direkten Zusammenhang der Schweißdrüsennerven mit dem Drüsenepithel. Er suchte nun den Verlauf der Schweißnerven und den Ort der Schweißzentren zu bestimmen. Er fand, daß die Schweißnerven für die hintere Extremität der Katze mit den vorderen Wurzeln, und zwar mit den 2—3 letzten Dorsalwurzeln und den 4 ersten Lumbalwurzeln austreten, und meinte, in den Vorderhörnern des unteren Dorsal- und oberen Lumbalmarks die Schweißzentren erblicken zu dürfen. Er fand auch, daß die Schweißfasern aus dem Rückenmark über den Bauchstrang des Sympathicus zum Nervus ischiadicus ziehen. Es war schon damals bekannt, daß *Nervenzentren einerseits durch nervöse Erregungen, andererseits durch veränderte Blutmischung erregt werden können*, und so konnte er auch zeigen, daß die spinalen Schweißzentren durch Erhitzen des Tieres, durch Ersticken, Vergiften mit Nikotin und in vielen Fällen auch reflektorisch erregt werden. Dabei hat er den Einfluß der Reize auf das Gehirn ausgeschaltet, einmal durch Durchschneidung des Rückenmarks oberhalb der Schweißzentren, dann durch Ausrottung der Hemisphären des Großhirns oder durch Unterbindung der vier Halsarterien. Er sah, daß trotz Zerstörung der hinteren Wurzeln und Abtrennung des oberen Rückenmarks die Schweißzentren wirksam blieben, daß Temperaturerhöhung sowie gesteigerte Venosität des Blutes unzweifelhaft *direkt reizend auf die Schweißzentren* des Rückenmarks einwirken. Auch die direkte Reizbarkeit der motorischen Ganglien des Rückenmarks durch Erstickungsblut wies er nach, ebenso den Einfluß der Erstickung und Erhitzung auf die Speichelsekretion. Durch weitere Versuche am Nervus ischiadicus der Katze konnte er zeigen, daß die Gefäßinnervation nicht nur von erregenden, sondern auch von hemmenden, also *gefäßerweiternden* Nervenfasern abhängt. In Bestätigung früherer Versuche, insbesondere solcher von M. SCHIFF und GOLTZ konnte er zeigen, daß von der Medulla oblongata aus allgemeine Krämpfe ausgelöst werden können, vom isolierten unteren Rückenmarksabschnitt Krämpfe am Hintertiere. In der Medulla oblongata sah er ein allgemeines Krampfzentrum, allgemeines Sekretions-, vasomotorisches und Reflexzentrum, wobei er auf frühere Untersuchungen PFLÜGERs und der Schule CARL LUDWIGs hinwies. In fortgesetzten Studien konnte LUCHSINGER einen neuen physiologischen Nachweis der Existenz des *Zentrum cilio-spinale inferius* von BUDGE erbringen. Nach Halsmarkdurchschneidung erhielt er bei Ziegen und Katzen durch sensible Rumpfreizung Pupillenerweiterung auf der Seite, auf der der Halssympathicus erhalten war, ebenso durch dyspnoische Reize, deutlicher bei Pikrotoxindarreichung.

In einer ganzen Reihe von Arbeiten hatte NAWROTZKI im Gegensatz zu LUCHSINGER nur ein gemeinsames Schweißzentrum für die vordere und hintere Extremität in der Medulla oblongata anerkennen wollen und Rückenmarksschweißzentren in Abrede gestellt. Er hat aber schließlich doch zugeben müssen, daß er geringe Schweißsekretion auch vom isolierten Rückenmark aus erhalten konnte (53, 54, 56).

Auf ein *Zentrum der Speicheldrüsensekretion* im Zentralnervensystem hatte GRÜTZNER (34) schon vor LUCHSINGER hingewiesen. Er konnte zeigen, daß die Chorda neben Gefäßfasern sekretorische Fasern enthalte, und er hat durch mechanische wie elektrische Reizung der Medulla oblongata starke Speichelsekretion bei erhaltener Chorda, schwächere bei durchschnittener, gar keine, wenn auch der Sympathicus durchtrennt war, gesehen. Mit hoher Wahrscheinlichkeit nimmt er an, daß so wie die Fasern der Chorda auch die des Sympathicus ihren Ursprung in der Medulla oblongata haben.

Schon 1874 hat W. SCHLESINGER (37) über bei STRICKER durchgeführte Versuche an mit Strychnin vergifteten Kaninchen berichtet, denen das Halsmark durchschnitten war. Er konnte bei diesen Tieren reflektorische Blutdrucksteigerung sowie Kontraktionen der Uterusmuskulatur hervorrufen und schloß daraus, daß beim Kaninchen die Gefäßnervenzentren und die Zentren für die Uterusmuskulatur über die Rautengrube hinab in das Rückenmark reichen. *Er hatte ohne Strychnin eine Funktion solcher Rückenmarkszentren nicht nachweisen können und läßt es deshalb unentschieden, ob während des normalen Lebens bei intaktem Zentralnervensystem die Rückenmarkszentren die Gefäße tatsächlich beeinflussen.*

VULPIAN (42) hat 1875 in seinem großen Werk über zahlreiche Versuche an Hunden, Kaninchen, Meerschweinchen berichtet, aus denen er den Schluß zog, daß die Medulla oblongata nicht der einzige Ursprungsort der vasomotorischen Nerven und ihres Tonus sei. Er sah nach Halsmarkdurchschneidungen Temperaturerhöhungen an den hinteren Extremitäten und dann eine Zunahme dieser Temperaturerhöhung nach Dorsalmarkdurchschneidung. Andererseits hat er bei Hunden, denen er das mittlere Dorsalmark durchtrennt hatte, und die curarisiert waren, auf Reizung des Ischiadicus des einen Beins Beeinflussung der Temperatur des anderen Beins gefunden, und zwar sowohl Abkühlung wie Erwärmung, woraus er auf Vasokonstriktion und Vasodilatation schloß. Er stellte sich vor, daß das Rückenmark vasokonstriktorische und vasodilatatorische Reflexe vermittelt. Er nahm an, *daß die verschiedenen vasomotorischen Nerven ihren Ursprung und ihre Reflexzentren in der ganzen Ausdehnung der grauen Substanz der Medulla spinalis haben.*

KABIRSKE (50) hat bei HEIDENHAIN Versuche über *spinale Gefäßreflexe* ausgeführt. Er hat bei Kaninchen in einer Versuchsreihe die Kopfschlagadern unterbunden, sich dann von der Unerregbarkeit der Medulla oblongata überzeugt und bei einer Anzahl von Tieren auf Ischiadicusreizung noch Blutdrucksteigerung gesehen. Dabei hatte er in Bestätigung der eben referierten Versuche SCHLESINGERs, wenn die Ischiadicusreizung unwirksam war, dieselbe durch Strychnininjektion wirksam machen können. In anderen Fällen hatte er besonders bei Katzen Blutdrucksteigerung nach Ischiadicusreizung gesehen, nachdem er die Medulla oblongata durch einen Schnitt vom Rückenmark abgetrennt hatte, und er meinte, feststellen zu können, daß um so mehr Gefäßgebiete der Einwirkung der Ischiadicusreizung entzogen wurden, je tiefer der Schnitt lag. So hatte er an Strychninkaninchen und Hunden noch nach Durchschneidung am 5. Dorsalwirbel, aber nicht mehr nach Durchschneidung am letzten Dorsalwirbel durch Ischiadicusreizung Blutdruckerhöhung herbeiführen können.

Asher und Lüscher (92) untersuchten *Atmung* und *Kreislauf* nach *unblutiger* Ausschaltung zentraler Teile. Sie bedienten sich der Methode von Marckwald. Sie spritzten eine mit Fuchsin gefärbte Ölparaffinmischung in die Carotis communis, nachdem sie die Carotis externa vorher abgebunden hatten. Wenn sie 0,4 ccm einspritzten, konnten sie meist Großhirn, Mittelhirn und verlängertes Mark ausschalten. Bei Injektion von 0,1 oder 0,2 ccm wurden nur Großhirn und Mittelhirn ausgeschaltet. Das Resultat der Injektion wurde am nächsten Tage durch Sektion kontrolliert. Die Angaben über die Atmung sollen hier unbesprochen bleiben, bezüglich des Kreislaufs weisen die Autoren nachdrücklich darauf hin, wie sehr die Versuche von Goltz und Ewald am Hund mit verkürztem Rückenmark (s. unten) zur Vorsicht bei der Annahme von Rückenmarkszentren mahnen. Immerhin heben sie hervor, daß der Tonus des Gefäßsystems, wenn nur das Rückenmark erhalten war, in vielen Versuchen auf ansehnlicher Höhe blieb, daß Asphyxie in solchen Fällen schnell blutdrucksteigernd wirkte. Die zentrale Splanchnicusreizung war bei isoliertem Rückenmark ohne Wirkung auf den Blutdruck. Die Herztätigkeit war im wesentlichen ungestört.

Einen wesentlichen Fortschritt bedeuten die Arbeiten von Stricker (49, 51, 67) insbesondere dadurch, daß er zeigen konnte, daß die *Gefäßnervenzentren im Rückenmark nicht in kontinuierlichen, sondern in unterbrochenen Lagern* sich befinden. Er wies zunächst nach, daß im Hunderückenmark sich tonische Zentren zur Regulierung des Blutdrucks befinden, deren wichtigster Teil im unteren Hals- und oberen Brustmark liege. Später konnte er zeigen, daß im oberen Brustmark sich Zentren für die Splanchnici befinden, daß aber im Halsmark nur Gefäßnerven verlaufen und keine Gefäßnervenzentren vorhanden sind. Durchschnitt er das Halsmark und wartete ab, bis ein stetes Druckniveau entstanden war, und durchschnitt er jetzt die Splanchnici, so ergab sich stets ein neuer Druckabfall. Die Splanchnici mußten also unterhalb des Halsmarkes zentrale Verbindungen haben. Wenn er aber nicht nur das Halsmark, sondern auch das obere Brustmark zerstört hatte, dann hatte die Splanchnicusdurchschneidung auf den Blutdruck keinen weiteren Einfluß. Einen weiteren Beweis für die Dorsalmarkzentren des Splanchnicus sah Stricker darin, daß nach Halsmarkdurchschneidung und Antiarindarreichung durch Aussetzung der künstlichen Atmung Blutdrucksteigerung und die Traube-Heringschen, sog. respiratorischen Blutdruckschwankungen hervorgerufen werden konnten. Die rhythmische Innervation konnte aber, wie er meinte, wieder nur von einem Zentrum im Dorsalmark ausgehen. Stricker schloß aus seinen ausgedehnten Versuchsreihen, daß sich Gefäßnervenzentra *von der Hirnrinde bis zum Lendenmark in unterbrochenen Lagern* finden. Solche Gefäßnervenzentra sah er in der Rinde, wahrscheinlich im Corpus striatum, in der Medulla oblongata, in der Gegend des ersten Dorsalwirbels und im unteren Dorsalmark.

Gaskells und Langleys Untersuchungen sind sehr geeignet, die Annahme zu unterstützen, daß *die vegetativen Zentren im Zentralnervensystem in unterbrochenen Lagern* angeordnet sind.

Nachdem schon von anderen Autoren die Meinung geäußert worden, daß nicht von allen Kopf- und Rückenmarksnerven Fasern zum Sympathicus ziehen, hat Gaskell (64, 73) dieser Auffassung zum Siege verholfen. Er geht davon aus, daß die von den Zellen des Rückenmarks abgegebenen Fasern markhaltig sind. Solche markhaltige, zum Sympathicus ziehende Fasern sind fast ausschließlich in den weißen Rami communicantes enthalten. Er fand nun beim Hunde, daß solche weiße Rami nur vom 2. Dorsalis bis einschließlich 2. Lumbalis vorhanden sind, und schloß daraus, daß diese Region des Rückenmarks als der fast ausschließliche Ursprungsort der zum Sympathicus übertretenden Fasern angesehen werden muß.

Man sieht leicht ein, daß Gaskells Folgerung nur schlüssig ist bei der stillschweigenden Annahme, daß die zum Sympathicus ziehenden Nervenfasern in denselben Segmenten entspringen, in denen sie aus dem Rückenmark austreten. Diese Annahme ist aber *nur annähernd richtig*. Wir haben vielmehr allen Grund anzunehmen, daß die in den einzelnen Wurzeln austretenden Fasern nicht nur aus dem Austrittssegment, sondern auch aus benachbarten Segmenten entspringen. Nur mit dieser Einschränkung sind die an den Nervenwurzeln gefundenen Ergebnisse auf die segmentalen Zentren im Rückenmark und im Hirnstamm zu übertragen.

Von GASKELLS Untersuchungen ging LANGLEY (106, 204) aus. Er hat zahlreiche mühsame Untersuchungen zum Teil gemeinsam mit ANDERSON (89) durchgeführt und hat

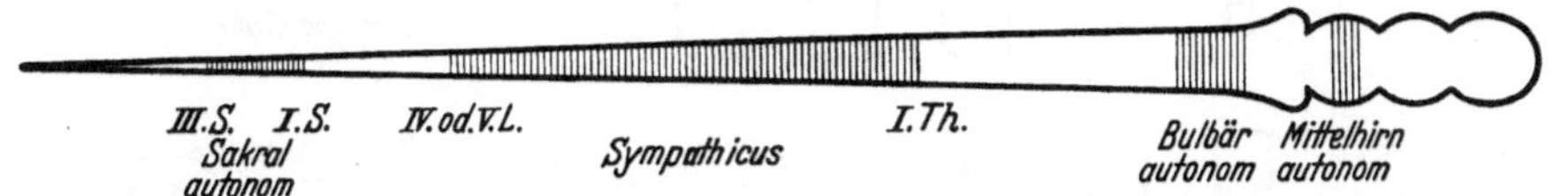

Abb. 1. Diagramm des Ursprungs der efferenten autonomen Fasern aus dem Zentralnervensystem bei der Katze. [Nach LANGLEY (106).]

schließlich eine zusammenfassende Darstellung der Ergebnisse seiner Wurzelreizungen gebracht. Das obenstehende Schema (Abb. 1) gibt ein Bild von den unterbrochenen Lagern vegetativer Zentren im Zentralnervensystem nach LANGLEY (106), wobei aber die Ursprungszellen der aus dem Rückenmark austretenden vegetativen Fasern auch wieder in die Austrittssegmente verlegt sind. Wir geben nun einige Diagramme LANGLEYs wieder, aus denen zu ersehen ist, welche Bedeutung die einzelnen Wurzeln bzw. also in einem eingeschränkten

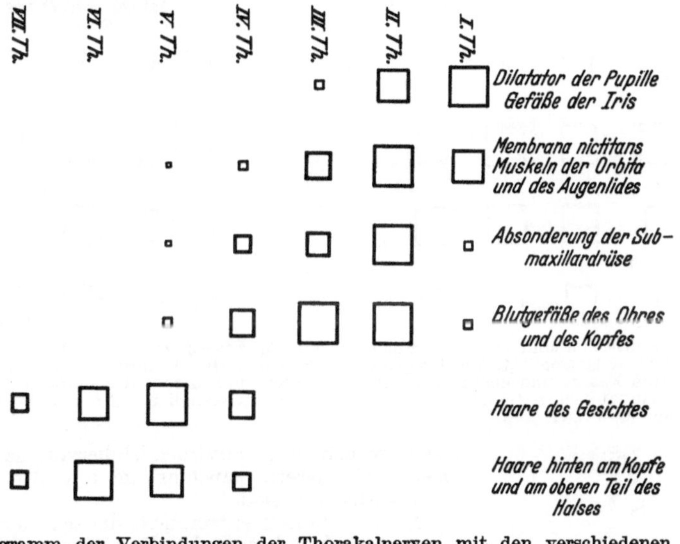

Abb. 2. Diagramm der Verbindungen der Thorakalnerven mit den verschiedenen Klassen von Nervenzellen im oberen Halsganglion bei der Katze. [Nach LANGLEY (106).]

Sinn die einzelnen Segmente für die verschiedenen vegetativen Funktionen haben, so weit das nach den Wurzelreizungen bei der Katze sich feststellen ließ.

Abb. 2 gibt ein Bild der Verbindungen der Thorakalnerven 1—7 mit den verschiedenen Klassen von Nervenzellen im oberen Halsganglion der Katze. Man sieht hier Quadrate von minimaler Größe, dann solche mit der Seitenlänge von 1—5 mm, und die Größe der Quadrate soll ein Bild geben von der Größe des Einflusses der betreffenden Wurzel auf die angegebene Funktion. Dasselbe gilt von den Abb. 3—6. Dabei gibt es natürlich mancherlei Abweichungen bei einzelnen Tieren derselben Klasse und bei verschiedenen Tierklassen. So erwähnt LANGLEY, daß SHERRINGTON beim Affen gelegentlich einige wenige pilomotorische Fasern im 3. Dorsalis gefunden hat, aber nicht im 6. und 7. Wenn wir auf den Abb. 3—6 neben großen Quadraten ganz kleine finden, so werden wir wohl annehmen dürfen, daß die betreffenden segmentalen Zentren den Wurzeln mit den großen Quadraten entsprechen, daß sie aber auch in die benachbarten Wurzeln einige Fasern entsenden.

Über das untere Halsganglion fehlt ein Diagramm, weil dessen Verbindungen noch nicht durchgearbeitet waren. Bei dem in Abb. 3 dargestellten Diagramm sehen wir, wie eine Reihe von Funktionen durch die ersten 9 Thorakalnerven über das Ganglion stellatum ihre Nervenversorgung finden. Natürlich ist auch dieses Schema nur ein Durchschnittsergebnis, und

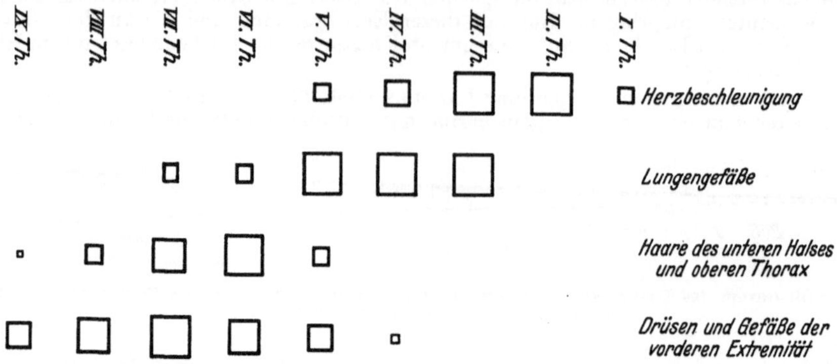

Abb. 3. Diagramm der Verbindungen der Thorakalnerven mit den verschiedenen Klassen von Nervenzellen im Ganglion stellatum. [Nach LANGLEY (106).]

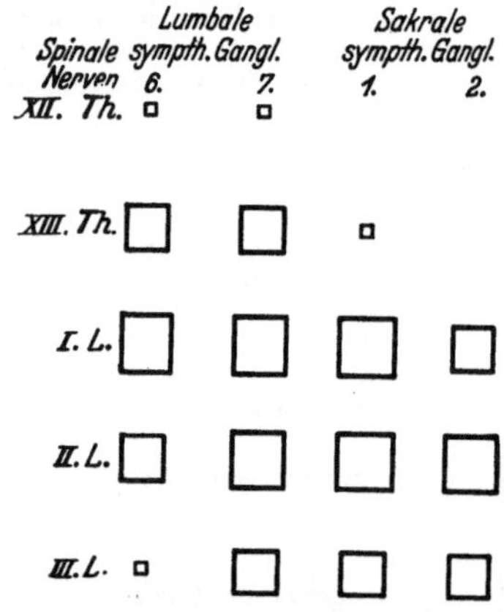

Abb. 4. Die sekretorischen und vasomotorischen Fasern für die hintere Extremität. Der Ursprung der präganglionären Fasern und deren Beziehung zu den sympathischen Ganglien. [Nach LANGLEY (106).]

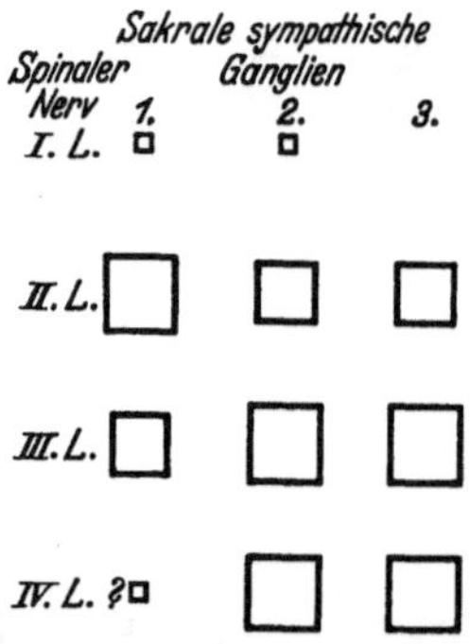

Abb. 5. Fasern zu den äußeren Geschlechtsorganen. Der Ursprung der präganglionären Fasern und deren Beziehung zu den sympathischen Ganglien. [Nach LANGLEY (106).]

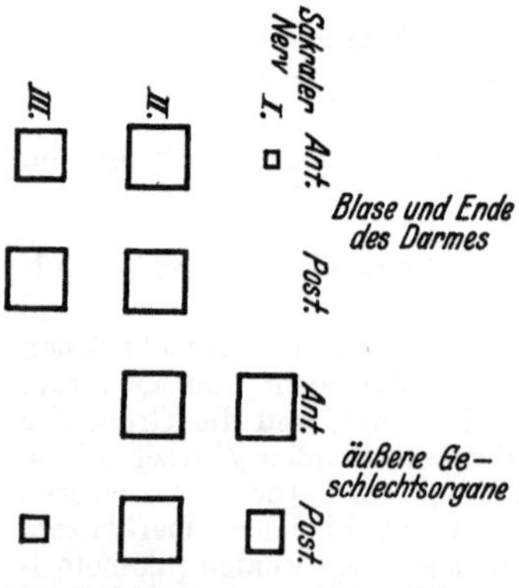

Abb. 6. Sacralautonome Nerven zur Blase, Mastdarm und äußeren Genitalien. [Nach LANGLEY (106).]

LANGLEY hebt z. B. ausdrücklich hervor, daß beschleunigende Herzfasern manchmal im 1. und 5. Thorakalis nicht vorhanden sind.

Nach LANGLEY entspringen die sekretorischen und vasomotorischen Fasern für die hinteren Extremitäten in den beiden letzten Lumbalganglien und in den beiden ersten Sacralganglien. Abb. 4 stellt nun die zu diesen Ganglien verlaufenden präganglionären Fasern dar. Wir werden wohl auch hier wieder annehmen dürfen, daß die 12. Lumbalwurzel, die so geringe Wirkungen ausübt, ihre Fasern aus dem benachbarten Segment entlehnt.

Die Fasern zu den äußeren Geschlechtsorganen kommen von den drei sacralen Ganglien. Abb. 5 zeigt, welche präganglionären Fasern zu diesen Ganglien treten.

Dann haben wir die Lücke im Rückenmark, genauer gesagt die Segmente, aus denen keine präganglionären Fasern zum Sympathicus austreten.

Abb. 6 zeigt die vegetativen Fasern aus den Sacralsegmenten; dabei ist im anterioren und posterioren Typus auf die vorkommenden Variationen hingewiesen.

Diese Ergebnisse LANGLEYs *bilden auch heute noch die feste Grundlage unserer Kenntnisse, soweit die Bedeutung der vorderen Wurzeln für die vegetative Inner-*

vation in Betracht kommt. Freilich weichen im einzelnen manche spätere Autoren von ihnen ab. So hat SHIMA (121) bei Katzen mit querer Totaldurchtrennung des Rückenmarks das Verhalten der Adrenalinmydriasis untersucht. Er fand sie, wenn das Rückenmark zwischen Medulla oblongata und Austritt der 7. Dorsalwurzel durchtrennt war. Nach halbseitiger Querdurchtrennung des Rückenmarks innerhalb dieser Zone fand er die mydriatische Wirkung auf die Durchtrennungsseite beschränkt. Daraus schloß er auf sympathische Bahnen und Mechanismen, welche die Pupillendilatation beherrschen, im Zervikal- und oberen Dorsalmark. Gegen diese so vorsichtig gefaßten Schlußfolgerungen ist nicht viel einzuwenden. Der große *Wert von* LANGLEYs *Wurzelreizungen für die Zentrenfrage* liegt eben darin, daß es bisher nicht möglich war und auch in Zukunft wohl kaum möglich sein wird, *die einzelnen Rückenmarkssegmente selbst — ohne Eingriffe mit unberechenbaren Folgen — auch nur annähernd in so isolierter Weise zu prüfen,* wie es eben in bezug auf die Wurzeln LANGLEY gelungen ist. Unter den Wurzeluntersuchungen beim Menschen sind die von FOERSTER (278) besonders hervorzuheben; wir kommen auf seine Untersuchungen bei Besprechung der Vasomotoren noch einmal zurück.

Wir können nach dem gegenwärtigen Stand der Forschung kaum daran zweifeln, daß alle vegetativen Organe im Hirnstamm und Rückenmark ihre segmentalen Zentren haben. Wir dürfen uns aber *keineswegs vorstellen, daß die Organe nach Abtrennung von diesen Zentren nun ihre vegetativen Funktionen ganz und dauernd einstellen.*

GOLTZ und EWALD berichteten schon 1893, daß sie nach Entfernung großer Stücke des Rückenmarks bei Hunden an den Blutgefäßen der gelähmten Teile eine vollständige Wiederherstellung des Tonus gesehen hätten. Dorsal-, Lumbal-, Sacralmark seien zu Unterhaltung des Gefäßtonus am Hinterkörper entbehrlich. *Der Gefäßtonus hänge in erster Linie von örtlichen Einrichtungen ab* und könne durch diese ohne Gehirn und Rückenmark erhalten werden. GOLTZ und EWALD (88) haben dann 1896 ihre große Arbeit über den *Hund mit verkürztem Rückenmark* publiziert. Das obere Halsmark ließen sie zurück, um das Tier dauernd am Leben erhalten zu können. Bei der ersten Operation wurde das untere Halsmark oder das oberste Brustmark durchschnitten. In weiteren Operationen wurden weitere Stücke des Rückenmarks in der Länge von je 80—108 mm herausgenommen (das Rückenmark der verwendeten Hunde war ungefähr 450 mm lang). Eine auffallende Herabsetzung der Widerstandskraft der Haut des Hinterkörpers gegen äußere Schädlichkeiten fanden sie nur nach der ersten Operation, bei der später erfolgenden Herausnahme nicht. Natürlich müssen irgendwelche nervöse Einflüsse bei den oft symmetrischen Ernährungsstörungen im Spiele sein, aber auch nach der ersten Operation ließen sich durch sorgfältige Behandlung Entzündungen und Geschwüre vollständig vermeiden. „*Das Vorhandensein von trophischen Nervenfasern, deren Trennung unfehlbar Ernährungsstörungen hervorrufen müßte, ist demnach abzulehnen.*" Einigemale sahen die Autoren nach Halsmarkdurchtrennung in dem abgetrennten Körperteil mehrere Tage lang profuse Schweiße. Wenn bei der ersten Operation oben durchtrennt war, in der zweiten Operation Lumbal- und Sacralmark herausgenommen war, so zerfiel nun das Tier in 3 Teile: ein *Vordertier,* das auch für die anderen atmete, fraß, und soff, sich aber weiter nicht um sie bekümmerte; in ein *Mitteltier,* welches noch Rückenmark, hauptsächlich Dorsalmark besaß, und in ein *Hintertier,* dessen Wirbelsäulenstück kein Rückenmark mehr enthielt. Durch spätere Operationen wurde das Mitteltier immer mehr verkürzt, das Hintertier vergrößert. Es ließ sich oft am Mitteltier deutlich eine Anzahl von Reflexen nachweisen. Bei dem Hund, der nach der ersten Durchschneidung über 3 Jahre gelebt hatte, war das 51 mm lange Stück Rückenmark, welches dem Rest des Mitteltiers angehört hatte, zu einem fadenförmigen Strange zusammengeschrumpft. Wenn bei der zweiten Operation nicht Lumbal- und Sacralmark herausgenommen wurden, sondern das Dorsalmark entfernt wurde, *zerfiel das Tier in vier Teile:* Vordertier, Mitteltier mit kurzem Rückenmarkstück, zweites Mitteltier ohne Rückenmark und viertens Hintertier, das alle Reflexe zeigt, die das unzerstörte Lumbal- und Sacralmark vermittelt. *Besonderes Interesse boten die Lebenserscheinungen an dem rückenmarklosen Hintertier.* Während die Skeletmuskulatur zugrunde geht, kehrt der Tonus der quergestreiften äußeren Aftermuskulatur wieder und bleibt erhalten. Der ganze Darm kann ohne Rückenmark ausreichend funktionieren, die Nahrung gut ausgenützt, der Kot regelmäßig ausgestoßen werden. Die Blase wird zunächst ausgedehnt, erholt sich dann, es kommt zu regelmäßiger Harnausstoßung, wahrscheinlich unter Beteiligung der Nervenplexus in der Blasenwand. Nach Herausnahme des Lumbal- und Sacralmarks bei einer trächtigen Hündin sahen sie Geburt- und Saugakt normal verlaufen. Milch wurde auch aus Zitzen und Drüsen entleert, deren zugehörige Nerven durchschnitten waren. Die Blutgefäße der hinteren und vorderen Extremitäten zeigten nach einigen Wochen keinen Unterschied, wenn auch das Rückenmark für die hinteren Extremitäten herausgenommen war. Einseitige Ischiadicusdurchschneidung beim rückenmarklosen Tier macht für einige Tage diese Extremität wärmer. Auch die Hautgefäße können sich auf Kältereize erweitern, selbst wenn Lumbal- und Sacralmark schon 6 Monate vorher herausgenommen war. Dabei fanden die Autoren, daß alle Reize wohl örtlich, aber nicht von entfernten Punkten aus wirksam waren wie am Vordertier. *Wenn auch der größte Teil des Körpers dem Einfluß von Hirn- und Rückenmark entzogen ist, so vermag das Tier seine normale Blutwärme zu erhalten.* Auch die Gefäße der hinteren Extremität sind erweitert bei wärmerer, verengt bei kälterer Außentemperatur. Natürlich sei das Rückenmark für die vegetativen Vorgänge von Bedeutung. Auch der After schließe sich besser, die Harnblase funktioniere besser, die Wärmeregulation sei vollkommener bei erhaltenem Rückenmark. Die vegetativen Funktionen am rückenmarklosen Tier kommen offenbar mit Hilfe des sympathischen Nervensystems zustande. Manche Erscheinungen, z. B. die an den Blutgefäßen, kämen ohne Nervenvermittlung zustande. Eine sichere Fernwirkung nach Art eines reflektorischen Vorganges konnten Goltz und Ewald im sympathischen System nicht auffinden. Die vorübergehend weitgehende Lähmung der Tätigkeit der Organe nach Durchschneidung oder Herausnahme des Rückenmarkes beruhe auf Shock. *Die wichtigsten Lebensvorgänge seien dezentralisiert. Jeder Abschnitt sorge zunächst selbst für sich. Das Zentrum sorge für die gemeinsamen Interessen. Eine Erschütterung im Zentrum beeinträchtige das Leben der kleinsten Gemeinde, diese könne sich aber vom Stoße erholen, wenn die örtlichen Daseinsbedingungen gesund geblieben seien.*

Die Tätigkeit der vegetativen Zentren wird beeinflußt von den Einwirkungen, die entweder direkt das Zentrum treffen oder indirekt von höheren Zentren oder von der Peripherie her zugeführt werden. In bezug auf die *reflektorische* Funktion der Zentren hat man *Erregungs- und Hemmungszentren* zu unterscheiden, wie wir das gleich näher bei den Vasomotoren erörtern werden. Ihr tonisierender Einfluß kann unter Umständen eine gewisse Unabhängigkeit von der reflektorischen Erregbarkeit gewinnen. So sah Porter (173), daß durch Curare die Gefäßreflexe erhöht, durch Alkohol aufgehoben werden können, ohne daß der Tonus der Gefäße sich ändert; daher hielt er sich zu dem Schluße berechtigt, daß die vasotonischen und vasoreflektorischen Mechanismen nicht identisch sein könnten. Diese Schlußfolgerung ist nun freilich keineswegs zwingend.

2. Einzelne Funktionen.

Wir wollen nun einige vegetative Innervationen noch ein wenig genauer im einzelnen ins Auge fassen.

Centrum cilio-spinale inferius. Budge (13) hat durch Versuche an Kaninchen gezeigt, daß der Rückenmarksanteil zwischen C_6 und Do_4, wenn er oben und unten vom übrigen Rückenmark isoliert ist, bei elektrischer Reizung zu Erweiterung beider Pupillen führt. Diese Erweiterung blieb dann auf *der* Seite aus, auf der der Halssympathicus durchschnitten wurde. Er schloß daraus auf ein Dilatationszentrum in diesem isolierten Rückenmarkstück und nannte es Centrum cilio-spinale inferius. Seine Ergebnisse wurden an Ziegen und Katzen von Luchsinger (s. oben) und Anderson (107) bestätigt.

Die *Vasomotorenzentren.* Bei der Katze fand Langley (106), wie die oben wiedergegebenen Diagramme zeigen, daß folgende Nervenwurzeln Gefäßnervenfasern enthalten: Do 1—Do 5 für Kopf und Ohr, Do 3—Do 7 für die Lungengefäße, Do 4—Do 9 für die vorderen Extremitäten, Do 12—Lu 3 für die hinteren Extremitäten, Lu 1—Lu 4 für die äußeren Genitalien, Sa 1—Sa 3 für die Beckeneingeweide. Daraus ergeben sich schon wichtige Hinweise für die Lage der Gefäßnervenzentren im Rückenmark.

Strusberg (141) hat einen klinisch beobachteten Fall mit Sektion mitgeteilt. Bei einer Querschnittsläsion im mittleren Dorsalmark rief ein die unteren Extremitäten treffender Reiz Gefäßverengerung nur an der unteren Körperhälfte hervor. Der Autor schloß, daß die gefäßverengernden Nerven der oberen Extremitäten oberhalb des 7. und 8. Dorsalsegmentes austreten. Derartige und ähnliche später noch zu erwähnende „klinische Experimente" können für die Zentrenfrage aber nichts Entscheidendes beweisen.

In seinen letzten Lebensjahren hat dann LANGLEY (227) eingehendere Untersuchungen über die Vasomotorenzentren der Katze durchgeführt. Er konnte bei spinalen Katzen durch Reizung des zentralen Endes irgendeines Rumpfnerven oder des Ischiadikus eine geringe Erhöhung des allgemeinen Blutdruckes hervorrufen, eine ausgiebige Erhöhung jedoch nur nach Strychnininjektion. Dabei weist LANGLEY auf Grund seiner Versuche selbst auf den wichtigen Umstand hin, daß die Reizung verschiedener Nerven bei der spinalen Katze einen gewissen Grad von lokalen Reflexen, allerdings ohne strenge Begrenzung hervorruft. Diese lokal verschiedenen Reflexe bei der Reizung verschiedener Nerven weisen natürlich auch wieder auf eine lokale Gliederung der Zentren hin. So sah LANGLEY bei der Katze nach Rückenmarkdurchschneidung in der Höhe des ersten Cervicalis in bezug auf die Eingeweidegefäße folgendes: Nach Reizung von Nerven der vorderen Extremität trat Pallor des Duodenums und anscheinend des Magens auf; nach Reizung von Nerven der hinteren Extremität trat Pallor des proximalen Colons und anscheinend des ganzen Ileums auf; nach mehreren solchen Reizen war der mittlere Teil der Eingeweide deutlich weniger blaß als der Rest. Es ist LANGLEY klar, daß eine Vasokonstriktion in einem wenig ausgedehnten Gebiet vollständiger sein muß, um doch eine allgemeine Blutdrucksteigerung um einige Millimeter hervorzurufen. Eigentümlich sind nun aber seine Schlußfolgerungen. Er fand bei den spinalen Katzen keine Wirkung auf die Pilomotoren und keine auf die Schweißdrüsen. Daraus schließt er aber keineswegs auf das Fehlen spinaler Schweiß- und Pilomotorenzentren. Anders verhielt es sich bei den Zirkulationserscheinungen. Hier fand er Blutdrucksteigerung nur um einige Millimeter, aber große Steigerung nach Strychninzufuhr, und glaubte daraus trotz dessen, was er über die lokalen Reflexe selbst beobachtet hatte, schließen zu dürfen, daß die spinalen Gefäßreflexe normalerweise keine große Bedeutung haben können, aber unter pathologischen Verhältnissen von größter Bedeutung sein mögen. Mit dieser Schlußfolgerung aber scheint mir LANGLEY entschieden zu weit zu gehen. Die Sache hat eine prinzipelle Bedeutung auch für die anderen segmentalen Zentren und deren Verhältnis zu den höheren Zentren. Ich will darum erst in den zusammenfassenden Bemerkungen hervorheben, welche Bedeutung derartigen experimentellen Ergebnissen an den spinalen Gefäßnervenzentren für unsere Gesamtauffassung der normalen Vorgänge im Nervensystem zukommt.

Wir müssen auch bei den Vasomotoren sowie bei den anderen vegetativen Zentren zwischen Erregungs- und Hemmungszentren unterscheiden, also hier zwischen Vasokonstriktionszentren und Vasodilatationszentren. Die Existenz von Hemmungszentren ist zweifellos sichergestellt. Es ist wohl möglich, aber keineswegs ganz sichergestellt, daß allen Erregungszentren auch Hemmungszentren gegenüberstehen.

Es sei hier kurz an einige historisch bedeutsame Daten erinnert. Schon im Jahre 1845 haben die Brüder WEBER (10) die grundlegende Entdeckung gemacht, daß durch Reizung des peripheren Vagusstumpfes das Herz zum Stillstand gebracht werden kann. Es wurde also durch die Erregung des Nerven der von ihm versorgte Muskel in seiner Bewegung verlangsamt oder diese Bewegung vollkommen aufgehoben. Das war *die Entdeckung einer neuen Art von Nerventätigkeit.* 1852 haben BROWN-SÉQUARD (12) und CLAUDE BERNARD (15) die gefäßverengernden Nerven im Halssympathicus entdeckt. 1858 wies CLAUDE BERNARD (15) die Existenz von gefäßerweiternden Nerven in der Chorda tympani nach. 1863 hat v. BÉZOLD (19) die herzerregenden Fasern entdeckt.

Ein großer Teil der Vasodilatatoren zeigt nun ein merkwürdiges Verhalten. STRICKER (49) hat schon 1876 nachgewiesen, daß sich im Ischiadikus des Hundes vasodilatatorische Fasern befinden, welche das Rückenmark mit den zwei letzten *hinteren* Lendenwurzeln verlassen. Es sind Hemmungsfasern für die Gefäße der entsprechenden Pfoten. Die mechanische und elektrische Reizung ihres peripheren Stumpfes führt zur Erhöhung der Pfotentemperatur. Die aus den hinteren Wurzeln austretenden gefäßerweiternden Fasern gehen nicht durch den Grenzstrang des Sympathicus. STRICKER machte schon damals aufmerksam, daß die Anwesenheit dilatatorischer Gefäßnerven in den hinteren Rückenmarkswurzeln die Beziehung, welche zwischen gewissen Hyperämien und Entzündungen einerseits und einer Erkrankung der spinalen Ganglien und hinteren Rückenmarkswurzeln andererseits bestehen, weniger rätselhaft erscheinen läßt. Nach den ausgedehnten Untersuchungen von BAYLISS sind die Vasodilatatoren in den hinteren Wurzeln nicht als efferente Spinalfasern anzusehen (96), sondern als identisch mit den sensiblen Fasern, und die reflektorische Vasodilatation sei ein antidromer Vorgang (100). Er fand nun aber auch, daß zentrale Vagusreizung Gefäßerweiterung in den hinteren Extremitäten nach Exstirpation des Bauchstranges hervorruft, und nimmt auch hier eine antidrome reflektorische Erregung an (116, 221). Bei dieser

Annahme müßte man aber ein Überschreiten der Synapse im Zentralnervensystem in verkehrter Richtung annehmen, also ein Übergehen eines Impulses von einem Zellkörper zurück zum Achsenzylinder eines anderen Neuroms. Um diese Annahme zu vermeiden, lag es nahe anzunehmen, daß außer den vasodilatatorischen Fasern der Hinterwurzeln, die ihr trophisches Zentrum nach Bayliss in den Spinalganglien haben, doch auch solche existieren, die ihr trophisches Zentrum in der grauen Substanz des Rückenmarks haben.

Efferente Fasern in den Hinterwurzeln wurden nun tatsächlich nachgewiesen. Ramon y Cajal (138) sah solche Fasern sich um die Spinalganglienzellen aufsplittern. Kuré (288) wies nach, daß nach Durchtrennung der hinteren Wurzeln knapp zentral vom Spinalganglion nichtdegenerierte Fasern in den hinteren Wurzeln erhalten bleiben. Dann zeigte Foerster (278) ausgesprochenen vasodilatatorischen Effekt der Reizung aller hinteren Wurzeln von den oberen Cervicalwurzeln an bis zu den Sacralwurzeln herab. Bis vor kurzem waren nur im cranialen und sacralen Anteil des parasympathischen Systems Vasodilatationszentren bzw. Herzhemmungszentren nachgewiesen. Die Existenz von Vasodilatationszentren im Bereich der segmentalen sympathischen Rückenmarkszentren war aber ganz zweifelhaft. Die Frage erschien auch dadurch noch besonders kompliziert, daß sich herausstellte, es könne funktionelle Gefäßerweiterung nicht ohne weiteres auf die Tätigkeit von vasodilatatorischen Nerven bezogen werden, sondern auch von der Bildung von Stoffwechselprodukten abhängen, die peripher angreifend den Tonus der Gefäße herabsetzen. Kuré gab kürzlich eine zusammenfassende Darstellung seiner Ergebnisse. Die Vasodilatatoren seien echte parasympathische Fasern; eine antidrome Leitung sei nicht anzunehmen. Das von ihm gefundene autonome System, das ist der parasympathische Kern im Rückenmark und die von ihm entspringende parasympathische Faser, die durch die hintere Wurzel zur Peripherie geht, nennt er Spinal-Parasympathicus und unterscheidet es von dem vago-sacralen autonomen System. Das Bell-Magendiesche Gesetz wäre nicht allgemein gültig. Gestützt auf die angeführten neueren Versuche, besonders auch auf die Reizversuche Foersters, kommt nun L. R. Müller (321) zu der Ansicht, die alte Gaskell-Langleysche Lehre (bzw. Strickersche Lehre) von den unterbrochenen vegetativen Zentren im Rückenmark bestünde nicht zu Recht, und die parasympathischen Zentren reichten in *ununterbrochenen* Lagern vom Cervicalmark bis ins Sacralmark. Müller meint, daß für Herz, Magen, Pupillen, Speicheldrüsen, Darm, Blase, Geschlechtsorgane eine sympathisch-parasympathische Innervation experimentell einwandfrei nachgewiesen sei. „Wenn aber die Weite der Gefäße in den Speicheldrüsen und in den Geschlechtsorganen durch vasokonstriktorische *und* vasodilatatorische Bahnen geregelt wird, so ist zu vermuten, daß auch die Gefäße der Haut, des Gesichts, des Rumpfes und der Gliedmaßen nicht allein durch gefäßverengernde Nerven, sondern auch durch Gefäßerweiterer innerviert werden.“ Bezüglich des Herz-Vaguszentrum sei noch auf die von Heymanns (314) geschaffene Methodik hingewiesen. Er hat an Hunden mit zirkulatorisch isoliertem Kopf gearbeitet, der mit seinem eigenen Rumpf nur durch die zwei Vagusnerven verbunden war und in den carotico-jugularen Kreislauf eines anderen Hundes eingeschaltet war. Die Regulation der Frequenz des Herzens vermittelst des vagalen herzregulierenden Systems geschehe durch zwei Reflexe, „einen somatischen vagalen Reflex, dessen zentripetale Bahn dem Nervus depressor von Cyon entspricht, und einen cardio-vagalen Reflex, dessen zentripetale Bahn durch den Nerv des Carotissinus von A. E. Hering gebildet ist“.

Pilomotorenzentren. Langley (106) hat bei seinen Wurzelreizungen an der Katze pilomotorische Wirkungen gesehen: bei Reizung von Do 4—Do 7 Wirkung auf die Haare des Gesichts, Kopfs und der oberen Halsteile; bei Reizung von Do 5—Do 9 Wirkung auf die unteren Halsteile und den oberen Thorax (Abb. 2 u. 3). André-Thomas (188) hat ausgedehnte Untersuchungen über Pilomotorenreflexe beim Menschen angestellt. Er hat den Pilomotorenreflex durch sehr verschiedene Mittel ausgelöst, so durch Kälte, Wärme, taktile, mechanische Reize, Elektrizität, Geräusche, psychische Effekte, Pilocarpin. Insbesondere die mechanischen Reize erwiesen sich sehr zweckmäßig, wenn sie an bestimmten Regionen angebracht wurden. Nach Querschnittsläsionen war die reflektorische Wirkung dieser Reize nicht mehr so ausgedehnt wie beim Normalen. Sie traten dann nur oberhalb oder unterhalb der Läsion auf, je nachdem der Reiz oberhalb oder unterhalb der Läsion angriff. Er glaubt aus seinen Beobachtungen am Menschen schließen zu dürfen, daß jedes Segment Pilomotorenzentren nicht nur für das entsprechende Wurzelterritorium enthält, sondern für mehrere darüber und darunter gelegene Territorien. Er findet darin eine Übereinstimmung mit den Resultaten von LANGLEYs Wurzelreizungen bei der Katze, die wir in den Diagrammen dargestellt haben. Nach ANDRÉ-THOMAS kommen für Piloarrektion beim Menschen folgende Segmente in Betracht: Do 1 und Do 2 für Kopf und Hals, D 2 und Do 3 für die oberen Thoraxpartien, Do 4—Do 7 für die oberen Extremitäten. Do 8 und Do 9 haben eine geringe Wirkung auf die Pilomotoren. Do 10—Lu 2 enthalten die Zentren für die unteren Extremitäten.

BÖWING (210) meinte im bewußten Gegensatz zu ANDRÉ-THOMAS: „Aus der Beobachtung von zwei Fällen mit Kreuzmarkverletzung und Aussparung des pilomotorischen Reflexes in den anästhetischen Gebieten (Reithosenanästhesie) mit einiger Wahrscheinlichkeit auf die Anwesenheit pilomotorischer Zentren im Kreuzmark" schließen zu dürfen. PERRIER glaubte in einer klinischen Beobachtung — an einer Hautpartie war wohl roter Dermographismus hervorzurufen, aber keine Piloarrektion — den experimentellen Beweis sehen zu können für die Existenz arrektorenhemmender Fasern. Es können aber solche klinische Beobachtungen wegen ihrer Vieldeutigkeit nicht ernstlich als Beweise hier in Frage kommen. Im Gegensatz zu BÖWING wird von MÜLLER, GREVING und GAGEL (271) wieder angegeben, daß die Vasomotoren und Pilomotoren der unteren Gliedmaßen, der Genitalgegend und der Analgegend vom Nucleus sympathicus lateralis (JACOBSOHN) des oberen Lendenmarkes innerviert werden.

Schweißsekretionszentren. LANGLEY (106) hatte (Abb. 3 u. 4) bei der Katze für die vorderen Extremitäten die Wurzeln Do 4—Do 9, für die hinteren Extremitäten Do 12—Lu 3 wirksam gefunden. HEAD und RIDDOCH (179) fanden beim Menschen bei schweren Verletzungen des Rückenmarks exzessives Schwitzen gerade in den Partien unterhalb der Läsion und sahen in ihren Befunden eine vollkommene Bestätigung der Reizversuche von LANGLEY. Nach Läsion der unteren Cervicalsegmente fanden sie das starke Schwitzen am Kopf und Nacken, nach Läsion des 3. Dorsalsegments an beiden oberen Extremitäten und dem Rumpf unterhalb der 2. Rippe, nach Läsion des 6. Dorsalsegments Schwitzen von der 5. Rippe abwärts, nach Läsion des 9. Dorsalsegmentes Hyperhidrosis übereinstimmend mit der Analgesie, während bei Läsionen unterhalb dieses Segmentes das starke Schwitzen in einer kleinereren Area als der Sensibilitätsverlust vorhanden war. Während SCHILF und SCHUBERTH (207) 1922 gefunden hatten, daß der sogenannte galvanische Hautreflex beim Frosch wahrscheinlich in der Medulla oblongata übertragen wird, fand RICHTER (351) seine spinale Übertragung, ganz in Übereinstimmung mit der Tatsache, daß bei Menschen nach Abtrennung des Rückenmarkes noch reflektorisches Schwitzen in den dem abgetrennten Rückenmarksteil entsprechenden Partien hervorzurufen war. DENNIG (224) hingegen schloß aus seinen Versuchen an Katzen, daß der psychogalvanische Reflex in den vegetativen Zentren im Hypothalamus (KARPLUS und KREIDL) übertragen wird. WANG, PAN und LU (327) sahen den galvanischen Hautreflex bei spinalen Katzen; allerdings sank die Intensität des Reflexes bei ihren Tieren, sobald sie das Zwischenhirn abgetrennt hatten, während weitere Abtrennungen bis zum Halsmark die Reflexintensität nicht mehr beeinflußten. FILIMONOFF (215) fand in einem „klinischen Experiment", daß Störung der Schweißsekretion metameren Charakter hat, auch einseitig vorhanden sein kann.

Für das Gesicht nimmt er Zentren in C 8 und Do 1 an, für die oberen Extremitäten etwas höher, als es Langley bei der Katze angegeben hat. Das Vorhandensein spinaler Schweißzentren beim Menschen geht auch aus einer Reihe anderer klinischer Arbeiten hervor, auf deren Besprechung wir hier nicht eingehen [Schlesinger (95), Karplus (171) u. a.]. Auf schweißhemmende Wirkung der hinteren Wurzeln weisen Erfahrungen von Foerster und Guttmann (355) beim Menschen und Versuche von Schilf und Mandur (208) beim Tier hin.

Zentren für die inneren Organe. Eine sichere und genaue Lokalisation der segmentalen Zentren der inneren Organe ist derzeit weder für die Organe der Brust- und Bauchhöhle, noch für die Beckenorgane möglich. Wir kennen wohl die Segmente, aus denen die betreffenden präganglionären Fasern austreten, damit ist aber über die Lage der Zentren, wie schon oben ausgeführt, nichts Sicheres ausgesagt.

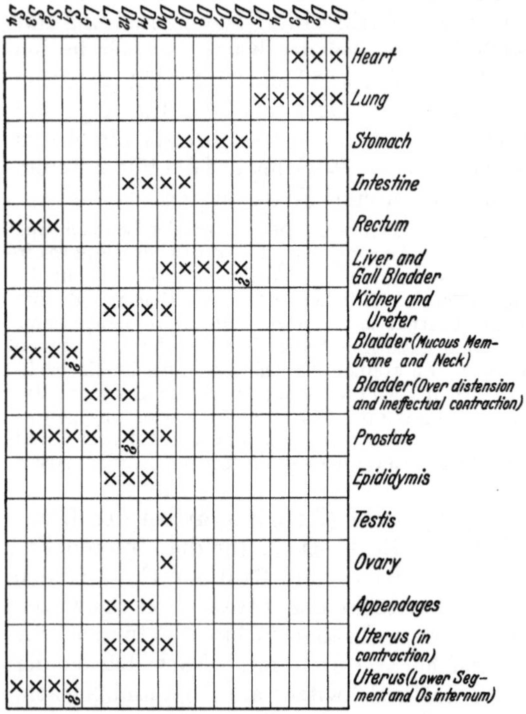

Über die wichtige Frage, in welche Segmente die *afferenten* Fasern aus den einzelnen inneren Organen eintreten, sind wir hingegen recht gut unterrichtet. In erster Linie hervorzuheben sind hier die schon an 40 Jahre zurückliegenden Studien Heads (81) über *hyperalgetische Hautzonen bei Erkrankung innerer Organe.* Er konnte zeigen, daß bei Erkrankung bestimmter innerer Organe sich Schmerz und Überempfindlichkeit in ganz bestimmten und immer gleichen Hautbezirken finden. Durch Vergleich dieser Bezirke mit der Lokalisation von Herpeseruptionen und durch weitere sorgfältige Studien und Erwägungen ergab sich, daß Reizungsvorgänge innerer Organe zu

	S4	S3	S2	S1	L5	L4	L3	L2	L1	D12	D11	D10	D9	D8	D7	D6	D5	D4	D3	D2	D1
Heart																			×	×	×
Lung																	×	×	×	×	×
Stomach													×	×	×	×					
Intestine										×	×	×	×								
Rectum	×	×	×																		
Liver and Gall Bladder											×	×	×	×	×?						
Kidney and Ureter									×	×	×	×									
Bladder (Mucous Membrane and Neck)	×	×	×	×?																	
Bladder (Over distension and ineffectual contraction)						×	×	×													
Prostate		×	×	×	×			×?	×	×											
Epididymis						×	×	×													
Testis								×													
Ovary								×													
Appendages						×	×	×													
Uterus (in contraction)						×	×	×	×												
Uterus (Lower Segment and Os internum)	×	×	×	×?																	

Abb. 7. Die sensorischen Fasern aus den Eingeweiden in ihrer Beziehung zu den einzelnen Rückenmarkssegmenten. [Nach Head (81).]

einer Hyperalgesie der in den gleichen Rückenmarksegmenten wie das betreffende innere Organ lokalisierten Hautzonen führen können. Es handelt sich dabei wahrscheinlich um eine Irradiierung der Erregung aus den inneren Organen auf benachbarte Hinterhornzellen, an welchen eben die sensorischen Fasern aus der Haut enden. Schmerzen und Überempfindlichkeit treten nach Head auch entlang dem Plexus cervicalis und den Hirnnerven auf, besonders bei Erkrankungen der Lunge, des Herzens, der Leber, der Därme und des Magens. Doch geht er darauf zunächst nicht näher ein. So wie Gaskell für die Motilität gefunden hat, daß die inneren Organe ihre Fasern aus 3 großen Gruppen von Zentren erhalten, so fand nun Head, daß auch die sensorischen sympathischen Fasern der inneren Organe in 3 große Gruppen von Nervenzentren einstrahlen, und zwar befindet sich die höchste in Kopf und Nacken, die mittlere Lage zwischen 1. Dorsal- und 1. Lumbalsegment des Rückenmarks, die unterste vom 5. Lumbalsegment bis zum 4. Sacralsegment. So finden sich *auch bei den sensorischen Fasern der innere Organe 2 Lücken im Rückenmark,*

die nicht in Verbindung stehen mit sensorischen Fasern von den Eingeweiden. Die
obere entspricht dem 5., 6., 7. und 8. Cervicalsegment, die untere dem 2., 3. und

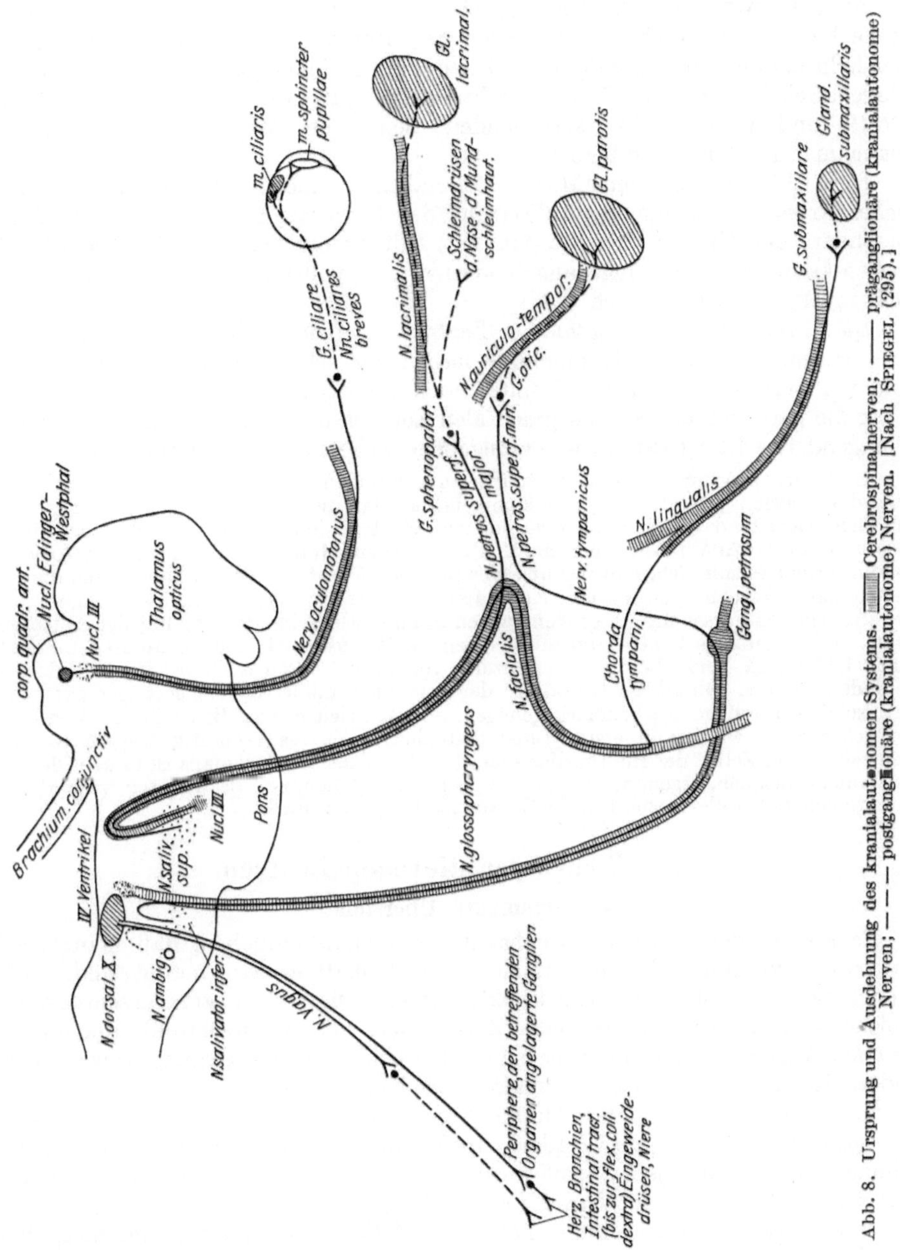

Abb. 8. Ursprung und Ausdehnung des kranialautonomen Systems. ▦ Cerebrospinalnerven; ▬ präganglionäre (kranialautonome) Nerven; --- postganglionäre (kranialautonome) Nerven. [Nach Spiegel (295).]

4. Lumbalsegment. Ich gebe hier (Abb. 7) eine Tafel von Head wieder, aus der
zu entnehmen ist, mit welchen Segmenten nach seinen Forschungen die sensorischen Fasern aus den verschiedenen Eingeweiden in Beziehung stehen.

Kappis und Gerlach (216) haben durch *paravertebrale Novokaineinspritzung*
den Schmerz erfolgreich bei Erkrankung innerer Organe bekämpft und heben

die differentialdiagnostische Bedeutung dieses Vorgehens hervor. Sie finden bei Magenkranken Einspritzung in Do 6—Do 8 wirksam, bei Gallenerkrankungen Do 9—Do 11, bei Nierenerkrankungen Do 12—Lu 2. Bei Appendixaffektion kommen die Segmente Do. 10—Lu. 4 in Betracht und die Wirkung ist unsicher.

Auch Laewen (205, 234) hat durch *Paravertebralanästhesie* an der Austrittstelle bestimmter Rückenmarksnerven Schmerzen beseitigt. Wirksam fand er bei Erkrankung der Gallenblase und der großen Gallengänge Do 10 rechts, bei Magenaffektion Do 8 und 7 meist rechts, manchmal links, bei Nierenerkrankung Do 12 und Lu 1 der entsprechenden Seite, bei Wurmfortsatzaffektionen manchmal Lu 1 und Lu 2 rechts.

L. R. Müller und seine Mitarbeiter haben in einer großen Reihe verdienstlicher Arbeiten sich um die Aufklärung der Innervation innerer Organe (271), besonders des Urogenitaltrakts (99, 183) mit Erfolg bemüht. Auf die Einzelheiten kann hier nicht eingegangen werden, eine vollständige Wiedergabe findet sich in Müllers Handbuch (363).

Die kranialen parasympathischen Zentren. Auf den Anteil des Sympathicus an der Innervation der Kopfgebilde haben wir schon wiederholt hingewiesen und wir werden im nächsten Kapitel noch auf einiges zurükzukommen haben. Über die parasympathischen segmentalen Zentren im Gehirn orientiert zunächst genügend das hier (Abb. 8) wiedergegebene Schema von Spiegel (295).

Anatomie. Nur um ein Mißverständnis zu vermeiden, sei hier noch ein kurzes Wort über die Anatomie gesagt. Es ist vollkommen klar, daß die physiologische Forschung auch auf dem Gebiete der segmentalen vegetativen Zentren immer wieder nach Möglichkeit Anschluß an die Anatomie suchen muß. Die in diesem Handbuch durchgeführte Arbeitsteilung bringt es mit sich, daß wir uns hier nur damit zu beschäftigen haben, was die experimentelle Forschung zu unseren Kenntnissen beigetragen hat. Es läßt sich sagen, daß die anatomische Forschung im großen ganzen in guter Übereinstimmung mit der Annahme steht, daß vegetative Zentren im allgemeinen im Cervicalmark und im unteren Lumbalmark fehlen. Es sind allerdings vereinzelte vegetative Zellen auch in diesen Gebieten gefunden worden. Ob sie als Grundlage der Annahme ununterbrochener Lager parasympathischer Zentren im Rückenmark genügen, entzieht sich meiner Beurteilung. Von anatomischer Seite werden in erster Linie Seitenhornzellen als vegetativ angesehen. Die Beurteilung der Zellen der Intermediärzone ist nicht so sicher. Jedenfalls ist es aber derzeit noch nicht möglich, irgendwelche Zellgruppen oder Zellen mit bestimmten vegetativen Funktionen mit voller Sicherheit in Zusammenhang zu bringen.

III. Höhere regulierende Zentren.
1. Allgemeine Übersicht.

Es konnte der ärztlichen Beobachtung niemals entgehen, daß mancherlei psychische Vorgänge, besonders solche, die lebhaft *affektiv* betont sind, auch im vegetativen System zum Ausdruck kommen. Die Schamröte, das schreckensbleiche Gesicht, die geschwollene Zornesader, der Angstschweiß, die aufgerissenen Augenlider und die weiten Pupillen bei sexueller Erregung, sowie vieles andere Hierhergehörige sind niemals übersehen worden.

Man hat auch schon im Altertum gewußt, daß *Hinterhauptwunden* weit *lebensgefährlicher* sind als Vorderhauptwunden. Eine experimentelle Erforschung des Zentralnervensystems wurde aber erst möglich, als man sich zu einer *naturwissenschaftlich brauchbaren Fragestellung* durchgearbeitet hatte. Es war ferner eine gewisse Entwicklungshöhe der *Methodik* unerläßlich, um nicht bei den Schlüssen aus dem bei den Eingriffen Beobachteten aus einem Irrtum in den anderen zu stürzen. In seiner bekannten Studie über die historische Entwicklung der experimentellen Hirnphysiologie vor Flourens nennt Neuburger als Ahnherrn der experimentellen Gehirnphysiologie den englischen Forscher Thomas Willis (1). Cushing (330) hat vor kurzem daran erinnert, daß dieser geniale Mann schon vor 3 Jahrhunderten bei der Erörterung des nach ihm benannten Circulus alteriosus von einem Saftaustausch zwischen Blut und Hypophyse an dieser Stelle der Hirnbasis gesprochen hat. Damit wäre sozusagen die Grundlage der Lehre von der inneren Sekretion gegeben gewesen. Freilich war diese Gehirnpartie damals experimentell nicht zugänglich. Uns interessiert hier, daß WILLIS auf Grund seiner Versuche das *Kleinhirn* als das Zentralorgan der lebenswichtigsten Funktionen (Herzaktion, Atmung usw.) erkannt zu haben glaubte. Das war nun allerdings ein Irrtum, aber auf seinen Arbeiten fußend erzielten seine Nachfolger weitere Fortschritte. Zunächst wurde erkannt, daß das Kleinhirn nicht das gesuchte lebenswichtige Zentrum sein könne und man meinte, dieses Organ im *4. Ventrikel* gefunden zu haben. Doch schließlich setzte sich die Erkenntnis durch, daß nicht die Gehirnhöhlen, sondern die Gehirnsubstanz das Wesentliche sei und man verlegte den Sitz der lebenswichtigsten Funktionen in die *Medulla oblongata*. Diese Auffassung ist seit FLOURENS (9) nicht mehr verlorengegangen. Hunde, Affen, ja der Mensch können ohne Großhirn leben. Auch können, wie wir gesehen haben, Hunde mit fast vollständig fehlendem Rückenmark dauernd am Leben erhalten werden. Aber weder Mensch noch Tier kann ohne Medulla oblongata leben. Nun wurden wohl gerade in den letzten Jahren gegen die Auffassung von der überragenden Bedeutung der Medulla oblongata unter dem Eindruck der Ergebnisse der experimentellen Zwischenhirnphysiologie Einwände erhoben, meiner Meinung nach aber nicht mit genügender Berechtigung. Auch heute noch müssen wir die Medulla oblongata als den lebenswichtigsten Teil des Gehirns ansehen. Wir werden da besonders die Arbeiten der Schule CARL LUDWIGS zu würdigen haben.

Die Arbeiten über die Frage der Rückenmarkszentren aus der ersten Hälfte des 19. Jahrhunderts, auf die hier im Abschnitt II hingewiesen wurde, beziehen sich zum großen Teil auf diese zentrale Stellung der Medulla oblongata. Handelte es sich doch vielfach um die Entscheidung der Frage, ob das Rückenmark nur als ein Strang von Nervenfasern anzusehen sei und alle Zentren in der Medulla oblongata lägen, oder ob neben den Hauptzentren in der Medulla oblongata auch Rückenmarkszentren bestünden. Diese Frage ist nun, wie wir gesehen haben, nicht nur für das somatische, sondern auch für das vegetative Nervensystem in dem Sinn entschieden, daß auch im Rückenmark segmentale Zentren vorhanden sind.

Schon vor vielen Jahrzehnten wurden auch die vor der Medulla oblongata gelegenen Hirnteile bis hinauf zur Hirnrinde vielfach mit vegetativen Funktionen in Beziehung gebracht. Abgesehen von den oben erwähnten „Eindrücken" über vegetative Auswirkung der Affekte sind auch einzelne *Erfahrungen bei nicht affektiv betonten psychischen Vorgängen* bekannt geworden, die direkt auf die *Hirnrinde als Quelle der Zustandsänderung vegetativ innervierter Organe* hinwiesen. Diese Erfahrungen bezogen sich besonders auf die Irisinnervation.

E. H. WEBER (3) hat schon 1823 berichtet, daß er die Pupille des einen auf einen und denselben Gegenstand gerichteten Auges, während das andere geschlossen sei, durch bloße Willkür so erweitern und verengern könne, daß ihm der Gegenstand bald deutlich, bald undeutlich erscheine. JOHANNES MÜLLER (7) hob 1840 hervor, daß affektlose Vorstellungen die lebhaftesten organischen Wirkungen hervorrufen können. DOMRICH (11) berichtet 1849 von Verengerung und Erweiterung der Pupille durch die Vorstellung eines nahen oder entfernten Gegenstandes. BUDGE (13) beobachtete einen Physiker, der seine Pupillen durch Vorstellung eines dunklen Raumes weit machen, durch Vorstellung eines sehr erleuchteten Ortes verengern konnte. ERNST BRÜCKE (60) berichtet von einem Dr. S., der seine Pupillen willkürlich bedeutend erweitern konnte. Dieser Herr sagte, daß er eine ziemliche Anstrengung machen müsse, die sich auf eine Reihe von Muskeln erstreckte, damit die Pupillen sich erweitern. Dann teilte HAAB (78) seine Beobachtungen über den Hirnrindenreflex der Pupille mit. Im dunklen Raum steht seitlich eine Flamme; bei gleichbleibender Blickrichtung richtet man seine Aufmerksamkeit auf das Flammenbild. Das führt zu einer kräftigen Kontraktion der Pupille. HAAB nimmt an, daß der Vorgang, welcher die Pupillenverengerung hervorruft, nämlich die Konzentration der Aufmerksamkeit auf das helle Objekt, das in der Peripherie des Gesichtsfeldes liegt, in der Hirnrinde stattfindet. *Ich* (91) habe gezeigt, daß in hysterischen Anfällen, auch in solchen, die ohne nachweisbare Krämpfe der quergestreiften Muskulatur einhergehen, die Lichtreaktion der Pupille aufgehoben sein kann. Später hat Redlich (118) darauf hingewiesen, daß bei manchen Menschen schon durch intensive Muskelanstrengung die Pupillenreaktion wesentlich beeinflußt wird; auch ich konnte mich von der Richtigkeit dieser Angabe überzeugen.

Auch die experimentell physiologischen Erfahrungen über *vegetative Folgen von Eingriffen an höheren Gehirnteilen* reichen fast bis zur Mitte des 19. Jahrhunderts zurück. *Cerebellum, Corpus quadrigeminum, Thalamus opticus, Corpus striatum* und auch der *Cortex,* seit der Entdeckung seiner elektrischen Erregbarkeit durch Fritsch und Hitzig (28) im Jahre 1870, gaben bei Reizungs- und Zerstörungsversuchen Veranlassung zu vegetativen Störungen. Die beobachteten Erscheinungen bezogen sich — wie wir in den folgenden Abschnitten im einzelnen auseinanderzusetzen haben werden — auf die Irisbewegungen, auf die Blutzirkulation, und hier besonders auf den Blutdruck, auf die Körpertemperatur, auf die Schweißsekretion und auf die inneren Organe. Allein, waren hier schon die Angaben über das tatsächlich Beobachtete recht widerspruchsvoll, so war die Deutung vollends unsicher. Auf die wichtige Frage, ob es sich um die Erregung von Zentren oder Bahnen handle, wiesen wohl viele Autoren hin, keiner aber unternahm einen ernsthafter Kritik gewachsenen Versuch, diese Frage wirklich zu entscheiden. So wurden ohne genügende Anhaltspunkte die Reizfolgen an einer bestimmten Stelle bald durch den hier gesetzten sensiblen Reiz erklärt, bald durch ein Zentrum. Die Autoren meinten manchmal zu sehen, daß es sich um eine Einwirkung auf den Sympathicus handle, manchmal schien das Gegenteil klar. Es fällt dabei besonders ins Gewicht, daß bekanntlich die verschiedensten Erregungen gerade auf das sympathische Gebiet ungemein leicht irradiieren. So konnte es nicht fehlen, daß hier in der Zentrumannahme immer wieder grobe Fehler gemacht wurden und die vegetativen Zentren vor der Medulla oblongata bis in die neuere Zeit höchst fragwürdig blieben.

Hier haben, soviel ich sehen kann, erst die seit 1909 fortlaufend publizierten Versuche von Karplus und Kreidl (120, 125, 135) über die *vegetativen Zentren im Zwischenhirn* Wandlung gebracht. Sie bezogen sich in erster Linie auf den Halssympathicus, dann aber auch auf andere vegetative Innervationen, Schweißdrüsen, Zirkulation, Hohlorgane der Bauchhöhle, Drüsen mit innerer Sekretion usw. Diese Feststellungen wurden von allen späteren Untersuchern bestätigt und sie haben viele andere Forscher zu neuen wichtigen Untersuchungen angeregt. Was Goltz' Arbeiten für die Rückenmarkzentren bedeuten, das haben wohl die Arbeiten von Karplus und Kreidl, für die vor der Medulla oblongata gelegenen vegetativen Regulationszentren geleistet. Viele Autoren heben übereinstimmend hervor, daß erst durch diese Untersuchungen der sichere Beweis erbracht ist, daß in den höheren Gehirnabschnitten, und zwar im Zwischenhirn, eine Aktionszentrale — um diese Bezeichnung H. H. Meyers (235) zu gebrauchen — für den Sympathicus gelegen ist.

Es rückte nun das Zwischenhirn in den Vordergrund des Interesses. Alsbald wurde es klar, daß vom Hypothalamus auch parasympathische Erregungen ausgehen können, z. B. Blasenkontraktionen. Die Annahme, daß hier ein Regulationsmechanismus für das ganze vegetative System vorhanden sei, wurde immer allgemeiner. Die Erkenntnis der Beziehungen zur inneren Sekretion, besonders zur Hypophyse, setzte sich durch. Nach und nach wurde das Zwischenhirn nicht nur zu allen vegetativen Funktionen des Körpers in Beziehung gesetzt, sondern zu jeder körperlichen und geistigen Tätigkeit überhaupt. Gewiß wurde durch diese Arbeiten vieles zutage gefördert, was dauernd Wert behalten wird, aber durch die etwas einseitig diesem Hirnteil zugewendete Forschertätigkeit kamen nicht nur andere Hirnteile wie die Medulla oblongata zu kurz, sondern vielleicht auch das endokrine System und die peripheren Organe. Ganz neue Gesichtspunkte ergeben sich durch die nun nicht mehr von der Hand zu weisende *Möglichkeit*, daß auch das Zentralnervensystem selbst eine *endokrine Tätigkeit* entfaltet. Darauf gehen wir im Kapitel 6 näher ein. Überblickt man die in den letzten Dezennien den Regulationszentren gewidmeten Untersuchungen, so findet man einerseits Studien, die auf die Frage der Zentren für die glatte Muskulatur und die Drüsen mehr im einzelnen gerichtet waren, andererseits Arbeiten, die die Bedeutung dieser Zentren für eine Reihe komplizierter Vorgänge im Organismus nachzuweisen versuchen, für Vorgänge, die sich keineswegs ausschließlich im vegetativen System abspielen, bei denen aber der Regulationstätigkeit der Zentren eine wichtige Rolle zukäme. Das sind in erster Linie die Stoffwechselvorgänge. Das Interesse des Arztes an den Ergebnissen der Forschung wendet sich begreiflicherweise der Frage nach der Einwirkung zentraler Mechanismen auf die komplizierten, tatsächlich in unserem Organismus beständig stattfindenden Vorgänge in einem weit höherem Maße zu als der Frage nach der Einwirkung dieses oder jenes Gehirnzentrums auf das Spiel der Pupillen, die Tätigkeit der Schweißdrüsen und andere Einzelheiten. Allein bei dem gegenwärtigen Stande unserer Einsicht in die vegetativen Vorgänge im Organismus sind eben gerade *nur die Einzelheiten, die wir zum Zweck des Studiums künstlich aus dem Gesamtgeschehen herausgelöst betrachten, einer wissenschaftlichen Analyse in einem befriedigenden Grade zugänglich*, nicht aber das in seinen vielfachen Zusammenhängen kaum übersehbare komplizierte Geschehen in unserem Organismus. So müssen wir gerade in den Ergebnissen der mehr auf die Einzelheiten gerichteten Untersuchungen die Grundlage weiterer Forschung erblicken. Wir wollen hier nun die Regulationszentren nicht getrennt nach Gehirnregionen, sondern nach ihren *Funktionen* besprechen und das Hauptgewicht auf die leichter übersehbaren Versuche legen. Daran schließen wir die Besprechung jener Experimente, die zum Verständnis der komplizierten Vorgänge des Stoffwechsels einschließlich Wärmeregulierung und Wasserhaushalt beigetragen haben und schließen dieses Kapitel mit einigen Bemerkungen über Trophik, Tonus und Schlaf.

2. Cerebrale Beeinflussung des Halssympathicus. Regulierung der Irisbewegungen.
Schmerzreflexe.

Experimentelle Erfahrungen, die als Zeichen einer Beeinflussung des Halssympathicus vom Gehirn aus gewertet werden konnten, liegen schon weit zurück.

1855 fand BUDGE (13) bei Kaninchen, daß 5—6 Tage nach Durchschneidung des Halssympathicus unterhalb des Ganglion cervicale superius durch Reizung der Nervi carotici noch Pupillenerweiterung zu erzielen sei, daß diese Reizung aber wirkungslos bleibe, wenn vorher nicht der Halssympathicus durchschnitten, sondern das Ganglion cervicale superius selbst exstirpiert worden war. Daraus zog er den — wie wir heute wissen nicht berechtigten — Schluß, daß das Ganglion cervicale superius seine Fasern nicht allein aus dem Zentrum an der Halsbrustmarkgrenze, sondern auch aus einem höher liegenden Zentrum erhalte. Darum sprach er von einem *Centrum cilio-spinale inferius*, das wir heute als das segmentale Zentrum des Halssympathicus kennen, und einem *Centrum cilio-spinale superius*, dessen Sitz er in die Nähe des Hypoglossusursprungs verlegte. Schon im gleichen Jahre konnte nun M. SCHIFF (14) bessere Gründe für ein höheres Sympathicuszentrum erbringen. Er fand bei Hunden und Kaninchen nach Hemisektion des Rückenmarks oberhalt des 4. Halssegments Pupillenverengerung, Gefäßerweiterung, Temperaturerhöhung an den Kopfgebilden auf der Durchschneidungsseite. Er dachte an ein höheres, dem *Centrum cilio-spinale* übergeordnetes Zentrum in der Medulla oblongata. 1869 hat KNOLL (26), angeregt durch Versuche von SALKOWSKI (23) über das BUDGEsche Centrum cilio-spinale, Versuche über höhere Sympathicuszentren unternommen. Er erhielt beim Kaninchen durch Reizung des vorderen *Vierhügels* mit schwachen Induktionsströmen Pupillenerweiterung an beiden Augen, vorwiegend gleichseitig. Er meint, daß diese Wirkung auf einer Reizung von in den vorderen Vierhügeln verlaufenden pupillenerweiternden Fasern beruhe, die im Halssympathicus zum Auge ziehen. Er läßt es dahingestellt, ob der Sympathicus nicht noch von anderen Zentralteilen her pupillenerweiternde Fasern beziehe. Ja der Umstand, daß Zerstörung des vorderen Vierhügels keine dauernde und deutliche Verengerung hervorruft, macht ihm das sogar wahrscheinlich. (Über eigene Erfahrungen bei Vierhügelreizung berichte ich weiter unten.) Schiff und Foa (41) haben nachdrücklich darauf hingewiesen, daß nach ihren Erfahrungen an curarisierten Hunden und Katzen jede sensible Reizung Pupillendilatation hervorrufen könne. Diese Reaktion sei ungemein empfindlich, trete auf, wenn auch kein Schmerz und keine vasomotorischen Folgen durch die Reizung des sensiblen Nerven hervorgerufen werden. Es hat sich in der Folge erwiesen, daß die Nichtbeachtung des Umstandes, daß *Pupillenerweiterung so leicht jeder sensiblen Reizung folgt*, zu vielen Irrtümern geführt hat. Hierher gehören auch die verschiedenen Angaben über die Beeinflussung der Pupillen vom *Cerebellum* aus, auf die wir darum nicht näher eingehen. Bechterew (117) hat bei Reizung der medialen Abschnitte des *Thalamus* Erweiterung der Pupille, Exophthalmus, Erweiterung der Lidspalte und Einwärtssinken des dritten Augenlides, also jene Erscheinungen beobachtet, welche man auch in Fällen von Reizung des Halssympathicus auftreten sieht. Er fand auch, daß man nach Durchschneidung des Thalamus die soeben erwähnten Wirkungen bei der Reizung des Ischiadicus wenigstens mit mäßigen Stromstärken nicht mehr erzielt. Er hat aber gar keinen Versuch unternommen, festzustellen, ob er nicht durchziehende Bahnen gereizt und durchschnitten habe. Und doch ist es gerade diese allerdings schwierige Entscheidung, auf die es allein ankommt. Trendelenburg und Bumke (123) fanden bei Katzen, Hunden und Affen nach halbseitiger Halsmarkdurchschneidung eine wochenlang anhaltende gleichseitige Pupillenverengerung. Sie meinen, daß von höheren Hirnteilen dauernd Erregungen zu den gleichseitigen Ursprungsgebieten des Halssympathicus fließen, die aber im wesentlichen nicht von der Hirnrinde herkommen.

Ungemein zahlreich sind die Angaben über experimentelle Beeinflussung der Irisbewegung von der *Hirnrinde* aus. Wir können hier nur auf einige kurz hinweisen.

Hitzig (36) sah nach Abtragung des Gehirns im Bereich des Hinterlappens bei Hunden Blindheit und paralytische Dilatation der Pupille auf dem gegenüberliegenden Auge, bei Reizung derselben Stelle starke und anhaltende Verengerung der Pupille. Bochefontaine (43) fand in Begleitung von Muskelkontraktionen, Blasenentleerung und anderen Erscheinungen auch Pupillenerweiterung von den verschiedensten Stellen der Hirnoberfläche aus. Er meint aber, daß das nicht eine Erregbarkeit der grauen Rinde beweise, sondern führt die Erscheinungen auf eine Reizung der unter der Rinde liegenden Fasern zurück. Ferrier (55) hat ausgedehnte Untersuchungsreihen angestellt und hat von der Hirnrinde aus bei Affen, Hunden, Schakalen, Katzen, Kaninchen Wirkung auf die Pupille nachgewiesen. Von den verschiedensten Rindenstellen aus kam sowohl Pupillenerweiterung wie -verengerung zur Beobachtung, aber nie als isolierte Erscheinung, sondern kombiniert mit Augenbewegungen und meist auch mit Bewegungen anderer Art. So sah er beim Schakal bei Rindenreizung Aufreißen der Augen und Pupillenerweiterung, zugleich mit der Annahme einer Körperhaltung durch das Tier, welche an jene erinnerte, die der Jagdhund einnimmt, wenn er auf Anstand steht. Francois-Franck (68) hat bei Hunden und Katzen von bestimmten Rindenpartien durch elektrische Reizung Verengerung und Erweiterung der Pupille erhalten, hebt aber ausdrücklich hervor, daß durch diese Effekte keineswegs in der Rinde ein Iriszentrum im eigentlichen Sinn des Wortes festgestellt sei. Schäfer (74) hat beim Affen von der Sehsphäre aus Augenbewegungen hervorgerufen, die manchmal von Lidbewegungen und Pupillenveränderungen begleitet waren. Gelegentlich sah er auch bei Reizung des Lobus quadratus oder dessen Umgebung eine ausgesprochene Pupillenverengerung, so wie wenn Licht direkt ins Auge geworfen würde. Gewöhnlich aber sah er bei Reizung verschiedener Rindenpartien Pupillenveränderungen nur in Begleitung von Augenbewegungen. Munk (77) fand beim Hund so wie vorher Schäfer beim Affen bei Reizung der Sehsphäre assoziierte Augenbewegungen nach der Gegenseite, vielfach verbunden mit Bewegungen der oberen Augenlider und Erweiterung der Pupillen. Braunstein (84) kam bei ausgedehnten Untersuchungen zu dem Ergebnis, daß die Rinde der Hemisphären einen hemmenden Einfluß ausübe, sowohl auf das Oculomotoriuszentrum als auch auf diejenigen Apparate, welche die Reflexübertragung von den sensiblen Nerven auf die Pupille besorgen. Dabei hebt er ausdrücklich hervor, daß die reflektorische Erweiterung der Pupille auf die Reizung sensibler Nerven nicht durch den Nervus sympathicus erfolge, sondern einen depressiven Akt darstelle, bedingt durch Hemmung des Tonus des Oculomotoriuszentrums. Er kam also zu dem, wie wir sehen werden, ganz unrichtigen Ergebnis, daß der Tonus des Oculomotoriuszentrums allein für die zentrale Pupillenregulierung maßgebend sei. Bechterew (93) fand bei elektrischer Reizung des hinteren Hemisphärenanteils beim Affen am vorderen Rand des Occipitallappens je ein Rindenzentrum für Pupillenerweiterung und Verengerung und benachbart im

Scheitellappen zwei ebensolche Rindenzentren. Vom Stirnlappen hat BECHTEREW Pupillenerweiterung gefunden, die er in Beziehung zum Halssympathicus brachte. Auch von der oberen Grenze des Temporallappens fand er Pupillenerweiterung. Alle diese Pupillenveränderungen waren mit Augenbewegungen verbunden. LEWINSOHN (103) kommt nach ausgedehnten Versuchen an Affen, Katzen und Hunden zu dem Schluß, daß es bei Pupillenerweiterung infolge corticaler Reizung zur Erschlaffung des Oculomotorius und zur Reizung des Sympathicus komme. SHIMA (121) fand bei Katzen, daß sich nach Exstirpation des Frontallappens durch Adrenalin an den Pupillen deutliche Mydriasis erzielen lasse, an der kontralateralen Seite in der Regel deutlicher. Er vermutete, daß im Frontallappen ein Hemmungszentrum sympathischer Natur vorliege. Von ZAK (128) wurden klinische Erfahrungen mitgeteilt, in denen er eine Stütze der Annahme SHIMAs sah.

Bezüglich der Abweichungen der verschiedenen tatsächlichen Ergebnisse der Autoren und der noch mehr voneinander abweichenden Deutungen sei auf das in der allgemeinen Einleitung dieses Kapitels Gesagte verwiesen. Wir wenden uns nun den Untersuchungen von KARPLUS und KREIDL zu, die, wie erwähnt, in bezug auf die cerebrale Beeinflussung des Halssympathicus und die ganze Frage der zentralen Regulierung der Irisbewegungen die definitive Entscheidung brachten.

Der Grundversuch, von dem wir ausgingen, war die faradische Reizung der Zwischenhirnbasis (120); ihre Folge waren Reizerscheinungen von seiten des Augensympathicus, vasomotorische Wirkungen, allgemeine Blutdrucksteigerung, Kontraktion der Harnblase, Sekretion der Schweiß-, Tränen-, Speichel- und Schleimdrüsen. Die Versuche wurden an Katzen, Hunden und Affen durchgeführt. Bei der Anwendung elektrischer Reize wurde getrachtet, alle Kautelen zur Vermeidung von Irrtümern anzuwenden. So zeigte sich, daß bei Anwendung von Stromstärken, die bei Einsetzen der Elektroden hinter dem Tractus opticus an der Zwischenhirnbasis (s. Abb. 9) hinreichten, maximale Erregung im Bereich des Halssympathicus herbeizuführen, die Reizung der Dura mater, der Hemisphären, des Pes pedunculi, des Infidibulum vollkommen ohne Effekt blieb. Die direkte Reizung des Trigeminusstammes mit derselben Stromstärke rief neben Schmerzäußerungen nur eine geringe Pupillenerweiterung hervor. Durch geeignete Kombination von Ausschaltungs- und Reizversuchen konnte gezeigt werden, daß die oft nachweisbare Sympathicuserregung bei Rindenreizung von der Frontalrinde zum Halssympathicus durch den Hypothalamus verläuft, daß aber andererseits der Hypothalamus in seiner Wirkung auf die vegetativen Organe ganz unabhängig ist von dem gesamten Cortex (125). Wir überzeugten uns durch geeignete Versuchsanordnung, daß die Erregung von der Zwischenhirnbasis direkt ins Mittelhirn und dann weiter spinalwärts geleitet wird. Wenn nun diese von der Zwischenhirnbasis spinalwärts ziehenden Impulse nicht von der Hirnrinde kommen, wenn der Reizeffekt viele Wochen nach Exstirpation der Hirnrinde erhalten ist, so ist damit ohne weiteres der Nachweis der *Existenz eines subcorticalen*

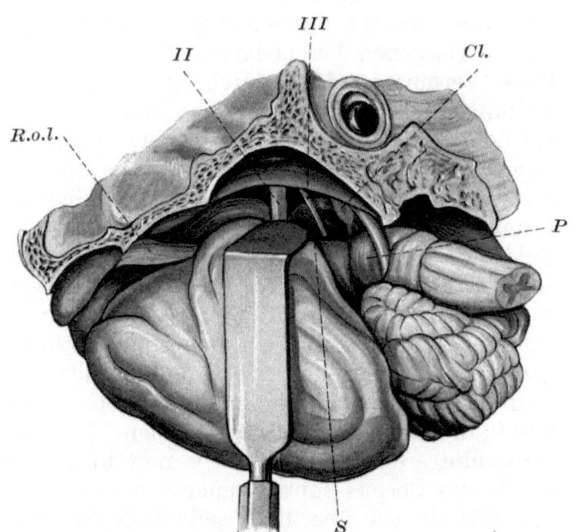

Abb. 9. Katzengehirn im Schädel. Skizze zur Demonstration des Operationsfeldes. Tier in Rückenlage. *Cl.* Process. clinoid. *P* Pons. *R.o.l.* Radix olfactor. lateral. *S* Reizstelle an der Zwischenhirnbasis. *II* Tractus opticus. *III* Nervus oculomotorius. [Nach KARPLUS und KREIDL (120).]

Sympathicuszentrums erbracht. Subcortical heißt unter dem Cortex gelegen. Es hat sich herausgestellt, daß als solches subcorticales Zentrum hier nicht die Stammganglien des Großhirns, sondern das Zwischenhirn in Betracht kommt. Bei Hunden und Katzen gelingt die Sympathicuserregung mit völliger Sicherheit von der Zwischenhirnbasis aus bei vollkommen unversehrtem Gehirn; doch lehrte die Erfahrung, daß man mit den allerschwächsten Reizen dann auskam, wenn die Elektroden nicht einfach an die Hirnbasis angelegt, sondern 1—2 mm tief in die Hirnsubstanz eingesenkt wurden. Beim Affen (Macacus) ist diese Einsenkung notwendig und eine wirksame Reizung mit schwachen Strömen gelingt von der gänzlich unversehrten Gehirnbasis überhaupt nicht. Wir erklärten uns das mit der mächtigeren Entwicklung des ventral von der wirksamen Region gelegenen Pes pedunculi beim Affen im Vergleich zu Hund und Katze. Diese Vermutung fand durch Querschnittreizungen ihre Bestätigung. Diese Reizungen führten bei Carnivoren und Affen zu demselben Ergebnisse. Während auf dem Querschnitt die Reizung des Thalamus und des Pes pedunculi in den angewandten Stromstärken ganz ohne Effekt war, zeigte sich die wirksame Stelle als eine graue Gehirnpartie mediodorsal vom Hirnschenkelfuß. Wir konnten die Reizstelle markieren und durch nachträgliche mikroskopische Gehirnuntersuchung identifizieren. Die intra vitam während des Versuches hergestellte Querschnittsfläche war nach der Gehirnfixierung nicht immer ganz eben, wodurch das Studium und die Beurteilung der Serien etwas erschwert wurde. Immerhin ließ sich eine Übereinstimmung aller Fälle darin feststellen, daß die Reizstelle auf dem Frontalschnitt im *Hypothalamus* liegt, der dorsomedialen Ecke des Hirnschenkelfußes benachbart. Der Hirnschenkelfuß beginnt hier in die innere Kapsel überzugehen. Diese Region ist von Fasern der Linsenkernschlinge durchzogen und es ragt in sie der mediale Anteil der frontalsten Partie des Corpus subthalamicum hinein. Wir haben später noch eine Reihe von Mitteilungen über die vegetativen Zwischenhirnzentren veröffentlicht, ohne auf die anatomischen Verhältnisse zurückzukommen. In der Zusammenfassung der Arbeit aber, in der wir die anatomischen Untersuchungen veröffentlicht haben, heißt es ausdrücklich: „Das eine scheint uns wohl schon jetzt einwandfrei nachgewiesen, daß *im Zwischenhirn ein zentraler Mechanismus für den Halssympathicus* gelegen ist (über die Stammganglien des Gehirnes s. oben). Wir wollen aber *nicht behaupten, daß das Corpus subthalamicum dieses Zentrum sei oder daß etwa die Linsenkernschlinge bei der Reflexübertragung unentbehrlich* sei. Die Gegend des Hypothalamus, in der diese Gebilde gelegen sind, gehört offenbar zu dem zentralen Mechanismus; allein *zu einer sicheren genauen Feststellung aller hier in Betracht kommenden anatomischen Grundlagen wird es noch so mancher Arbeit bedürfen.“* Obwohl wir dachten, uns damit hinlänglich deutlich ausgedrückt zu haben, ist doch bei einem Teil der Autoren das Mißverständnis entstanden, wir hätten gemeint, nachgewiesen zu haben, das Corpus subthalamicum wäre das Regulationszentrum für den Halssympathicus und nicht nur für diesen, sondern auch für die Vasomotoren, die Blase usw. Das wäre natürlich eine ganz unhaltbare Meinung. So haben auch die aufmerksamen Leser unserer Arbeiten immer hervorgehoben, daß wir nur von der *Gegend* des Corpus subthalamicum gesprochen haben, und zwar von der Hypothalamusgegend, in welche das frontomediale Ende des Corpus subthalamicum hineinreicht.

In unseren Versuchsreihen wurde zunächst besonders auf die Wirkung der vegetativen Hypothalamuszentren gerade auf den Halssympathicus geachtet und hier wieder in erster Linie auf die an den Augen zu beobachtenden Wirkungen. Diese Wirkung war stets eine beiderseitige. Bei möglichst schwachen Strömen zeigte sich, bei Affen deutlicher als bei Hunden und Katzen, eine überwiegende Wirkung auf den kontralateralen Halssympathicus. Die Aktionsströme, die im

Halssympathicus bei der Reizung der vegetativen Hypothalamuszentren auftreten, konnten von uns gemeinsam mit EINTHOVEN und HOOGERWERF (260)
genauer studiert werden. Das neue EINTHOVENsche Modell des Saitengalvanometers, bei welchem die Saite sich in einem Vakuum befindet, ermöglichte es
nämlich, die Form der Tonusströme und der Aktionsströme des Halssympathicus
genau zu registrieren.

Es geht bei der Hypothalamusreizung mit der Erregung des Augensympathicus eine Hemmung im Sphincteraste des Oculomotorius einher (135). Durch
mannigfach kombinierte Versuche mit Durchschneidung des Halssympathicus
und intrakranieller Durchschneidung des Oculomotorius gelang es, die Wirkung
der beiden Nerven auf das Auge voneinander zu isolieren und so ein Bild von
der wechselnden Bedeutung des erregenden und des hemmenden Nerven für
die Erweiterung der Pupille zu gewinnen. Wir sahen, wie der Einfluß des einen
und des anderen Nerven auf die Iris nicht nur bei verschiedenen Tieren, sondern
auch bei dem einzelnen Tier wechselt, je nach dem augenblicklichen Tonus der
beiden Nerven, eine Feststellung, die in guter Übereinstimmung steht mit
vielfachen Erfahrungen der modernen experimentellen Pharmakologie. Die
Unrichtigkeit der alten Auffassung, daß der Oculomotorius allein die zentrale
Regulierung der Irisbewegungen besorgt, konnte in überzeugender Weise nachgewiesen werden. So gelang es nach intrakranieller Durchschneidung des Oculomotorius und während andauernder Tetanisierung des peripheren Oculomo-
toriusstumpfes durch Schmerzreize deutlich Pupillenerweiterung hervorzurufen.
Ebenso gelang bei durchschnittenem Oculomotorius Hervorrufung von Pupillenerweiterung durch Rindenreizung und durch Hypothalamusreizung sowohl bei
der Katze wie beim Affen (285). Es kann also mit voller Sicherheit ausgesprochen
werden, daß es sich bei der *Regulierung der Irisbewegungen vom Hypothalamus
aus* um eine *sympathisch-parasympathische Regulierung* handelt.

Durch entsprechende Ausschaltungs- und Reizungsversuche konnte auch die
Bedeutung der Hypothalamuszentren als *Reflexzentren* nachgewiesen werden (125).
Hier findet im wesentlichen die Umschaltung von Schmerzreizen auf zentrifugale Impulse statt. In diesem Sinn als ein Teil des Schmerzübertragungs-
mechanismus konnten diese vegetativen Zentren auch als *Schmerzzentren* angesprochen werden.

Schon in ihrer ersten Mitteilung haben KARPLUS und KREIDL auf das gelegentliche
Schreien der Tiere bei Hypothalamusreizung hingewiesen. Die merkwürdige *Schmerzempfindlichkeit des Hypothalamus* gegenüber direkter Reizung, die ja durchaus nicht eine
notwendige Folge seiner Funktion als Reflexzentrum für peripheren Schmerzreiz ist, ist
ihnen später immer wieder aufgefallen und sie haben sie auch beim Affen bestätigt gefunden
(285). Es dürfen aber die anderen vegetativen Wirkungen der Hypothalamusreizung
keineswegs etwa nur als Folge von Schmerzerregung aufgefaßt werden, da man diese Wirkung
auch in Fällen beobachtet, in denen eine Schmerzreaktion ausgeschlossen werden kann.
Wir denken nicht nur an die Fälle tiefer Narkose, auch bei leichter Narkose haben wir ohne
jede Schmerzreaktion die volle Wirkung auf den Halssympathicus eintreten gesehen. Beweisend sind hier die Reizversuche am verstümmelten Gehirn. Nach Abtragung des Großhirns und des ganzen Streifenhügels ist die Wirkung auf den Halssympathicus unverändert
und eine Umschneidung der Reizstelle, die nur ein etwa haselnußgroßes Stück des Zwischenhirns mit dem Hirnschenkel im Zusammenhange ließ, hob die Wirksamkeit der Reizung
nicht auf. Durchtrennte man aber, ohne eine andere Verletzung zu setzen, den Hirnschenkel
der Reizungsseite, so war der unmittelbar vorher volle Effekt der Reizung nunmehr vollkommen aufgehoben. Die Einzelheiten der beobachteten Phänomene lassen es ja von
vornherein ausschließen, daß es sich hier um eine bloße Schmerzwirkung handelt. Wir
verweisen auf den Vergleich der Wirkung der Hypothalamusreizung mit der Wirkung der
Trigeminusreizung, sowie auf den Umstand, daß bei möglichst schwachen Strömen auch
vom Querschnitt aus die Reizwirkung auf die Gegenseite deutlich überwiegt.

Ich (340) bin auf die auffallende *Schmerzempfindlichkeit des Hypothalamus* in einer eigenen
kleinen Untersuchung später noch einmal zurückgekommen. Unsere Angaben über die
Empfindlichkeit des Hypothalamus hatten inzwischen mehrfache Bestätigung erfahren.
ASCHNER (142) hat den Hypothalamus bei mechanischen, chemischen, thermischen und

elektrischen Reizen hochgradig empfindlich gefunden. Krause (186, 318) hat hervorgehoben, daß beim Menschen das Hantieren an der Hirnmasse unempfindlich sei, daß aber der Boden des 3. Ventrikels eine ganz besondere Ausnahme bilde. Dieser besitze eine hohe Schmerzempfindlichkeit, die sich nur mit der des Trigeminus vergleichen lasse. Ob es sich beim Schreien der Tiere bei Eingriffen am Hypothalamus um ein „Schmerzerleben" [Foerster (262)] handelt oder vielleicht auch bei unversehrtem Gehirn nur um eine pseudoaffektive Reaktion [Woodworth und Sherrington (112), Pick (294)], konnte nicht mit voller Sicherheit entschieden werden. Hingegen gestattete eine kleine Rundfrage bei Klinikern wohl deutlich zwei Schlüsse: 1. Die Reizung der Hypothalamusgegend ruft beim Menschen ein wirkliches Schmerzgefühl hervor; 2. dieses Schmerzgefühl hat, soweit das nach den bisherigen Erfahrungen beurteilt werden kann, anscheinend nicht den Charakter des Thalamusschmerzes. Wenn nun also der Hypothalamusschmerz nicht den Charakter des Thalamusschmerzes hat, wenn er nicht ein fortgeleiteter Thalamusschmerz ist, dann ist er erst recht rätselhaft. Ich glaube nicht, daß die Empfindlichkeit durch eine Mitreizung der Dura oder des Plexus choreideus vorgetäuscht sein konnte. Auch die anatomischen Untersuchungen [Edinger (132) Greving (354), Wallenberg (364)] gestatten bisher keine sichere Entscheidung.

Die regulierende Wirkung des Zwischenhirns für die Irisbewegung bzw. die Beeinflussung des Halssympathicus vom Zwischenhirn aus, wurde von späteren Autoren immer wieder bestätigt. So gelang es Schrottenbach (160), beim Kaninchen von der Konvexität her und von der Basis her isolierte Zerstörungen in der Regio subthalamica ohne große Nebenverletzungen zu setzen. Die Reizerscheinungen am homolateralen Halssympathicus, die beim Kaninchen vom Frontalpol aus zu erzielen sind, fielen nach Zerstörung der Regio subthalamica aus. Als Dauerfolge dieser Zerstörung blieb eine sympathische Lähmung am homolateralen Auge zurück (Pupillen- und Lidspaltenverengerung, Enophthalmus). Die durch F. H. Lewy (289) beigebrachte „Bestätigung und Präzisierung" unserer Erfahrungen über die zentrale Regulierung der Irisbewegungen war durch Stromschleifen, die den Nervus oculomotorius trafen, getrübt. Auch Spiegel (295) hat die Deutungen von Lewy seither zurückgewiesen. Die dann erschienene ausführliche Mitteilung von Lewys Versuchen durch Shinosaki (323) ist nicht geeignet, ihre Beurteilung zu ändern. Wang und Richter (302) prüften unsere Reizergebnisse nach und kamen zu einer vollen Bestätigung in bezug auf Pupillen, Nickhaut, Tränendrüsen und allgemeinen Blutdruck. Sie bringen auch ein Querschnittsbild von der Katze mit der Bezeichnung der Reizstelle, ganz entsprechend der von uns angegebenen. Sie sehen nicht das Corpus subthalamicum als das beherrschende vegetative Zentrum an, sondern einen der Kerne des Tuber cinereum. Auch diese Autoren übersehen, daß wir das Hineinreichen des frontomedialen Endes des Corpus subthalamicum wohl zur Charakterisierung der Reizregion erwähnt haben, aber ausdrücklich abgelehnt haben zu behaupten, daß das Corpus subthalamicum das Zentrum für die vegetativen Funktionen sei. Daß es auch mit der Beziehung dieser Funktionen auf irgendeine andere bestimmte Zellgruppe vorläufig wenigstens noch seine guten Wege hat, darauf kommen wir, um Wiederholungen zu vermeiden, in den zusammenfassenden Bemerkungen zurück. Ranson und Magoun (376) fanden bei elektrischer Reizung des Hypothalamus Wirkung auf Atmung und Pupille mehr vom lateralen als vom medialen Areal; sie sahen aber keine Pupillenwirkung, die der des Halssympathicus gleichzustellen wäre, kein Lidaufreißen, kein Zurückziehen der Nickhaut. Ingram, Ranson und Hannett (357) hatten schon 2 Jahre vorher über Pupillenerweiterung von vielen Punkten des Diencephalon aus berichtet; auch hier fehlte die volle Wirkung und es muß an das erinnert werden, was über Reizung afferenter Fasern, über Irradiation und Stromschleifen bereits gesagt wurde.

In den Arbeiten von Karplus und Kreidl ist im Zusammenhang mit dem Zwischenhirn auch von der *Hirnrinde* die Rede. Sie haben, wie erwähnt, nachgewiesen, daß der Hypothalamus in den Weg vom Frontalhirn zum Halssympathicus eingeschaltet ist (125) und dieser bei der Katze erhobene Befund wurde von Schrottenbach (160) beim Kaninchen bestätigt.

Herzfeld und seine Mitarbeiter (312) meinten zunächst, daß Großhirn und Kleinhirn keine pupillenerweiternden sympathischen Fasern enthalten und der Beginn des pupillenerweiternden Sympathicus in den unteren Teil des Zwischenhirns zu verlegen sei. Dann aber fanden sie doch wieder, daß durch Stichverletzung im vorderen Balkenanteil ein Absinken der Reizschwelle des Augensympathicus bewirkt würde. Elektrische Reizung dieses Balkenanteils rufe Erweiterung beider Pupillen, Lidspaltenerweiterung, Nickhautzurückziehen hervor. Diese Wirkung werde durch Sympathicusdurchschneidung aufgehoben, bleibe nach Oculomotoriusdurchschneidung erhalten. Karplus und Kreidl (135) hatten sich bezüglich der Rinde zusammenfassend dahin ausgesprochen: „so schließen wir uns auch der Meinung jener Autoren an, die *von einem eigentlichen Sympathicuszentrum in der Hirnrinde nichts wissen wollen*. Richtig ist nur, daß es bei sehr vielen Tieren von gewissen Partien der Hirnrinde bei schwachen Strömen leichter gelingt, eine Erregung des Halssympathicus auszulösen als von anderen Partien.“ Ganz in diesem Sinne hat sich 1924 auch BEHR (222) ausgesprochen. Die Erwägungen über die Beziehungen der Rinde zu den subcorticalen Zentren würden in den verschiedenen Kapiteln dieses Abschnittes in gleicher Weise wiederkehren. Darum verschiebe ich ihre Erörterung auf die zusammenfassenden Bemerkungen.

Für die Annahme, daß im *Corpus striatum* ein dem Zwischenhirn übergeordnetes Pupillenregulationszentrum vorhanden sei, liegen keinerlei brauchbare experimentelle Erfahrungen vor. Erst kürzlich fanden SPIEGEL und TAKANO (325) bei der Katze eine Wirkung auf die Pupillen bei Streifenhügelreizung nur dann, wenn die kortikofugalen Faserungen aus Stirnhirn und motorischer Region nicht degeneriert waren.

Bezüglich der *Vierhügel* hatten KARPLUS und KREIDL (148) in ihrer Untersuchung über die Bahn des Pupillarreflexes angegeben, daß sie bei elektrischer Reizung eines vorderen Vierhügelarmes beiderseitige Pupillenverengerung, bei elektrischer Reizung des vorderen Vierhügels selbst Erweiterung beider Pupillen sahen (s. Abb. 10). Es waren damals mehrfach irrtümliche Auffassungen über den Verlauf der Pupillenfasern seitens hervorragender Autoren geäußert worden, welche von KARPLUS und KREIDL widerlegt werden konnten. Sie fassen zusammen: „Daraus ergibt sich uns der zwingende Schluß, daß sämtliche Pupillarfasern vom Tractus opticus über den vorderen Vierhügelarm zum Vierhügel ziehen. In Übereinstimmung damit steht, daß in allen jenen Fällen, in denen beiderseits diese Fasern vollkommen oder fast vollkommen durchtrennt waren, die Lichtreaktion der Pupillen aufgehoben oder auf das schwerste geschädigt war.“ Es gelang uns übrigens, sowohl eine Katze als auch einen Affen monatelang am Leben zu erhalten, die nach Durchtrennung beider vorderen Vierhügelarme dauernd das Symptom

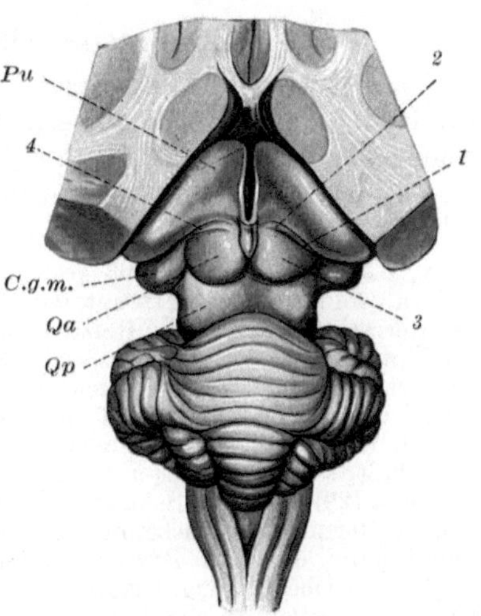

Abb. 10. Hirnstamm der Katze von oben. *C.g.m.* Corpus geniculatum mediale. *Pu* Pulvinal. *Qa* Corpus quadigenium anterius. *Qp* Corpus quadigenium posterius. Die Linien *1, 2* und *4* weisen auf drei während des Versuchs durch Borsten markierte Stellen hin, deren Reizung Pupillenverengerung bewirkt, Linie *3* auf einen Reizpunkt für Pupillenerweiterung. [Nach KARPLUS und KREIDL (148).]

der isolierten Lichtstarre der Pupillen boten, während die Konvergenzreaktion, die Schmerzreaktion, sowie das Pupillenspiel bei Lidbewegungen ganz intakt waren. Wir hatten uns auch davon überzeugt, daß durch mechanische Reizung des zentralen Endes der durchschnittenen Pupillenfasern auf dem vorderen Vierhügelarm Pupillenverengerung hervorgerufen wird.

In späteren bisher *nicht veröffentlichten* Versuchen ergab sich mir, daß auch *mechanische Reizung* des vorderen Vierhügels (Betupfen mit einem Wattebausch) zur Pupillenerweiterung führen kann. Dann überzeugte ich mich, daß *Abkappen* beider vorderen und hinteren Vierhügel bis zur Höhe des Aquaeductus Sylvii die Wirkung der Zwischenhirnreizung auf den Halssympathicus nicht aufhebt. Ich stellte andererseits fest, daß wohl die Durchschneidung des ganzen Pedunculus diese Wirkung jedesmal mit Sicherheit aufhebt, nicht aber die Durchschneidung des *Pes* pedunculi allein. Fügte man aber in einem Falle, wo die Pes-Durchschneidung den Weg vom Zwischenhirn zum Halssympathicus freigelassen hatte, nun noch die Durchschneidung der Haube hinzu, so hörte danach die Wirkung der Zwischenhirnreizung auf. Man ersieht daraus, daß für den Weg vom Zwischenhirn zum Halssympathicus weder die Vierhügel noch der Pes pedunculi notwendig sind. KNOLL (26) hatte mit der oben zitierten

Vermutung, daß dem Halssympathicus auch andere Impulse zugeführt würden als solche vom Vierhügel, vollkommen recht. Meiner Meinung nach liegt die Sache so: bei der Pupillenverengerung vom Vierhügelarm aus findet eine Erregung des zentripetalen Schenkels der Pupillarreflexbahn statt. Bei der Pupillenerweiterung durch Vierhügelreizung aber handelt es sich um einen Spezialfall der oben angegebenen alten Erfahrung, daß jeder sensible Reiz so leicht zu Pupillenerweiterung führt. Obwohl man also beim Vierhügel von zwei nahe benachbarten Punkten aus Pupillenverengerung und -erweiterung erzielen kann, ist *der vordere Vierhügel keineswegs als ein Regulationszentrum für die Irisbewegungen anzusehen*.

3. Die zentrale Regulierung des Blutkreislaufs.

Viele Autoren haben gezeigt, daß von verschiedenen Hirnregionen bis hinauf zur Rinde ein Einfluß auf die Zirkulation möglich ist. Den Nachweis eines allgemeinen Vasomotorenzentrums in der Medulla oblongata haben Carl Ludwig und seine Schüler erbracht. Ihre Arbeiten wollen wir in den folgenden Ausführungen in den Mittelpunkt stellen.

v. Bézold (19) hatte 1863 gezeigt, daß bei einem curarisierten Tier, bei dem man das Gehirn vom Rückenmark trennt, der Blutdruck sinkt und zugleich die Zahl und der Umfang der Herzschläge abnimmt. Reizte er aber jetzt das obere Ende des Rückenmarks, so stieg der Blutdruck wieder, das Herz schlug häufiger und kräftiger. Er bezog das auf eine zentrale Einwirkung auf das Herz. Durch sehr eingehende Studien konnten Ludwig und Thiry (21) 1864 zwar die Beobachtungen Bézolds bestätigen, aber auch mit aller Sicherheit nachweisen, daß die Rückenmarksreizung nicht durch ihre Wirkung auf das Herz die Zirkulation beeinflußt, sondern in erster Linie durch ihre Wirkung auf die Muskelfasern der Arterien. Dittmar (29), auch ein Schüler Carl Ludwigs, fand dann durch Versuche am Kaninchen, daß die Reizung des Rückenmarks wohl auf reflektorischem Wege zur Blutdrucksteigerung führen kann, daß aber Bézolds Annahme unrichtig war, es sei das Sensorium commune der Ort der Übertragung. Dittmar sah auch nach Abtragung der Großhirnhemisphären beim Kaninchen reflektorische Druckerhöhung und verlegte den Ort der Übertragung in die Medulla oblongata. Auch Heidenhain (30) hat im Gegensatz zu Cyon und Bézold gefunden, daß nach Abtragung des Gehirns, knapp oberhalb der Medulla oblongata am caudalen Ende der Brücke, auf sensible Reize noch Blutdrucksteigerung auftritt.

Die entscheidenden Untersuchungen wurden von Owsjannikow (31) im Laboratorium Carl Ludwigs durchgeführt. Für ihn galt es als eine sichere Tatsache, daß die Nerven der Gefäßmuskeln von keinem Ort im Rückenmark aus in Erregung gebracht werden können, daß nach Durchschneidung des Rückenmarks die hinter dem Schnitt entspringenden Gefäßnerven ihren Tonus für immer einbüßen und ferner, daß sie auch durch Reizung jener sensiblen Nerven reflektorisch nicht zu erregen sind, welche ihre Wurzeln aus dem Rückenmarkstumpf hinter dem Schnitt empfangen. Die Orte, an welchen im Verlauf des normalen Lebens die Gefäßnerven tonisch und reflektorisch erregt werden, müssen demnach jenseits des Rückenmarks, also im Gehirn gesucht werden. (Die Versuche über Rückenmarkszentren für die Gefäße am Frosch waren von Goltz 1863, die am Säugetier aber erst 1874 veröffentlicht worden. Owsjannikow veröffentlichte seine Versuche 1872.) Er arbeitete an curarisierten Kaninchen. Die Vagi waren durchschnitten. Er legte Querschnitte durch das Gehirn von vorne nach hinten an. Diese Schnitte riefen bis an die hintere Grenze der Vierhügel keine Lähmung der Gefäßnerven hervor. Die Verletzung der vorderen Vierhügel selbst führte zu einer vorübergehenden Drucksteigerung. Durchtrennte er aber das Gehirn quer unterhalb der Vierhügel, so kam es zu einem beträchtlichen und dauernden Sinken des Blutdruckes; aber die reflektorische Erregbarkeit war noch nicht aufgehoben. Noch trat auf Reizung des Nervus depressor Sinken, auf Reizung des N. ischiadicus Steigen des Blutdrucks ein. (Er meint, wenn sich hätte zeigen lassen, daß die Reizung der sensiblen Nerven nun noch ebenso stark wirke wie früher, so wäre das ein Beweis gewesen, daß das oberste Stück des Zentrums unabhängig von reflektorischer Wirkung seinen Einfluß auf den Tonus ausübe. Es war damals das Bestehen eines automatisch wirksamen Zentrums für die Gefäßnerven nicht allgemein anerkannt.) Bei weiter spinal geführten Schnitten nun sank der Blutdruck weiter; jetzt waren auch die Blutdruckänderungen, die Senkung durch Reizung des Depressor, die Steigerung durch Ischiadicusreizung nicht mehr so groß wie früher. Bei den nächsten Schnitten sank der Blutdruck noch mehr und die Nervenreizung blieb jetzt ohne Erfolg auf ihn. OwsJANNIKOW schloß, daß *die Orte, welchen die Gefäßnerven des Kaninchens ihre tonische Erregung verdanken,* in einem Raum gelegen sind, dessen obere Grenze bei mittelgroßen Kaninchen 1—2 mm unterhalb der Vierhügel und dessen untere Grenze 4—5 mm oberhalb des Calamus scriptorius gelegen ist. In der Richtung von oben nach unten nahmen also die erregenden Orte einen Raum von etwa 4 mm ein. Diese Orte berührten nicht unmittelbar die Mittellinie, sondern lagen seitwärts. Er hat dann seine Resultate auch bei *Katzen* bestätigen können. Das Gefäßnervenzentrum nimmt hier einen ebenso kleinen Raum ein wie bei Kaninchen. Das Cerebellum ist ohne Einfluß auf den Blutdruck. Besonders deutlich zeigte sich bei Katzen, daß mit der Druckerhöhung jeweils auch eine bedeutende Pulsbeschleunigung verbunden war. — Schon vor dieser Arbeit hatte OwsJANNIKOW gemeinsam mit TSCHIRIEW (32) bei Hunden nach Reizung sensibler Nerven Blutdrucksteigerung und Speichelsekretion beschrieben.

DITTMAR (33) hat dann mit einer verbesserten Methode genauere Angaben über *die Lage des Gefäßzentrums in der Medulla oblongata* machen können. Er hat seine Kaninchen nicht wie OwsJANNIKOW im Dunkeln operiert, sondern die Medulla oblongata freigelegt. Er hat nicht wie OwsJANNIKOW aus freier Hand operiert, sondern verwendete ein mit einem langen Schlitz versehenes Metallprisma; durch diesen Schlitz wurde ein genau hineinpassendes Messerchen geführt und so die Medulla an einer bestimmten Stelle geradlinig durchschnitten. Durch eine feine Schraube konnte das Prisma parallel mit sich selbst nach oben und unten verschoben werden. Er fand beim Kaninchen die untere Grenze des Vasomotorenzentrums 3 mm über der Spitze des Calamus scriptorius, die obere Grenze in der Gegend der Fovea anterior ungefähr am oberen Rand des Corpus trapezoides. Es liegt im Seitenstrangrest der Medulla oblongata. — In einer darauffolgenden Arbeit hat nun OwsJANNIKOW (40) seinerseits die Methode weiter verbessert und mit einem Rähmchen mit 10 Schnitten gearbeitet.

Das Vorhandensein eines *allgemeinen Vasomotorenzentrums in der Medulla oblongata* fand vielfache Bestätigung und wird nun von den meisten Physiologen als gesichert angenommen. Immerhin wurden auch Einwände und zweifelnde Stimmen laut, insbesondere von L. R. MÜLLER (159).

ASCHER und LÜSCHER (92) haben mit der Methode unblutiger Ausschaltung eine Bestätigung erbracht. Sie fanden nach Ausschaltung von Großhirn und Mittelhirn den Blutdruck entweder normal oder etwas übernormal, infolge des nun erhöhten Tonus des Gefäßzentrums in der Medulla oblongata, namentlich nach Vagusdurchschneidung. TRENDELENBURG (127) hat mit seiner Methode der reizlosen vorübergehenden Ausschaltung am Zentralnervensystem die Frage der bulbären Lage der Atmungs- und Gefäßzentren zu lösen versucht. Er hat das obere Halsmark durch Ringkühlung ausgeschaltet, indem er sich eines sehr dünnen aus Darm gefertigten Schlauches bediente, welcher um die Peripherie des Markes herumgeschlungen wurde. Zugleich mit der Kühlung sank auch der Blutdruck, unabhängig von den Änderungen der mechanischen Bedingungen im kleinen Kreislauf, beträchtlich ab, um bei Erwärmung unabhängig von der Atmung wieder anzusteigen. Hieraus schloß TRENDELENBURG, daß in der Tat das führende Atemzentrum und die den Gefäßtonus beherrschenden Apparate in der Medulla oblongata gelegen seien und daß die einwandfrei isolierten spinalen Zentren keine rhythmischen Atembewegungen unterhalten. Genau genommen geht aus diesen Versuchen freilich nur hervor, daß im Gehirn Zentren vorhanden sind, die den sympathischen Rückenmarkszentren übergeordnet sind, nicht aber, ob sie in der Medulla oblongata liegen oder oberhalb derselben. Ranson und Billingsley (174) haben Reizversuche am grauen Boden des 4. Ventrikels bei Katzen vorgenommen. Besonders wirksam fanden sie zwei Punkte: vom Apex der Ala cinerea bekamen sie pressorische Wirkung, lateral vom Obex, etwa 3 mm vom anderen Reizpunkt entfernt, depressorische Wirkung. Diese Punkte könnten, wie die Autoren zeigen, einfach zu afferenten Fasern gehören, sie könnten aber auch wahre vasomotorische Zentren sein. Einen entschiedeneren Widerspruch erhoben Müller und Glaser (159). Sie beriefen sich auf die Angaben von Karplus und Kreidl über vasomotorische Wirkung der Zwischenhirnreizung und meinten, daß bei der Kleinheit der Verhältnisse beim Kaninchen der Schnitt durch den Hirnstamm, welcher nicht mehr zu allgemeiner Gefäßlähmung führte, schon frontalwärts von der Regio subthalamica gelegen war. Sie glauben, daß vom Zwischenhirn aus, und zwar von einer Gegend daselbst, die dem zentralen Höhlengrau des 3. Ventrikels und des Infundibulums nahe gelegen ist, ein tonischer Einfluß auf die Gefäße ausgeübt werde. Hier sei wohl auch die Stelle, wo die Stimmungen auf die Gefäßinnervation einwirken. „Das von Ludwig und seinen Schülern in den obersten Teil der Medulla oblongata verlegte Vasomotorenzentrum, welches den Tonus aller Gefäße beherrschen soll, ist bisher weder anatomisch-histologisch lokalisiert, noch ist sein Bestehen durch klinische oder pathologisch-anatomische Tatsachen genügend scharf begründet." Diese Einwände von Müller und Glaser gegen das Vasomotorenzentrum in der Medulla oblongata scheinen aber doch nicht stichhaltig. So haben Karplus und Kreidl (181) auf Grund weiterer Versuche hervorgehoben: *„Auch nach vollkommener Durchtrennung des Mittelhirns tritt auf Ischiadicusreizung noch allgemeine Blutdruckerhöhung auf.* Wenn also auch ein vasomotorischer Einfluß des Hypothalamus durch uns sichergestellt ist, so besteht doch die Lehre vom Vasomotorenzentrum in der Medulla oblongata zu Recht." Doch hat Müller noch 1929 in einer gemeinsam mit Gagel (322) über das Atemzentrum durchgeführten Studie gemeint, es fehlten Anhaltspunkte für die Annahme eines Vasomotorenzentrums in der Medulla oblongata. Spiegel und Yaskin (296) haben sich auf Grund von Untersuchungen an Katzen entschieden für die Existenz rhombencephaler, den spinalen Ursprungsstätten der Vasomotoren übergeordneter Zentren ausgesprochen. Sie bestätigen die Ergebnisse von Karplus und Kreidl über Drucksteigerung nach Ischiadicusreizung bei Mittelhirndurchtrennung und finden auch noch Depressorwirkung auf Reizung des zentralen Vagusstumpfes. Außerdem stellten sie blutdrucksteigernde Wirkung der Asphyxie auch nach Mittelhirndurchschneidung fest. Hier ist freilich daran zu erinnern, daß Ascher und Lüscher (92) im Gegensatz zu älteren Angaben gefunden hatten, daß durch Asphyxie auch beim spinalen Kaninchen Blutdrucksteigerung sehr schnell zustande kommt. Scott und Roberts (229) untersuchten das Vasomotorenzentrum in der Medulla oblongata durch Reizversuche bei der Katze. Sie meinten, daß die Reizerfolge der Medulla oblongata keine Evidenz für die Existenz eines vasotonischen Zentrums ergäben, das getrennt von den vasoreflektorischen vorhanden wäre und auch nicht für die Existenz eines besonderen vasodilatatorischen Zentrums.

Wir wenden uns nun den experimentellen Erfahrungen über *vor der Medulla oblongata liegende Zirkulationszentren* zu. Es sei zunächst auf die erwähnten Beobachtungen von Karplus und Kreidl über vasomotorische Erscheinungen bei Zwischenhirnreizung hingewiesen, die ja MÜLLER und GLASER zu ihrem Zweifel an der Existenz eines Zentrums in der Medulla oblongata veranlaßten.

Kurz darauf hat SCHROTTENBACH (165, 175) über interessante Beobachtungen am Menschen und über Versuche an Kaninchen berichtet, in denen er nicht nur eine volle Bestätigung der Ergebnisse von KARPLUS und KREIDL über die vegetativen Zentren im Hypothalamus erblickte, sondern weitere interessante experimentelle Erfahrungen beibrachte. Er hatte bei seinen Thalamuskranken Ausfallssymptome der vasomotorischen Begleiterscheinungen psychischer Zustände festgestellt und fand dann bei Kaninchen bei einseitiger Hypothalamuszerstörung wochenlang anhaltende Ausfallserscheinungen im Bereich der Atmung und Vasomotilität. Die Atmung war verlangsamt, vertieft, die Atemreaktionen, welche normalerweise auf Reize erfolgen, waren hochgradig herabgesetzt oder auf-gehoben. Die Ausfälle im Bereich der Vasomotilität waren auch nach einseitiger Hypothalamuszerstörung auf beiden Körperhälften gleich. Da die Schädigung des zentralen Hypothalamusmechanismus Atmungs- und Blutgefäßstörungen hervorrief, schloß er, daß dieser Mechanismus bei intaktem Gehirn Atmung und Blutgefäße innerviere. Die Atmungs- und Blutgefäßreaktionen bei Sinnesreizen, die er beim Kaninchen gefunden, brachte er in Analogie mit den körperlichen Äußerungen psychischer Zustände beim Menschen. *Die psychophysiologische Blutverschiebung sei in Abhängigkeit von dem zentralen vegetativen Mechanismus im Hypothalamus.*

LESCHKE (187), dem wir eingehende Studien zur klinischen Pathologie des Zwischenhirns verdanken, hob zur Beleuch-

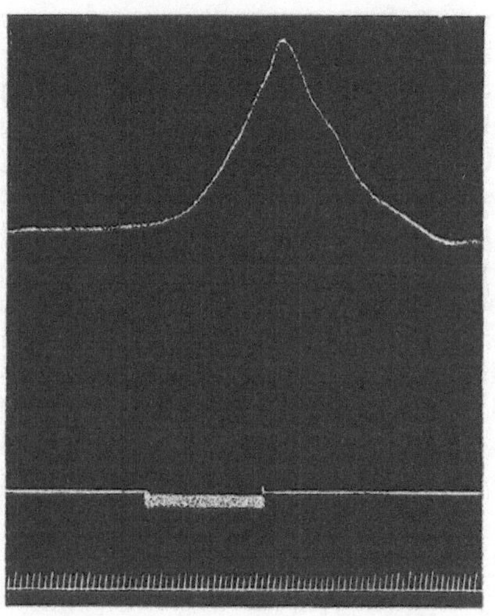

Abb. 11. Katze. Blutdrucksteigerung bei Reizung der Hypothalamuszentren nach Exstirpation der Hypophyse. Oben die Blutdruckkurve, in der Mitte die Reizmarkierung, unten die Zeitschreibung. [Nach KARPLUS und KREIDL (265).]

tung der Bedeutung des Zwischenhirns für die Vasomotoren hervor, daß die außerordentliche Kontraktion aller peripheren Gefäße nach Injektion von Tetrahydronaphthylamin, die auch zu enormer Temperatursteigerung führt, nach Durchtrennung des Zwischenhirns ebenso aufhört wie die Temperatursteigerung.

KARPLUS und KREIDL (265) sind in späteren Untersuchungen noch einmal der Einwirkung der Hypothalamuserregung auf die Blutzirkulation nachgegangen. Sie konnten u. a. zeigen, daß die Wirkung dieser Erregung nicht abhängig war von ihrer innersekretorischen Wirkung. So blieb die Hypothalamusreizung wirksam sowohl nach Entfernung der Hypophyse wie der beider Nebennieren (s. Abb. 11). Auf die Frage der innersekretorischen Wirkung von Zentrenreizung kommen wir in einem späteren Kapitel zurück. KAHN und RINDT (360) haben jüngst wieder über Blutdrucksteigerung durch faradische Reizung der Zwischenhirnbasis beim Hunde berichtet. BEATTIE, BROW und LOSY (328) bestätigen auf Grund ihrer Versuche das vegetative Zentrum im medialen Hypothalamus, von dem Fasern ausgehen zur Kontrolle bulbärer und spinaler sympathischer Kerne; sie berichten über Herzbeeinflussung (Extrasystolen) vom Hypothalamus aus.

DRESEL (213) meinte auf Grund seiner Tierexperimente im Hypothalamus ein vegetatives Zentrum annehmen zu können, das den Blutdruck beeinflußt.

Dieses Zentrum reguliere den Blutdruck in der Weise, daß es bei Steigerung des Druckes eine Blutdrucksenkung durch parasympathische Erregung und sympathische Hemmung hervorrufe, bei Senkung des Blutdruckes eine Blutdrucksteigerung durch sympathische Erregung und parasympathische Hemmung. Dadurch werde das Niveau des Blutdruckes konstant gehalten. Ein weiteres vegetatives Zentrum, dessen Erregungszustand für den Blutdruck von Bedeutung sei, befinde sich im *Striatum*, und zwar anscheinend im Palaeostriatum. Dieses Zentrum sei für die Höhe des Blutdruckniveaus verantwortlich, auf welche das subthalamische Zentrum reguliere. Bei Erregungssteigerung im Palaeostriatum reguliere das Zwischenhirn auf einen niedrigeren Blutdruck. SPIEGEL und YASKIN haben in der oben erwähnten Arbeit hervorgehoben, daß Anhaltspunkte für tonische Dauerwirkungen des Cortex bzw. der Vorderhirnganglien auf die tieferliegenden Vasomotorenapparate aus der Beobachtung des Blutdrucks nach Entfernung dieser Teile des Nervensystems nicht gewonnen werden konnten. Auch der Wegfall der von diencephalen Zentren abgegebenen Erregungen drückte sich bloß in einer vorübergehenden Blutdrucksenkung aus, werde also ziemlich bald kompensiert. Auf Grund weiterer Versuche haben dann SPIEGEL und TAKANO (325) neuerlich jede Beziehung des Corpus striatum zu Blutdruckschwankungen abgelehnt. LEITER und GRINKER (383) fanden in ihren Versuchen keine sichere Handhabe für die Annahme eines dem Vasomotorenzentrum in der Medulla oblongata übergeordneten Zentrums im Hypothalamus. Hingegen meint PAL (385) aus seinen Obduktionsbefunden bei permanenter Hypertonie schließen zu dürfen, daß eine dem vasomotorischen Zwischenhirnzentrum übergeordnete angiotonische Zentralstelle in den Stammganglien bestehe.

Die Angaben über Einfluß des *Cerebellums* auf den Blutdruck sind nicht stichhaltig.

Auf die zahlreichen älteren Angaben über Beeinflussung der Zirkulation von der *Hirnrinde* aus wollen wir nicht näher eingehen, da sie nicht geeignet sind, vasomotorische Zentren in der Rinde zu beweisen. Wir kommen auf diese Frage in den zusammenfassenden Bemerkungen zurück.

In einer eben erschienenen Monographie bespricht HESS (338) ziemlich eingehend *die zentrale Regulierung der Blutbewegung*. Er bedient sich bei seiner Erörterung der von ihm geschaffenen Begriffe des Nutritionsreflexes (N.) und des Entlastungsreflexes (E.) und geht dann zu allgemeinen Erörterungen über den *Bauplan des vegetativen Nervensystems* über.

N. ist ein System synergisch-assoziativer Kräfte, durch welche die Blutzufuhr zum Gewebe an dessen Blutbedarf adaptiert wird. Es handelt sich dabei um komplexe, die verschiedenen Teile des Kreislaufsystems überspannende Mechanismen. Dadurch wird die Gewebsernährung gesichert und es ist in N. nicht nur die Anpassung an körperliche Arbeit, sondern auch an sekretorische, resorptorische, thermovegetative und sexuelle Vorgänge inbegriffen. Für N. sind chemische Zustandsänderungen im blutversorgten Gewebe als Reizqualitäten maßgebend.

Außer N. wirkt bei der Kreislaufregulierung noch ein anderes Reflexsystem, der Entlastungsreflex, der Herabsetzung der Schlagfrequenz des Herzens und Blutdruckabfall herbeiführt; damit ist eine Entlastung des Zirkulationsbetriebes gegeben (Depressorreflex, Carotis-Sinusreflex). Für E. ist der adäquate Reiz physikalischer Natur.

Die Funktionen von N. und E. sind auf verschiedene Ziele gerichtet. Auf der einen Seite steht das Interesse der mit Blut zu versorgenden Körpergewebe, auf der anderen Seite das Interesse der mit Blut versorgenden Kreislauforgane. Es besteht kein eigentlicher Antagonismus zwischen N. und E., eher könnte man von Interferenz sprechen; E. ist ein Spar- und Schutzapparat und darin liegt ein Synergismus zu N., denn Bewahrung der Leistungsfähigkeit ist die Voraussetzung künftiger Leistungen.

Die Rolle von N. und E. bei der Zirkulationsregulierung führt nun HESS zu einer *Betrachtung über die Rolle von Vagus und Sympathicus*, nicht nur bei diesen Reflexen, sondern *im vegetativen Haushalt überhaupt*. Wir wollen, um den Zusammenhang von HESS' Ausführungen nicht zu zerreißen, diese Ausführungen nicht in den zusammenfassenden

Bemerkungen, sondern schon hier beifügen. Beim Reflex E. komme dem Vagus als efferenten Nerven eine wichtige Rolle zu, bei N. komme es zu regulatorischen Akten, die Reizerfolge des Sympathicus darstellen. Es frage sich nun, ob diese Rollenverteilung als rein zufällig anzusehen sei oder ob hier eine allgemeinere Gesetzmäßigkeit im Bauplan des vegetativen Nervensystems zum Ausdruck komme. Der Sympathicus setzt Kräfte in Tätigkeit, welche den Blutumlauf steigern, besonders in jenen Organen, durch die der Organismus mit der Umwelt in Wechselwirkung tritt. Es wird also im animalen System durch ihn die nutritive Grundlage für gesteigerte Leistung geschaffen. Der Vagus ist im Verhältnis zum Herzen ein Schutz und Ökonomisierungsapparat. Dieselbe Rolle habe er bei der Atmung. Sparung von Ausgaben komme gewonnener Kraft gleich. Beim Verdauungssystem, welches die Restituierung der verausgabten Energievorräte besorgt, ist der Vagus ein fördernder Nerv, und das ist im Prinzip die gleiche Wirkungsweise wie beim Kreislauf. Bei E. und N. finden wir also einen *Gegensatz zwischen Vagus und Sympathicus.* Derselbe besteht aber durchwegs. Der Sympathicus sorgt für Bereitstellung zu erhöhter Leistung, der Vagus für die Herstellung erhöhter Leistungsfähigkeit. N. und E. nehmen nicht erst im Erfolgsorgan, in der sog. antagonistischen Innervation Kontakt, der Ausgleich zwischen den verschiedenen Steuerungstendenzen erfolge zum Teil schon im Bereich der Zentren. HESS verweist bei den spinalen Zentren auf LANGLEYS Untersuchungen, bei den bulbären auf die Schule CARL LUDWIGS, in bezug auf suprabulbäre Zirkulationseinflüsse auf KARPLUS und KREIDL, sowie SPIEGEL und YASKIN. Das Vasomotorenzentrum in der Medulla oblongata scheint auch ihm gesichert. In bezug auf die vor der Medulla oblongata gelegenen Zentren macht er folgende bemerkenswerte Ausführung: „Bei Erregung des kardio-vasculären Systems durch suprabulbär einsetzende Reize ist nicht aus dem Auge zu verlieren, daß *das Zirkulationssystem in engster Korrelation mit verschiedenen vegetativen Funktionen* steht. Wir denken an Temperaturregulierung, Verdauung, Sexualfunktionen, ferner an die Tatsache, daß das Kreislaufsystem im Zusammenhang mit psychischen Vorgängen steht. Es fehlt uns aber z. B. ein Einblick in die zentrale Organisation, welche diese Beziehung herstellt. Wir müssen sogar zugestehen, daß hinsichtlich dieses Zusammenhangs nicht einmal die Fragestellungen richtig abgeklärt sind."

Zusammenfassend läßt sich sagen: Nach dem heutigen Stand unserer Einsicht sind wir berechtigt anzunehmen, daß ein den segmentalen, spinalen Zentren übergeordnetes Vasomotorenzentrum sich in der *Medulla oblongata* befindet. Bemerkenswert ist der Einfluß der vom *Zwischenhirn* aus auf die Blutbewegung ausgeübt werden kann. Es ist daran zu erinnern, daß schon MÜLLER und GLASER auf die hier erfolgende Einwirkung von Stimmungen auf die Zirkulation hinwiesen und besonders an das, was SCHROTTENBACH über die Abhängigkeit der psycho-physischen Blutverschiebung von dem zentralen vegetativen Mechanismus im Hypothalamus gefunden hat. Das Vorhandensein eines dem angenommenen Zwischenhirnzentrum übergeordneten Gefäßzentrums im *Streifenhügel* ist noch zweifelhaft. Für regulierende Zirkulationszentren in der *Hirnrinde* besteht kein Anhaltspunkt.

4. Die zentrale Regulierung der Schweißsekretion.

Unter den vegetativen Wirkungen der Affekte haben wir schon in der allgemeinen Übersicht den Angstschweiß erwähnt. Vor vielen Jahrzehnten sind auch schon gelegentliche Beobachtungen über schweißerregende Wirkung von Rindenreizen bekannt geworden. Bald zeigte sich auch hier wie bei anderen vegetativen Folgen, daß von manchen Stellen der Rinde leichter Schweiß erregt werden kann als von anderen. So hatte GRIBOEDOV (102) im Laboratorium von BECHTEREW gefunden, daß bei der Katze vom vorderen Anteil des Gyrus sigmoideus, beim Füllen von einem entsprechenden Punkt der Hirnrinde Schweißsekretion auszulösen war. Freilich waren die Reizerfolge besonders bei Katzen inkonstant. WINKLER (119) hat dann bei der Katze diese Ergebnisse nachgeprüft, hat versucht, den Weg der Schweißbahnen zu verfolgen und dabei schon auf den Hypothalamus hingewiesen. Allerdings lag es diesem Autor vollkommen fern, ein Schweißzentrum in der Regio hypothalamica anzunehmen. Er schreibt zusammenfassend, „daß vom Frontalhirn aus, und zwar von dessen medialem basalem Anteile Schweißbahnen ihren Ursprung nehmen, die sich bis in die Gegend der Regio subthalamica verfolgen lassen und ihre weitere Beziehung zur Medulla durch die Pedunculi gewinnen".

Von Bedeutung wurde es, daß Karplus und Kreidl (120) bei der Entdeckung der vegetativen Zentren im Zwischenhirn darauf hinweisen konnten, daß die Erregung dieser Gegend bei der Katze auch zu allgemeinem Schweißausbruch an allen 4 Pfoten zu führen pflegt. Diese Schweißsekretion trat bei jüngeren Katzen (am besten etwa $1/2$—1 Jahr alt) außerordentlich klar in Erscheinung, während sie bei ganz jungen und bei älteren Tieren vom Hypothalamus aus ebensowenig mit Sicherheit zu erzielen war wie durch Rückenmarksreizung. Karplus und Kreidl sind in einer späteren Untersuchung auch auf die Leitungswege der Schweißimpulse eingegangen, wobei sich ergab, daß bei der Katze jede Halsmarkhälfte Schweißimpulse zu allen 4 Extremitäten führt. Doch entspricht es nicht der ganzen Anlage dieses Aufsatzes, auf die Leitungsbahnen näher einzugehen. Da sich von den vegetativen Zentren des Zwischenhirns aus allgemeine Schweißsekretion hervorrufen ließ, war es gleichsam nur ein Ausdruck für die gefundene Tatsache, daß hier auch ein Schweißzentrum angenommen wurde. Nun haben in der Tat alle späteren Autoren nach dieser Richtung hin nicht nur übereinstimmende Befunde erhoben, sondern es wurden auch neue Beweise für die Zentrumfunktion dieser Gegend, auch in bezug auf die Schweißsekretion erbracht. Dagegen weichen die Befunde und Deutungen in bezug auf die Hirnrinde und die Medulla oblongata vielfach voneinander ab.

Wang hat gemeinsam mit Richter (302) über *Reizversuche am Tuber cinereum* bei der Katze berichtet, die angestellt wurden, um die Angaben von Karplus und Kreidl über das Schweißzentrum im Zwischenhirn nachzuprüfen.

Wang und Richter fanden nun wohl alle anderen von Karplus und Kreidl angegebenen Wirkungen der Hypothalamuserregung bestätigt, konnten aber dabei mit bloßem Auge kein Schwitzen sehen. Hingegen ergaben ihre Untersuchungen mit dem Saitengalvanometer, daß sie bei Hypothalamusreizung ebensolche Ausschläge erhielten wie sie sie von der Prüfung des galvanischen Hautreflexes her schon kannten, und zwar von allen vier Pfoten. Ja es genügte öfter schon die bloße Berührung des Tuber cinereum mit einem stumpfen Gegenstand, um eine Ablenkung der Saite hervorzurufen. Gleich uns haben diese Autoren hervorgehoben, daß man die Wirkung nicht ausnahmslos bei jeder Katze findet. Durchschnitten Wang und Richter die Kette der Sympathicusganglien dort wo sie die sympathischen Fasern enthält, so war von dem betreffenden Bein keine Reaktion mehr durch Tuberreizung zu erzielen. Ebenso hob Mittelhirndurchschneidung die Wirkung der Tuberreizung auf. Sie machten auch Versuche am Querschnitt und konnten auch hier alle Angaben von Karplus und Kreidl bestätigen, nur meinen sie, daß nicht das Corpus Luysii, sondern einer der Tuberkerne das gesuchte Zentrum sei (wir haben schon im Kapitel über die Regulation der Irisbewegung hervorgehoben, daß hier ein Mißverständnis vorliegt. Wir haben uns keineswegs auf das Corpus Luysi festgelegt, sondern nur von der Gegend gesprochen, in die das frontomediale Ende des Corpus Luysii hineinreicht).

Wang hat dann gemeinsam mit Pan und Lu (327) über den *galvanischen Hautreflex* bei der Katze *bei Reizung sensibler Nerven* berichtet. Auf diesem Wege haben die Autoren neue Befunde beigebracht, die wesentlich die Annahme unterstützen, daß die vegetativen Zentren im Zwischenhirn auch für die Schweißsekretion als Zentrum anzusehen sind.

Bei einem Teile ihrer Tiere entfernten sie beide Großhirnhemisphären, bei einem anderen Teil durchschnitten sie das Gehirn am oberen Rande des Mittelhirns und bei einer letzten Gruppe durchschnitten sie das Rückenmark zwischen C 5 und Do 3. Auf diese Weise konnten sie das Verhalten normaler Tiere vergleichen mit dem von Thalamustieren, von decerebrierten Tieren und von Spinaltieren. Es ist besonders bemerkenswert, daß die Stärke der Reizströme, welche nötig war, um den galvanischen Hautreflex hervorzurufen, geringer war als diejenige, welche nötig war, um motorische Reflexe hervorzurufen. Die Autoren fanden nun bei Thalamustieren gegenüber normalen eine gewisse Verlängerung der Latenz, aber keine Änderung in der Amplitude des Ausschlags der Saite. Hingegen entstand nach Thalamusentfernung eine bedeutende neuerliche Verlängerung der Latenz und ein großer Abfall in der Amplitude des Ausschlages. Die weiteren Querschnitte zwischen C 5 und Do 3 riefen keine Veränderung hervor. Sie nehmen demgemäß ein corticales Zentrum an. Freilich finden sie nicht nur die von Bechterew und Winkler angegebenen Rindenstellen wirksam, sondern auch die motorische Region. Das thalamische Zentrum sei offenbar das von Karplus und Kreidl angegebene vegetative Zentrum, wobei sie auch wieder darauf hinweisen, daß WANG und RICHTER ja von hier aus durch faradische Reizung einen galvanischen Ausschlag von der Haut hätten ableiten können. WANG und seine Mitarbeiter sahen ihre Untersuchungen in bezug auf das Zwischenhirn nur als eine Bestätigung der Angaben von KARPLUS und KREIDL an. Aber ihr Nachweis der Reflexfunktion des Zwischenhirns auch für die Schweißsekretion ist als ein Beweis dafür zu werten, daß die vegetativen Zwischenhirnzentren tatsächlich auch für die Schweißsekretion als Zentren in Betracht kommen. Es erschien ihnen auffallend, daß der Reflex, wenn die spinalen Zentren von den höheren isoliert sind, so viel langsamer auftritt und so viel schwächer ist — entgegen den Erfahrungen, die man bei anderen Reflexen zu machen pflegt. Sie nehmen an, daß der Schweißreflex de norma in den höheren Zentren übertragen wird. [Doch liegen in dieser Beziehung abweichende Befunde von RICHTER (351) vor; DENNIG (224) hatte andererseits die Übertragung im Hypothalamus angenommen.] WANG und seine Mitarbeiter meinen weiter, daß aus ihren Versuchen sich ergebe, daß der galvanische Hautreflex mit den vasomotorischen Reflexen nichts zu tun habe. Denn während der Vasokonstriktionsreflex im Hinterhirn übertragen werde, traten die ausgesprochensten Störungen beim Schweißreflex auf, wenn der Schnitt am oberen Rande des Mittelhirns gemacht wurde. Sie lehnen also die Annahme eines Schweißzentrums in der Medulla oblongata ab.

HASAMA hat sich eingehend mit den Schweißzentren beschäftigt. In einer ersten Mitteilung (310) berichtete er über den *Einfluß verschiedener Krampfgifte* auf das Schweißzentrum im *Zwischenhirn*, in einer zweiten (311) über den Einfluß der *direkten mechanischen, chemischen, thermischen und elektrischen Reizung* auf die Schweiß- sowie Wärmezentren im *Zwischenhirn*. Die dritte Mitteilung (335) hat die Frage nach der *Beeinflussung der Schweißsekretion und der Körpertemperatur* durch die *Medulla oblongata* zum Gegenstand. Eine vierte, kürzlich erschienene Mitteilung (336) beschäftigt sich mit dem Einfluß der anorganischen Kationen auf das Wärme- und Schweißzentrum im Zwischenhirn.

Zunächst hat der Autor also pharmakologische Untersuchungen angestellt. Beobachtet wurde die Schweißsekretion an den Fußsohlen sowie die Temperaturveränderung im Rectum nach intracerebraler Injektion von Krampfgiften sowie nach der subcutanen Injektion der Gifte bei normalen und spinalen Katzen. Die verwendeten Krampfgifte waren Pikrotoxin, Coramin, Guanidin und Strychnin. In konvulsiven, aber auch schon in subkonvulsiven Dosen trat bei allen vier Giften bei subcutaner Anwendung Schweißausbruch ein, der bei den ersten drei Giften immer von Temperatursenkung gefolgt war. Bei spinalen Katzen wurde nur durch Strychnin bei subcutaner Gabe Schweiß hervorgerufen. Die direkte Applikation ganz geringer Dosen von Pikrotoxin, Guanidin oder Coramin in die Gegend um das Infundibulum herum führte zu auffallender Schweißsekretion und Temperatursenkung, während so geringe Dosen subcutan angewendet wirkungslos waren. Hierin erklickt der Autor eine pharmakologische Bestätigung der von KARPLUS und KREIDL im Zwischenhirn entdeckten höheren Schweißzentren. Strychnindosen, die subcutan gegeben, zu profuser Schweißsekretion führten, hatten hingegen bei periinfundibularer Anwendung keine oder geringe Wirkung. Direkte Injektion von RINGERscher Lösung in die Gegend des Infundibulums rief geringe vorübergehende Temperatursteigerung, aber keine Schweißsekretion hervor. Der Autor vermutete eine zentrale Verknüpfung der Schweißzentren und Temperaturregulierungszentren. — In seiner zweiten Arbeit bediente sich der Autor der von KARPLUS und KREIDL angegebenen Methodik, um an das Zwischenhirn zu gelangen und bestätigte neuerdings durchaus seine Bedeutung als Schweiß- und Temperaturzentrum. Mechanische Reizung der Zwischenhirnbasis rief bei Katzen — der Autor arbeitete ausschließlich an diesen Tieren — wohl Temperatursteigerung, Pupillenerweiterung und Kontraktion der Ohrgefäße hervor, aber keinen Schweiß. Direkte Erwärmung der Regio subthalamica rief Temperaturerniedrigung und lebhafte Schweißsekretion hervor, direkte Abkühlung führte zur Erhöhung der Körpertemperatur (gemessen im Rectum) und zu geringer Schweißbildung. Dabei ist sowohl die mechanische wie die thermische Reizung des Tuber und des Infundibulum besonders wirksam, während die Reizung der unmittelbar frontal und caudal davon gelegenen Partien weniger wirksam war. Im Frontallappen fand er in recht guter Übereinstimmung mit WINKLERs Angaben für direkte Erwärmung und Abkühlung eine Partie erregbar, die dicht oberhalb des Chiasmas lag, sich etwa 4 mm lateral von der Mittellinie ausbreitet und etwa 4 mm nach vorn vom Chiasma reicht. Es trat lebhafte Schweißsekretion, aber keine Temperaturschwankung auf. Ähnlich wie wir zwei Arten von Speichelsekretion kennen, glaubt der Autor auf Grund pharmakologischer Beobachtungen zwei Arten von Schweißsekretion unterscheiden zu dürfen. Die Kältewirkung auf das Zwischenhirn wurde nämlich durch Ergotin aufgehoben, die Wärmewirkung durch Atropin. Wahrscheinlich — meint der Autor — werden die durch Kälte bedingten schweißtreibenden Impulse durch den Sympathicus und die durch Wärme bewirkten durch den Parasympathicus den Erfolgsorganen zugeleitet. Elektrische Reizung der Regio subthalamica und des Frontallappens hatte dieselbe Wirkung wie die calorische Reizung. Aus Einstichen in das Tuber mit Ringerlösung, die stärker sauer, bzw. stärker alkalisch gemacht war, schloß der Autor, daß die Verschiebung der Wasserstoffionenkonzentration in den Schweißzentren nach der sauren Seite hin eine starke Anregung der Zentren zur Folge habe, während die Verschiebung nach der alkalischen Seite ohne Wirkung sei. Auch die von Karplus und Kreidl bewiesene partielle Kreuzung der Schweißbahnen konnte der Autor bestätigen. — In seiner dritten Arbeit beschäftigt sich der Autor mit der Rolle der Medulla oblongata. Die Injektion von saurer Ringerlösung in die Carotis sowie die Durchspülung des 4. Ventrikels mit dieser führten neben Zunahme der Atem- sowie Herzschlagzahl zu einer beträchtlichen Schweißsekretion und Körpertemperatursteigerung, während alkalische Ringerlösung neben Abnahme der Atem- und Herzschlagzahl Hemmung einer, durch Wärmeapplikation hervorgebrachten Schweißsekretion und Temperatursteigerung herbeiführte. Diese Ergebnisse traten auch nach Durchschneidung der Hirnschenkel auf. Chemische Reize, die den dorsalen Vaguskern trafen, führten zu Veränderung der Temperatur und der Schweißsekretion. Der Autor fand einen Gegensatz zwischen der vorderen und der hinteren Hälfte des dorsalen Vaguskerns. Er sah Unterschiede bei Anwendung saurer, normaler und alkalischer Ringerlösung. Auch thermische und elektrische Reize führten zu Temperaturschwankung und Schweißsekretion. Er machte auch Versuche mit Blockierung der sympathischen und parasympathischen Wege, ganz ähnlich wie vorher beim Studium der Zwischenhirnzentren. Während er aber bei den thermischen und elektrischen Reizen sagt, daß die wirksame Zone „ungefähr der Lage des dorsalen Vaguskerns" entsprach, heißt es dann weiter: „Auf Grund der vorliegenden Daten ist man berechtigt anzunehmen, daß die Gegend des dorsalen Vaguskerns ein untergeordnetes Schweiß- sowie Wärmezentrum darstellt, welches aus zwei Teilen besteht, von denen der eine sympathischer und der andere parasympathischer Natur ist und daß die beiden genannten Teile auf chemische, thermische und elektrische Reize in verschiedener Weise reagieren. *Die schweißtreibende sowie temperaturverändernde Funktion des dorsalen Vaguskerns findet, unabhängig von den Zwischenhirnzentren, selbständig statt.*" — Es ist hier wohl zu beachten, daß der Autor eine wesentliche Stütze seiner Annahmen in der bekannten Arbeit von Brugsch, Dresel und Lewy (185) sieht und deren Angaben über das Zuckerzentrum im dorsalen Vaguskern als erwiesene Tatsache hinnimmt, während wir zu berichten haben werden, daß gegen dieses Zuckerzentrum schwerwiegende Einwände erhoben wurden. Auch sei hervorgehoben, daß die Körpertemperatur und der Herzschlag in den Versuchen des Autors beeinflußt wurden. Es muß ein wenig zweifelhaft erscheinen, ob sie da noch dazu berechtigen, ein besonderes untergeordnetes Schweißzentrum in der Medulla oblongata anzunehmen. Die eben referierten Arbeiten von Wang und seinen Mitarbeitern sprechen dagegen.

Langworthy und Richter (343) haben bei Katzen mit Hilfe galvanischer, von den Pfoten abgeleiteter Ströme Schweißzentren und Bahnen studiert. Zwei Stellen der Rinde in der Nachbarschaft der motorischen Area erwiesen sich als wirksam, dann der Boden des 3. Ventrikels, die corticospinalen und rubrospinalen Bahnen, die Vestibulariskerne, die Hinterstrangskerne und die Hinterstränge im Halsmark. Sie schließen sich der schon von anderen erörterten Ansicht an, daß die zentralen Bahnen zu den somatischen motorischen Zellen auch Impulse zu den präganglionären segmentalen autonomen Zellen senden, und zwar vorwiegend hemmende. — Es ist bemerkenswert, daß die Autoren bei ihren Reizungen am Boden des 4. Ventrikels und dessen Umgebung wohl die Gegend der Vestibulariskerne und der Hinterstrangskerne, nicht aber die des dorsalen Vaguskerns wirksam fanden.

Wir sahen, daß von verschiedenen Stellen der *Rinde* Schweißsekretion hervorgerufen werden kann. Auf die Frage regulierender Rindenzentren kommen wir weiter unten zurück. Beim Menschen gehen Hemisphärenerkrankungen häufig ohne Schweißstörungen einher [Dieden (168)]. Andererseits haben Bikeles und Gerstmann (166) angegeben, daß sie bei leichteren und schwereren cerebralen Hemiplegien auf der Lähmungsseite stärkeres Schwitzen beobachtet haben, und zwar besonders im Bereich der oberen Extremität und des Facialis. Über stärkeres Schwitzen auf der Lähmungsseite bei Hemiplegie liegen auch viele ältere Angaben vor. Bei sehr zahlreichen *eigenen Beobachtungen* (171) an Soldaten mit Gehirnverletzungen sah ich neben manchen Fällen ohne jede Schweißstörung viele mit einer *leichten Hyperhidrosis* auf der *Lähmungsseite*. Dabei war das Schwitzen gerade im Verteilungsbereich des Halssympathicus wiederholt besonders stark. Es schien aber keinen Unterschied zu machen, ob die Lähmung ausgesprochen oder angedeutet war, ob beide Extremitäten gelähmt waren oder nur eine. Schließlich sah ich ganz dieselbe leichte Hyperhidrosis (sowohl im spontanen Verhalten der Kranken als auch bei Anwendung verschiedener künstlicher Schwitzmittel) auf der der Gehirnläsion gegenüberliegenden Seite in solchen Fällen, in denen wohl deutlich eine Läsion der Großhirnhemisphäre, aber *nicht die geringste Andeutung einer Lähmung bestand*. Ich vermutete, daß es bei der nach Hemisphärenläsion zu beobachtenden leichten Hyperhidrosis nicht so sehr auf die Läsion einer bestimmten Region oder gar eines corticalen Schweißzentrums ankam als vielmehr auf die *Hemisphärenschädigung überhaupt*. Wiesen auch klinische und experimentelle Tatsachen darauf hin, daß gewisse Partien der Hirnrinde in näherer Beziehung zu vegetativen Funktionen stehen als andere, so schloß ich mich doch den Autoren an, die *keine eigentlichen corticalen vegetativen Zentren* annehmen. Gewisse Partien der Hirnrinde haben ja zweifellos engere anatomische und ·physiologische Beziehungen zu dem Zwischenhirn ihrer Seite. Es war aber sehr bemerkenswert, daß im Gegensatz zu den Erfahrungen bei Läsion der peripheren Nerven des Halsmarks und bei Läsion des Rückenmarks beim Gehirn starke und schwache Schädigungen der Großhirnhemisphäre, wenn sie überhaupt einen Einfluß auf die Schweißsekretion hatten, immer nur zu einer leichten Hyperhidrosis führten. Man konnte daran denken, daß es sich um den *Wegfall einer in der Norm vom Großhirn auf das Zwischenhirn ausgeübten Hemmung* handelte. Es wäre hier an die Diaschisislehre zu erinnern (MONAKOW) sowie an Ausführungen von EXNER (110) über die Schädigung der gesamten Gehirnfunktion einer Seite durch lokale Läsion. Soweit eine Wirkung einer Hemisphäre auf die Schweißsekretion ausgeübt wurde, schien es vorwiegend eine Wirkung auf die kontralaterale Seite zu sein. Vor kurzem glaubte GUTTMANN (355) dem Cortex cerebri auf Grund fremder und eigener klinischer Beobachtungen nicht nur inhibitorische, sondern auch exzitatorische Beeinflussung der Schweißsekretion zuschreiben zu sollen.

Da KARPLUS und KREIDL im Hypothalamus vegetative Zentren nachgewiesen haben und zeigen konnten, daß durch Erregung dieser Gegend allgemeine Schweißsekretion hervorgerufen wird, lag es nahe, hier auch ein „Schweißzentrum" anzunehmen. Die Ergebnisse, welche HASAMA bei den verschiedensten Reizwirkungen auf den Hypothalamus erhielt, sind eine weitere Stütze dieser Annahme. Da nun WANG und seine Mitarbeiter auch die Reflexfunktion dieser Gegend für die Schweißsekretion nachgewiesen haben, kann das Vorhandensein eines *Schweißzentrums im Zwischenhirn* als *gesichert* gelten. Freilich soll damit nichts über die Unabhängigkeit eines solchen Schweißzentrums von anderen vegetativen Regulierungen gesagt sein. So ist ja von vornherein klar, daß engste Beziehungen der Schweißsekretion zur Temperaturregulierung bestehen. Ob neben diesem Zwischenhirnzentrum noch ein zweites, untergeordnetes in der Medulla oblongata besteht, darüber herrscht noch keine Übereinstimmung. Noch fraglicher ist die Berechtigung, ein etwaiges Schweißzentrum der Medulla oblongata in den dorsalen Vaguskern zu verlegen. Für die Annahme regulierender Schweißzentren in der Rinde bestehen keine Anhaltspunkte.

5. Gehirn und innere Organe.

Die Regulierung der Zirkulation wurde schon in einem früheren Kapitel besprochen. Die Beeinflussung der Atmung durch das Zentralnervensystem haben wir hier nicht zu erörtern. So wollen wir nur die regulierende Tätigkeit des Gehirns in bezug auf die Bauch- und Beckeneingeweide ins Auge fassen.

Auf die vegetativen Wirkungen von Affekten wurde schon in der allgemeinen Übersicht hingewiesen; es ist allgemein bekannt, daß sich ihr Einfluß auch auf Blase und Darm erstrecken kann.

BUDGE (8) hat schon 1842 auf die Einwirkung elektrischer Reizung verschiedener Gehirnteile (Corpus restiforme, Thalamus, Corpus striatum) auf die Bewegungen von Blase, Magen und Darm hingewiesen. ECKHARD (44) hat bei Kaninchen durch Reizung von Rückenmark und Gehirn Erektion hervorgerufen; im Gehirn konnte er sie durch Reizung der Crura cerebri bei ihrem Eintritt ins Großhirn erzeugen und schloß daraus, daß das Zentrum der Erektion im Großhirn gelegen sei. BOCHEFONTAINE (43) hat, wie schon früher erwähnt, bei Reizung einer ganzen Anzahl von Stellen der Hirnrinde auffallende vegetative Wirkungen gesehen. Er erwähnt darunter Beeinflussung der Speichelsekretion, des Magens, der Därme, der Milz, der Eileiter, der Blase, der Gallen- und Pankreassekretion. Aber er sieht alle diese Wirkungen gar nicht als Zeichen einer elektrischen Reizbarkeit der Hirnrinde an, meint vielmehr, daß die Rinde nur als Leiter gewirkt habe.

Eine große Anzahl von Autoren hat berichtet, daß die Reizung der *motorischen Region der Hirnrinde* auf die Eingeweide wirkt. So hat François Franck(68) angegeben, daß von der motorischen Region aus die Harnblase zu beeinflussen ist, er lehnte es aber ab, ein Blasenzentrum in der Rinde anzunehmen. Hingegen nehmen Bechterew und seine Schüler Eingeweidezentren in der Hirnrinde an. Bechterew und Mislawsky (70) haben an curarisierten Hunden und Katzen durch Faradisierung der Gegend des Gyrus sigmoideus Harnblasenkontraktionen hervorgerufen. Dann haben sie bei Hunden ungefähr von derselben Region aus Einwirkung auf den Darm gesehen, und zwar sowohl Kontraktion wie Erschlaffung des Dünndarms und des Dickdarms. Meyer (80) hat im Bechterewschen Laboratorium bei Hunden wieder von der Gegend des Gyrus sigmoideus aus Wirkung auf den Sphincter ani und den Sphincter vesicae erzielt. Pal und Berggrün (72) haben gleichfalls über Versuche an curarisierten Hunden berichtet. Sie haben bei diesen Tieren vor und nach Durchschneidung jener Stellen des Zentralnervensystems, an welchen sie den Durchgang von Hemmungsfasern vermuteten, die Nervi vagi gereizt. Aus ihren Versuchen schlossen sie, daß die gesuchten Hemmungsfasern für die Darmbewegung durch die Medulla oblongata und den Streifenhügel bis an den Gyrus sigmoideus gelangen. Eingehende experimentelle Untersuchungen haben Frankl-Hochwart und Fröhlich (101, 111) angestellt. Sie sahen bei Hunden von der motorischen Rindenregion aus Konstriktion des Sphincter ani; nach Ausschaltung der Constrictorfasern (Nervi erigentes) auch Relaxation von derselben Rindenstelle aus. Bezüglich der corticalen Innervation der Harnblase stellten sie fest, daß das Primäre beim Urinieren in einer Erschlaffung des Sphincters bestehe. Sie sahen von der Rinde aus nach aufgehobener Forcierungsmöglichkeit durch den Detrusor eine evidente Erschlaffung des Sphincters.

Die ersten Untersuchungen über Einwirkungen des *Hirnstamms* auf die Bauch- und Beckenorgane liegen schon weit zurück. Ott und Wood Field (57) glaubten im Thalamus opticus Hemmungszentren für den Sphincter ani, für die Vagina und für den Darm nachgewiesen zu haben, nachdem, wie sie meinten, Bewegungszentren schon von anderen (Budge) nachgewiesen seien. Sie fanden bei elektrischer Thalamusreizung „diastolischen" Stillstand des Dünndarms, ohne daß gleichzeitig Anämie aufgetreten wäre. Bechterew und Mislawsky (70) geben an, daß sie vom Sehhügel aus Blasenkontraktionen hervorriefen. Dieses Zentrum für die Bewegungen der Harnblase sei in der Tiefe des vorderen Anteils des Sehhügels gelegen und stehe einerseits mit den Rindenzentren im Zusammenhang, andererseits durch die Capsula interna und die Haube des Hirnschenkels mit den Rückenmarkszentren. Auch ein Darmzentrum fanden sie im Sehhügel, das ebenso wie das Rindenzentrum auf Dünndarm und Dickdarm einwirke, Kontraktion und Erschlaffung hervorrufen könne. Die Versuche Schüllers (104) mit Reizung des Corpus striatum führten zu einem negativen Ergebnis. Recht charakteristisch ist einer seiner Fälle, in welchem die Reizung des rechten Nucleus caudatus nach vorheriger rechtsseitiger Rindenexstirpation und sekundärer Kapseldegeneration keinerlei Steigerung des Blasendruckes hervorrief, während bei Reizung des linken Nucleus caudatus eine sehr deutliche Steigerung des Blasendruckes mit allgemeinen Körperbewegungen auftrat. Karplus und Kreidl (120) haben bei Erregung der vegetativen Zentren im Zwischenhirn anhaltende Kontraktionen der leeren und der gefüllten Blase beschrieben, Erscheinungen, die zusammen mit den anderen vegetativen Folgen dieser

Zentrumerregung auftraten. Wiesen schon diese anhaltenden Blasenkontraktionen auf den Erigens hin, so hat dann LICHTENSTERN (149), der die Versuche von KARPLUS und KREIDL wiederholte und besonders auf die Blasensymptome sein Augenmerk richtete, gefunden, daß die Reizung des Hypothalamus nach Durchtrennung der Hypogastrici auffallend verstärkte Blasenkontraktionen hervorrief, während die Durchtrennung der Erigentes die Wirkung auf die Blase aufhob; bei beiden Versuchsreihen waren die anderen vegetativen Wirkungen der Hypothalamusreizung vor und nach der Durchschneidung der Blasennerven unverändert. LICHTENSTERN kombinierte dann mit der Hypothalamusreizung Durchschneidungen des untersten Rückenmarksabschnittes. Es ergab sich, daß die Reizwirkung des Hypothalamus auf die Blase bestehen blieb, wenn in der Höhe des 3. Sacralis durchtrennt wurde, während die Durchtrennung in der Höhe des 2. Sacralis oder noch weiter oben die Blasenwirkung aufhob. Nach Entfernung der beiden Großhirnhemisphären sah er in einem Falle eine ganz auffallende Verstärkung der Blasenwirkung der Hypothalamusreizung. Irrtümlich ist freilich seine Annahme, daß er durch die Wirksamkeit der Hypothalamusreizung nach Großhirnentfernung die Selbständigkeit des Blasenzentrums im Zwischenhirn erwiesen hätte, da er nicht die Degeneration etwaiger Rindenfasern abgewartet hat. Seine Vermutung, daß die Verstärkung der Blasenkontraktion nach Entfernung der Großhirnhemisphären auf Wegfall hemmender Fasern beruhe, mag hingegen richtig sein. Auch ASCHNER (142) hat die Angaben von KARPLUS und KREIDL über Blasenkontraktionen als Folge von Zwischenhirnreizung bestätigt. Während aber Lichtenstern hervorhob, daß er Einwirkung auf den Uterus oder die Samenstränge nicht beobachten konnte und bezüglich des Rectums nicht zu sicheren Resultaten kam, erwähnt ASCHNER, daß er als Folge der Reizung der Zwischenhirnbasis gelegentlich auch Kontraktion des schwangeren Uterus und des Mastdarmes sah. Auch Blutdrucksteigerung trat bei seinen Reizversuchen auf. SPIEGEL und MACPHERSON (242) haben über die Wirkung von Hirnreizungen auf die Harnblase der Katze berichtet. Während sie die Rindenreizung (hinter dem Sulcus cruciatus) in ihrer Wirkung inkonstant fanden, bewährte sich ihnen die Reizung des Hypothalamus und der Pesregion des Mittelhirns nach Querdurchtrennung des Gehirns in dieser Gegend und Ausräumung der oral von der Schnittebene gelegenen Teile des Zentralnervensystems viel besser. Bezüglich des Streifenhügels kamen SPIEGEL und TAKANO (325) zu negativen Ergebnissen. Obwohl die anatomischen Beziehungen des Striatums bzw. des ihm untergeordneten Pallidums zu den vegetativen hypothalamischen Zentren eine Einflußnahme der Vorderhirnganglien auf die glattmuskeligen Organe von vornherein den Autoren recht möglich erscheinen ließen, konnten sie doch bei Reizung des Streifenhügelkopfs am Querschnitt Änderungen im Zustand der Harnblase nicht nachweisen. LANGWORTHY und KOLB (375) schlossen aus ihren Versuchen an Katzen, daß das Hinterhirn die Kontrolle des Blasentonus ausübe.

Sehr zahlreich sind *die klinischen Erfahrungen*, bei denen Gehirnaffektionen zu Blasenstörungen führten. CZYHLARZ und MARBURG (97) kamen in einer eingehenden Studie auf Grund fremder und eigener Erfahrungen zu dem Ergebnis, daß es im Gehirn drei Blasenzentren gebe. Ein *corticales* liege in der motorischen Region, dort, wo das Armzentrum in das Beinzentrum übergeht. Ein zweites Blasenzentrum im *Corpus striatum* vermittle die auf bewußte Empfindung hin automatisch erfolgende Miktion. Ein drittes Zentrum im *Thalamus* sei für die auf Affektreize stattfindenden Blasenbewegungen bestimmt. Durch die cerobrospinalen motorischen Bahnen würden diese Zentren mit dem Conus des Rückenmarks verbunden, und dabei spiele die Pyramidenbahn eine hervorragende Rolle. Schließlich halten sie es auch für wahrscheinlich, daß dem Kleinhirn ein gewisser Einfluß auf die Miktion zukomme. Sie glauben annehmen zu dürfen, daß corticale und Leitungsläsionen zum Unvermögen willkürlicher Harnentleerung, zur Retention führen, während subcorticale, evtl. auch Cerebellarerkrankungen Inkontinenz erzeugen bzw. steigern. Kurz darauf hat

Homburger (105) über Blasenerscheinungen bei Hirnstammaffektionen berichtet. Einseitige Erweichungsherde führten zu vorübergehender Inkontinenz, dauernd vermehrtem Harndrang und gelegentlichen nächtlichen Secessus inscii. Beiderseitige Erweichungsherde im Streifenhügel hätten dauernde Inkontinenz zufolge, welche sich im wesentlichen nicht von der spinalen unterscheide. Auch hebt Homburger schon hervor, daß mit der doppelseitigen Erweichung der genannten Ganglien wohlcharakterisierte Störungen der Statik und Lähmungserscheinungen einhergehen, die erheblich von dem Bilde derjenigen abweichen, die nach Läsionen der corticalen Kapselfaserung entstehen. L. R. Müller (183) zweifelt auf Grund der vorliegenden Erfahrungen nicht an einer willkürlichen Beeinflußbarkeit der Blasenfunktion von der Hirnrinde aus, nimmt aber trotzdem kein eigentliches Blasenzentrum in der Rinde an. Wir haben schon im Abschnitt über die segmentalen Zentren hervorgehoben, daß Goltz schon vor fast 60 Jahren eine willkürliche direkte Blasenentleerung ablehnte. Ganz in diesem Sinne meint nun Müller, daß von den obersten Teilen der Zentralwindung, vermutlich vom Lobulus paracentralis aus, unmittelbar nach der Entleerung des Harns durch Kontraktionen der quergestreiften Perinealmuskulatur der reflektorische Vorgang eingeleitet werde, der den Verschluß der Blase bedinge; auch sei es wahrscheinlich, daß der Reflex, der zur Blasenentleerung führt, durch den spinalen Nervus pudendus und die quergestreifte Muskulatur am Beckenboden angeregt werden kann. Foerster (183) ist, wie Müller mitteilt, auf Grund von Erfahrungen bei Schußverletzungen des Gehirns zu der Annahme gekommen, daß der corticale Fokus der Blaseninnervation auf der Innenseite der Hemisphären, und zwar im Lobulus paracentralis liege.

Wir sehen, daß in bezug auf die Bauch- und Beckeneingeweide die vorliegenden Erfahrungen zu einer ganz sicheren Entscheidung nicht genügen. An der Beeinflußbarkeit der Tätigkeit der inneren Organe von verschiedenen Gehirnstellen aus, insbesondere vom Hypothalamus und von der motorischen Rindenregion aus kann man nicht zweifeln. Die Regulierung der Irisbewegungen vom Zwischenhirn aus ist, wie wir gesehen haben, nachgewiesen; es ist möglich, daß alle Hohlorgane mit glatter Muskulatur von dieser Region aus eine ähnliche Regulierung erfahren, aber sicher nachgewiesen ist es nicht. Einen Einfluß des Corpus striatum auf die Bauch- und Beckeneingeweide anzunehmen, gestatten die vorliegenden experimentellen Erfahrungen nicht. Für die Annahme eines Kleinhirneinflusses bestehen keine genügenden Anhaltspunkte. Wie der Rindeneinfluß auf die inneren Organe zu beurteilen sei, darüber wollen wir in den zusammenfassenden Bemerkungen uns äußern, da hier ähnliche Erwägungen in Betracht kommen wie bei den anderen vegetativen Rindeneinflüssen.

6. Einfluß vegetativer Zentren auf Drüsen mit innerer Sekretion. Ist das Gehirn als eine Drüse mit innerer Sekretion anzusehen?

Auf die innigen Beziehungen zwischen dem vegetativen und endokrinen System wird in der medizinischen Literatur auf Schritt und Tritt hingewiesen, ihrem Zusammenwirken wird beim Ablauf der Lebensprozesse eine wichtige Rolle zuerkannt. Freilich wissen wir nicht sicher, inwieweit die Wirkung der Hormonorgane auf die Gewebe und ihren Stoffwechsel eine direkte ist und wieweit sie unter Vermittlung des Nervensystems zustande kommt [Biedl (170)]. Vor kurzem hat Jamin (359) wieder auf die anatomischen, funktionellen und vielfach auch genetischen Zusammenhänge zwischen vegetativem Nervensystem und innersekretorischen Drüsen hingewiesen, dabei aber hervorgehoben, daß das Hauptgewicht der Inkretorgane in ihrem Angriff auf die Erfolgsorgane, auf das Parenchym, auf die Zelle liege. Die auf das periphere Geschehen bezüglichen Fragen fallen nicht in den Rahmen dieser Abhandlung. Aber auch auf die vielfach noch umstrittene Frage nach einer *Einwirkung der Inkrete auf die höheren vegetativen Zentren* kann hier nur kurz eingegangen werden.

Leschke (187) hat mitgeteilt, daß bei Katzen die leiseste Berührung der Zwischenhirnbasis mit einem in Suprareninlösung 1 : 1000 getauchten Tupferende genüge, um den augenblicklichen Tod des Tieres herbeizuführen. Dieser Angabe bin ich nun wiederholt (284, 340) entgegengetreten. Ich habe mich nämlich — noch gemeinsam mit Kreidl — davon überzeugt, daß man mit einer solchen Suprareninlösung die Zwischenhirnbasis bei

Katzen schwächer und stärker berühren, ja auch einreiben kann, ohne andere Wirkungen zu erzielen als man sie auch sonst bei mechanischer Reizung dieser Stelle zu sehen bekommt. Selbst Einspritzungen von Adrenalinlösung in den Hypothalamus führte in unseren Versuchen nie zum Tode des Tieres, ja nicht einmal zu stürmischen oder besonders auffallenden Symptomen. Die von LESCHKE beobachtete Erscheinung kann also nicht als Ausdruck einer gesetzmäßigen Beziehung angesehen werden. Erst jüngst wieder haben auch KAHN und RINDT (360) in Bestätigung meiner von ihnen allerdings übersehenen Mitteilungen angegeben, daß sie bei Hunden, Katzen und Kaninchen niemals den Tod des Tieres nach Applikation von Adrenalin, ja überhaupt keinerlei auffallende Wirkung gesehen hätten. SPIEGEL und SAITO (230) gingen davon aus, daß die Existenz von gefäßerweiternden Zentren in der Umgebung des 3. Ventrikels, wie sie sagten, insbesondere durch die Untersuchungen von KARPLUS und KREIDL wahrscheinlich geworden war und versuchten nun Organextrakte möglichst dem 3. Ventrikel bzw. dem mit diesem kommunizierenden Seitenventrikel einzuverleiben. Auf diese Weise wurden die Extrakte der Schilddrüse, des Hodens, der Ovarien, der Zirbel, des Infundibularteils der Hypophyse sowie Adrenalin geprüft. Während beim Adrenalin der Vergleich der intravenösen und der intraventrikularen Injektion keine Anhaltspunkte für eine zentrale Beeinflussung des Blutdruckes durch das Adrenalin ergeben hatte, zeigte sich eine solche deutlich beim Pituglandol, dem Extrakt des Hypophysenhinterlappens. Es ergab sich eine zentrale blutdrucksenkende Wirkung und ebenso wirkten Testiglandol und Epiglandol. RAABS (251) Versuche sprechen auch für ein Angreifen des Pituitrins an den vegetativen Zentren des Zwischenhirns. Dann hat LEIMDÖRFER (245) die Wirkung der aus menschlichen Hypophysenhinterlappen hergestellten Extrakte auf Katzen beschrieben. Er fand, daß die Extrakte in Gaben, die intravenös unwirksam waren, nach intralumbaler Injektion eine kräftige Blutdrucksteigerung hervorriefen. Er meinte, daß diese Steigerung wahrscheinlich auf eine Erregung höherer, im Gehirn gelegener Zentren zurückzuführen sei; er konnte sie nicht mehr beobachten, wenn er vorher den Duralsack in der Höhe des Halsmarks abgebunden hatte. Er hebt auch hervor, daß Adrenalin im Gegensatz zu den Hypophysenpräparaten nach intralumbaler Einverleibung keine Drucksteigerung hervorrief. SPIEGEL (324) stellte freilich die Beweiskraft dieser Versuche in Frage und meinte, daß es sich dabei um eine direkte Rückenmarksreizung durch Verletzung desselben gehandelt haben könnte. Dann haben HOLLÄNDER und SPIEGEL (339) eine blutdrucksenkende Wirkung von Extrakten aus dem Plexus chorioideus nachgewiesen, die nach ihrer Annahme in der Hauptsache auf deren Gehalt an Histamin oder in ihrer Wirksamkeit histaminähnlichen Substanzen zu beziehen war. Sie denken dabei an die Möglichkeit einer zentralen neben der peripheren Komponente beim Zustandekommen dieser Wirkung. Hier sei auch daran erinnert, daß schon vor 20 Jahren EDINGER (131) zeigte, daß Tusche, die er in menschliche Hypophysen injiziert hatte, nicht in den Ventrikel eintrat, sondern in langen Zügen aus dem cerebralen Hypophysenanteil in die Hirnsubstanz sich hineinzog. Um dieselbe Zeit aber wiesen CUSHING und GOETCH (124) in der Cerebrospinalflüssigkeit eine Substanz nach, welche dieselben Reaktionen gab wie das Pituitrin, woraus sie mit Wahrscheinlichkeit schlossen, daß das aktive Prinzip der Pars nervosa der Hypophyse in den Hohlraum des 3. Ventrikels sezerniert wird. Seither wurde die Annahme dieser Autoren durch viele andere bestätigt [DIXON (212), TRENDELENBURG (231, 255), MIURA (236) u. a.]. Insbesondere haben aber CUSHING (353) selbst und seine Mitarbeiter gezeigt, daß Injektion von Hypophysenhinterlappenextrakt in den 3. Ventrikel bei Mensch und Tier einen deutlichen parasympathischen Effekt hat (Gefäßerweiterung, Schwitzen, Tränensekretion, Brechen usw.).

Auf die besonders komplizierte und vielfach studierte Frage des *Zusammenwirkens* von Hypophyse und Zwischenhirn gehen wir an einer späteren Stelle noch ein. Hier soll zunächst nur von den leichter übersehbaren experimentellen Erfahrungen die Rede sein, die für einen *direkten Einfluß vegetativer Zentren auf einzelne Drüsen mit innerer Sekretion* sprechen. Dann wollen wir auf die in jüngster Zeit viel diskutierte *Frage der inneren Sekretion des Gehirns selbst* eingehen.

CANNON und DE LA PAZ (130) haben schon 1911 über hierhergehörige Versuche berichtet. Sie haben Katzen durch einige Minuten in der Nähe bellender Hunde gehalten. Viele dieser Katzen zeigten hochgradige Erregung, dabei auch die bekannten Zeichen der Sympathicusreizung. Von solchen Katzen wurden Blutproben vor und nach der Erregung abgenommen und in ihrer Wirksamkeit auf die Längsmuskeln von Katzeneingeweiden miteinander verglichen. Es stellte sich heraus, daß nur das Erregungsblut Relaxation hervorrief, was auf das Vorhandensein von Adrenalin in diesem Blute bezogen wurde. CANNON und

Rapport (190) haben dann aus Reflexversuchen mit dem entnervten Katzenherz geschlossen, daß am oberen Ende des 4. Ventrikels ein Reflexzentrum für die Adrenalinsekretion liege. Schürmeyer (254) hat bei P. Trendelenburg an Fröschen einschlägige Versuche unternommen. Nach Verletzung des Bodens des 3. Ventrikels trat bei diesen Tieren innerhalb 10—15 Minuten eine Dunkelfärbung der Haut auf, die stundenlang anhielt. Auch nach Durchschneidung des Halsmarks kam diese Wirkung noch zustande. Der Autor schloß daraus, daß die Pars intermedia der Hypophyse beim Frosch vom Boden des 3. Ventrikels aus zur Ausschüttung der melanophorenwirksamen Substanz angeregt werden kann. Man hat nach Zufuhr diuretischer Substanzen eine Vermehrung des Zisternenliquors an uteruskontrahierender und melanophorenexpandierender Substanz wiederholt nachgewiesen [D. Cow (167), Hoff und Wermer (282)]. Die Autoren schlossen daraus auf eine Vermehrung des Pituitringehaltes des Liquors infolge eines über die Zwischenhirnzentren gehenden Reflexes. Hoff und Wermer (283) haben dann bei Hunden, die sie durch Vorzeigen von Katzen erregt hatten, eine beträchtliche Vermehrung des Pituitringehalts im Zisternenliquor gefunden. Karplus und Kreidl (265) haben bei Untersuchungen über die Beziehungen der Hypothalamuszentren zum Blutdruck die Möglichkeit eines Zusammenhanges der gefundenen Blutdrucksteigerung mit Vorgängen der inneren Sekretion ins Auge gefaßt. Sie sind aber zu dem Ergebnis gekommen, daß die Blutdrucksteigerung bei Reizung der vegetativen Zentren nicht auf dem Wege über die Drüsen mit innerer Sekretion zustande kam. Diese Steigerung blieb nämlich sowohl nach Hypophysenexstirpation wie nach Exstirpation beider Nebennieren erhalten. Auch konnten Karplus und Kreidl die von manchen Forschern nach Splanchnicusreizung angegebene Blutdrucksteigerung in zwei Phasen von denen die zweite Phase als Folge einer Adrenalinausschüttung angesehen wurde, bei Reizung des Zwischenhirns nicht finden. [Die merkwürdigen Ergebnisse von Tournade und Chabrole (197) sowie von Houssay und Molinelli (233) bei Verbindung der suprarenalen Vene eines großen Hundes mit der Jugularis eines kleinen Hundes und nachfolgender Reizung des Splanchnicus des großen Hundes bzw. seiner Infundibularregion, wurden von Gley und Quinquaud (193, 201) bestritten.] Es konnten also Karplus und Kreidl durch die Beobachtung der Blutdrucksteigerung die Frage nach der Adrenalinausschüttung bei Erregung der Hypothalamuszentren nicht entscheiden. Dieselben Autoren haben dann eine Nebenniere vor und die zweite nach der Hypothalamusreizung bei Katzen herausgenommen und die Organe nach der Fürthschen Methode (94) chemisch auf ihren Adrenalingehalt untersucht. Doch lagen die gefundenen Differenzen innerhalb der Fehlergrenze; es hatte sich nämlich durch Vorversuche herausgestellt, daß die Literaturangaben über den stets gleichen Adrenalingehalt beider Nebennieren nur annähernd richtig sind. Bei manchen Vergleichskatzen fanden sich Differenzen der rechten und der linken Nebenniere im Adrenalingehalt, die 10% betrugen. Fee und Parkes (307) haben bei weiblichen Kaninchen nach dem Coitus das Großhirn samt dem Zwischenhirn und der Hypophyse entfernt. Die Tiere überlebten diese Operation 24 Stunden. Wurde diese Hypophysektomie innerhalb der ersten Stunde nach dem Coitus vorgenommen, so wurde dadurch die Ovulation verhindert, die sonst 10—12 Stunden nach dem Coitus mit Sicherheit zu erwarten war. Wurde aber die Hypophysektomie später als 1 Stunde nach dem Coitus vorgenommen, so hatte sie keine solche inhibitorische Wirkung mehr, wenn auch die folgende Entwicklung der Corpora lutea nicht normal war. Es lag nun nahe, aus diesen Versuchen zu schließen, daß die Erregung durch den Coitus über die vegetativen Zentren vom Hypophysenvorderlappen her Sexualhormone zur Ausschüttung bringt, die zur Einleitung der Ovulation nötig sind.

Gegenüber diesen vielfach doch nicht ganz eindeutigen und überzeugenden Ergebnissen unternahmen nun KARPLUS und PECZENIK (341) den Versuch, die Methode von KARPLUS und KREIDL zur Erregung der Hypothalamuszentren unter Heranziehung *biologischer* Untersuchungsmethoden zur Entscheidung der Frage zu verwenden, ob sich eine direkte Beeinflussung von Drüsen mit innerer Sekretion durch die zentrale Erregung nachweisen lasse. Sie haben zunächst den Einfluß der Hypothalamuserregung auf die pituitrinähnlichen Eigenschaften des Liquor cerebrospinalis studiert und sind in ihren an Katzen ausgeführten Versuchen zu folgenden Ergebnissen gekommen. Hypothalamuserregung kann zu einer Veränderung des Liquor cerebrospinalis in dem Sinne führen, daß der aus der Zisterne entnommene Liquor stärker erregend auf den Meerschweinchen-uterus wirkt als vor der Reizung und stärker expandierend auf die Melanophoren

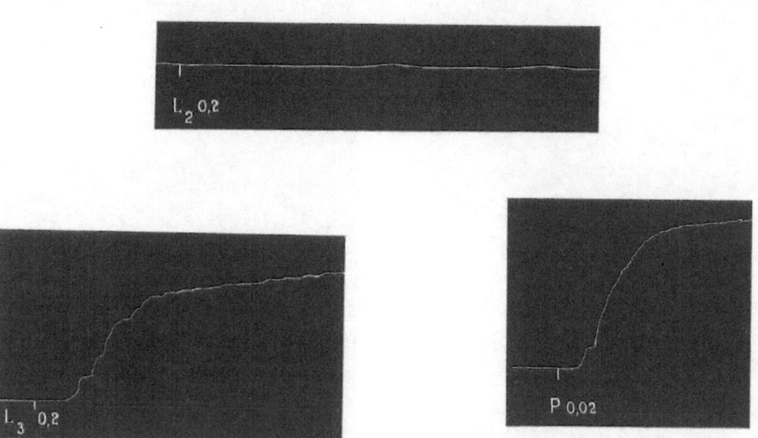

Abb. 12. Die obere Linie (L₂ 0,2) zeigt die vollkommene Wirkungslosigkeit des Liquors auf den Uterus, nachdem das Tier 1 Stunde mit freigelegter Hirnbasis in Narkose gelegen hatte. Die linke untere Kurve (L₃ 0,2) zeigt, daß dieselbe Menge von dem 30 Minuten nach der Hypothalamus-reizung abgenommenen Liquor eine starke Uteruskontraktion bewirkte. Die rechte untere Kurve (P 0,02) zeigt die Wirkung des Pituitrins. [Nach KARPLUS und PECZENIK (341.]

der Froschhaut. Die obenstehende Abb. 12 zeigt die Wirkung auf den Uterus. Diese Liquorveränderung kann man nach den jetzt herrschenden Ansichten auf eine Pituitrinausschüttung zurückführen. Die Hypothalamuserregung war in den Versuchen von KARPLUS und PECZENIK mit den Symptomen der Reizung des Halssympathicus verbunden, oft auch von allgemeiner Erregung und Schreien der Tiere begleitet. Es ergab sich aber, daß die direkte Reizung des Halssym-pathicus nicht zur Pituitrinausschüttung führte, ebensowenig kräftige Reizung des Nervus ischiadicus, die mit allgemeiner Erregung und Schreien verbunden war. Anderseits rief die Reizung des Hypothalamus auch nach Durchschnei-dung des Halssympathicus noch Pituitrinausschüttung hervor. Auch die Rei-zung des Tuber cinereum führte zur Pituitrinausschüttung ohne gleichzeitig Halssympathicusreizung, Schreien oder allgemeine Erregung zu bedingen. Die Abb. 13 zeigt die Wirkung der zentralen Erregung auf die Melanophoren des Frosches. Die Annahme war naheliegend, daß *im Hypothalamus ein die Hormonausschüttung der Hypophyse in den Liquor regulierender Mechanismus* liege. Es ließ sich auch nachweisen, daß die Steigerung des Hormongehaltes im Liquor nicht die Folge einer vorherigen Ausschüttung ins Blut war. Das Pituitrin wurde wenigstens zum Teil ohne den Umweg über das Blut direkt in den Liquor entleert. KARPLUS und PECZENIK (373) konnten in einer 2. Mit-teilung ihre Ergebnisse dahin ergänzen, daß faradische Reizung des Hypothala-

mus der Katze den Zisternenliquor so verändern kann, daß er nun auf die Ery-
throphoren der Elritze expandierend und bei der Katze blutdruckerhöhend
wirkt. — Es sind aber bei der Deutung dieser Versuchsergebnisse die unten
erwähnten histologischen Befunde [Scharrer (378) u. a.] und experimentellen
Feststellungen [Dale (381) u. a.] der letzten Jahre über eine mögliche inkretorische
Tätigkeit des Zentralnervensystems selbst in Betracht zu ziehen.

Es ist seit Jahren mehrfach die Frage erörtert worden, ob nicht *das Gehirn
selbst oder etwa bestimmte Teile des Gehirns als Drüsen mit innerer Sekretion
anzusehen* seien.

P. Trendelenburg (300) hat in einer Arbeit über experimentellen Diabetes insipidus
gemeint, es sei sehr wohl möglich, daß die Zerstörung des Tuber cinereum nicht dadurch zu

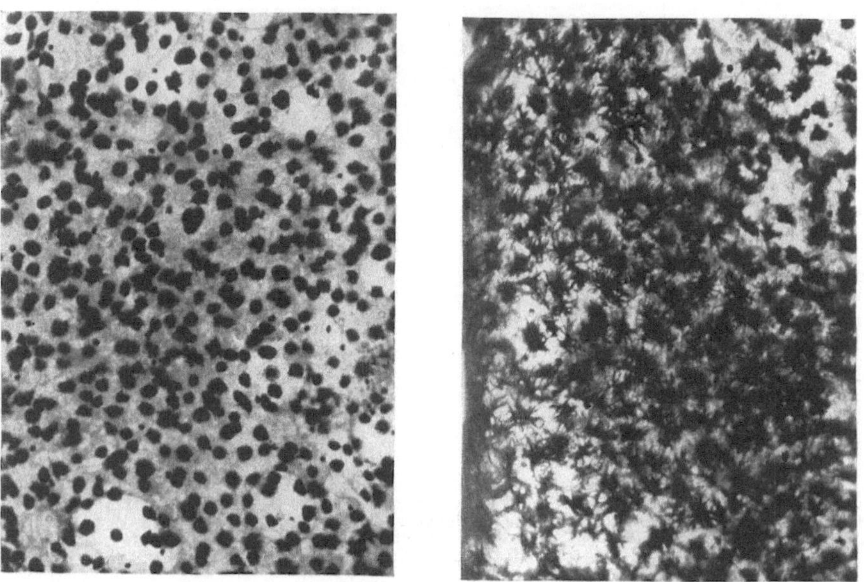

A   B

Abb. 13. Zwei Stückchen eines Froschhautstreifens. A hatte in vor der Reizung gewonnenem Liquor
gelegen, B im Liquor, welcher 25 Minuten nach der Tuberreizung entnommen worden war.
[Nach Karplus und Peczenik (341).]

dauernder Harnflut führt, daß nervöse Zentren der Wasserregulation zum Fortfall kommen,
sondern daß die Harnflut die Folge des Fortfalls der *Produktion* eines im Tuber gebildeten,
und zwar nach der Hypophysenentfernung vermehrt gebildeten Stoffes ist. Dieser Stoff
sei offenbar mit dem harnhemmenden Stoff des Hinterlappens identisch. Pick (294) schrieb,
die Erregbarkeit der vegetativen, meist im Zwischenhirn gelegenen Zentren scheine „durch
eigene Hormondrüsen geregelt zu werden, als welche der Hinterlappen der Hypophyse, die
hypotuberale Hypothalamusgegend und das Tuber cinereum selbst anzusehen sind".
Genauere anatomische Studien haben aber nun gezeigt, daß sich Drüsenzellen der Hypophyse weit hinauf längs ihres Stieles auf das Tuber cinereum erstrecken. Besonders bemerkenswert sind die Befunde, die Cameron (305) aus dem Institut von Aschoff über
die Beziehung der Pars tuberalis der Hypophyse zum Hypophysenapparat mitgeteilt hat.
Er fand, daß die Verteilung des Hypophysenpigments in der Pars neuralis, im Stiel und im
Tuber cinereum besonders in der Nähe der Nervenzentren, dicht beim 3. Ventrikel einen
morphologischen Nachweis vom Abfluß des Sekretes in dieser Richtung liefere. Bei der
Auswertung der Folgen der experimentellen Durchschneidung des Hypophysenstiels müsse
berücksichtigt werden, daß bei diesem Experiment zwar der größte Teil des Hypophysensystems von seiner Beziehung zum Gehirn ausgeschaltet werde, daß aber immer noch Reste
der Pars tuberalis in der Gegend des Tuber cinereum zurückbleiben, welche die weitere
Funktion des Hypophysensystems übernehmen und das Tuber cinereum beeinflussen
können. Jedenfalls sei eine reine Wirkung der nervösen Zentren in diesen Experimenten
nicht zu erreichen. Koster (287) hat bei genauer mikroskopischer Untersuchung hypo-

physektomierter Hunde gesehen, daß zwei Monate nach dieser Operation die zurückgebliebene Pars tuberalis schon hypertrophiert sein kann. *Ich* (340) habe bei einer früheren Gelegenheit mitgeteilt, daß ich bei 6 Affen den Hypophysenstiel durchtrennt habe. Morawski (137), der die histologische Untersuchung durchführte, hat die Fälle ausführlich veröffentlicht und schreibt, daß die vollständige Durchtrennung des Hypophysenstiels für den Affen ein Eingriff sei, den er nicht nur sehr gut vertrage, sondern welcher auch (wenigstens beim erwachsenen Tier) symptomlos verlaufe. Dabei waren Infundibulum und Hypophyse vollkommen voneinander getrennt. Auch bei der Beurteilung dieser Versuche ist das anatomische Verhalten, auf das Cameron aufmerksam machte, wohl zu beachten. Gutowski (225) hat durch Injektion eines Biodialysats des Hundegehirns bei anderen Hunden Blutdrucksenkung hervorgerufen. Steinach (326) hat die Wirkung von Extrakten und Preßsäften des Gehirns untersucht. Das Ausgangsmaterial gewann er von Fröschen, Ratten, Hunden, Rindern, einmal auch vom Menschen. Er fand die Hirnrindensubstanz besonders wirksam. Es ergab sich, daß durch diese Extrakte und Preßsäfte die Reflexerregbarkeit des Frosches erhöht wird. Er hat beim Wasserfrosch den Wischreflex, beim Laubfrosch den Schnappreflex geprüft. Haberlandt (309) fand Erhöhung des Muskeltonus und der Reflexerregbarkeit durch Großhirnemulsion. Auch vom Zwischenhirn und Mittelhirn waren Emulsionen wirksam, weniger solche vom Rückenmark. Emulsionen von Leber, Milz und peripheren Nerven waren unwirksam. Es handelte sich um eine spezifisch erregende Substanz. Zusammenfassend sagt er, „daß es sich bei dem im Zentralnervensystem nachgewiesenen Erregungsstoff um eine wasserlösliche, Alkohol und Äther unlösliche thermolabile, dialysable und nicht artspezifische Substanz handelt, die wohl als weiteres Hormon des Wirbeltierkörpers zu betrachten sein wird". Olivet (346) meint aus Versuchen an Kaninchen schließen zu können, daß im Gehirn diuretische Hormone gebildet werden, und er sah als das Zentrum der Hormonbildung das Zwischenhirn an. Leimdörfer (344) hat gefunden, daß Acetonextrakte aus der Hirnrinde und vomRautengrubenboden keine wesentliche Blutdruckwirkung hatten, während solche vom Zwischenhirnboden und von den Stammganglien starke Blutdrucksenkung hervorriefen. Er glaubt, daß es sich nicht um Histamin oder Cholin, sondern um andere Stoffe handeln müsse.

Wiederholt wurde von den Autoren schon eine klinische Verwertung der Hormone des Gehirns ins Auge gefaßt. Die Erfahrung lehrt, daß auf verschiedenen Gebieten auf unsichere theoretische Voraussetzungen hin praktische Versuche mit guten Erfolgen unternommen wurden, selbst wenn sich hinterher herausgestellt hat, daß die Voraussetzungen nicht nur unsicher, sondern vollkommen unrichtig waren. Läßt man aber eine evtl. praktische Verwertung aus dem Spiel und betrachtet, wie es hier unsere Aufgabe ist, die Frage nur vom wissenschaftlichen Standpunkt, so muß man wohl sagen, daß *die vorliegenden Erfahrungen die Annahme, das ganze Gehirn oder bestimmte Teile desselben seien als Drüse mit innerer Sekretion anzusehen, noch keinesweys beweisen.*

Wir müssen aber schließlich auf histologische Befunde am Zentralnervensystem und auf experimentelle Erfahrungen am peripheren Nervensystem hinweisen, welche die Frage nach einer *innersekretorischen Tätigkeit des Zentralnervensystems aufs neue zur Diskussion stellen*, ohne sie allerdings vorläufig entscheiden zu können.

Histologische Befunde am Zentralnervensystem. Speidel (209) hat im Rückenmark von Fischen Zellbilder gesehen, die er als charakteristisch dafür ansah, daß diese Zellen sekretorisch tätig sind. Wiederholt wurde auf Grund histologischer Befunde an eine sekretorische Tätigkeit vegetativer Zellen des Hypothalamus gedacht. Poppi (348) wurde durch histologische Eigentümlichkeiten des Nucleus periventricularis beim Menschen zur Frage geführt, ob diese Tuberzellen nur das aktive Hypophysenprinzip aufbewahren (Collin) oder ob sie selbst innersekretorisch tätig sind, und er neigt sich letzterer Annahme zu. In erster Linie müssen aber die Untersuchungen von Scharrer (378, 379) hervorgehoben werden, der bei Fischen, Amphibien und Schlangen im Nucleus supraopticus und Nucleus paraventricularis Zellbilder gesehen hat, die ihn zu dem Schlusse führten, daß es sich hier um Drüsenorgane handelt. Er spricht von der *Zwischenhirndrüse.* Auch die histologischen Eigentümlichkeiten der Tuberkerne des menschlichen Gehirns seien nicht als pathologische Veränderungen aufzufassen, sondern der Ausdruck der besonderen inkretorischen Funktion dieser nervösen Elemente. Auch Roussy und Mosinger (386) haben im Nucleus supraopticus des Menschen Zellbilder beobachtet, die sie als Ausdruck eines Sekretionsprozesses ansehen; es sind nicht nur Sekretionsprodukte aus der Hypophyse, sondern auch Sekretionsprodukte des Hypothalamus selbst. — Bei aller gebotenen Vorsicht muß man doch sagen, daß *diese histologischen Ergebnisse eine inkretorische Funktion der vegetativen Zellen des Hirnstammes zwar nicht beweisen, aber doch nahelegen.*

Experimentelle Erfahrungen am peripheren Nervensystem. Wir können auf sie hier nur insoweit mit einem Worte eingehen, als ihre Erwähnung zum Verständnis der Annahme einer *sekretorischen Tätigkeit des Zentralnervensystems* notwendig ist. Schon Elliot (108) meinte, daß bei dem Mechanismus, der von dem Nervenimpuls im Muskel ausgelöst wird, Freiwerden von Adrenalin eine Rolle spiele. Dixon (115) fand, daß das Hundeherz nach

Vagusreizung selbst herzhemmende Eigenschaften annimmt. Demoor (153) sah, daß nach Chordareizung der Speichel Substanzen enthielt, die wieder speichelerregend wirkten. Loewi (195, 206, 228) hat in einer Reihe schöner Untersuchungen nachgewiesen, daß unter dem Einfluß herzhemmender und -fördernder Nerven Stoffe von gleichem Wirkungscharakter, wie er der Nervenreizung zukommt, in der Füllungsflüssigkeit des Herzens nachweisbar werden. Brinkman und Ruiter (223) zeigten, daß durch die Erregung von Nerven quergestreifter Muskulatur (Frosch) eine Substanz gebildet wird, die kräftige Kontraktionen des Darmes eines zweiten Frosches hervorzurufen vermag. Besonders bemerkenswert ist, daß auf Grund der nun wahrscheinlich gewordenen humoralen Faktoren bei peripherer Hemmung und Erregung Sherrington (240) schon 1925 an einem chemischen Faktor bei der Reflexübertragung im Zentralnervensystem dachte. Es würde an der Synapse zu einer Sekretion kommen, die Nervenenden wären sekretorische Nerven. Die Tätigkeit der grauen Substanz würde dann eben nicht nur in Leitung bestehen. Sherrington erinnert an Umstände, die es verständlich machen, daß in der grauen Substanz eine chemische Aktivität zustande käme, die der weißen fehlt. Er erwähnt den größeren Blutreichtum der grauen Substanz, die Einseitigkeit der Leitungsübertragung an der Synapse, Leitungsverzögerung, Summation der Reize, Ermüdbarkeit. Eine ganze Anzahl von Forschern hat sich in den letzten Jahren mit der Frage humoraler Übertragung nervöser Erregung bei den Chromatophoren beschäftigt, so Perkins (291) bei Crustaceen, Meyer (345) bei Fischen, Hogben (356) und seine Schule bei Amphibien und viele andere. Zusammenfassende Arbeiten auf diesem Gebiete verdanken wir Koller und Meyer (342), Giersberg (332) u. a.; vor wenigen Jahren hat über den humoralen Faktor bei der Chromatophoren-Innervation Parker (366) eine zusammenfassende Studie geliefert, in der er auf die Möglichkeit hinwies, daß solche humorale Vorgänge auch im Zentralnervensystem eine Rolle spielen. Cannon und Bacqu (352) sahen, daß nach Reizung der glatten Muskulatur bei der Katze eine Substanz ins Blut abgegeben wird — wie sie meinten von der glatten Muskulatur —, die entfernte Organe so beeinflußt wie Sympathicusimpulse; sie sahen sie als ein Hormon an und nannten sie Sympathin.

Sehr große Verdienste um die Aufklärung der Frage der chemischen Übertragung von Nervenerregungen haben sich Dale (381, 382) und seine Schule erworben. Aus den jüngsten zusammenfassenden Darstellungen Dales ergibt sich etwa folgendes: Es hat sich herausgestellt, daß, wo immer in der Peripherie eine Nervenfaser mit Muskel, Drüse oder auch mit einem anderen Neuron in Beziehung tritt, es zu einem chemischen Mechanismus kommt. Die dabei freiwerdenden Substanzen wurden geprüft; sie sind biologisch dem Acetylcholin bzw. dem Adrenalin gleich. Ob sie aber wirklich mit diesen Körpern identisch sind, läßt sich vorläufig nicht sicher sagen, da infolge der geringen zur Verfügung stehenden Substanzmengen bisher nur biologische Proben, nicht aber chemische Identifizierungen möglich waren. Für uns ist hier von besonderem Interesse, daß auch an den Synapsen in den peripheren Ganglien bei Nervenreizung Acetylcholin frei wird, und zwar nur an den Synapsen. Nicht aus der präganglionären Faser, nicht aus der Ganglienzelle, sondern nur am Ende der präganglionären Faser, an der Synapse, wird Acetylcholin frei, erregt die praktisch mit diesem Faserende in Kontakt stehende Zelle und verschwindet, das heißt verschwindet bei künstlicher Erregung nicht vollkommen, da gerade am abfließenden venösen Blut der Überschuß, also das nicht verschwundene Acetylcholin biologisch nachgewiesen wurde. Man hat auch schon im Liquor cerebrospinalis des Hundes bei Vagus- und Sympathicusreizung Acetylcholin gefunden. Es ist möglich, meint Dale, daß auch an den Synapsen des Zentralnervensystems ein cholinergischer Mechanismus wirkt. An einen chemischen Vorgang bei der Reizübertragung an der Synapse im Zentralnervensystem hatte, wie erwähnt, schon Sherrington gedacht.

Die neueren Erkenntnisse, die es so wahrscheinlich machen, daß in der Peripherie, auch in den peripheren Ganglien, die Nervenenden gleichsam *wie mikroskopisch kleine Hormondrüsen* wirken, lassen nun ernstlich daran denken, daß *eine derartige chemische Übertragung später einmal auch im Zentralnervensystem nachgewiesen werden könnte.*

7. Die zentrale Wärmeregulierung.

Säugetiere und Vögel halten ihre eigene Temperatur fast unverändert gegenüber hochgradigen Schwankungen der Außentemperatur fest. Ein geordnetes Ineinandergreifen der beständig vor sich gehenden Prozesse der Wärmebildung und Wärmeabgabe ist dazu nötig. Die Wärmebildung kann durch Änderung der Oxydationen im Körper, die Wärmeabgabe durch Änderung der Durchblutung der Haut, der Lungenventilation, der Schweißbildung beeinflußt werden. Die meisten dieser Vorgänge stehen unter einem weitgehenden Einfluß des vegetativen Nervensystems. Es hat sich nun lange, bevor wir von der Existenz vegetativer Zentren im Zwischenhirn eine auch nur halbwegs gesicherte Kenntnis hatten, ergeben, daß durch mannigfache Eingriffe in das Zentralnervensystem eine Störung der Wärmeregulation hervorgerufen werden kann.

SCHREIBER (38) berichtete schon 1874, daß er durch Einstiche in die verschiedensten Gehirnteile bei Kaninchen eine Steigerung der Körpertemperatur hervorrufen konnte, falls die Tiere vor Wärmeverlusten durch künstliche Mittel geschützt wurden, daß aber die Temperatursteigerung bedingungslos und konstant nach Verletzungen an der Grenze zwischen Medulla oblongata und Pons erfolgte. Im Jahre 1876, also wenige Jahre nach den Versuchen von FRITSCH und HITZIG über die Erregbarkeit der Hirnrinde, berichteten EULENBURG und LANDOIS (45), daß sie beim Hund durch Zerstörung der hinter dem Sulcus cruciatus gelegenen Rindenpartie beträchtliche Steigerung der Temperatur der kontralateralen Extremitäten hervorrufen konnten, während die elektrische Reizung derselben Rindenpartien zu einer vorübergehenden Abkühlung der kontralateralen Extremitäten führte.

Fast zur gleichen Zeit (1884) haben RICHET (62), OTT (69) und ARONSOHN (58) über den Einfluß von Stichverletzungen des Gehirns auf die Körpertemperatur berichtet. RICHET verletzte das Vorderhirn, konnte die Stelle, auf die es ankam, nicht genau lokalisieren, und erzielte so ein nervöses traumatisches Fieber. Die von ihm operierten Kaninchen zeigten Erhöhung der Körperwärme, Erhöhung der Wärmeausgabe, d. h. also der Wärmeproduktion, und Erhöhung der psychischen Erregbarkeit. OTT fand bei Einstich in die Gegend des Corpus striatum Temperaturerhöhung. Einige Jahre später meinte er gemeinsam mit CARTER (69), vier Hitzezentren feststellen zu können. Alle entsprachen dem Corpus striatum und dem vorderen Ende des Thalamus opticus und die Autoren versuchten auch eine Vorstellung von der Art der Wirksamkeit dieser Zentren im normalen Organismus zu gewinnen. 1891 gelang es OTT (79), zu zeigen, daß die durch Erhitzung von Kaninchen in einem Wärmekasten hervorgerufene Polypnoe durch Verletzung des Tuber cinereum aufgehoben wird. Bei anderen Tieren rief er durch Verletzung des Tuber cinereum Temperaturerhöhung hervor. Schließlich zeigte *er*, daß nach Einstich ins Tuber cinereum im Thermostaten keine Polypnoe hervorgerufen werden kann. Aus diesen Versuchen schloß OTT, daß *das Tuber cinereum das Zentrum für Polypnoe und Thermotaxis* sei. 1893 hat dann OTT (83) bei Katzen die Wirkung von Rückenmarksdurchschneidungen auf die Körpertemperatur studiert und meint, daß das Rückenmarkstemperaturzentrum beim normalen Tiere nur eine geringe Rolle spiele; entscheidend seien die cerebralen Zentren. In der Rinde nimmt er entsprechend den Versuchen von EULENBURG und LANDOIS ein Hemmungszentrum für die Wärmebildung an. Thermogenetische Zentren liegen, meinte er, 1. im Nucleus caudatus; 2. in der grauen Masse unter und vor dem Corpus striatum; 3. im Tuber cinereum. Er nimmt an, daß diese Gehirnzentren vermittels der Spinalzentren auf die Gewebe einwirken, wenn der Metabolismus Beschleunigung oder Hemmung verlangt, damit die richtige Temperatur erhalten bleibt. Alle diese Zentren wirken also sowohl thermogenetisch wie thermolytisch, sind also temperaturregulierende, thermotaktische Zentren. ARONSOHN (58) berichtete zunächst über das Sinken der Temperatur in Leber, Muskeln, Darm nach korrekter Ausführung des CLAUDE-BERNARDschen Zuckerstichs, während er Ansteigen der Temperatur bei Verletzung der Seitenteile von Medulla oblongata und Pons sah. Bald berichtete ARONSOHN gemeinsam mit I. SACHS (59) über Versuche, bei denen sie das Großhirn von Kaninchen, Meerschweinchen, Hunden verletzt hatten, indem sie eine Nadel vom Schädeldach bis zur Basis durchstießen. Darauf sahen sie Anstieg der Temperatur um 3° C, Beschleunigung von Respiration und Puls, Verminderung der Chloridausscheidung; Rückgang der Erscheinungen nach 2—3 Tagen; bei Wiederholung des Stichs wieder dasselbe Ergebnis wie das erste Mal. Es erschien den Autoren sicher, daß das Wirksame nicht die Verletzung der Rinde, sondern die Verletzung eines Großhirnganglions war, welches sie damals noch nicht näher bestimmen konnten; wohl aber meinten sie durch ihre Versuche ein Wärmezentrum im Großhirn nachgewiesen zu haben. Viele Jahre später ist ARONSOHN (114) nochmals auf den Gegenstand zurückgekommen und hat das Zentrum genauer anatomisch definiert. Es befindet sich „in dem oberen Drittel der medialen Seite des Nucleus caudatus, welcher den medialen Abschnitt des am Boden des Seitenventrikels in offener Lage liegenden Teiles des Corpus striatum bildet". Die Angaben von ARONSOHN und SACHS haben mehrfache Bestätigung erfahren. So berichtet GIRARD (65), daß er durch mechanische und elektrische Reizung der Rinde keine Temperaturerhöhung hervorrufen konnte; die mediale Konvexität des Corpus striatum bis zur Basis erwies sich ihm als wirksam, während alle anderen Läsionen in den vorderen Hirnpartien, auch in dem äußeren Anteil des Corpus striatum wirkungslos waren. Bei einigen Versuchen hatte er zur Verletzung des Corpus striatum stromlose Elektroden verwendet; nachdem die Temperatursteigerung zurückgegangen war, sendete er durch diese Elektroden einen schwachen Induktionsstrom und erzielte dadurch neuerlich Temperaturanstieg durch viele Stunden. Diesen Versuch konnte er an demselben Kaninchen mehrmals an aufeinanderfolgenden

Tagen wiederholen. Einige Jahre später aber kam Girard (71) zu der Überzeugung, daß es *nicht nur ein thermogenetisches Zentrum* gebe, wie Aronsohn und Sachs gemeint hatten. Auch mit Otts vier Hitzezentren ist er nicht einverstanden. Man könne nicht so genau lokalisieren. Es seien offenbar sehr zahlreiche Regionen, welche die Wärme regulieren (1888). Auch Tangl (86) hat durch Einstich in den vorderen Teil des Thalamus opticus beim Pferde vorübergehende Erhöhung der Körpertemperatur hervorgerufen.

Es ist bemerkenswert, daß alle diese Versuche *nicht zur allgemeinen Anerkennung eines Wärmezentrums im Gehirn* führten.

Bechterew (117) meinte, es gebe Zentren für Wärmeabgabe (Vasomotoren, Schweiß, Atmung) und Zentren für Wärmebildung (Bewegungs- und Drüsenzentren). Jede Erwärmung hemme die Bildung und rege die Abgabe von Wärme an und umgekehrt sei es bei jeder Abkühlung. Erwärmung und Abkühlung hätten teils reflektorischen Einfluß auf die Zentren, teils wirkten sie direkt durch die Bluttemperatur. Es sei nicht nötig, besondere Wärmeregulationszentra anzunehmen. Tigerstedt (122) meint, daß die vielen vorliegenden Versuche keine bindenden Beweise für die Existenz von Wärmezentren erbracht hätten. Es handle sich bei der Wärmeregulierung nicht um ein koordiniertes, wohl abgepaßtes Zusammenwirken einzelner Organe, sondern die hier tätigen Körperteile würden en bloc erregt. Es gebe keinen zwingenden Grund für die Annahme eines bestimmten Zentrums für die Wärmeregulierung. Die Zentren der hier in Betracht kommenden Organe reagieren bei Temperaturveränderungen in einer dem Bedarf der Wärmeregulation entsprechenden Weise. Bezüglich des Mechanismus kämen verschiedene Möglichkeiten in Betracht, eine reflektorische Wirkung von Kälte und Wärme, dann die Wirkung der Bluttemperatur, auch könnten gewisse periphere Organe bei veränderter Temperatur des sie durchströmenden Blutes ihren Stoffwechsel verändern. Seiner Ansicht nach sei bei der Wärmeregulierung die Temperatur des Blutes wichtiger als die reflektorische Wirkung von Kälte- und Wärmenerven. Auch Luciani (136) lehnte um diese Zeit (1911) die Annahme ausschließlich thermischer Zentren sowie die ausschließlich trophischer Zentren ab und hielt an den von ihm schon 1889 formulierten Sätzen fest: „Die Regulation der Ernährung und der Wärmebildung, der Assimilations- und Dissimilationsprozesse oder allgemeiner des Stoffkraftwechsels eines jeden Teils wie des Gesamtorganismus, ist eine *Grundfunktion des Nervensystems in seiner Gesamtheit und in seiner Einheit und nicht eine Funktion des einen oder anderen Anteils oder Abschnitts dieses Systems.*"

In den folgenden Jahren lieferten v. Schönborn (140), dann Freund und seine Mitarbeiter durch Rückenmarksdurchschneidungen beachtenswerte Beiträge zum Mechanismus der Wärmeregulation. So fanden Freund und Strassmann (144), daß nach Dorsalmarkdurchschneidung ein gewisses Regulationsvermögen gegen Abkühlung erhalten bleibt, nach Cervicalmarkdurchschneidung aber jede Regulationsfähigkeit fehlt. Gemeinsam mit Grafe (145) stellte Freund später fest, daß die Dorsalmarkdurchschneidung nur die physikalische Wärmeregulation aufhebt, Cervicalmarkdurchschneidung aber auch die chemische. Freund (154) hat dann Rückenmarkdurchschneidungen kombiniert mit Wärmestichen (teils ins Corpus striatum, teils in den Thalamus). Er teilt seine Kaninchen in zwei Gruppen. Bei der ersten Gruppe war das Dorsalmark durchschnitten, bei der zweiten war entweder das Cervicalmark durchschnitten oder es war die Dorsalmarkdurchschneidung kombiniert mit der Durchschneidung beider Vagi. Diese zweite Gruppe waren Tiere ohne Wärmeregulation. Bei den Tieren der ersten Gruppe gelingt der Wärmestich, d. h. er führt zur Hyperthermie, bei den Tieren der zweiten Gruppe, die „poikilotherm" gemacht sind, bleibt der Wärmestich ohne jede Einwirkung auf die Körpertemperatur. Es ist vielleicht nicht ohne Interesse, daran zu erinnern, daß schon viele Dezennien vor den hier erwähnten Versuchen der Rückenmarkdurchschneidung Claude Bernard (15) mitgeteilt hat, daß er durch einen Schnitt durchs Rückenmark an der Grenze zwischen letztem Hals- und erstem Brustwirbel ein Kaninchen aus einem Warmblüter in einen Kaltblüter verwandeln könne.

E. Sachs (139) konnte bei sorgfältigen Versuchen im Thalamus opticus, im Nucleus caudatus und im Nucleus lenticularis keine Zentren finden, welche bei direkter Reizung Temperaturveränderung bewirkten. Auch Zentren für Zirkulation und Respiration fand er weder im Thalamus noch im Streifenhügel. An diesen negativen Ergebnissen hat Sachs in einer gemeinsamen Arbeit mit Green (180) auch 1917 noch festgehalten. Es gebe kein cerebrales Wärmezentrum. Auch die gleich zu erwähnenden Versuche Barbours konnte er nicht bestätigen.

Barbour (143) untersuchte die Möglichkeit, die Körpertemperatur durch direktes Erwärmen oder Abkühlen von Gehirnzentren unabhängig von der Bluttemperatur zu beeinflussen. Er verletzte das Corpus triatum nach der Methode von Aronson und Sachs, und verwendete zu dem Wärmestich ein Doppelröhrchen, das von verschieden temperiertem Wasser durchflossen wurde. Er fand, daß Wärme ein zentral wirkendes Antipyreticum sei, während Kälte ein zentral wirkender, Hyperpyrexie und „Kältefieber" erzeugender Reiz sei.

Jakoby und Römer (147) erschütterten 1912 die auf Grund der Wärme-stichversuche damals vorherrschende Annahme von einem engumschriebenen Wärmezentrum. Isenschmid und Krehl (146) konnten aber in demselben Jahr nachweisen, daß beim Kaninchen das Tuber cinereum für die Wärmeregulierung unentbehrlich ist. Ott (79) hatte schon vor dem Nachweis vegetativer Zentren im Zwischenhirn auf das Tuber cinereum als das Zentrum der Wärmeregulierung hingewiesen (s. oben). Isenschmid und Krehl haben nun auf Grund neuer, wesentlich beweisenderer Versuche und unter Hinweis einerseits auf die Experimente von Karplus und Kreidl, andererseits auf die anatomischen Feststellungen von Edinger mit großer Wahrscheinlichkeit angenommen, daß im Tuber cinereum ein wichtiges Wärmezentrum gelegen sei.

Jakoby und Römer (147) lehnen also die Annahme eng umschriebener Wärmezentren ab. Verletzungen mit Ventrikeleröffnung oder mit Reizung der Ventrikelwand riefen mehr weniger starke Hyperthermie hervor. Gelang es, den Ventrikel ohne Reizung zu eröffnen und dabei keine oder schwache Hyperthermie zu erzielen, so konnte nachträglich durch Einbringung reizender Substanzen in den Ventrikel Temperatursteigerung hervorgerufen werden. Auch nach Entfernung der am Rand von Thalamus opticus und Corpus striatum angenommenen thermogenetischen Gebiete und Ablauf der Eingriffsfolgen, blieb isolierte Einwirkung von Carbolsäure auf die gesetzten Defekte ohne Wirkung, während in die Ventrikel selbst eingeführte Carbolsäure zu Hyperthermie führte. Danach waren also die angeblich thermogenetischen Gebiete für die Entstehung von Hyperthermien nicht erforderlich. Einbringung von Quecksilber in die Ventrikel, besonders in das Infundibulum, rief eine sehr starke, lang anhaltende Hyperthermie hervor. Auf Grund ihrer Versuche nehmen die Autoren an, daß die Hypophyse und die Plexus chorioidei in Beziehung zur Wärmeregulation stehen, indem sie auf die in den Großhirnganglien vermutlich zerstreut liegenden, nervösen, die Wärmeregulation bewirkenden Apparate durch Beeinflussung des diese Teile versorgenden Blut- und Lymphstroms einwirken.

Isenschmid und Krehl (146) stützen sich auf zwei Reihen von Versuchen bei Kaninchen. Bei der ersten Reihe wurden durch einen Querschnitt die Hemisphären einschließlich des Streifenhügels abgetrennt, dabei die Capsula interna und alle anderen Verbindungen von Zwischenhirn und Vorderhirn durchtrennt. Bei der zweiten Reihe wurden Großhirn und Zwischenhirn abgetrennt, der Schnitt zwischen Thalamus opticus und Vierhügel geführt. Kaninchen ohne Vorderhirn und Zwischenhirn besäßen kein Wärmeregulationsvermögen mehr; ihre Körpertemperatur sei nur bei einer bestimmten Höhe der Außentemperatur normal und schwanke bei jeder Veränderung der Temperatur der Umgebung. Nahrungsaufnahme rufe Temperatursteigerung hervor. Bei Ausschaltung des Vorderhirns allein bleibe das Wärmeregulationsvermögen erhalten. Die für die Wärmeregulation wichtigen Teile lägen ventral und medial in den mittleren und caudalen Teilen des Zwischenhirns. Die Autoren vermuten, daß zur Wärmeregulation das Tuber cinereum und die unmittelbar angrenzenden Teile erhalten sein müssen, und daß diese Teile wohl die wichtigsten für die Wärmeregulation seien. „Wir wagen um so eher diese Vermutung auszusprechen, als Karplus und Kreidl durch elektrische Reizung eines zwischen Infundibulum und Großhirnschenkel gelegenen Punktes bei Katzen und Affen regelmäßig Halssympathicuswirkung erzielten und als Edinger im zentralen Höhlengrau dieser gleichen Gegend einen Zentralapparat des Sympathicus vermutet. Daß der Sympathicus für die Wärmeregulation von großer Bedeutung ist, ist durch die Versuche von Graf Schönborn, Freund und Freund und Strassmann zumindest höchst wahrscheinlich geworden." In Fortsetzung seiner Versuche mit Krehl hat Isenschmid gemeinsam mit Schnitzler (163) versucht, die kleinste Verletzung festzustellen, mit der man im Gehirn mit Sicherheit die zentrale Wärmeregulierung aufheben kann. Beim Kaninchen sei jedenfalls das Tuber cinereum das wichtigste Zentralorgan für die Wärmeregulierung. Ihm gegenüber habe das Corpus striatum nur eine untergeordnete Bedeutung. Denn die Kaninchen konnten ohne Streifenhügel und Hemisphären ihre Temperatur wie ein normales Tier regulieren. *„Mit dem Tuber cinereum aber steht und fällt das Wärmeregulationsvermögen."* Die umstehende Abbildung 14 ist einer zusammenfassenden Arbeit Isenschmids (244) aus dem Jahre 1926 entnommen.

Auch Aschner (142) hat angegeben, daß er bei seinen Gehirnverletzungen von der Schädelbasis her, wenn das Instrument seitlich in den Thalamus opticus eindrang, Hyperthermie beobachtete. Leschke (156) bestätigte die Angaben von Isenschmid und Krehl. Es gelang ihm durch Ausschaltung der medialen Teile der Regio subthalamica (Zwischenhirnstich) Kaninchen ihres Wärmeregulationsvermögens zu berauben. Gemeinsam mit Citron (152) zeigte dann Leschke, daß Kaninchen nach diesem Zwischenhirnstich die Fähigkeit verloren haben, fiebererregende Reize mit Temperatursteigerungen zu beantworten.

Von den im Jahre 1913 von L. Krehl und H. H. Meyer gehaltenen Referaten über das Fieber, hat das letztere für uns besonderes Interesse. Meyer (157) meint, daß ein Wärmezentrum im Gehirn angenommen werden müsse. Seine Erregung durch Stoffe, die speziell auf den Sympathicus wirken, weise auf die *sympathische Natur des Wärmezentrums* hin. Man müsse annehmen, daß dem Wärmezentrum ein *Kühlzentrum* gegenüberstehe, das *parasympathisch* sei. Es gebe parasympathisch erregende Gifte (den Oculomotorius, Vagus, die Chorda, den Pelvicus erregend), die Temperaturabfall hervorriefen, aber offensichtlich nicht durch Narkose eines Wärmezentrums, sondern durch Erregung eines Kühlzentrums. Hashimoto (169) hat dann gefunden, daß man durch artfremdes Eiweiß eine streng spezifische Sensibilisierung des Wärmezentrums erzeugen kann. Es kam zu einer Erregbarkeitssteigerung und erhöhter Erschöpfbarkeit des Wärmezentrums. Bemerkenswert ist, was der Autor über das Verhältnis der Wärmezentren auf der rechten und der linken Seite zueinander angibt. Wenn entgegengesetzte thermische Reize gleichzeitig auf die beiderseitigen Wärmezentren einwirkten, wurde die Körpertemperatur immer

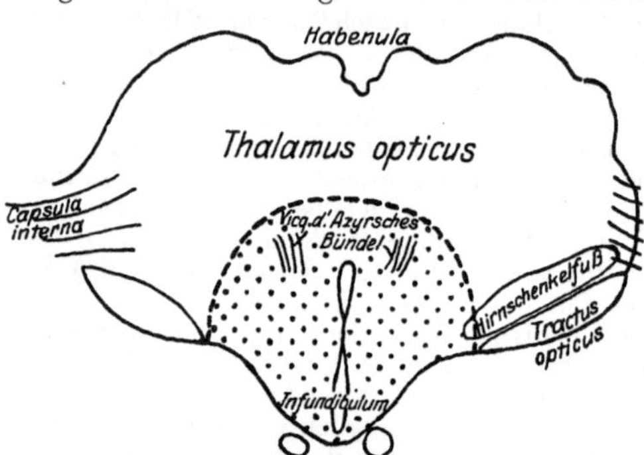

Abb. 14. Schematischer Querschnitt durch das Zwischenhirn des Kaninchens in der Höhe des Tuber cinereum. Das Wärmeregulationszentrum liegt innerhalb des punktierten Bezirks. [Nach Isenschmid (244).]

im Sinne der thermischen Reizung des linken Wärmezentrums, und zwar sowohl bei Wärme- als auch bei Kälteapplikation auf das linke Wärmezentrum, beeinflußt. „Diese Tatsachen ergeben, daß die Wärmezentren auf beiden Seiten des Corpus striatum existieren und daß das linke Wärmezentrum das Übergewicht über das rechte gewinnen kann, also vermutlich stärker entwickelt ist, ebenso wie das Sprachzentrum beim Menschen." Isenschmid (244) hat bei Besprechung dieser Versuche von Hashimoto die Ansicht ausgesprochen, daß es sich bei den Wärme- und Kältereizen, welche das durch das Röhrchen fließende Wasser ausübte, um eine Fernwirkung auf das Tuber cinereum handelte; die Röhrchen lagen in geringer Entfernung vom Tuber cinereum und man könne auf solche Versuche die Annahme eines Unterschieds zwischen den beiden Seiten nicht gründen. Andererseits ist auch in den Versuchen von Mehes und Molitor (269) über Diuresezentren von einer Bevorzugung der linken Seite die Rede. Wir wollen auf diese Frage in den zusammenfassenden Bemerkungen noch mit einem Wort zurückkommen. Raab (251, 252) bezieht sich in seinen Studien über den Fettstoffwechsel auch auf ein im Tuber cinereum angenommenes Wärmezentrum und meint, daß dieses von übergeordneten Zentren beeinflußt werde (Wärmestich, Fieber). In den letzten Jahren sind von Töniessen (219) und von Isenschmid (244) gute zusammenfassende Darstellungen über die Beziehungen des vegetativen Nervensystems zur Wärmeregulation gegeben worden. Kitayama und Sonobe (374) kommen nach Stichverletzungen bei Kaninchen zum Ergebnis, daß das zentrale Höhlengrau des Zwischenhirns für die Wärmeregulierung wichtig sei, doch könne man nicht sicher entscheiden, ob es sich um Zellen oder um durchziehende Fasern handelt. Glaubach und Pick (371) haben gleichfalls an Kaninchen gearbeitet. Nach Ausschaltung des hypothalamischen Temperaturzentrums fehlt nicht jede Wärmeregulierung, es tritt vielmehr ein sonst untergeordnetes thermogenetisches Zentrum in caudaleren Hirnpartien in Wirksamkeit. Hingegen haben wieder Bazett, Alpers und Erb (369) bei Versuchen an Katzen im ganzen Isenschmids Angaben bestätigt.

Versuchen wir einen zusammenfassenden Rückblick auf das Ergebnis der vorliegenden Versuche. Auf die zahlreichen und wichtigen Beiträge der Pharmakologen sind wir nicht näher eingegangen. Wir konnten uns ja nicht mit der großen Frage der Wärmeregulierung überhaupt, sondern nur mit einem Teilproblem, eben der Frage nach dem Anteil des Zentralnervensystems an dieser Regulierung beschäftigen. Wir haben gesehen, daß, nachdem fast durch 3 Jahrzehnte von einer Reihe von Autoren zahlreiche Wärmezentren im Gehirn gefunden und bestätigt worden waren, doch um das Jahr 1910 namhafte Physiologen die Annahme spezieller wärmeregulierender Zentren im Gehirn abgelehnt haben. Heute hingegen kann man sich wohl dahin aussprechen, daß *mit großer Wahrscheinlichkeit die Existenz derartiger zusammenfassender Mechanismen* angenommen werden kann. Die Hirnrinde hat sicherlich Einfluß auf die Wärmeregulation durch ihre Bedeutung für die Skeletmuskulatur und durch einen gewissen Einfluß auf die Vasomotoren und auf die Schweißsekretion. Aber für die Annahme eines zusammenfassenden Wärmeregulationszentrums in der Rinde liegen keine genügenden Anhaltspunkte vor. Hingegen kann man eine derartige Zusammenfassung im Hypothalamus und vielleicht auch im Streifenhügel annehmen. Man hat im Hypothalamus an die Nuclei tuberis als Sitz der Wärmeregulierung gedacht, weil gerade diese Zellgruppen bei Säugern und Vögeln gut entwickelt seien. Über die gegenseitige Stellung von Corpus striatum und Hypothalamus bei der Wärmeregulierung läßt sich nichts Sicheres aussagen. Die Annahme etwa, daß das Striatum für eine bestimmte Temperatur einstellt, das Tuber cinereum aber für die richtige Erhaltung der eingestellten Temperatur sorge [DRESEL (213), LEWY (191)], ist ganz hypothetisch. MEYERs (157) Annahme von Wärme- und Kühlzentrum gegenüber wird in einer das Wesen der Sache mißverstehenden Weise wiederholt auf den rein hypothetischen Charakter des Kühlzentrums hingewiesen. MEYER ist sich ja des Hypothetischen seiner Annahme wohl bewußt. Allein das anschauliche Bild von Wärme- und Kühlzentrum steht in guter Übereinstimmung mit dem, was wir von der Leistung der höheren vegetativen Zentren für die einzelnen vegetativen Funktionen wissen. Auch hier müssen wir einerseits einen Erregungsvorgang annehmen, der zugleich sympathisch fördert und parasympathisch hemmt und andererseits einen Erregungsvorgang, der zugleich parasympathisch fördert und sympathisch hemmt. ISENSCHMID (244) meint bei Besprechung der Wärmeregulierung, daß wir nicht wissen können, ob hier dem Sympathicus und dem Parasympathicus dienende Elemente in innigem Kontakt miteinander gekoppelt liegen oder ob vielleicht ein- und dieselben Elemente und Zellkomplexe sowohl der einen wie auch der anderen Funktion dienstbar sein könnten. Wir werden bei der allgemeinen Besprechung des Stoffwechsels darüber zu berichten haben, daß *die Vorstellung, irgendeine Zellgruppe im Zwischenhirn sei „das Wärmezentrum‟, wohl nicht haltbar* ist. Über die Lokalisationsfrage sprechen wir auch noch in den zusammenfassenden Bemerkungen.

8. Die zentrale Regulierung des Stoffwechsels.

Es erscheint zweckmäßig, zunächst einmal uns das zu vergegenwärtigen, was bezüglich der Beziehungen des Zentralnervensystems zu einzelnen zum Stoffwechsel gehörigen Gebieten bekannt ist und dann noch einmal die ganze Frage zusammenfassend zu überblicken.

a) Zuckerstoffwechsel.

Schon im 18. Jahrhundert wurden Fälle von Zuckerausscheidung durch den Urin nach Schädelverletzung beschrieben. Die ersten systematischen Untersuchungen über die Beeinflussung des Stoffwechsels durch Eingriffe am Gehirn verdanken wir CLAUDE BERNARD (15). Durch Einstich in die Medulla oblongata erzeugte er bei Kaninchen vorübergehende Zuckerausscheidung. Bei Einstich in der Mitte zwischen Vagus und Acusticusursprung erhielt er Polyurie und Zuckerausscheidung. Wenn er etwas weiter vorne einging, sah er weniger starke Polyurie und weniger starke Zuckerausscheidung, aber oft Eiweißausscheidung. Stach er aber knapp unterhalb des Acusticusursprunges ein, so trat Polyurie ohne Zucker- und Eiweißausscheidung auf. Er sah die Piqûre auch nach beiderseitiger Vagusdurchschneidung noch wirksam, unwirksam aber nach Durchtrennung des unteren Halsmarkes. Diese Angaben von CLAUDE BERNARD wurden von zahlreichen Nachuntersuchern geprüft und im großen ganzen bestätigt. So hat schon ECKHARD (22) die Technik modifiziert, hat den Eingriff unter Kontrolle des Auges vorgenommen. Er hat auch vorübergehende Zuckerausscheidung bei Kaninchen und Fröschen gesehen und hielt eben wegen des raschen Verschwindens des Zuckers die Erscheinung für ein Reizphänomen. Auch bei den Versuchen aller späteren Autoren stellte sich heraus, daß die Angaben Claude Bernards insoferne richtig waren, als es durch eine circumscripte Verletzung der Medulla oblongata tatsächlich gelingt, die Zuckerausscheidung und Polyurie hervorzurufen.

Man hat später auch andere Gehirnpartien, den Thalamus, das Corpus striatum und selbst das Cerebellum mit dem Zuckerstoffwechsel in Beziehung gebracht. Und die einschlägigen Arbeiten sind bereits so zahlreich, daß eine vollständige Aufzählung nicht möglich, für unseren Zweck wohl aber auch nicht unentbehrlich ist. Die Deutung all dieser Versuche, insbesondere die des grundlegenden Versuches von Claude Bernard blieb aber unsicher. Man meinte viele Jahrzehnte hindurch, es müsse sich bei diesem Versuch entweder um die Verletzung eines besonderen Zuckerzentrums oder um die Verletzung besonderer Zuckerfasern handeln. Es könnte aber nach den neuesten Versuchsergebnissen sein, daß weder das eine noch das andere zutrifft.

Aschner (142) sah nach Verletzung ventraler Anteile des Hypothalamus in den nächsten 24 Stunden starke Glykosurie, die in den folgenden 2—3 Tagen einer vorübergehenden Polyurie Platz machte. Er konnte sich schon bei seiner ersten Mitteilung darauf berufen, daß in der nächsten Nähe der von ihm durch Einstich verletzten Stelle des Tuber cinereum einige Jahre vorher durch Karplus und Kreidl ein sympathisches Zentrum nachgewiesen worden war, wodurch seine Befunde erhöhte Bedeutung gewannen. Camus und Roussy (162) fanden bei ihren Versuchen an Hunden nach Hypophysenverletzung nur sehr selten und ganz vorübergehend Glykosurie. Dabei waren unter 6 positiven Fällen 4 mit Läsionen an der Hirnbasis kombiniert. Sie verlegten daher das Zentrum der Glykosurie nicht in die Hypophyse, sondern an die Gehirnbasis. Bailey und Bremer (189) fanden bei erwachsenen Hunden das Auftreten von Glykosurie bei Zwischenhirnverletzung inkonstant; sie meinten, es hänge wahrscheinlich vom Ernährungszustand des Tieres ab. Nach größeren Verletzungen außerhalb der parainfundibulären Region trat manchmal Glykosurie, nie aber Polyurie auf. Auch beim Menschen hat man wiederholt nach Verletzungen und grobanatomischen Erkrankungen des Zwischenhirns Glykosurie beobachtet. Mehrfach wurden auch beim Diabetes mellitus in den Zellen des Hypothalamus histologisch Veränderungen nachgewiesen, wobei freilich die Möglichkeit offenbleibt, daß es sich hier um sekundäre Zellenveränderungen handelt. Brugsch, Dresel und Lewy (185) haben über ausgedehnte Untersuchungen berichtet, aus denen nach Ansicht dieser Autoren nicht nur hervorgeht, daß tatsächlich in der Medulla oblongata ein Zuckerzentrum sich befindet, sondern sich auch ein näherer Einblick in den ganzen zentralen Mechanismus der Zuckerregulierung ergab, wobei außer dem Medullazentrum auch ein Zuckerzentrum im Zwischenhirn und dann — von Dresel und Lewy — noch ein weiteres übergeordnetes Zuckerzentrum im Striatum angenommen wurde. Sie berichten bei ihren Tierexperimenten über Stoffwechseluntersuchungen und anatomische Untersuchungen; letztere führte Lewy durch. Er meint, innerhalb des dorsalen Vaguskerns verstreut die Ursprungszellen sympathischer Fasern gefunden zu haben, welche die Nebennieren innervieren. Ein übergeordnetes Zentrum des sympathischen Vaguskerns sieht Lewy in einer Zellgruppe im Zwischenhirn, im Nucleus periventricularis. Den dorsalen Vaguskern bezeichnete er als vegetativen Oblongatakern, weil sich in ihm sympathische und parasympathische Zellen nachweisen lassen. Brugsch, Dresel und Lewy kommen zu dem Schluß, „daß im hinteren Teil des vegetativen Oblongatakerns Sympathicuszellen für die Inbetriebsetzung der Nebennieren und damit für die Zuckermobilisierung, im vorderen Teil Vaguszellen für das Pankreas, also zum vermehrten Glykogenaufbau, liegen". Dabei meinen sie, daß der vegetative Oblongatakern im vegetativen System etwa die gleiche Stellung einnimmt wie die Vorderhornzelle im motorischen. Auf Grund weiterer Untersuchungen kamen dann Dresel und Lewy (191) zu der Ansicht, daß im Striatum ein dem subthalamischen Zentrum übergeordnetes vegetatives Zentrum liege, das für die Höhe des Blutzuckerniveaus verantwortlich sei, für das das subthalamische Zentrum reguliere. Durch spätere Untersuchungen mit Kombination von Zuckerlösungsinjektionen und Gehirnoperation hat Dresel (213) diese Annahme weiter zu stützen versucht. Lewy (218) nimmt auch an, daß in seinem vegetativen Oblongatakern sympathische Fasern nicht nur für die Nebennieren, sondern für alle lebenswichtigen Organe enthalten seien. Hier lägen auf kleinstem Raum beisammen die Zellen für Atmung, Herzschlag, Nahrungsaufnahme, Stoffwechsel. Das System, das seine caudale zentrale Vertretung im vegetativen Oblongatakern habe, besäße seine oralste im Streifenhügel. *Ich* (284) war schon in meinem Referat im Jahre 1928 genötigt, diesen interessanten

Befunden und weitreichenden Folgerungen gegenüber hervorzuheben, daß die Beweiskraft der histopathologischen Befunde, die ein wesentliches Glied in den ganzen Schlußfolgerungen bildet, von verschiedenen Seiten sehr in Frage gestellt worden ist. Nun sind aber, wie wir weiter unten noch sehen werden [HILLER (315)] auch die physiologischen Ergebnisse der Arbeiten von BRUGSCH, DRESEL und LEWY in Frage gestellt. LEWY und SHINOSAKI (246) haben bei Hunden nach isolierten und oberflächlichen Verletzungen der Uvula — und nur nach dieser Kleinhirnverletzung und nach keiner anderen — starke und andauernde Hyperglykämie gesehen. Sie meinen, daß es sich dabei um die Verletzung eines afferenten Schenkels der Zuckerregulation handelt. HERZFELD (312) und seine Mitarbeiter haben angegeben, daß nach ihren Untersuchungen an Kaninchen das Zwischenhirn nichts mit der Zuckerregulierung zu tun habe. SACHS und MACDONALD (237) fanden bei Stichverletzung des Hypothalamus bei Hunden nur selten Glykosurie, und auch diese nur für 1—2 Tage. Sie messen ihr deswegen keine große Bedeutung zu. LESCHKE und FINKELSTEIN (319) hingegen fanden, daß der Zuckerstich der Medulla oblongata ebenso wie der Zwischenhirnstich zum Ansteigen des Blutzuckers führe. Auch äußern sie sich über den Mechanismus: „Das vegetative Nervensystem vermag auf dem Wege über den Splanchnicus (Zuckerstich) durch Adrenalinausschüttung und wahrscheinlich durch Insulinretention die Zuckerzehrung zu hemmen, während es über den Vagus (Vagusreizung, alimentäre Blutzuckerregulation) durch verstärkte Insulinabgabe der Bauchspeicheldrüse die Permeabilität und Stoffaufnahme der Zelle fördere. Die Untersuchungen geben somit einen weiteren Hinweis auf die Bedeutung der zentralen Regulation für die Physiologie und Pathologie des Kohlehydratstoffwechsels." D'ANTONA (275) hat auf Grund einer klinisch-anatomischen Untersuchung der Annahme von der Bedeutung des Corpus striatum für die Zuckerregulierung zugestimmt. KARPLUS und PECZENIK (341) haben eine Vermehrung des Blutzuckers nach Tuberverletzung gesehen. Mit besonderer Entschiedenheit haben sich HILLER und seine Mitarbeiter auf Grund eingehender Untersuchungen nicht nur gegen die Beweiskraft der Angaben von BRUGSCH, DRESEL und LEWY gewendet, sondern auch die spezifische Bedeutung der von CLAUDE BERNARD verletzten Stelle in Abrede gestellt. In einem Vortrag hat HILLER (315) ausgeführt, daß beim Zuckerstich der Medulla oblongata keine spezifische Funktion des dorsalen Vaguskerns in Frage komme, es finde auch keine Reizung sympathischer Bahnen dabei statt, vielmehr sei beim Medullastich wie bei anderen peripher ausgelösten Hyperglykämien die *Reizung afferenter Bahnen* das Entscheidende. In der Diskussion betonte KRAUSE (318), daß auch die Düsseldorfer Medizinische Klinik nach ihren Untersuchungen die Angaben von BRUGSCH, DRESEL und LEWY nicht bestätigen könne. Der dorsale Vaguskern habe keinen wesentlichen Einfluß auf den Zuckerstoffwechsel und es könnten Verletzungen an den verschiedensten Stellen der Medulla oblongata zu Hyperglykämie und Glykosurie führen. Dann hat HILLER gemeinsam mit TANNENBAUM (316) ausführlich über Versuche an Kaninchen berichtet. Sehr wesentlich erschien es den Autoren, nach der Freilegung des 4. Ventrikels nicht sofort die Verletzung zu setzen, sondern zunächst 6—7 Stunden zuzuwarten. Der Vaguskern habe nichts mit Zucker zu tun, d. h. nicht mehr als irgendeine Region, deren Reizung zu mäßiger Hyperglykämie führt. Die vestibularen Systeme, besonders der DEITERSsche und BECHTEREWsche Kern und deren Verbindungen mit dem Kleinhirn, das Kleinhirn und das Labyrinth riefen bei Reizung weit höherere Steigerung des Blutzuckers hervor als die Verletzungen des Vaguskerns und andere Verletzungen der Medulla oblongata. Es handle sich offenbar um Reizung afferenter Fasern. Wahrscheinlich werde eine neuerliche Kontrolle der Wasser-, Salz- und Alantoinpunktionen auch zu ähnlichen Resultaten führen. Die sympathischen Fasern lägen in dieser Gegend (nach KARPLUS und KREIDL) offenbar tiefer. Es handle sich bei der Piqûre also auch nicht um sympathische Fasern. Nach dem gegenwärtigen Stand unserer Kenntnisse könne die Regulation des Blutzuckers nicht einem bestimmten Zentrum zugeschrieben werden. Schließlich hat HILLER gemeinsam mit GRINKER (317) über die anatomische Untersuchung der operierten Kaninchen berichtet. Die Autoren kommen zu dem Ergebnis, daß der Vaguskern nur Vaguszellen und keine Sympathicuszellen enthalte, er sei nicht direkt dem Hypothalamus untergeordnet, sei kein medulläres Zuckerzentrum. Auch KRAUSE (318) legten seine Versuche an Kaninchen den Gedanken nahe, daß es sich bei der Piqûre um Erregung afferenter Fasern handelt.

Mit der Übereinstimmung der Autoren in der Frage der Zuckerzentren im Gehirn steht es somit nicht zum besten. Genau genommen wissen wir mit Sicherheit wenig mehr als man vor 200 Jahren wußte. Verletzung des Gehirns kann zu Zuckerausscheidung führen. Die berühmte Piqûre hat möglicherweise nichts mit einem Zuckerzentrum in der Medulla oblongata zu tun und vielleicht auch nichts mit besonderen, d. h. mit dem Zuckerstoffwechsel in besonderer Beziehung stehenden Fasern. Die Existenz eines Zuckerzentrums in der Medulla oblongata wird, wie wir sahen, mit Grund angezweifelt. Bezüglich des Zwischenhirns ist auch nur das sicher, daß die Verletzung seiner Basis eine gewisse Beeinflussung des Zuckerstoffwechsels hervorrufen kann, aber ein circumscriptes Zuckerzentrum, wie manche Autoren meinen, ist damit keineswegs bewiesen. Wir haben selbst hier schon wiederholt von Polyurie, von Eiweißausscheidung, neben der Zuckerausscheidung gesprochen. Es sei schon hier darauf hingewiesen, daß es nur zum Zweck der Analyse notwendig war, die Angaben über Zuckerbeeinflussung hier gesondert zu besprechen. *Wenn wir uns vorstellen, daß von den vegetativen Zwischenhirnzentren die glatte Muskulatur, die Drüsen mit äußerer Sekretion und die Hormondrüsen beeinflußt werden, so ist ohne weiteres klar, daß Eingriffe hier sich auch in Stoffwechselveränderungen auswirken müssen.* Die Beziehungen des Streifenhügels zum Zuckerstoffwechsel bedürfen noch weiterer Klärung.

b) Wasser- und Salzstoffwechsel.

Wir haben im vorhergehenden gerade erwähnt, daß Claude Bernard (15) bei seinen umschriebenen Verletzungen der Medulla oblongata auch *vorübergehende* Polyurie hervorrief; teils war sie von Zuckerausscheidung begleitet, teils von Eiweißausscheidung, teils trat sie isoliert auf. So wie die Glykosurie wurde auch die Polyurie als Verletzungsfolge der Medulla oblongata wiederholt bestätigt. Kahler (61, 66) ist es gelungen, sowohl durch Verletzung mit dem Galvanokauter wie durch Injektion kleiner Mengen einer konzentrierten Lösung von Silbernitrat bei Kaninchen *dauernde* Polyurie hervorzurufen. Diese trat dann ein, wenn die Läsion die Region des Corpus trapezoides und der benachbarten Teile des verlängerten Markes betraf. Er glaubte mit großer Wahrscheinlichkeit annehmen zu dürfen, daß die dauernde Polyurie durch eine dauernde Erregung gewisser Nervenbahnen, welche in Beziehung zur Harnabsonderung stehen, zustande kommt, geradeso wie die vorübergehende Polyurie durch eine vorübergehende Reizung. Die Untersuchungen von Jungmann und Meyer (155) brachten einen weiteren Fortschritt. Sie zeigten, daß die Stichverletzung der Medulla oblongata nicht nur zu einer vorübergehenden Wasserausschwemmung führen kann, sondern auch zu einer diese begleitenden hochgradigen Ausschwemmung von *Chlornatrium.* Sie fanden diese vorübergehende Chlornatriumausscheidung auch als Folge von Splanchnicusdurchschneidung. Durchschnitten sie den Splanchnicus einer Seite und führten dann den Medullastich aus, so wirkte die Piqûre nur mehr auf der Seite mit erhaltenem Splanchnicus. Die Autoren sprechen von einem *Salzstich.* Sie nehmen nicht an, daß es sich hier um eine Mobilisierung von Chlor handelt, so wie etwa der Zuckerstich ihrer Meinung nach zur Ausschüttung von Glykogen und auf dem Weg über Hyperglykämie zur Glykosurie führt, sondern glauben, daß es sich hier lediglich um eine Beeinflussung intrarenaler Vorgänge handelt. Im Gegensatz dazu hat aber Veil (198) gefunden, daß die durch Piqûre erzeugte Hypochlorämie nichts mit der Niere zu tun hat; er fand diese Wirkung bei Tieren mit normalen Nieren, ebenso wie bei Tieren ohne Nieren. Er meint, daß es sich bei dieser vorübergehenden Erscheinung um Reizung eines Zentrums im 4. Ventrikel handelt. Veil (220) hat bald darauf ein zusammenfassendes Referat über den Wasserhaushalt geliefert. Die Organe des Wasserwechsels (Vasomotoren, Schweißdrüsen, Nieren) stehen unter dem Einfluß des Nervensystems. Er nimmt eine zentrale Regulierung im Zwischenhirn an. „Seine Reizung dürfte durch eine Vermehrung der Krystalloide und Ionen im Blute erfolgen oder durch eine zwangsweise Verminderung seines Wassergehaltes." Der Autor weist auf die Hypothese Schades hin, daß die Nervenversorgung des Bindegewebes hier eine bedeutsame Rolle spiele.

Nachdem man auf das Zwischenhirn als Sitz vegetativer Zentren aufmerksam geworden war, wurde dieses von zahlreichen Autoren auch mit dem Wasserstoffwechsel in Zusammenhang gebracht.

Aschner (142) hatte bei Hunden nach Verletzung des Zwischenhirns die Glykosurie von vorübergehender Polyurie gefolgt gesehen. Camus und Roussy (161, 162) haben nach Hypophysenexstirpation Polyurie ohne Glykosurie gefunden, nach Verletzung der Regio interpeduncularis aber beträchtlichere und andauerndere Polyurie als nach Abtragung der Hypophyse. Bei diesen ersten Versuchen der Autoren war die Polyurie nie von Glykosurie begleitet, während, wie oben erwähnt, die Autoren bei späteren Versuchen an der Hypophyse ausnahmsweise Glykosurie fanden, und zwar vorwiegend in solchen Fällen, bei denen auch die Hirnbasis verletzt war; infolgedessen verlegten sie auch das Zentrum der Glykosurie an die Hirnbasis. Leschke und Schneider (182) sahen bei Kaninchen und Hunden nach Einstich in die Zwischenhirnbasis keine Veränderung der Ausscheidung der Chloride, während Jungmann und Meyer nach Verletzung der Medulla oblongata, wie wir sahen, die Polyurie verbunden mit hochgradiger Ausschwemmung von Chlornatrium gefunden hatten. Bailey und Bremer (189) haben bei Hunden zahlreiche Hypothalamusoperationen ausgeführt. Selbst sehr kleine Läsionen riefen Polyurie hervor, die in den ersten Tagen auftrat und je nach Ausdehnung der Verletzung nur einige Tage oder anscheinend unbegrenzt anhielt. Durch größere Verletzungen außerhalb dieser Region konnten sie wohl manchmal Glykosurie, nie aber Polyurie hervorrufen. Die Beziehung der Corpora mamillaria zur Polyurie sei unentschieden; in einigen Fällen mit Polyurie waren sie geschädigt, in anderen nicht. Sachs und Macdonald (237) sahen ebenfalls Polyurie als Folge von Hypothalamusverletzung bei Hunden. Vor kurzem hat Richter (350) bei Ratten durch Punktion des Zwischenhirnbodens Polyurie hervorgerufen. Polydipsie ging regelmäßig der Polyurie voraus. Die Polyurie hatte bei einigen Tieren schon nach 2 Tagen ihren Höhepunkt erreicht, bei anderen nahm sie allmählich zu, so daß das Maximum erst nach Monaten erreicht war. Reynolds und Spiegel (349) haben über Versuche an Kaninchen berichtet. Durch Einstich in den Streifenhügelkopf riefen sie Fieber und Diureseänderung meist im Sinne einer Polyurie hervor. Über eine Veränderung der Molenausscheidung hatten sie keine bestimmten Ergebnisse. Die Diureseänderung trat besonders bei den Tieren ein, bei denen es zu Temperaturanstieg kam und überdauerte denselben manchmal um mehrere Tage. Auch durch Öffnung des Vorderhorns des Seitenventrikels sowie durch Rinden- und Markverletzungen, die an das Vorderhorn heranreichten, konnten sie ähnliche Veränderungen der Diurese hervorrufen. Die Autoren nehmen an, daß vom Striatum her Mechanismen beeinflußt werden können, welche mit dem Wasser-Salzhaushalt des Körpers im Zusammenhang stehen, ohne daß man aber vorderhand berechtigt wäre, ein eigenes abgegrenztes Zentrum dieser Funktion im Streifenhügel anzunehmen.

Besonders eingehend hat sich mit dem Wasserstoffwechsel die Schule von H. H. Meyer und E. P. Pick beschäftigt. Auf diese sehr wichtigen Arbeiten kann hier nur insoferne eingegangen werden, als sie auf die nervösen Zentren Bezug nehmen. Molitor und Pick (249, 270) kamen auf Grund pharmakologischer Versuche zu dem Ergebnis, daß der Wasserhaushalt in einer gewissen Abhängigkeit vom Zwischenhirn stünde. Sie fanden, daß schon geringe Dosen von gewissen Mitteln, die eben hinreichten, den Hirnstamm auszuschalten (Chloreton, Isopral, Luminal, Baldrian), sowohl die Wasserdiurese als auch die diuretische Wirkung der Purinderivate aufhoben. Sie nahmen an, daß ein Wasserwechselzentrum in der Nähe der übrigen vegetativen Zentren liege, welches die Aufrechterhaltung eines bestimmten Wassergehalts in Blut und Geweben zu überwachen und besonders das Blut vor Wasserverarmung zu schützen habe. Dieses Wasserzentrum stehe unter dem dämpfenden Einfluß der Hirnrinde, ebenso wie die anderen vegetativen Zentren. Den adäquaten Reiz für das Wasserzentrum bildet das Sinken des Wassergehalts des Blutes. Auf den Durstreiz hin werde den Geweben der Impuls erteilt, mehr Wasser in die Blutbahn nachzuschicken. Mehes und Molitor (269) haben dann im Anschluß an die Arbeiten von Molitor und Pick die Ausschaltung des wasserregulierenden Zentrums im Zwischenhirn nicht auf narkotischem, sondern auf operativem Wege versucht. Sie fanden nach Verletzung des medialen Anteils der linken Regio hypothalamica bei Kaninchen und Hunden Veränderungen im Ablauf des Wasserwechsels. Sie meinen, daß die Verminderung der Wasserdiurese nach Stichverletzungen des Zwischenhirns durch Ausschaltung gewisser vegetativer Zentren wie z. B. des Wasserzentrums, des Salzzentrums, des Zuckerzentrums und ähnlicher bedingt sei, da wir annehmen müssen, daß für den normalen Wassertransport die ungestörte Tätigkeit dieser Zentren notwendig sei. Außer der Verminderung der ausgeschiedenen Harnmenge im Wasserversuch wird von ihnen das Unvermögen von Hypophysenextrakten, die Diurese zu hemmen, sowie das Unvermögen von Coffein, die Diurese zu steigern, als Folge ihrer Verätzungen in der Regio hypothalamica besonders hervorgehoben. Auffallend ist, daß die Autoren diese Wirkung nur nach Verletzung des linksseitigen Zentrums sahen. Doch lag das wohl nur an der Versuchstechnik. Sie berichten selbst, daß die in die rechte Thalamusgegend geführten Stiche zufällig nur dessen laterale Anteile verletzten und sie könnten nicht entscheiden, „ob das gesuchte Diuresenzentrum rechts überhaupt nicht vorhanden ist oder ob es sich — was uns wahrscheinlicher erscheint — in diesen Fällen um ein Nichttreffen einer mehr medial gelegenen Stelle handelt". — Man wird sich in der

Tat bei dem, was wir sonst von dem Aufbau des Hirnstamms wissen, *nicht leicht zu der Annahme eines einseitigen Wasserzentrums entschließen.* Andererseits bleibt es interessant, daß die einseitige Zerstörung genügt, schwere, lang anhaltende Veränderungen im Wasserhaushalt hervorzurufen. Wir haben früher berichtet, daß Schrottenbach (175) nach einseitiger Zerstörung des Hypothalamus bei Kaninchen allgemeine und beiderseits gleiche vasomotorische Störungen sah, die erst nach 6—11 Tagen zurückgingen. Mehes und Molitor fanden die Herabsetzung der ausgeschiedenen Wassermenge und den Verlust der Reaktionsfähigkeit der Tiere auf Hypophysenhinterlappenextrakte bei Hunden noch nach 17 bzw. 27 Tagen. Diese verschiedenen, lange anhaltenden vegetativen Störungen nach einseitigen Zwischenhirnläsionen bedürfen noch weiterer Aufklärung. Es könnte sein, daß die Störung des Zentrums der einen Seite irgendwie hemmend auch auf die Funktion des Zentrums der anderen Seite wirkt. Tsukuda (380) hat die Bedeutung des Hypothalamus für den Wasserhaushalt bestätigt; er spiele hier eine bedeutendere Rolle als die Großhirnrinde.

Über den Wasserhaushalt bestehen unter den Autoren vielfach noch nicht abgeschlossene Diskussionen. Wir können hier nicht auf die Frage eingehen, welche Bedeutung einerseits die Hypophyse, andererseits das Zwischenhirn für das Zustandekommen des menschlichen Diabetes insipidus habe. Ebensowenig können wir die Frage behandeln, ob die Hypophysenextrakte auch einen renalen Angriffspunkt haben [P. Trendelenburg (256)]. Bezüglich der Schwierigkeit der experimentellen Isolierung von Hypophyse und Zwischenhirn sei auf das hingewiesen, was wir bei der Besprechung der Frage, ob das Gehirn als Hormondrüse angesehen werden könne, angeführt haben. Auf das Zusammenwirken von Zwischenhirn und Hypophyse im normalen physiologischen Geschehen kommen wir noch später zurück.

c) Fettstoffwechsel. Genitalatrophie.

Erdheim (109) teilte 1904 auf Grund genauer anatomischer Untersuchung pathologischer Fälle mit, daß es in hohem Grade wahrscheinlich sei, daß die bei Hypophysentumoren ohne und mit Akromegalie vorkommende Adipositas nicht auf eine fehlerhafte Blutdrüsenfunktion der Hypophyse, „sondern darauf zurückzuführen ist, daß in solchen Fällen eine uns unbekannte Stelle der Hirnbasis durch den Tumor direkt beeinflußt (gereizt oder lädiert) wird". Er fand nämlich in diesen Fällen die Hirnbasis durch einen Tumor zerstört oder stark komprimiert; es kam weder auf die Natur der Neubildung an, noch auf das Verhalten der Hypophyse selbst. Es gebührt also Erdheim das Verdienst, als erster auf Grund seiner Untersuchungen die *Fettsucht mit der Hirnbasis in Beziehung gebracht* zu haben, in Gegensatz zu der damals herrschenden Ansicht, daß diese Fettsucht von der Hypophysenaffektion stammt. Aschner (142) konnte später nach Hypothalamusverletzung keinen deutlichen Einfluß auf den Fettstoffwechsel finden, hingegen sah er nach dieser Verletzung *Genitalatrophie* — die man beim erwachsenen Tier durch Hypophysenexstirpation nicht hervorrufen könne. Auch Camus und Roussy (161, 162) fanden bei Hunden nach Verletzung der Regio interpeduncularis, daß zu der zunächst aufgetretenen Polyurie Genitalatrophie dazutrat. Auch Bailey und Bremer (189) sahen an Hunden nach Verletzung der Parainfundibularregion, wenn es zu dauernder Polyurie kam, Genitalatrophie und Fettsucht dazutreten. Eingehende Untersuchungen über den Fettstoffwechsel hat Raab (251) angestellt und dabei auch auf die vegetativen Zentren Bezug genommen. Er kam zu dem Ergebnis, daß die Hypophyse den Fettstoffwechsel direkt im Sinne eines in der Leber vor sich gehenden Fettabbaus beeinflusse. Der Angriffspunkt für die Hypophysenhormone seien die vegetativen Zentren im Tuber cinereum, von wo aus über Halsmark und Splanchnicus der Fettabbau in der Leber beherrscht werde. Er meint, daß die durch die Hypophyse veranlaßte Form der intrahepatalen Fettverbrennung in erster Linie der Wärmeproduktion dient. Ja er suchte durch seine Experimente (252) die Identität des Wärmezentrums im Hirnstamm mit dem an gleicher Stelle lokalisierten Fettstoffwechselzentrum nachzuweisen. Nach ihm wäre eine Teilfunktion des im Tuber cinereum situierten Wärmezentrums die Anregung zu einer intrahepatalen Fettverbrennung, und der Tonus dieser Funktion werde durch das Sekret des Hypophysenzwischenlappens spezifisch reguliert.

Klinisch wurde Fettsucht und Fettatrophie sehr häufig beschrieben, auch Fälle von hemiplegischem Typus sind bekanntgeworden. *Ich* (264) habe schon bei einer früheren Gelegenheit darauf hingewiesen, daß die von den Autoren aus diesen Befunden gezogenen Schlüsse auf ein trophisches Zentrum im Hirnstamm keineswegs bindend sind. Marburg (268) hat vor kurzem einen Fall von progressiver Lipodystrophie mit anatomischem Befund mitgeteilt. Er hebt die Intaktheit des Tuber cinereums in seinem Falle hervor. Falta (277) kommt in seinem bekannten Werk über die Erkrankungen der Blutdrüsen zu dem Ergebnis, daß die Fettsucht wohl nicht von der Hypophyse herzuleiten sei; es erscheint ihm auf Grund der klinischen und experimentellen Erfahrungen viel wahrscheinlicher, daß sie *nur* hypothalamischer Genese sei.

d) Eiweißstoffwechsel. Purinkörper.

Eiweißausscheidung als Folge circumscripter Verletzung der Medulla oblongata hatte, wie oben erwähnt, schon CLAUDE BERNARD (15) beobachtet. MICHAELIS (158) fand dann, daß der Zuckerstich vorübergehend eine eminent hohe Allantoinausscheidung hervorrufe. Er spricht von einem *Harnsäurestich* und meint, daß das Zentrum des Zuckers (Zucker- stich) gleichzeitig auch ein Zentrum für den Purinstoffwechsel in der Leber darstelle und darüber hinaus Einfluß auf den gesamten Stoffwechsel habe. FREUND und GRAFE (145) haben bei Kaninchen und Hunden die Wirkung der Ausschaltung der Wärmeregulation — durch Rückenmarks- und Vagusoperationen — auch auf den Stoffwechsel untersucht. Bei Warmblütern sei ein sehr wirksamer zentralnervöser Regulationsmechanismus für die Intensität der Verbrennungen in den Geweben vorhanden, der im Sinne eines Dämpfers wirke; denn nach seiner Ausschaltung durch Halsmarkdurchschneidung oder durch kom- binierte Brustmark- und Vagusdurchschneidung gehe der Stoffwechsel, besonders der Ei- weißstoffwechsel, außerordentlich stark in die Höhe. Diese Steigerung zeigten Tiere ohne Wärmeregulationsvermögen, welche durch entsprechende äußere Bedingungen bei normaler Temperatur gehalten wurden. Dieselben Autoren wiesen in Fortsetzung ihrer Unter- suchungen sichere Beziehungen der Eiweißstoffwechselstörung zum Wärmeregulations- vermögen nach. Sie fanden nach Dorsalmarkdurchtrennung Veränderung des Eiweiß- abbaus, die mit dem Verlust der chemischen Wärmeregulation parallel ging. Das hypo- thetische Eiweißzentrum und das Wärmezentrum seien funktionell nahe miteinander ver- knüpft. LESCHKE und SCHNEIDER (182) haben bei einer großen Anzahl von Kaninchen und bei einigen Hunden nach verschiedenen Zwischenhirnverletzungen einen regelmäßigen und deutlichen Einfluß weder auf den Gesamtstoffwechsel und Energieumsatz noch auf den Purinstoffwechsel nachweisen können. Nur der Eiweißstoffwechsel erfuhr eine gewisse Hemmung. Sie nehmen auf Grund fremder und eigener Erfahrungen an, ,,daß es eine der zentralen Wärmeregulierung analoge zentrale Regulierung des Gesamtstoffwechsels im Gehirn nicht gibt, während gewisse Partialfunktionen wie der Stickstoffwechsel, die Aus- scheidung des Wassers und der Purinkörper, sowie die Mobilisierung der Kohlehydrate von verschiedenen Stellen des Hirnstamms aus eine Beeinflussung erfahren". DRESEL und ULLMANN (192) kamen auf Grund von Untersuchungen an Kaninchen im Anschluß an die Arbeiten von BRUGSCH, DRESEL und LEWY zu dem Ergebnis, daß durch die auf den sympathischen Bahnen vermittelten Adrenalinausschwemmungen sowohl der Zucker wie die Purine der Leber mobilisiert würden. Sie lassen es unentschieden, ob es außerdem noch besondere Zentren für den Purinstoffwechsel gibt. TOENISSEN (219) vermutet aus klini- schen Gründen (Kombination von Diabetes insipidus mit Xanthom), daß auch die Hyper- cholesterinämie im Zwischenhirn bedingt sei. RICHET und DUBLINEAU (367) untersuchten die Beeinflussung des Stickstoffstoffwechsels durch Gehirnverletzungen bei Kaninchen. Sie vermuten in der Brücke ein Zentrum zur Regelung des Eiweißstoffwechsels.

e) Allgemeines über Stoffwechselzentren.

Alle Teile des Zentralnervensystems wurden mit dem Stoffwechsel in Zu- sammenhang gebracht. Es unterliegt auch keinem Zweifel, daß von den ver- schiedensten Stellen aus auf vegetative, beim Stoffwechsel in Betracht kommende Funktionen Einfluß ausgeübt werden kann. Wir haben das schon mehrfach hervorgehoben, so bei der Zirkulation, der Schweißsekretion, der Wärme- regulierung und auch bei den einzelnen eben besprochenen Teilen des Stoff- wechsels, beim Zucker-, Wasser-, Salz-, Fett-, Eiweiß-, Purinstoffwechsel. Doch wiesen wir auch darauf hin, wie unberechtigt der Schluß wäre, daß an der Stelle, von der aus ein solcher Einfluß ausgeübt werden kann, auch ein zentraler Mecha- nismus für die betreffende vegetative Funktion vorhanden sein müsse.

Das *Rückenmark* ist der Sitz sympathischer und parasympathischer Zentren. Die von ihnen beeinflußten Funktionen spielen beim Stoffwechsel eine Rolle, doch kann man deswegen diese sympathischen und parasympathischen Zentren noch nicht als Stoffwechselzentren bezeichnen. Wir kommen auf diese Frage noch zurück.

Von den Gehirnzentren kommen nur Medulla oblongata, Zwischenhirn und Vorderhirn in Frage. Die Annahme von Stoffwechselzentren in anderen Gehirn- teilen ist nicht berechtigt. Gewiß gehört auch das *Vorderhirn* zu den Teilen des Zentralnervensystems, von denen aus durch verschiedene Eingriffe der Stoffwechsel beeinflußt werden kann und einschlägige Arbeiten werden bis in die allerjüngste Zeit immer wieder veröffentlicht. Allein für ein stoffwechselregulierendes Zentrum im Vorderhirn liegen bisher keine Beweise vor.

So haben erst kürzlich Popow (347) und seine Mitarbeiter über Versuche an großhirnlosen Tauben berichtet. Diese Tiere wurden in ihrem Verhalten bei Ernährung unter Vitaminmangel und beim Hunger untersucht und mit nichtoperierten Tieren verglichen. Bei der Vorderhirnwegnahme handelt es sich bei diesen Tieren im wesentlichen um eine Entfernung des Corpus striatum. Bei den so verstümmelten Tieren gerieten die Stoffwechselzentren im Zwischenhirn in einen Zustand der Labilität. Die Autoren nehmen nicht Stoffwechselzentren im Vorderhirn an, sondern nur einen Einfluß des Vorderhirns auf die Stoffwechselzentren des Zwischenhirns. An einem solchen Einfluß kann allerdings kein Zweifel bestehen.

Medulla oblongata. Es herrscht Übereinstimmung darüber, daß in der Medulla oblongata das Atemzentrum gelegen ist. Wie wir sahen, nimmt auch die überwiegende Anzahl der Autoren an, daß hier ein den spinalen Zentren übergeordnetes Zirkulationszentrum vorhanden ist. Es ist leicht einzusehen, daß die Medulla oblongata schon durch diese beiden lebenswichtigen Zentren auch auf die Stoffwechselvorgänge im Organismus Einfluß hat; alles weitere hingegen, die Annahme besonderer Stoffwechselzentren in der Medulla oblongata, die Annahme von daselbst befindlichen circumscripten Zentren für Zucker-, Wasser-, Salzstoffwechsel usw. ist nicht genügend begründet.

Anders liegen die Dinge beim *Zwischenhirn.* Hier sind alle Forscher übereinstimmend zu der Auffassung gelangt, daß *in den vegetativen Zentren dieses Gehirnteils auch ein wichtiger Zentralapparat für den Stoffwechsel* gegeben sei. Ein solcher Apparat hat offenbar eine zusammenfassende regulierende Rolle, doch ist es nicht leicht, eine begründete genauere Vorstellung darüber zu entwickeln. Allers (184) meinte, man könne die Einwirkung der vegetativen Zentren auf den Stoffwechsel mit der Einwirkung des Kleinhirns auf den Tonus der Skeletmuskulatur, mit seiner Leistung für die Koordination der Bewegungen vergleichen. Er findet den bewußt paradoxen Ausdruck: das Zwischenhirn ist das Kleinhirn des Stoffwechsels.

Es erscheint mir gerade bei einer Besprechung der Stoffwechselregulierung nötig, noch einmal nachdrücklichst auf den *Zusammenhang zwischen nervöser und hormonaler Regulierung* hinzuweisen, wobei wir auf die *Möglichkeit einer inkretorischen Tätigkeit des Zentralnervensystems selbst* hier nicht noch einmal eingehen wollen. Bauer (258) spricht von dem Prinzip der dreifachen Sicherung. Der geordnete Ablauf der vitalen Mechanismen werde beim Wirbeltier durch die Tätigkeit des Erfolgsorganes selbst, durch jene des Nervensystems und durch Steuerung von seiten des endokrinen Apparates gewährleistet. Der Blutdrüsenapparat übe hauptsächlich eine Art tonischer Dauerregulierung auf chemischem Wege aus, während das Nervensystem zu kinetischen Schnellvermittlungen diene. Wenden wir uns nun dem Stoffwechsel im besonderen zu, so ist der Einfluß der Drüsen mit innerer Sekretion vollkommen sicher. Wie wir schon im Abschnitt über die Beeinflussung der Drüsen mit innerer Sekretion durch das Zentralnervensystem hervorgehoben haben, besteht auch hinreichender Grund für die Annahme einer Beeinflussung *zentraler* Mechanismen durch die Inkrete. Die Nebennierenrinde beeinflußt das Atemzentrum und dadurch den Kohlensäuregehalt des Blutes. Ob das Inkret der Epithelkörperchen, ob ferner das Adrenalin und ob das Insulin einen Angriffspunkt an den vegetativen Zentren haben, ist noch nicht ganz entschieden. Auf die bedeutsamen Arbeiten Cannons (276), auf den Begriff der Notfallsfunktion des sympathicoadrenalen Systems können wir hier nicht eingehen, eine Erörterung der Beziehung der Entladung sympathischer Innervationen zur Sekretion des Adrenalins aus dem Nebennierenmark würde uns zu weit abseits führen.

Die vielfachen Wirkungen der *Hypophyse* auf den Stoffwechsel haben zweifellos an den vegetativen Zwischenhirnzentren einen zentralen Angriffspunkt. Es schien schon lange erwiesen, daß die Hypophyse den Stoffwechsel beeinflußt. Dann wurde der Einfluß des Zwischenhirns nachgewiesen und man glaubte vielfach, es wäre die Beeinflussung des Stoffwechsels nur irrtümlich der Hypophyse zugeschrieben worden. Jetzt aber hat sich fast allgemein die Auffassung durchgesetzt, daß es sich *bei der Stoffwechselregulierung um ein Zusammenwirken von Hypophyse und Zwischenhirn handelt.* Die Anzahl der dieses Thema behandelnden Arbeiten ist kaum mehr zu übersehen. Wir wollen hier nur kurz auf einige Zusammenfassungen hinweisen, in denen — im wesentlichen übereinstimmend — die herrschende Auffassung zum Ausdruck kommt.

SCHIFF (238) meint, daß Störungen des Wärmehaushalts, Glykosurie, Fettsucht, Keimdrüsenstörungen und Diabetes insipidus sowohl zentralnervös vom Zwischenhirn als endokrin von der Hypophyse aus ausgelöst werden können. Zwischen Hypophyse und Zwischenhirn bestünden tiefgehende funktionelle Beziehungen. Der eigenartige anatomische Zusammenhang beider Organe, speziell die Art, wie die Hypophyse den Zentren des Zwischenhirns vorgelagert sei, und der eigentümliche Abflußapparat der Hypophysensekrete gegen diese Zentren drängen zu der Vermutung, daß beide Organe wenigstens in mancher Hinsicht als zwei zusammengehörige Anteile eines einheitlichen physiologischen Systems des *Zwischenhirn-Hypophysensystems* anzusehen seien. Auch meint er im allgemeinen, daß nervöse Beeinflussungen von dem Zentrum aus sehr häufig primär den Weg über ein endokrines Organ nehmen und daß umgekehrt endokrine Wirkungen häufig durch eine primäre Beeinflussung der nervösen Zentren zustande kommen.

SPIEGEL (324) kommt zu dem Schluß, daß bezüglich des Genitales vielleicht die Tätigkeit des *Vorderlappens* der Hypophyse in Beziehung stehe mit der des Zwischenhirns, daß aber keine sicheren Anhaltspunkte für eine solche Beziehung bezüglich des Fettstoffwechsels bestünden, während für die wachstumsfördernde Wirkung des Vorderlappens mit ziemlicher Sicherheit eine Unabhängigkeit vom Zwischenhirn angenommen werden könnte. Bei den Wechselbeziehungen zwischen Hypophyse und Zwischenhirn komme vor allem der *Zwischenlappen* und *Hinterlappen* der Hypophyse in Frage. Ein extremer Standpunkt, der die Bedeutung der vegetativen Zentren am Zwischenhirnboden für das Zustandekommen von Polyurie, Glykosurie, Fettsucht, Genitalatrophie in Abrede stelle und diese Symptome allein durch die Störung der Drüsenfunktionen erklären wolle, lasse sich ebensowenig aufrechterhalten wie das gegenteilige Extrem, die Zurückführung aller genannten Störungen bloß auf die zentrale Erkrankung. Es sei daran festzuhalten, daß im Tuber cinereum stoffwechselregulierende Zentren bestehen, die teils durch spinalwärts gerichtete Impulse, teils durch Anregung der Hypophysensekretion auf die Peripherie einwirken und ihrerseits wieder in ihrem Erregungszustand vom Hypophyseninkret beeinflußt würden, das auf dem Weg zum 3. Ventrikel an ihnen vorbeifließe.

CUSHING (330) sagt, daß physiologisch der *Zwischenhirn-Hypophysenmechanismus* nur entsprechend verstanden werden kann, wenn man ihn *als ein Ganzes* betrachtet und seinen Einfluß auf den ganzen Organismus bedenkt. Wir kommen darauf in den zusammenfassenden Bemerkungen noch zurück.

Wir sahen, daß im Zwischenhirn vegetative Zentren angenommen werden müssen, welche die Innervation der glatten Muskeln und der Drüsen regulieren. Von hier gehen höchstwahrscheinlich auch Einflüsse auf die Drüsen mit innerer Sekretion aus. Von hier wird der Wärme- und Wasserhaushalt reguliert, der Zucker-, Salz-, Fett-, Eiweißstoffwechsel beeinflußt. Wie soll man sich wohl die *Organisation dieser Zentren im Zwischenhirn* vorstellen? Von einigen Autoren wurden bestimmte Kerngruppen mit bestimmten Teilen des Stoffwechsels in engere Beziehung gebracht, der Nucleus supraopticus mit dem Wasserhaushalt, der Nucleus paraventricularis und periventricularis mit dem Kohlehydratstoffwechsel, die Nuclei tuberis mit der Wärmeregulierung. Aber diese Auffassung hat sich keineswegs allgemeine Anerkennung errungen. *Ich* (284) selbst habe schon in meinem Referat (1928) hervorgehoben, daß es derzeit nicht möglich ist, etwas Sicheres über die Beziehung bestimmter Zellgruppen zu bestimmten Funktionen auszusagen.

„Wenn wir die Ansicht äußerten, daß man bis zu einem gewissen Grade die höheren vegetativen Zentren in ähnlicher Weise den segmentalen Zentren gegenüberstellen muß wie die höheren motorischen Zentren den Vorderhörnern, so taucht unwillkürlich die Frage auf, inwieweit innerhalb der Region dieser höheren vegetativen Zentren, also inwieweit

z. B. im Zwischenhirn eine *Lokalisation* der Funktionen möglich ist. Wir können kaum mehr daran zweifeln, daß das Zwischenhirn mit dem gesamten vegetativen Leben in naher oder ferner Beziehung steht und da vegetative Änderungen auch alle psychischen Tätigkeiten begleiten, muß man die Bedeutung des Zwischenhirns hochschätzen. Dabei werden immer neue Zentren gefunden. Man nimmt nun außer den hier schon erwähnten im Zwischenhirn ein Zentrum für die sexualen Funktionen an; man lokalisiert hier Affekte und Triebe, wie man überhaupt neuerdings vielfach geneigt ist, dem ganzen Hirnstamm eine viel größere Rolle auch im psychischen Leben zuzuschreiben, als noch vor kurzem. Bei den Versuchen genauer Lokalisation aber kann nur *äußerste Vorsicht* vor sonst unvermeidlichen Rückschlägen bewahren. Es ist z. B. festgestellt, daß eine Wirkung auf den Halssympathicus von einer bestimmten basalen Region des Zwischenhirns ausgeht, nicht aber vom Tuber cinereum. Umgekehrt ist die Wärmeregulierung, wie es scheint, gerade mit dem Tuber cinereum verknüpft. Eine sozusagen gröbere Lokalisation ist für diese und eine Reihe anderer Funktionen, wenn nicht sichergestellt, so doch wahrscheinlich gemacht. Über die Beziehung bestimmter Zellgruppen aber zu bestimmten Funktionen, wie diese von verschiedenen Forschern angenommen wurde, läßt sich wohl zur Zeit noch nichts Sicheres aussagen." — „Die physiologischen Ergebnisse über die vegetativen Zentren haben der Anatomie einen mächtigen Anreiz geboten und wir sehen, mit welchem Erfolg Greving (354) u. a. bemüht sind, Licht in die Anatomie dieser Gegend zu bringen. Ein Schema, in dem Greving das Resultat der anatomischen Untersuchung mit den physiologischen Ergebnissen in Beziehung zu setzen versucht, bezeichnet er mit Recht als einen ersten und vorläufigen Versuch. Es wird die Kliniker vielleicht interessieren, daß hier Zurückhaltung nicht nur seitens der Physiologen geübt wird, sondern daß jüngst einer unserer ersten Kliniker [F. v. Müller (290)] bei einer feierlichen Gelegenheit gemeint hat, es wird nie gelingen, scharf umschriebene Zentren für Durst, Hunger, Salz, Wasser, Temperatur, Blutdruckregulierung zu bestimmen." Spiegel (324) meint auch unter Hinweis auf meine Stellungnahme, daß eine scharfe Abgrenzung von Zentren einzelner Stoffwechselfunktionen kaum durchführbar sei. Auch Isaac und Siegel (358) nehmen ein einheitliches vegetatives Reaktionszentrum an, das die Umsatzgeschwindigkeit reguliere.

Nun hat sich meine Auffassung in dieser Beziehung in den letzten Jahren nicht geändert. Wir haben schon in den vorhergehenden Kapiteln wiederholt von den engen gegenseitigen Beziehungen der hier in Betracht kommenden Teilfunktionen gesprochen, z. B. haben wir hervorgehoben, daß Hess (338) mit Recht auf die engste Korrelation des Zirkulationssystems mit verschiedenen vegetativen Funktionen hingewiesen hat (Temperaturregulierung, Verdauung, Sexualfunktionen, auch psychische Vorgänge). Es bedarf keiner weiteren Betonung, wie sehr Schweißsekretion und Wärmeregulierung zusammengehören. Mit dem Stoffwechsel steht die Wärmeregulierung in engster Beziehung. Änderungen der Verhältnisse in bezug auf eine Substanz haben Rückwirkung auf die Regulierung anderer Stoffe. Zur Stoffwechselregulierung gehört die Beeinflussung der Tätigkeit der inneren Organe. Auch ist die Beeinflussung der Drüsen mit innerer Sekretion im physiologischen Geschehen nicht als eine isolierte Erscheinung, sondern nur im Rahmen eines größeren Ganzen, gerade auch im Rahmen der Stoffwechselregulierung zu verstehen. Ferner lassen die Ergebnisse der modernen experimentellen Pharmakologie keinen Zweifel an dem innigen physiologischen Zusammenhang der einzelnen Stoffwechselzentren.

So weist Pick (294) darauf hin, wie der geänderte Zuckergehalt oder Salzgehalt des Blutes auch die Anspruchsfähigkeit des Wärmezentrums ändere und wie die Antipyretica das Salzzentrum zu hemmen vermögen. Er hebt hervor, daß das Insulin die Fiebertemperatur senken, ja sogar die Wirkung von Fiebergiften, wie des β-Tetrahydronaphthylamins ausschalten kann, während es die Krampfbereitschaft steigert und auch die Salzzentren entsprechend seiner diuretischen Wirkung in ähnlicher Weise erregen kann wie das diuretische Schilddrüsenhormon. Durch Zuckerzufuhr werden die Vorgänge im Wasserhaushalt geändert und Wasserzufuhr bedinge eingreifende Änderungen im Zuckerhaushalt. Er weist auf die gleichzeitige Dämpfung zahlreicher vegetativer Zentren bei tiefer Narkose hin, sowie auf die gleichzeitige Erregung und Lähmung benachbarter Hirnpartien bei Rauschgiften wie Cocain, Atropin oder im Beginn der Alkoholvergiftung.

Wir müssen also wohl jedenfalls ein mosaikartiges Nebeneinanderliegen verschiedener von einander unabhängiger Teilzentren für den Stoffwechsel ablehnen. Das schließt freilich nicht aus, daß doch, wie oben gesagt, eine gewisse gröbere Lokalisation bestehen könnte. Nur wollen wir uns darüber nicht täuschen, daß wir derzeit nichts Bestimmtes davon wissen. Wirft man z. B. einen Blick auf unsere Abb. 14, die nach ISENSCHMID das Gebiet zeigt, innerhalb dessen die für die Wärmeregulierung wichtigen Mechanismen zu suchen sind, so ist dieses Gebiet so ziemlich auch dasselbe, das für alle vom Zwischenhirn ausgehenden Stoffwechselregulierungen in Frage kommt. *Über die Beziehung bestimmter Zellgruppen zu bestimmten Funktionen innerhalb der Stoffwechselregulierung wissen wir nichts Sicheres. Darüber hinaus kann wohl vermutet werden, daß die Regulierung so komplizierter Erscheinungen, wie es die Stoffwechselvorgänge sind, überhaupt nicht die ausschließliche Funktion irgendeiner bestimmten Zellgruppe sei, daß hier vielmehr an ein derzeit nicht übersehbares Ineinandergreifen komplizierter anatomischer Mechanismen zu denken sei.* Wir verweisen auf das in dieser Richtung in der allgemeinen Übersicht über die höheren regulierenden Zentren bereits Gesagte und kommen auf die Beziehung des Funktionellen zum Morphologischen noch in den zusammenfassenden Bemerkungen zurück.

9. Anhang. Trophik, Tonus, Schlaf.

Bei der Trophik und dem Tonus handelt es sich vielfach um Dinge, die Berührungspunkte haben mit der Frage nach der Tätigkeit der vegetativen Zentren. Ich habe hier dem, was ich schon seinerzeit in meinem Referate (284) ausgeführt habe, nur wenig hinzuzufügen. „Die vegetativen Zentren sind", meinte ich, „zweifellos auch für die *Trophik* der vegetativ innervierten Organe von Bedeutung. Wir wissen aber nicht sicher, auf welche Weise dieser trophische Einfluß ausgeübt wird. Es fragt sich, ob der trophische Einfluß des Nervensystems ausschließlich durch die sonstigen bekannten direkten und indirekten (hormonalen) Beeinflussungen des Gewebes ausgeübt wird oder ob es daneben noch eine Beeinflussung gibt, die nur trophisch, nichts als trophisch wäre. Ich habe kürzlich bei einer Erörterung dieser Frage an einer anderen Stelle auseinandergesetzt, daß die Erfahrungen der Kliniker bei näherem Zusehen sich nicht als ganz beweiskräftig erweisen und daß die Frage als eine offene bezeichnet werden muß. Eine beachtenswerte Zusammenfassung der hier in Betracht kommenden Gesichtspunkte hat in jüngster Zeit FLEISCH-HACKER (261) gegeben. Er hat auf die durch die Innervation angeregten chemischen Prozesse in den Geweben hingewiesen. Wir sind noch nicht so weit, mit Sicherheit zu entscheiden, inwieweit der funktionelle Stoffwechsel den Erhaltungsstoffwechsel in sich begreift. Bei einem näheren Studium des Einflusses des Nervensystems auf den funktionellen Stoffwechsel wird der tonisierende Einfluß des Nervensystems besonders ins Auge zu fassen sein. Der Einfluß des Zentralnervensystems auf den *Tonus* der Gewebe ist seit langer Zeit sichergestellt. Die vegetativen Zentren üben einen Einfluß auf den Tonus der vegetativ innervierten Organe; darüber hinaus schien auch die Annahme, daß der Tonus der Skeletmuskulatur vom vegetativen Nervensystem besorgt wird, sicher, doch hat sich der jüngste Bearbeiter dieses Gebiets [SPIEGEL (274)] dagegen ausgesprochen. Es sei gestattet, hier daran zu erinnern, daß es vor wenigen Jahren mit Hilfe des neuen EINTHOVENschen Saitengalvanometers, dessen Saite sich im Vakuum befindet, möglich geworden ist, die Form der Tonusströme des Halssympathicus genauer zu registrieren, sowie auch die Veränderungen dieser Ströme bei Erregung der vegetativen Zentren im Hypothalamus."

KEN KURÉ (203) und seine Mitarbeiter hatten angegeben, daß der *Tonus* des willkürlichen Muskels hauptsächlich durch doppelte (sympathische und motorische) Innervation erhalten werde und daß einerseits die Ausschaltung des sympathischen Tonus durch Steigerung des motorischen Tonus, andererseits der Ausfall des motorischen Tonus durch einen gesteigerten sympathischen Tonus ersetzt werde. Bezüglich der *Trophik* des Muskels schreibt KURÉ (266) dem sympathischen System einen überragenden Einfluß zu. Eine Dystrophie könne zustande kommen 1. durch Affektion der BOEKEschen akzessorischen Endplättchen; 2. durch Veränderungen des Grenzstrangs und der sympathischen, evtl. parasympathischen Fasern im peripheren Nerven; 3. durch Veränderung der autonomen Kerne im Rückenmark; 4. durch Affektion höherer Zentren. Hier unterscheidet er ein *parasympathisches Zentrum des Muskeltonus im Zwischenhirn* und ein *sympathisches im Kleinhirn*. Viel vorsichtiger ist A. WESTPHAL (257). Er meint, daß man künftig bei Fällen von Dystrophia musculorum progressiva nicht nur Muskeln, Rückenmark, Grenzstrang, sondern auch das Zwischenhirn mit seinen dem Sympathicus übergeordneten Zentren und innersekretorischen Drüsen einer genauen Untersuchung unterziehen solle. In allerjüngster Zeit haben auch MARINESCO (362) und seine Mitarbeiter daran gedacht, daß die vegetativen Zwischenhirnzentren bei der Muskelatrophie von Bedeutung sein könnten. Sie kamen nämlich auf Grund einer Anzahl von experimentellen und klinischen Erwägungen zu dem Schlusse, „daß manche pathologische Prozesse des Großhirns von anatomischen Läsionen oder auch nur physiologischen Umstellungen in den vegetativen Zwischenhirnzentren begleitet werden und daß dies eine Änderung der Konstellation des endokrinischen Systems nach sich zieht. Der lokale sympathische vegetative Tonus der Erfolgsorgane erleidet hierdurch eine Umstellung und die Muskelatrophie ist somit eine Folge der durch diese Umstellung bedingten Veränderung des Stoffwechselgangs im Muskel." BRÜNING (329 hingegen hebt hervor, daß bei den in den letzten Jahren ungemein zahlreichen Eingriffen am vegetativen Nervensystem (Ramikotomie, Ganglienexstirpation, periarterielle Sympathikotomie) kein Einfluß auf den Muskeltonus nachgewiesen werden konnte. Wir erwähnten schon oben, daß sich SPIEGEL (274) gegen den Einfluß des vegetativen Nervensystems auf den Muskeltonus ausgesprochen hat. Er schreibt: „Weder die Annahme, daß der Tonus der Skeletmuskulatur durch Fasern aufrechterhalten wird, welche über den Grenzstrang verlaufen, noch die Hypothese, daß efferente Hinterwurzelfasern den Weg der statischen Innervation darstellen, konnte bisher einwandfrei experimentell erwiesen werden. Wir müssen daher per exclusionem zu der Vorstellung gelangen, daß die statische und kinetische Innervation durch dieselbe Faser versorgt wird, nämlich durch Axone der Vorderhornzellen (R. a.). An den Vorderhornzellen müssen sowohl jene zentralen Mechanismen angreifen, welche der Fortbewegung dienen, als auch jene, welche die Haltung der Skeletmuskulatur beherrschen." Dazu wäre nun freilich folgendes zu bemerken: Daß die sympathische und parasympathische Innervation des Tonus bisher nicht einwandfrei bewiesen werden konnte, führt noch keineswegs zur Vorstellung der Tonusinnervation durch die Axone der Vorderhornzellen, es läßt höchstens berechtigt erscheinen, auch eine derartige Möglichkeit zu erwägen. Noch weniger scheint es vollkommen berechtigt, zu sagen, daß die statische und die kinetische Innervation an den Vorderhornzellen angreifen *müssen.*

Wir wollen auch an dem *Schlafproblem* nicht ganz vorbeigehen, müssen uns aber auf die Beziehungen dieses Problems zum *Ort* und zur *Tätigkeit* der *vegetativen Zentren* beschränken und auch hier wieder in erster Linie auf die experimentellen Beiträge zu dieser Frage. MAUTHNER (76) kam 1890, wie ich schon in meinem Referat hervorgehoben habe, zu der Ansicht, das Wesen des Schlafes sei eine Unterbrechung der Leitung zur Hirnrinde. Der Ort der Unterbrechung sei das zentrale Höhlengrau. Hier sei der Sitz des Schlafes. Er weist schon auf den pharmakodynamischen Unterschied zwischen hypnotischen und narkotischen Mitteln hin. Hypnotika sind die Mittel, welche die Funktion des zentralen Höhlengraus hemmen, Narkotica hingegen diejenigen, welche die Funktion der Hirnrinde aufheben. Durch diese Unterscheidung sind die für uns ungemein wichtigen Feststellungen der modernen experimentellen Pharmakologie über die Angriffspunkte der von uns angewendeten Schlafmittel nicht einfach vorweggenommen, sondern mehr vorausgeahnt. Hier kann auf die theoretisch so interessanten und auch praktisch so wichtigen Ergebnisse, zu denen insbesondere PICK (294) und seine Schule über die Unterscheidung von Rindenschlafmitteln und Hirnstammschlafmitteln gekommen ist, nur kurz hingewiesen werden. Wenige Jahre nach MAUTHNER hat schon VOGT (87) (1895) dem Schlafzentrum eine aktivere Rolle zugeteilt. Er entnahm die Bezeichnung Steuerungspunkt des Schlafes einer Arbeit von LIÉBAULT (82) und sagt, daß ein subcorticales Schlafzentrum der Steuerungspunkt des Schlafes sei. TRÖMNER (151) verlegt 1912 diesen Steuerungspunkt des Schlafes aus theoretischen Gründen in den Thalamus opticus. Durch die von ECONOMO (176) in ihrem Wesen erkannte Encephalitisepidemie, die er wegen des bei ihrem ersten Auftreten besonders in die Augen springenden Symptomes der Schlafsucht Encephalitis lethargica nannte, wurde das Interesse für das Schlafproblem neu belebt. In den letzten Jahren war es wiederholt Referatthema auf wissenschaftlichen Kongressen. LHERMITTE und TOURNAY (267) kamen zu dem Ergebnis, daß die Summe der klinischen, anatomischen und experimentellen Erfahrungen beweise, daß die basale Region des 3. Ventrikels eine Gegend sei, deren Erkrankung zum Schlaf führe. Sie nehmen einen mesencephalen-diencephalen Regulationsapparat an. PÖTZL (250), PETTE (292, 293), GAMPER (279), KLEIST (286), MARBURG (247) u. a. haben wertvolle Beiträge geliefert. TRÖMNER (301) hält in einem Referat 1928 an seiner alten Auffassung vom Thalamus als Schlafregulator fest. „Der Schlaf ist ein nach Art eines Triebs oder Instinktes wirkender Lebensvorgang, ein Akt der Selbststeuerung. Er ist ein zusammengesetzter Funktionskomplex, der durch verschiedene, meist als Reiz wirkende Ursachen erregt werden kann. Er wird von einem als Schlaforgan zu deutenden nervösen Regulator ein- und ausgeschaltet, welcher allgemein im Hirnstamm zu lokalisieren ist. In welchem Verhältnis und in welcher Art das vordere zentrale Höhlengrau, Thalamus und Hypothalamus zusammenwirken, ist noch hypothetisch und hängt auch von der Entwicklungsstufe ab. Als Organ der sensorischen Hemmung muß beim Menschen der Thalamus eine wichtigere Rolle spielen als das Grau des 3. Ventrikels. Der Thalamus seinerseits kann sowohl von der Hirnrinde (suggestiv und autosuggestiv) als auch vom Boden des 3. Ventrikels oder endlich vom vorderen Ende des Aquäduktes aus erregt werden."

Die Beiträge der experimentellen Physiologie zur Frage eines vegetativen Schlafregulierungszentrums waren bis vor kurzem recht bescheiden. Zweifellos kann man auch bei großhirnlosen Tieren einen Wechsel zwischen mehr wach- und mehr schlafähnlichen Zuständen konstatieren. Nach Lufteinblasung in die Seitenventrikel und in den 3. Ventrikel hat man beim Menschen Schlafsucht eintreten gesehen. Durch Injektion minimaler Mengen von Calciumchlorid in das Infundibulum hat DEMOLE (259) bei Katzen Schlafsucht und Schlaf hervorgerufen. BERGGREEN, STURE und MOBERG (304) erzielten dieselbe Wirkung durch kleinste Chlorcalciumdosen. MEHES (248) kommt auf Grund pharmakologischer Untersuchungen in seiner freilich nur vorläufigen Mitteilung zu dem Schluß, daß dem Aquaeductus Sylvii benachbarte Teile des Hypothalamus als die für die Schlafwirkung wichtigsten Teile des Hirnstammes anzusehen sind. Im Gegensatz dazu schließen SPIEGEL und INABA (272) aus ihren Versuchen an Hunden, daß nicht die Umgebung des Aquaeductus Sylvii, sondern der Thalamus opticus für die Schlafregulierung von Bedeutung sei. Gegenüber den bisher erwähnten Versuchen konnte eingewendet werden, daß man nicht ohne weiteres berechtigt war, eine Analogie mit dem normalen Schlaf anzunehmen. Dieser Einwand kann aber nicht mehr gegenüber den neuesten, außerordentlich interessanten Versuchen von HESS (281) gemacht werden. HESS gelang bei Katzen die *Hervorrufung eines alle Kennzeichen des physiologischen Schlaf zeigenden Zustandes bei elektrischer Reizung des Zwischenhirns*. Er hat diese Versuche kinematographisch aufgenommen und die überzeugenden Bilder wiederholt demonstriert. So konnte man das allmähliche Eintreten der Ermüdung, das Hinlegen zum Schlaf, die allmähliche Vertiefung des Schlafes und das Wiederaufwachen des Tieres beobachten. HESS hat auch bei solchen Katzen, bei denen die Elektroden an Ort und Stelle geblieben waren, am nächsten Tage neuerlich durch elektrischen Reiz Schlaf hervorrufen können. Ein Jahr später konnte HESS (313) nach anatomischer Untersuchung seiner Serien mitteilen: durch isolierte Reizung paraventrikulärer Abschnitte, inbegriffen der Massa intermedia, könne ein mit dem physiologischen Schlaf in allen seinen Kennzeichen übereinstimmender Zustand hervorgerufen werden. Diese Feststellung habe neben dem speziellen Interesse betreffend den Mechanismus des Schlafes auch eine prinzipielle Seite. Sie zeige mit der Beweiskraft des physiologischen Reizexperiments die Abhängigkeit der *Funktionsbereitschaft* des Substrates psychomotorischer und psychoreceptorischer und offenbar auch assoziativer Vorgänge von den erwähnten Abschnitten des Hirnstammes. HESS meint, man müsse den Schlaf als physiologische Funktion nach seiner *positiven Wirkung* beurteilen; nicht die Sistierung animaler Leistung sei der entscheidende Faktor, sondern die Restituierung der Leistungsfähigkeit. Damit würde der Schlaf eingereiht unter die vegetativen Funktionen, deren Kennzeichen die Regulierung der in den Geweben herrschenden Milieubedingungen sei. Als Steuerungsorgan bei diesem vom *vegetativen Nervensystem inszenierten Reflexakt* komme speziell der parasympathische Abschnitt in Frage, da es Regel zu sein scheine, daß bei Prozessen mit restitutivem Funktionsziel der Parasympathicus der leistungsfördernde Teil sei, während Unterstützung animaler Energieentfaltung vom Sympathicus besorgt werde. Man müsse annehmen, daß das vegetative Nervensystem auf die Organe animaler Leistungen, insbesondere auch auf das Substrat der psychischen Tätigkeit einen steuernden Einfluß ausüben könne. Auf die allgemeinen Konsequenzen, die HESS aus seinen Versuchen für Physiologie und Pathologie zieht, kommen wir in den zusammenfassenden Bemerkungen noch einmal zurück.

ECONOMO, der sich eingehend mit dem Schlafproblem beschäftigt hat (243, 306, 331), kommt auf Grund fremder und eigener *klinischer* und *anatomischer* Erfahrungen zu dem Ergebnis, daß der Schlaf nicht bloß eine *nervöse* Erscheinung sei, da man ihn ja auch bei den ein Nervensystem entbehrenden Pflanzen beobachten könne, sondern ein aus vielen verschiedenen Komponenten bestehender komplexer, vom Wachzustande qualitativ verschiedener biologischer Zustand. An diesem seien außer dem psychischen und dem animalen auch das vegetative (vasomotorische und sekretorische), das endokrine System u. a. m. beteiligt. Bei den höheren Tieren gebe es außerdem ebenso wie für andere komplexe biologische Erscheinungen, z. B. für die Körpertemperatur, so auch für den Schlaf ein Regulationszentrum, das sog. Schlafsteuerungszentrum. Dieses liege nach den Erfahrungen bei der Encephalitis lethargica im Übergang vom Mittel- in das Zwischenhirn und erstrecke sich auf die Seitenwände und den Boden des 3. Ventrikels. Es ist somit nach Ansicht ECONOMOS von vornherein falsch, den Schlaf aus einer einzigen seiner Erscheinungen oder Komponenten, z. B. der nervösen, der vasomotorischen oder der endokrinen erklären zu wollen.

IV. Zusammenfassende Bemerkungen.

Ich habe zwischen segmentalen Zentren (II) und höheren regulierenden Zentren (III) unterschieden. Diese Unterscheidung entspricht meines Erachtens durchaus dem gegenwärtigen Stande unseres Wissens. Der Anatom STÖHR (298) freilich stellte sich auf den Standpunkt, daß für den Anatomen das sympathische

Nervensystem ein Teil des peripheren Nervensystems sei. So wenig man das Großhirn zu den Cerebrospinalnerven rechnen könne, so wenig dürfe man das Zwischenhirn zu den sympathischen Nerven rechnen. Damit hat er nun freilich ganz recht. Wir aber meinen, daß das vegetative Nervensystem nicht nur aus den sympathischen Nerven besteht, sondern daneben noch aus einem zentralen Anteil, eben den vegetativen Zentren. Stöhr hat sich mit dem Zentralnervensystem nicht beschäftigt und mit seiner Bemerkung wohl nur rechtfertigen wollen, daß er sich auf die Peripherie beschränkt. Bemerkenswerter ist, daß ein gründlicher Kenner der Anatomie des Zentralnervensystems, Marburg (320), auch entschiedenen Widerspruch gegen die dargelegte Auffassung von der Organisation der vegetativen Zentren erhob.

Marburg meint: „Man spricht immer nur von Zentren im Hypothalamus. In Wirklichkeit reichen diese Zentren weit dorsalwärts und nehmen einen großen Teil des medialen Thalamuskernes ein. Und dessen Beziehungen zum Cortex einerseits, zum Striopallidum andererseits sind doch zur Genüge bekannt (corticothalamische, striopallidothalamische Systeme). Läßt man nun im Thalamus nur das allgemein anerkannte Vasomotorenzentrum gelten, so kann man sich ganz gut vorstellen, daß dieses von der Hirnrinde ansprechbar, auf psychische Reize reagiert, etwa auf Schreck. Aber auch die Rindenzentren für Sehen und Hören sind corticofugal entweder direkt oder, wie Brouwer kürzlich zeigte, via Ganglion geniculatum laterale mit Zentren im Mittelhirn verbunden. Die Untersuchungen Spitzers und Spiegels in meinem Institut erweisen, daß auch der N. triangularis vestibularis ein vegetatives Zentrum sei, das dann natürlich von cerebello-vestibulären Zentren aus angesprochen wird. Wie man sieht, finden sich also hier eine Reihe von Zentren, die gleichen Zwecken dienen und nur dadurch differieren, daß sie von ganz verschiedenen Seiten aus angesprochen werden. Ein Vergleich mit den Willkürzentren erscheint mir demnach nicht angebracht. Die vegetativen Zentren scheinen nicht superponiert, sondern nebeneinander geschaltet zu sein. Ihre Differenz ist nur durch die verschiedenartige Ansprechbarkeit bedingt. Diese erfolgt offenbar leichter, je näher wir der Peripherie kommen, also z. B. im Rückenmark leichter als im Thalamus. Ich glaube deshalb, daß man die Zentrenfrage von diesem Standpunkt aus behandeln müsse.“
Seither hat Marburg (361) als Abschluß einer Reihe von Untersuchungen seiner Schüler eine eigene vergleichend-anatomische Studie über das dorsale Längsbündel von Schütz und seine Beziehungen zu den Kernen des zentralen Höhlengraues veröffentlicht, die wohl als ein Beitrag zu dem Studium der Zentrenfrage vom anatomischen Standpunkt aus zu gelten hat.

Hier ist nicht der Ort, in eine ausführliche Polemik mit Marburg einzugehen. Wollte ich alles was sich für den von mir in Übereinstimmung mit den meisten Forschern eingenommenen Standpunkt einer Unterscheidung höherer regulierender Zentren und segmentaler Zentren sagen läßt, anführen, müßte ich den Inhalt dieser ganzen Arbeit wiederholen. Aber unsere Kenntnisse sind, wie ich ja immer wieder hervorgehoben habe, viel zu lückenhaft, als daß wir uns hochmütig über eine andere Auffassung hinwegsetzen dürften. Es kann ja dem Fortschritt unserer Einsicht nur zum Nutzen gereichen, wenn von den verschiedensten Seiten her die vegetativen Zentren studiert werden. Immerhin scheint mir eine Bemerkung nicht überflüssig. Auch dort, wo es sich um die Aufklärung der Funktionen des Zentralnervensystems handelt, dürfen wir uns gewiß nicht mit feststehenden anatomischen Tatsachen in direkten Widerspruch setzen. Werden nachträglich anatomische Tatsachen festgestellt, die mit früheren physiologischen Annahmen unvereinbar sind, so müssen eben diese Annahmen nun geändert werden. Andererseits aber wollen wir nicht aus dem Auge verlieren, daß anatomische Befunde, da wo es sich um Funktionen handelt, keineswegs allein ausreichen. *Die physiologisch und pharmakologisch heute schon festgestellten Tatsachen über die vegetativen Regulationszentren werden übrigens, soweit ich die Sache überblicken kann, durch keine wie immer gearteten anatomischen Feststellungen zu erschüttern sein.*

Wir haben bei der Besprechung der Regulierung des Blutkreislaufs hervorgehoben, daß Hess (338), ausgehend von der Rolle seines Nutritionsreflexes und

Entlastungsreflexes, zu allgemeinen Gesichtspunkten über den Bauplan des vegetativen Nervensystems fortgeschritten ist. Er hat da auch Erörterungen über den *Begriff eines regulatorischen Zentrums* gegeben. Wir wollen darauf an dieser Stelle nur insoweit eingehen, als sie unsere Einteilung in segmentale und in höhere regulatorische Zentren berührt. Die Kerne, aus denen z.B. die Vagusfasern zum Herzen entspringen, sind nach HESS keine Zentren. Zentren sind höherer Ordnung, komplizierter in ihrem Aufbau, indem sie eine Mehrzahl von peripheren Mechanismen zentral zusammenfassen. In dieser assoziierenden Funktion seien die Kerngebiete bereits Erfolgsorgane des Zentrums. Die Vasokonstriktion im allgemeinen, meint HESS, könne kein Zentrum haben, so wenig wie die Vasodilatation, da beides nur dynamische Elemente eines koordinierten Steuerungsaktes seien.

Der Gegensatz nun zwischen HESS und uns ist nicht so groß als es im ersten Augenblick scheinen könnte, ja er ist wohl überhaupt nur ein scheinbarer. Wenn HESS die Kerne und all das, was wir als segmentale Zentren bezeichnen, nicht als ein Zentrum gelten lassen will, so hat er insofern recht, als sie tatsächlich Erfolgsorgane im Dienste eines höheren Regulationszentrums sind. Aber er hat doch nur teilweise recht. Denn diese Zentren sind *nicht nur Erfolgsorgane* eines höheren Zentrums, sondern sie haben meiner Meinung nach daneben einen, wenn auch bescheidenen selbständigen Wirkungskreis, in welchem sie nicht solche Erfolgsorgane sind. Hat man die vegetative Regulierung des ganzen Organismus im Auge, dann sind die sog. segmentalen Zentren nur Erfolgsorgane eines umfassenderen Regulationszentrums. *Für ihre Segmente aber sind diese segmentalen Zentren auch als Zentren, freilich als solche niederer Ordnung, anzusehen.* Es steht fest, daß die Rückenmarksmechanismen auch nach Abtrennung vom Gehirn einen gewissen regulatorischen Einfluß auf die vegetative Innervation der betreffenden Körpersegmente ausüben können.

Schwieriger ist die Frage zu beantworten, *welche Rolle im normalen Organismus diese segmentalen Zentren spielen.* Ich habe schon im Abschnitt II bei der Besprechung der Vasomotorenzentren hervorgehoben, daß LANGLEY (227) auf Nervenreizung bei spinalen Katzen nur Blutdrucksteigerung um einige Millimeter fand, aber große Steigerung nach Strychninzufuhr und daraus schließen zu dürfen glaubte, daß die spinalen Gefäßreflexe normalerweise keine große Bedeutung haben können, aber unter pathologischen Verhältnissen von größter Bedeutung sein mögen. Mit seinem Schluß auf die Bedeutung der spinalen Gefäßzentren im normalen Organismus scheint mir nun LANGLEY entschieden zu weit zu gehen. Ich habe mich schon in meinem Referat (284) eingehend darüber ausgesprochen und führe hier diese Ausführungen an:

„Da diese Frage mir von prinzipieller Bedeutung zu sein scheint, sei noch mit einigen Worten näher darauf eingegangen. Es gibt ja zweifellos Reservekräfte in unserem Organismus, die sozusagen schlummern und erst bei pathologischen Zuständen, die eine Steigerung der physiologischen Reize für das betreffende Organ oder Gewebe bedingen, in Erscheinung treten. Es wäre aber meines Erachtens eine Verkennung der tatsächlichen Verhältnisse, wenn man annähme, daß es sich bei der Tätigkeit der segmentalen vegetativen Zentren so verhalte. Diese Zentren haben vielmehr unter normalen Bedingungen eine sehr wichtige Funktion. Ihren Einfluß auf die von ihnen innervierten Organe üben sie aus unter Anregung von 3 Gruppen von Einflüssen. Auf sie wirkt die wechselnde Beschaffenheit des Blutes und der Gewebsflüssigkeit, dann die verschiedenen afferenten Reize, die ihnen aus der Peripherie zugeleitet werden und drittens der beständig regulierende Einfluß, der auf sie von höheren vegetativen Zentren ausgeübt wird. Die experimentelle Physiologie ist nun vielfach gezwungen, pathologische Bedingungen zu setzen, um komplexe Phänomene zu zerlegen, zu analysieren. So hat sie äußerst wichtige Ergebnisse erzielt. Aber sehr häufig hat man sich *nicht genügend vor zu raschen Schlüssen auf das normale Geschehen gehütet.* In dem speziellen Fall war das Setzen künstlicher pathologischer Bedingungen nötig, um das Vorhandensein spinaler vegetativer Zentren mit Sicherheit zu erweisen. Aber bei der

Schlußfolgerung auf die Norm dürfen wir nicht vergessen, daß ihre Trennung von den höheren Zentren kein Bild der normalen Funktion gibt, sondern ein *Zerrbild* dieser Funktion.

Es darf auch nicht außer acht gelassen werden, daß die höheren vegetativen Zentren ihre Funktion in erster Linie auf dem Wege über die segmentalen Zentren ausüben. Dabei handelt es sich zweifellos nicht etwa um relaisartige Wirkung der segmentalen Zentren, sondern um etwas ganz anderes." — „*Nur die segmentalen Zentren sind sympathische bzw. parasympathische Zentren im engeren Sinne des Wortes*, d. h. nur von ihnen gehen isolierte sympathische bzw. parasympathische Impulse aus. Von den höheren vegetativen Zentren gehen allgemeine Direktiven aus, die erst in den segmentalen Zentren ihre Ausarbeitung im einzelnen erfahren. Wir können uns das Verhältnis zwischen segmentalen und höheren Zentren im vegetativen Nervensystem ähnlich denken wie im somatischen das Verhältnis zwischen Vorderhörnern und höheren motorischen Zentren im Hirnstamm und in der Hirnrinde."

Daß höhere vegetative Zentren ihre Impulse, auch ohne den Weg über die segmentalen Zentren, der Peripherie auf dem Wege über hormonale Drüsen zusenden können, kann hier außer Betracht bleiben.

In den verschiedenen Kapiteln des Abschnittes über die *höheren regulierenden Zentren* haben wir bereits hervorgehoben, daß auch ihre *Tätigkeit keineswegs als eine selbstherrlich über den Funktionen des Organismus thronende* anzusehen ist, daß sie vielmehr nur zu begreifen ist im Rahmen des einheitlichen Geschehens im Organismus, nur richtig eingeschätzt werden kann, wenn man den Organismus als ein Ganzes ins Auge faßt. Insbesondere hatten wir da darauf hinzuweisen, daß die peripheren Vorgänge selbst weitgehend regulierend wirken, so wie andererseits darauf, daß eine sehr innige Wechselwirkung zwischen hormonaler und nervöser Regulierung angenommen werden muß.

Über die Wechselwirkung von *Zwischenhirn* und *Hypophyse* haben wir in dem Abschnitt über die zentrale Regulierung des Stoffwechsels bereits einiges angeführt. Wir können es uns aber nicht versagen, über diese Zusammenarbeit sowie über deren Bedeutung für den Organismus hier auf das hinzuweisen, was Cushing (330) kürzlich in seiner Lister Memorial Lecture hervorhob.

Er spricht über die diencephal-hypophysäre Symptomatologie und fährt dann fort, hier an diesem wohlgeschützten Ort, der beinahe durch einen Daumennagel bedeckt werden kann, liege die wahre Haupttriebfeder des primitiven Lebens. Darüber sei mit mehr oder weniger Erfolg der hemmende Cortex gesetzt. In seiner Zusammenfassung weist er dann darauf hin, daß natürlich beim Studium vielfach die Trennung des Ganzen in die einzelnen Teile nötig sei, physiologisch aber könne der diencephal-hypophysäre Mechanismus nur dann entsprechend gewertet werden, wenn man ihn als ein Ganzes betrachtet und auch dann nur, wenn sein Einfluß auf den Gesamtorganismus in Rechnung gezogen wird.

Wenn wir also noch weiter von regulierenden Zentren reden, so wollen wir festhalten, daß damit keineswegs gemeint ist, daß sie allein regulieren.

Es war oben wiederholt die Rede davon, daß ein anscheinender Unterschied zwischen den vegetativen Zentren *links* und *rechts* gefunden wurde, insbesondere von Hashimoto (169). Dieser Autor denkt an eine stärkere Entwicklung des Wärmezentrums links und weist zum Vergleich auf das Sprachzentrum des Menschen hin. Demgegenüber muß doch festgehalten werden, daß wir wohl Funktionsunterschiede zwischen den beiden menschlichen Hemisphären kennen, daß da auch morphologische Eigentümlichkeiten auf der einen Hemisphäre unabhängig von denen der anderen sich ausgebildet haben und auch gleichseitig sich vererben können (194), daß aber Ähnliches vom Hirnstamm weder bekannt noch auch nach unserer bisherigen Kenntnis vom Hirnbau gerade wahrscheinlich ist.

Freilich sind unsere Kenntnisse von der Organisation der zentralen vegetativen Regulierung noch viel zu unsicher, als daß wir einen solchen Unterschied zwischen rechts und links von vornherein geradezu als unmöglich hinstellen könnten. So herrscht ja überhaupt *keine Einigkeit über die Annahme einzelner voneinander getrennter Regulationszentren.* Die Schwierigkeit, die einer solchen Annahme

entgegenstehen, habe ich bei Erörterung der Stoffwechselzentren auseinandergesetzt und dort sowie auch an anderen Stellen die ausschließliche Beziehung
bestimmter Kerngruppen zu bestimmten regulierenden Funktionen vorläufig
als nicht erwiesen bezeichnet, ja unwahrscheinlich genannt. *Ich* (372) habe
meine Auffassung über die Organisation der vegetativen Zentren vor kurzem
in einem Vortrag niedergelegt. Zu einer ähnlichen Annahme ist auch v. MONAKOW
gelangt (384). Das soll aber keineswegs den Wert genauer anatomischer Durch-
forschung der betreffenden Gebiete in Frage stellen, wie wir sie GREVING (280),
GRÜNTHAL (333, 334), GAGEL (370) u. a. verdanken. Der große Wert dieser Studien
liegt zunächst aber auf anatomischem Gebiet. Selbstverständlich steht es dem
Anatomen frei, auch eine Beziehung seiner Ergebnisse zum Funktionellen zu
suchen, doch darf nicht außer acht gelassen werden, daß er sich hiermit
auf ein Gebiet begibt, auf dem die Anatomie nicht mehr allein entscheidend
ist, wie schon oben hervorgehoben. *Man muß sich sehr vor dem Fehler hüten,
anatomische und physiologische Einheit einander gleichzusetzen, wie wir ja auch
psychisch Einheitliches nicht ohne weiteres als physiologisch Einheitliches hinstellen dürfen*; so selbstverständlich das scheint, wird doch immer wieder dagegen gefehlt.

Viel Scharfsinn ist auf die Erklärung des Vorhandenseins *mehrerer Stationen
für dieselbe Funktion* verwendet worden. Was die Unterscheidung segmentaler
und höherer regulierender Zentren betrifft, haben wir uns ja genügend deutlich
oben ausgesprochen. Bezüglich mehrerer Stationen aber für übersegmentale
Funktionen sind unsere Kenntnisse doch recht unsicher. Die hier von DRESEL
und LEWY (191) herrührenden Annahmen und bildhaften Vergleiche scheinen
mir derzeit doch noch einer genügenden tatsächlichen Unterlage zu entbehren.
Die Forschungen der letzten 25 Jahre lassen es zweifellos erscheinen: Nicht nur
das Höhlengrau des 4., sondern auch das des 3. Ventrikels ist Sitz höherer
regulierender Zentren. Aber eine *mehrfache Regulierung für dieselbe Funktion
scheint mir nicht nachgewiesen,* wenn auch psychische Einwirkung etwa auf die
Zirkulation im Thalamus übertragen wird und das vasomotorische Haupt-
zentrum in der Medulla oblongata liegt.

Über das *Wesen der Vorgänge* in den Regulationszentren wissen wir kaum
etwas. Die *Frage nach der Identität* der Vorgänge in den einzelnen Zentren oder
nach ihrer spezifischen Verschiedenheit ist nicht mit Sicherheit zu beantworten.
Wir kennen wohl verschiedene adäquate Reize für verschiedene Einzelfunktionen
der zentralen vegetativen Regulierung, aber die Anpassung an verschiedene
Auslösungsvorgänge sagt über den Kern, über das Wesen des zentralen Vorgangs
noch nichts aus. Ein näheres Eingehen auf diesen Punkt würde zu weit führen.
Wir müßten auf die Frage eingehen, ob überhaupt die Erregungen, die vom
Zentralnervensystem der Peripherie zugehen, stets qualitativ gleich und nur
quantitativ verschieden sind, oder ob es spezifisch verschiedene Erregungen gibt,
welche die Zentren der Peripherie zusenden. Bemerkenswerte Beiträge zu dieser
Frage hat in den letzten Jahren PAUL WEISS (303, 365) geliefert.

Wir haben schon in der allgemeinen Übersicht über die regulierenden Zentren
von der Wirkung des *Psychischen* auf das Vegetative gesprochen. Umgekehrt
wurde auch die große Bedeutung des Vegetativen für das Psychische vielfach
erörtert. Insbesondere hat man in dem Maße als die Bedeutung des Zwischenhirns im Rahmen der zentralen vegetativen Regulation mehr und mehr erkannt
wurde, ihm auch für das Psychische eine steigende Bedeutung zugeschrieben.
Hierher wurden die Affekte und Triebe lokalisiert, von hier aus werden, wie
vielfach hervorgehoben wird, Bewußtseinsvorgänge in mannigfacher Weise beeinflußt. In der Tat mögen diese psycho-vegetativen Beziehungen später einmal
in unserer Auffassung von den vegetativen Zentren noch eine große Rolle spielen.

Im Rahmen einer Darstellung der Physiologie der vegetativen Zentren aber kann *derzeit* darauf wohl nicht näher eingegangen werden, da unsere Kenntnisse eben auch hier noch gar zu unsicher sind. Hier sei auch noch einmal an den *chemischen Faktor bei der Übertragung des Nervenimpulses* erinnert (s. den Abschnitt: Ist das Gehirn als eine Drüse mit innerer Sekretion anzusehen?). Doch muß der Hinweis genügen, daß wir später *möglicherweise* einmal erkennen werden, welch große Rolle in der Tätigkeit des Zentralnervensystems eine hormonale Funktion gewisser Nervenelemente spielt.

Wir haben mehrfach hervorgehoben, daß es gelingt, von verschiedenen *Rindenpartien* aus den Zustand der vegetativ-innervierten Organe zu beeinflussen, daß wir aber trotzdem unseres Erachtens *keine genügenden Anhaltspunkte haben, in der Rinde regulierende vegetative Zentren anzunehmen.* Wir wollen uns auch hier auf wenige Literaturangaben beschränken.

Ich stimme der Auffassung bei, zu der Behr (222) in seinem Buch über die Pupillenbewegung kommt: „Diese Einwirkung der Hirnrinde auf die Pupillenzentren erfolgt jedoch nicht in dem Sinn, daß sie dauernd den Tonus eines oder beider Muskeln mitbestimmt oder beeinflußt. Sie ist vielmehr eine potentielle, insofern als sie erst dann wirksam wird, wenn die Hirnrinde oder Teile von ihr sich im Zustande einer bestimmten Erregung befinden." Spiegel (295) nimmt vegetative von der Rinde ausgehende Fasern an. Hess und Faltitschek (337) kommen auf Grund experimentell-pharmakologischer Untersuchungen zu dem Schluß, daß wohl das Mittelhirn die viscerale Organtätigkeit reguliere, die Hirnrinde aber nicht. Fulton und Ingraham (308) sahen bei Katzen nach Durchschneidung der medialen Hirnteile vor dem Chiasma die Tiere leichter in Wut geraten und bezogen das auf die Abtrennung der vegetativen Hypothalamuszentren von dem hemmenden Frontallappen. Ich verweise schließlich auf meine eigene Stellungnahme in dieser Frage in meinem Referat (284): „Auf Grund vergleichender anatomischer Untersuchungen wurden im Neopallium des Säugers vier sagittale Urwindungen angenommen. Davon sei die älteste die dem Balken anliegende Urwindung (dem Gyrus fornicatus entsprechend). Dieser älteste Teil des Neopalliums sei „viscerale Rinde" [Chr. Jakob und Cl. Onelli (134)]. Abgesehen von dieser hypothetischen visceralen Rinde scheint es durch klinische und experimentelle Erfahrungen sichergestellt, daß verschiedene vegetative Funktionen von bestimmten Rindenpartien beeinflußt werden können. Über die Art aber, wie diese Beziehungen zu deuten seien, herrscht noch keine Übereinstimmung. Jedenfalls haben wir keine genügenden Anhaltspunkte für die Annahme zusammenfassender Regulationsmechanismen in der Rinde; mit mehr Recht kann man daran denken, daß die subcorticalen Regulationsmechanismen von der Rinde her eine Art Dämpfung erfahren. Andererseits ist es zweifellos, daß unser ganzes animalisches Leben und besonders auch die Hirnrindentätigkeit unter vegetativem Einfluß steht." Daran fügte ich einen Bericht und eine Kritik der Überlegungen, zu denen Hess (232) in erster Linie auf Grund seiner Schlafstudien gekommen war: „Vegetative und animale Funktionen stehen auch nach seiner Auffassung in einem wechselseitigen Abhängigkeitsverhältnis. Der Schlaf ist ein Akt vegetativer Regulierung, der Schlafmechanismus eine Funktionsäußerung des vegetativen Nervensystems. Im Schlafphänomen erblickt er einen Beweis für die vegetative Innervation des Substrates psychischer Tätigkeit. Der Schlaf sei ein prägnantes Beispiel parasympathischer Funktionsrichtung, der Sympathicus dagegen bewirke die Umstellungen, welche auf die Entfaltung animaler Leistungen gerichtet sind. In der Art der Pupilleninnervation durch Sympathicus und Parasympathicus sieht Hess eine Tatsache, die den Mechanismus der Regulierung animaler Leistungsbereitschaft durch das vegetative Nervensystem klar erkennen lasse. Die vegetative Beeinflussung psychischer Phänomene spielt auch in der Pathologie eine große Rolle.

Es ist jedenfalls ein Verdienst von Hess, bei der Betrachtung der Beziehungen zwischen vegetativem und animalem System in geistreicher und anregender Weise einmal nachdrücklich darauf hingewiesen zu haben, wie das vegetative Nervensystem vielfach nicht als das geführte, sondern als das führende auftritt. Inwiefern sich freilich der Gedanke, daß das vegetative Nervensystem auf die Leistungsbereitschaft des animalen nicht nur auf hormonalem Wege, sondern direkt innervatorisch Einfluß nimmt, in bezug auf die Vorgänge in den nervösen Zentren wird erweisen lassen, muß abgewartet werden. So kann z. B. die Aussparung einzelner zentraler Funktionen von den Hemmungen im Schlaf, wohl dagegen angeführt werden, daß hier ein hormonales oder toxisches Agens allein ausschlaggebend wäre, doch ist damit noch keineswegs eine innervatorische Beeinflussung durch das vegetative System erwiesen." — Die ganze Frage nach der Beziehung der Rinde zum vegetativen System bei Mensch und Tier bedarf noch weiterer eingehender Untersuchungen.

Literatur.

1. Willis, Thomas: Cerebri anatome, cui accessit nervorum descriptio et usus. London 1664. — 2. Legallois, César: Expériences sur le principe de la vie. Paris 1812. — 3. Weber, E. H.: Programm additamenta ad E. H. Weberi tractatum de motu iridis, 1823. (Zit. nach Schopenhauer: Wille in der Natur.) — 4. Brachet: Recherches expérimentales sur les fonctions du système nerveux ganglionaire. Deuxième édit. Paris 1839. — 5. Nasse, Fr.: Untersuchungen zur Physiologie und Pathologie. Bonn 1839. — 6. Marshall Hall.: Abhandlungen über das Nervensystem, übersetzt von Kürschner. Marburg 1840. — 7. Müller, J.: Handbuch der Physiologie des Menschen, 2. Bd. Coblenz 1840. — 8. Budge, J.: Untersuchungen über das Nervensystem. 2. Heft. Frankfurt a. M. 1842. — 9. Flourens, P.: Recherches expérimentales sur les propriétés et les fonctions du système nerveux. II. éd. Paris 1842. — 10. Weber, E.: Muskelbewegung. Wagners Handwörterbuch der Physiologie, Bd. 3, S. 42. 1846. — 11. Domrich, O.: Die psychischen Zustände, ihre organische Vermittlung und ihre Wirkung in Erzeugung körperlicher Krankheiten. Jena 1849. — 12. Brown-Séquard, C.: Exper. Researches applied to Physiol. and Pathol. New York 1853. — 13. Budge, J.: Über die Bewegung der Iris. Braunschweig 1855. — 14. Schiff, M.: Untersuchungen zur Physiologie des Nervensystems. Frankfurt a. M. 1855. — 15. Bernard Claude: Leçons sur la physiologie et la pathologie du système nerveux. Paris 1858. — 16. Budge, J.: Über das Centrum genitospinale des N. sympathicus. Virchows Arch. 15, 115 (1858). — 17. Schiff, M.: Lehrbuch der Physiologie des Menschen. I. Muskel- und Nervenphysiologie, S. 328. 1858. — 18. Brown-Séquard, C.: Course of Lectures on the Physiology and Pathology of the Central Nervous System. Philadelphia 1860. — 19. Bézold, A. v.: Untersuchungen über die Innervation des Herzens. Leipzig 1863. — 20. Goltz, Fr.: Über den Tonus der Gefäße und seine Bedeutung für die Blutbewegung. Virchows Arch. 29, 394 (1864). — 21. Ludwig, C. u. L. Thiry: Über den Einfluß des Halsmarks auf den Blutstrom. Sitzgsber. Akad. Wiss. Wien, Math.-naturwiss. Kl. II 49, 421 (1864). — 22. Eckhard, C.: Experimentelle Physiologie. Gießen 1867. — 23. Salkowski, E.: Über das Budgesche Ciliospinal-Centrum. Z. ration. Med., 3. Reihe, 29, 167 (1867). — 24. Gianuzzi et Masius: Recherches expérimentales sur l'innervation des sphincters de l'ánus et de la vessie. Bull. Acad. Belg. 15 (1868). — 25. Gianuzzi: Della tonicita delli sfinteri dell'ano e della vessica urinaria e del modo col quale si produce. Rivista scientifica I. Siena 1869. — 26. Knoll, Ph.: Beiträge zur Physiologie der Vierhügel. Eckhards Beitr. Anat. u. Physiol. 4 (1869). — 27. Budge, J.: Compendium der Physiologie. Leipzig 1870. — 28. Fritsch, G. u. E. Hitzig: Über die elektrische Erregbarkeit des Großhirns. Arch. Anat., Physiol. u. wiss. Med. 1870, 300. — 29. Dittmar, C.: Ein neuer Beweis für die Reizbarkeit der zentripetalen Fasern des Rückenmarks. Ber. sächs. Ges. Wiss., Math.-physik. Kl. 22, 18 (1871). — 30. Heidenhain, R.: Über die Cyonsche Theorie der zentralen Innervation der Gefäßnerven. Pflügers Arch. 4, 551 (1871). — 31. Owsjannikow, Ph.: Die tonischen und reflektorischen Centren der Gefäßnerven. Ber. sächs. Ges. Wiss., Math.-physik. Kl., Sitzg 6. Mai 1871. — 32. Owsjannikow, Ph. u. S. Tschiriew: Über den Einfluß der reflektorischen Tätigkeit der Gefäßnervencentra auf die Erweiterung der peripherischen Arterien und auf die Sekretion in der Submaxillardrüse. Bull. Acad. imp. Sci. de St. Petersbourg 8 (1872). — 33. Dittmar, C.: Über die Lage des sog. Gefäßzentrums in der Medulla oblongata. Ber. sächs. Ges. Wiss., Math.-physik. Kl., Sitzg 26. Juli 1873. — 34. Grützner, P.: Beiträge zur Physiologie der Speichelsekretion. Pflügers Arch. 7, 522 (1873). — 35. Goltz, Fr. u. A. Freusberg: Über die Funktionen des Lendenmarks des Hundes. Pflügers Arch. 8, 460 (1874). — 36. Hitzig, E.: Untersuchungen über das Gehirn. Zbl. med. Wiss. 1874, 548. — 37. Schlesinger, W.: Über die Centra der Gefäß- und Uterusnerven. Med. Jb. 1 (1874). — 38. Schreiber, J.: Über den Einfluß des Gehirns auf die Körpertemperatur. Pflügers Arch. 8, 576 (1874). — 39. Nussbaum, M.: Über die Lage des Gefäßzentrums. Pflügers Arch. 10, 374 (1875). — 40. Owsjannikow, Ph.: Über einen Unterschied in den reflektorischen Leistungen des verlängerten und des Rückenmarks der Kaninchen. Ber. sächs. Ges. Wiss., Math.-physik. Kl. 26, 457 (1875). — 41. Schiff et Foa: La pupille considérée comme esthéiométre, 1875. — 42. Vulpian, A.: Leçons sur l'appareil vaso-moteur. Paris 1875. — 43. Bochefontaine: Etude expérimentale de l'influence exercée par la faradisation de l'écorce grise du cerveau sur quelques fonctions de la vie organique. Arch. Physiol. norm. et path. 1876, 140. — 44. Eckhard, C.: Über den Verlauf der Nn. erigentes innerhalb des Rückenmarks und des Gehirns. Beitr. Anat. u. Physiol. (12 Bände 1858—1888) 7 (1876). — 45. Eulenburg, A. u. L. Landois: Über die thermischen Wirkungen experimenteller Eingriffe am Nervensystem und ihre Beziehungen zu den Gefäßnerven. Virchows Arch. 68, 245 (1876). — 46. Luchsinger, B.: Neue Versuche zu einer Lehre von der Schweißsekretion; ein Beitrag zur Physiologie der Nervencentra. Pflügers Arch. 14, 369 (1876). — 47. Luchsinger, B.: Weitere Versuche und Betrachtungen zur Lehre von den Nervenzentren. Pflügers Arch. 14, 383 (1876). — 48. Luchsinger, B.: Fortgesetzte Versuche zur Lehre von der Innervation der Gefäße. Pflügers Arch. 14, 391 (1876). — 49. Stricker, S.: Unter-

suchungen über die Gefäßnervenwurzeln des Ischiadicus. Sitzgsber. Akad. Wiss. Wien, Math.naturwiss. Kl. III **74**, 173 (1876). — 50. KABIRSKE, E.: Versuche über spinale Gefäßreflexe. Pflügers Arch. **14**, 518 (1877). — 51. STRICKER, S.: Untersuchungen über die Ausbreitung der tonischen Gefäßnervencentren im Rückenmark des Hundes. Sitzgsber. Akad. Wiss. Wien, Math.-naturwiss. Kl. III, **75**, 136 (1877). — 52. LUCHSINGER, B.: Zur Kenntnis der Funktionen des Rückenmarks. Pflügers Arch. **16**, 510 (1878). — 53. NAWROTZKI, F.: Zur Innervation der Schweißdrüsen. Zbl. med. Wiss. 1878, Nr 1/2. — 54. NAWROTZKI, F.: Weitere Untersuchungen über den Einfluß des Nervensystems auf die Schweißabsonderung. Zbl. med. Wiss. **1878**, Nr 40. — 55. FERRIER, D.: The Functions of the Brain, deutsch von H. OBERSTEINER. Braunschweig 1879. — 56. NAWROTZKI, F.: Über schweißerregende Gifte. Zbl. med. Wiss. **1879**, Nr 15. — 57. OTT, J. and G. WOOD FIELD: A new function of the optic thalami. J. nerv. Dis. **6**, 654 (1879). — 58. ARONSOHN, E.: Der Einfluß des Zuckerstichs auf die Temperaturen des Körperinnern und insbesondere die Lebertemperatur. Dtsch. med. Wschr. **1884 I**, 743. — 59. ARONSOHN, E. u. J. SACHS: Ein Wärmezentrum im Großhirn. Dtsch. med. Wschr. **1884 I**, 823. — 60. BRÜCKE, E.: Vorlesungen über Physiologie, 3. Aufl., Bd. 2. Wien 1884. — 61. KAHLER, O.: Über traumatische Polyurie. Prag. med. Wschr. **1885 I**, 509. — 62. RICHET, CH.: Die Beziehungen des Gehirns zur Körperwärme und zum Fieber. Pflügers Arch. **37**, 624 (1885). — 63. SCHMEICHLER, L.: Klinische Pupillenstudien. Wien. med. Wschr. **1885 II**, 1181. — 64. GASKELL, W. H.: On the structure, distribution and function of the nerves which innervate the visceral and vascular systems. J. of Physiol. **7**, 1 (1886). — 65. GIRARD, H.: Contribution à l'étude de l'influence du cerveau sur la chaleur animale et sur la fièvre. Arch. Physiol. norm. et path. **18 II**, 281 (1886). — 66. KAHLER, O.: Die dauernde Polyurie als cerebrales Herdsymptom. Z. Heilk. **7**, 105 (1886). — 67. STRICKER, S.: Untersuchungen über die Gefäßnervenzentren im Gehirn und Rückenmark. Med. Jb. **82**, 1 (1886). — 68. FRANCOIS-FRANCK: Leçons sur les fonctions motrices du cerveau. Paris 1887. — 69. OTT, J. and W. CARTER: The four cerebral heat-centres. Ther. Gaz. **11**, 592 (1887). — 70. BECHTEREW, W. u. N. MISLAWSKY: Die Hirncentra für die Bewegung der Harnblase. Neur. Zbl. **7**, 505 (1888). — 71. GIRARD, H.: Deuxième contribution à l'étude de l'influence du cerveau sur la chaleur animale et sur la fièvre. Arch. Physiol. norm. et path. **20 I**, 312 (1888). — 72. PAL, J. u. J. BERGGRÜN: Über Zentren der Dünndarm-Innervation. Md. Jb. **84**, 435 (1888). — 73. GASKELL, W. H.: On the relation between the structure, functions, distribution and origin of the cranial nerves, together with a theory of the origin of the nervous system of vertebrata. J. of Physiol. **10**, 153 (1889). — 74. SCHÄFER, E. A.: Experiments on the electrical excitation of the visual area of the cerebral cortex in the monkey. Brain **11**, 1 (1889). — 75. LUCHSINGER, B.: Weitere Versuche und Betrachtungen zur Lehre von den Rückenmarkszentren. Pflügers Arch. **22**, 158 (1890). — 76. MAUTHNER, L.: Zur Pathologie und Physiologie des Schlafes. Wien. med. Wschr. **1890 II**, 962. — 77. MUNK, H.: Über die Funktionen der Großhirnrinde, 2. Aufl. Berlin 1890. — 78. HAAB, O.: Der Hirnrindenreflex der Pupille. Festschrift für NAEGELI und KÖLLIKER. Zürich 1891. — 79. OTT, J.: The function of the tuber cinereum. J. nerv. Dis. **16**, 431 (1891). — 80. BECHTEREW, W. u. J. MEYER: Über die Rindencentra sphincteris ani et vesicae. Neur. Zbl. **12**, 81 (1893). — 81. HEAD, H.: On disturbances of sensation with especial reference to the pain of visceral disease. Brain **16**, 1 (1893). — 82. LIÉBAULT: Streifzüge in das Gebiet der passiven Zustände, des Schlafes und der Träume. Z. Hypnotism. **1**, 129 (1893). — 83. OTT, J.: The relation of the nervous System to Heat Production. J. nerv. Dis. **20**, 773 (1893). — 84. BRAUNSTEIN, E. P.: Zur Lehre von der Innervation der Pupillenbewegung. Wiesbaden 1894. — 85. TROJA, G.: Chirurgische Beiträge zur Lokalisation der Großhirnrinde. Dtsch. med. Wschr. **1894 I**, 103. — 86. TANGL, F.: Zur Kenntnis der „Wärmezentren" beim Pferde. Pflügers Arch. **61**, 559 (1895). — 87. VOGT, O.: Zur Kenntnis des Wesens und der psychologischen Bedeutung des Hypnotismus. Z. Hypnotism. **3**, 277 (1895). — 88. GOLTZ, FR. u. R. R. EWALD: Der Hund mit verkürztem Rückenmark. Pflügers Arch. **63**, 361 (1896). — 89. LANGLEY, J. N. and H. K. ANDERSON: On the innervation of the pelvic and adjoining viscera. J. of Physiol. **18**, 67; **19**, 71; **20**, 372 (1896). — 90. NEUBURGER, M.: Die historische Entwicklung der experimentellen Gehirn- und Rückenmarksphysiologie. Stuttgart 1897. — 91. KARPLUS, J. P.: Über Pupillenstarre im hysterischen Anfalle. Wien. klin. Wschr. **1896 II**. — Jb. Psychiatr. **17**, 1 (1898). — 92. ASCHER, L. u. FR. LÜSCHER: Untersuchungen über die Innervation der Atmung und des Kreislaufs nach unblutiger Ausschaltung zentraler Teile. Z. Biol. **38**, 409 (1899). — 93. BECHTEREW, W.: Über pupillenverengernde und pupillenerweiternde Zentra in dem hinteren Teil der Hemisphärenrinde bei den Affen. Arch. f. Physiol. **1900**, 25. — 94. FÜRTH, O. v.: Zur Kenntnis der brenzcatechinähnlichen Substanz der Nebennieren, III. Z. physik. Chem. **29**, 105 (1900). — 95. SCHLESINGER, H.: Spinale Schweißbahnen und Schweißzentren beim Menschen. KAPOSI-Festschrift Wien 1900. — 96. BAYLISS, W. M.: On the origin from the spinal cord of the vasodilatator fibres of the hind limb and on the nature of these fibres. J. of Physiol. **26**, 173 (1901). — 97. CZYHLARZ, E. u. O. MARBURG: Über cerebrale Blasenstörungen. Jb. Psychiatr. **20**, 134 (1901). — 98. HIGIER, H.: Zur Klinik der Schweißanomalien bei Poliomyelitis anterior (spinale Kinderlähmung) und posterior (Herpes zoster). Dtsch. Z. Nervenheilk. **20**, 426 (1901). — 99. MÜLLER, L. R.: Klinische und experimentelle Studien über die Innervation der Blase, der Mastdarms und des Genitalapparates. Dtsch. Z. Nervenheilk. **21**, 86 (1901). — 100. BAYLISS, W. M.: Further researches on antidromic nerve-impulses. J. of Physiol. **28**, 276 (1902). — 101. FRANKL-HOCHWART, L. v. u. A. FRÖHLICH: Über corticale Innervation der Rectalsphincteren. Jb. Psychiatr. **22**, 76 (1902). — 102. GRIBOEDOV, A.: Über die Rindencentren der Schweißsekretion. Obösrên psichiatr. **7** (1902). Zit. nach BECHTEREW: Die Funktion der Nervencentren. — 103. LEWINSOHN, G.: Über die Beziehungen zwischen Großhirnrinde und Pupillen. Z. Augenheilk. **8**, 518 (1902). — 104. SCHÜLLER, A.: Reizversuche am Nucleus caudatus des Hundes. Pflügers Arch. **91**, 177 (1902). — 105. HOMBURGER, A.: Über Incontinentia vesicae und Lähmungserscheinungen an den Extremitäten bei Erweichungsherden in den subcorticalen Ganglien. Neur. Zbl. **22**, 199 (1903). — 106. LANGLEY, J. N.: Das sympathische und verwandte nervöse System der Wirbeltiere (autonomes nervöses System). Erg. Physiol. II 2 (1903). — 107. ANDERSON, H. K.: Reflex pupil-dilatation by way of the cervical sympathetic nerve. J. of Physiol. **30**, 15 (1904). — 108. ELLIOT, T. R.: On the action of adrenalin. J. of Physiol. **31**, Proc. Physiol. Soc. **20** (1904). — 109. ERDHEIM, J.: Über Hypophysenganggeschwülste und Hirncholesteatome. Sitzgsber. Akad. Wiss. Wien, Math.-naturwiss. Kl. III, **113**, 537 (1904). — 110. EXNER, S.: Zur Kenntnis des zentralen Sehaktes. Z. Psychol. u. Physiol. Sinnesorg. **36**, 194 (1904). — 111. FRANKL-HOCHWART, L. v. u. A. FRÖHLICH: Über die corticale Innervation der Harnblase. Neur. Zbl. **23**, 646 (1904). — 112. WOODWORTH, R. S. and C. S. SHERRINGTON: A Pseudoaffectiv Reflex and its Spinal Path. J. of Physiol. **31**, 234 (1904). — 113. BECHTEREW, W. v.: Der Einfluß der Hirnrinde auf die Tränen-, Schweiß- und Harnabsonderung. Arch. f. Physiol. **1905**, 297. — 114. ARONSOHN, E.: Allgemeine Fieberlehre, Berlin 1906. — 115. DIXON, W. H.: Vagus Inhibition. Brit. med. J. **1906**, 1807. — 116. BAYLISS, W. M.: The Excitation of Vaso-Dilatator Nerve-fibres in Depressor Reflexes. J. of Physiol. **37**, 264 (1908). — 117. BECHTEREW, W. v.: Die Funktionen der Nervencentra, deutsch von WEINBERG. Jena 1908—1911. — 118. REDLICH, E.: Über ein eigenartiges Pupillenphänomen; zugleich ein Beitrag zur Frage der hysterischen Pupillenstarre. Dtsch. med. Wschr. **1908** I, 313. — 119. WINKLER, F.: Die cerebrale Beeinflussung der Schweißsekretion. Pflügers Arch. **125**, 583 (1908). — 120. KARPLUS, J. P. u. A. KREIDL: Gehirn und Sympathicus. 1. Mitt. Pflügers Arch. **129**, 138 (1909). — 121. SHIMA, R.: Über die Erweiterung der Pupille bei Adrenalineinträufelungen in ihrer Abhängigkeit vom Zentralnervensystem. Pflügers Arch. **126**, 269 (1909). — 122. TIGERSTEDT, R.: Die Wärmeökonomie des Körpers. NAGELs Handbuch der Physiologie des Menschen. Braunschweig 1909. — 123. TRENDELENBURG, W. u. O. BUMKE: Experimentelle Untersuchungen über die zentralen Wege der Pupillenfasern des Sympathicus. Klin. Mbl. Augenheilk. **47**, 481 (1909). — 124. CUSHING, H. and E. GOETCH: Concerning the secretion of the infundibular lobe of tho pituitary body and its presence in the cerebrospinal fluid. Amer. J. Physiol. **27**, 60 (1910). — 125. KARPLUS, J. P. u. A. KREIDL: Gehirn und Sympathicus. 2. Mitt. Pflügers Arch. **135**, 401 (1910). — 126. KARPLUS, J. P. u. A. KREIDL: Eine Methode zur Freilegung der Hirnbasis. Z. biol. Techn. u. Method. **2**, 14 (1910). — 127. TRENDELENBURG, W.: Untersuchungen über reizlose vorübergehende Ausschaltung am Zentralnervensystem. II. Mitt. Pflügers Arch. **135**, 469 (1910). — 128. ZAK, E.: Experimentelle und klinische Beobachtungen über Störungen sympathischer Innervationen (Adrenalin-Mydriasis) und über intestinale Glykosurie. Pflügers Arch. **132**, 147 (1910). — 129. BUMKE, O. u. W. TRENDELENBURG: Beiträge zur Kenntnis der Pupillarreflexbahnen. Klin. Mbl. Augenheilk. **49**, 145 (1911). — 130. CANNON, W. and D. DE LA PAZ: Emotional Stimulation of Adrenal Secretion. Amer. J. Physiol. **28**, 64 (1911). — 131. EDINGER, L.: Die Ausführwege der Hypophyse. Arch. mikrosk. Anat. **78**, 496 (1911). — 132. EDINGER, L.: Vorlesungen über den Bau der nervösen Zentralorgane, 8. Aufl. Leipzig 1911. — 133. FREUND, H.: Über das Kochsalzfieber. Arch. exper. Path. **65**, 225 (1911). — 134. JACOB, CHR. u. CL. ONELLI: Vom Tierhirn zum Menschenhirn, I. Teil. München 1911. — 135. KARPLUS, J. P. u. A. KREIDL: Gehirn und Sympathicus. 3. Mitt. Pflügers Arch. **143**, 109 (1911). — 136. LUCIANI, L.: Physiologie des Menschen, 4. Bd (übersetzt von BAGLIONI und WINTERSTEIN). Jena 1911. — 137. MORAWSKI, J.: Die Durchtrennung des Hypophysenstieles beim Affen. Z. Neur. **7**, 207 (1911). — 138. RAMON Y CAJAL, S.: Histologie du syst. nerv. Paris 1911. — 139. SACHS, E.: On the Relation of the Optic Thalamus to Respiration, Circulation, Temperature and the Spleen. J. of exper. Med. **14**, 408 (1911). — 140. SCHÖNBORN, E. v.: Untersuchungen über den nervösen Mechanismus der Wärmeregulation. Z. Biol. **56**, 209 (1911). — 141. STRUSBERG, H.: Über Störungen der Gefäßreflexe bei Querschnittserkrankungen des Rückenmarks. Dtsch. Arch. klin. Med. **104**, 262 (1911). — 142. ASCHNER, B.: Über die Funktion der Hypophyse. Pflügers Arch. **146**, 1 (1912). — 143. BARBOUR, H.: Die Wirkung unmittelbarer Erwärmung und Abkühlung der Wärmezentra auf die Körpertemperatur. Arch. f. exper. Path. **70**, 1 (1912). — 144. FREUND, H. u. R. STRASSMANN: Zur Kenntnis des nervösen Mechanismus der Wärmeregulation. Arch. f. exper. Path. **69**, 12 (1912). — 145. FREUND, H. u. E. GRAFE: Untersuchungen über den nervösen Mechanismus der Wärmeregulation. Arch. f. exper. Path. **70**, 135 (1912). — 146. Isenschmid, R. u. L. Krehl: Über den Einfluß des Gehirns auf die Wärmeregulation. Arch. f. exper. Path. **70**, 109 (1912). — 147. Jacoby, C. u. C. Römer: Beitrag zur Erklärung der Wärmestichhyperthermie. Arch. f. exper. Path. **70**, 149 (1912). — 148. Karplus, J. P. u. A. Kreidl: Über die Bahn des Pupillarreflexes. Pflügers Arch. **149**, 115 (1912). — 149. Lichtenstern, R.: Über die zentrale Blaseninnervation, ein Beitrag zur Physiologie des Zwischenhirns. Wien. klin. Wschr. **1912 II**, 1248. — 150. Müller, L. R. u. W. Dahl: Die Innervierung der männlichen Geschlechtsorgane. Dtsch. Arch. klin. Med. **107**, 113 (1912). — 151. Trömner, E.: Das Problem des Schlafes. Wiesbaden 1912. — 152. Citron, J. u. E. Leschke: Über den Einfluß der Ausschaltung des Zwischenhirns auf das infektiöse und nichtinfektiöse Fieber. Z. exper. Path. **14**, 379 (1913). — 153. Demoor, J.: Le mécanisme de la sécrétion salivaire. Arch. internat. Physiol. **13**, 187 (1913). — 154. Freund, H.: Über das Wärmestichfieber als Ausdruck des Wärmeregulationsvermögens. Arch. f. exper. Path. **72**, 304 (1913). — 155. Jungmann, P. u. E. Meyer: Experimentelle Untersuchungen über die Abhängigkeit der Nierenfunktion vom Nervensystem. Arch. f. exper. Path. **73**, 49 (1913). — 156. Leschke, E.: Über den Einfluß des Zwischenhirns auf die Wärmeregulation. Z. exper. Path. u. Ther. **14**, 167 (1913). — 157. Meyer, H.: Theorie des Fiebers und seiner Behandlung. Verh. dtsch. Kongr. inn. Med. Wiesbaden **30** (1913). — 158. Michaelis, E.: Zur Frage des intermediären Purinstoffwechsels. 2. Mitt. Über den Harnsäurestich. Z. exper. Path. u. Ther. **14**, 255 (1913). — 159. Müller, L. R. u. W. Glaser: Über die Innervation der Gefäße. Dtsch. Z. Nervenheilk. **46**, 325 (1913). — 160. Schrottenbach, H.: Das Verhalten der psycho-physiologischen Blutverschiebungen bei Läsionen der Thalamusgegend. Verh. Ges. Naturforsch. u. Ärzte, Sept. **1913**, 649. — 161. Camus, J. et G. Roussy: Hypophysectomie et glycosurie experimentales. C. r. Soc. Biol. Paris **76**, 299 (1914). — 162. Camus, J. et G. Roussy: Localisation anatomique à la base du cerveau des lésions qui provoquent la polyurie chez le chien. C. r. Soc. Biol. Paris **75**, 37; **76**, 877 (1914). — 163. Isenschmid, R. u. W. Schnitzler: Beitrag zur Lokalisation des der Wärmeregulation vorstehenden Zentralapparates im Zwischenhirn. Arch. f. exper. Path. **76**, 202 (1914). — 164. Karplus, J. P. u. A. Kreidl: Über Totalexstirpationen einer und beider Großhirnhemisphären am Affen. Arch. f. Physiol. **1914**, 155. — 165. Schrottenbach, H.: Beiträge zur Kenntnis der Übertragung vaso-vegetativer Funktionen im Zwischenhirn. I. und II. Mitt. Z. Neur. **23**, 431, 497 (1914). — 166. Bikeles, G. u. J. Gerstmann: Über die vermehrte Schweißabsonderung auf der gelähmten Seite (nach Pilocarpininjektion) bei corticalen Läsionen. Neur. Zbl. **1915**, 770. — 167. Cow, D.: On Pituitary Secretion. J. of Physiol. **49**, 367 (1915). — 168. Dieden, H.: Klinische und experimentelle Studien über die Innervation der Schweißdrüsen. Dtsch. Arch. klin. Med. **117**, 180 (1915). — 169. Hashimoto, M.: Fieberstudien, I. u. II. Mitt. Arch. f. exper. Path. **78**, 370, 394 (1915). — 170. Biedl, A.: Innere Sekretion, 3. Aufl., 2. Teil. Wien **1916**. — 171. Karplus, J. P.: Über Störungen der Schweißsekretion bei Verwundungen des Nervensystems. Wien. klin. Wschr. **29**, 969 (1916). — Jb. Psychiatr. **37**, 132 (1916). — 172. Miller, F. R. and J. T. Bowman: The Cardio-inhibitory Center. Amer. J. Physiol. **39**, 149 (1916). — 173. Porter, W. T. and A. H. Turner: Further Evidence of a Vasotonic and a Vasoreflex Mechanism. Amer. J. Physiol. **39**, 236 (1916). — 174. Ranson, S. W. and P. R. Billingsley: Vasomotor Reactions from Stimulation of the Floor of the Forth Ventricle. Amer. J. Physiol. **41**, 85 (1916). — 175. Schrottenbach, H.: Beiträge zur Kenntnis der Übertragung vasovegetativer Funktionen im Zwischenhirn. III. u. IV. Mitt. Z. Neur. **33**, 207, 229 (1916). — 176. Economo, C. v.: Die Encephalitis lethargica. Jb. Psychiatr. **38**, 253 (1917). — 177. Freund, H. u. E. Grafe: Über die Beeinflussung des Gesamtstoffwechsels und des Eiweißumsatzes beim Warmblüter durch operative Eingriffe am Zentralnervensystem. Pflügers Arch. **168**, 1 (1917). — 178. Freund, H. u. E. Grafe: Über das Verhalten von Gesamtstoffwechsel und Eiweißumsatz bei infizierten Tieren ohne Wärmeregulation. Dtsch. Arch. klin. Med. **121**, 59 (1917). — 179. Head, H. and G. Riddoch: The automatic Bladder, excessive Sweating and some other Reflex Conditions in gross Injuries of the Spinal Cord. Brain **40**, 188 (1917). — 180. Sachs, E. and P. Green: Further Observations on Cerebral Heat Centres. Amer. J. Physiol. **42**, 603 (1917). — 181. Karplus, J. P. u. A. Kreidl: Gehirn und Sympathicus. 4. Mitt. Pflügers Arch. **171**, 192 (1918). — 182. Leschke, E. u. E. Schneider: Über den Einfluß des Zwischenhirns auf den Stoffwechsel. Z. exper. Path. **19**, 58 (1918). — 183. Müller, L. R.: Die Blaseninnervation. Dtsch. Arch. klin. Med. **128**, 81 (1918). — 184. Allers, R.: Nervensystem und Stoffwechsel. Z. Neur. **19**, 209, 321 (1920). — 185. Brugsch, Th., K. Dresel u. F. Lewy: Beiträge zur Stoffwechselneurologie. I. Mitt. Z. exper. Path. **21**, 358 (1920). — 186. Krause, F.: Eigene hirnphysiologische Erfahrungen aus dem Felde. Arch. klin. Chir. **114**, 443 (1920). — 187. Leschke, E.: Zur klinischen Pathologie des Zwischenhirns. Dtsch. med. Wschr. **1920 II**, 959. — Z. klin. Med. **87**, 201 (1919). — 188. André-Thomas: Le reflexe pilomoteur. Paris 1921. — 189. Bailey, P. and F. Bremer: Experimental Diabetes Insipidus. Arch. int. Med. **28**, 773 (1921). — 190. Cannon, W. B. and D. Rapport: Studies on the Conditions of Activity in Endocrine

Glands. Amer. J. Physiol. **58**, 308 (1921). — 191. DRESEL, K. u. F. LEWY: Die zerebralen Veränderungen beim Diabetes mellitus und die Pathophysiologie der Zuckerregulation. Berl. klin. Wschr. **1921** I, 614. — 192. DRESEL, K. u. H. ULLMANN: Zur Frage der nervösen Beeinflussung des Purinstoffwechsels. Z. exper. Med. **24**, 214 (1921). — 193. GLEY, E. et A. QUINQUAUD: Variations de l'action vaso-motrice du nerf grand splanchnique suivant diverses espèces animales. J. Physiol. et Path. gén. **19**, 355 (1921). — 194. KARPLUS, J. P.: Variabilität und Vererbung am Zentralnervensystem, 2. Aufl. Wien 1921. — 195. LOEWI, O.: Über humorale Übertragbarkeit der Herznervenwirkung. Pflügers Arch. **189**, 239 (1921). — 196. ROGERS, F. T.: Studies on the Brain Stem IV. On the Relation of the Cerebral Hemispheres and Thalamus to Arterial Blood Pressure. Amer. J. Physiol. **54**, 355 (1921). — 197. TOURNADE, A. et M. CHABROLE: Dissociation expérimentale des effets vaso-constricteurs et adrénalino-secréteurs de l'excitation splanchnique. C. r. Soc. Biol. Paris **85**, 651 (1921). — 198. VEIL, W.: Die Beziehungen der experimentellen Polyurie durch Piqûre zum Diabetes insipidus. Verh. dtsch. Kongr. inn. Med. **32**, 134 (1921). — 199. DRESEL, K. u. F. LEWY: Die Zuckerregulation bei Paralysis agitans-Kranken. Z. exper. Med. **26**, 95 (1922). — 200. FREUND, H. u. E. GRAFE: Über die Beeinflussung des Gesamtstoffwechsels und des Eiweißumsatzes beim Warmblüter durch operative Eingriffe am Zentralnervensystem. Arch. f. exper. Path. **93**, 285 (1922). — 201. GLEY, E. et A. QUINQUAUD: Nouvelles recherches sur l'action vaso-motrice du nerf grand splanchnique chez quelques Mammifères (Ongulés et Rongeurs). J. Physiol. et Path. gén. **20**, 193 (1922); auch C. r. Soc. Biol. Paris **88**, 1174 (1923). — 202. HARA, Y.: Der galvanische Hautreflex bei Katzen und Hunden (sog. psychogalvanischer Reflex). Pflügers Arch. **195**, 288 (1922). — 203. KURÉ, K., T. SHINOSAKI, M. KISHIMOTO, M. SATO, N. HOSHINO u. Y. TSUKYI: Die doppelte tonische und trophische Innervation der willkürlichen Muskeln. Z. exper. Med. **28**, 244 (1922). — 204. LANGLEY, J. N.: Das autonome Nervensystem, I. Teil. Übersetzt von E. SCHILF. Berlin 1922. — 205. LÄWEN, A.: Über segmentäre Schmerzaufhebung durch paravertebrale Novokaininjektion zur Differentialdiagnose intra-abdominaler Erkrankungen. Münch. med. Wschr. **1922** II, 1423. — 206. LOEWI, O.: Über humorale Übertragbarkeit der Herznervenwirkung. Pflügers Arch. **193**, 201 (1922). — 207. SCHILF, E. u. A. SCHUBERTH: Über das sog. psychogalvanische Reflexphänomen beim Frosch und seine Beziehung zum vegetativen Nervensystem. Pflügers Arch. **195**, 75 (1922). — 208. SCHILF, E. u. J. MANDUR: Zur Frage der Hemmungsinnervation der Schweißdrüsen. Pflügers Arch. **196**, 345. (1922). — 209. SPEIDEL, C. C.: Further comparative Studies in other Fishes of Cells that are Homologous to the Large Irregular Glandular Cells in the Spinal Cord of the Skates. J. comp. Neurol. **34**, 303 (1922). — 210. BÖWING, H.: Zur Pathologie der vegetativen Funktionen der Haut. Dtsch. Z. Nervenheilk. **76**, 71, 303 (1923). — 211. BYRNE, J. and W. EINTHOVEN: Functions of the Cervical Sympathetic as manifested by its Action Currents. Amer. J. Physiol. **65**, 350 (1923). — 212. DIXON, W.: Pituitary secretion. J. of Physiol. **57**, 129 (1923). — 213. DRESEL, K.: Experimentelle Untersuchungen zur Anatomie und Physiologie des peripheren und zentralen vegetativen Nervensystems. Z. exper. Med. **37**, 373 (1923). — 214. EBBECKE, U.: Gefäßreaktionen. Erg. Physiol. **23**, 401 (1923). — 215. FILIMONOFF, J.: Zur Lehre über die Verteilung der Störungen der Schweißabsonderung bei organischen Erkrankungen des Nervensystems. Z. Neur. **86**, 182 (1923). — 216. KAPPIS, M. u. F. GERLACH: Die differentialdiagnostische Bedeutung der paravertebralen Novocaineinspritzung. Med. Klin. **1923** II, 1186. — 217. KARPLUS, J. P.: Physiologie des Kleinhirns. Handbuch der Neurologie des Ohres von ALEXANDER-MARBURG, Bd. 1, S. 673. 1923. — 218. LEWY, F. H.: Die Lehre vom Tonus und der Bewegung. Berlin 1923. — 219. TOENISSEN, E.: Die Bedeutung des vegetativen Nervensystems für die Wärmeregulation und den Stoffwechsel. Erg. inn. Med. **23**, 141 (1923). — 220. VEIL, W.: Physiologie und Pathologie des Wasserhaushaltes. Erg. inn. Med. **23**, 648 (1923). — 221. BAYLISS, W. M.: Principles of General Physiology, 4. Aufl. London 1924. — 222. BEHR, C.: Die Lehre von den Pupillenbewegungen. Berlin 1924. — 223. BRINKMAN, R. u. M. RUITER: Die humorale Übertragung der neurogenen Skeletmuskelerregung auf den Darm. Pflügers Arch. **204**, 766 (1924). — 224. DENNIG, H.: Die Bahn des psychogalvanischen Reflexes im Zentralnervensystem. Z. Neur. **92**, 373 (1924). — 225. GUTOWSKI, B.: Corps activs du cerveau. C. r. Soc. Biol. Paris **90**, 1471 (1924). — 226. KARPLUS, J. P. u. A. KREIDL: Gehirn und Sympathicus, 5. Mitt. Pflügers Arch. **203**, 533 (1924). — 227. LANGLEY, J. N.: Vaso-motor Centres. Part III. Spinal vascular (and other automatic) reflexes and the effect of strychnine on them. J. of Physiol. **59**, 231 (1924). — 228. LOEWI, O. u. E. NAVRATIL: Über die humorale Übertragbarkeit der Herznervenwirkung. Pflügers Arch. **206**, 123 (1924). — 229. SCOTT, J. M. D. and FR. ROBERTS: Localisation of the Vaso-Motor Centre. J. of Physiol. **58**, 168 (1924). — 230. SPIEGEL, E. u. S. SAITO: Über die hormonale Erregbarkeit vegetativer Zentren. Arb. neur. Inst. Wien. **25**, 247 (1924). — 231. TRENDELENBURG, P.: Die Sekretion des Hypophysenhinterlappens in die Cerebrospinalflüssigkeit. Klin. Wschr. **1924** I, 277. — 232. HESS, W. R.: Über die Wechselbeziehungen zwischen psychischen und vegetativen Funktionen. Zürich 1925. — 233. HOUSSAY, B. et E. MOLINELLI: Centre adrénalino-sécréteur hypothalamique. C. r. Soc. Biol. Buenos-Aires

93, 1454 (1925). — 234. Läwen, A.: Weitere Beiträge zur Lokalanästhesie und zur Paravertebralanästhesie für diagnostische und operative Zwecke. Münch. med. Wschr. **1925 II**, 1449. — 235. Meyer, H. u. R. Gottlieb: Die experimentelle Pharmakologie als Grundlage der Arzneibehandlung. 7. Aufl. Wien 1925. — 236. Miura, J.: Über den Gehalt der Cerebrospinalflüssigkeit an Hypophysenhinterlappensekret. Pflügers Arch. **207**, 76 (1925). — 237. Sachs, E. and M. Macdonald: Blood Sugar Studies in Experimental Pituitary and Hypothalamic Lesions. Arch. of Neur. **13**, 335 (1925). — 238. Schiff, A.: Zwischenhirn-Hypophysensystem und vegetative Störungen. Wien. klin. Wschr. **1925 I**, Beil. zu H. 14. — 239. Scott, J. M. D.: The Part played by the Ala cinerea in Vasomotor Reflexes. J. of Physiol. **59**, 443 (1925). — 240. Sherrington, C. S.: Remarks on some Aspects of Reflex Inhibition. Proc. roy. Soc. Lond. B **97**, 519 (1925). — 241. Spiegel, E. u. D. Démétriades: Beiträge zum Studium des vegetativen Nervensystems. VII. Mitt. Der zentrale Mechanismus der vestibulären Blutdrucksenkung und ihre Bedeutung für die Entstehung des Labyrinthschwindels. Pflügers Arch. **205**, 328 (1925). — 242. Spiegel, E. u. J. MacPherson: Die spinale Blasenbahn. Pflügers Arch. **208**, 570 (1925). — 243. Economo, C. v.: Die Pathologie des Schlafes. Handbuch der normalen und pathologischen Physiologie, Bd. 17, correl. III. Berlin 1926. — 244. Isenschmid, R.: Physiologie der Wärmeregulation. Handbuch der normalen und pathologischen Physiologie, Bd. 17, correl. III. Berlin 1926. — 245. Leimdörfer, A.: Über die Wirkung intralumbal eingeführter Hypophysenpräparate auf den Blutdruck. Arch. f. exper. Path. **118**, 253 (1926). — 246. Lewy, F. u. T. Shinosaki: Die Bedeutung des Kleinhirnwurms für den Blutzuckerspiegel. Klin. Wschr. **1926 II**, 2312. — 247. Marburg, O.: Schlaftheorien und Hirnrindenfunktion. Wien. klin. Wschr. **1926 II**, 1076. — 248. Mehes, J.: Studien über den Angriffspunkt von Schlafmitteln. Wien. klin. Wschr. **1926 I**, 962. — 249. Molitor, H. u. E. Pick: Über zentrale Regulation des Wasserwechsels. I. u. II. Mitt. Arch. f. exper. Path. **107**, 180, 185 (1926). — 250. Pötzl, O.: Schlafzentrum und Träume. Med. Klin. **1926 II**, 1845. — 251. Raab, W.: Das hormonal-nervöse Regulationssystem des Fettstoffwechsels. Z. exper. Med. **49**, 179 (1926). — 252. Raab, W.: Wärmeregulation und Fettstoffwechsel. Z. exper. Med. **53**, 317 (1926). — 253. Schilf, E.: Das autonome Nervensystem. Leipzig 1926. — 254. Schürmeyer, A.: Über die Innervation der Pars intermedia der Hypophyse der Amphibien. Klin. Wschr. **1926 II**, 2311. — 255. Trendelenburg, P.: Weitere Versuche über den Gehalt des Liquor cerebrospinalis an wirksamen Substanzen des Hypophysenhinterlappens. Arch. f. exper. Path. **114**, 255 (1926). — 256. Trendelenburg, P.: Pharmakologie und Physiologie des Hypophysenhinterlappens. Erg. Physiol. **25**, 364 (1926). — 257. Westphal, A.: Dystrophia musculorum progressiva und extrapyramidaler Symptomenkomplex. Klin. Wschr. **1926 II**, 1404. — 258. Bauer, J.: Innere Sekretion. Berlin 1927. — 259. Demole, V.: Pharmacodynamie et centres du sommeil. Revue neur. **34**, 850 (1927). — 260. Einthoven, Hoogerwerf, Karplus u. Kreidl: Gehirn und Sympathicus. 6. Mitt. Pflügers Arch. **215**, 443 (1927). — 261. Fleischhacker, H.: Die trophischen Einflüsse des Nervensystems. Handbuch der normalen und pathologischen Physiologie, Bd. 10. Berlin 1927. — 262. Foerster, O.: Die Leitungsbahn des Schmerzgefühls und die chirurgische Behandlung der Schmerzzustände. Berlin und Wien 1927. — 263. Jarkowski, J.: Diskussionsbemerkung zu Lhermitte und Tournay. Revue neur. **34 I**, 862 (1927). — 264. Karplus, J. P.: Trophische, vasomotorische und sekretorische Störungen. Wien. med. Wschr. **77**, 279, 322 (1927). — 265. Karplus, J. P. u. A. Kreidl: Gehirn und Sympathicus. 7. Mitt. Pflügers Arch. **215**, 667 (1927). — 266. Kuré, K.: Über die Pathogenese der Dystrophia musculorum progressiva. Klin. Wschr. **6**, 691 (1927). — 267. Lhermitte, J. et Cl. Tournay: Rapport sur le sommeil normal et pathologique. Revue neur. **34**, I, 751 (1927). — 268. Marburg, O.: Zur Frage der Lipodystrophia progressiva. Arb. neur. Inst. Wien **30** (1927). — 269. Mehes, J. u. H. Molitor: Zur Lokalisation des Diuresezentrums. Arch. f. exper. Path. **127**, 319 (1927). — 270. Molitor, H. u. E. Pick: Über zentrale Regulation des Wasserwechsels. Biochem. Z. **186**, 130 (1927). — 271. Müller, L. R., R. Greving, O. Gagel: Über die zentrale Innervation der inneren Organe. Verh. dtsch. Kongr. inn. Med. **39** (1927). — 272. Spiegel, E. u. Ch. Inaba: Zur zentralen Lokalisation von Störungen des Wachzustandes. Z. exper. Med. **55**, 164 (1927). — 273. Spiegel, E.: Bemerkungen zur Theorie des Bewußtseins und zum Schlafproblem. Z. exper. Med. **55**, 183 (1927). — 274. Spiegel, E.: Der Tonus der Skeletmuskulatur. Berlin 1927. — 275. D'Antona, S.: Per la conoscenza delle funzioni termo- e glicoregolatrici del corpo striato. Riv. Neur. **2**, 1 (1928). — 276. Cannon, W.: Die Notfallsfunktionen des sympathico-adrenalen Systems. Erg. Physiol. **27**, 380 (1928). — 277. Falta, W.: Die Erkrankungen der Blutdrüsen, 2. Aufl. Berlin 1928. — 278. Foerster, O.: Über die Vasodilatatoren in den peripheren Nerven und hinteren Rückenmarkswurzeln beim Menschen. Verh. Ges. dtsch. Nervenärzte **18**, 251 (1928). — 279. Gamper, E.: Schlaf-Delirium tremens — Korsakowsches Syndrom. Zbl. Neur. **51**, 236 (1928). — 280. Greving, R.: Das Zwischenhirn-Hypophysensystem. Klin. Wschr. **1928 I**, 734. — 281. Hess, W. R.: Hirnreizversuche über den Mechanismus des Schlafes. Zbl. Neur. **51**, 232 (1928). — 282. Hoff, H. und P. Wermer: Untersuchungen über die Sekretion des Pituitrins unter dem Einfluß harntreibender Mittel. Arch. f. exper. Path. **133**, 84 (1928). — 283. HOFF, H. u. P. WERMER: Über psychische Beeinflussung der Tätigkeit des Hypophysenhinterlappens. Arch. f. exper. Path. **133**, 97 (1928). — 284. KARPLUS, J. P.: Die Physiologie der vegetativen Zentren. Ref. Verh. Ges. dtsch. Nervenärzte **18**, 105 (1928). — 285. KARPLUS, J. P. u. A. KREIDL: Gehirn und Sympathicus. 8. Mitt. Pflügers Arch. **219**, 613 (1928). — 286. KLEIST, K.: Schlafstörungen bei Herderkrankungen des Gehirns. Zbl. Neur. **51**, 235 (1928). — 287. KOSTER, S.: Experimenteller Beitrag zur Kenntnis der Hypophysenfunktion. Z. exper. Med. **60**, 135 (1928). — 288. KURÉ, K.: Die histologische Darstellung der parasympathischen Fasern in den hinteren Rückenmarkswurzeln der Lumbalsegmente. Pflügers Arch. **218**, 573 (1928). — 289. LEWY, F. H.: Reizversuche zur zentralen Pupilleninnervation. Verh. Ges. Nervenärzte. Leipzig 1928. — 290. MÜLLER, FR.: Anatomy of the Brain from a Clinical Point of View. Amer. J. med. Sci. **175**, 1 (1928). — 291. PERKINS, E. B.: Colour Changes in Crustaceans, Specially in Palaemonetes. J. exper. Zool. **50**, 71. — 292. PETTE, H.: Zur Anatomie und Pathologie der Schlafregulationszentren. Zbl. Neur. **51**, 234 (1928). — 293. PETTE, H.: Zur Klinik und zur Anatomie der Schlafregulationszentren. Dtsch. Z. Nervenheilk. **105**, 250 (1928). — 294. PICK, E. P.: Pharmakologie des vegetativen Nervensystems. Dtsch. Z. Nervenheilk. **106**, 238 (1928). — 295. SPIEGEL, E.: Die Zentren des autonomen Nervensystems. Berlin 1928. — 296. SPIEGEL, E. u. J. YASKIN: Untersuchungen am zentralen Vasomotoren-Apparat. Z. exper. Med. **63**, 505 (1928). — 297. SPIEGEL, E.: Experimentelle Neurologie, I. Teil. Berlin 1928. — 298. STÖHR, PH.: Mikroskopische Anatomie des vegetativen Nervensystems. Berlin 1928. — 299. STROSS, W.: Weitere Mitteilungen über die pharmakologische Beeinflussung des Vasomotorenzentrums (Vhdlg.) Arch. f. exper. Path. **128**, 139 (1928). — 300. TRENDELENBURG, P.: Anteil der Hypophyse und des Hypothalamus am experimentellen Diabetes insipidus. Klin. Wschr. **1928 II**, 1679. — 301. TRÖMNER, E.: Schlaffunktion und Schlaforgan. Zbl. Neur. **51**, 230 (1928). — 302. WANG, G. and C. RICHTER: Action Currents from the Pad of the Cat's Foot produced by Stimulation of the Tuber Cinereum. Chinese J. Physiol. **2**, 279 (1928). — 303. WEISS, P.: Erregungsspezifität und Erregungsresonanz. Erg. Biol. **3**, 1 (1928). — 304. BERGGREEN, STURE u. MOBERG: Experimentelle Untersuchungen zum Problem des Schlafes. Acta psychiatr. (Københ.) **4**, 1 (1929). — 305. CAMERON, G. R.: Die Beziehungen der Pars tuberalis hypophysis zum Hypophysenapparat. Jena 1929. — 306. ECONOMO, C. v.: Schlaftheorie. Erg. Physiol. **28 I**, 312 (1929). — 307. FEE, A. R. and A. S. PARKES: Studies on Ovulation. I. The Relation of the anterior Pituitary Body to Ovulation in the Rabbit. J. of Physiol. **67**, 383 (1929). — 308. FULTON, J. and F. INGRAHAM: Emotional Disturbances following experimental Lesions of the Base of the Brain (pre-chiasmal). Proc. physiol. Soc. 27. April 1929. J. of Physiol. **67** (1929). — 309. HABERLANDT, L.: Über einen Erregungsstoff im Zentralnervensystem. Münch. med. Wschr. **1929 II**, 1240. — 310. HASAMA, B.: Pharmakologische und physiologische Studien über die Schweißzentren. I. Mitt. Fol. jap. pharmacol. **8**, 8 (1929). — 311. HASAMA, B.: Pharmakologische und physiologische Studien über die Schweißzentren. II. Mitt. Arch. f. exper. Path. **146**, 129 (1929). — 312. HERZFELD, E., K. KERNER, R. KRÜGER u. P. LICHIE: Studien über die augensympathischen Symptome nach Balkenreizung. Z. exper. Med. **67**, 567 (1929). — 313. HESS, W. R.: Lokalisatorische Ergebnisse der Hirnreizversuche mit Schlafeffekt. Zbl. Neur. **54**, 325 (1929). — 314. HEYMANS, C.: Über die Physiologie und Pharmakologie des Herz-Vagus-Zentrums. Erg. Physiol. **28**, 244 (1929). — 315. HILLER, F.: Über die nervöse Regulation des Blutzuckers von der Medulla oblongata aus. Verh. dtsch. Ges. inn. Med. **41**, 179 (1929). — 316. HILLER, F. and A. TANNENBAUM: The Nervous Regulation of Sugar Metabolism. I. Experimental Studies. Arch. of Neur. **22**, 901 (1929). — 317. HILLER, F. and R. GRINKER: The Nervous Regulation of Sugar Metabolism. II. Experimental Studies. Arch. of Neur. **22**, 919 (1929). — 318. KRAUSE: Diskussionsbemerkungen zu HILLERs Vortrag. Verh. dtsch. Ges. inn. Med. **41**, 179 (1929). — 319. LESCHKE, E. u. B. FINKELSTEIN: Der Einfluß des vegetativen Nervensystems auf die Permeabilität und Zuckerzehrung der Zellen. Z. exper. Med. **68**, 270 (1929). — 320. MARBURG, O.: Aussprache zu Berichten über das vegetative Nervensystem. Verh. Ges. dtsch. Nervenärzte **18**, 208 (1929). — 321. MÜLLER, L. R.: Über die Gegensätzlichkeit in der Lebensinnervation. Verh. Ges. dtsch. Nervenärzte **19**, 220 (1929). — 322. MÜLLER, L. R. u. O. GAGEL: Über den Bau und die Leistungen des Lebensknotens (Noeud vital Flourens). Verh. dtsch. Ges. inn. Med. 41. Kongr. **1929**, 167. — 323. SHINOSAKI, T.: Reizversuche zur zentralen Pupilleninnervation am Corpus Luysi. Z. exper. Med. **66**, 171 (1929). — 324. SPIEGEL, E.: Anatomie und Physiologie der Hypophyse, besonders ihrer Beziehungen zum Tuber cinereum. Med. Klin. **1929 II**, 1224. — 325. SPIEGEL, E. u. K. TAKANO: Zur Analyse der vom Streifenhügel erhaltenen Reizwirkungen. Z. Neur. **118**, 419 (1929). — 326. STEINACH, E.: Ein Reizstoff des Zentralorgans und die zentrale Funktion. Med. Klin. **25**, 1221 (1929). — 327. WANG, G., J. PAN and T. LU: The galvanic skin reflex in normal, thalamic, decerebrated and spinal cats under anaesthesia. Chinese J. of Physiol. **3**, 109 (1929). — 328. BEATTIE, J., G. R. BROW and C. LOSY: Physiological and Anatomical Evidence for the Existence of Nerve Tracts Connecting the Hypothalamus with Spinal Sympathetic

Centres. Proc. roy. Soc. Lond. B. **106**, 253 (1930). — 329. Brüning, F.: Die chirurgische Behandlung der Erkrankungen der vegetativen Nerven. Therapie der Erkrankungen des vegetativen Nervensystems. Dresden und Leipzig 1930. — 330. Cushing, H.: On Neurohypophysal Mechanisms from a Clinical Standpoint. Lancet **1930 I**, 175. — 331. Economo, C. v.: Buchbesprechung (Salmon). Wien. klin. Wschr. **1930 II**, 1580. — 332. Giersberg, H.: Der Farbwechsel der Tiere. Forschgn u. Fortschr. **6**, 450 (1930). — 333. Grünthal, E.: Vergleichend-anatomische und entwicklungsgeschichtliche Untersuchungen über die Zentren des Hypothalamus der Säuger und des Menschen. Arch. f. Psychiatr. **90**, 216 (1930). — 334. Grünthal, E.: Das Problem der Lokalisierung im Hypothalamus. Fortschr. Neur. **2**, 507 (1930). — 335. Hasama, B.: Pharmakologische und physiologische Studien über die Schweißzentren. III. Mitt. Arch. f. exper. Path. **153**, 257 (1930). — 336. Hasama, B.: Pharmakologische und physiologische Studien über die Schweißzentren. IV. Mitt. Arch. f. exper. Path. **153**, 291 (1930). — 337. Hess, L. u. J. Faltitschek: Zur Physiologie der vegetativen Zentren. Wien. klin. Wschr. **1930 I**, 488. — 338. Hess, W. R.: Die Regulierung des Blutkreislaufes. Leipzig 1930. — 339. Holländer, A. u. E. Spiegel: Über die Blutdruckwirkung von Extrakten aus dem Plexus chorioideus. Pflügers Arch. **224**, 386 (1930). — 340. Karplus, J. P.: Über die Empfindlichkeit des Hypothalamus. Wien. klin. Wschr. **1930 I**, 622. — 341. Karplus, J. P. u. O. Peczenik: Über die Beeinflussung der Hypophysentätigkeit durch die Erregung des Hypothalamus. Pflügers Arch. **225**, 654 (1930). — 342. Koller, G. u. E. Meyer: Versuche über den Wirkungsbereich von Farbwechselhormonen. Biol. Zbl. **50**, 759 (1930). — 343. Langworthy, O. and C. Richter: The Influence of Efferent Cerebral Pathways upon the Sympathetic Nervous System. Brain **53**, 178 (1930). — 344. Leimdörfer, A.: Über die Einwirkung von Hirnextrakten auf den Blutdruck. Wien. klin. Wschr. **1930 II**, 1336. — 345. Meyer, E.: Über die Mitwirkung von Hormonen beim Farbwechsel der Fische. Forschgn u. Fortschr. **6**, 379 (1930). — 346. Olivet, J.: Die diuretischen Hormone des Gehirns. Münch. med. Wschr. **1930 I**, 58. — 347. Popow, N., A. Kudrjawcew, F. Gubarew u. W. Romanowskaja: Zur Frage über den Einfluß des Zentralnervensystems auf Ernährungsprozesse. Pflügers Arch. **226**, 377 (1930). — 348. Poppi, U.: Struttura e funzione delle cellule del Tuber cinereum. Riv. Pat. nerv. **36**, 397 (1930). — 349. Reynolds, R. u. E. Spiegel: Über die Wirkung von Stichverletzungen des Corpus striatum und seiner Nachbarschaft auf die Diurese. Z. exper. Med. **70**, 504 (1930). — 350. Richter, C.: Experimental Diabetes insipidus. Brain **53**, 76 (1930). — 351. Richter, C.: Galvanic Skin Reflex from Animals with Complete Transsection of the Spinal Cord. Amer. J. Physiol. **93**, 468 (1930). — 352. Cannon, W. B. and Z. M. Bacqu: A Hormone Produced by Sympathetic Action on Smooth Muscle. Amer. J. Physiol. **96**, 392 (1931). — 353. Cushing, H.: The Posterior Pituitary Hormons and the Parasympathetic Nervous System. Proc. nat. Acad. Sci. U.S.A. **17** (1931). — 354. Greving, R.: Die vegetativen Zentren im Zwischenhirn. Müllers Lebensnerven und Lebenstriebe, 3. Aufl. Berlin 1931. — 355. Guttmann, L.: Die Schweißsekretion des Menschen in ihren Beziehungen zum Nervensystem. Z. Neur. **135**, 1 (1931). — 356. Hogben, L. and D. Slom: The Dual Character of Endocrine Co-ordination in Amphibian Colour Changes. Proc. roy. Soc. Lond. B **108**, 10 (1931). — 357. Ingram, W. R., S. W. Ranson and F. J. Hannett: Pupillary Dilatation produced by direct Stimulation of the Tegmentum of the Brain Stem. Amer. P. Physiol. **98**, 687 (1931). — 358. Isaac, S. u. R. Siegel: Regulation des organischen Stoffwechsels durch Nervensystem und Hormone. Handbuch der normalen und pathologischen Physiologie, Bd. 16,2. Berlin 1931. — 359. Jamin, Fr.: Vegetatives Nervensystem und innere Sekretion. Müllers Lebensnerven und Lebenstriebe, 3. Aufl. Berlin 1931. — 360. Kahn, R. H. u. E. Rindt: Übt das Adrenalin eine direkte Wirkung auf die Basis des Zwischenhirns aus? Endocrinol. 8, 1 (1931). — 361. Marburg, O.: Das dorsale Längsbündel von Schütz — Fasciculus periependymalis — und seine Beziehungen zu den Kernen des zentralen Höhlengraus. Arb. neur. Inst. Wien **33**, 135 (1931). — 362. Marinesco, G., A. Kreindler u. E. Façon: Zur Frage der zerebralen Muskelatrophien. Arch. f. Psychiatr. **93**, 222 (1931). — 363. Mueller, L. R.: Lebensnerven und Lebenstriebe, 3. Aufl. Berlin 1931. — 364. Wallenberg, A.: Beiträge zur vergleichenden Anatomie des Hirnstammes. Dtsch. Z. Nervenheilk **117—119**, 677 (1931). — 365. Weiss, P.: Das Resonanzprinzip der Nerventätigkeit. Wien. klin. Wschr. **1931 II**, 1211. — 366. Parker, G. H.: Humoral Agents in Nervous Activity. Cambridge 1932. — 367. Richet, Ch. fils et Dublineau: La regulation du metabolisme azoté de les centres nerveux. Verh. 14. internat. Physiol.kongr. Rom **1932**, 217. — 368. D'Amour, M. C. and A. D. Keller: Blood Sugar Studies following Hypophysotomy and Experimental Lesions of Hypothalamus. Proc. Soc. exper. Biol. a. Med. **30**, 1175 (1933). — 369. Bazett, H. C., B. J. Alpers and W. H. Erb: Hypothalamus and Temperature Control. Arch. of Neur. **30**, 728 (1933). — 370. Gagel, O. u. W. Mahoney: Zur Frage des Zwischenhirn-Hypophysensystems. Z. Neur. **148**, 272 (1933). — 371. Glaubach, S. u. E. P. Pick: Über die zentrale Temperaturregulierung nach Ausschaltung des hypothalamischen Wärmezentrums. Arch. f. exper. Path. **173**, 571 (1933). — 372. Karplus, J. P.: Die Organisation der vegetativen Zentren. Jb. Psychiatr. **50**, 11 (1933). — 373. Karplus, J. P. u. O. Peczenik:

Über die Beeinflussung der Hypophysentätigkeit durch Erregung des Hypothalamus. II. Mitt. Pflügers Arch. **232**, 402 (1933). — 374. KITAJAMA, K. u. K. SONOBE: Zur Struktur und Funktion des Zwischenhirns. IV. Mitt. Arb. med. Fak. Okayama **3**, 521 (1933). — 375. LANGWORTHY, O. R. and L. C. KOLB: The Encephalic Control of Tone in the Musculature of the Urinary Bladder. Brain **56**, 371 (1933). — 376. RANSON, S. W. and H. W. MAGOUN: Respiratory and Pupillary Reactions induced by Electrical Stimulation of the Hypothalamus. Arch. of Neur. **29**, 1179 (1933). — 377. ROUSSY, G. et M. MOSINGER: A propos de la neurocrine hypophysotuberienne indirecte. C. r. Soc. Biol. Paris **112**, 1203 (1933). — 378. SCHARRER, E.: Ein inkretorisches Organ im Hypothalamus der Erdkröte, Bufo vulgaris Laur. Z. Zool. **144**, H. 1 (1933). — 379. SCHARRER, E.: Die Erklärung der scheinbar pathologischen Zellbilder im Nucleus supraopticus und Nucleus paraventricularis. Z. Neur. **145**, 462 (1933). — 380. TSUKUDA, T.: Über die Wirkung des Hypothalamus auf den Wasserhaushalt. Okayama-Igakkai-Zasshi (jap.) **45**, 671 (1933). — 381. DALE, H.: Chemical Transmission of the Effects of Nerve Impulses. Brit. med. J. **1934**, 835. — 382. DALE, H.: Die chemische Übertragung der Nervenwirkung. NOTHNAGEL-Festvortrag, 12. Nov. 1934. — 383. LEITER, L. and R. R. GRINKER: Role of the Hypothalamus in Regulation of Blood Pressure. Arch. of Neur. **31**, 54 (1934). — 384. MONAKOW, P. v.: Über die zentrale Repräsentation vegetativer Funktionen. Schweiz. Arch. Neur. **33**, 20 (1934). — 385. PAL, J.: Die Tonuskrankheiten des Herzens und der Gefäße. Wien 1934. — 386. ROUSSY, G. et M. MOSINGER: Processus de sécrétion neuronale dans les noyaux végétabils de l'hypothalamus chez l'homme. La „Neuricrinic". C. r. Soc. Biol. Paris **115**, 1143 (1934).

The Cortical Influence
on the Autonomic Nervous System.

By **Margaret A. Kennard**-New Haven, Conn., USA.

The autonomic nervous system is usually considered as an arrangement of ganglia and fibres entirely outside the central nervous system which controls the involuntary reactions of the body. This system is connected with the segmental nervous system by preganglionic fibres by means of which segmental reflex regulation of peripheral autonomic activity is exerted. Furthermore, investigations have made it clear that a control of primary importance for autonomic function is exerted from the supra-segmental levels, in particular from the region of the hypothalamus.

In addition a considerable amount of evidence has accumulated which shows that the still higher regions of the cerebral cortex exert a definite effect on the reactions of the autonomic system. The literature on this subject which begins nearly eighty years ago consists chiefly of a great number of isolated clinical reports of a few cases each, showing some type of autonomic change following cortical lesions and of a few scattered and inconclusive experiments in the same field. The literature is confusing and often contradictory in detail, yet it is very large. From it, one is led to believe that the cortex must directly affect the autonomic reactions of the body but that this influence is secondary and perhaps slight as compared with the regulatory powers of other regions of the nervous system.

Both the clinical and experimental evidence for this has been discussed many times in the literature since the last century when Hughlings Jackson (51), Gowers (42), Chevalier (21), Eulenberg and Landois (36), and Bechterew (6) published on the subject. More recently discussions of separate phases have been written by Bechterew (7, 8, 9), L. R. Müller (78), Spiegel (97), Serejski, Frumkin and Kaplinsky (93), Bucy (18), Brickner (15), and Luhan (70).

The papers cited by the above authors and many others show that in human beings many types of autonomic changes may follow lesions of the cortex. A common observation has been that the skin temperatures differ on the paretic side from that of the normal side. Cyanosis of the extremities, or flushing have been noted, edema, hyperhidrosis and even jaundice of one side are reported.

An attempt will be made in this paper to summarize and discuss the state of knowledge today concerning the influence of the cortex on the various functions of the autonomic nervous system. Since comprehensive reviews of different phases have been already published from time to time no attempt will be made to cite all authors.

I. Effect of Psychic Phenomena on the Autonomic System.

At once the most common, the most obvious and the least definite cortico-autonomic effects are those which result from psychic phenomena. Fear, pleasure, surprise or interest all may produce blushing, pallor, tears, sweating or piloerection.

Such reactions, although "conscious" are also emotional, *i. e.*, although originally instigated by a cortical process, they are probably mediated through the diencephalon which is known to regulate such functions. The cortex may be thought of here as a part of the afferent system to the hypothalamus. A "thought", a sight, smell, or sound stimulates through the cortex the diencephalic centers and efferent impulses then pass to autonomic effectors.

Other autonomic reactions to cortical stimuli seem less dependent on hypothalamus and more on "voluntary" functions. Fine laboratory measurements of the sweating reactions, by means of the galvanic skin reflex show that a response occurs to slight stimuli of many sorts, — a noise, a bright light, the effort of doing an arithmetic sum [DARROW (28)]. Vasoconstriction, as measured by the plethysmograph, appears after the same type of stimuli [UPRUS, GAYLOR, WILLIAMS and CARMICHAEL (104)] and there are many discussions of the cerebral influence on other autonomic functions, such as the bladder and the sex organs [BECHTEREW (b) (9)].

The edema accompanying hysterical paralysis [WEIR MITCHELL (76)] may be classed as an autonomic change dependent upon one in the cortex, as are voluntary piloerection, blanching of a single extremity, changing of heart rate and the appearance of stigmata so often described in the early Christian literature. Recently KLAUDER (62) has published on "The psychogenic aspects of skin disease". He enumerates and presents cases to illustrate the many forms of pathological condition of the skin, as the result of autonomic changes which may be due to, or influenced by psychogenic factors. Dermatographism, urticaria, edema, pruritus, angiospasm, and perhaps herpes zoster are among instances given.

Through the work on the conditioned reflexes the effect of cortical "Psychic" stimuli such as the secretion of saliva are of course well known. Variations in gastrointestinal physiology—loss of appetite with worry, etc., are personally experienced by every individual.

There are a few bits of evidence to show that the metabolic processes of animals are affected by cortical lesions. In spastic pareses DUSSER DE BARENNE and BÜRGER (33) and RAKIETEN (88) have shown that the basal metabolic rate is raised which is undoubtedly due to increase in muscle activity. RICHTER and HINES (90), FULTON (40) and also JACOBSON (52) have reported great increase in the activity of monkeys from which the frontal lobes have been removed bilaterally. Such animals show greatly increased appetite, and METTLER (75) has shown that alterations in the gastrointestinal tract may be responsible. If such changes may be directly related to the cerebral cortex, one may then imagine the apathy of general paresis, the increased activity of the manic, or the slowing of the depressed to be of the same origin.

II. Cardiovascular System.

The most commonly reported autonomic disturbances following changes in the cerebral cortex are those in the cordiovascular system. Variations in skin temperature, blood pressure and pulse rate often occur under these conditions.

1. Skin temperature. The paretic extremities in patients with lesions of the cerebral cortex or internal capsule are frequently of a different temperature from the opposite normal limbs.

In 1888 GOWERS (42), describing hemiparesis of cortical type says: "The paralysed limbs (1) may present no vascular changes; (2) they may be warmer by half a degree or so than those of the opposite side; (3) they may be colder, pale, or livid. ...The elevation of temperature may be from 2 degrees to 1.5 degrees F. above that of the unparalysed side. It is often uniformly raised for ten days or a fortnight and then presents variations sometimes an elevation, sometimes a depression. The elevation of temperature may be accompanied by redness of the skin; when the temperature falls the vessels may remain distended, and the limb then has a bluish-red aspect. Occasionally there is increased sweating. There may be some oedema of the subcutaneous tissue, most marked toward the extremity of the limb. This, in slight degree, is very common, and may come at the end of one or two days and persist for many weeks."

This description so concisely given with all its variants by Gowers is described over and over again by other authors in perhaps more wordy and less complete pictures. Böwing (12, 13), Spiegel (97) and Périsson (84) discuss the general apsects of the matter.

Périsson states that both increased and decreased temperatures are present in cortical paralysis and repeats Gowers' statement that vasodilatation appears immediately after onset of the paresis and gradually changes to constriction at a time, he says, when flaccidity changes to spasticity. He thinks the changes are due to an initial paralysis of the vasoconstrictors which later resume the ability to function. Many other authors cite cases which agree with this observation that early paresis is accompanied by dilatation and late, by constriction.

Ellis and Weiss (35), however, have measured skin temperatures and blood flow in a series of cases of hemiplegia, most of them with hypertension and within a year after onset of the paralysis. They find an increase in blood flow, increase in temperature and a larger and more bounding pulse on the paretic side in every patient. One case was measured 13 years after the initial onset of symptoms.

The case described by Rossolimo (91) in 1895, of a patient with a cyst of the motor region of the cortex, gives an accurate and meticulous description of vasomotor changes causing at times increased and at times decreased temperature, confined in this patient to one arm.

Bastian in 1886 (3) mentions that he has observed the temperatures of "a great number of hemiplegics" and that the affected side is for the most part warmer than the normal, the change being greatest distally in the upper extremities, but existing in the axillae and in the lower extremities as well.

In observing a series of patients with cortical injuries, most of them the result of war wounds inflicted many years earlier, the skin temperatures and plethysmographic readings from the fingers of some thirty patients have been measured (60). Twelve out of the fourteen of these with motor paresis of long standing had a definitely decreased temperature on the affected side. These differences were greater in distal than in proximal parts of the body and were greatest in the fingers. At times there were differences between the two sides of the face and of the chest as well. The patients were lying at rest in symmetrical positions at normal room temperatures. The observations were often repeated on different days. The two other patients of the fourteen showed a definitely *increased* temperature on the paretic side under the same conditions. There was no difference in the blood pressure of the two sides, in any patient, but in the two with increased temperature the radial pulse was fuller, as in the cases of Ellis and Weiss, and the artery greater in circumference on the side of the paralysis.

Olsen (80), measuring temperatures in infantile hemiplegias of long standing, found in the majority of his cases a lowered temperature on the paretic side which was independent of the degree of atrophy but proportional to the degree of paralysis and spasticity. He quotes a number of Scandinavian authors who have found the same results.

Régnard (89) cites sixty-two cases of monoplegia of cortical origin, ten of which are his own cases. He describes a lowered temperature, cyanosis and trophic changes in the monoplegic extremities.

Danielopolu (24, 25, 26, 27), in his series of article investigating vasomotor reactions as interpreted by plethysmograph, has published a number of observations on cortical hemiplegias. He finds temperature differences in the two sides with hemiplegias,—both increase and decrease on the paretic side, and in addition definite differences in the reactions to heat, cold, emotional stimuli and to drugs such as adrenalin.

Jacksonian epilepsy as well as paresis may be accompanied by temperature changes. Berger (10) in 1923 described a case of unilateral cortical epilepsy with an increase in temperature in the opposite axilla. The patient had a purely cortical tumor near the midline and with no basal ganglia changes. He states that Jacksonian epilepsy as well as hemiplegia frequently produces such temperature changes and places the lesions which excite such changes in or near the motor region of the cortex.

That the difference in temperature is not always present is evident. There are many hemiplegics in whom such changes have never been observed. Zollinger and Schnitkin (115) and Zollinger (114) found no differences in skin temperature in the lower extremities of a patient seven and fourteen days following removal of an entire cerebral hemisphere. Moreover, vasodilatation and constriction of the toes in response to warming and cooling the arms, was equal and normal on the two sides. The fact that the rectal temperature of this patient on both days was above 101° F. may have influenced the skin temperatures in this instance.

Carmichael (100, 104) repeating these observations on a series of patients with hemiplegia finds the same results, that vasodilatation and constriction in response to warming and cooling is equal on both sides. He uses very extreme stimuli, i. e. water at 45° or at 15°, so that the rise and fall in temperature is very rapid, and complete constriction or dilation takes place in a very short time. With slower heating or cooling by the same method in the same type of patients there is often a variation between the temperatures of the two sides as the vasomotor condition changes. Carmichael finds also that as measured by plethysmograph, the cortical lesions have no effect on the vasomotor response to pain, touch, noise and various other stimuli.

The findings of Böwing (14) in 1923 may be quoted in relation to the work of Danielopolu and of Carmichael. He was interested in the dermatographic response of patients and observed in sixteen hemiplegics that one only showed any difference between normal and paralysed side in the timing or intensity of either the red or the white reaction. All cases showed differences in temperature in the two sides, and it is to this that he attributes the difference in dermatographism shown in the one case, since in this individual at the time of observation there was a very great difference in the temperatures of the two sides.

Eulenberg and Landois (36) first produced diminished temperature in the contralateral feet of dogs by stimulation of the region of the cruciate sulcus, and a rise in temperature by ablation of the same area. Pinkston, Bard and Rioch (86) removed all of the neopallium in a number of cats and dogs and found that in these animals shivering occurred frequently at room temperatures, and that they showed a chronic vasodilatation and absence of true panting. After removal of one cerebral hemisphere or of the motor sensory area on one side, the contralateral side of the body was appreciably warmer to touch. This difference in temperature had disappeared in most cases two to four weeks following operation.

Aring (1) also obtained variations from the normal response to shivering in monkeys following ablation of area 4 of Brodmann either unilaterally or bilaterally. Normal responses were present, however, after ablation of area 6, areas 9 to 12, and the sensory areas 1 to 3.

In monkeys (58, 59) removal of motor and premotor area of one cortex was followed by a fall in skin temperature of the contralateral extremities. Vasoconstriction on cooling the body occurred simultaneously on both sides but dilatation occurred more slowly on the affected side, although the temperatures were equal at the onset of warming, and although the dilatation was eventually complete bilaterally.

Thus, the observations of many authors have confirmed the syndrome described by Gowers (42),—that differences of skin temperature are to be found between the two halves of the body in patients with unilateral cortical lesions; that these differences are not always present; that the temperature of the normal side is sometimes higher and sometimes lower than that of the paralysed side; and that such changes in skin temperature are a part of a more general autonomic condition due to lesions of the cortex, or pyramidal tracts.

It is also evident from the statements of these authors that the vasomotor changes have not been found to be the result of lesions in any one small localized area, but accompany somatic changes which are known to appear after lesions of the entire sensory-motor area of the cortex. Several authors, however, limit the area more sharply than this. It has most often been concluded that the patients with spastic paresis show the greatest temperature differences [Olsen (80), Kennard (60)], but pure sensory lesions without paresis may show vasomotor changes. In a series of human cases (60) a difference in skin temperature was found in patients with lesions of the post-central and the precentral areas, but no change from lesions of the extreme frontal area or of the occipital.

Spiegel (97) discusses this question at some length in his monograph, and believes that the region about the motor area is responsible.

Danielopolu (24) finding changes in hemiplegics, states that these are due to an increased automatism. That is, the regulatory mechanism of the higher vasomotor centers being absent, the vessels respond more strongly to any form of stimuli. Hence, there is at times a higher and at times a lower temperature on the paretic side than on the normal. This same type of automatism he believes is produced to varying degrees by removal of any higher center in cord, medulla or cerebral hemisphere.

2. Blood Pressure. A type of vasomotor change less frequently reported is that of blood pressure. Observations are again divided into clinical and experimental, but here the clinical evidence is slight and inconclusive. A great number of workers [Kahler (54), Popper (87), Ellis and Weiss (35)], report very varying results on measuring blood pressures in hemiplegics. Some find an increase on the paralysed side, some a decrease and some no significant change. In chronic cases this last is probably true, as Bucy (18) concludes in his discussion of the situation. Fischer (38) and Hensen (49), have measured the blood pressures on both arms of normal persons and find differences of from 10 to 30 mm. mercury in the readings of the two sides. Many of the differences reported in the hemiplegics are no greater than this. Considering the very great number of factors which are known to influence the condition of the blood vessels and the equilibrium which is responsible for blood pressure, it would be surprising if, in chronic cases, an adjustment had not been made, so that blood pressures of the two sides of the body were equal.

In the acute cases the clinical findings seem more definite, though the cases reported are few. There are patients who show a marked difference in blood pressure and in radial pulse immediately after a cerebral lesion has made itself manifest. In these patients blood pressure and pulse fluctuate, at times disappear altogether and at times are very weak in the affected arm while on the other arm they are maintained steadily at normal levels. In most instances these effects last only a few days, and then gradually, and with some fluctuation, return to normal levels.

ZENNER and KRAMER (113) followed a patient who was operated on for a meningioma of the "left central region". At the first operation when the cortex was exposed, the radial pulse disappeared on the right, returning after the operation. After the second operation, at which the tumor was removed, the pulse of the right arm disappeared in the same way, again temporarily.

MEINTS (71) in 1931 reports a case of a man with successive cerebral vascular accidents. The second of these produced paresthesias in the left arm without loss of motor function. This arm was then paler than the other and the pulse was absent or weak for several days.

Meints quotes MELCHIOR and WILIMOWSKI (72) as reporting two cases of gunshot wound of the head each with a greatly diminished pulse, and lowered blood pressure on the affected side only. These last were observed ten and sixteen months after injury when the difference persisted. I have myself seen one such patient in whom the radial pulse and the blood pressure of the left arm were weak, variable and at times absent for two days, following the removal of a tumor of the right frontal lobe situated just anterior to the motor area.

BUCY (18) observed a case of cerebral accident from the time of onset in which the patient developed hemiparesis, hemihypesthesia and aphasia accompanied by absent blood pressure and radial pulse on the affected arm. They remained unobtainable for four days and then gradually returned to the normal level which had been maintained constant in the normal arm throughout this time. BUCY discusses the question very fully and offers evidence that the change is due to a generalized constriction of the vessels of one side. Pulsations, he found, were less affected in the large vessels than in the smaller. The return to normal was gradual and somewhat spasmodic, none of which phenomena would have occurred unless the obliteration was due to constriction of the vessels of nervous origin.

Experimental analysis of this influence of the cortex on blood pressure has been attempted. BECHTEREW (6) produced both rise and fall by stimulating different areas in the region of the sigmoid gyrus in dogs. DUSSER DE BARENNE and KLEINKNECHT (34) stimulated the cortex of dogs, cats and rabbits and, in dogs, produced rise and fall in the same manner. Both changes appeared after stimulation of areas from which motor effects could be produced, but occurred at times when there was no motor effect. In cats and rabbits a fall in blood pressure only followed the same technical procedure.

KABAT, MAGOUN and RANSON (53) stimulated 7,700 points of the forebrain and mid-brain of fifty cats, and observed blood pressure responses. Their conclusions were that a fall in blood pressure level may be produced from stimulation of points just behind the frontal pole, and caudally, as far as the rostral end of the diencephalon. No significant rise in pressure was produced from cortex, however, but only from the hypothalamus. When a rise occurred from cortical stimulation, it was thought to be secondary to motor effect.

But HOFF and GREEN (44, 50) stimulated the cortex of both cats and monkeys after curarization to abolish somatic muscular responses and then produced a rise of pressure, acceleration of heart rate, reduction of kidney volume and increases in leg volume, from stimulation of the sigmoid, the gyrus proreus and the cortex adjacent to the superior precentral sulcus in cats. Decline of pressure, slowing of the heart and reduction of leg volume in cats, resulted from stimulation of the lateral suprasylvian and ectosylvian gyrus. They offer evidence that the responses were initiated by cortical elements since nupercain applied to the cortex abolished them. These authors obtained variations in both degree and type of response, because of a great number of factors such as depth of anaesthesia, influencing the general vasomotor condition.

3. Edema. The question of edema occurring in the same parts of the body affected in other ways by cortical lesions is one which is close-linked with that of changes in the vasomotor system, and also with the question of cortical atrophy to be discussed later.

One finds unilateral edema mentioned more or less casually in the literature as appearing occasionally in the acute stages of cortical or capsular hemiplegia. One finds also a few case reports of patients in whom hemiedema is a marked and persistent symptom. Durand (32) in 1910, reviews cases from many sources. He divides them into two types, those due to neurogenic causes and those secondary to renal or cardiac insufficiency. In the latter class, he finds evidences of beginning decompensation which, together with the change occurring in the nervous system, produces edema of the affected side only. He states that these cases are often accompanied by atrophy which is then more marked than one ever finds in pure cardiac or renal cases.

Weir Mitchell (76) reports two cases of localized edema as an accompaniment of hysterical hemiplegia. Page (81) has two cases of edema ipsilateral to and jaundice contralateral to a hemiplegia. In both these patients hemiparesis appeared, and then, later,—after several months, cardiac decompensation set in. In each case extreme edema of the paretic extremities appeared together with icterus of the normal side. Eventually edema became generalized and the patients died.

Luhan (70) found edema in fifteen of one hundred unselected cases of hemiplegia. Such edema was usually relatively mild but a more marked type was occasionally seen. The cerebral lesion tends, he says, to localize actual or potential edema to the paretic extremity. Such edema is largely cardiac or renal in origin. Thus, in these cases of unilateral edema, a neurogenic factor seems necessary which, superimposed upon other factors increasing permeability of the capillaries results in edema, while the parts subjected to one of these influences only, *i. e.* the non-paretic half of the body remains without edema until, as in the cases of Weir Mitchell, the cardiac or renal factor becomes sufficiently defective to produce edema by itself.

4. Atrophy. It is certain that atrophy and trophic disturbances such as changes in the nails and in the texture of the skin occur in paresis of cortical origin, but it has never been clear that the degree of atrophy can be related either to the degree of spasticity and paresis or to the involvement of the post-central sensory area of the cortex, both of which theories have been advanced. The atrophy must be in part the result of vascular and nutritional changes in the affected parts which are secondary to disuse, as has been shown in the case of other vasomotor changes [Carmichael (104), Lewis and Pickering (68)]. But, in poliomyelitis, for instance, the degree of wasting can be always, and definitely related to the amount of paresis. In the hemiplegics, on the contrary, there seems to be no such definite relationship. There must again be some additional neurogenic factor which causes relatively extreme atrophy in some cases and then none in cases more severely paralysed. Very extreme atrophy is apt to be seen in children with hemiplegias, in whom the degree of spasticity and paresis is often slight.

In monkeys (41) atrophy cannot be shown to be related to lesions posterior to the central sulcus. It does, however, appear at times following excision of the motor area (area 4) alone.

III. Sweating.

Sweating is the phenomenon of autonomic origin for which the greatest amount of evidence can be found that it is directly affected by the cerebral cortex.

Firstly, it has been a common clinical observation made by patients as well as by doctors that, frequently in cases of hemiplegia there is either temporary or permanent hyperhydrosis on the side of the paresis [FOERSTER (39), KARPLUS (55), GOWERS (42)].

GUTTMANN and LIST (46) and GUTTMANN (45) using a method of painting the patients with starch and iodine, and then inducing sweating, have observed sweating reactions in all types of lesions of nervous tissue from peripheral nerve section to cortical lesions. After reviewing the literature, these authors show, with illustrations from their own cases that hemihyperhydrosis occurs contralateral to unilateral cortical lesions.

According to GUTTMANN and LIST alterations in sweating may appear as a result of involvement of any part of the cortex except the extreme frontal and the occipital lobes. They believe sweating to be represented locally in the cortex as are somatic movements of arm, leg, face, etc. They find no relation between severity of sweating and degree of paralysis. They quote instances of increased sweating both from excitation and from destruction of the cortex and are unable to throw further light on this problem of whether the increase is due to excitation or to removal of inhibition.

Two cases of localized sweat secretion due to irritative lesions with epilepsy are given by TOPORKOFF (103). One, of post traumatic Jacksonian attacks of the right side, had heavy sweating of the right inguinal region and of the scrotum before the motor attacks commenced. The other, a case of generalized convulsions following typhoid, showed an aura of profuse sweating of the right hand and elbow before every attack.

BECHTEREW (6) stimulating the cortex of cats, found two areas, prolonged stimulation of which gave increased sweating of the contralateral foot pads.

A more sensitive method of recording sweat production is that of the galvanic skin reaction. Using this method, LANGWORTHY and RICHTER (66) obtained a response on galvanic stimulation of various areas of the frontal and temporal lobe of the cat. Also "stimulation of the cortico-spinal, cortico-pontine, rubrospinal and vestibulo-spinal tracts elicit action currents indicating stimulation of the sweat glands".

The response they obtained was always bilateral but usually unequal on the two sides. Those from cortico-spinal tracts were predominantly bilateral, from the rubrospinal and from the floor of the third ventricle, predominantly unilateral.

GING-HSI WANG and TSE-WEI LU (107) stimulating the cat cortex also obtained bilateral results. They found the same type of response, but stronger, from the hypothalamus. Stimulation of the motor field of the cortex produced the strongest results obtainable from the cortex.

SCHWARZ (92), extirpated various parts from the cortex of cats, and concluded that the galvanic skin reaction resulted from stimulation of the cortex only when the premotor area of the cortex was intact, and that the response was then a crossed one.

IV. Pilomotor Effect.

Unilateral pilomotor changes following lesions of the cortex are described occasionally. Of the fifteen patients examined by Böwing (12) eight had an increased pilomotor response on the paralysed side. This, he thought, might be due either to the low temperature of this side or to a removal of the cortical inhibitory effect on the normal piloerection. Hemianesthesia he found to have no influence on piloerection.

Brickner (15) examined two hemiplegics who showed increased pilomotor reaction on the paralysed side of the extremities and body, which could be induced even when this side was kept well warmed by external application of heat. It was produced only by emotional stimuli. Simple reflex pilomotor activity from stroking the back of the neck was always identical on the right and on the left sides. Both cases had purely motor paresis without any sensory changes and with no evidence of the involvement of the striatal systems. One was strongly spastic, the other had only a trace of spasticity; yet the pilomotor manifestations were the same in both.

André-Thomas (102) found that in pure cortical lesions the pilomotor response was often affected on the contralateral side. When there was a lesion of the parietal region in one case, affecting only sensory changes, he could produce no response from stimuli on the affected side of the body, but a definite response on both sides from stimulation of the normal side. This type of change, although interesting for the purpose of analysis of the afferent arc for pilomotor reflex, is not the same as the more ordinary type reported by Vulpian (106), André-Thomas and Brickner in which the response is increased.

Brickner in analysing his findings, notes that piloerection is one of the outstanding features in the "sham rage" described by Cannon and Britton (20) and by Bard (2) which appears in cats deprived of their cerebral hemispheres and is attributed by the authors to the removal of the cortical inhibitory influence.

V. Gastro-intestinal Activity.

The direct effect on various phases of gastro-intestinal activity which occurs as a result of changes in the higher levels of the central nervous system is established beyond a doubt. The diencephalon, however, is responsible for most of these, and has been proved to have a very marked effect upon the activity of both stomach and gut [Cushing (23a), Keller (57), Beattie and Sheehan (5)]. All types of changes in gastric mucosa from hyperemia to ulceration, and from inhibition to increase in activity have been reported as the effects of stimulation of the various parts of the diencephalon. In humans, the pathological hunger described after cerebral trauma is an instance of this type of change [Paget (82), Brouwer (16)].

There is evidence that the cortex also influences the gastro-intestinal system. Monkeys with bilateral ablations of the frontal areas show greatly increased "pathological" appetites (40, 52), although their basal metabolic rates remain normal [Bruhn (17)]. Sheehan (94) investigated the effect of cortical stimulation on gastric movement in the monkey and concluded that faradic stimulation of both frontal and premotor regions produced changes in peristalsis in the stomach but he was unable to find a sharply localized excitatory or inhibitory center regulating gastric movements such as had previously been described by Bechterew (8). Mettler, Spiner, Mettler and Combs (75) produced a series of changes in gastro-intestinal motility which led, in recent cases to hyperemia and congestion, and in longstanding cases to ulcer-like erosions after lesions of the frontal cortex.

WATTS and FULTON (111) observed intussusception following ablations of area 6 in the frontal lobe in monkeys, and on stimulation of this area produced active peristalsis of the gut. They reviewed the previous literature extending back to the experiments of BOCHEFONTAINE (11) in 1876 who produced diminished rhythmic contraction of the stomach from stimulation of the sigmoid gyrus of dogs. WATTS and FULTON conclude that the cerebral cortex of monkeys contains autonomic representation for the gastro-intestinal tract which is largely restricted to the premotor area.

WATTS and FRAZIER (110) describe cortical autonomic epilepsy in patients in which they attribute the nausea, epigastric distress and vomiting to excitation of the autonomic centers of the cerebral cortex. They suggest that the epigastric aura and other visceral sensations common to many epileptic attacks are due to the same sort of impulse.

VI. Respiration.

The mechanism controlling respiration cannot be considered as belonging to the autonomic nervous system, since both striated muscle and medullated nerve fibres are involved. But since respiration is usually automatic and involuntary, it is of interest here to discuss its cortical control for purposes of comparison with such functions as those of the bladder, controlled by both voluntary and involuntary mechanisms, and with the true autonomic functions. BUCY and CASE (19) have just published a very thorough review of respiratory changes associated with lesions of the cerebral cortex in which they cite the numerous earlier authors on the subject, most of which, previous to 1894 was reviewed by SPENCER (99).

The confusion found in the early work is chiefly over two points: whether the respiratory changes were secondary to movement induced by excitation of the motor cortex and whether the change produced by stimulation was one of excitation or inhibition. Inhibition seems most often to have been produced earlier and more markedly than has acceleration.

SMITH (95) stimulating the dog's cortex finds acceleration of respiration from the lateral part of the anterior sigmoid gyrus and arrest of respiration with the thorax in the expiratory position from the rostral part of the anterior composite gyrus, and to a lesser degree from the ectosylvian gyrus.

BUCY and CASE (19) produced arrest of respiration from stimulation of the anterior part of the coronal gyrus in six dogs. This was a small area, and its size varied with the intensity of the stimulus. The degree of slowing could be increased with increased stimulus until cessation of respiration took place. Section of both phrenics and of both vagi did not influence the effect,—a finding also produced by SMITH with the same procedure. The VOGTS (105) obtained inhibition of respiration from stimulation of area 6 b in the monkey. CUSHING (23) stimulated the cortex of an unanesthetized human and obtained movements of the glottis and alterations in respiratory movements. BUCY and CASE obtained slowing and then temporary cessation of breathing in a man from excitation of area 6 b.

VII. Micturition.

Micturition may be controlled voluntarily or it may be automatic. Since there are both smooth and striated muscle groups involved, this can be easily accounted for, anatomically. But the relation of the cortical impulse to the act of micturition thus becomes very difficult to analyse. DENNY-BROWN and GRAEME ROBERTSON (30) believe the cortical influence to be an inhibitory one. Thus, the process developed in an infant is one of voluntary learning to inhibit the normal reflex impulse. The reflex bladder of an animal or man with transection of the spinal cord demonstrates the same point.

In man, voluntary control of bladder is apparently represented in the motor area of the cortex in a region adjacent to the foot area in area 4, near the midline. Gun shot wounds, parasaggital tumors or other lesions involving the central parts of the hemispheres occasionally produce incontinence of urine. This is usually only temporary, and the lesion has to involve both cortices to produce the effect.

Lewis, Langworthy and Dees (69) have shown that injuries to the pyramidal tracts in humans result in a hyperactivity of the stretch reflex normally involved in micturition, and hence the bladder in such cases empties precipitously with a small volume of fluid. This change was present to some degree in unilateral cortical lesions, but was much more marked when the lesion was bilateral. They found some indications that the right hemisphere was dominant in control of bladder. Injury to the pyramidal tract further caudalward produced the same changes.

Langworthy and Kolb (64, 65) also stimulated the cortex in the region of the premotor area of cats and produced changes in bladder pressure. After a long latent period the pressure in the bladder rose, and micturition occurred. Stimulation of the same area when the pressure in the bladder was already high resulted in a fall in bladder pressure. The chief control of the evacuation of the bladder they found, however, to be in the mid-brain.

Watts and Uhle (112) measured the contractile properties of the bladders of eleven patients with brain tumors, and found that hyperexcitability such as that which Langworthy describes was present in the patients who complained of urgency and precipitancy of micturition. They found other cases in whom the bladders were hypotonic. These changes they did not believe were due to increased generalized intracranial pressure, but they were unable to localize areas of the cortex responsible for the two types.

VIII. Pupillary Changes.

Changes in the size of the pupils of the eye appear after many types of stimuli. The pupils are widened in sleep; noise [Ten Cate (101)] and fright produce the same result. Voluntary dilatation of the pupils is not infrequent [Bechterew (7)]. Changes in size and shape appear also after trauma [Guillian and Barré (43)]. Katzenstein (56) believes that the widening of the pupils which appears after trauma to the frontal lobes is due to the removal of inhibitory influence of the cortex. Inequality of pupils in cerebral hemiplegia is not uncommon [Nothnagel (79), Klippel and Weil (63)].

The response of the pupils in decorticate dogs differ from normal [Mettler (73)] and Hare Magoun and Ranson (49) have produced constriction of the pupil from stimulation of efferent cortical fibres.

Pilz (85), Parsons (83) and Wang, Lu and Lau (108) have all observed widening of the pupils from stimulation of the cortex, and Mettler, Hamilton, Allen, Woodbury, and Mettler (73) found the same in curarized animals.

The nictitating membrane is also influenced by cortex. Morison and Rioch (77) produced a response of the nictitating membrane of the cat to a constant series of stimuli from the sciatic nerve. This response they then altered by ablation of an area of the cortex anterior to the cruciate sulcus. Facilitation of the response appeared from stimulation of one cortical area, and inhibition from another.

Discussion.

Autonomic functions of every type, both sympathetic and parasympathetic are, thus, seen to be influenced by the cerebral cortex. At present the nature of this influence is less clear and well defined than that of any other function of the cortex, partly because investigation of the autonomic system in general is only now beginning, but chiefly because the cortical influence on this involuntary nervous system is less pronounced than it is on voluntary and somatic functions.

There can be no doubt that the autonomic changes are *primary* and originate in the central nervous system for there are many manifestations which it is impossible to believe can be either secondary or peripheral. Disuse and atrophy may alter skin temperatures in hemiplegic extremities as they do in the many other syndromes in which they occur, but a temperature change which is at times due to vasodilatation and at times to constriction cannot be entirely produced by such causes, and no close relationship has ever been established between the degree of temperature change and the degree of spasticity or atrophy. The findings in cases of hemiedema bear this out, for here also, it is probably, as LUHAN (70) suggested, that edema appears only when a neurogenic factor is added to a condition in which edema from other sources (renal or cardiac) is potential.

It would be difficult also to attribute increased sweating in the hemiplegic half of the body to local and peripheral disturbances. The changes found by METTLER (75) in gastric mucosa and by LANGWORTHY (66) in bladder function after cortical lesions are other types of abnormality which have to be explained by central alterations.

The *nature of the cortical influence* also remains obscure. Since "removal of inhibition" is the most usual effect attributed to severance of cortical somatic pathways, it is natural to think that there may be the same type of effect on autonomic function. Cutting off of all cortical impulses is followed by exaggeration of all the hypothalamic autonomic functions exhibited in "sham rage". Sweating may certainly be increased by lesions of far smaller cortical areas, as may piloerection. The increase in skin temperature seen immediately after onset of hemiparesis has been thought to be due to initial paralysis of vasoconstrictors and the diminished temperature when it appears in chronic cases to an overactivity.

The suggestion of DANIELOPOLU (27) fits best the vasomotor conditions seen in human beings, that, after removal of cortical influence there is an increase in the *automatism* affecting at times constriction and at times dilatation in the vasomotor system. The very complicated and unclear changes in motility of the gastrointestinal tract may also be explained in this way.

Evidence from stimulation and ablation experiments cannot be entirely correlated with this theory or with any other known at present, for the excitation of Jacksonian epilepsy, but also ablation of the cortex are followed by increased sweating. Also, discrete areas both for inhibition and for excitation have been identified by stimulation of the cortex, in relation to circulatory phenomena.

The localization of the cortical areas responsible for autonomic influence is another problem which is not yet clear. Lesions of the frontal association areas or of the occipital lobe have never been found to affect autonomic relationships. But the entire remaining sensory-motor area seems at times to be involved. Post-central lesions producing only sensory somatic changes have some effect on the skin temperature but, in general many authors agree that the greatest autonomic changes are found in cases of involvement of the motor areas, for vasomotor, pilomotor and sudomotor effects are all altered when these areas are disturbed.

The *premotor area* (Brodmann area 6 a) seems to be the one most involved, however. Patients with lesions here are most apt to show vasomotor disturbances (61), monkeys with extirpations of the same area show the greatest alterations in skin temperature, and Schwartz (92) has found that this area is necessary for normal contralateral galvanic skin response. Langworthy and Richter (66) and Spiegel and Hunsicker (98), tracing cerebro-efferent pathways find that the same tracts influence autonomic control as those affecting the somatic motor cells. Data from stimulation and ablation experiments are not sufficiently definite as yet to make further delimitation possible, but Guttmann's (46) statement that sweating is represented in the cortex much as are somatic functions by "leg", "arm" and "face" areas etc. is very probable. Bladder disturbances result from lesions in the region of somatic representation of this area. Respiratory and circulatory changes are produced from changes in discrete cortical areas and sweating changes sharply locallized to different areas of the body may appear following purely cortical lesions. The representation of the autonomic system in the cortex is, however, probably not as discrete as that for the somatic system, for cortical lesions which will produce only a monoplegic paralysis result in hemiplegic changes in skin temperature. There is also evidence that the sweating response, at least, may at times be bilateral in response to unilateral stimuli.

The relationship of cortical control to control from other *regions of the central nervous system,* notably the diencephalon can be suggested today, from the available knowledge of anatomic and physiological connections. Projection systems from the frontal lobe have been traced by le Gros Clark (22) and by Levin (67), which show the intricate and close relationships between the cortex and the striatal bodies, the thalamus and the hypothalamus. The work of Ranson and his school (48, 53) in defining pathways from the cortex shows that, for the pupillary movements at least, there are direct anatomical tracts from frontal lobes.

At the end of the last century Hale-White (47) and Soury (96) considered unilateral temperature regulation to be mediated chiefly from the caudate nuclei. Today, although it is certain that discrete lesions involving the cortex alone may affect autonomic activity, the anatomically close involvement of cortical motor areas with the striate bodies and the somatic physiologic relationships make autonomic interrelationships seem very possible.

Spiegel and Hunsicker (98) differentiate a direct pyramidal tract and an extra-pyramidal tract controlling sympathetic activity, this last, connected directly with the hypothalamus. Both these systems are conductors of cortical impulses to the vegetative systems, but severence of the extra-pyramidal pathways has the greater effect on conduction of cortical impulses to the autonomic system of the cord. There is much additional evidence for these two pathways. The emotional quality of all hypothalamic vegetative reactions is well known and necessitates a close cortico-hypothalamic interaction. The direct and unilateral autonomic response to cortical stimuli may be, in contrast, mediated through the direct pyramidal fibres. If autonomic representation in the cortex is considered to be a pattern of interrelated cells and fibres accompanying that of the somatic system, then, such pyramidal and extrapyramidal projection systems from the autonomic system are reasonable postulates in the conception of the integration of the nervous system as a whole.

Bibliography.

1. ARING, C.: Shivering and the cerebral cortex. Amer. J. Physiol. **113**, 3 (1935).
2. BARD, P.: On emotional expression after decortication with some remarks on certain theoretical views. Pt. I. Psychologic. Rev. **41**, 309—329 (1934). — 3. BASTIAN, H. C.: Paralyses, cerebral, bulbar and spinal: a manuel for diagnosis for students and practitioners. London: H. K. Lewis 1886. — 4. BASTIAN, H. C.: On paralysis from brain disease in its common forms. London: Macmillan & Co. 1875. — 5. BEATTIE, J. and D. SHEEHAN: The effects of hypothalamic stimulation on gastric motility. J. of Physiol. **81**, 218—227 (1934). — 6. BECHTEREW, W.: Die Funktionen der Nervencentra. Jena: Gustav Fischer 1911. — 7. BECHTEREW, W.: Über die willkürliche Erweiterung der Pupille. Dtsch. Z. Nervenheilk. **7**, 478 (1895). — 8. BECHTEREW, W. u. H. MISLAWSKI: Über centrale und periphere Darminnervation. Arch. Anat. u. Physiol.**13**, Suppl, 243—262 (1889). — 9. BECHTEREW, W. u. H. MISLAWSKI: Die Hirnzentra für die Bewegung der Harnblase. Neur. Zbl. **1888**, 505. — 10. BERGER, H.: Klinische Beiträge zur Pathologie des Großhirns. II. Über sog. „halbseitiges Fieber". Z. Neur. **86**, 136—147 (1923). — 11. BOCHFONTAINE, L. T.: Étude experimentale de l'influence exercée par la faradisation de l'écorce grise du cerveau sur quelques fonctions de la vie organique. Arch. Physiol. norm. et path., II. s. **3**, 140—172 (1876). — 12. BÖWING, H.: Störungen der Gefäßfunktion, der Schweißabsonderung, der Piloerrektion und der Trophik nach organischen Nervenschädigungen. Klin. Wschr. **1923** II, 2117—2121. — 13. BÖWING, H.: Lebensnerven und Lebenstriebe. (L. R. MÜLLER.) Berlin: Julius Springer 1931. — 14. BÖWING, H.: Pathologie der vegetativen Funktionen der Haut. Dtsch. Z. Nervenheilk. **76**, 71—133 (1923). — 15. BRICKNER, R. M.: Certain characteristics of the cortical influence over the sympathetic nervous system in man. J. nerv. Dis. **71**, 689—713 (1930). — 16. BROUWER, B.: Klinische demonstratie van organische zenusiekten. 1934. — 17. BRUHN, J. H.: The respiratory metabolism of infrahuman primates. Amer. J. Physiol. **110**, 477—484 (1934). — 18. BUCY, P. C.: Vasomotor changes associated with paralysis of. cerebral origin. Arch. of Neur. **33**, 30—52 (1935). — 19. BUCY, P. C. and T. J. CASE: Cortical innervation of respiratory movements. I. Slowing of respiratory movements by cerebral stimulation. J. nerv. Dis. **84**, 156—168 (1936).

20. CANNON, W. B. and S. W. BRITTON: Studies on the conditions of activity in endocrine glands. Amer. J. Physiol. **72**, 283—313 (1925). — 21. CHEVALIER, P. E.: De la paralysie des nerfs vasomoteurs dans l'hemiplégie. Thèse de Paris **1867**. — 22. CLARK, W. LE GROS: Functional localization in the thalamus and hypothalamus. J. ment. Sci. **1936**. — 23. CUSHING, H.: A note upon the faradic stimulation of the postcentral gyrus in conscious patients. Brain **32**, 44—43 (1909). — 23a. CUSHING, H.: Papers relating to the pituitary body, Hypothalamus and parasympathetic nervous system. Springfield, Ill.: Charles C. Thomas 1932.

24. DANIELOPOLU, D.: Der normale und pathologische Tonus des Zirkulationsapparates des Menschen. Wien. Arch. inn. Med. **20**, 1—94 (1030). — 25. DANIELOPOLU, D.: Recherches sur la circulation périphérique chez l'homme. XIII. Déductions générales. J. Physiol. et Path. gén. **24**, 747—761 (1926). — 26. DANIELOPOLU, D., A. RADOVICI, A. CARNIOL and A. ASLAN: Recherches sur la circulation périphérique chez l'homme. XII. Recherches sur les vaso-moteurs droits et gauches dans l'hemiplégie capsulaire et les lésions corticales. J. Physiol. et Path. gén. **24**, 541—555 (1926). — 27. DANIELOPOLU, D., A. RADOVICI and A. ASLAN: Einfluß der Hirnrinde auf die Vasomotoren. Z. Neur. **132**, 617—674 (1931). — 28. DARROW, C. W.: Sensory, secretory and electrical changes in the skin following bodily excitation. J. of exper. Psychol. **10**, 197—226 (1927). — 29. DARROW, C. W.: The galvanic skin reflex (sweating) and blood-pressure as preparatory and facilitative functions. Psychol. Bull. **33**, 73—94 (1936). — 30. DENNY-BROWN, D. and E. GRAEME ROBERTSON: On the physiology of micturition. Brain **56**, 149—190 (1933). — 31. DUNBAR, H. F.: Emotions and bodily changes. A survey of literature on psychomotor interrelationships, 1910—1933. Columbia Univ. Press. N. Y. **1935**. — 32. DURAND, A.: Pathogénie des hemioedèmes chez les hemiplégiques. Thèse de Montpellier **1910**. — 33. DUSSER DE BARENNE, J. G. and G. C. E. BURGER: A method for the graphic registration of oxygen consumption and carbon dioxide output: The respiratory exchange in decerebrate rigidity. J. of Physiol. **59**, 17—29 (1924). — 34. DUSSER DE BARENNE, J. G. and F. KLEINKNECHT: Über den Einfluß der Reizung der Großhirnrinde auf den allgemeinen arteriellen Blutdruck. Z. Biol. **82**, 13—20 (1924).

35. ELLIS, L. and S. WEISS: Blood flow and edema in cerebral hemiplegia. (In press.) — 36. EULENBERG, A. u. L. LANDOIS: Über die thermischen Wirkungen experimenteller Eingriffe am Nervensystem und ihre Beziehung zu den Gefäßnerven. Virchows Arch. **66**, 489—502; 68, 245—271 (1876). — 37. EULENBERG, A. and P. GUTTMANN: Physiol. and pathology of the sympathetic system of nerves. Translated by A. NAPIER. London: Churchill 1879.

38. FISCHER, O.: Zur Frage des cerebralen und des „halbseitigen" Fiebers. Z. Neur. **76**, 131—144 (1922). — 39. FOERSTER, O.: Über Störung der Thermoregulation bei

Erkrankungen des Gehirns und Rückenmarks und bei Eingriffen am Zentralnervensystem. Jb. Psychiatr. **52**, 1—14 (1935). — 40. Fulton, J. F.: Some functions of the cerebral cortex. J. Michigan State med. Soc. **1934**. — 41. Fulton, J. F.: The interrelation of cerebrum and cerebellum in the regulation of somatic and autonomic functions. Medicine **15**, 247—306 (1936).

42. Gowers, W. R.: Diseases of the central nervous system. Vol. II, p. 77. London: Churchill 1888. — 43. Guillain et Barré: Les troubles des réactions pupillaires dans la commotion. Acad. de Méd. **1917**. — 44. Green, H. H. and E. C. Hoff: Effects of faradic stimulation of the cerebral cortex on limb and renal volumes in the cat and monkey. (To appear.) — 45. Guttmann, L.: Die Schweißsekretion des Menschen in ihren Beziehungen zum Nervensystem. Z. Neur. **135**, 1—48 (1931). — 46. Guttmann, L. and C. F. List: Zur Topik und Pathophysiologie der Schweißsekretion. Z. Neur. **116**, 504—536 (1928). —

47. Hale-White, W.: Effects on temperature of lesions of the corpus striatum and the thalamus. J. of Physiol. **2**, 1 (1890). — 48. Hare, W. K., H. W. Magoun and S. W. Ranson: Pathways for pupillary constriction. Location of synapses in the path for the pupillary light reflex and of constrictor fibers of cortical origin. Arch. of Neur. **34**, 1183—1194. — 49. Henson, H.: Beiträge zur Physiologie und Pathologie des Blutdrucks. Dtsch. Arch. klin. Med. **67**, 436—530 (1900). — 50. Hoff, E. C. and H. C. Green: Cardiovascular reactions induced by electrical stimulation of the cerebral cortex Amer. J. Physiol. (In press).

51. Jackson, J. Hughlings: The epilepsies and on the after effects of epileptic discharges. West Riding Lunatic Asylum Med. Reports **6**, 266—309 (1876). — 52. Jacobsen, C. F.: Studies of cerebral function in primates. Comp. Psychol. Monogr. **13**, 1—68 (1936).

53. Kabat, H., H. W. Magoun and S. W. Ranson: Electrical stimulation of points in the forebrain and midbrain. The resultant alterations in blood pressure. Arch. of Neur. **34**, 931—936 (1935). — 54. Kahler, H.: Über vasomotorische Störungen bei cerebralen Hemiplegien. Zugleich ein Beitrag zur Lokalisation des Vasomotorenzentrums beim Menschen. Wien. klin. Wschr. **1922** I, 219—221. — 55. Karplus, I. P.: Über Störungen der Schweißsekretion bei Verwundungen des Nervensystems. Wien. klin. Wschr. **1916** I, 969—972. — 56. Katzenstein, Z.: Veränderungen der Pupillenform bei Commotio und Contusio cerebri. Schweiz. Arch. Neur. **27**, 1—15 (1931). — 57. Keller, A. D.: Ulceration in the digestive tract of the dog following intracranial procedures. Arch. of Path. **21**, 127—164 (1936). — 58. Kennard, Margaret A.: Vasomotor disturbances resulting from cortical lesions. Arch. of Neur. **33**, 537—545 (1935). — 59. Kennard, Margaret A.: Vasomotor representation in the cerebral cortex. Science (N. Y.) **79**, 348, 349 (1934). — 60. Kennard, Margaret A.: Vasomotorische Störungen bei corticalen Läsionen. Z. Neur. **155**, 714—728 (1936). — 61. Kennard, Margaret A., H. R. Viets and J. F. Fulton: The syndrome of the premotor cortex in man, impairment of skilled movements, forced grasping, spasticity and vasomotor disturbance. Brain **57**, 69—84 (1934). — 62. Klauder, J. V.: Psychogenic aspects of skin diseases. J. nerv. Dis. **85**, 249—273 (1936). — 63. Klippel, M. and M. P. Weil: L'inegalité pupillaire au cours de l'hemiplégie cerebrale. Semaine méd. Paris **32**, 541—544 (1918).

64. Langworthy, O. R. and L. C. Kolb: Demonstration of encephalic control of micturition by electrical stimulation. Bull. Hopkins Hosp. **56**, 37—49 (1935). — 65. Langworthy, O. R. and L. C. Kolb: The encephalic control of tone in the musculature of the urinary bladder. Brain **56**, 371—382 (1933). — 66. Langworthy, O. R. and C. P. Richter: The influence of efferent cerebral pathways upon the sympathetic nervous system. Brain **53**, 178—193 (1930). — 67, Levin, P. M.: The efferent fibres of the frontal lobe of the monkey, macaca mulatta. J. comp. Neur. **63**, 369—419 (1936). — 68. Lewis, T. and G. Pickering: Circulatory changes in the fingers in some diseases of the nervous system, with special reference to the digital atrophy of peripheral nerve lesions. Clin. Science **2**, 149—183 (1936). — 69. Lewis, L. G., O. R. Langworthy and J. E. Dees: Bladder abnormalities due to injury of motor pathways in the nervous system. J. amer. med. Assoc. **105**, 2126—2131 (1935). — 70. Luhan, J. A.: Hemiedema in cases of hemiplegia. Arch. of Neur. **36**, 42—57 (1936).

71. Meints, F.: Zur Entwicklung cerebraler Veränderungen auf angiospastische Zustände in peripheren Gefäßen. Z. Neur. **103**, 237—242 (1926). — 72. Melchior, E. u. M. Wilimowski: Über das Verhalten des Pulses in gelähmten Gliedmaßen. Ein Beitrag zur Diagnostik der traumatischen Aneurysmen. Zbl. Chir. **43**, 49—51 (1916). — 73. Mettler, Cecilia, W. F. Hamilton, L. Allen, R. A. Woodbury and F. A. Mettler: Influence of the cerebral cortex upon the cardiovascular system. Anat. Rec. **64**, 33 (1936). — 74. Mettler, F. A., Cecilia Mettler and E. Culler: Effects of total removal of the cerebral cortex. Arch. of Neur. **34**, 1238—1249 (1935). — 75. Mettler, F. A., J. Spindler, Cecilia Mettler and J. D. Combs: Disturbances in gastro-intestinal function after localized ablations of the cerebral cortex. Arch. Surg. **32**, 618—623 (1936). — 76. Mitchell, W.: Unilateral swelling of hysterical hemiplegia. Amer. J. med. Sci. **2**, 94—98 (1884). — 77. Morison, R. S. and D. McK. Rioch: Influence of the forebrain on the reflex response of the nictitating membrane of the cat. Amer. J. Physiol. **116**, 111 (1936). — 78. Müller, L. R.: Lebensnerven und Lebenstriebe. Berlin: Julius Springer 1931.

79. NOTHNAGEL, H.: Betheiligung des Sympathicus bei cerebraler Hemiplegie. Virchows Arch. **68**, 26—42 (1876).

80. OLSEN, A.: Hemiplegi og Hudtemperature. Hosp.tid. (dän.) **76**, 1097—1103 (1933).

81. PAGE, I. H.: Ipsilateral edema and contralateral jaundice associated with hemiplegia and cardiac decompensation. Amer. J. med. Sci. **177**, 273—276 (1929). — 82. PAGET, S.: On cases of voracious hunger and thirst from injury or disease of the brain. Trans. clin. Soc. Lond. **30**, 113—119 (1897). — 83. PARSONS, J. H.: On dilatation of the pupil from stimulation of the cortex cerebri. J. of Physiol **26**, 366—377 (1900). — 84. PÉRISSON, J.: Études cliniques et pathologiques des troubles sympathiques dans l'hemiplégie. Clinique des maladies du system nerveux, Hôpital de la Salpêtrière. Presses Universitaires de France, p. 214. 1925. — 85. PILTZ, J.: Über ein Hirnrindenzentrum für einseitige kontralaterale Pupillenverengerung (beim Kaninchen). Neur. Zbl. **18**, 875—878 (1899). — 86. PINKSTON, J., P. BARD and D. RIOCH: The responses to changes in environmetal temperature after removal of portions of the forebrain. Amer. J. Physiol. **1934**, 515—531. — 87. POPPER, L.: Bleibende Pulsdifferenz nach Hirnrindenläsion. Dtsch. med. Wschr. **1933 II**, 1163, 1164.

88. RAKIETEN, N.: Changes in heat production after removal of motor and premotor areas in monkeys. Amer. J. Physiol. **114**, 661—666 (1936). — 89. RÉGNARD, M.: Contribution a l'étude anatomo-clinique des monoplégies d'origine cortical. Monoplégies totales et partielles. Paris: Vigot Freres 1913. — 90. RICHTER, C. P. and MARION HINES: A quantitative study of changes in activity produced in monkeys by experimental lesions of the frontal lobes. Abstract. Proc. Internat. Neurol. Congress. London, p. 87, July 1935. — 91. ROSSOLIMO, G.: Zur Symptomatologie und chirurgischen Behandlung einer eigentümlichen Großhirncyste. Dtsch. Z. Nervenheilk. **6**, 76—94 (1895).

92. SCHWARTZ, H. G.: The effect of experimental lesions of the cortex upon the 'psychogalvanic reflex'. Anat. Rec. **64**, 42 (1936). — 93. SEREJSKI, M., J. FRUMKIN u. M. KAPLINSKY: Zur Klinik der vegetativen Störungen. I. Die Phänomen der vegetativen Asymmetrien, insbesondere der vegetativen Hemisyndrome bei Geisteskrankheiten psychogenen Ursprungs. Z. Neur. **105**, 273—287 (1926). — 94. SHEEHAN, D.: The effect of cortical stimulation on the gastric movements in the monkey. J. of Physiol. **83**, 177—184 (1934). — 95. SMITH, W. K.: Alterations of respiratory movements induced by electrical stimulation of the cerebral cortex of the dog. Amer. J. Physiol. **115**, 261—267 (1936). — 96. SOURY, J.: Les fonctions du cerveau. Paris 1892. — 97. SPIEGEL, E. A.: Die Zentren des autonomen Nervensystems. Berlin: Julius Springer 1928. — 98. SPIEGEL, E. A. and W. C. HUNSICKER: The conduction of cortical impulses to the autonomic system. J. nerv. Dis. **83**, 252—274 (1936). — 99. SPENCER, W. G.: The effect produced upon the respiration by faradic excitation of the cerebrum in the monkey, dog, cat and rabbit. Philosophic. Trans., Lond., **185 B**, 609—654 (1894). — 100. STÜRUP, G., B. BOLTON, D. J. WILLIAMS and E. A. CARMICHAEL: Vasomotor responses in hemiplegic patients. Brain **58**, 456—469 (1935).

101. TEN CATE, J.: Die Pupillenerweiterung auf akustische Reize und die Großhirnrinde. Arch. Need. Physiol. **19**, 408—416 (1934). — 102. THOMAS, ANDRÉ: Le reflexe pilomoteur. Revue neur. **37**, 950, 951 (1921). — 103. TOPORKOFF, N.: Die lokale Schweißsekretion bei Epilepsie. Z. Neur. **98**, 272—282 (1925).

104. ÜPRUS, V., J. B. GAYLOR, D. J. WILLIAMS and E. A. CARMICHAEL: Vasodilatation and vasoconstriction in response to warming and cooling the body: a study in patients with hemiplegia. Brain **58**, 448—455 (1935).

105. VOGT, C. u. O. VOGT: Allgemeine Ergebnisse unserer Hirnforschung. J. Psychol. u. Neur. **25**, 279—432 (1919). — 106. VULPIAN, A.: Leçons sur l'appareil vaso-moteur (physiologie et pathologie) faites a la faculté de médicine de Paris. Paris: Ballière & Fils 1875.

107. WANG, G. H. and T. W. LU: Galvanic skin reflex induced in the cat by stimulation of the motor area of the cerebral cortex. Chin. J. Physiol. **4**, 303—326 (1930). — 108. WANG, G. H., T. W. LU and T. J. LAU: Pupillary dilatation from cortical stimulation. Chin. J. Physiol. **6**, 225—236 (1932). — 109. WATTS, J. W.: The influence of the cerebral cortex on gastro-intestinal movements. J. amer. med. Assoc. **104**, 355—357 (1935). — 110. WATTS, J. W. and C. H. FRAZIER: Cortical autonomic epilepsy. J. nerv. Dis. **81**, 168—173 (1935). — 111. WATTS, J. W. and J. F. FULTON: Intussusception—the relation of the cerebral cortex to intestinal motility in the monkey. New England J. Med. **210**, 833—893 (1934). — 112. WATTS, J. W. and C. A. W. UHLE: Bladder dysfunction in cases of brain tumor, a cystometric study. J. of Urol. **34**, 10—30 (1935).

113. ZENNER, F. and S. P. KRAMER: Operation for brain tumor, with the hitherto unrecognized circulation phenomena. N. Y. State J. Med. **90**, 652 (1909). — 114. ZOLLINGER, R.: Removal of the left cerebral hemisphere. Arch. of Neur. **34**, 1055—1064 (1935). — 115. ZOLLINGER and M. SCHNITKIN: Skin temperature reactions following removal of the left cerebral hemisphere. Science (N. Y.) **79**, 540 (1934).

Physiologische Begleiterscheinungen psychischer Vorgänge.

Von **Hans Berger**-Jena.

Mit 26 Abbildungen.

Ausdrucksbewegungen.

Die sinnfälligsten und bekanntesten physiologischen Begleiterscheinungen psychischer Vorgänge sind die unter dem Namen der *Ausdrucksbewegungen* zusammengefaßten Erscheinungen. Die wichtigsten Ausdrucksbewegungen werden von der mimischen Muskulatur des Gesichts, die ausschließlich vom Nervus facialis innerviert wird, ausgeführt, jedoch gehören zu ihnen auch die allgemeine Körperhaltung, das sonstige Verhalten der willkürlichen Körpermuskulatur, im weiteren Sinne die Blutfülle der Haut und die Innervation bestimmter drüsiger Organe, wie z. B. der Tränendrüsen, mit hinzu. Es ist wichtig, daß solche Ausdrucksbewegungen nicht nur die unter dem Namen der Gemütsbewegungen zusammengefaßten psychischen Vorgänge begleiten, bei denen sie allerdings am ausgesprochensten und auffallendsten zu sein pflegen, sondern auch mehr oder minder deutlich bei fast allen psychischen Vorgängen sich nachweisen lassen, wie dies bei der bekannten Allgegenwart der Gefühlsvorgänge in unserem Innenleben auch nicht anders zu erwarten ist.

Charles Darwin hat als erster darauf hingewiesen, daß die Begleiterscheinungen der Gemütsbewegungen, wie wir sie alle kennen, bei allen Menschenrassen die gleichen sind, so daß sie eine angeborene, zum Teil wohl auch erworbene Eigentümlichkeit des menschlichen Geschlechtes darstellen. Die Bedeutung dieser Ausdrucksbewegungen liegt vor allen Dingen auch darin, daß der Einzelne durch sie seinen Mitmenschen eine Mitteilung über seine eigenen Innenvorgänge zukommen läßt und so bei seiner Umgebung bald Anteilnahme, bald auch Abwehr auslöst. Diese Ausdrucksbewegungen selbst können einerseits zu einer gewissen Verstärkung der sie auslösenden psychischen Vorgänge, andererseits aber auch zu einer gewissen Entlastung führen, indem der seelische Druck eine Art Ableitung auf das motorische oder sekretorische Gebiet erfährt. Allbekannt ist auch die Tatsache, die mit den Darwinschen Feststellungen in bestem Einklang steht, daß jeder die Sprache der Ausdrucksbewegungen sofort versteht. Gar nicht selten gerät dabei der Zuschauer in den Bann der bei dem anderen wahrgenommenen Ausdrucksbewegungen, so daß bei ihm Mitleid oder andere Gefühlserregungen ausgelöst werden. Die Ausdrucksbewegungen entwickeln sich schon sehr früh im Leben des Kindes und erfolgen unwillkürlich. Viel später gewinnt erst der Wille einen Einfluß auf sie, so daß sie bis zu gewissem Grad wenigstens unterdrückt und auch abgeändert werden können. Namentlich bei den Kulturvölkern gilt es nicht für richtig, durch die Ausdrucksbewegungen die inneren Zustände jedem Unberufenen preiszugeben. Die Erziehung zielt geradezu darauf ab, diese Ausdrucksbewegungen mehr oder minder unter die Herrschaft des Willens zu zwingen. Kinder, Naturvölker und auch Geisteskranke bieten diese Ausdrucksbewegungen in unverfälschter Form dar und gestatten uns am besten ihre Untersuchung. Auch beim gesunden Kulturmenschen versagt aber bei einer entsprechenden Stärke der Gemütsbewegungen häufig die Herrschaft des Willens, und die Ausdrucksbewegungen treten dann in ihrer ganzen Kraft wieder zutage. Das ereignet sich um so leichter, da heftige Gemütsbewegungen mit einer mehr oder weniger ausgesprochenen Gedankenverwirrung einhergehen und so ein Versagen des Willens begünstigen.

Da diese Ausdrucksbewegungen allgemein bekannt sind, genügt wohl ein kurzer Hinweis, wie sie sich z. B. beim Kinde noch in ihrer ganzen Ursprünglichkeit beobachten lassen. Jeder weiß, daß ein Kind, das sich in einer freudigen Stimmungslage befindet, ganz anders aussieht als ein trauriges. Seine Augen sind weit geöffnet und zeigen meist einen besonderen Glanz, der durch eine etwas reichlichere Sekretion der Tränendrüsen bedingt ist; der Mund steht leicht offen, die Haltung ist eine aufrechte, die Bewegungen erfolgen rasch und werden mit einer gewissen Kraft und Anmut ausgeführt. Genau das Gegenteil finden wir bei der traurigen Stimmungslage des Kindes. Die Augen sind halb geschlossen, die Augenlider senken sich etwas über die Augen herab; der Mund ist ebenfalls geschlossen, die Mundwinkel hängen herunter, der Kopf wird leicht auf die Brust gesenkt, alle Bewegungen erfolgen langsam, zum Teil auch ungeschickt. Auch an der Nase finden sich den beiden gegensätzlichen Zuständen entsprechende Veränderungen: die Nasenlöcher sind bei dem freudigen Zustand weit geöffnet, in der traurigen Stimmungslage zusammengedrückt, sogar fast verschlossen. Man kann diese beiden gegensätzlichen Zustände ganz ungezwungen auf eine allgemeine Formel bringen: In dem freudigen Zustand sind gewissermaßen alle Sinnespforten weit geöffnet, um das Angenehme möglichst deutlich und scharf aufzunehmen und durch rasche Bewegungen in dessen

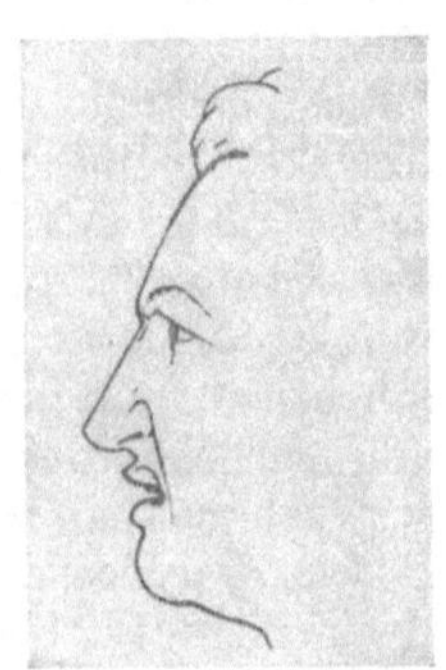

Abb. 1. Mundstellung bei Einwirkung eines bitteren Geschmacks. (Aus WUNDT: Völkerpsychologie, Bd. 1,1.

Besitz zu gelangen. Umgekehrt schließt sich in der Trauer das Kind gegen die Außenwelt ab, die Sinnespforten werden daher geschlossen, alle Bewegungen unterbleiben oder erfolgen nur langsam; es ist ein allseitiges Abwenden von dem unangenehmen Reiz. Diese Ausdrucksbewegungen lassen sich so aus einer allgemeinen Zweckmäßigkeit erklären.

Eine solche Erklärung läßt sich aber auch für jede einzelne, in ihrer Zusammensetzung die Gesamtmasse der Ausdrucksbewegungen bildende Erscheinung durchführen. Einzelheiten will ich hier nicht erwähnen; wegen der großen grundsätzlichen Bedeutung eines solchen Geschehens aber, das uns in der Übertragung der Begleiterscheinungen von einem psychischen Inhalt auf andere in unserem Innenleben immer wieder entgegentritt, möchte ich doch auf ein besonderes Beispiel etwas näher eingehen. Die auffallende Veränderung, die die mimische Gesichtsmuskulatur des Mundes in einem Unlustzustand zeigt, entspricht, wie DARWIN auseinandergesetzt hat, der Mundstellung, die sich einstellt bei Einwirkung eines bitteren Geschmacks. (Siehe Abb. 1, die der WUNDTschen Psychologie entlehnt ist.) Im Falle des bitteren Geschmacks erweist sich nun diese Zusammenstellung der Mundbewegungen als äußerst zweckmäßig; sie dient nämlich dazu, die bitter schmeckende und unangenehme Substanz möglichst von den reizaufnehmenden, in besonderer Weise in der Mundhöhle angeordneten Geschmacksknospen abzuhalten. Diese hier zweckentsprechende Zusammenstellung von Muskelbewegungen ist also von dem Geschmacksreiz auf alle unangenehmen Empfindungsarten übertragen worden. Daher stellt sich auch bei einem rein psychischen Schmerz diese eigentümliche Mundstellung ein, die in diesem Falle gar keinen Sinn mehr hat. Ein Verfolgen des

Entwicklungsganges dieser Begleiterscheinungen psychischer Vorgänge läßt also sehr wohl das ursprünglich Zweckmäßige an ihnen erkennen und bringt sie so unserem Verständnis auch näher.

Ich bin hier nur auf die zwei Gegensätze der Lust und Unlust kurz eingegangen, da ich die von Wundt und anderen angenommenen weiteren Gefühlsrichtungen nicht anerkenne. Übrigens liegen, wie ich hier ausdrücklich hervorheben möchte, namentlich auch für die motorischen Begleiterscheinungen der Affektvorgänge die Verhältnisse keineswegs immer so einfach wie in den eben angeführten beiden Beispielen. Man unterscheidet nach den motorischen Begleiterscheinungen sthenische und asthenische oder excitierende und deprimierende Affektzustände, von denen die ersteren verstärkte motorische Erregungszustände, die letzteren Hemmungs- und Lähmungserscheinungen zeigen. Die Zuordnung ist nun nicht einfach die, daß etwa alle mit Lust verknüpften Zustände als sthenische bezeichnet werden könnten, während umgekehrt alle Unlustzustände asthenische wären. Es gibt nicht nur eine stille Freude und umgekehrt eine laute Trauer mit lebhaften Ausdrucksbewegungen, sondern auch andere Affektzustände zeigen von einem solchen Schema abweichende Verhältnisse. Praktisch wichtig gerade für die Beurteilung von Ausfallserscheinungen auf motorischem Gebiete bei Kranken ist aber *die* Tatsache, daß durch sthenische und asthenische Affektzustände, wie sie unter Umständen auch gelegentlich durch die Untersuchung selbst hervorgerufen werden können, die wirklich vorhandenen Ausfallserscheinungen manchmal überdeckt und verfälscht werden. Daß auch an der Gesichtshaut Änderungen der Blutfülle in der Form des Erblassens und Errötens sich einstellen, ist eine allgemein bekannte und meist richtig gedeutete Ausdrucksbewegung. Besonders auffallend ist die oft fleckartige Röte der Scham, die sich nicht nur über die Gesichtshaut, sondern auch über den Hals und den oberen Teil der Brust verbreitet. Ebenso geht der Zorn nicht selten mit einer abwechselnden Erweiterung und Zusammenziehung der Hautgefäße einher, so daß es dabei bald zu einer Rötung, dann wieder zu einer Blässe des Gesichts kommt. Andere unlustbetonte Affektzustände, wie ein Schreck oder auch ein Kummer, werden von einer auffallenden Blässe des Gesichts begleitet. Wichtig erscheint vor allem auch die Tatsache, daß keineswegs nur ausgesprochene Gemütsbewegungen mit solchen Ausdrucksbewegungen verknüpft sind, sondern daß gefühlsbetonte Empfindungen und selbst gefühlsbetonte Erinnerungsbilder, wenn auch nur andeutungsweise, ebenfalls diese körperlichen Erscheinungen, die dann leicht dem Beobachter entgehen, hervorrufen können. Es ist, wie schon oben erwähnt, die Trennung dieser Innenvorgänge in die von der Psychologie zu Lehrzwecken angenommenen Abteilungen eine künstliche. In Wirklichkeit sind alle psychischen Inhalte von Gefühlsvorgängen begleitet und gewissermaßen von ihnen durchtränkt, so daß man, wie schon oben hervorgehoben wurde, mit Recht von einer Allgegenwart des Gefühls gesprochen hat. Auch die Vorgänge der Aufmerksamkeit, mag es sich nun um die unwillkürliche oder willkürliche Richtung der Aufmerksamkeit handeln, gehen mit den allen geläufigen Ausdrucksbewegungen einher, die sich nicht nur an der Gesichtsmuskulatur, ferner in der Einstellung der vorzugsweise benutzten Sinnesorgane zeigen, sondern auch in der Kopf- und Körperhaltung. Sie üben somit auf den Gesamtzustand der willkürlichen Muskulatur einen Einfluß aus. Demgemäß wird auch eine geistige Arbeit, bei welcher die Aufmerksamkeit vorwiegend psychischen Inhalten zugewendet ist, von entsprechenden Ausdrucksbewegungen begleitet, und man hat geradezu von einer „Mimik des Denkens" gesprochen. Diese Begleiterscheinungen sind auch deswegen wichtig, da ihr Einfluß bei der Bewertung der Ergebnisse von Stoffwechseluntersuchungen bei geistiger Arbeit unbedingt berücksichtigt werden muß.

Pupille.

JOHANNES MÜLLER hat bereits auf die Erweiterung der *Pupillen* im Affekt-
zustande hingewiesen. Wahrscheinlich sind aber schon viel früher Beobachtungen über ihre Veränderungen bei Gemütsbewegungen gemacht worden.
SCHIFF hat die Pupille als feinstes Ästhesiometer bezeichnet und auf den Zusammenhang der Pupillenbewegungen mit der Einwirkung von Sinnesreizen
hingewiesen. Wir können an der Pupille, so weit dies hier für uns in Betracht
kommt, folgende Zustände unterscheiden: 1. Die Pupillenunruhe, wie sie zuerst
von LAQUEUR bezeichnet wurde, 2. Die Erweiterung der Pupille bei sensiblen
und sensorischen Reizen und die Psychoreflexe der Pupille.

Die *Pupillenunruhe* besteht darin, daß im Wachzustand beim gesunden
Menschen der Irissaum sich in ständiger Bewegung befindet und nie eine Ruhelage darbietet. Diese Bewegungen des Irissaumes betreffen aber nicht den
ganzen Umfang des Irisrandes, wie etwa die Veränderungen bei der Lichtreaktion, sondern verlaufen so, daß bald hier, bald da am Irisrand eine umschriebene Erweiterung mit nachfolgender Verengerung auftritt. Dabei können
benachbarte Teile des Irisrandes sich in entgegengesetzten Bewegungszuständen
befinden. Die Größe des Ausschlages dieser Bewegungen ist eine wechselnde
und erreicht nach BEHR nur ausnahmsweise ein Ausmaß von $^1/_2$ mm. BUMKE
hat Ausschläge bis zu 1 mm mit einer Häufigkeit von 30—120 Oszillationen
in 1 Min. beobachtet. BACH hat noch besonders hervorgehoben, daß ein ganz
regelloses Spiel vorliege; es träten gelegentlich 2—3 Schwankungen hintereinander auf, auf die dann eine Pause von 1—2 Sek. folge. Alle Untersucher sind sich darüber einig, daß diese Irisbewegungen unabhängig von der
Herztätigkeit, der Atmung und den Blutdruckschwankungen sind. Die meisten
Untersucher lehnen ferner auch einen Zusammenhang mit der Beleuchtung,
der Akkommodation und der Stellung der Sehachsen (Konvergenz) ab. Nur
FORSTER und SCHLESINGER führen die Pupillenunruhe auf kleine Schwankungen der Akkommodation und der Lichtstärke zurück. Sie stehen jedoch
mit dieser Ansicht allein, und Nachuntersucher haben ihre Befunde nicht
bestätigen können. Dagegen ist die fast allgemein angenommene Erklärung
für diese Pupillenunruhe *die*, daß sie durch sensible und sensorische Erregungen,
die ständig dem Zentralorgan zufließen und zu einer fortwährend wechselnden
Innervation der Iris führen, bedingt seien. Diese allgemein geltende Auffassung
hat aber durch die Untersuchungen von LÖWENSTEIN insofern einen schweren
Stoß erhalten, als er durch seine sorgfältigen kinematographischen Untersuchungen nachweisen konnte, daß die Pupillenunruhe an beiden Augen keineswegs gleichzeitig verläuft. Die vom rechten und linken Auge zeichnerisch dargestellten Schwankungen der Pupillenunruhe decken sich durchaus nicht. Die
Kurven fallen also nicht zusammen, wie man das bei einer gemeinsamen zentralen
Ursache unbedingt erwarten müßte. LÖWENSTEIN kommt daher auch auf
Grund seiner eingehenden und durch überzeugende Kurven belegten Studien
zu der Ansicht, daß die Pupillenunruhe auf keinen Fall der Ausdruck psychischer
Vorgänge sei, sondern auf periodischen Tonusschwankungen beruhe, wie sie
sich am ganzen Körper abspielten und an dem frei endenden Saum der Iris
besonders leicht beobachtet werden könnten. Wie schon oben hervorgehoben,
sind die Unruhebewegungen der Pupillen im Wachzustande beim Gesunden
ständig vorhanden und schwinden erst im tiefen Schlaf. Beim Neugeborenen
sollen sie fehlen und erst im Verlauf von mehreren Monaten nach der Geburt
sich einstellen.

Von größtem Interesse sind die *Erweiterung der Pupillen* bei sensiblen und
sensorischen Reizen und die *Psychoreflexe* der Pupillen. Nicht selten werden
diese Vorgänge auch in der einschlägigen Literatur mit der Pupillenunruhe

zusammengeworfen, mit denen sie aber, namentlich nach den eindeutigen Untersuchungen Löwensteins, durchaus nichts zu tun haben. Diese Veränderungen der Pupillen bei psychischen Vorgängen der Menschen sind wohl zuerst von Exner genauer untersucht und beschrieben worden. Sie bestehen nach Bumke darin, daß jedes lebhafte geistige Geschehen, jede psychische Anstrengung, jeder Willensimpuls mit oder ohne Muskelaktion, jedes Anspannen der Aufmerksamkeit, jede lebhafte Vorstellung gleichviel welchen Inhaltes, jeder Affekt, jeder sensible Reiz eine Pupillenerweiterung bedingt. Hierbei nimmt im Gegensatz zu den örtlichen Schwankungen des Irissaumes bei der Pupillenunruhe der ganze Irisrand gleichzeitig an der Bewegung teil. Die Pupille wird weiter! Interessant ist auch die Beobachtung von Bumke, daß bei Einstellen der Aufmerksamkeit auf ein in nicht zu raschen Zwischenräumen wiederkehrendes Geräusch, z. B. auf Metronomschläge, mit dem Geräusch gleichzeitige rhythmische Schwankungen der Pupillen sich nachweisen lassen. Die Reaktion der Pupillen auf sensible Reize ist ausgesprochener als auf sensorische und psychische Vorgänge. Durch einen tiefen Nadelstich können nach Bumke Schwankungen des Irissaumes von 3—5 mm erzielt werden. Bach hat hervorgehoben, daß nach seinen Beobachtungen die Lebhaftigkeit der Schwankungen und die Größe der rhythmisch erfolgenden Erweiterung der Reizstärke entspreche. Er hat ferner darauf hingewiesen, daß der Verlauf dieser Erweiterung der Pupillen ein langsamerer sei als die Irisbewegung bei der Lichtreaktion. Er gibt allerdings für die Größe der Ausschläge nur Werte von $1/4$ mm an.

Alle Untersucher sind über den Zusammenhang der Psychoreflexe der Pupillen mit psychischen Erscheinungen einig, nur Forster und Schlesinger wollen auch sie auf Schwankungen der Akkommodation und der Belichtung zurückführen. Auch hier fehlen die Bestätigungen anderer Untersucher. Im Gegenteil haben alle späteren Untersucher die früheren Befunde über das Zustandekommen der Psychoreflexe der Pupillen bestätigt, und auch die angeführten Untersuchungen Löwensteins sprechen in dem gleichen Sinne. Beim gesunden Menschen sind die Psychoreflexe im Wachzustande stets nachweisbar. Sie sind bei Frauen etwas ausgiebiger als bei Männern und ebenso in der Jugend ausgiebiger als im Alter, fehlen jedoch auch da keineswegs. Im Gegensatz zu der Pupillenunruhe finden sie sich auch schon beim Neugeborenen, sie sind sogar bei Frühgeburten nachweisbar, wenigstens soweit es sich um eine Erweiterung der Pupillen bei Schmerz- und auch bei Schallreizen handelt. Für das Zustandekommen dieser Psychoreflexe, deren wesentliche Erscheinung also in einer Erweiterung der Pupillen besteht, kommen zwei Erklärungen in Frage: 1. eine Sympathicusreizung und 2. eine Hemmung der Oculomotoriusinnervation. Es sind dies zwei Vorgänge, die unabhängig voneinander verlaufen können. Die Untersuchungen von Braunstein, die durch gute Kurven belegt sind, haben es im höchsten Grade wahrscheinlich gemacht, daß die Psychoreflexe auf eine Hemmung der Innervation der Iris von seiten des Oculomotorius zurückzuführen seien. Braunstein konnte auch in seinen Tierexperimenten zeigen, daß der Verlauf der Pupillenerweiterung bei Sympathicusreizung ein anderer war als derjenige, welcher nach Ischiadicusreizung auftrat. Die Tatsache, daß auch beim Menschen mit vollständiger Sympathicuslähmung die Psychoreflexe erhalten bleiben, spricht in dem gleichen Sinne. Später wurden aber doch auch Untersuchungen mitgeteilt, die feststellten, daß nach vollkommener Ausschaltung des Oculomotorius namentlich auf Schmerzreize noch eine Pupillenerweiterung eintritt. Karplus und Kreidl ist es gelungen, im Corpus subthalamicum ein Zentrum nachzuweisen, von dem aus die Pupillenerweiterung bei Schmerzreizen auf dem Wege über den Sympathicus erfolgt. Man wird also dem Sympathicus nicht, wie es Braunstein getan hat, jeden Einfluß auf die

Pupillenerweiterung bei der Psychoreaktion absprechen dürfen. WEILER hat sich auf Grund seiner eingehenden Untersuchungen seinerzeit dahin ausgesprochen, daß es wahrscheinlich sei, daß die Pupillenreaktion auf sensorische und psychische Einflüsse ihren Ursprung einer von der Hirnrinde ausgehenden Hemmung des Sphinctertonus verdanke, während bei der auf sensible Reize folgenden Erweiterung eine aktive Mitwirkung des Dilatator infolge einer Sympathicusinnervation nicht auszuschließen sei. Dieser Meinung ist auch BUMKE, wenn er ausführt, daß ein doppelter Mechanismus bestehe, dessen sich die sensiblen Einflüsse bedienten, um die Pupillen zu erweitern. Der eine (feinere und kompliziertere) bestehe in der Hemmung des Sphinctertonus, der wahrscheinlich von dem größten Teil der Hirnrinde aus erfolge. Die reflektorische Sympathicusreizung kommt namentlich bei stärkeren sensiblen und vor allem bei mit Schmerz verbundenen Reizzuständen noch hinzu und folgt auch zeitlich der passiven Sphincterhemmung nach, worauf BEHR zuerst hingewiesen hat. Für die Latenzzeit der Pupillenerweiterung bei sensiblen Reizen ist von WEILER bei Anwendung des faradischen Stromes ein niedrigster Wert von 0,44 Sek. gefunden worden, während derselbe Untersucher die Latenzzeit der Lichtreaktion auf durchschnittlich 0,2 Sek. bestimmte.

Der HAABsche Rindenreflex kommt so selten vor, daß praktisch mit ihm nicht gerechnet zu werden braucht. Die PILTZschen Vorstellungsreflexe, die darin bestehen, daß bei der Vorstellung einer hellen Fläche eine Verengerung, bei der Vorstellung einer dunklen eine Erweiterung der Pupille sich einstellen sollen, sind von allen Nachuntersuchern, soweit eine Pupillenverengerung in Frage kommt, nicht bestätigt worden. Die Erweiterung bei der Vorstellung einer dunklen Fläche ist, wie BUMKE hervorgehoben hat, darauf zurückzuführen, daß eben jede Vorstellung, gleichgültig welchen Inhaltes, mit einer Pupillenerweiterung einhergeht.

Im Schlaf tritt eine Miosis ein. Die Pupillen können im tiefen Schlafe fast stecknadelkopfgroß und lichtstarr werden. Die Verengerung der Pupillen soll der Schlaftiefe entsprechen. Während im oberflächlichen Schlaf die Pupillenunruhe weiter besteht und auch die Psychoreaktion ausgelöst werden kann, sollen beide im tiefen Schlafe schwinden. Mit anderen psychologischen Erfahrungen im Einklang steht die Beobachtung, daß bei mäßiger Schlaftiefe die Psychoreaktion auch dann noch vorhanden ist, wenn der Untersuchte nach dem Erwachen nichts von der Reizeinwirkung weiß. Man hat die Schlafmiosis auf den Fortfall aller sensiblen und sensorischen Reize während des Schlafes zurückgeführt. Es scheint aber neuerdings doch zweifelhaft, ob diese Erklärung die richtige ist, besonders da auch die Pupillenunruhe im tiefen Schlafe schwindet, die doch nach den Untersuchungen von LÖWENSTEIN nichts mit solchen Vorgängen zu tun hat. Zur Untersuchung der Pupillenunruhe und der Psychoreflexe müssen die WESTIENsche Lupe oder das Zeiß-Binokularmikroskop verwendet werden.

Willkürliche Muskulatur.

Schon bei der Besprechung der Ausdrucksbewegungen wurde bei der allgemeinen Körperhaltung der Beeinflussung der willkürlichen Bewegungen kurz gedacht. Es ist jedoch auf das Verhalten der *willkürlichen Muskulatur* noch etwas genauer einzugehen, besonders da diese Begleiterscheinungen psychischer Vorgänge für die Entstehung mancher pathologischer Erscheinungen von großer Bedeutung sind und außerdem wegen mancher mit diesen Vorgängen verknüpfter abergläubischer Vorstellungen auch ein allgemeineres Interesse beanspruchen. Auch nach dem Verhalten der willkürlichen Muskulatur können wir, wie schon oben erwähnt, sthenische und asthenische Affektzustände, also

Reiz- und Lähmungserscheinungen der willkürlichen Muskulatur, unterscheiden. Zu den Reizerscheinungen gehört natürlich auch das Zittern, das als Begleiterscheinung verschiedener Gemütsbewegungen, namentlich solcher mit negativen Gefühlstönen, jedoch keineswegs ausschließlich bei diesen, allgemein bekannt ist. Es gibt nicht nur ein Zittern vor Angst, sondern auch ein freudiges Erzittern. Es kann aber auch zu ausgesprocheneren motorischen Erscheinungen, wie Herumlaufen, Händeringen, Faustballen und dergleichen, unter der Einwirkung von Gemütsbewegungen kommen. Andererseits führen asthenische Affektzustände zu einer allgemeinen Hemmung. Der Betreffende erfährt eine Behinderung in seiner Bewegung. Er steht wie angewurzelt da, verstummt; wenn es dann zum Sprechen kommt, so dringen die Worte nur stoßweise, oft auch stotternd hervor. Es sind dies ausgeprägte motorische Störungen, wie sie namentlich als Begleitzustände von lebhaften Gemütsbewegungen an der willkürlichen Muskulatur sich geltend machen. Wenn diese Vorgänge auch vor allem bei Affektzuständen auftreten, so kommen sie doch auch sonst vor, wie es z. B. eine sehr affektbetonte Schilderung eines Erlebnisses von seiten eines lebhaften Menschen zeigt. Zahlreiche derartige muskuläre Begleiterscheinungen, die keineswegs lediglich den Ausdrucksbewegungen im engeren Sinne zugerechnet werden können, finden sich bei sehr vielen Menschen. Solche Bewegungserscheinungen stellen sich auch bei rein geistiger Beschäftigung ein. Wenn man z. B. lebhaft an einen großen Berg denkt, so ertappt man sich nicht selten dabei, daß man die Augen so aufschlägt, als ob man an dem Berg in die Höhe sähe. Wenn man sich eines entfernten Freundes erinnert, so werden die Sehachsen in die Ferne eingestellt; es ließen sich da noch viele Beispiele anführen. Diese namentlich eine lebhafte Erzählung begleitenden Bewegungserscheinungen führen ungezwungen zu den unter der Bezeichnung der Gebärdensprache zusammengefaßten Vorgängen hinüber, die für die Entwicklung der Sprache an sich von größter Bedeutung geworden sind. Aus alledem ergibt sich, daß auch die willkürliche Körpermuskulatur an allen lebhalten psychischen Vorgängen teilnimmt. Man hat geradezu davon gesprochen, daß gewissermaßen jede lebhafte Rindenerregung nach der motorischen Region zu abfließe und so willkürliche Bewegungen auslöse oder gerade im Ablauf befindliche beeinflusse. Ein amerikanischer Arzt, BEARD, hat wohl zuerst diese Erscheinungen genauer untersucht und in einer Abhandlung, die er „Physiologie des Gedankenlesens" betitelte, niedergelegt. Unabhängig von ihm und auch unabhängig voneinander haben dann der Engländer CARPENTER und der deutsche Physiologe PREYER diese Erscheinungen untersucht und beide sind zu ziemlich gleichen Ergebnissen gekommen. CARPENTER spricht von einem ideomotorischen Prinzip, das sich in verschiedener Weise nachweisen lasse. Wenn man z. B. einen mit einer Bleikugel beschwerten Faden, ein sogenanntes siderisches Pendel, zwischen Daumen und Zeigefinger faßt und vor sich hinhält, so wird dieses Pendel zunächst in einer beliebigen Richtung schwingen. Wenn man sich dann aber vornimmt, an eine ganz bestimmte Bewegungsrichtung des Pendels zu denken, so kann man feststellen, daß nach kurzer Zeit das Pendel genau in der vorgestellten Richtung schwingt. Die lebhafte Vorstellung einer bestimmten Richtung hat dazu geführt, daß man ohne jedes bewußte Zutun gerade die Bewegungen ausgeführt hat, die das Pendel in diese Richtung zwingen. Diese angeführten, von selbst bei jeder lebhaften Vorstellung eintretenden Bewegungen spielen auch bei *der* Form des Gedankenlesens, die man daher als „Muskellesen" bezeichnet hat, eine wichtige Rolle. Man geht dabei meist so vor, daß in Abwesenheit des Gedankenlesers ein Gegenstand versteckt wird, und daß der Gedankenleser dann mit verbundenen Augen die Person an die Hand nimmt, die den Gegenstand versteckt hat. Es läßt sich nun einwandfrei zeigen, wenn man, wie dies PREYER, GLEY und andere getan haben, eine MARÉYsche Aufnahme-kapsel zwischen der Hand des Gedankenlesers und der Versuchsperson ein-schiebt, daß die Versuchsperson den Gedankenleser nach *der* Richtung hinzieht, wo der Gegenstand versteckt ist. Sie gibt ferner, natürlich gegen ihren aus-drücklichen Willen, durch unbewußte ausgiebigere Bewegungen und eine Ände-rung der Atmung zu erkennen, wenn der Gedankenleser nach der richtigen Stelle hinstrebt. Abb. 2 zeigt eine solche, von GLEY aufgenommene Kurve.

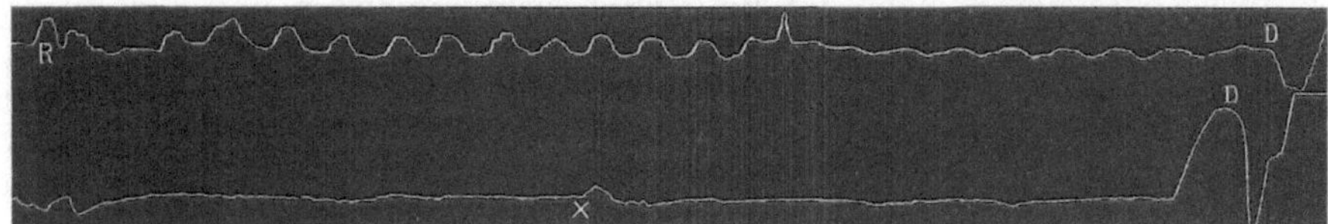

Abb. 2. Gedankenlesen (sog. Muskellesen). *R* Atmung, unten Bewegungskurve verzeichnet mit einem MARÉYschen Aufnahmeapparat, der zwischen der Hand der Versuchsperson und der des Gedankenlesers sich befindet. (Nach GLEY: Etudes de Psychol. etc. Paris 1903.)

Oben ist die Atmungskurve *R* geschrieben, unten die Kurve, aufgenommen mit dem zwischen beide Hände eingefügten MARÉYschen Tambour. Es handelt sich hierbei um eine 25jährige Versuchsperson, die ständig leichte Muskel-bewegungen darbietet. Bei × zeigen dieselben einen stärkeren Ausschlag; der Gedankenleser wird dadurch aufmerksam, daß er sich dem versteckten

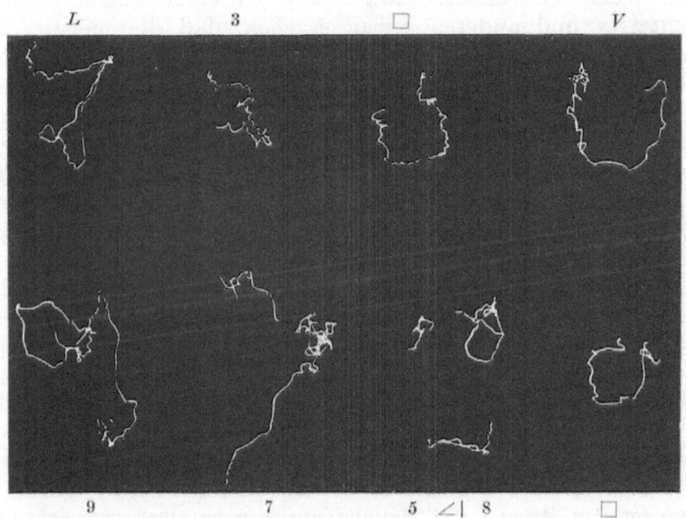

Abb. 3. Ideomotorische Zeichnungen. Die jeweils vorgestellten Formen der Versuchsperson sind am Rande angegeben. (Nach A. LEHMANN: Aberglaube usw., 2. Aufl. Stuttgart 1908.)

Gegenstand nähert. Bei *D* tritt dann eine stärkere Muskelbewegung ein, die zur Entdeckung führt. Die Atmung *R*, die mit dem MARÉYschen Pneumographen aufgenommen ist, zeigt auch eine deutliche Veränderung bei Annäherung an das Versteck.

PREYER hat aber auch gezeigt, daß nicht nur solche einfachen Bewegungen des Hinziehens und Abstoßens sich einstellen, sondern daß so auch viel kom-pliziertere Leistungen vollzogen werden können. Abb. 3 gibt ein Bild wieder, das einem Werke von ALFRED LEHMANN entnommen ist. Die Versuchsperson steht mit verbundenen Augen und ausgestrecktem rechtem Arm vor einer größeren, mit Ruß bedeckten Schreibfläche. Sie trägt in der rechten Hand einen längeren dünnen Stab, an dessen Ende beweglich ein gebogener Draht angebracht ist; seine Spitze berührt die Schreibfläche. Wenn sich nun die Versuchsperson lebhaft ein L, eine 3 oder ein Quadrat vorstellt, so entstehen die in der Abbildung wiedergegebenen, natürlich durch Zitterbewegungen etwas verunstalteten Figuren, die aber deutlich die vorgestellten Formen wiedererkennen lassen. Ich brauche kaum hinzuzufügen, daß diese ungewollten, lebhafte psychische Vorgänge begleitenden motorischen Erscheinungen auch bei dem so beliebten Experiment des Tischrückens eine wesentliche Rolle spielen, indem ungewollte Bewegungen der Beteiligten sich summieren und dem leicht beweglichen Tisch zunächst eine geringe Bewegung erteilen, die von diesem Augenblick an durch das unbewußte Zusammenwirken aller mehr und mehr gesteigert wird. Auch bei der sogenannten Psychographie spielen diese ideomotorischen Erscheinungen eine wesentliche Rolle, jedoch können wir auf alle diese Vorgänge nur kurz hinweisen.

Dagegen möchte ich doch hervorheben, daß diese materiellen Begleiterscheinungen psychischer Vorgänge noch viel leichter, häufiger und allgemeiner in einem kleinen Muskelgebiet zutage treten, das vor allen anderen ausgezeichnet ist durch seine ständige Übung, die geringe Masse des in Bewegung zu setzenden Apparates und seine innigen Beziehungen zu dem Ablauf psychischer Vorgänge, nämlich der Sprachmuskulatur. Viele Menschen sprechen bei lebhaften psychischen Vorgängen namentlich im Affekt, ohne daß ein Zuhörer zugegen wäre, vor sich hin. Schiller hat diese Erfahrung in den „Kranichen des Ibykus" in dramatischer Weise verwendet. Eingehende Untersuchungen besonders von Alfred Lehmann und anderen haben ergeben, daß die meisten Menschen, wenn sie lebhaft an eine bestimmte Vorstellung denken, mehr oder minder deutlich die betreffenden Worte vor sich hinflüstern, und man hat geradezu eine andere Form des Gedankenlesens auf diese Tatsache gegründet. Interessant ist, daß auch der Taubstumme bei Gemütsbewegungen und dergleichen ein Bedürfnis des Ausdrucks durch Fingerbewegungen hat. Die intelligente Erzieherin Helen Kellers, Miß Sullivan, schildert uns, wie ihre begabte Schülerin sich mittels des ihr beigebrachten Fingeralphabets oft mit sich selbst unterhielt. Es ist Sommers großes Verdienst, auf die weitgehende klinische Bedeutung dieser ideomotorischen Bewegungen hingewiesen und durch Konstruktion geeigneter Apparate ihre Untersuchung wesentlich erleichtert zu haben. Das von ihm eingeführte Prinzip der dreidimensionalen Analyse dieser Bewegungen hat sich ausgezeichnet bewährt. Löwenstein hat die Sommersche Untersuchungsmethode noch weiter ausgebaut und sehr interessante Ergebnisse erzielt. Er verwendet auch für die Kopfbewegungen eine dreidimensionale Darstellung. Eine von Löwenstein gewonnene Kurve (Abb. 4) weist auf die große Bedeutung solcher Untersuchungen für die Klinik hin. Auf dieser Kurve ist die Brust- und Bauchatmung gesondert verzeichnet, die Bewegungen des Kopfes sind der dreidimensionalen Analyse unterzogen, während von den anderen Kurven nur die Bewegungen der rechten Hand und des rechten Fußes wiedergegeben sind. Infolge einer Furchtsuggestion bei einem hysterisch Tauben tritt bei $\times$ ein Aussetzen des vorher bestehenden starken Zitterns der rechten Hand und des rechten Fußes ein. Die Kopfbewegungen geben ebenfalls deutlich zu erkennen, daß das Gesprochene wahrgenommen worden ist, ebenso weisen die Atmungskurven deutliche Veränderungen auf.

Die äußerst interessanten Untersuchungen von Allers und Scheminsky haben gezeigt, daß auch dann, wenn es bei der Vorstellung einer Bewegung zu keinerlei Bewegungseffekt kommt, doch schon Aktionsströme in den in Betracht kommenden Muskeln sich einstellen. Sie konnten bei einer Ableitung vom Unterarm bei der Vorstellung der geballten Faust und schon bei dem wiederholten innerlichen Sprechen: „Jetzt will ich die Faust ballen!", am Saitengalvanometer Aktionsströme nachweisen, deren Intensität hinter der von Aktionsströmen einer willkürlichen Kontraktion zurückblieb und die auch nur eine Frequenz von 20—25 Oszillationen in 1″ darboten. Diese Untersuchungen sind von E. JAKOBSON bestätigt worden; er konnte auch feststellen, daß jede Gesichtsvorstellung und das Auftauchen jedes Erinnerungsbildes auf dem Gebiete des Gesichtssinnes mit Aktionsströmen in den Augenmuskeln einhergeht. Es ergab sich sogar, daß beim Auftauchen einer lebhaften Vorstellung, eines Erinnerungsbildes und auch im Verlaufe des abstrakten Denkens

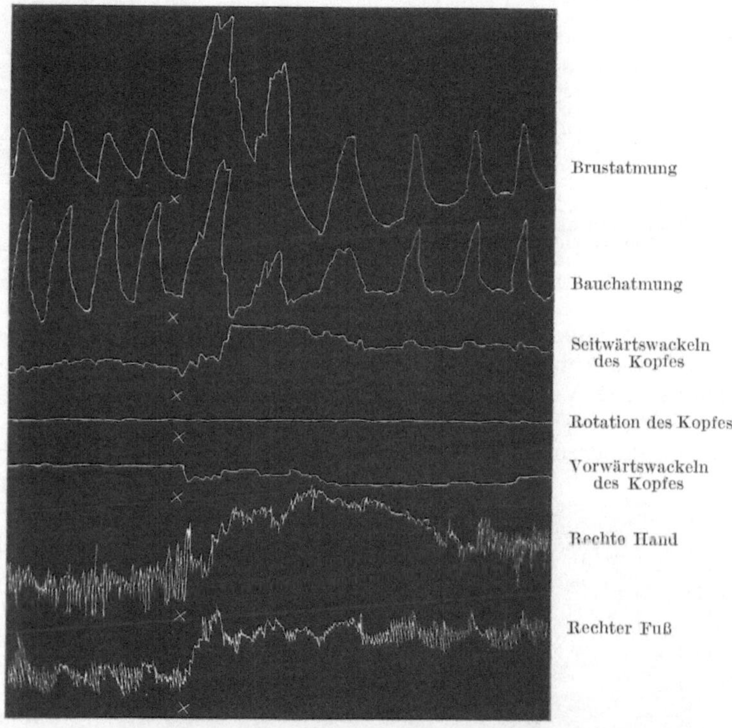

Abb. 4. Wirkung einer aus 2 m Entfernung in Flüstersprache gesetzten Furchtsuggestion bei einem hysterisch Tauben (×). [Nach BRUNZLAW u. LÖWENSTEIN: Z. Ohrenheilk. 81 (1921).]

sich in den Muskeln Aktionsströme nachweisen ließen, die in Tätigkeit treten, wenn die zugehörigen Worte ausgesprochen werden. Wir haben also hier gewissermaßen die allerersten Anfänge der ideomotorischen Erscheinungen vor uns.

Von einer gewissen praktischen Bedeutung, auf die oben schon einmal kurz hingewiesen wurde, ist die Tatsache, daß die motorische Leistung unter der Einwirkung von Gemütsbewegungen und selbst von gefühlsbetonten Empfindungen eine meßbare Abänderung erfährt. Mittels der ergographischen Kurve, auf deren Gewinnung und Analyse ich hier nicht näher eingehen kann, hat namentlich ALFRED LEHMANN dies einwandfrei nachgewiesen, nachdem bereits früher FERÉ dahingehende, doch nicht ganz beweiskräftige Untersuchungen angestellt hat. Bei Verwendung des von MOSSO angegebenen, von KRÄPELIN verbesserten Ergographen wird der Versuchsperson die Aufgabe gestellt, nach dem Takte eines Metronoms ein Gewicht durch die Bewegungen eines Fingers regelmäßig zu heben, wobei die Hubhöhen auf eine rotierende

Trommel fortlaufend verzeichnet werden. Man findet bei einem derartigen Vorgehen, daß die Hubhöhen langsam, aber stetig im Verlaufe des Versuches absinken bis etwa auf die Hälfte der ursprünglichen Höhe. Läßt man nun, wie es Alfred Lehmann getan hat, auf die am Ergographen arbeitende Versuchsperson einen lustbetonten Reiz, z. B. einen als sehr angenehm empfundenen Mentholgeruch einwirken, so verläuft die Ergographenkurve, wie sie Abb. 5 darstellt. Die Reizeinwirkung hat zwischen den beiden Pfeilen stattgefunden.

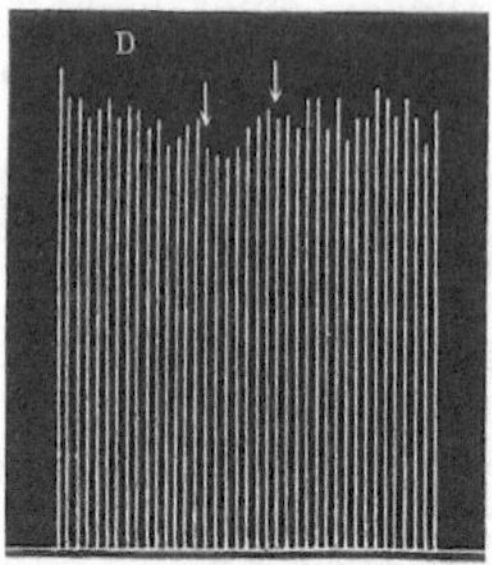

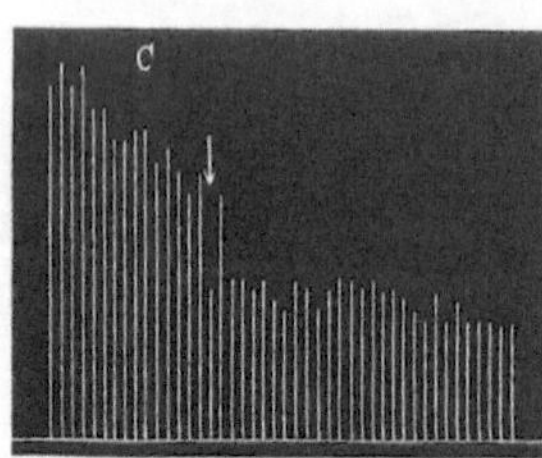

Abb. 5. Ergogramm. Zwischen den beiden Pfeilen Einwirkung eines als sehr angenehm empfundenen Mentholgeruchs. (Nach A. Lehmann: Die physischen Äquivalente der Bewußtseinserscheinungen. Leipzig 1901.)

Abb. 6. Ergogramm. Bei dem Pfeil Einwirkung der als Schmerz empfundenen Berührung mit einem Gefäß mit heißem Wasser. (Nach A. Lehmann: Die physischen Äquivalente der Bewußtseinserscheinungen. Leipzig 1901.)

Statt des Abfalls der Ergographenkurve nach rechts zu steigt sie an. Umgekehrt bedingt, wie Abb. 6 zeigt, ein unlustbetonter Reiz ein jähes Absinken des Ergogramms. Der Versuchsperson wird ganz kurz Wasser von 84⁰ an den rechten Arm gebracht; sie empfindet einen lebhaften Schmerz. Selbstverständlich sind diese muskulären Auswirkungen bei den viel stärker betonten Affektzuständen ungleich stärkere. Auch eine intellektuelle Leistung, z. B. die Lösung einer Rechenaufgabe, geht mit einem deutlichen Absinken des gleichzeitig aufgenommenen Ergogramms einher, wie dies Abb. 7 zeigt. Zwischen den ersten beiden Pfeilen wird von der Versuchsperson die Rechenaufgabe 657 × 34, zwischen dem zweiten Paar der Pfeile die Aufgabe 392 × 43 richtig gelöst. Man sieht, wie während des Rechnens die motorische Leistung gewaltig nachläßt, um sofort nach dem Aufhören des Rechnens auf die alte Höhe zurückzugehen.

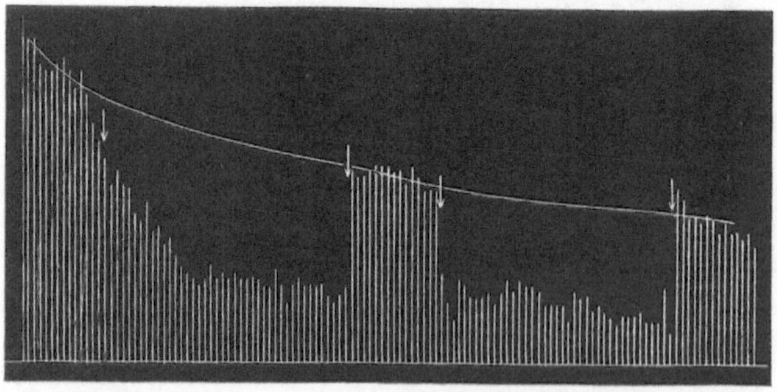

Abb. 7. Ergogramm. Zwischen den ersten beiden Pfeilen wird die Aufgabe 657 × 34, zwischen dem zweiten Paar der Pfeile die Aufgabe 392 × 43 im Kopf richtig ausgerechnet. (Nach A. Lehmann: Die physischen Äquivalente der Bewußtseinserscheinungen. Leipzig 1901.)

Atmung.

Praktische Menschenkenner wissen, daß psychische Vorgänge, namentlich eindrucksvolle Mitteilungen mit *Atmungsänderungen* einhergehen, und W. Wundt hat einstmals die Atmung als feinstes Reagens auf Gefühlsvorgänge bezeichnet. Man hat die Atmung durch Anwendung eines an der Brust angebrachten Pneumographen fortlaufend verzeichnet und so die Einwirkung verschiedener psychischer

Vorgänge auf die Atmung genauer untersucht. Man hat diese Untersuchungen dann noch dadurch zu vervollkommnen versucht, daß man gleichzeitig die Brust- und die Bauchatmung schrieb; dabei zeigt sich, daß die beiden Atemkurven nicht ganz übereinstimmend verlaufen. Im allgemeinen kann man aber doch sagen, daß die Brustatmung die deutlicheren Veränderungen unter der Einwirkung psychischer Vorgänge aufweist. STÖRRING hat dann das gegenseitige Verhältnis der Dauer der Inspiration zur Exspiration untersucht und den Quotienten $J : E$ jeweilig bestimmt. LÖWENSTEIN hat an Stelle dieses Quotienten, der die Dauer der Inspiration und Exspiration enthält, die Dauer und die Größe der Ausschläge der Atmung gesetzt, indem er empirisch den Integralwert von $J : E$ an seinen Kurven ermittelte. Es ist dabei nicht sehr viel mehr herausgekommen, als bereits die früheren einfacheren Untersuchungen ergeben hatten. Sie wiesen schon darauf hin, daß sich eben nicht alle Erscheinungen auf einen Nenner bringen lassen, da bei ihrem Zustandekommen persönliche Unterschiede eine Rolle spielen. Als wesentliches Ergebnis hat sich schon bald herausgestellt, daß namentlich gefühlsbetonte Zustände und vor allem Affekte auf die Atmung einwirken. Lustbetonte Zustände gehen im allgemeinen mit einem Oberflächlicher- und Rascherwerden der Atmung einher, wobei sich diese Veränderungen deutlicher an der Brust- als an der Bauchatmung zu zeigen pflegen. Da nun das Sauerstoffbedürfnis des Menschen, wenn nicht besondere körperliche Anstrengungen hinzukommen, in einem umschriebenen Zeitabschnitt ein gleichmäßiges ist, so ist es eigentlich selbstverständlich, daß eine Kuppelung der Atemveränderungen in dem Sinne auch bei solchen Untersuchungen zutage tritt, daß ein Oberflächlicherwerden der Atmung mit einer schnelleren Aufeinanderfolge der einzelnen Atemzüge und umgekehrt eine Vertiefung der Atemzüge auch mit ihrer Verlangsamung einhergehen müssen. Ein Aussetzen der Atmung bedingt eine vorübergehende nachfolgende stärkere Vertiefung, damit das Sauerstoffgleichgewicht im Organismus wieder hergestellt wird. Das sind alles selbstverständliche physiologische Erscheinungen, die uns hierbei entgegentreten. Unlust, unlustbetonte Empfindungen, unlustbetonte Affekte und Gemütsbewegungen gehen mit einer Vertiefung der einzelnen Atemzüge einher, wobei sie gleichzeitig langsamer aufeinanderfolgen. Gerade diese Veränderung läßt sich sehr leicht auch ohne besondere Aufzeichnung der Atmungsbewegungen feststellen und ist vielen in der Beobachtung von Menschen geübten Leuten, die keinerlei wissenschaftliche Vorkenntnisse besitzen, sehr wohl bekannt. Auch eine Anspannung der Aufmerksamkeit wird meist von einer ausgesprochenen Veränderung der Atmung begleitet, die zwar auch persönliche Unterschiede aufweist, jedoch kaum jemals ganz vermißt wird. Es tritt eine mehr oder minder deutliche Hemmung der Atmung ein, sie wird oberflächlicher und schneller. Dabei entspricht der Grad dieser Veränderung der Atmung dem Grad der Anspannung der Aufmerksamkeit. Jedes Nachlassen der Aufmerksamkeit bei ihrer längeren Anspannung führt zu einer sofortigen Veränderung der Atmung, die nun in den Aufmerksamkeitspausen langsamer und tiefer wird. Der die Anspannung der Aufmerksamkeit begleitende Hemmungsvorgang auf die Atmung kann so hochgradig sein, daß es zu einem vorübergehenden Atemstillstand kommt, dessen Folgen natürlich durch einige nachfolgende tiefere Atemzüge wieder ausgeglichen werden müssen. Namentlich bei der sog. sinnlichen Aufmerksamkeit kann man diesen Atemstillstand leicht beobachten, besonders dann, wenn die Aufmerksamkeit etwa durch ein plötzliches Geräusch gefesselt wird. Auch die geistige Arbeit, die natürlich mit einer entsprechenden Anspannung der Aufmerksamkeit verbunden ist, zeigt ein Schneller- und Oberflächlicherwerden der Atmung, wie dies aus Abb. 8 hervorgeht, die einer Arbeit von BINET entnommen ist. Es ist lediglich die

Brustatmung mit einem Pneumographen verzeichnet; die untere Linie gibt die Zeit in je 5 Sek. an. Von + bis + rechnet die Versuchsperson die Aufgabe 32 × 69, die richtig gelöst wird. Die Atmung wird während des Rechnens oberflächlicher und schneller. Vor dem Rechnen treten 18 Atemzüge, während des Rechnens 22 in der Minute auf; nach dem Rechnen wird die Atmung viel tiefer als vor der geistigen Arbeit. Auch die oben in Abb. 2 wiedergegebene Kurve von GLEY zeigt sehr schön die Atmungsänderung, wie sie bei stärkerer Anspannung der Aufmerksamkeit eintritt. Die Versuchsperson wird durch den Gedankenleser nach der Stelle des Versteckes hingezogen; ihre Aufmerksamkeit wird immer mehr erregt, und dementsprechend erfährt auch die Atmung eine Veränderung. Interessant ist in dieser Beziehung auch die oben wiedergegebene Kurve von LÖWENSTEIN (Abb. 4). Sie zeigt sowohl die Brust- als auch die Bauchatmung; man sieht an der Bauchatmung sofort nach Einwirkung des Reizes eine vorübergehende Hemmung, an der Brustatmung ist diese Hemmung

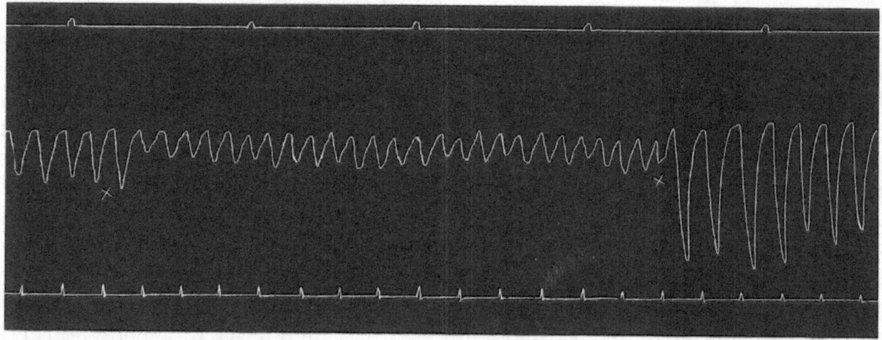

Abb. 8. Atmung während geistiger Arbeit. Oben ist die Brustatmung, unten die Zeit in je 5 Sekunden verzeichnet. Von + bis + rechnet die Versuchsperson die Aufgabe 32 × 69 richtig aus. (Nach BINET: La Fatigue intellectuelle. Paris 1898.)

weniger deutlich, läßt sich aber durch Nachmessungen doch erkennen. Unter der Einwirkung der mit einer starken Unlust verbundenen Mitteilung tritt aber ferner auch die Veränderung ein, wie sie für Unlustzustände kennzeichnend ist; es kommt zu einer Vertiefung der Atmung.

Während man allgemein im Schlaf eine Herabsetzung der respiratorischen Austausches fand und in der verlangsamten und vertieften Atmung eine kennzeichnende Erscheinung des Schlafvorganges sieht, kamen neuerdings amerikanische Forscher zu anderen Feststellungen. Sie haben bei einer großen Anzahl von Personen die Atmung im Schlafe untersucht. Sie kamen zu dem Ergebnis, daß häufig die Atmung im Schlaf- und im Wachzustand sich nicht unterscheidet. In anderen Fällen ist sie deutlich verlangsamt, jedoch findet sich auch bei nicht wenigen Personen eine ausgesprochene Beschleunigung der Atmung im Schlafe. Demnach können bestimmte Regeln keineswegs aufgestellt werden, um so weniger, als es sich dabei nicht lediglich um persönliche Verschiedenheiten handelt. Diese Untersucher haben vielmehr auch bei ein und derselben Person zu verschiedenen Zeiten bald eine Verlangsamung, bald eine Beschleunigung der Atmung im Schlafe gefunden. Interessant und mit den oben wiedergegebenen Beobachtungen über die Veränderung der Pupille unter der Einwirkung sensibler und sensorischer Reize im Schlaf und den später noch zu besprechenden Änderungen der Zirkulation bei dieser Gelegenheit gut übereinstimmend ist die Mitteilung, daß Reize, die auf den Schlafenden einwirken, ohne daß sie zum Erwachen führen, eine deutliche Veränderung der Atmung bedingen.

Blutzirkulation.

Schon oben wurde darauf hingewiesen, daß Gemütsbewegungen nicht selten mit einem Erblassen oder Erröten des Gesichts, also *Zirkulationsänderungen* in der Haut, einhergehen. Seit langem ist ferner bekannt, daß Affektvorgänge auf die Herztätigkeit einwirken. Schon aus dem Altertum stammt die anmutige Erzählung von der schönen Stratonike, bei der Erisistratos, ein Enkel des Aristoteles, durch Beobachtung des Pulses festgestellt haben soll, daß ihr angeblich schweres Leiden lediglich in der Verliebtheit zu ihrem Stiefsohn seinen Grund habe. Die Sprache und namentlich die Poesie verlegen noch heutigentages den Sitz fast aller Gemütsvorgänge in das Herz. Angeregt durch die unzutreffenden Theorien von Lange und von James sind die Begleiterscheinungen der Gemütsbewegungen auf dem Gebiete der Zirkulation sehr genau untersucht worden. Es hat sich dabei ergeben, daß sich die plethysmographischen Kurven am aufschlußreichsten erwiesen haben, die vor allem Alfred Lehmann seinen auch heute noch klassischen Untersuchungen zugrunde gelegt

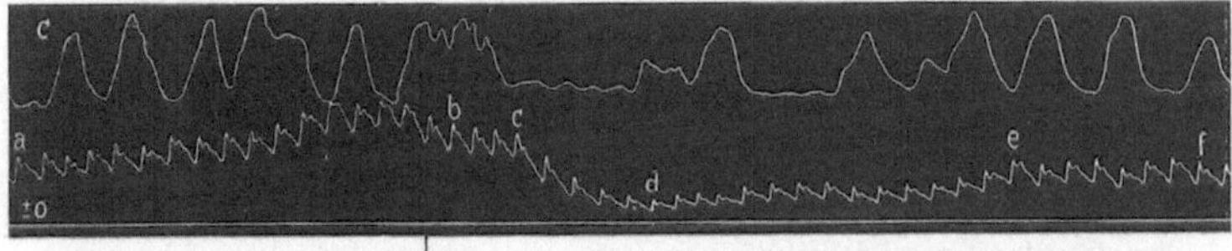

Abb. 9. Einwirkung eines unangenehmen, plötzlich auftauchenden Ammoniakgeruches. Oben ist die Atmung, darunter das Armvolumen verzeichnet, bei dem Zeichen Einwirkung des Reizes. (Nach A. Lehmann: Die körperlichen Äußerungen psychischer Zustände. Leipzig 1899.)

hat. Ich kann hier auf die Technik und namentlich auf die vielen Fehlerquellen dieser Untersuchungen nicht eingehen. Ich möchte aber doch hervorheben, daß eine ganze Reihe von Untersuchungen, die sich im Schrifttum finden, wegen der aus den Kurven ohne weiteres erkennbaren Fehler wertlos ist. Besonders häufig sind diese Kurven durch dazwischenkommende willkürliche Bewegungen, die wiederholt irrtümlich als Veränderung der Blutfülle des einen im Plethysmographen eingeschlossenen Armes gedeutet wurden, verunstaltet. Mit großer Sorgfalt und Vermeidung aller Versuchsfehler sind dagegen die Kurven Alfred Lehmanns aufgenommen, so daß sie in jeder Weise als einwandfrei gelten können. Er hat gezeigt, daß jede Anspannung der Aufmerksamkeit mit einem kurzen Anstieg der Volumenkurve des Armes einhergeht, die darauf deutlich absinkt, während gleichzeitig die Pulslänge abnimmt. Sehr ausgesprochen sind auch die Veränderungen, die sich bei gefühlsbetonten psychischen Vorgängen an der plethysmographischen Kurve nachweisen lassen. Jede deutlich unlustbetonte Empfindung geht mit einer sehr erheblichen Abnahme des Armvolumens und einer mehr oder minder deutlich ausgesprochenen Abnahme sowohl der Pulshöhe, als auch der Pulslänge einher. Abb. 9 zeigt eine solche Unlustreaktion. Bei | wirkt ein plötzlicher starker Ammoniakgeruch ein, der ein lebhaftes Unbehagen bei der Versuchsperson auslöst. Man erkennt unschwer die deutliche Veränderung der plethysmographischen Kurve. Die entgegengesetzte Veränderung stellt sich bei lustbetonten Empfindungen ein. Es kommt zu einem Anstieg des Armvolumens, wobei gleichzeitig der Puls langsamer und auch etwas höher wird. Abb. 10 zeigt dies. Auf die Versuchsperson wirkt bei ⌐‾‾‾⌐ ein nicht sogleich erkannter angenehmer Geruch, nämlich Rosenöl, ein; im Plethysmographen befindet sich diesmal der linke Arm der Versuchsperson. Freudige und traurige Gemütsbewegungen zeigen diese Veränderungen der Zirkulation selbstverständlich noch viel ausgesprochener, wobei es namentlich bei den

negativ betonten, z. B. bei einer depressiven Stimmung, bei Furcht usw., auch
zu einem stärkeren Hervortreten der Atemschwankungen in der Volumkurve
kommt. Interessant ist die Feststellung Alfred Lehmanns, daß auch eine von
selbst auftauchende angenehme Erinnerung mit den gleichen Veränderungen
an Atmung und Zirkulation einhergeht, wie sie bei einem lustbetonten Sinnes-
eindruck sich einstellen. Abb. 11 zeigt eine derartige Beobachtung. Von ∧ 1
bis ∧ 2 taucht bei der Versuchsperson von selbst eine sehr angenehme Erinnerung auf. Es kommt zu einer starken Volumensteigerung des Armes mit

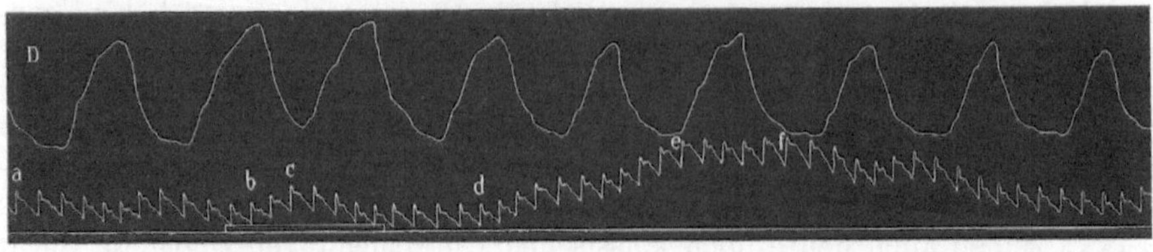

Abb. 10. Einwirkung eines angenehmen Geruches (Rosenöl) auf die Versuchsperson. Oben ist die
Atmung, darunter das Armvolumen verzeichnet. (Nach A. Lehmann.)

deutlicher Pulserhöhung. Daß in der Tat diese peripheren Veränderungen der
Zirkulation lediglich von den zentralen Vorgängen abhängig sind, zeigt folgende
Beobachtung Alfred Lehmanns: Abb. 12 gibt eine plethysmographische und

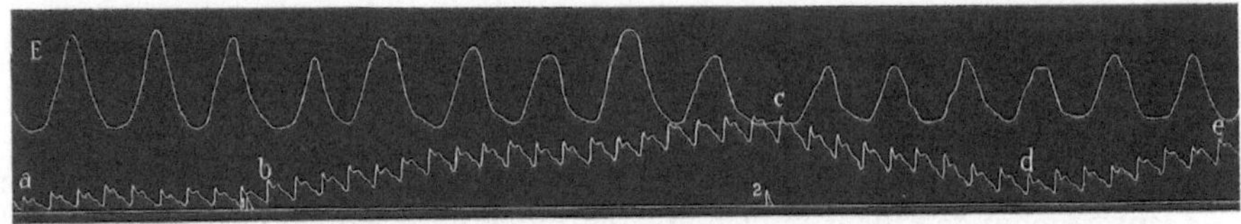

Abb. 11. Auftauchen einer angenehmen Erinnerung (1—2). (Nach A. Lehmann.)

Atemkurve wieder, die bei leichter Hypnose der Versuchsperson aufgenommen
wurde. Bei ∧ 1 riecht die Versuchsperson an einer suggerierten Rose, die bei
∧ 2 dem Hypnotiseur wieder zurückgegeben wird. Man sieht das deutliche

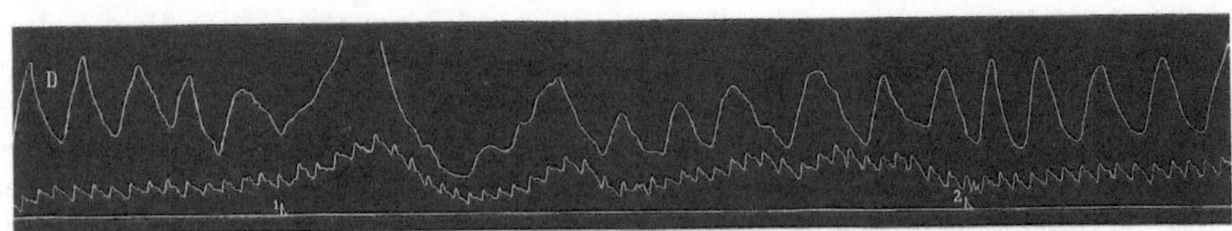

Abb. 12. Angenehme Geruchsempfindung in Hypnose. Bei 1. riecht die Versuchsperson an einer
nicht vorhandenen Rose, bei 2. gibt sie diese dem Hypnotiseur zurück. (Nach A. Lehmann.)

Ansteigen des Armvolumens, wie es einer lustbetonten Empfindung entspricht.
Die von E. Weber gemachte Angabe, daß Bewegungsvorstellungen in der
Hypnose auch Veränderungen der Blutfülle des im Plethysmographen einge-
schlossenen Armes hervorriefen, ist durch seine eigenen, ausnahmslos durch
wirkliche Bewegungen verunstalteten Kurven nicht einwandfrei belegt. Nachuntersucher, wie Bruns, konnten seine Ergebnisse, die immer wieder angeführt
werden, nicht bestätigen. Namentlich auch die Untersuchungen von Allers
und Scheminsky und Jakobson und der Nachweis der ungewollten ideomotorischen Bewegungen sprechen ganz entschieden im Sinne *der* Nachuntersucher,
die diese Ergebnisse Webers ablehnen.

Bei geistiger Arbeit stellt sich ebenfalls eine erhebliche Abnahme des Armvolumens ein, wie dies Abb. 13, die gleichfalls den Untersuchungen LEHMANNs entnommen ist, zeigt. Von 1 $\wedge$ bis 2 $\wedge$ wird die Rechenaufgabe 32 $\times$ 42 gelöst. Das Plethysmogramm ist vom linken Arm aufgenommen. Auf der Abbildung ist unmittelbar unter der Atmung auch die Pulskurve der Radialis des rechten Armes verzeichnet. Schon vor ALFRED LEHMANN hatte übrigens MOSSO gezeigt, daß Veränderungen der plethysmographischen Kurve z. B. bei Anspannung der Aufmerksamkeit sich nicht nur an den Armen, sondern auch an den Füßen in der gleichen Weise nachweisen lassen. Er hat auch schon anknüpfend an ältere Untersuchungen von SCHIFF darauf hingewiesen, daß die Gefäße des Kaninchenohres bei jedem Sinnes- und Gefühlseindruck Veränderungen in ihrer Weite zeigen. E. WEBER hat dann beim Menschen auch Ohrplethysmogramme aufgenommen und dartun können, daß die Blutfülle der Ohrgefäße und somit wohl der Kopfhaut überhaupt mit der Volumenkurve der Arme

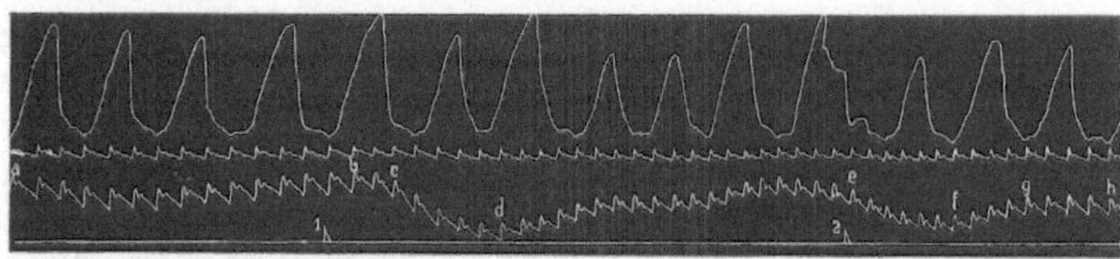

Abb. 13. Lösen der Aufgabe 32 $\times$ 42 im Kopf (zwischen 1 und 2). Oben Atmung, darunter Radialispuls, zu unterst Armplethysmogramm geschrieben. (Nach A. LEHMANN.)

gleiche Veränderungen aufweist. E. WEBER hat auch die Blutfülle der Unterleibsorgane beim Menschen bei Anspannung der Aufmerksamkeit und verschieden betonten Gemütsbewegungen untersucht. Er kam zu dem Ergebnis, daß die Volumenabnahme der äußeren Haut gleichzeitig mit einer Zunahme des Volumens der Bauchorgane einhergeht und umgekehrt eine Zunahme der Füllung der Hautgefäße mit einer Abnahme der Füllung der Gefäße der Bauchorgane.

Eine große Reihe von Untersuchungen ist angestellt worden über die Einwirkung von Gemütsbewegungen, die Anspannung der Aufmerksamkeit und die geistige Arbeit auf den menschlichen *Blutdruck*. Man kann diese Ergebnisse kurz dahin zusammenfassen, daß alle diese Zustände, wenn sie überhaupt auf den Blutdruck einwirken, eine, wenn auch meist sehr bald vorübergehende, leichte Blutdrucksteigerung bedingen, während Blutdrucksenkungen nicht beobachtet worden sind. Man ersieht daraus auch ohne weiteres, daß demnach, wie es übrigens immer angenommen wurde, das Absinken des Arm-, Bein- und Ohrvolumens z. B. bei Anspannung der Aufmerksamkeit nicht auf Veränderungen des allgemeinen Blutdrucks, sondern auf eine örtliche Zusammenziehung der Blutgefäße des Arms, des Beins, des Ohres zurückgeführt werden muß.

Schon frühzeitig hat das Verhalten der Hirnzirkulation bei Gemütsbewegungen und anderen psychischen Vorgängen das Interesse der Untersucher erweckt. Bereits 1881 hat BURCKHARDT darauf hingewiesen, daß die Veränderungen der Hirnzirkulation bei geistiger Arbeit usw. unabhängig von Veränderungen der peripheren Zirkulation seien und eine selbständige Erscheinung darstellten. Mosso hat zwar noch in seiner im gleichen Jahre erschienenen größeren Arbeit die Ansicht vertreten, daß die Veränderungen der Hirnzirkulation rein passiv durch die Zusammenziehung der Gefäße der äußeren Haut bedingt seien, jedoch 1894 ausdrücklich diese Ansicht auf Grund zeitmessender Untersuchungen widerrufen und sich der BURCKHARDTschen Ansicht angeschlossen. Diese Ansicht ist dann auch von allen späteren Untersuchern vertreten worden, und es ist ein historischer Irrtum, wenn E. Weber behauptet, erst Brodmann habe 1901 auf die Unabhängigkeit der Veränderungen der Hirnzirkulation von den Vorgängen der peripheren Zirkulation aufmerksam gemacht.

Die Hirnzirkulation wird am besten bei geeigneten Leuten mit Schädeldefekten nach der von Mosso angegebenen Methode, bei der ein Plethysmogramm erzielt wird, untersucht. An dieser plethysmographischen Kurve kann man pulsatorische, respiratorische und vasculäre Schwankungen unterscheiden. Die pulsatorischen Schwankungen verdanken ihre Entstehung in erster Linie dem arteriellen Zufluß des Blutes; jedoch sind an ihnen auch venöse Anteile, auf die schon Frédériq und neuerdings wieder Becher hingewiesen haben, zu erkennen. An der Entstehung der respiratorischen Schwankungen des Hirnplethysmogramms sind vorwiegend die venösen Abschnitte der Blutversorgung des Gehirns beteiligt; jedoch spielen auch die respiratorischen Schwankungen des arteriellen Blutdruckes dabei eine Rolle. Die vasculären, langsamer verlaufenden Schwankungen sind, soweit sie nicht durch allgemeine Blutdruckschwankungen bedingt sind, durch Volumenschwankungen der cerebralen Gefäße zu erklären. Die plethysmographische Kurve des Gehirns stellt eine Volumenkurve dar, bei der die Schwankungen des Volumens im allgemeinen abhängig sind von der Blutfülle und der Menge der vorhandenen Cerebrospinalflüssigkeit, die aber trotz der keineswegs übereinstimmenden Angaben verschiedener Untersucher für die kurze Zeit einer plethysmographischen Aufnahme als gleichmäßig angesehen werden kann. Dandy behauptete, daß sich die Cerebrospinalflüssigkeit an einem Tage 4—6mal erneuere; Weigeldt dagegen nimmt 55 Stunden, Jüngling 2—3 Tage und Gennerich sogar 2 Wochen für eine vollständige Erneuerung der Cerebrospinalflüssigkeit an [1]. Die pulsatorischen Schwankungen verdanken nach den eingehenden Untersuchungen Burckhardts, denen ich mich durchaus anschließen kann, vorwiegend der Fülle der Gefäße des an der Schädellücke selbst vorliegenden Gehirnteiles ihre Entstehung, wie dies namentlich zeitmessende Untersuchungen über die Pulsverspätung unzweideutig zeigen. Ich selbst fand in einem Fall an der rechten Radialis eine absolute Pulsverspätung von 0,0962 Sek., während Edgreen 0,1048 Sek. angegeben hat, so daß also beide Werte in Anbetracht der verschiedenen untersuchten Personen gut übereinstimmen. Für die Carotis beträgt die Pulsverspätung nach Edgreen 0,0262 Sek., während ich an einer in der rechten Parietalgegend gelegenen, lebhaft pulsierenden Schädellücke eine Pulsverspätung von 0,0512 Sek. bei mehrfachen Untersuchungen als Mittel feststellen konnte. Es ergibt sich daraus gegenüber der Carotis eine Verspätung von 0,0250 Sek., und bei einer Fortpflanzungsgeschwindigkeit der Pulswelle von 5,7—8,62 m würde diese Verspätung einer von der Carotis nach dem Kopfe zu durchlaufenen Strecke von 142—260 mm entsprechen, ein Wert, der sehr wohl mit der Entfernung der Pialarterien der Parietalgegend von der Carotis am Halse übereinstimmt.

Bei den Untersuchungen über die Hirnzirkulation des Menschen ist natürlich die Beschaffenheit der Hautnarbe, der Dura im Bereich der Schädellücke und namentlich der Zustand des in der Schädellücke vorliegenden Gehirnteiles von allergrößter Bedeutung. Liegt an der Schädellücke narbig verändertes Hirngewebe oder gar eine traumatische Cyste vor, so wird die plethysmographische Kurve nur die allgemeinen Verschiebungen des Hirnvolumens darbieten. Es ergibt sich daraus, daß keineswegs alle Fälle mit Schädellücken für solche Untersuchungen geeignet sind. Gerade darauf ist bei der Auswertung der Ergebnisse verschiedener Untersucher viel zu wenig Rücksicht genommen

---

[1] Nach Eskuchen: Liquoruntersuchung. Neue Deutsche Klinik, Bd. 6, Lief. 27, S. 238. 1930.

worden, ebenso wie man sich nur zu oft mit der einfachen Feststellung der
Zunahme oder Abnahme des Hirnvolumens begnügt und eine genaue Nach-
messung der einzelnen pulsatorischen Schwankungen und erst recht ihre genauere
Analyse vernachlässigt hat. Ganz abgesehen davon sind auch bei einer Reihe
von Untersuchungen grobe Versuchsfehler an den in ihnen veröffentlichten
Kurven nachweisbar. Dies gilt jedoch nicht für die ausgezeichneten und sorgfältigen Untersuchungen Mossos. Mosso hat vor allen Dingen auch auf den
gewaltigen Einfluß hingewiesen, den die Atmung auf die Hirnzirkulation ausübt.
Abb. 14 läßt dies in ausgezeichneter Weise erkennen. Der 37 Jahre alte Bertino,
der eine umschriebene Schädellücke an der Stirnhaargrenze auf der rechten
Seite darbietet, führt vom I bis E einen tiefen Atemzug aus. Man sieht, wie die
pulsatorischen Schwankungen des Gehirns stark ab-, dann nach der Ausatmung
gewaltig zunehmen, um dann ein nochmaliges Absinken darzubieten. Es geht
daraus ohne weiteres hervor, daß alle Untersuchungen über die Hirnzirkulation,

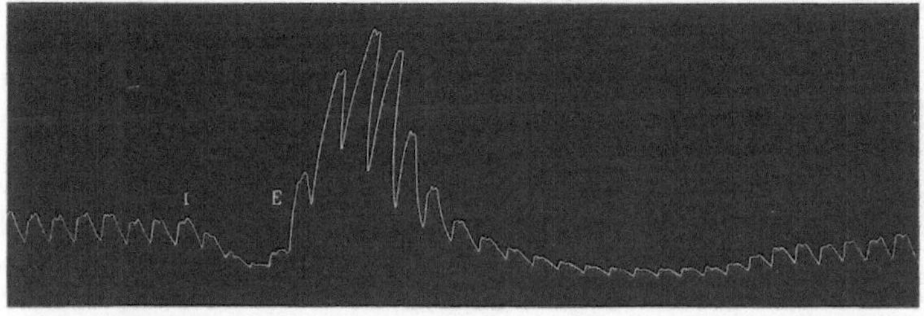

Abb. 14. Hirnplethysmogramm. I—E Einwirkung eines tiefen Atemzuges. (Nach Mosso: Über den
Kreislauf des Blutes im menschlichen Gehirn, Leipzig 1881.)

bei der die Atmung nicht gleichzeitig geschrieben wurde, so weit es sich um die
Feststellung der Einwirkung intellektueller Vorgänge usw. auf die Hirnzirkulation
handelt, nicht als einwandfrei angesehen werden können. Einen sehr großen
Einfluß auf die Spannung der Narbe und damit auch auf die Ausschläge der
pulsatorischen Schwankungen hat natürlich auch die Kopfhaltung. Es hat
sich als am zweckmäßigsten erwiesen, auch im Hinblick auf die oben erwähnten,
ständig bestehenden Bewegungen des Kopfes, wie sie LÖWENSTEIN nachgewiesen
hat, daß man, um diese möglichst auszuschalten, Kurven nur *bei fest aufliegendem*
Kopfe aufnimmt. Dabei muß man auch bemüht sein, die pulsierende Lücke
an die höchste Stelle zu bringen, um so möglichst jeden Druck der darunter-
liegenden Hirnteile gegen die Aufnahmestelle selbst zu vermeiden. Von MIKULSKI
und HERMANN ist namentlich auf die Bedeutung von Bewegungen der an den
Schädel sich ansetzenden Muskeln hingewiesen worden. Ihre Einwirkung
kann besonders dann verhängnisvoll werden, wenn etwa zur Befestigung des
Aufnahmeapparates am Schädel Bindentouren um den ganzen Kopf oder vielleicht gar noch um den Hals gelegt werden, wie dies nicht wenige Untersucher
getan haben. Es liegen aber doch auch genügend Untersuchungen vor, bei
denen Versuchsfehler vermieden sind, so daß wir uns ein gutes Bild von den
Veränderungen der cerebralen Zirkulation beim Menschen machen können.
Ganz einwandfrei sind natürlich nur Tierversuche, bei denen eine künstliche
Atmung durchgeführt wird und alle Bewegungen durch Verabreichung von
Curare ausgeschaltet sind. Die Anschauung, welche E. WEBER in seinem Buche
vertreten hat, daß durch die Verabreichung von Curare auch die psychischen
Vorgänge ausgeschaltet würden und daß daher alle Tierversuche wertlos seien,
trifft durchaus nicht zu. Ich gebe hier in Abb. 15 eine Kurve wieder, die an
einer älteren Terrierhündin, welche 0,02 Curare erhalten hatte, bei künstlicher

Atmung gewonnen wurde. Der Blutdruck wurde mit dem Freyschen Tonometer in der rechten Femoralis endständig geschrieben. Die Zahlen geben die Werte in Millimetern Quecksilber an. Die zu oberst geschriebene hirnplethysmographische Kurve ist mit der Sherringtonschen Kanüle über der linken Hemisphäre aufgenommen; die Zeit ist in Sekunden geschrieben. Bei ↓ wird das Tier leicht am linken Ohr gekniffen. Die Kurve zeigt einwandfrei, daß durch einen Sinnesreiz bei völlig gleichbleibendem Blutdruck und selbstverständlich unveränderter künstlicher Atmung eine deutliche Erweiterung der Gehirngefäße eintritt, die sich in einer Zunahme seines Volumens und der Höhe seiner einzelnen Pulsationen zu erkennen gibt. Ich könnte noch zahlreiche solche Untersuchungen, die ich früher am curarisierten Tier angestellt habe, hier mitteilen. Sie gelingen nicht bei jedem curarisierten Tier, da manche der operierten Hunde durch die mit der Operation verbundenen Schmerzen so abgelenkt sind, daß sie auf die verhältnismäßig geringen Sinnesreize nicht mehr achten. Es wurde, wie schon oben erwähnt, die von Roy und Sherrington angegebene, durch Gottlieb und Magnus verbesserte Kanüle verwendet, bei der nach Ansicht der Autoren während der Aufnahme die Cerebrospinalflüssigkeit frei ablaufen

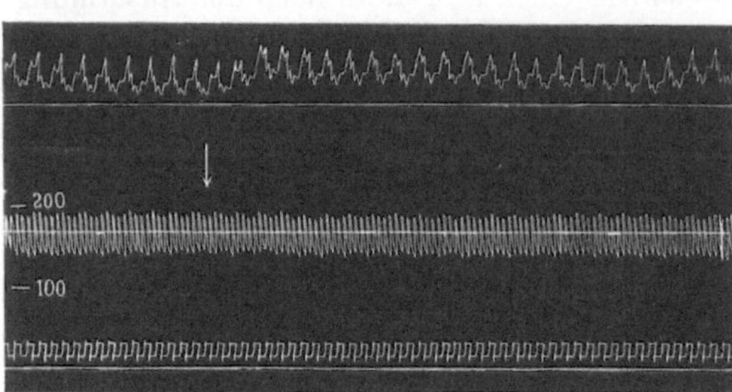

Abb. 15. Einwirkung eines leichten Kneifens des Ohres bei einem Hunde auf das Hirnplethysmogramm. Zu oberst ist das Hirnplethysmogramm, darunter der Blutdruck, zu unterst die Zeit in Sekunden geschrieben. Bei dem Pfeil Einwirkung des Reizes.

soll. Diese Annahme ist aber unzutreffend, da die Kanüle nach der Eröffnung der Dura aufgesetzt wird und die Cerebrospinalflüssigkeit sich nicht im Subduralraum, sondern im Subarachnoidealraum befindet. Bei einem vorsichtigen Vorgehen wird dabei dieser Subarachnoidealraum nicht eröffnet. Die Annahme des unbehinderten Abflusses der Cerebrospinalflüssigkeit hat nun zu mancherlei falschen Schlüssen Anlaß gegeben. So hat z. B. E. Weber daraus, daß eine von ihm über der rechten und eine andere über der linken Hemisphäre eines Versuchstieres angebrachte Kanüle gleichzeitige Erhebungen verzeichneten, geschlossen, daß eine gleichzeitige Erweiterung der Hirngefäße in *beiden* Hemisphären vorläge. Dieser Schluß ist ein voreiliger, denn die Volumenzunahme auch nur einer Hemisphäre wird bei gleichbleibender Menge der Cerebrospinalflüssigkeit und unveränderter Blutfülle der anderen Hemisphäre die Niveaulinie des über der anderen Hemisphäre angebrachten Volumenschreibers gleichfalls hinaufrücken lassen, da die Cerebrospinalflüssigkeit doch ausweichen muß und keineswegs aus der anderen Trepanationsöffnung einfach abfließt. Bickel hat nachgewiesen, daß die Volumenzunahme des Schädelinhalts infolge einer Gefäßerweiterung am Gehirn sich auch an der Cerebrospinalflüssigkeit bei einer Spinalpunktion in einer Zunahme ihres Volumens einwandfrei nachweisen läßt. Kein Mensch wird dabei auf den Gedanken kommen, daß dieser Anstieg der Niveaulinie der Cerebrospinalflüssigkeit innerhalb des Rückenmarkskanals auf eine z. B. mit der intellektuellen Arbeit einhergehende Erweiterung der Rückenmarksgefäße zurückzuführen sei. Man ersieht daraus, mit welcher Vorsicht die Ergebnisse der Untersuchungen verwertet werden müssen. Es kann eben nicht, wie dies häufig geschehen ist, einfach eine Zusammenstellung der Befunde der einzelnen Untersucher gemacht werden, sondern die Befunde, vor allem die wiedergegebenen Kurven usw., bedürfen einer eingehenden kritischen

Sichtung, und zwar von einem, der auf Grund eigener einschlägiger Untersuchungen mit allen Fehlerquellen gut vertraut ist. Die wesentlichen Ergebnisse der Untersuchungen über die Hirnzirkulation, die durch eigene Gefäßnerven, wie dies bereits OBERSTEINER annahm und wie es durch die schönen Untersuchungen von STÖHR einwandfrei erwiesen ist, geregelt wird, sind nun folgende: Ein Lustzustand geht nach den meisten vorliegenden Untersuchungen mit

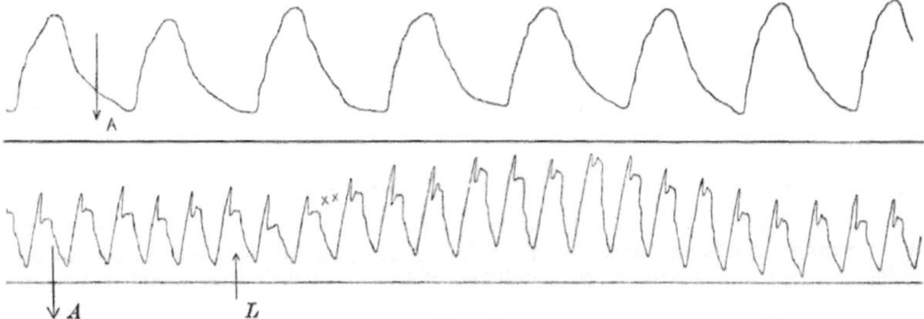

Abb. 16. Einwirkung der Freude auf das Hirnplethysmogramm. Oben ist die Atmung, darunter das Hirnplethysmogramm eines 33jährigen Mannes geschrieben. Bei *L* Einwirkung des Reizes. (Nach BERGER: Über die körperlichen Äußerungen psychischer Zustände, Jena 1907.)

einer Zunahme des Hirnvolumens und der Höhe seiner pulsatorischen Schwankungen einher. Es kommt auch vor, daß, bedingt durch persönliche Verschiedenheiten des Verhaltens der Atmung bei der Lust, auch eine leichte Abnahme des Volumens des Gehirns bei gleichzeitiger Zunahme seiner Pulsationshöhe sich einstellt. Im allgemeinen überwiegt aber die Volumenzunahme und die Zunahme

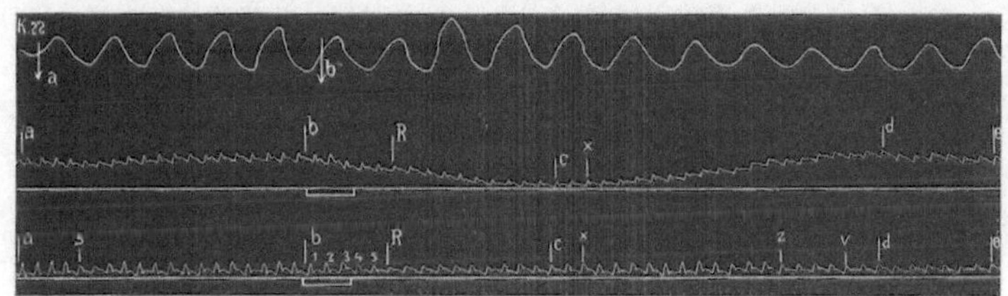

Abb. 17. Einwirkung eines schmerzhaften Nadelstiches. Oben ist die Atmung, in der Mitte das Armplethysmogramm, zu unterst das Hirnvolumen geschrieben. Bei *b* Einwirkung des Reizes. 23jähriger Mann mit sehr großer, operativ gesetzter Schädellücke über dem rechten Ohre. (Nach BERGER.)

der Pulsationshöhe, wie dies Abb. 16 zeigt. Es handelt sich um die Aufnahme bei einem 33jährigen Mann, der eine größere Schädellücke auf der Stirn vorwiegend links von der Mittellinie hat. Bei *L* lobte ich den still daliegenden Mann wegen seines Verständnisses für meine Untersuchungen. Da er sehr ehrgeizig ist, freute er sich darüber, und dementsprechend weist auch das Hirn- und ebenso das hier nicht wiedergegebene Armvolumen deutliche Veränderungen auf. Es tritt eine Zunahme der Pulsationshöhe des Gehirns ein und die einzelnen Pulsschläge werden verlängert, wie dies für einen Lustzustand kennzeichnend ist. Demgegenüber zeigt ein Unlustzustand verschiedene Veränderungen. Es kann beim Unlustzustand, z. B. bei einem Schmerz, zu den Veränderungen kommen, wie sie Abb. 17 aufweist. Sie stammt von einem 23jährigen Mann, der eine große Schädellücke nach einer Operation über dem rechten Ohre darbietet. Bei ⌐‾‾‾¬ erfolgt ein tiefer Nadelstich in den rechten Oberarm, der lebhafteste Unlust auslöst. An der Armvolumenkurve, die in der Mitte geschrieben ist, läßt sich die deutliche Unlustreaktion, wie sie uns LEHMANN geschildert hat, ohne weiteres erkennen. Auch die Pulsationshöhe des Gehirns, dessen plethysmographische Kurve an unterster Stelle verzeichnet ist, geht auf weniger als die Hälfte zurück. Viel häufiger kommt es aber namentlich bei stärker unlustbetonten Zuständen, wie schon Mosso gezeigt hat, zu einer erheblichen Zunahme der Pulsationshöhe des Gehirns und seines Volumens. Abb. 18

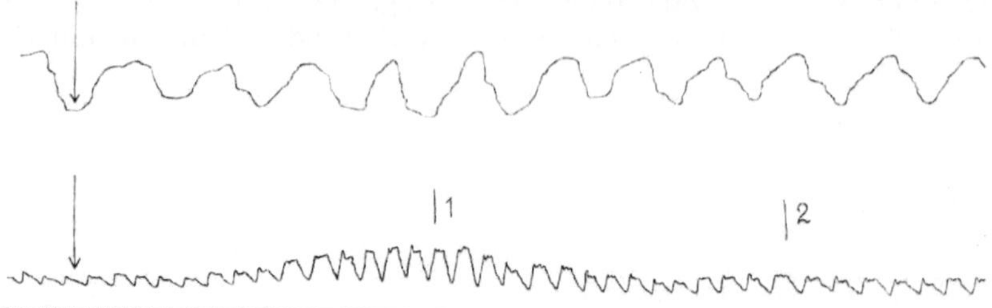

Abb. 18. Einwirkung eines Ärgers. Oben ist die Atmung, darunter die Hirnvolumenkurve geschrieben. 23jähriger Mann mit kleiner Schädellücke auf der Scheitelhöhe. (Nach Berger.)

zeigt ein solches Beispiel bei einem 23jährigen Menschen, der eine kleine Schädellücke rechts von der Mittellinie auf der Scheitelhöhe aufweist, von der diese plethysmographische Kurve aufgenommen ist. Er ärgert sich über eine von mir gemachte abfällige Bemerkung über ihn, die er nicht hatte hören sollen, die er aber, wie aus einer kurze Zeit nach der Aufnahme des hier wiedergegebenen

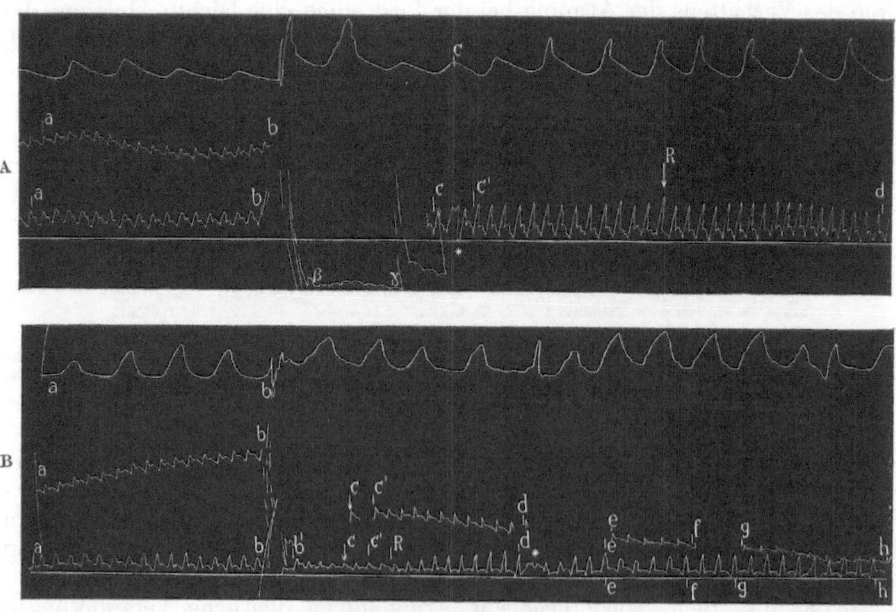

Abb. 19. Einwirkung eines Schrecks auf die Hirnvolumenkurve. Zwei verschiedene Aufnahmen, oben die Atmung, in der Mitte das Armplethysmogramm, zu unterst die Hirnkurve geschrieben. (Nach Berger.)

Kurvenstückes erfolgten Äußerung hervorging, sehr wohl verstanden hatte. Die Pulsationshöhe des Gehirns ging um das Drei- bis Vierfache in die Höhe. Auch ein Schreck kann ganz wesentliche Veränderungen an der Hirnzirkulation hervorrufen, wie diese Abb. 19 zeigt; sie stammt von dem gleichen Manne wie Abb. 17. Beide hier unter Abb. 19A und B wiedergegebenen Kurven stellen die Wirkung eines Revolverschusses auf die Hirnzirkulation dar. Selbstverständlich sind die beiden Kurven durch das Zusammenfahren unter der Einwirkung des Schreckreizes bei *b* etwas verunstaltet, jedoch lassen sie, da die Wirkungen der Muskelkontraktion sehr rasch vorübergehen, die Veränderungen an der Hirnzirkulation einwandfrei erkennen. Zu oberst ist die Atmung, in der Mitte das Armvolumen, zu unterst das Gehirnvolumen geschrieben. Während auf Abb. 19A der Gehirnhebel erst nach 8,6 Sek. wieder schreibt, setzt in Abb. 19B die Hirnkurve nur ganz kurze Zeit aus. Man kann an der Pulsationshöhe des Gehirns eine etwa 10 Pulsschläge anhaltende beträchtliche Abnahme, dann eine allmähliche, weit über das Normale hinausgehende Zunahme nachweisen. Da es sich im vorliegenden Falle um einen sehr großen, $8 \times 8,5$ cm messenden, operativ gesetzten Schädeldefekt mit weicher Hautbedeckung handelt, so kann die Entstellung durch etwaigen Muskelzug nur eine ganz vorübergehende gewesen sein. Der Kopf lag fest auf. Das vorübergehende Abkommen des Hirnhebels von der Schreibfläche ist *nicht* durch eine Kopfbewegung beim Zusammenschrecken bedingt, sondern dadurch hervorgerufen, daß der durch die plötzliche Armbewegung nach unten gleitende Armhebel den darunter schreibenden

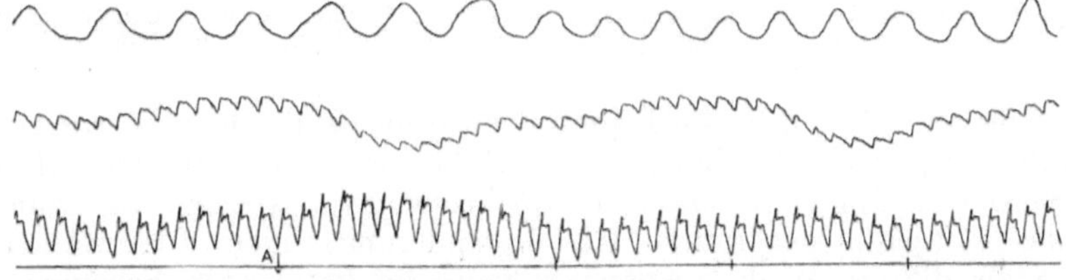

Abb. 20. Wirkung der Anspannung der Aufmerksamkeit. Beginn eines Reaktionsversuches, bei *A* das Vorsignal. Oben ist die Atmung, in der Mitte das Armvolumen und zu unterst das Hirnvolumen geschrieben. (Nach BERGER.)

Hirnhebel nach unten schiebt, wo keine Schreibfläche mehr vorhanden ist. Genaue Bestimmungen der Pulsverspätung, wie ich sie Jahre später bei gleichen Versuchen bei dem gleichen Mann ausgeführt habe, haben diese hier mitgeteilten Begleiterscheinungen des Schrecks an den Hirn-, insbesondere an den Rindengefäßen bestätigt, so daß ich trotz WEBERs Kritik diese Feststellung für einwandfrei halte.

Was schon am Tierexperiment gezeigt wurde, gilt auch für den Menschen. Jede Anspannung der Aufmerksamkeit durch einen Sinnesreiz bedingt eine Zunahme der Pulsationshöhe des Gehirns und seines Volumens. Ebenso geht eine länger dauernde Anspannung der Aufmerksamkeit mit einer Zunahme des Volumens einher. Abb. 20 zeigt ein derartiges Beispiel. Diese Aufnahme rührt von demselben Manne her, von welchem oben Abb. 16 wiedergegeben wurde. Es handelt sich um einen Reaktionsversuch. Die Reaktion selbst ist nicht mehr auf dem wiedergegebenen Kurvenstück enthalten. Bei *A* wird der Versuchsperson zugerufen, von jetzt an möchte sie genau aufpassen, damit sie den Reiz nicht überhöre. Oben ist wieder die Atmung, in der Mitte das Armvolumen und zu unterst das Gehirnvolumen verzeichnet. Es tritt eine deutliche Zunahme des Gehirnvolumens und seiner Pulsationshöhe ein bei einer entgegengesetzten Veränderung des Armvolumens. Entsprechend den Schwankungen der Aufmerksamkeit kommt es immer wieder zu leichten Anstiegen des Hirn- und gleichzeitigen Absenkungen des Armvolumens.

Eine erfreuliche Übereinstimmung aller Untersucher besteht darüber, daß die geistige Arbeit, wie dies Mosso zuerst gezeigt hat, mit einer Zunahme des Hirnvolumens und seiner Pulsationshöhe einhergeht. Ich gebe hier in Abb. 21 eine schöne Kurve Mossos wieder; sie stammt von dem schon oben erwähnten Bertino. Interessant an ihr ist der Anstieg, kurz nachdem die Rechenaufgabe gestellt ist, und ihr nochmaliger erheblicher Anstieg kurz vor der Lösung der

Aufgabe, als die Teilresultate zusammengezählt werden. Eigene Untersuchungen haben genau das gleiche Ergebnis gehabt. Abb. 22 zeigt eine Kurve des Mannes, von dem auch die vor 23 Jahren aufgenommene Abb. 20 herrührt. Hier ist oben das Hirnplethysmogramm durch Lichtübertragung geschrieben. Unten ist das Elektrokardiogramm, von beiden Armen abgeleitet, geschrieben, während zu unterst die Zeit in $^1/_{10}$ Sek. angegeben ist. Die Mitteilung der Aufgabe 6 × 166 löst bei dem im Rechnen nicht sehr geübten Mann wohl eine psychogen bedingte

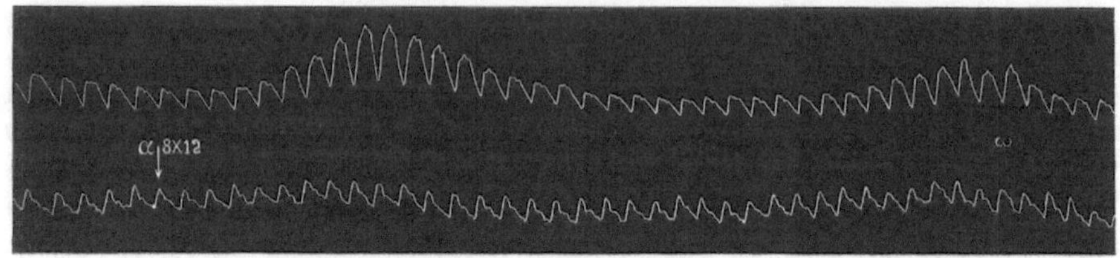

Abb. 21. Oben Hirnkurve, darunter Radialispuls gleichzeitig während der Lösung der Aufgabe 8 × 12 geschrieben. α Beginn, ω Beendigung des Rechnens. (Nach Mosso.)

Extrasystole aus, Man sieht im Beginn des Rechnens, das hier die Kurve allein wiedergibt, eine erhebliche Zunahme der Höhe der Hirnpulsationen, die gegen die vorangehende Ruhezeit von 1 auf 1,55 zunehmen. Gleichzeitig erfährt die Form des Hirnplethysmogramms eine Veränderung, indem die zweite Zacke, die man als dikrote Welle ansprechen muß, im katakroten Schenkel höher

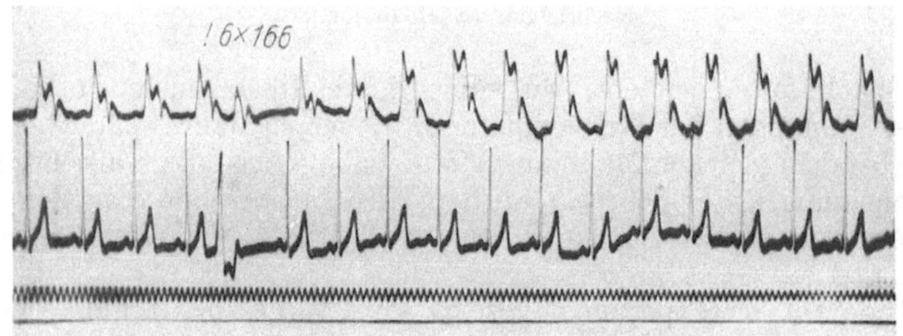

Abb. 22. Beginn der Lösung der Rechenaufgabe 6 × 166. Oben das Hirnvolumen geschrieben durch Lichtübertragung, in der Mitte das Elektrokardiogramm, abgeleitet von beiden Armen, unten die Zeit in $^1/_{10}$ Sek. 56jähriger Mann mit großer Schädellücke über dem Stirnhirn.

hinaufrückt und außerdem an Höhe deutlich zunimmt, so daß die Hirnkurve zeitweilig zweizipflig erscheint. Ich kann mich dem Gedanken nicht verschließen, daß außer der Unversehrtheit der an der Knochenlücke vorliegenden Hirnrindenteile auch der Ort der Hirnrinde, dessen Gefäße im Plethysmogramm untersucht werden, von ausschlaggebender Bedeutung ist. Beide hier wiedergegebenen schönen Rechenkurven stammen von Leuten mit großen Schädellücken über dem Stirnhirn! Übrigens sind diese Veränderungen an den Hirngefäßen von mir, wie schon erwähnt, auch durch eine Messung der Pulsverspätung, soweit dies möglich ist, bestätigt worden. E. Weber hat zu Unrecht gegen diese meine Untersuchungen Einwände erhoben, indem er irrtümlich annahm, ich hätte ebenso wie Lehmann die Pulsverspätung in der *Carotis* gemessen, während es sich wie schon oben angegeben, um Messung der Pulsverspätung an den *Hirngefäßen* selbst handelte. Ich möchte hier nicht unerwähnt lassen, daß diese zuletzt mitgeteilten Ergebnisse durch die etwas kühnen Untersuchungen zweier Amerikaner, die vor, während und nach einer anstrengenden geistigen

Arbeit beim Menschen Blutproben aus der Vena jugularis entnahmen, eine weitere Bestätigung gefunden haben. Sie fanden während der geistigen Arbeit einen erhöhten Sauerstoffgehalt dieses Venenblutes und schließen daraus mit Recht auf eine Gefäßerweiterung im Gehirn der angestrengt geistig Arbeitenden. Ich habe hier nur die wesentlichsten und übereinstimmenden Ergebnisse der Mehrzahl der Untersucher wiedergegeben.

Über die Blutfülle des Gehirns im Schlafe sind zahlreiche Untersuchungen angestellt worden. Da keineswegs bei allen die Veränderung der Atmung, die im Schlafe bald beschleunigt, bald verlangsamt sein kann, ferner etwaige Änderungen der Kopflage und sonstige Bewegungsvorgänge namentlich beim Erwachen genügend berücksichtigt sind, so sind viele von diesen Untersuchungen wertlos. Es kann die Blutfülle im Gehirn im Schlafe genau die gleiche wie im Wachzustand sein. Interessant ist hier die Tatsache, auf die zuerst Mosso hingewiesen hat, daß Geräusche im Schlafe nicht nur Veränderungen der Atmung, sondern auch der Hirnkurve hervorrufen können. Abb. 23 zeigt eine derartige

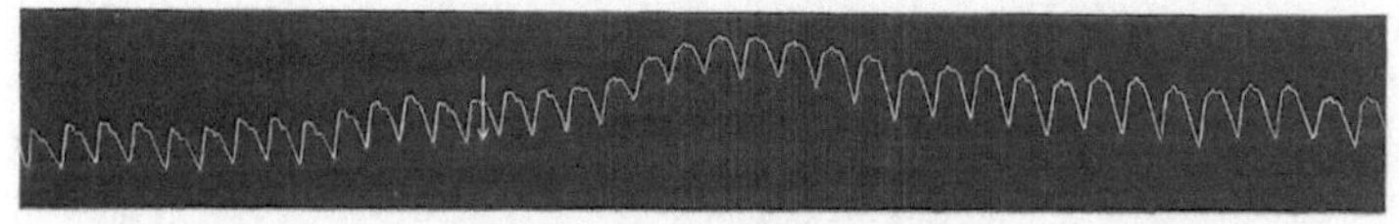

Abb. 23. Einwirkung eines Reizes im Schlaf auf das Hirnplethysmogramm. Bei ↓ Namensruf. (Nach Mosso.)

Beobachtung Mossos. Bertino liegt schlafend da. Bei ↓ wird er mit Namen gerufen, ohne zu erwachen; er weiß später von dem Rufe nichts. Sicher dürfte es aber wohl auch sein, daß im tiefen Schlaf ebenso wie die Erweiterung der Pupillen auf sensorische Reize und die Reaktion der Atmung auf solche schwindet, auch eine Veränderung der Hirnzirkulation wegfällt.

Speicheldrüsen und Abdominalorgane.

Die bekannte Tatsache, daß der Anblick einer schmackhaften Speise beim Menschen zu einer *Speichelabsonderung* führen kann, hat durch die trefflichen Untersuchungen PAWLOWS und seiner Schüler eine volle Bestätigung gefunden, wobei sich Erkenntnisse ergaben, die von allergrößter Bedeutung wurden. Es hat sich gezeigt, daß beim Hunde der Anblick der Speise nicht nur zu einer vermehrten Speichelabsonderung führt, sondern daß auch je nach der Art der gezeigten Speise der abgesonderte Speichel verschieden zusammengesetzt ist. Wird ein saftiges, flüssigkeitsreiches Nahrungsmittel, z. B. frisches Fleisch, vorgezeigt, so wird zähflüssiger, wird ein trockenes, wasserarmes Fressen dargeboten, so wird dünnflüssiger Speichel abgesondert. Auch die Magensaftsekretion wird allein schon durch den Anblick einer Speise im Tierversuch angeregt. — Beim Menschen lassen sich nun zwar die von der Art des Reizes abhängigen qualitativen Unterschiede der *Speichel*absonderung nicht nachweisen, jedoch haben die Untersuchungen von BIRJUKOV, WINSOR und anderen ergeben, daß anstrengende geistige Tätigkeit und vor allem gemütliche Erregungen die Absonderung der Speicheldrüsen hemmt. WITTKOWER und PILZ dagegen fanden bei gemeinsamen Untersuchungen, daß Affekteinflüsse bei einer Gruppe von Menschen die Speichelabsonderung herabsetzen, bei der anderen Gruppe steigern, und daß im Affekt auch ein anders zusammengesetzter Speichel abgesondert wird. Die eingehenden Untersuchungen der menschlichen Magensaftsekretion haben auch sehr interessante Befunde ergeben. So konnte von DELHOUGNE und HANSEN in der Hypnose nachgewiesen werden, daß bei der Suggestion bestimmter aufgenommener Speisen sowohl der Magen wie das

Pankreas eine auf die Qualität der Speisen spezifisch eingestellte Sekretion zeigt. Bei der Suggestion einer Eiweißkost fand sich ein Anstieg des Pepsins und Trypsins, bei der Suggestion einer Fettkost ein Anstieg der Lipasefermente, und endlich bei der Suggestion, daß Kohlehydrate aufgenommen worden seien, trat ein Anstieg der Diastasewerte ein. Auch eine Wirkung gefühlsbetonter, in der Hypnose erzeugter Geschmacksvorstellungen auf die Magensekretion konnte nachgewiesen werden. So fanden Heilig und Hoff bei der Suggestion der Lieblingsspeise des Betreffenden eine deutliche Zunahme der freien Salzsäure und eine Anregung der Magenmotilität, dagegen bei der Suggestion einer von der Versuchsperson nur mit Widerwillen aufgenommenen Speise ein vollständiges Verschwinden der freien Salzsäure und eine Herabsetzung der Magenmotilität. Es zeigte sich dabei, daß die unlustbetonten Vorstellungen energischere Wirkungen entfalteten als die lustbetonten. Freudige und unangenehme in der Hypnose hervorgerufene Eindrücke bringen den Magensaftfluß zum Versiegen; namentlich Ärger bewirkt eine sehr energische Hemmung des Magensaftflusses. Bei einem Mädchen mit Magenfistel trat auch im Wachzustande eine deutliche Sekretionshemmung bei Erregungen auf, besonders bei Ärger. Die gleichen Beobachtungen haben Colombi und Sacchi bei einem Manne mit Magenfistel gemacht. Wittkower dagegen scheidet nach seinen Hypnoseversuchen auch da wieder die Menschen in zwei Gruppen, bei der einen tritt bei jeder Affektwirkung eine vermehrte, bei der anderen eine verminderte Magensaftabsonderung ein. Ein tiefgreifender Einfluß der Affektvorgänge auf die Absonderung der Galle im hypnotischen Experiment ist auch von Wittkower festgestellt worden. Freude, Trauer, ja selbst Angst haben eine deutlich gallefördernde Wirkung, während der Ärger eine Sonderstellung einnimmt, indem für die Dauer desselben der Galleabfluß ganz oder fast ganz versiegt.

Schon früher hatten Katsch und auch Borchardt an Bauchfenstertieren Untersuchungen über den Einfluß psychischer Vorgänge auf die Darmbewegungen angestellt. Katsch hatte dabei ein schlagartiges Erblassen und Stillstehen des Darmes beim Tiere gesehen, wenn ein störender oder unlusterweckender Reiz das Tier traf. Mit einer etwas anderen Methode hat Borchardt ähnliche Ergebnisse erzielt. Nach ihm steigert eine freudige psychische Erregung den Tonus der Darmwände und ihre Peristaltik, während ängstliche und zornige Erregungen zu einer Herabsetzung des Tonus und der Peristaltik, ja sogar zu einem vorübergehenden Aufhören der Pendelbewegungen des Darmes führen. Namentlich Schmerz bedingt ein fast sofortiges Stillstehen der Magen- und Darmbewegungen. Vom Menschen ist auch eine anregende Wirkung auf die Darmtätigkeit bei Angstzuständen bekannt. Man darf wohl in Übereinstimmung mit den Tierexperimenten annehmen, daß der Einfluß der psychischen Vorgänge auf die Darmtätigkeit der Menschen ein noch viel weitgehenderer ist.

Über die psychische Beeinflussung der Nierenfunktionen liegen die interessanten Untersuchungen von Heilig und Hoff vor, die nachweisen, daß ein in der Hypnose erzeugtes Lustgefühl mit einer Hemmung der Wasserausscheidung der Kochsalz- und Phosphatausfuhr und einer Körpergewichtszunahme, ein Unlustgefühl dagegen mit einer erheblichen Zunahme der Wasserausscheidung und einer auch prozentual erhöhten Kochsalz- und Phosphatausfuhr, sowie einer deutlichen Körpergewichtsabnahme einhergeht. Grossmann konnte solche regelmäßigen Beziehungen zwischen affektbetonten Vorgängen und der Nierenausscheidung jedoch nicht feststellen, sondern fand bei seinen Untersuchungen eine völlige Regellosigkeit.

Auch die Blasentätigkeit wird durch psychische Vorgänge weitgehend beeinflußt, wie dies Mosso zuerst durch plethysmographische Untersuchungen bei Einwirkung verschiedener psychischer Reize nachgewiesen hat.

Von der Beeinflussung der Drüsen der inneren Sekretion durch psychische
Vorgänge ist noch wenig bekannt. Man weiß, daß es in Affektzuständen zu
dem Übertritt einer größeren Menge von Adrenalin in das Blut kommt, wie
dies zuerst im Tierexperiment nachgewiesen wurde. Diese Adrenalinüber-
schwemmung wirkt natürlich auch auf die Pupille ein und verstärkt ihre durch
die Hemmung des Oculomotorius und die Erregung des Sympathicus bedingte
Erweiterung und macht sie zu einer länger dauernden. Man hat wohl auch mit
Recht darauf hingewiesen, daß diese Adrenalinzufuhr auf die willkürliche
Muskulatur anregend einwirke und deren gewaltige, im Affektzustand unter
Umständen weit über das gewöhnliche Maß hinausgehende Leistungen erklären
könne. Auch eine vermehrte Hypophysensekretion soll nach BRÜCKE bei Angst
und Zorn nachgewiesen sein.

Stoffwechsel.

Es bedarf wohl kaum eines besonderen Hinweises darauf, daß die oben mitgeteilten Affektvorgänge begleitenden Veränderungen der Magen-, Darm- oder
Nierentätigkeit sich auch im gesamten *Stoffwechsel* auswirken müssen. Dahingehende Untersuchungen in der Hypnose sind vor allem von GRAFE und MAYER
angestellt worden. Sie haben ergeben, daß trotz völliger Ausschaltung von
Muskelbewegungen die Gesamtverbrennung unter dem Einfluß starker Affekte,
besonders depremierender Art, in der Regel deutlich ansteigt. Man hat eine
Erhöhung der Phosphor- und Calciumausscheidung nach der Einwirkung lebhafter Gemütsbewegungen feststellen können. SEGAL fand bei seinen gemeinsam
mit BINSWANGER und STROUSE angestellten Untersuchungen über die Einwirkung der ängstlichen Erregung vor einer Operation auf den Grundumsatz nur
bei 6 von 30 Personen einen wesentlichen Anstieg; es waren diese 6 ausnahmslos
Leute, die einen Hyperthyreoidismus darboten. DEUTSCH konnte durch in der
Hypnose hervorgerufene Affekte einen nur verhältnismäßig geringen Einfluß
auf den Energiestoffwechsel feststellen. Er fand beim Hervorrufen von Erleb-
nissen, die eine shockartige Wirkung ausübten, ein Sinken des Grundumsatzes.
Eine einwandfreie Einwirkung hypnotischer Suggestionen auf den Blutzucker
bei Nichtdiabetikern konnte von einzelnen Untersuchern nicht erzielt werden
dagegen fand VAN DER SCHEER bei gesunden Krankenpflegerinnen bei ängst-
licher Erwartung und nach einem starken Schrecken eine deutliche Steigerung
des Blutzuckergehaltes.. WITTKOWER hat in Affektzuständen eine Zunahme
der Leukocytenzahl um 2—5000 im cmm gesehen und in gemeinsamen Untersuchungen mit SCHERINGER und BAY unter Affektwirkung einen Anstieg der
Blutjodspiegels bis über $50^0/_0$ festgestellt, so daß dabei Jodwerte erreicht wurden,
wie sie sonst nur bei Basedowkranken vorkommen. HEILIG und HOFF haben,
bei depressiven Affektzuständen eine Abnahme der Schutzkräfte des Blutes
durch Sinken seines Opsonin- und Aglutiningehaltes gefunden. Auch über eine
durch psychische Einwirkung bedingte Veränderung des Blutserumkalkspiegels
ist von GLASER berichtet worden. Seine Untersuchungen sind von anderen und
neuerdings von EHRSTRÖM bestätigt worden. Es fand sich in der Erregung
namentlich bei Angst ein Ansteigen des Blutcalciumgehaltes, bei Beruhigung
sein Absinken. Über den Einfluß einer anstrengenden geistigen Tätigkeit auf
den Gesamtumsatz des Körpers liegen die widersprechendsten Ergebnisse vor.
Die älteren Untersuchungen von ATWATER hatten einen nachweisbaren Einfluß
nicht ergeben; neuere Untersucher dagegen wollten einen sogar sehr erheblichen
Einfluß gefunden haben. Ihre Untersuchungen und namentlich ihre Ergebnisse
halten einer strengen Beurteilung jedoch nicht stand, wie das GRAFE und auch
WINTERSTEIN in überzeugender Weise dargetan haben. Es gilt wohl auch heute
noch das, was GRAFE schon 1923 am Ende seiner damaligen Zusammenfassung

sagte, daß nämlich der Einfluß intensiver geistiger Tätigkeit auf den Stoffwechsel zwar äußerst wahrscheinlich sei, daß aber die bisherigen Beobachtungen diese Frage nicht endgültig zu entscheiden gestatteten.

Körper- und Gehirntemperatur.

Bei den erheblichen, die Affektvorgänge begleitenden Änderungen des Stoffwechsels ist natürlich auch ihr Einfluß auf die *Körpertemperatur* zu erwarten. A. Mosso hat in der Tat wohl die ersten Temperaturmessungen bei anstrengenden geistigen Leistungen angestellt. Er fand, daß nach Abhaltung eines längeren öffentlichen Vortrags die Rectaltemperatur bei ihm von 37,3 auf 38,7° in die Höhe gegangen war. Diese Feststellung ist aber insofern nicht ganz überzeugend, als neben der geistigen Anstrengung und der durch einen öffentlichen Vortrag bedingten gemütlichen Erregung auch eine nicht unerhebliche motorische Leistung in dem lauten Sprechen, den zahlreichen Ausdrucksbewegungen und dem Stehen während des Vortrags vollzogen wurde. Diese Muskelleistungen mußten selbstverständlich auf die Temperaturbewegung einwirken. Gley hat an sich einige Versuche angestellt, um die Einwirkung geistiger Arbeit auf die Körpertemperatur zu beobachten. Es wurde dabei jede Bewegung vermieden, und er fand z. B. beim Lesen schwieriger philosophischer Schriften, daß die Rectaltemperatur innerhalb von 40 Min. von 36,36 auf 36,52° in die Höhe ging. Ich selbst habe auch mehrfach solche Untersuchungen angestellt und fand ebenfalls, daß bei einer anstrengenden geistigen Arbeit, auch wenn jede Bewegung nach Möglichkeit vermieden wurde, ein Anstieg der Körpertemperatur (in der Achselhöhle gemessen) um 0,2—0,4° bei *länger* fortgesetzten Arbeiten nachweisbar war. Daß Gemütsbewegungen ebenfalls Temperatursteigerungen hervorrufen können, ist bekannt und geht auch aus folgender Selbstbeobachtung hervor: Ich hatte im Kriege während einer ruhigeren Zeit im Felde aus anderen Gründen mehrere Wochen lang regelmäßig morgens 7 Uhr noch im Bett liegend bei mir die Rectaltemperatur mit einem Thermometer, der hundertstel Grade abzulesen gestattete, gemessen und dabei Schwankungen nicht über 0,15° feststellen können. Als ich aus der Heimat eine Nachricht von der schweren Erkrankung und der notwendigen Operation einer sehr lieben Angehörigen erhalten hatte, war die Morgentemperatur um 0,3° angestiegen. Als an diesem Tage dann noch die Nachricht von dem tödlichen Ausgang dieser Operation eintraf, war die nächste Morgentemperatur um 0,42° gegen die sonst festgelegte Temperatur von 36,80° erhöht.

In Hypnose ist es gelungen, Temperatursteigerungen zu erzielen, namentlich dann, wie Hansen besonders hervorhebt, wenn es sich um Menschen handelte, die kurz vorher organisch bedingte Temperatursteigerungen aufwiesen, bei denen man also eine noch vorhandene Unausgeglichenheit des Wärmehaushaltes annehmen konnte. Es ist aber Gessler und Hansen in Hypnose auch gelungen, die normalerweise bei einer Abkühlung sich einstellende Steigerung des Grundumsatzes durch die Suggestion der Wärme aufzuhalten und umgekehrt bei der nicht abgekühlten Versuchsperson durch Suggestion einer starken Kälte eine beträchtliche Erhöhung des Grundumsatzes zu erzielen!

Es liegen auch Messungen über die Gehirntemperatur vor. Grafe ist der Ansicht, daß das Gehirn, obwohl es nur 2% des Körpergewichts ausmache, doch mit einem Betrag von 6—10% am Gesamtstoffwechsel beteiligt sei, daß also somit ein sehr reger cerebraler Stoffwechsel bestehe. Schon Jensen hat beim Kaninchen festgestellt, daß sich das Minutenvolumen des Blutes im ruhenden Skeletmuskel, bezogen auf die Einheit und bei gleichem Druck, zu dem des Gehirns wie 1 : 11 verhält. Auch beim Menschen soll das Gehirn 10mal mehr Blut brauchen als eine gleiche Masse des ruhenden Skeletmuskels. An diesem großen Blutverbrauch ist wohl vor allem die Hirnrinde beteiligt, die ein ungleich viel reicheres Gefäßnetz besitzt als das Marklager, wie das die schönen Untersuchungen PFEIFERS am menschlichen Gehirn unzweideutig ergeben haben. In der Tat ist auch der chemische Umsatz in der Rinde erheblich größer als im Marklager. Bei den Untersuchungen von KRONTOWSKI hat sich am Kaninchenhirn ergeben, daß der Stoffwechsel der Hirnrinde zu dem der weißen Substanz wie 4 : 1 sich verhält. Aus seinen Zahlen geht auch weiterhin hervor, daß beim Kaninchen der Stoffumsatz der Nierenrinde zu dem der Hirnrinde ein Verhältnis von 1 : 2 aufweist. Wir sind demnach in der Tat berechtigt, einen sehr lebhaften Stoffumsatz in der grauen Substanz, also namentlich auch in der Großhirnrinde, anzunehmen. Mosso hat auf Grund seiner zahlreichen Untersuchungen am Tier den Standpunkt vertreten, daß die Hirntemperatur weitgehend von der Bluttemperatur unabhängig und auf den Stoffumsatz im Gehirn selbst zurückzuführen sei. Er hat z. B. auch bei Verblutungen der Tiere deutliche Anstiege der Gehirntemperatur beobachtet, die ich bei eigenen Untersuchungen bestätigen konnte. Bei Untersuchungen des Einflusses der geistigen Arbeit und affektiver Vorgänge auf die Gehirntemperatur des Menschen haben sich aber so geringe Temperatursteigerungen ergeben, daß sie, wie ich ohne weiteres zugeben muß, auch lediglich durch die mit diesen Vorgängen verknüpften Veränderungen des Blutumlaufes bedingt sein können. Mossos und meine Untersuchungen haben eine geringe Zunahme der Gehirntemperatur des Menschen bei geistiger Arbeit und gemütlichen Erregungen wahrscheinlich gemacht, sie jedoch *nicht* erwiesen. Daß sowohl bei geistiger Arbeit, als auch durch Affektzustände nur unerhebliche Temperatursteigerungen im Gehirn auftreten, hängt wohl auch damit zusammen, daß die ständige Rindenarbeit im Wachzustande eine so große ist, daß die geringe etwaige Zunahme durch die geistige Arbeit nicht mehr wesentlich ins Gewicht fällt. Vielleicht besteht auch, wie v. LIEBERMANN treffend hervorgehoben hat, ihr Wesen lediglich in einer anderen Verteilung ohne eine erhebliche Erhöhung der Rindenarbeit.

Daß die gesamte Tätigkeit der Großhirnrinde mit einer deutlichen Wärmeentwicklung einhergeht, scheint sich mir aus den Beobachtungen über die Einwirkung der Chloroformnarkose auf die Gehirntemperatur eindeutig zu ergeben. Mosso hat in seinen Versuchen am Hunde wiederholt beobachtet, daß die Gehirntemperatur im Reizstadium der Chloroformnarkose unabhängig von der Körpertemperatur und der Bluttemperatur zunahm und dann rasch absank. Die Hirntemperatur beginnt nach dem Aussetzen der Narkose 2—3 Min. vor dem Erwachen des Tieres wieder anzusteigen. Eine gleiche Beobachtung hat Mosso bei einem trepanierten idiotischen Kinde gemacht, bei dem das Thermometer subdural der Arachnoidea in der Gegend der motorischen Region auflag. Es trat auch da nach Aussetzen des Chloroforms eine Zunahme der Hirntemperatur ein, während unter der Einwirkung des Chloroforms selbst die Gehirntemperatur abgesunken war. Bei den Untersuchungen an Delphina Parodi, bei der das Thermometer in einer Fistel lag, so daß die Lage des Thermometers selbst durch den Augenschein nicht geprüft werden konnte wie bei dem idiotischen Kind, vermochte Mosso so eindeutige Ergebnisse über die Chloroformwirkung wie im Tierversuch und beim idiotischen Kinde nicht festzustellen. Meine eigenen Beobachtungen decken sich voll und ganz mit den Ergebnissen der Tierversuche und der einwandfreien Beobachtung Mossos am idiotischen Kinde. Ich habe folgendes (Abb. 24) festgestellt: Bei einem Kranken wurde zur Lokalisation einer Geschwulst eine Hirnpunktion vorgenommen und in dem Punktionskanal eine Temperaturmessung ausgeführt. Die Punktion selbst war in der Chloroformnarkose vorgenommen worden. Nach dem Aussetzen der Narkose stieg die Gehirntemperatur C ganz erheblich an, und zwar schon vor der Wiederkehr des Cornealreflexes und erst recht vor dem Eintritt einer Reaktion auf Anruf. Da sich nun ergab, daß noch eine weitere Punktion nötig wurde, mußte wieder Chloroform gegeben werden. Es zeigte sich nun eine leicht exzitierende Wirkung des Chloroforms, die mit einer entsprechenden Zunahme der Gehirntemperatur einherging, die dann rasch abfiel, wie dies Abb. 24 zeigt, während die Rectaltemperatur R entsprechende Veränderungen nicht darbot Vergleichen wir diese Ergebnisse mit den Ergebnissen von Yamakita, der bei seinen Untersuchungen über den Gasstoffwechsel und die Durchblutung des Gehirns unter der Einwirkung des Chloroforms beim Kaninchen festgestellt hat, daß im Exzitationsstadium der Narkose Sauerstoffverbrauch und Durchblutung ansteigen. In der Narkose selbst nimmt dann aber der Gaswechsel ab, während die Durchblutung eher noch zunimmt; nach der Narkose nimmt der Sauerstoffverbrauch zu- und die Durchblutung ab. Es ergibt sich daraus, daß der Temperaturabfall in der Narkose nicht durch eine Abnahme der Durchblutung und der Anstieg bei dem Erwachen aus der Narkose nicht durch eine Zunahme der Blutmenge, die da gerade abnimmt, erklärt werden können. Die Arbeit der Großhirnrinde, die durch die Chloroformnarkose ausgeschaltet wird, geht in der Tat mit einer, von der Durchblutung in hohem Grade unabhängigen Wärmeentwicklung einher.

Daß wesentliche Unterschiede der Hirntemperatur im Schlaf und Wachzustande nicht gefunden wurden, darf keineswegs befremden, da im Schlafe durchaus nicht, wie in der Chloroformnarkose, die Rindenvorgänge ausgeschaltet werden, sondern weitergehen.

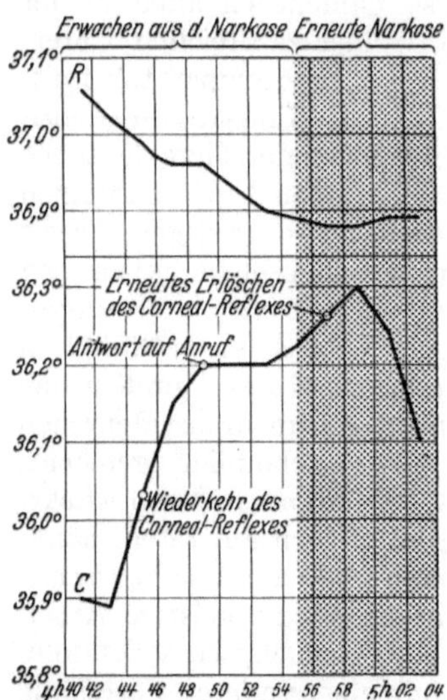

Abb. 24. Hirn- und Rectaltemperatur in Chloroformnarkose. Oben R Rectaltemperatur, unten C Hirntemperatur; unten Zeitangaben in je 2 Min. (Nach Berger: Temperatur des Gehirns, Jena 1910.)

Galvanischer Hautreflex.

Bisher sind einige, an der Haut sich abspielende Begleiterscheinungen psychischer Vorgänge, die auch allgemein bekannt sind, noch nicht erwähnt worden. Es ist dies einmal das Auftreten einer sogenannten „Gänsehaut", die nicht nur bei einer Kälteeinwirkung, sondern auch bei lebhaften gemütlichen Erregungen, wie Schauder und Entsetzen, sich einstellen kann. Es handelt sich dabei um eine Wirkung der Musculi arrectores pilorum, die also auch durch Gemütsbewegungen ausgelöst werden kann. Ferner kennt auch wohl jeder die Tatsache, daß gemütliche Erregungen, namentlich unangenehmer oder peinlicher Art, mit einer vermehrten Schweißsekretion einhergehen können. Besonders der Angstschweiß ist eine allbekannte Erscheinung.

Tarchanoff hat nun gezeigt, daß die Schweißdrüsen viel ausgiebiger an den psychischen Vorgängen teilnehmen, als man bis dahin angenommen hatte. Er fand bei Ableitung mit unpolarisierbaren Elektroden von zwei Stellen einer Hand, z. B. von der Ober- und Unterfläche des Daumens, zu einem empfindlichen Galvanometer, daß jeder Sinnesreiz, jede geistige Arbeit, vor allem aber Gemütsbewegungen mit Galvanometerschwankungen einhergehen. Diese Schwankungen treten mit einer Latenzzeit von 1—3 Sek. auf. Da es sich in der Tat um einen Reflexvorgang handelt, hat Gildemeister diesen Vorgang als „galvanischen Hautreflex" bezeichnet. Er geht in dem Schrifttum auch unter dem

Namen des TARCHANOFFschen Phänomens. TARCHANOFF nahm an, daß Aktionsströme der Schweißdrüsen diese Galvanometerausschläge bedingten. Später hat dann VERAGUTH gemeinsam mit MÜLLER gefunden, daß auch bei Durchleitung eines konstanten Stroms durch den menschlichen Körper unter Einschaltung eines empfindlichen Galvanometers bei jedem Sinnesreiz, namentlich aber bei Gemütsbewegungen, Galvanometerausschläge sich einstellen. Die meisten Untersucher sind sich darüber einig, daß es sich dabei im wesentlichen um den gleichen Vorgang wie bei dem TARCHANOFFschen Phänomen handelt. VERAGUTH hat diesen Vorgang als psychogalvanisches Reflexphänomen bezeichnet. Es geht in dem Schrifttum unter dem Namen des „VERAGUTHschen Phänomens", während GILDEMEISTER den sehr zweckmäßigen Namen des *„galvanischen Hautreflexes mit Hilfsstrom"* vorgeschlagen hat. Die Latenzzeit und die Art der Ausschläge sind die gleichen wie beim galvanischen Hautreflex ohne Hilfsstrom. Über das Zustandekommen der Ausschläge bei der VERAGUTHschen Anordnung bestehen zwei Ansichten. Von einer Seite wird angenommen, daß Widerstandsveränderungen, von der anderen, daß Polarisationsvorgänge dabei eine wichtige Rolle spielten. Allgemein wird jedoch anerkannt, daß die Schweißdrüsen bei dem Zustandekommen des VERAGUTHschen Phänomens ebenfalls von ausschlaggebender Bedeutung seien. Interessant ist die Mitteilung, daß bei einer Einführung der Elektroden *unter* die Haut der galvanische Hautreflex mit oder ohne Hilfsstrom ausbleibt. Die Größe der Ausschläge bei psychischen Einwirkungen läßt bei Wiederholung verhältnismäßig rasch nach. Bei Säuglingen soll nach den einen Untersuchern der galvanische Hautreflex fehlen; nach anderen ist er auch bei ihnen schon vorhanden. Auch im Schlafe treten Galvanometerausschläge auf, die mit Traumvorgängen in Beziehung gebracht wurden. Neuere physiologische Untersuchungen mahnen aber ganz entschieden zu einer gewissen Vorsicht bei der Verwertung des galvanischen Hautreflexes für pathologische und klinische Fragen. Es ist nämlich nachgewiesen, daß sich der galvanische Hautreflex auch beim Tier findet, und zwar auch bei Säugetieren, z. B. bei Katzen, deren Großhirn entfernt ist! Er kann somit mit den bewußten Empfindungen nichts zu tun haben, wie dies auch Beobachtungen an Menschen mit Rindenherden nach Kriegsverletzungen schon wahrscheinlich gemacht hatten. Wie GILDEMEISTER dies zuerst ausgesprochen hat, stellt der galvanische Hautreflex wohl eine Teilerscheinung eines allgemeinen autonomen Reflexes dar.

Allgemeines und Elektrencephalogramm.

Alle bisher besprochenen Änderungen der Atmung, der Blutverteilung, der Tätigkeit der Schweißdrüsen, der Unterleibsorgane usw. sind lediglich Begleiterscheinungen derjenigen Rindenvorgänge, die mit den geistigen Erscheinungen unmittelbar verknüpft sind. Sie sind aber durchaus nicht, wie dies die jetzt allgemein als unzutreffend erkannte LANGE-JAMESsche Gefühlstheorie annahm, die Ursachen unserer Gemütsbewegungen, was sich unter anderem auch durch zeitmessende Untersuchungen einwandfrei dartun läßt. Das erste sind die Rindenvorgänge, und an sie schließen sich auch zeitlich deutlich nachhinkend diese Änderungen der Atmung usw. als Folgeerscheinungen an. Die Vermittlung zwischen dem primären Rindenvorgang und seinen sekundären Begleiterscheinungen bzw. die Auslösung der letzteren wird im Zwischenhirn besorgt, das als eine Umschaltstelle von den psychischen auf die vegetativen Vorgänge angesprochen werden muß. Es gilt dies für fast alle körperlichen Begleiterscheinungen geistiger Vorgänge, vielleicht mit einziger Ausnahme der ideomotorischen Bewegungen. Zu diesen sekundären, an die psychischen Vorgänge sich anschließenden Begleiterscheinungen gehören auch die Weiteschwankungen der

Gehirngefäße, und nur die, wie oben hervorgehoben, an sich noch immer sehr fragliche, leichte Steigerung der cerebralen Temperatur bei psychischen Vorgängen wäre wohl als *unmittelbare* Begleiterscheinung des Rindenumsatzes selbst aufzufassen.

Beim Tier waren schon lange durch die Untersuchungen von Caton, Danilewski, Fleischl v. Marxow und anderen und neuerdings durch die Untersuchungen von Prawdicz-Neminski elektrische Vorgänge bekannt, die sich an der Hirnrinde von Affen, Hunden, Katzen und Kaninchen nachweisen ließen. Diese elektrischen Vorgänge stehen in unmittelbarer Beziehung zu der Tätigkeit der Rindenzentren und begleiten z. B. eine durch die Belichtung

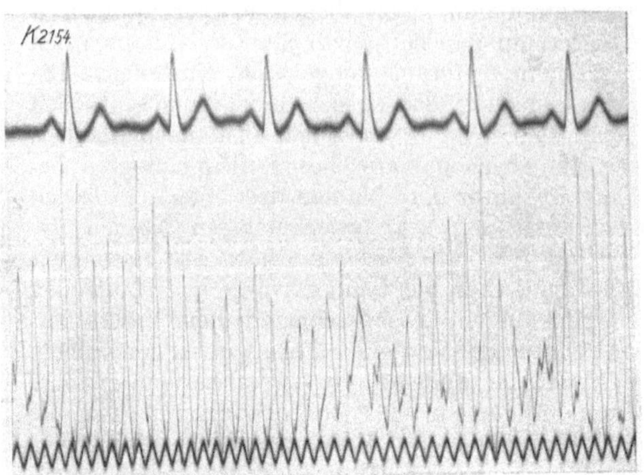

Abb. 25. 33jähriger Mann. Große linksseitige, von der Stirn bis in die Parietalgegend reichende Knochenlücke. Oben Elektrokardiogramm, abgeleitet von beiden Armen, in der Mitte Elektrencephalogramm, aufgenommen mit dem Oscillographen und abgeleitet mit 4,5 cm voneinander entfernten, innerhalb der Knochenlücke epidural liegenden chlorierten Silbernadeln. Unten Zeit in ¹/₁₀ Sek. (Nach Berger: Über das Elektrencephalogramm des Menschen, IV. Arch. f. Psychiatr. 97, 9.)

des Auges dem corticalen Sehzentrum, der Sehsphäre, übermittelte Erregung. Außerdem fanden sich aber auch unabhängig von einem äußeren Reiz ständig leichtere Spannungsschwankungen in der Hirnrinde der untersuchten Tiere. Mir ist es dann 1924 als erstem gelungen, auch beim Menschen zunächst bei Ableitung von der Dura innerhalb von Schädellücken, namentlich bei Palliativtrepanierten, eine Kurve zu erhalten, die ständige Schwankungen darbietet und die ich als *Elektrencephalogramm* bezeichnet habe. Abb. 25 zeigt eine derartige Kurve, wie sie bei einem 33jährigen Mann, bei der wegen eines basalen Tumors eine große, linksseitige, von der Stirn bis in die

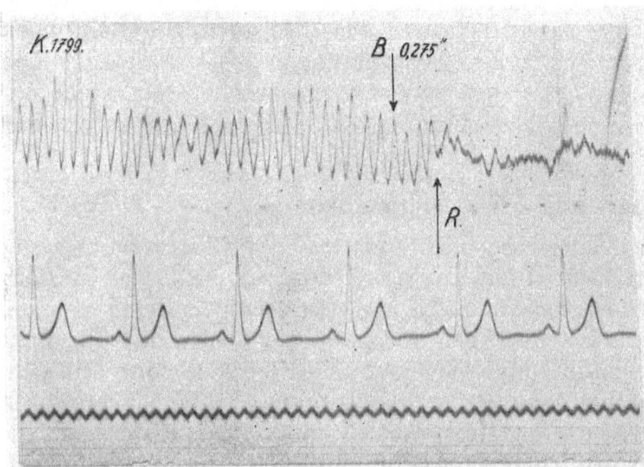

Abb. 26. 30jähriger Arzt. Oben Elektrencephalogramm, abgeleitet mit chlorierten Silbernadeln von Stirn und Hinterhaupt, aufgenommen mit dem Oscillographen; darunter Elektrokardiogramm, von beiden Armen abgeleitet; zu unterst Zeit in ¹/₁₀ Sek. Bei *B* Berührung und Entlangstreichen am rechten Handrücken. (Nach Berger.)

Parietalgegend reichende Palliativtrepanation ausgeführt worden war, gewonnen wurde. Die bis zur Dura im subcutanen Gewebe vorgeschobenen chlorierten Silbernadeln lagen 4,5 cm voneinander entfernt im Bereich der Trepanationsstelle. Zu oberst ist das Elektrokardiogramm in einer Ableitung von beiden Armen mittels Bleifolien in der Mitte das Elektrencephalogramm und unten die Zeit in $^1/_{10}$ Sek. geschrieben. Zur Aufnahme der Elektrencephalogramme wurde ein Oscillograph, zur Aufnahme der Elektrokardiogramme ein Spulengalvanometer, beide von Siemens, verwendet. Man sieht an dem Elektrencephalogramm erstens einmal etwas größere Ausschläge, die im Mittel etwa 110 σ lang sind, und zweitens, meist diesen größeren Ausschlägen aufgesetzt, kleinere Wellen, deren Mittelwert 30—40 σ beträgt. Ich habe diese größeren Wellen als „Alphawellen" bezeichnet; ihnen entspricht eine Spannungsschwankung von 0,2 mV. Es handelt sich um zweiphasische Aktionsströme. Sie fallen nicht mit dem Elektrokardiogramm zusammen und lassen auch keinen wesentlichen Einfluß der Atmung erkennen. Dieses Elektrencephalogramm läßt sich auch vom unversehrten Schädel ableiten, am besten mit chlorierten Silbernadeln, die bis unter das Periost des Knochens vorgeschoben werden. Das Elektrencephalogramm weist auch deutliche Veränderungen unter der Einwirkung von Sinnesreizen usw. auf. Abb. 26 zeigt die Einwirkung einer Berührung auf das Elektrencephalogramm. Die Kurve stammt von einem 30jährigen Arzt. Bei B findet eine Berührung mit einem Glasstab an der rechten Hand statt. Man sieht ohne weiteres die 0,275 Sek. später einsetzende Veränderung des Elektrencephalogramms, die darin besteht, daß die größeren, die Alphawellen, vorübergehend schwinden. Ich habe diese Änderung als eine Hemmungswirkung aufgefaßt. Auf Grund zahlreicher Untersuchungen bin ich 1930 zu der Auffassung gekommen, daß vor allem diese größeren Wellen, die sogenannten Alphawellen, in der Tat elektrische Begleiterscheinungen derjenigen materiellen Rindenvorgänge sind, die man auch als psychophysische bezeichnet hat, da sie unter Umständen mit Bewußtseinserscheinungen einhergehen können. Somit würde das Elektrencephalogramm eine *unmittelbare* Begleiterscheinung der ständig ablaufenden automatischen Rindenvorgänge selbst darstellen!

Literatur.

Ausdrucksbewegungen.

BERGER, H.: Psychophysiologie, S. 65 f. Jena 1921.

WUNDT, W.: Völkerpsychologie, Bd. 1,1, S. 31 f. 1900. — Grundzüge der physiologischen Psychologie, Bd. 3, S. 284. 1903.

Pupille.

BACH, L.: Pupillenlehre, S. 56 f. Berlin 1908. — BEHR, C.: Die Lehre von den Pupillenbewegungen. Handbuch der gesamten Augenheilkunde, herausgeg. von AXENFELD und ELSCHNIG, 3. Aufl. Die Untersuchungsmethoden, Bd. 2, S. 45 f. Berlin 1924. — BUMKE, O.: Die Pupillenstörungen bei Gehirn- und Nervenkrankheiten, 2. Aufl., S. 21 f. Jena 1911. — Psychologische Vorlesungen, S. 165. Wiesbaden 1919.

FORSTER u. SCHLESINGER: Über die physiologische Pupillenunruhe und die Psychoreflexe der Pupille. Mschr. Psychiatr. **37**, 197 (1915).

KARPLUS u. KREIDL: Gehirn und Sympathicus II. Pflügers Arch. **135**, 401 (1910).

LÖWENSTEIN, O.: Über die Natur der sogenannten Pupillenunruhe. Mschr. Psychiatr. **66**, 126 (1927). — Über die Verschiedenheiten des Lichtreflexes und der Psychoreflexe der Pupillen. Arch. f. Psychiatr. **82**, 285 (1927).

PEIPER, A.: Über das Pupillenspiel des Säuglings. Jb. Kinderkrkh. **62**, 179 (1926).

WEILER, K.: Untersuchung der Pupille und der Irisbewegung beim Menschen. Z. Neur. **2**, 101 (1910). — WILBRAND, H. u. A. SÄNGER: Die Neurologie des Auges. Bd. 9: Die Störung der Akkommodation und der Pupillen, S. 31 f. München u. Wiesbaden 1922.

Willkürliche Muskulatur.

ALLERS u. SCHEMINZKY: Über Aktionsströme der Muskeln bei motorischen Vorstellungen und verwandten Vorgängen. Pflügers Arch. **212**, 169 (1926).

Berger, H.: Psychophysiologie. Jena 1921. — Brunzlow, O. u. O. Löwenstein: Über eine Methode zur Bestimmung der wahren Hörfähigkeit und die Unterscheidung der organischen von der psychogenen Schwerhörigkeit und Taubheit. Z. Ohrenheilk. 81, 145 (1921).

Gley, E.: Études de Psychologie physiologique et pathologique. Paris 1903.

Jakobson, Ed.: Elechical measurements of neuromusculars states during mental activtis. Amer J. Physiol. 91, 567; 94, 22; 95, 694, 703 (1930). Ref. Zbl. Neur. 56, 498; 58, 178; 61, 539, 540.

Keller, Helen: Die Geschichte meines Lebens, 1905, namentlich S. 193.

Lehmann, Alfred: Die physischen Äquivalente der Bewußtseinserscheinungen. Leipzig 1901. — Aberglaube und Zauberei, 2. Aufl. Stuttgart 1908. — Löwenstein, O.: Über den Nachweis psychischer Vorgänge und die Suggestibilität für Gefühlszustände im Stupor. Z. Neur. 61, 304 (1920). — Über subjektive Tatbestandsmäßigkeit und Zurechnungsfähigkeit nebst kritischen Bemerkungen zur psychologischen Tatbestandsdiagnostik. Arch. f. Psychiatr 65, 411 (1922). — Schwierigere Fragen aus dem Gebiete der experimentellen Hörfähigkeits-bestimmung bei psychogener Schwerhörigkeit und Taubheit. Arch. f. Psychiatr. 68, 363 (1923).

Sommer, R.: Lehrbuch der psychopathologischen Untersuchungsmethoden. Berlin 1899.

Atmung.

Benussi: Die Atmungssymptome der Lüge. Arch. f. Psychol. 3, 513 (1914). — Binet et Henri: La fatigue intellectuelle, p. 156. Paris 1898.

Löwenstein, O.: Über den Nachweis psychischer Vorgänge und die Suggestibilität für Gefühlszustände im Stupor. Z. Neur. 61, 304 (1920).

Reed and Kleitmann: Studies on the physiology of sleep: IV. The effect of sleep on respiration. Amer. J. Physiol. 75, 600 (1926). Ref. Zbl. Neur. 45, 398 (1927).

Störring, E.: Pneumographische Untersuchungen von Gefühlszuständen. Arch. f. Psychol. 45, 298 (1923). — Suter, Jules: Die Beziehungen zwischen Aufmerksamkeit und Atmung. Arch. f. Psychol. 25, 78 (1912).

Wundt, W.: Grundzüge der physiologischen Psychologie, 5. Aufl., 1903.

Zoneff u. Meumann: Über Begleiterscheinungen psychischer Vorgänge in Atem und Puls. Wundt Philos. Stud. 18, 1 (1903).

Blutzirkulation.

Becher, E.: Über photographisch registrierte Gehirnbewegungen. Mitt. Grenzgeb. Med. u. Chir. 35, 329 (1922). — Berger, H.: Über die körperlichen Äußerungen psychischer Zustände. Jena 1904 u. 1907. — Experimentelle Untersuchungen über die Einwirkung von Gehirnblutungen usw. auf die Blutzirkulation im Gehirn. Mschr. Psychiatr. 31, 399 (1912). — Zur Innervation der Pia mater und der Gehirngefäße. Arch. f. Psychiatr. 70, 216 (1924). — Bickel, H.: Die wechselseitigen Beziehungen zwischen psychischem Geschehen und Blutkreislauf. Habil.schr. Bonn (Leipzig) 1916. — Bruns, P.: Über die Leistungsfähigkeit der Plethysmographie. Münch. med. Wschr. 1924 II, 1491. — Burck-hardt, G.: Über Gehirnbewegungen. Bern 1881.

Ernst, A.: Die Frage der Deutung der plethysmographischen Erfahrungen. Arch. f. Psychol. 50, 145 (1925).

Gottlieb u. Magnus: Über den Einfluß der Digitaliskörper auf die Hirnzirkulation. Arch. f. exper. Path. 48, 262 (1902).

Knauer, A.: Über den Einfluß normaler Seelenvorgänge auf den arteriellen Blutdruck. Z. Neur. 30, 319 (1915). — Küppers, E.: Puls, Blutdruck, vasomotorische Störungen, Blut-verteilung. Bumkes Handbuch der Geisteskrankheiten, Bd. 3, Allg. Teil, S. 130. 1928.

Lehmann, A.: Die körperlichen Äußerungen psychischer Zustände, Teil I. Leipzig 1899. — Lennox and Leonhardt: The cerebral circulation. The effect of mental work. Arch. of Neur. 26, 725 (1931). Ref. Zbl. Neur. 62, 743.

Mikulski u. Hermann: Die Hirnpulsation des Menschen auf Grund experimenteller Untersuchungen. Z. Neur. 90, 469 (1924). — Mosso, A.: Über den Kreislauf des Blutes im menschlichen Gehirn. Leipzig 1881. — Die Temperatur des Gehirns. Leipzig 1894.

Pfeifer, A.: Grundlegende Untersuchungen für die Angioarchitektonik des mensch-lichen Gehirns. Berlin 1930.

Resnikow u. Davidenkow: Beiträge zur Plethysmographie des menschlichen Gehirns. Z. Neur. 4, 129 (1911).

Vierordt, H.: Daten und Tabellen für Mediziner, S. 238. Jena 1906.

Weber, E.: Der Einfluß psychischer Vorgänge auf den Körper. Berlin 1910.

Speicheldrüsen und Abdominalorgane.

Birjukow: Die unbedingten Speichelreflexe beim Menschen (russ.). Ref. Zbl. Neur. **55**, 135 (1930). — Borchardt: Die Einwirkung der Psyche auf die Motilität des Darmes. Ref. Zbl. Neur. **49**, 519 (1926). — Brücke: Fortschritte in der Erkenntnis des vegetativen Nervensystems. 90. Verslg dtsch. Naturforsch. Klin. Wschr. **1928 I**, Beih., 923.

Colombi, L. e Cl. Sacchi: La secrezione psichiica della stamaco. Ref. Zbl. Neur. **63**, 743.

Delhougne, F. u. K. Hansen: Die suggestive Beeinflußbarkeit der Magen- und Pancreassekretion in der Hypnose. Dtsch. Arch. klin. Med. **157**, 20 (1927).

Grossmann: Über suggestive Beeinflussung der Harnsekretion. Münch. med. Wschr. **1928 II**, 1333.

Hansen, K.: Die psychische Beeinflussung des vegetativen Nervensystems im Lichte der Physiologie und der Klinik. 90. Verslg Ges. dtsch. Naturforsch. Klin. Wschr. **1928**, Beih., 931. — Heilig, R. u. H. Hoff: Über hypnotische Beeinflussung der Nierenfunktionen. Dtsch. med. Wschr. **1925 II**, 1615. — Beiträge zur hypnotischen Beeinflussung der Magenfunktion. Med. Klin. **1925 I**, 162. — Heyer, R.: Das körperlich-seelische Zusammenwirken in den Lebensvorgängen. Grenzfrag. Nerv.- u. Seelenleb. **1925**, H. 121.

Katsch: Beiträge zum Studium der Darmbewegungen. 4. Mitteilung: Psychische Beeinflussung der Darmmotilität. Z. exper. Path. u. Ther. **12**, 209 (1913).

Mosso, A.: Die Furcht. Leipzig 1889. — Müller, L. R.: Über die Gegensätzlichkeit in der Lebensinnervation. Verh. Ges. dtsch. Nervenärzte **1929**, 220.

Pawlow, J. P.: Die Arbeit der Verdauungsdrüsen. Wiesbaden 1898. — Die höchste Nerventätigkeit von Tieren. München 1926.

Schoverin u. Ostrovidawa: Zur Frage von der Wirkung des psychischen Saftflusses auf die Magensekretion usw. Arch. Verdgskrkh. **41**, 275 (1927).

Wittkower: Über den Einfluß der Affekte auf den Gallefluß. Klin. Wschr. **1928 II**, 2193. — Neue Ergebnisse über affektive Beeinflussung der Magenfunktionen. 43. Kongr. inn. Med. Wiesbaden 1931. — Wittkower u. Pilz: Zur affektiven Beeinflußbarkeit der Speichelsekretion. Klin. Wschr. **1932 I**, 718.

Stoffwechsel.

Chopin, Jakowenko u. Walchinsky: Weitere Untersuchungen über den Einfluß der geistigen Tätigkeit auf den repiratorischen Gaswechsel. Arch. f. Hyg. **98**, 158 (1927).

Deutsch, F.: Der Einfluß von Gemütsbewegungen auf den Energiestoffwechsel. Hypnotische Experimente. Wien. klin. Wschr. **1925 II**, 1127. — Die Einwirkung der Seele auf die physiologischen und pathologischen Vorgänge im Organismus. Münch. med. Wschr. **1930 II**, 1935.

Ehrström: Der Einfluß des psychischen Zustands auf den Kalkgehalt des Blutes. Finska Läk.sällsk. Hdl. **72**, 571. Ref. Zbl. Neur. **58**, 270.

Glaser: Psychische Beeinflussung der Blutserum-Kalkspiegels. Klin. Wschr. **1924 II**, 1492. — Grafe: Die pathologische Physiologie des Gesamtstoff- und Kraftwechsels usw. Erg. Physiol. **21** (1923). — Der Stoffwechsel bei psychischen Vorgängen. Handbuch der normalen und pathologischen Physiologie, herausgeg. von Bethe, Bd. 5, S. 199. 1928. — Grafe u. Mayer: Über den Einfluß der Affekte auf den Gesamtstoffwechsel. Z. Neur. **86**, 247 (1923).

Hansen, K.: Die psychische Beeinflussung des vegetativen Nervensystems im Lichte der Physiologie und der Klinik. 90. Verslg dtsch. Naturforsch. Klin. Wschr. **1928**, Beih., 931. — Heilig u. Hoff: Über zentrale Beeinflussung der Schutzkraft des Organismus. Klin. Wschr. **1928**, 2057. — Heyer, R.: Das körperlich-seelische Zusammenwirken in den Lebensvorgängen. Grenzfrag. Nerv.- u. Seelenleb. **1925**, H. 121.

Nielsen u. Geert: Untersuchung über die Einwirkung der hypnotischen Suggestion auf den Blutzucker bei Nichtdiabetikern. Klin. Wschr. **1928 II**, 1467.

Scheer, van D.: Über Blutzucker und Emotion. Psychiatr. Bl. (holl.) **37**, 26 (1933). Ref. Zbl. Neur. **68**, 161. — Segal, Binswanger and Strouse: The effect oft emotion on basal metabolism. Ref. Zbl. Neur. **51**, 406 (1929).

Winterstein, H.: Der Stoffwechsel des Zentralnervensystems. Handbuch der normalen und pathologischen Physiologie, herausgeg. von Bethe, Bd. 9, S. 515, namentlich 523 f. 1929. — Wittkower, Scheringer u. Bay: Zur affektiven Beeinflußbarkeit des Blutjodspiegels. Klin. Wschr. **1932 II**, 1186. — Wittkower: Über affektiv-somatische Veränderungen. 2. Mitt. Die Affekt-Leukocytose. Klin. Wschr. **1929 I**, 1082.

Körper- und Gehirntemperatur.

Berger, H.: Untersuchungen über die Temperatur des Gehirns. Jena 1910. — Untersuchungen über die psychische Beeinflussung der Hauttemperatur. J. Psychol. u. Neur. **27**, 209 (1922).

Gessler u. Hansen: Hypnotische Beeinflussung der Wärmeregulation. Zbl. inn. Med. **48**, 658 (1927). — Über die suggestive Beeinflußbarkeit der Wärmeregulation in der Hypnose. Dtsch. Arch. klin. Med. **156**, 352 (1927). — Grafe: Die pathologische Physiologie des Gesamt-Stoff- und Kraftwechsels usw. Erg. Physiol. **21** (1923). — Der Stoffwechsel bei psychischen Vorgängen. Handbuch der normalen und pathologischen Physiologie, herausgeg. von Bethe, Bd. 5, S. 199. 1928.

Hansen, K.: Die psychische Beeinflussung des vegetativen Nervensystems im Lichte der Physiologie und der Klinik. 90. Verslg Ges. dtsch. Naturforsch. 1928, S. 931. — Beih. Klin. Wschr. **1928**. — Heyer, R.: Das körperlich-seelische Zusammenwirken in den Lebensvorgängen. Grenzfrag. Nerv.- u. Seelenleb. **1925**, H. 121.

Jensen, P.: Über die Blutversorgung des Gehirns. Pflügers Arch. **103**, 171 (1904).

Krontowski, A.: Zur Charakteristik des Stoffwechsels in einzelnen Teilen des Gehirns. Biochem. Z. **182**, 1 (1927).

Liebermann, L. v.: Energiebedarf und mechanische Äquivalente der geistigen Arbeit. Biochem. Z. **173**, 181 (1926).

Mosso, A.: Die Temperatur des Gehirns. Leipzig 1894.

Winterstein: Wärmebildung. Handbuch der normalen und pathologischen Physiologie, herausgeg. von Bethe usw., Bd. 9, S. 604. 1929.

Yamakita, M.: The gaseous Metabalism and Blood Flow of the Brain, I—IV. — The Tosaku J. of exper. Med. **3**, 414, 496, 538, 556 (1922). Siehe auch das Referat von R. Allers über diese Arbeiten. Zbl. Neur. **33**, 23 (1923).

Galvanischer Hautreflex.

Gildemeister, M.: Der galvanische Hautreflex als Teilerscheinung eines allgemeinen autonomen Reflexes. Pflügers Arch. **197**, 432 (1923). — Die Elektrizitätserzeugung der Haut und der Drüsen. D. der galvanische Hautreflex. Handbuch der normalen und pathologischen Physiologie, Bd. 8, II. Hälfte, Teil 2, S. 775. Berlin 1928.

Hahn, H. u. W. Lueg: Neue Einzelheiten vom galvanischen Hautreflex. Z. Sinnesphysiol. **58**, 175 (1927).

Linde: Über das psychogalvanische Reflexphänomen. Z. Psychol. **115**, 34 (1930).

Peiper, A.: Untersuchungen über den galvanischen Hautreflex (psychogalvanischer Reflex). Jb. Kinderheilk. **57**, 139 (1924).

Tarchanoff, J.: Über die galvanischen Erscheinungen in der Haut des Menschen bei Reizungen der Sinnesorgane und bei verschiedenen Formen der psychischen Tätigkeit. Pflügers Arch. **46**, 46 (1889).

Veraguth, O.: Das psychogalvanische Reflexphänomen. Berlin 1909.

Allgemeines und Elektrencephalogramm.

Berger, H.: Über das Elektrencephalogramm des Menschen. Arch. f. Psychiatr. **87**, 527; **94**, 16; **97**, 6; **98**, 231; **99**, 555; **100**, 301; **101**, 452. — J. Psychol. u. Neur. **40**, 160. — Brücke: Fortschritte in der Erkenntnis des vegetativen Nervensystems. 90. Verslg dtsch. Naturforsch. 1928. Beih. Klin. Wschr. **1928 I**, 923.

Hess, W. R.: Über die Wechselbeziehungen zwischen psychischen und vegetativen Funktionen. Neur. u. psychiatr. Abh. aus Schweiz. Arch. Neur. **1925**, H. 2.

Metzner, R.: Einiges vom Bau und von den Leistungen des sympathischen Nervensystems, besonders in Beziehung auf seine emotionelle Erregung. (Rektoratsrede.) Slg anat. u. physiol. Vortr. **1913**, H. 21. — Müller, L. R.: Über die Gegensätzlichkeit in der Lebensinnervation. Verh. Ges. dtsch. Nervenärzte **1929**, 220. — Lebensnerven und Lebenstriebe, 3. Aufl. Berlin 1931.

Weinberg, A. A.: Psyche und unwillkürliches Nervensystem. Z. Neur. **85**, 542 (1923); **86**, 375 (1923).

Namenverzeichnis.

Die *kursiv* gedruckten Ziffern beziehen sich auf die Literatur.

Abramson 21, *34.*

Achelis, J. D. 11, *34,* 144, 145, *179,* 381, 382, *399.*

Adrian, E. D. 12, 14, 18, 19, 31, *34,* 90, 93, 94, 95, 96, 102, 104, 105, 117, 120, 124, 128, 137, 138, 150, 171, 172, *179, 181,* 246, *267,* 292.

Agduhr, E. 16, *34,* 168, 169, *179.*

Airila, Y. 131, *179.*

Ajrapetianz, E. Sch. 157, 162, *179.*

Alexejew, J. A. 333, *356.*

Allen, L. 486, *490.*

Allers, R. 456, *470,* 500, 506, *523.*

Almeida, Ozorio de 102, *184.*

Alnianskaja 335, *357.*

Alpers 448, *474.*

Alsleben 380, *401.*

Altenburger, H. 7, 8, 21, 26, *34, 36,* 103, 145, 149, 150, *179, 182,* 380, 381, *399.*

Amantea 263, 273.

D'Amour, M. C. *474.*

Anderson, H. K. 410, *468, 469.*

— O. D. 339, 342, 352, *356, 357,* 363, 373.

Andrejev, L. 347, *356.*

André-Thomas 242, 255, 259, 260, 263, 412, 413, *470,* 484.

Antona, d' 451, *472.*

Apathy 271.

Aring, Ch. 242, 257, 260, 261, 265, *267,* 480, *489.*

Armitage 299, *317.*

Aronsohn, E. 445, 446, *468, 469.*

Artom, C. 171, *180.*

Asayama, Ch. 130, *180.*

Aschner 423, 437, 447, 450, 453, 454, *469.*

Aschoff 442.

Asher, L. 23, *34,* 379, 397, *399,* 427, 428, *468.*

Aslan, A. *489.*

Asmussen 19, *34.*

Atwater 517.

Aubel 29, *34.*

Audova 17, 27, *34.*

Auersperg, A. 101, 102, 103, 146, 147, 149, 150, *180.*

Babinski 254, 299.

Babkin, B. P. 137, *180,* 350.

Babuchin 13, *34.*

Bach, L. 495, 496, *523.*

Backman, E. L. 373, *400.*

Bacq 380, 383, 387, 391, *400.*

Bacqu, Z. M. 444, *474.*

Baderson *400.*

Baeyer, H. v. 20, *34,* 37, 66, 67, *68.*

Bagg, H. J. 230, *232.*

Bagley, Ch. 284, *317.*

Baglioni, S. 115, *180,* 247.

Bailey, A. 191, 225, *232,* 244.

— P. 450, 453, 454, *474.*

Baird 13, *34.*

Balakschina, W. L. 157, 162, *179,* 333, *356.*

Ballif, L. 104, 128, 142, *180.*

Banting 244.

Baràny 243.

Barbour, H. 446, *469.*

Bard, Philip 297, 298, 303, 308, *317,* 479, 484, *489,* 491.

Barenne, Dusser de, I. G. 26, *34,* 94, 127, 130, 132, 159, 161, 164, *181,* 197, 198, 222, 227, 228, 229, *231,* 240, 243, 245, 259, *267,* 273, 274, 275, 277, 278, 279, 280, 281, 286, 288, 289, 290, 291, 292, 294, 297, 298, 299, 300, 302, 303, 305, 306, 307, 313, *318.*

Barré 486, *490.*

Bartley, S. H. 292, 294, *317, 318.*

Bastian, H. C. 478, *489.*

Bauer, J. 456, *472.*

Bay 597, *525.*

Bayliss, W. M. 18, *34, 400,* 411, *468, 469, 471.*

Bazett, H. C. 190, 192, 193, 194, 226, *231,* 448, *474.*

Beard 498.

Beattie, J. 380, *400,* 429, *473,* 484, *489.*

Becher, E. 508, *524.*

Bechterew, W. v. 192, 226, 227, 299, 303, *317,* 420, 421, 431, 432, 436, 446, *468, 469,* 476, 477, 481, 484, 486, *489.*

Beck, A. *318.*

— O. 20, *34,* 246, 292, *318.*

Behr, C. 425, 466, *471,* 495, *523.*

Beliakov 327.

Bena 389.

Bender, L. 267.

Benedicenti 8, *35.*

Benussi *524.*

Bergami 12, *34.*

Berger, Hans 273, 292, *318,* 479, *489, 492, 523, 524,* 525, *526.*

Berggrün, J. 436, 461, *468, 473.*

Beritoff, J. S. 31, 32, *34,* 92, 94, 108, 124, 153, 169, *180,* 231, 259, 322, *356.*

Berkman 333, *356.*

Bernard, Claude 145, 269, 379, 381, 411, 445, 446, 449, 450, 451, 455, *467.*

Bernis, A. *267.*

— W. J. 191, 192, 193, 194, *231, 234,* 244, *267.*

Bernstein 27, 30.

Besnak 370, *400.*

Bethe, A. 16, 18, 29, 31, 33, *34,* 84, 85, 86, *87,* 88, 178, *180,* 271, 311.

Beyer 250.

Bézold, A. v. 411, 426, *467.*

Bianchi 304.

Bickel, A. 246, 284, *318.*

— H. 510, *524.*

Bieber, J. 299, *318.*

Bielschowsky 272, 311.

Biedl 438, *470.*

Bier, A. 70, *87.*

Bikeles, G. 246, 434, *470.*

Bikow 351.

Billingsley 428, *470.*

Binet 235, 262, 503, *524.*

Bing 249.

Binnerts 262, 263.

Binswanger 517, *525.*

Birjukov 515, *525.*

Bishop, G. H. 11, 31, *34, 35,* 143, *181,* 292, 294, *317, 318.*

Blackwenn, W. J. 346, *356.*

Blair, E. A. 138, *183.*

Blende, de 7, 10, *34.*

Bnessow 12.

Bochefontaine, L. T. 420, 435, *467,* 485, *489.*

Boehm, G. 3, 10, *34,* 395, *401.*

Boeke, J. *180,* 377, 378, *400.*

Boer, S. de 164, 165, *180*.
Boerner 4, *34*.
Böwing, H. 413, *471*, 478, 479, 484, *489*.
Bohnenkamp 29, *34*.
Bolk 235, 243, 244, 261, 262, 263, 265, 266.
Bolton, B. *491*.
Bonhoeffer 3, *34*.
Bonvallet, M. 148, *183*.
Borchardt 516, *525*.
Borelli 38.
Bors, E. 15, *34*, 91, *180*.
Boshammer 367, *400*.
Botezat 377.
Bottazzi 4, 30, 32, 33, *34*.
Botterell, E. H. 243, *267*.
Bouckaert, J. J. *183*.
Bouckart 7, 9, 10, *34*, 176.
Bouillaud 243, 271.
Bouman, K. H. 12, 26, *34*, 301.
Bourdon 115, *185*.
Bourguignon 12, 13, *34*.
Bowditsch 19, *34*.
Bowman, J. T. *470*.
Bozler 3, 4, 5, 7, 9, 16, 18, 21, 23, *34*.
Braak, Ter 206, 223.
Brachet 402, *467*.
Bräucker 381, 396, *400*.
Braune, W. 54, *68*.
Braunstein, E. P. 253, 420, *468*, 496.
Bremer, F. 13, 26, 32, 33, *34*, 100, 101, 104, 114, 115, 121, 122, 133, 135, *180*, 191, 225, 226, *231*, 235, 236, 237, 243, 244, 245, *267*, 377, 450, 453, 454, *470*.
Breuer 115, 173, 175.
Brevée, J. F. G. 94, *181*.
Brickner, R. M. 476, 484, *489*.
Bright 367.
Brinkman, R. 368, *400*, 444, *471*.
Briscoe, G. 175, *180*.
Britton 484.
Broca 271, 283.
Brocklehurst 19, *34*.
Brodmann, K. 260, 286, 287, 288, 289, 290, 298, 303, *317*, 480, 508.
Brody, B. S. 279, *318*.
Bronk, D. W. 14, 18, 19, 93, 94, 96, 105, 111, 137, 171, *179*, *180*.
Brooks, Ch. M. 137, 159, *180*, 297, 298, *317*.
Brouwer, B. *180*, 226, 235, 301, 462, 484, *489*.
Brow, G. R. 429, *473*.
Brown, D. 4, 24, *34*, 92, 97, 98, 107, 113, 121, 122, 126,

127, 128, 129, 153, *181*, *186*, 197, 198, 203, 204, 205, 213, *231*, 321, *356*, 370, *400*, 403, 411, *467*, 485, *489*.
Brown, T. Graham 106, 114, 116, 118, 119, 170, 171, *180*, *182*, 207, 225, *231*, *232*, 259, 274, 279, 290, 301, 302, *317*.
Brown-Séquard, D. 4, 24, *34*, 92, 97, 98, 107, 113, 121, 122, 126, 127, 128, 129, 153, *181*, *186*, 197, 198, 203, 204, 205, 213, 231, 321, *356*, 370, *400*, 403, 411, *467*, 485, *489*.
Brücke, Ernst 417, *468*.
— E. Th. v. *35*, *88*, 99, 105, 110, 114, 117, 121, 144, 145, 146, 147, 156, *180*, 197, 380, 381, *400*, 417, *468*, 517, *525*, 526.
— F. 150, 171, *180*, *181*, 197.
Brüning, F. 389, *474*.
Brugsch, Th. 434, 450, 451, 455, *470*.
Bruhn, J. H. 484, *489*.
Bruns, P. 506, *524*.
Brunzlow, O. 524.
Bubnoff, N. 280, 284, *318*.
Buchanan, F. 115, *185*.
Buchthal 11, 14, *34*.
Bucy, P. C. 288, 289, *318*, 476, 480, 481, 485, *489*.
Budge, J. 403, 410, 417, 419, 435, 436, *467*.
Buessow *34*.
Bütschli 360, *400*.
Bull, H. O. 322, 352, *356*.
Bumke, O. 420, *469*, 495, 496, 497, *523*.
Burckhardt, G. 507, 508, *524*.
Burger, G. C. E. 26, *34*, 477, *489*.
Burkowa 353.
Buytendijk, F. J. J. 117, 171, 172, 179, *179*, *181*, 198, *232*.
Bykow, K. M. 333, 351, *356*.
Byrne, J. 140, *181*, *471*.

Cajal,, Ramon y 272, 300, 412, *469*.
Cambier 13, *34*.
Cameron, G. R. 22, *34*, 442, 443, *473*.
Camis, M. 98, 173, *181*.
Camus, J. 450, 453, 454, *470*.
Cannon, W. B. 105, 133, 137, 308, 359, 362, 363, 365, 366, 367, 368, 383, 387, *400*, 439, 444, 456, *469*, *470*, *472*, *474*, 484, *489*.

Capellen 7, 10, *34*.
Cardot, H. 92, 99, 138, *181*.
Carlson 387, *400*.
Carmichael, E. A. 477, 479, 482, *491*.
— L. 292, *318*, 395, *400*.
Carniol, A. *489*.
Carpenter 498.
Carter, W. 445, *468*.
Casazza, Andreina 217.
Case, T. J. 485, *489*.
Cassirer, Richard 389.
Castro, de 177.
Cate Ten, J. 159, 162, 165, *185*, *186*, 236, 237, *267*, 305, 307, 308, 322, *356*, 486, *491*.
Caton, R. 292, *318*, 522.
Cattell 90, 120, 169, *179*, *184*.
Caveness, W. F. *182*.
Ceccherelli 377.
Chabrok, M. 440, *471*.
Chang 364, 370, *400*.
Charlet, H. 145, *181*.
Chauchard, A. 13, *34*, *181*, 283, *318*.
— B. *34*, 174, *181*, 283, *318*.
Cherbuliez, A. 101, 138, *181*.
Chevalier, P. E. 476, *489*.
Chiba, M. 141, *181*.
Ching *17*, *34*.
Chirac 235.
Chopin *525*.
Chorine, V. 335, *357*.
Ciovini 263.
Cirera, R. 122, *184*.
Citron, J. 447, *470*.
Clark, le Gros 488, *489*.
Clarke, D. A. 15, *34*, 91, 96, *181*, 243, 245, 264, *267*.
— R. H. *267*.
Coates 9, *34*, 378, *400*.
Cobb, Stanley 191, 225, *232*, 244, 305, *319*.
Cohnheim 16, *34*.
Collin 443.
Collins, K. H. 333, *356*.
Colombi, L. 12, *34*, 516, *525*.
Combs, I. D. 174, 484, *490*.
Cooper, S. 15, 17, 18, *34*, 92, 93, 97, 98, 110, 121, *181*.
Corkill 26, *34*.
Couty 273.
Covacin 13, 17, *34*.
Cow, D. 440, *470*.
Creed, R. S. *34*, *92*, 110, *181*, *186*.
Crautz 269.
Csúcs 11, *34*.
Culler, E. 307, 309, *318*, 490.
Cunningham, J. 285, *318*.
Cushing, H. 415, 439, 457, 464, *469*, *474*, 484, 485, *489*.
Cybulski, N. 292, *318*.

Cyon 412, 426.
Czyhlarz, E. 437, *468*.

Dahl, W. *470*.
Dale, Henry H. 14, 32, *34*, 105, 362, 363, 364, 365, 368, 370, 372, 373, 375, 382, 390, 392, 395, *400*, 442, 443, 444, *475*.
Dandy 508.
Danielopolu, D. 479, 480, 487, *489*.
Danilewski, B. 292, *318*, 522.
Darrow, C. W. 477, *489*.
Darwin, Charles 492, 493.
Dautrebande, L. 176, *183*.
Davidenkow *524*.
Davis, A. *34*, 114, 131.
— H. *182*.
— Loyal 131, *184*, *232*, *233*.
Dax, sen 271.
— jun. 271.
Dechard *34*.
Dees, J. E. 486, *490*.
Deiters 192.
Déjerine 314.
Delhougne, F. 515, *525*.
Delmas, P. 230, *233*.
Demeedoo 349.
Démétriades, D. *472*.
Demole, V. 461, *472*.
Demoor, J. 444, *470*.
Dennig, H. 367, 397, 398, *400*, 413, 433, *471*.
Denny, D. 1, 24, *34*, *92*, 97, 98, 107, 113, 121, 122, 126, 127, 128, 129, 153, *181*, *186*, 197, 198, 203, 204, 205, 213, *231*, 321, *356*, 485, *489*.
Derbyshire, A. J. *182*.
Derewtschikowa 353.
Desoille, A. 139, *183*.
Deuticke 27, *34*.
Deutsch, F. 517, *525*.
Dieden, H. 434, *470*.
Dijk, J. A. van 133, 135, *181*.
Dill 380, *400*.
Dittler, R. 31, *34*, 94, 142, 143, *181*.
Dittmar, C. 426, 427, *467*.
Dixon, H. H. *232*, 364, *400*, 439, 443, *469*, *471*.
— W. H. 439, 443, *469*, *471*.
Dodge, R. 123, *181*, 327, *356*.
Doles, E. A. 152, 153, *183*.
Dolpin 26, *34*.
Domrich 417, *467*.
Donell, O' 172.
Dresel, K. 229, *232*, 305, *318*, 429, 434, 449, 450, 451, 455, *470*, *471*.
Driesch 84, 88, 316.
Dublineau 455, *474*.

Dubuisson 11, *34*.
Ducceschi 255.
Dudley 364.
Dunbar, H. F. *489*.
Durand, A. 482, *489*.
Durig 26, 27, *34*.
Durupt, A. 263, 265.
Duspiva *35*.
Dusser de Barenne, J. G. 26, *34*, 94, 127, 130, 132, 159, 161, 164, *181*, 197, 198, 222, 227, 228, 229, *231*, 240, 243, 245, 259, *267*, *268*, 273, 274, 275, 277, 278, 280, 281, 286, 288, 289, 290, 291, 292, 294, 297, 298, 299, 300, 302, 303, 305, 306, 307, 313, *318*, 477, *489*.
Dworkin, S. *357*, 380, *400*.

Eagle, Edward 333, *357*.
Ebbecke, U. 118, 158, *181*, 471.
Eccles, J. C. 15, 18, *34*, *92*, 92, 96, 99, 100, 101, 104, 107, 108, 109, 121, 122, 141, *181*, *186*.
Eckhard, C. 435, 449, **467**.
Eckstein, A. 100, *184*.
Economo, C. J. v. 226, *232*, 312, 460, 461, *470*, *472*, *473*, *474*.
Edgreen 508.
Edinger, Ludwig 108, 235, 260, 268, 424, 439, 447, *469*.
Edmunds 374, *400*.
Edsall 10, *35*.
Edwards, D. J. 230, *232*.
Egidi 17, *34*.
Ehrlich 373.
Ehrström 517, *525*.
Eichholtz, F. 100, 120, *181*.
Einthoven, W. 140, *181*, 198, *232*, 367, *400*, 423, *471*, *472*.
Eismayer *34*.
Ellinger 396, *400*.
Elliott, T. R. 364, 365, 376, 387, *400*, 443, *469*.
Ellis, L. 395, *400*, 478, 480, *489*.
Elsberg, Ch. 284, *318*.
Engelhart 391, *400*.
Engelmann 2, 3, 27, *34*, 396, *400*.
Eppinger 22, *34*.
Erb, W. H. 448, *474*.
Erdheim, J. 454, *469*.
Erlanger, J. 143, *181*.
Ernst, A. 11, *34*, *524*.
Erofeeva 334.
Eskuchen 508.
Esquirol 269.

Eulenberg 445, *467*, 476, 479, *489*.
Eurman 351.
Ewald, J. R. 163, *182*, *318*, 406, 409, 410, *468*.
Exner, S. 99, *181*, 279, 280, *317*, *318*, 435, *469*, 496.

Façon, E. *474*.
Falta, W. 454, *472*.
Faltitschek, J. 466, *474*.
Federow, W. K. 345, 347, 350, *357*.
Fee, A. R. 440, *473*.
Feldberg, W. 14, *34*, 137, *182*, 362, 363, 365, 368, 369, 370, 375, 376, 382, 385, 387, 389, 390, 392, 393, 395, 397, *400*, 401.
Feldler *400*.
Felix 365, 376.
Fenn 30, *34*.
Féré 501.
Ferrier, D. 242, 243, 247, 248, 284, 285, 300, 301, 302, 303, 304, *317*, *318*, 420, *468*.
Feskritova 330.
Fick, A. 38, 39, 43, 44, 47, 54, *68*.
— A. E. 41, 54, *68*.
— R. 9, 20, *34*, 37, 38, 39, 40, 41, 42, 44, 48, 55, 66, *68*.
Field, G. Wood 146, 436, *468*.
Filimonoff, J. 413, *471*.
Finkelstein, B. 451, *473*.
Fischer, E. 10, 22, 31, *34*, 169, *180*, *182*, 292, 294, 311.
— H. 18, 24, *34*.
— K. 67, *68*.
— M. H. 159, *182*, 292, 294, *318*.
— O. 38, 39, 47, 48, 50, 51, 52, 54, 55, 58, 59, 60, 61, 62, 64, 65, 66, 67, *68*, 480, *489*.
Flatow 397, *400*.
Flechsig 264.
Fleisch, A. 22, *34*, 171, 177, *182*.
Fleischhacker, H. 459, *472*.
Fleischl von Marxow, E. 292, *318*, *522*.
Florkin, M. 31, *34*, 145, *182*.
Flourens, Pierre 236, 247, 250, 266, 268, 269, 270, 304, 305, 316, *317*, *318*, 416, 417, *467*.
Foà, C. 94, *182*, 420, *467*.
Foerster, Otfried 7, *34*, 73, *87*, 135, 145, *182*, 380, 381, 388, 389, 395, 398, 399, *400*, 409, 412, 414, 424, 438, *472*, 483, *489*.

Forbes, A. 104, 106, 113, 114, 118, 121, 129, 133, 142, *182*, 207, 223, 226, *234*.
Forster 495, *523*.
Fossler, H. R. 143, *186*.
Foursikov, D. S. 349, 351, 352, *357*.
Fraenkel 31, *34*.
Franck, François 273, 284, *317*, *318*, 420, 436, *468*.
Franel 14, *34*.
Frank, O. 20, *34*, 382, *400*.
Franke 20, 21, *34*.
Frankl-Hochwart, L. v. 436, *469*.
Franz 301, 304.
Fraser 395, *400*.
Frazier, C. H. 485, *491*.
Frédericq, H. 146, 150, *182*, 369, 383, *400*, 508.
Freeman, Walter *232*.
Freitag 375, *401*.
Freund, H. 29, *34*, 446, 447, *455*, *469*, *470*, *471*.
Freundlich 22, *34*.
Freusberg, A. 160, 161, *182*, 187, *232*, 403, *467*.
Frey, v. 33, *34*.
— E. 31, *35*, 365, 376.
Fried 24, *35*.
Friedberger, E. 335, *357*.
Friedheim 5, *35*.
Fritsch, G. 268, 271, 272, 276, 284, 296, 418, 445, *467*.
Fröhlich, A. *182*, *400*, 436, *469*.
— Fr. W. 72, *87*, 104, 126, *182*.
Froloff, J. P. 322, *357*.
Frumerie 26, *35*.
Frumkin, J. 476, *491*.
Fuchs, R. F. 24, *35*.
Fuerlinger *35*.
Fürth, O. v. 10, *35*, *468*.
Fulle 260.
Fulton, J. F. 13, 21, 22, *34*, *35*, 104, 112, 113, 118, 122, 128, 135, 142, 143, *180*, *182*, *184*, 195, 199, 200, 203, 204, *232*, *233*, 242, 243, 248, 249, 257, 260, 261, 265, *267*, 272, 273, 288, 289, 298, 299, *317*, *318*, 466, *473*, 477, 485, *490*, *491*.

Gad 16, *35*.
Gaddum 364, 370, 376, *400*.
Gagel, O. 395, 413, 428, 465, *472*, *473*, *474*.
Gall, F. J. 246, 268, 269, 270, *318*.
Gamper, Ed. 135, *182*, *232*, 460, *472*.

Ganter 22, *35*.
Gantt, W. H. 322, 325, 326, 327, 328, 330, 336, 338, 339, 341, 342, 344, 345, 346, 347, 348, 349, 352, *357*, *358*.
Garbe 380.
Garrey, W. E. 138, *183*.
Garten, S. 94, 142, 143, *181*.
Gartkiewicz 18, *35*.
Gaskell, W. H. 360, *400*, 406, 412, 414, *468*.
Gasser, H. S. 4, 9, 20, 31, 32, *34*, *35*, 105, 133, 139, 143, *181*, *182*, *183*.
Gaylor, J. Bi. 477, *491*.
Gedewani 381.
Geert *525*.
Gelb 302.
Gelderblom, J. 195, 204, *233*.
Gelfan 31, *35*.
Gellhorn 11, 26, *35*.
Gemelli 377.
Gennerich 508.
Gerlach, F. 415, *471*.
Gerstmann, J. 434, *470*.
Gessler 518, *526*.
Gianuzzi 404, *467*.
Gibbs, O. S. 137, *180*, 393, *401*.
Giersberg, H. 444, *474*.
Gildemeister, M. 371, 380, 396, *400*, 520, 521, *526*.
Gilson jr. 11, *34*.
Giorgio, A. di 241, *267*.
Girard, H. 445, 446, *468*.
Girndt, Otto 155, *182*, 188, 208, 224, *232*, *234*, 305, *318*, *319*.
Glaser, W. 428, 429, 431, *470*, 517, *525*.
Glasshagle, E. E. 172, *186*.
Glaubach, S. 448, *474*.
Gley, E. 440, *471*, 498, 503, 518, *524*.
Goetch, E. 439, *469*.
Goldstein, K. 80, 83, 84, 86, *87*, *267*, 302, 311, *317*.
Golgi 271.
Gollwitzer, Kl. 136, 176, *182*.
Goltz, Fr. 163, *182*, 187, 212, 217, 222, 226, 229, *232*, 296, 304, 305, 313, *317*, *318*, 389, 403, 404, 405, 409, 410, 418, 426, 438, *467*, *468*.
Gottlieb, R. *472*, 510, *524*.
Gowers, W. R. 264, 476, 477, 478, 480, 483, *490*.
Grabower 264, 377.
Grafe, E. 446, 455, *469*, *470*, *471*, 517, 518, *525*, *526*.
Graham, H. Fredway 143, *182*.
Granit, R. 99, 109, *181*.
Gray 285, *318*.

Green, H. C. 481, *490*.
— P. 446, *470*.
Gregg, A. 142, *182*.
Gregor 32, *35*.
Greving, R. 413, 424, 458, 465, *472*, *474*.
Griboedov, A. 431, *469*.
Grinker, R. R. 430, 451, *473*, *475*.
Groebbels, F. 236, 237, *267*.
Gros, le Clark 488.
Grossmann 516, *525*.
Griffin, Albert M. *232*.
Grünbaum 285.
Grünthal, E. 465, *474*.
Grützner, P. 3, 5, 6, 7, *35*, 405, *467*.
Grundfest 12, *35*.
Gubarew, F. *474*.
Gudden, v. 271.
Gümbel *132*.
Guillain 486, *490*.
Gunther 29, *35*.
Gurwitz, J. 335, *357*.
Gutkowski, B. 443, *471*.
Guttmann, L. 394, 395, *400*, 414, 435, *474*, 483, 487, *490*.
— P. *489*.

Haab, O. 417, *468*.
Haarmann 29, *35*.
Haas 14, 26, *35*.
Haberlandt, L. 443, *473*.
Haeggquist 5, 15, 17, *35*.
Hahn, H. *526*.
Hale, W. 488, *490*.
Hale-White, W. 488, *490*.
Hall, Marshall 403, *467*.
Haller 269, 270.
Hamdi 367, *400*.
Hamilton, W. F. 486, 490.
Hammouda, M. 174, *182*.
Hannett, F. J. 424, *474*.
Hansen, K. 14, 20, 21, 24, *35*, 515, 518, *525*, *526*.
Hara, Y. 388, 389, 395, *400*, *471*.
Hare, W. K. 245, *267*, 486, *490*.
Harreveld, A. van 167, *182*.
Harteneck *36*.
Hartree 20, 30, *35*.
Hartridge 17, *34*.
Hasama, B. 433, 435, *473*, *474*.
Hashimoto, M. 448, 464, *470*.
Hayashi, T. *183*.
Head, H. 164, 413, 414, 415, *468*, *470*.
Heidenhain, R. 280, 284, *318*, 382, 405, 426, *467*.
Heilig, R. 516, 517, *525*.
Heinrich 33.
Held, H. 91, *182*.

Henderson, V. E. 173, 393, 396, *400*.
Henkel, H. 115, *182*.
Henri 524.
Henriques 11, 14, 31, *35*.
Hensen, H. 480, *490*.
Hering, A. E. 406, 412.
— H. E. 106, 114, 115, 173, 174, 175, *182*, 259, 280, 284, 289, *318*, 384, 406, 412.
Herk, A. W. H. van 302, 307, *319*, 323.
Hermann 297, 509, *524*.
Herren, R. Y. 292, *319*.
Herrick 235.
Hertwig 243.
Herzfeld, E. 424, 451, *473*.
Hess, W. R. 32, *35*, 88, 108, 136, 172, *182*, 361, 368, 377, 382, *400*, 430, 431, 458, 461, 462, 463, 466, *471*, *472*, *473*, *526*.
— L. *474*.
Heux, Le 374, *400*.
Heyer, R. *525*, *526*.
Heyman 383.
Heymans, C. 172, 176, 177, *182*, 383, 412, *473*.
— J. F. 172, 176, 177, 383.
Higier, H. *468*.
Hilgard, E. 350, *357*.
Hill, A. V. 9, 20, 25, 28, 30, *35*.
Hiller, F. 451, *473*.
Hines, Marion 29, *35*, 298, *317*, *319*, 477, *491*.
Hinsley, J. C. 111, 113, 133, 152, 153, 160, *183*, *185*, 192, 208, 225, 227, *232*, *233*.
Hintner, H. 169, *183*.
Hirose 384, *400*.
Hirschfeld 389.
Hirt 396, *400*.
Hitzig, Ed. 243, 257, 268, 271, 276, 277, 284, 285, 296, 297, 301, 304, *317*, *318*, 418, 420, 445, *467*.
Hoagland, H. 90, 120, *179*.
Hofe, vom 391, *401*.
Hoff, E. C. 481, *490*.
— H. E. 121, 132, *181*, *183*, 440, *472*, *473*, 516, 517, *525*.
Hoffmann, P. 23, *35*, 92, 99, 122, 127, 143, 174, 177, *183*.
Hofmann 380, *400*.
Hogben, L. 444, *474*.
Hogue 5, 12, *36*.
Holländer, A. 439, *474*.
Holmes, Gordon *232*.
Holtz, P. R. 191, 225, *232*, 244.
Homburger, A. 438, *469*.

Hoogerwerf, S. 130, 131, *185*, 199, 224, *233*, 367, *400*, 423, *472*.
Horn, ten 6, 9.
Horsley, V. 191, 193, *233*, 243, 244, 245, 264, 300, 301, 304.
Hoshino, N. 243, *471*.
Hotta, K. *234*.
Hou, Ch. L. 114, 147, *180*.
Houssy, B. 440, *471*.
Hovland, C. J. 253, 279.
Howell 364.
Hryntschak 397, *400*.
Hürthle 2, 3, *35*.
Hunsicker, W. C. 488, *491*.
Hunt, R. 375, *400*.
Hurxthal, L. M. 100, *182*.

Inaba, Ch. 461, *472*.
Ingraham, F. 466, *473*.
Ingram, W. R. 190, *232*, 424, *474*.
Ingvar 235, 237, 245, 264.
Isaac, S. 458, *474*.
Isayama, S. 92, 102, 124, 140, 142, *183*.
Isbert, H. *233*.
Isenschmid, R. 447, 448, 449, 459, *470*, *472*.
Isserlin, M. 114, *183*.

Jackson, John Hughlings 108, *183*, 271, 351, *357*, 476, *490*.
Jacob, Chr. 466, 469.
Jacobsen, C. J. 304, *318*, 477, *490*.
Jacobsohn 413.
Jacobson, Ed. 501, 506, *524*.
Jakoby, C. 235, 447, *470*.
Jakowenko *525*.
James, W. T. 336, 352, *357*, 505.
Jamin, Fr. 27, *35*, 438, *474*.
Jarkowski, J. *472*.
Jaschwili, D. 144, *183*, 380, 381, *400*.
Jasper, H. H. 144, 148, *183*, *184*, 292, *318*.
Jelgersma, G. 259, *267*.
Jellinek 322.
Jensen, P. 518, *526*.
Joachimsthal 21, *35*.
Johnston, J. B. 284, *318*.
Jolly, W. A. 141, *183*.
Jordan 6, 16, *35*, 153.
Judson 235.
Jüngling 508.
Jürgensen 394, *400*.
Jungmann, P. 452, 453, *470*.

Kabat, H. 481, *490*.
Kabirske, E. 405, *468*.
Kahler, H. 480, *490*.
— O. 452, *468*.
Kahn, R. H. 126. *183*, 429, 439, *474*.
Kaiser 166, 167, 168, 169.
Kajuvara *318*.
Kakeshita, T. 226, *234*, 392, *400*.
Kalischer, O. 284, 301, 302, 304, 305, *317*, *318*.
Kaplinsky, M. 476, *491*.
Kappers, Ariens 235, 265, 268.
Kappis, M. 415, *471*.
Karplus, J. P. 226, 230, *232*, 304, 309, *318*, 367, *400*, 402, 413, 414, 418, 421, 423, 424, 425, 428, 429, 431, 432, 433, 434, 435, 436, 437, 439, 440, 441, 447, 450, 451, *468*, *469*, 470, *471*, *472*, *473*, *474*, 483, *490*, 496, *523*.
Kato, G. 19, *35*, 94, 106, *183*.
Katsch 516, *525*.
Katzenellenbogen, S. 336, *357*.
Katzenstein, Z. 263, 486, *490*.
Kauffmann, F. 142, *183*.
Keller, A. D. *317*, *474*, 484, *490*.
— Ch. J. 23, 24, *35*, 174, *183*, 299.
— Helen 500, *524*.
Ken Kuré 226, 378, 379, 389, 390, *400*, 412, 450, *471*, *472*, *473*.
Kennard, Margaret A. 298, 299, *318*, 480, *490*.
Kerner, K. *473*.
Kerper 9, *35*, 378.
Kibjakow 370, *400*.
Kiessling 29, *35*.
King, C. E. 138, *183*.
Kirchhoff 269.
Kisch, B. 136, *183*.
Kischard, M. 391, *400*.
Kishimoto, M. *471*.
Kisseleff, M. 104, 105, 135 *185*, 199, 203, 204, *234*.
Kisselew, P. A. 173, *183*.
Kitoyama, K. 448, *475*.
Klauder, J. V. 477, *490*.
Klee 392.
Kleinknecht, F. 481, *489*.
Kleist, K. 125, 460, *473*.
Kleitmann *524*.
Klessens, J. J. H. M. 164, 165, 166, *183*.
Kleyn, A. de 189, 194, 196, 206, *232*, 240, 250, 311, *318*.
Klippel, M. 486, *490*.

Knauer, A. *524*.
Knoll, Ph. 3, 4, *35*, 243, 419, *467*.
Knowlton 29, *35*.
Környey, S. 207, 208, *232*.
Kohnstamm 193.
Kok, D. J. *182*.
Kolb, L. C. 437, *475*, 486, *490*.
Koller, G. 444, *474*.
Kopeloff, N. 335, *357*.
— L. M. 335, *357*.
Kopits, J. *68*.
Koppanyi, Th. 284, *318*, 322.
Kornmüller, A. E. 292, 293, 294, *318*.
Koschtojanz 29, *35*.
Koskoff, Y. D. 130, 132, 159, 161, *181*.
Koster, S. 442, *473*.
Kouraev 349.
Kourdrin 350.
Kraepelin 501.
Kramer, S. P. 481, *491*.
Krannich, E. 114, 145, 146, 147, *180*, 381.
Krasnogorski, N. J. 17, *35*, 330, 350, 353, *357*.
Kraus 362.
Krause, F. 424, 451, *470*, *473*.
Kraut 365, 376.
Krayer 383, *400*.
Krehl, L. 447, 448, *470*.
Kreidl, A. 226, 230, *232*, 304, 309, *318*, 367, *400*, 413, 418, 421, 423, 424, 425, 428, 429, 431, 432, 433, 434, 435, 436, 437, 438, 439, 440, 441, 447, 450, 451, *469*, *470*, *471*, *472*, *473*, 496, *523*.
Kreindler, A. 157, *184*, *474*.
Krestovnikoff, A. N. 252, 253, *267*, 339, 379.
Krestovnikova 339.
Kriaschew, W. J. *357*.
Kries, J. v. 5, *35*.
Krogh, A. 22, *35*, 384, 389, *400*.
Kroll, F. W. 145, *179*, *182*, 381, 398, *399*, *400*.
— M. 381, 398, *399*, *400*.
Kronecker 17, 18, 24, *35*.
Krontowski, A. 519, *526*.
Krueger, R. 3, *35*, *473*.
Kruta 14, *35*.
Kudrjawcew, A. *474*.
Kühne 272.
Küppers, E. 321, 322, *357*, *524*.
Kugelmann 25, *35*.
Kunde, M. M. 127, 157, *183*.
Kuntz 9, *35*, 378, 380, 381, 387, 389, *400*.

Kupalov, P. S. 321, 330, *357*.
Kurosawa, Toschio 119, *183*.

Laewen, A. 416, *471*, *472*.
Lambert, E. F. 114, *182*.
Landé, E. 118, *183*.
Landois, L. 445, *467*, 476, 479, *489*.
Lange, Bogumil 236, 250, 365, 376, 505.
Langelaan 33, *35*.
Langendorff, O. 83, *87*, 123, *183*, 284, *318*.
Langley, J. N. 133, 165, *183*, 359, 363, 367, 370, 371, 372, 273, 379, 389, *400*, 406, 407, 408, 409, 410, 411, 412, 413, 415, 431, 463, *468*, *469*, *471*.
Langworthy, O. R. *232*, 284, 303, *317*, 434, 437, *474*, *475*, 483, 486, 487, 488, *490*.
Lans, J. L. 123, *186*.
Lapicque, L. 12, *35*, 100, 102, 103, 132, 138, 139, 144, 145, 148, 149, 150, 154, *183*, 253.
— M. 12, *35*, 100, 102, 103, 132, 138, 139, 144, 145, 148, 149, 150, 154, *183*, 253.
Laqueur 495.
Larsell 235.
Lashley, K. S. 301, 316, *317*, 322, *357*.
Lau, T. J. 486, *491*.
Laughton, N. B. 160, *184*, 227, *232*, 245, *267*.
Laugier, H. 92, 99, 101, 138, 145, *181*, *184*.
Ledebur, v. 12, 30, 31, 33, *35*, 36.
Lededinsky 345.
Lee 23, *35*.
Legallois 402, *467*.
Legendre, R. 139, *183*.
Lehmann, Alfred 26, *34*, 499, 500, 501, 502, 505, 506, 507, 511, 514, *524*.
Leimdörfer, A. 439, 443, *472*, *474*.
Leiter, L. 430, *475*.
Lenaz 377, *400*.
Lenhartz 27, 29, *35*.
Lennox *524*.
Leonhardt *524*.
Lepage, L. 284, 289, *319*.
Leporsky 348.
Leriche 389.
Leschke, E. 429, 438, 439, 447, 451, 453, 455, *470*, *473*.
Leutsky 322.
Leven 243.

Levin, P. M. 7, 9, *35*, 488, *490*.
Lewandowsky, M. 242, 248, 249, 250, 251, 252, 253, 254, 255, 256, 257, 261, 289, *317*.
Lewin 367, 389.
Lewinsohn, G. 421, *469*.
Lewis, J. 105, *184*.
— L. G. 482, 486, *490*.
— Thomas 376, 388, 390, *400*, *490*.
Lewy, F. H. 230, *232*, 361, 424, 434, 449, 450, 451, 455, 465, *470*, *471*, *472*, *473*.
Ley, R. 236, *267*.
Leyton 289, 298.
Lhermitte, J. 193, *232*, 460, *472*.
Libersohn, W. 145, *184*.
Lichie, P. *473*.
Lichtenstern, R. 437, *470*.
Liddell, E. G. T. 21, *34*, *35*, 92, 93, 104, 112, 127, 128, 142, 143, *180*, *182*, *184*, *186*, 194, 195, 196, 197, 198, 199, 200, 201, 203, 205, 213, *231*, *232*, *233*, 260, 272, *318*.
— H. S. 321, 333, 339, 342, 352, *356*, *357*.
Liébault 460, *468*.
Liebermann, v. 519, *526*.
Liebert *35*.
Light, J. S. 273, 322, *357*.
Liljenstrand, G. 135, *184*, 194, *233*.
Linde *526*.
Lindhard 9, 11, 13, 14, 20, 21, 26, 29, 31, *34*, *35*.
Lindsley, Donald B. 123, *184*.
Lipschütz 375, *400*.
Liri, F. *232*.
List, C. F. 483, *490*.
Loeb 116, 236.
Loeser 23, 24, *35*.
Loevenhart, A. S. 346, *357*.
Loewenstein, O. 495, 496, 497, 500, 503, 504, 509, *523*, *524*.
Löwenthal, M. 191, *233*, 244.
Loewi, O. 14, *35*, 101, 105, 364, 365, 373, 382, *400*, 444, *471*.
Löwy 263.
Loimaranta, E. 131, *179*.
Lombard 24, *35*.
Longet 243, 247.
Lopez 197.
Lorenz, W. F. *357*.
Losy, C. 429, *473*.
Lotmar, F. *233*.
Loucks, R. B. 321, 330, 336, 339, *357*.
Lourié 243.
Loyal, Davis 131, *184*, *232*.

Lu, Tse Wei 413, 432, *473*, 483, 486, *491*.
Lucas, K. 19, *35*, 76, 101, 102, 104, 124, *179*, *184*.
Luchsinger, B. 404, 405, 410, *467*, *468*.
Luciani, L. 23, *35*, 235, 237, 239, 240, 242, 247, 248, 249, 250, 251, 252, 253, 254, 255, 257, 260, 261, 266, 297, 300, 302, 303, 304, *317*, 446, *469*.
Luckhardt 387, *400*.
Ludanyi 32, *35*.
Ludwig, Carl 392, 405, 417, 426, 428, 431, *467*.
Lueg, W. *526*.
Lüscher, Fr. 406, 427, 428, *468*.
Luhan, J. A. 476, 482, 487, *490*.
Lujov, B. N. 330, *357*.
Lukoo, B. N. 330, *357*.
Lullies, H. 126, 127, 140, *184*.
Lumsden 172.
Luna 263.
Lundsgaard 29, *35*.
Lupton 20, *35*.
Lussana 254, 256.
Lyman, R. S. 330, *357*.

McCulloch, W. S. 278, 281, 282, 292, 292, 312, *318*.
MacDonald, M. 172, 451, 453, *472*.
Machol 382, 389, 390, *401*.
McKeen 90, 120, 169, *179*, *184*.
McKinley 9, *35*.
McNalty 245.
McNattin, R. F. 208, 225, 227, 232.
McPherson, J. 437, *472*.
McRioch, D. 15, 19, *36*, 150, *179*, 260, 272, 281, *318*, *319*.
Mage *34*.
Magendie 227, 243, 247, 248.
Maggiora 24, *35*.
Magnini 273.
Magnus, R. 88, 115, 135, 153, 154, 155, *184*, 189, 194, 196, 206, 209, *231*, *232*, *233*, 236, 240, 241, 250, 256, 259, 266, 298, 305, 306, *318*, 380, 392, *401*, 510, *524*.
Magoun, H. W. 245, *267*, 424, *475*, 481, 486, *490*.
Mahoney, W. *474*.
Mair, Rudolf *37*, *68*.
Malone, J. Y. *357*.
Mandur, J. 414, *471*.
Mangold, E. 100, *184*.
Mann 285.

Marburg, O. 235, 249, 437, 454, 460, 462, *468*, *472*, *473*, *474*.
Marchi 272.
Marckwald 406.
Marcu, J. 145, 157, *184*.
Maré, Göran de 111, *184*.
Maressino 263.
Marie, Pierre 310.
Marina, A. 311, 312, *318*.
Marinesco, G. 459, *474*.
Marquis, D. G. 301, *318*, 350, *357*.
Marsalet *233*.
Marshall, Clyde 280, 284, 289, *318*, 403, *467*.
Martin, Ch. 22, *34*, 285, *318*.
— H. G. *357*.
Marx, Hellmut 333, *357*.
Marxow, v. 522.
Masius *467*.
Mather, V. 168, *184*.
Matteucci 17.
Matthaei, R. 99, 100, 159, 160, 164, 166, *184*.
Matthes, K. 90, 92, 97, 99, 104, *184*.
Matthews, Bryan H. C. 90, 92, 120, 122, *184*, 203, *233*.
Mauthner, L. 460, *468*.
Mayer 517, *525*.
— C. 125, *184*.
Meagher, R. 299, *317*.
Méhes, J. 368, *401*, 448, 453, 454, 461, *472*.
Meier 130, 176, *183*.
Meints, F. 481, *490*.
Melchior, E. 481, *490*.
Mella, H. 225, 227, *233*.
Mendel 299.
Menkin 367.
Merkulow, W. L. 173, *183*.
Metalnikov, S. J. 335, *357*.
Metcalf 21, *36*.
Mettler, Cecilia 307, 309, 314, *318*, 477, 484, 486, 487, *490*.
— F. A. 307, 309, 314, *318*, *490*.
Metzner, R. *526*.
Meumann *524*.
Meyer, A. 325, *357*.
— E. 436, 444, 449, 452, *470*, *474*.
— H. H. 126, *182*, 418, 448, 453, *470*, *472*.
— J. 468.
— K. H. 3, *35*.
Meyerhof 28, 29, *35*.
Meynert 271.
Michaelis, E. 455, *470*.
Michol 26, *35*.
Mikulski 509, *524*.
Miller, A. R. 331, *357*.

Miller, F. R. *35*, 119, *184*, 226, *233*, 244, 245, *267*, 470.
Milroy 380, *400*.
Minkowski, M. *233*, 301, 314, *318*.
Minor, Victor 394.
Mislawski, H. *489*.
— N. 436, *468*.
Mitchell, Weir 477, 482, *490*.
Miura, J. 29, *36*, 439, *472*.
Miyamoto 25, *36*.
Moberg 461, *473*.
Möllendorf, v. 311.
Moldaver 26, *34*.
Molinelli, E. 440, *471*.
Molitor, H. 448, 453, 454, *472*.
Monakow, C. v. 158, 266, 301, 312, 314, *317*, 435, 465, *475*.
— P. v. 435, 465, *475*.
Mond 11, *35*.
Monnier, A. M. 144, *184*.
Moore *35*, 367.
Morawski, J. 443, *469*.
Morgan 225.
Morison, R. S. 486, *490*.
Morpurgo 27, *35*.
Morrin, Paul *232*.
Morrison, L. R. *233*, 486, *490*.
Mosinger, M. 443, *475*.
Mosso, A. 6, 8, 9, 25, *35*, 379, 501, 508, 509, 513, 515, 516, 518, 519, *524*, *525*, *526*.
Mott 288.
Mourgue, R. *317*.
Mueller, E. A. 20, 24, 26, *35*.
Müller, F. v. 428, 429, 431, 458, *473*.
— Johannes 417, *467*, 495.
— S. R. 360, *401*, 412, 416, 427, 438, 469, *470*, *472*, *473*, *474*, 476, *490*, 521, *525*, *526*.
Munk, Hermann *233*, 238, 239, 241, 242, 248, 249, 251, 253, 254, 255, 256, 257, 292, 297, 298, 300, 301, 302, 303, 304, *317*, *318*, 420, *468*.
Muralt, v. 10, 11, *35*.
Mussen, A. T. 190, *233*, 245, 264, *267*.
Muto 395, *401*.

Nagaya 29, *35*.
Nagel 17, *35*.
Nasse, Fr. 402, 403, *467*.
Navratil, E. 373, *400*, *471*.
Nawrotzki, F. 405, *468*.
Neergard, v. 30, 32, 33, *35*.
Negrin 197.
Negro, C. 272, *318*.
Neminski 522.

Nemtroglu 383, *401.*
Néoussikine, B. 145, *184.*
Netter 11, *35.*
Neuburger, Max 269, 416, *468.*
Neville, M. 127, 157, *183.*
Newman, E. B. 292, *318.*
Newton 367.
Nielsen 525.
Nikiforovski 343.
Nissl 272.
Nitanowski 370, *401.*
Nó, Lorente de 193, 300.
Nolte 322.
Northrup 11, *35.*
Nothmann 31, 33, *35, 36.*
Nothnagel, H. 243, 486, *491.*
Nußbaum, M. *467.*

Obersteiner 511.
Obregia 302.
O'Donnell, J. E. 172, *186.*
Oliver 363.
Olivet, J. 443, *474.*
Olivier 243, 363.
Olivo 5, *35.*
Olmstedt, J. M. D. 120, *179.*
Olniaskaja, P. P. *357.*
Olsen, A. 478, 480, *491.*
Onelli, Cl. 466, *469.*
Oppenheim 299.
Orbeli, L. A. 26, *35,* 132, 156,
    184, 379, 380, 381.
Ostrovidawa *525.*
Ott, J. 436, 445, 446, 447, *468.*
Ottenstein 395, *401.*
Owen *34.*
Owsjannikow, Ph. 426, 427,
    467.
Ozorio de Almeida, M. *184.*

Pachon 230, *233.*
Pässler 32, *35.*
Pagano 263.
Page, J. H. 482, *491.*
Paget, S. 484, *491.*
Pal, J. 430, *468, 475.*
Palmén 24, *35.*
Pan, J. 413, 432, *473.*
Panferow 354.
Panizza 300.
Parhon, C. J. 157, *184.*
Parker, G. H. 444, *474.*
Parkes, A. S. 440, *473.*
Parnas 18, 29, *35.*
Parsons, J. H. 486, *491.*
Patrizi 252, 253.
Patzelt 4, *34.*
Paukul 3, *35.*
Pavlov, I. P. *233,* 300, 307,
    317, 320, 321, 325, 326,
    327, 328, 329, 330, 331,
    334, 336, 337, 338, 339,

341, 343, 344, 345, 346,
    348, 349, 350, 351, 355,
    357, 515, *525.*
Paz, D. de la 439, *469.*
Pearcy, I. F. 284, *318.*
Peczenik, O. 441, 451, *474.*
Peiper, A. *233, 523, 526.*
Pellocani *35.*
Penfield, W. G. 190, 192, 193,
    194, 226, *231.*
Perez 122, *184.*
Périsson, I. 478, *491.*
Perkins, E. B. 444, *473.*
Perroncito 377.
Peter *36.*
Péterfi 5, *35.*
Petersen 17, *36.*
Petow 27, *36.*
Pette, H. *233,* 381, 460, *473.*
Pfahl 8, *36.*
Pfeifer, A. 227, 519, *524.*
Pflüger, F. 88, 154, *184,* 405.
Phillips, Gilpert 137, *179.*
Philippson, M. 119, 161, *184,*
    187, *233.*
Pick, A. 276.
— E. P. 442, 448, 453, 458,
    460, *472, 473, 474.*
Pickering, G. 482, *492.*
Piéron, H. *317.*
Pike, F. H. 174, 284, *318.*
Piltz, J. 486, *491.*
Pilz 515, *525.*
Pinel 269.
Pinkston, J. 479, *491.*
Piper, H. 96, *184.*
Pi-Sunner, J. 119, *182, 184,*
    233.
Pitres 273, 284, *318.*
Plattner, F. 33, *36,* 112, 132.
    184.
Pötzl, O. 460, *472.*
Pol, Hulshoff 254, 263.
Poljak 314.
Pollock, Lewis J. 131, *184,*
    233, 314.
Poltyrew 307.
Poltyreff, S. S. 323, *357.*
Popoff 322.
Popov, N. F. *184,* 322, 456,
    474.
Popper, L. 480, *491.*
Poppi 443, *474.*
Porter, E. L. 130, *184.*
— W. F. 410, *470.*
Pourfour du Petit 247.
Pratt 19, *36.*
Prawdicz 522.
Prévost 243.
Preyer 498.
Pritchard, E. A. Blake 109,
    185, 233, 236, 240.
Probst 227, 284, 301.
Prus 227, 243, 284.
Pugsley, L. J. 347, *356.*

Quednau, W. 169, *185.*
Quensel 4, 29, 31, 32, *36.*
Querido, A. 100, *182.*
Quincke 13, *36,* 369, *401.*
Quinquand, A. 440, *471.*

Raab, W. 439, 448, 454, *472.*
Rademaker, G. G. J. 130, 131,
    185, 187, 226, *233,* 236,
    240, 242, 252, 255, *267,*
    296, 305, 308, *319.*
Radovici, A. *489.*
Rakietin, N. 477, *491.*
Raney, M. E. 335, *357.*
Ranke 25, *36.*
Ranson, S. W. 111, 113, 152,
    153, 160, *183, 185,* 190,
    192, 208, 225, 227, *232,*
    233, 235, 245, *267, 400,*
    424, 428, *470, 474, 475,*
    481, 486, 488, *490.*
Ranvier 3, *36,* 125.
Rapport, D. 440, *470.*
Rech 14, *35.*
Redlich, E. 418, *469.*
Reed *524.*
Régnard, M. 479, *491.*
Reid 26, *36,* 172.
Rein 26, *36.*
Reisch, O. 124, 125, 132, 135,
    184, 185.
Remak 379.
Renyi 5, 12, *36.*
Resnikow *524.*
Reynolds, R. 453, *474.*
Riccò 273.
Richet 283, 445, 455, *468, 474.*
Richter, C. P. 9, 31, *36,* 131,
    161, *185,* 284, 298, *319,*
    369, *401,* 413, 424, 432,
    433, 434, 453, *473, 474,*
    477, 483, 488, *490, 491.*
— C. R. *317.*
Ricker, G. 69.
Riddoch, G. 193, *233,* 413, *470.*
Rieder 384, 389, *401.*
Rieger, C. 1, 8, 9, *36,* 114, *185.*
Riesser, O. 3, 24, 29, 30, 31,
    33, *36, 233.*
Rijlant 12, *36.*
Rijnberk, G. van 162, 164,
    166, 167, 168, 169, *185,*
    197, 255, 262, 263, 266,
    267.
Riley 235.
Rindt, E. 429, 439, *474.*
Rioch, D. McK. 15, 19, *36,*
    150, *179,* 260, 272, 281,
    318, 319, 486, *490, 491.*
Ritchie 28, *36.*
Rizzolo, A. 236, *267,* 283.
Rjabinowskoja 29, *35.*
Roaf, H. E. 118, *185.*
Roberts, Fr. 3, 32, *36,* 428, *471.*

Robertson, E. Graeme 485, *489*.
Römer, C. 447, *470*.
Roepke 393, 396, *400*.
Rogers, F. T. 231, *233*, 235, 285, *319*, *471*.
Rolando 236.
Rollett 3, 23, *36*.
Romanowskaja, W. *474*.
Rosenak, S. 100, *185*.
Rosenberg, H. 144, *185*.
Rosenblueth, A. 15, 19, *36*, 102, *185*, 281, *319*, *400*.
Rosenkranz 163.
Rosenzweig, B. M. 350, *358*.
Roskin 4, *36*.
Ross 399, *401*.
Rossbach 23, *36*.
Rossi, G. 225, 261, 263, 265.
Rossolimo, G. 299, 478, *491*.
Roth 374, *400*.
Rothberger 374, *401*.
Rothlin 263.
Rothmann, H. 229, *233*, 244, 249, 254, 258, 284, 289, 305, 307, *319*.
— Max 229, *233*, 244, 249, 254, 258, 263, 264, 265, 284, 289, 305, 307, *319*.
Rouget 384, 387.
Roussy, G. 227, 228, *234*, 443, 450, 453, 454, *470*, *475*.
Rowinski 13, *34*.
Roy 510.
Royle 379.
Ruch, Th. C. 92, 97, 99, 104, 159, *184*, *185*, 300, *319*.
Rudeanu, A. 253, *267*.
Rueckert 32, *36*.
Ruiter, M. 368, *400*, 444, *471*.
Rule *401*.
Rushton 12, *36*.
Russell, Risien 242, 248, 261.
Rylant, P. 133, *180*.
Rynberk, G. van 162, 164, 166, 167, 168, 169, *185*, 197, 255, 262, 263, 266, *267*.

Saalfeld, E. v. 370, 392, 396, *401*.
Sacchi, Cl. 516, *525*.
Sacharow, W. R. *358*.
Sachs, E. 227, *234*, 446, 451, 453, *469*, *470*, *472*.
— H. *317*.
— J. 445, 446, *468*.
Sack, A. L. *358*.
Saenger, A. *523*.
Sager, O. 144, *185*, 227, 228, 229, *231*, 305, 315.
Saito, S. 439, *471*.
Salkan 398, *401*.

Salkowski, E. 419, *467*.
Samojloff, A. 104, 105, 135, *185*, *199*, 203, 204, *234*.
Sanderson 115, *185*.
Sanger 302.
Santesson 19, *36*.
Sato, M. *471*.
Satuornov 349.
Sauerbruch 6.
Schade 452.
Schäfer, E. A. 363, 420, *468*.
Schaeffer 32, *36*.
Schafer, Edw. S. 300, 301, 302, *317*.
Schaffer 3, *36*, 300.
Schaltenbrand, G. 208, *234*, *319*.
Scharrer, E. 137, *185*, 442, 443, *475*.
Schastins 353, 354.
Scheer, van der 517, *525*.
Scheminzky 25, *36*, 79, *87*, 500, 506, *523*.
Schenger 339.
Scheringer 517, *525*.
Schiefferdecker 393, 394, *401*.
Schiff, M. 227, 243, 247, 276, 297, 299, 403, 405, 419, 420, 456, *467*, *472*, 495, 507.
Schilder, Paul 32, *35*, 355, *358*.
Schilf, E. 359, 362, 363, 364, 365, 367, 370, 375, 376, 380, 381, 382, 384, 385, 387, 388, 389, 390, 397, *400*, *401*, 413, 414, *171*, *472*.
Schleier 9, *36*.
Schlesinger, H. 414, *468*, 495, *523*.
— W. 405, *467*, 495, *523*.
Schmeichler, L. *468*.
Schmidt, C. F. 176.
Schmiedeberg 374.
Schneider, E. 453, 455, *470*.
— M. *36*, 174, *183*.
Schnitkin, M. 479, *491*.
Schnitzler, W. 447, *470*.
Schoen, R. 109, 175, *185*, *234*, 236, 240.
Schoenborn, E. v. 446, 447, *469*.
Schoverin *525*.
Schrader, M. E. G. 223, *234*, 304, 305, *319*.
Schreiber, J. 445, *467*.
Schretzenmayr 22, *36*.
Schriever, H. 102, *185*.
Schrottenbach, H. 424, 429, 431, 454, *470*.
Schuberth, A. 413, *471*.
Schüle 17, *36*.
Schüller, A. 436, *469*.

Schulte, H. 176, *182*.
Schumacher, S. v. 167, 168, *185*.
Schürmeyer, A. 440, *472*.
Schuster 288, 298.
Schütz 462.
Schwartz, H. G. 483, 487, *491*.
Schwenker 33, *36*.
Scott, J. M. D. 428, *471*, *472*.
Seelewaei *400*.
Segal *525*.
Sella, M. 167, *185*.
Selladurai, S. 176, *185*.
Seppilli 302, 303.
Serejski, M. 476, *491*.
Sereni 16, *36*.
Sergi 255.
Setschenow 156, *185*.
Sheehan, D. 484, *489*, *491*.
Sherrington, C. S. 15, 26, *34*, *36*, 88, 89, 91, 92, 93, 94, 95, 96, 97, 98, 99, 100, 101, 103, 104, 105, 107, 108, 110, 111, 112, 113, 114, 115, 116, 117, 118, 119, 127, 134, 135, 140, 141, 142, 143, 151, 152, 153, 154, 155, 158, 159, 161, 164, 165, 166, 167, *181*, *184*, *185*, *186*, 187, 188, 190, 191, 193, 194, 195, 197, 198, 199, 200, 201, 202, 203, 204, 205, 207, 211, 213, 223, 226, 227, *233*, *234*, 244, 255, 259, 268, 279, 280, 281, 285, 286, 288, 289, 296, 303, 382, *401*, 424, 444, *469*, *472*, 510.
Shima, R. 409, 421, *469*.
Shimizu, T. *183*.
Shinosaki, T. 424, 451, *471*, *472*, *473*.
Siebert 27, *36*.
Siegel 458.
Siems 12, *36*.
Simonelli, G. 241, 261, 265, 266, *267*.
Simons, A. 29, *34*, 289, 388, *401*.
Simonson 26, 27, *36*.
Sirkina *36*.
Slom, D. *474*.
Slotow, M. S. *358*.
Smith, Elliot 235.
— O. C. 12, *36*, *182*, 285.
— W. K. *319*, 485, *491*.
Snodgrass 14, *36*.
Soemmering 269.
Solomonov 330.
Soltmann 17, *36*.
Sommer, R. 500, *524*.

Sommerkamp, H. 7, 31, *36*, 126, *186*.
Sonobe, K. 448, *475*.
Soury, Jules 269, 488, *491*.
Sowton, S. 114, 120, *186*.
Spatz, H. *234*.
Speidel 443, *471*.
Spencer, W. G. 485, *491*.
Speranskaya 173, *186*, 274.
Speransky 274, 330.
Spiegel, E. A. 8, 9, *36*, 119, *186*, 191, 192, 193, 194, 207, 208, 226, *231*, *232*, *234*, 244, *267*, 398, *401*, 416, 424, 425, 428, 430, 431, 437, 439, 453, 456, 458, 459, 460, 462, 466, *471*, *472*, *473*, *474*, 476, 478, 480, 488, *491*.
Spindler, J. *490*.
Spiner 484.
Spitzer 462.
Springer 7, *36*.
Spurzheim, G. 269, *318*.
Spychala, V. 156, *186*.
Stahl 384, 385, *401*.
Starke 20, *36*.
Starling 20, 29, *36*.
Starlinger 284.
Stein, J. 13, *36*, 369, 398, *400*, *401*.
Steinach, E. 443, *473*.
Steiner, J. 236, 304, 305, *319*.
Steinhausen, W. 140, 142, *183*, *186*.
Stepanoff 379.
Stepanova, E. N. 173, *186*, 379.
Stern 263.
Sternberg, M. 99, *186*, 364, 375, 380, 381, *400*, *401*.
Stetson 14, *36*.
Stevens 14, 21, *36*.
Stirling, W. 17, 18, 24, *35*, 99, 100, *186*.
Stöhr, Ph. jr. 91, *186*, 378, 385, 386, 387, 390, 391, 399, *401*, 461, 462, *473*, 511.
Störring, E. 503, *524*.
Strasser, H. 46, *68*.
Strassmann, R. 446, 447, *469*.
Straub, H. 20, *36*.
Stricker, S. 389, 405, 406, 412, *467*, *468*.
Stross, W. *473*.
Strouse 517, *525*.
Strughold, H. 138, *186*.
Strusberg, H. 410, *469*.
Studnitz, v. 2, *36*.
Stübel 3, 10, *36*.
Stürup, G. *491*.
Sture 461, *473*.
Sugimoto 25, *36*.
Sugiyama, E. *183*.

Sullivan 500.
Sulzer 7, 9, 19, 20, *36*.
Sunner, J. Pi 119, 122, *182*, 203, *232*.
Sussner 33, *36*.
Suter, Jules *524*.
Sweet 173.
Swift, W. B. 302, *319*.
Swindle 173.
Szelöczy 393, *401*.

Takano, K. 425, 430, 437, *473*.
Talbott *36*.
Tamburini 297, 300, 302.
Tangl, F. 446, *468*.
Tannenbaum, A. 451, *473*.
Tarchanoff, J. 520, 521, *526*.
Tatum, A. L. 333, *356*.
Taylor, L. A. 111, *185*, *233*.
Ten Cate, J. 159, 162, 165, *185*, *186*, 236, 237, *267*, 305, 307, 308, *319*, 322, *356*, 486, *491*.
Ten Horn *36*.
Tergast 15, *36*.
Thauer 31, *36*.
Thiele, F. H. 191, 192, 194, *234*, 259.
Thiry, L. 426, *467*.
Thèvenard, A. *234*.
Thomas, André 193, 242, 248, 249, 252, 255, 257, 265, 370, *491*.
Tiegel 31, *36*.
Tiegs 9, 26, *34*, 378, *400*.
Tigerstedt, R. 446, *469*.
Tilney 235.
Titeca, J. 135, *180*.
Toda 24, *36*.
Toenissen, E. 448, 455, *471*.
Tönnies, J. F. 292, *319*.
Tooth 193.
Toporkoff, N. 483, *491*.
Tournade, A. 440, *471*.
Tournay, Cl. 460, *472*.
Tower 284.
Travis, L. E. 143, *186*, 292, *319*.
Traube 406.
Trelles, J. O. *232*.
Trendelenburg, P. 420, 427, 439, 440, 442, 454, *471*, *472*, *473*.
— W. 11, *36*, 127, 158, 159, *186*, 274, 284, 313, 314, *469*.
Trömner, E. 460, *470*, *473*.
Troja, G. *468*.
Tschermak, A. *317*.
Tschiriew, S. 427, *467*.
Tsuji, R. 145, *186*.
Tsukuda, T. 454, *475*.
Tsukyi, Y. *471*.

Turner, A. H. 242, 248, 285, *318*, *470*.
Tuttle, W. W. 143, *186*.

Ueprus, V. 477, *491*.
Uexküll, v. 16, 33, *34*, *36*, 86, 153.
Ufland, J. M. 157, *186*.
Uhle, C. A. W. *491*.
Uhlenbroock 27, *36*.
Ullmann, H. 455, *471*.
Umrath, K. 122, 143, 171, *179*, *181*, *186*.
Upton, M. F. 335, *357*.
Uxle 486.

Veil, W. 452, *471*.
Veraguth, O. 521, *526*.
Vernay 383, *400*.
Verny, du 235.
Verpeaux 13, *36*.
Verworn, M. 70, *87*, 88, 103, 104, 131, *186*.
Verzár, F. 9, 31, *36*, 86, *87*.
Vészi, J. 100, *186*.
Vierordt, H. *524*.
Viersma 13, *36*.
Viets, H. R. *490*.
Vimtrup 384.
Vincenzoni 263.
Vischer 29, *34*.
Visser, J. *234*, *319*, 322.
Vogt, C. O. 285, 286, 288, 289, 290, *317*, *319*, 485, *491*.
— O. 460, *468*.
Volkmann 382.
Vulpian, A. 236, 382, 405, *467*, 484, *491*.

Wachholder, Kurt 1, 2, 4, 7, 8, 9, 11, 12, 14, 17, 18, 19, 22, 23, 24, 26, 27, 29, 31, 32, 33, *35*, *36*, 115, 126, 130, *186*, 199, *234*.
Wagner, R. 131, *186*.
Walchinsky *525*.
Walidow 26, *36*.
Wallenberg, A. 424, *474*.
Walshe, F. M. R. *234*, 298, *319*, 351, *358*.
Wang, Ging Hsi 413, 424, 432, 433, 434, *473*, 483, 486, *491*.
Wastl, H. 380, *401*.
Waterman, L. 165, *186*.
Waters, R. M. *357*.
Watts, J. W. 159, *185*, 299, *318*, 485, 486, *491*.
Weber, E. H. 6, 54, 129, 411, 417, *467*, 506, 507, 508, 509, 510, 513, 514, *524*.

Weber, H. 10, *36*.
— O. 33, *36*.
Weed, S. H. 191, *234*, 260.
Weigeldt 24, *36*, 508.
Weigert 271.
Weil, M. P. 486, *490*.
Weiler, K. 497, *523*.
Weinberg, A. A. *526*.
Weiss, Paul 31, *36*, 73, 75, *87*, 106, *186*, 395, *400*, 465, *473*, *474*.
— S. 478, 480, *489*.
Weitbrecht, E. 131, *186*.
Weizsaecker, v. 7, 8, 9, 24, 28, *35*, *36*, 72, 80, 84, 86, *87*, 109, *186*.
Wendt, G. R. 302, 307, *319*, 321, *358*.
Wermer, P. 440, *472*, *473*.
Wernoe 370, 399, *401*.
Wertheimer, E. 284, 289, *319*, 380, *400*.
Westphal, A. 17, *36*, 459, *472*.
Whitaker, L. R. 100, *182*.
White 487.
Wilbrandt, H. *523*.
Wilder, J. 155, *186*.
Wilimowski, M. 481, *490*.
Williams, D. J. 5, *35*, 477, *491*.
Willis, Thomas 415, 417, *467*.

Wilmers 31, *34*.
Wilson, L. A. K. *234*.
— S. A. Kinnier 230, *234*, 298.
— W. H. 174, *182*.
Windle, F. W. 172, *186*, *232*, *234*.
Winkler, C. 164, 165, *186*, *233*, 235, 262.
— F. 431, 432, 433, *469*.
Winson 515.
Winton 19, *36*.
Winterstein, Hans H. 24, *35*, *69*, 70, 72, 73, *79*, *87*, 172, 247, 517, *525*, *526*.
Wittkower 515, 516, 517, *521*.
Wöhlisch 31, *36*.
Wohlfahrt 4, 15, *36*.
Wolff, Harold G. 137, *180*, *320*, 325, 326, 327, 328, 330, 338, 342, 344, 345, 346, *358*.
Wolinski, A. M. 344, *358*.
Wolowik 353.
Wolsky 368, *401*.
Woodbury, R. A. 486, *490*.
Woodwoorth, R. S. 424, *469*.
Woolsey, Cl. N. *35*, 285, 303, *319*.
Worms, R. 119, *186*, *234*.
Wright, S. 176, *185*.

Wundt, W. 100, 227, 494, 502, *523*, *524*.
Wyman 7, 9, *35*.

Yamakita, M. 520, *526*.
Yaroslavtseva, O. P. 321, *357*.
Yaskin, J. 428, 430, 431, *473*.
Yeo 300, 301, 302.
Yoshida 7, *36*.
Young, J. Z. 391, *401*.

Zak, E. 421, *469*.
Zand, Nathalie, Zylberblast 192, *234*.
Zavodsky 349.
Zawadowsky, B. M. 347, *358*.
Zeiss, F. R. 192, *232*.
Zeliony, G. P. *234*, 305, 307, 308.
Zenner, F. 481, *491*.
Ziehen, Th. 285, *319*.
Zimmermann, H. M. *318*.
Zollinger, R. 479, *491*.
Zondek, S. G. 30, *36*, 362.
Zoneff *524*.
Zotterman, Y. 128, *179*.
Zuntz 24, *36*.
Zwaardemaker, H. 123, *186*.

Sachverzeichnis.

Abdominalorgane und psychische Vorgänge 515 f.
Abnutzung der Muskulatur 26.
Abstufung der Kontraktionen 14 f., 18.
Abwehrreaktionen 339 f.
Acceleransstoff 105.
Acetylcholin 361 f., 364 f., 369 f., 375 f., 383, 395.
— Durchblutung der Muskeln 22.
— Kontraktur auf 13, 14, 31f.
Achillessehnenreflex, Reflexzeit 143.
Achsendruck 49.
— kinetische Komponente des 50.
„Achsenmoment des Kräftepaares“ 48.
Achsenpunkt 49.
Adaptation der Receptoren 90.
Adaptationsreflex FOERSTERS 135.
— Rigor 7.
Adenosinphosphorsäure, Kontraktionsprozeß 29.
Adenylsäure und Muskel 22.
Adrenalin 376, 387 f., 395 f.
— beim Dystrophiker 378.
Adrenalinausschüttung und Affektzustand 517.
— Generalisierung 136.
Adrenalinsekretion, Reflexzentrum für die 440.
adrenergische Nerven 365, 368.
Äquipotentialität 316.
Affe, einseitig kleinhirnloser 242 f.
— einseitige Hemisphären-Exstirpation 309.
— entrindeter 304.
— Gyrus angularis 301.
— Labyrinth- und Stellreflexe beim großhirnlosen 298, 310.
— Lage und Ausdehnung der sensiblen Rinde 292.
— Reizversuche, motorische 286 f.
— spinaler 161.
— Stellreflexe 292.
— s. auch unter großhirnlos und Kleinhirn.
Affekt, s. auch unter Erregung. Reaktion, Reiz.
Affektäußerungen, feindliche 308.

Affekte, vegetative Auswirkung der 416.
Affektzustände, asthenische 497 f.
— sthenische 497 f.
Afterschluß, Zentrum für die Bewegungen des 404.
Aktinien 6.
Aktionspotentiale 143, 294 f.
— Abschwächung der 294.
Aktionsströme 11, 14, 32.
— am dezerebrierten Tier 198 f., 202.
— des Halssympathicus 423.
— Hemmung, Abstufung der 107.
— Hirnrinde 292.
— und Kleinhirn 246.
— Nachentladung 112.
— reflektorische 140.
— Registrierung der 92 f., 94.
— von Sympathicus und Parasympathicus 368.
— sympathische Nerven 137.
— tonische Innervation 126.
Alkohol, bedingte Reaktion 347.
Allergismus 66 f.
Alles-oder-Nichts-Gesetz 14, 19, 73, 90.
Alphawellen 523.
Analreflex 127.
Angriffspunkt der Kräfte (Muskelmechanik) 46 f.
Angstschweiß 416, 431.
Anisosthenie 265.
Anpassung 178, 207.
Anschlagskontraktion 16.
Antagonist 40.
Antagonisten, phasische Reflexe, Theorie der 118 f.
— reziproke Innervation der 103, 109 f.
„antidromic impulse“ 107.
Apoplexie, Sympathektomie 385.
Arbeit, mechanische 40.
— im physikalischen Sinne 45 f.
— statische 40.
Arbeitsleistung, dynamische 16.
— Ermüdungsgeschwindigkeit 26.
— muskuläre Energetik und Chemie der 27 f.
— statische 16.

Area striata, Augenbewegungen 302.
— — doppelseitige Totalexstirpation 301.
— und Sehsphäre 301.
— 4 BRODMANNS 298.
— 6 BRODMANNS, Zwangsgreifen 298.
— s. auch unter Feld.
Arteria radialis, Puls der bei Hemiplegie 481.
Artreaktionen 320, 325.
Asphyxie, Mittelhirndurchschneidung 428.
Astasie, Gleichgewichtserhaltung 257.
— und Kleinhirn 250, 252 f.
Asthenie und Kleinhirn 239, 250, 252.
Ataxie, cerebellare 250, 256.
— — abnorme Bewegungen bei 259.
— — propriozeptive Impulse 258.
— schizotonische Kleinhirnataxie 259.
— des Tabikers — Reflexbogen, propriozeptiver 135.
Atembewegungen spinaler Tiere 171.
Atemmuskulatur, Eigenreflexe der 171, 177.
— N. vagus und Tonus der 174.
Atemperiodik, Digastricuszuckungen, reflektorische 138.
Atemtiefe, tonische Verringerung 174.
Atemzentrum, Automatie des bulbären 171, 172.
— bulbäre Lage des 427 f., 456.
— Einflüsse des Sympathicus 173.
— und Erregungswellen im Rhythmus der Atmung 137.
— hypothetische Gliederung des 173.
— spinales 171.
Atemzügler 175.
Atmung, Aufmerksamkeit 503.
— und Blutdruck 175.
— Blutdruckzügler, Einfluß der 171, 175.

Atmung, Chemoreceptoren, periphere 176.
— Hirnstamm, vollkommen isolierter 172.
— und Hirnzirkulation 509.
— Hypothalamus 424.
— Hypothalamuszerstörung 429.
— lustbetonter Zustand 503.
— N. phrenicus 174 f.
— und psychischer Vorgang 502 f.
— Rhythmus der 137, 173.
— — und Atemtypus 175.
— — der bei vagotomierten Tieren 176.
— und Schaltungsvorgang 154.
— und Schlaf 504.
— Selbststeuerung der 173, 174.
— nach unblutiger Ausschaltung zentraler Teile 406.
— Vagotomie 173, 175.
— Veränderung bei Reizung der Hirnrinde 485.
— Zwerchfelltonus 174.
— s. auch unter Inspiration und Inspirium.
Atonie, Kleinhirnexstirpation 250, 252.
Atrophie der Skeletmuskel 17.
Atropin 368, 373, 375, 383.
Aufmerksamkeit und Atmung 503.
— und Blutzirkulation 503, 507.
— Pulsationshöhe 513.
Aufrechterhaltung und Schwerkraft 125.
Aufsetzreaktionen 218, 221.
Auge, Innervation der glatten Muskeln des 391.
Augenablenkungen, seitliche 289.
Augenabweichungen, Kleinhirn 248.
Augenbewegungen, Area striata 302.
— Feld 9c 286.
— und Kleinhirnreizung 243.
Augendeviationen, Feld 18 286.
— kompensatorische 188, 206.
Augendrehdeviationen 206.
— Mittelhirn 226.
Augendrehnystagmus 188, 206.
Augenmuskeln, nervöse Beeinflussung der 91.
Ausdrucksbewegungen 492 f.
Ausgangsspannung, Bedeutung der 19.
Auslöschung 328 f.
— beim Kind 354.
— Rindenphänomen 282.

Ausschaltungsversuche, Ergebnisse der 296 f.
Ausstrahlung 330.
Automatie, Begriff 76, 81.
— spinale Untersuchungen über die 170.
— Zentrum der 81.
Axonreflexe 371.

Babinski, positiver 299.
„backfiring" 107.
Bänderspannung 38 f.
Bahnbeschleunigung 48.
Bahnung 77, 98.
— und Auslöschung 279, 282.
— primäre und sekundäre 279.
— Rindenreizung 277.
Balkendurchschneidung und Zwangsgreifen 299.
Bassethund, Reaktion, bedingte 337.
Bauchdreieck, Rumpfdermatome — Überlappung 165.
Baucheingeweide, nervöse Regulation durch das Gehirn 435 f.
Bauchmuskulatur, Erregbarkeitssteigerung 145.
Beckeneingeweide, nervöse Regulation durch das Gehirn 435 f.
Beißbewegungen 115.
BELL-MAGENDIEsches Gesetz 412.
BELLsches Gesetz 169, 412.
Berührungsreflex-MUNK 238, 241 f., 255, 297, 306.
Beschleunigung und Kraftwirkung 46.
Beugehaltung, Enthirnungsstarre beim Faultier 131.
Beugemuskel, Dezerebration 194 f.
Beugemuskeln, Dehnungsreflexe 130.
Beuger, Automatie, spinale 170.
— und Schwerkraft 125.
Beugerchronaxie, Streckerchronaxie 144.
Beugereflex, Asynchronie des Erregungsschwarmes 142.
— gekreuzter, isolierte spinale Segmente 162.
— ipsilateraler 93 f., 96, 100.
— — antidromer Impuls 121.
— — hemmender Einzelreiz 104.
— — Nachentladung 112.
— nozizeptiver ipsilateraler 108.
— — Recruitment 111.

Beugereflex, Reflexumkehr 152 f.
— Reflexzeit, Verkürzung 141.
— Refraktärstadium 121.
— Shock, spinaler 158.
— Überkreuzungszeit 141.
— Zeiterregbarkeit und Auslösung des 147.
Beugerstarre der spinalen Katze 132, 161.
Beugerzentrum, Streckerzentrum 119.
Bewegung, Gleichgewichtsverhältnisse, Änderung der 257.
— ideomotorische 500, 506.
— isolierte 257, 297.
— Koordination der — Kleinhirn 256.
— passive 7.
— Vorstellung einer — und Aktionsstrom 500.
Bewegungsgleichungen, FISCHERsche 50 f., 52, 54 f., 62.
Bewegungsmuskel, absolute Höhe der dynamischen Arbeit 24.
— chemische Umsetzungen 29.
— Dehnung, länger dauernde 7.
— Ermüdbarkeit 31 f.
— und Haltungsmuskel 23, 40.
— motorische Einheit 15.
— Muskelfarbe 3.
— nichttonischer — Acetylcholin 33.
— Spannungsmaximum 19.
— Superposition 18.
— Zuckungsdauer 17.
Bewegungsreaktion und gehemmte Reflexe 108.
— reflektorische Ermüdbarkeit 26.
Bewegungsregulierung und Kleinhirn 246 f.
Bewegungsrichtung und Bewegungszustand 46.
Bioelektrische Phänomene der Hirnrinde 292.
Blase, Anpassung an den Binnendruck 6.
— Innervation der 396 f.
Blasendruck, Nucleus caudatus 436.
Blasenentleerung, corticale Kontrolle 485 f, 487 f.
— Hemisphäre rechte, Einfluß der 486.
— reflektorisches Zentrum 404.
— willkürliche direkte 404.

Blasentätigkeit, Hirnrinde,
Reizung der 436.
— und psychischer Vorgang
516.
Blasenzentrum 437.
Blinzelreflex 226, 302.
Blutdruck bei Hemiplegie 478,
480 f.
— Hirnrinde, Einfluß 481.
— Hypothalamus, Regula-
tion 481.
Blutdrucksenkung, Shock,
spinaler 158 f.
Blutdrucksteigerung bei Zwi-
schenhirnreizung 429 f.
Blutdruckzügler 137.
— Einfluß auf die Atmung
171, 175.
Blutgefäße, Einfluß des Len-
denmarks 404.
Blutjodspiegel 517.
Blutkreislauf, zentrale Regu-
lierung 426 f., 430.
— s. auch unter Kreislauf.
Blutserumkalkspiegel 517.
Blutverschiebung, psycho-
physische 429, 431.
Blutverteilung und Reflexe
136.
Blutwärme, normale Erhal-
tung der 410.
Blutzirkulation, Aufmerksam-
keit 503, 507.
— lustbetonter Zustand 506f.
Blutzuckergehalt 517.
BOEKEs akzessorisches End-
plättchen 377.
Brachium conjunctivum,
Durchschneidung
249.
— — und Kleinhirneffekte
244.
Bremsreflexe 131.
Bremsung 9.
Bronchialschleimhaut, Sekre-
tion 392.
Bronchien, Innervation 391.
,,Brückenstellung'' 131.
Brustmark, Querdurchtren-
nung 187.

Calcium, Muskelphysiologie
26.
Calciumausscheidung 517.
Calciumzufuhr, Ermüdung 26.
Cantonnement 167.
Capillaren 384 f., 386 f., 388 f.
— und Muskeldurchblutung
22.
Capsula interna 422.
— — experimentelle Physio-
logie 230.
Carotis, Pulsverspätung 514.
Centrum cilio-spinale inferius
405, 410, 419.

Cerebellum, Blutdruck 430.
— Pupillenbeeinflussung 420.
— und vegetative Störungen
418.
— s. auch unter Kleinhirn.
Cerebrospinalflüssigkeit, Er-
neuerung der 508.
— Volumenzunahme des Ge-
hirns 510.
Chemie, funktionelle 363.
Chemoreceptoren, periphere
und Atmung. 176.
Chloralhydrat und bedingter
Reiz 347.
Chlornatrium, Ausschwem-
mung 452.
Chloroformnarkose, Ein-
wirkung auf die Gehirn-
temperatur 519.
Chloroformstarre 9.
Cholin 374.
Cholinergische Nerven 365,
368.
Chorda tympani 389 f., 393.
Chordadurchschneidung 369.
Chronaxie 12 f., 71.
— Abhängigkeit von der
Reizfrequenz 149.
— autonomer Nerven und
ihrer Erfolgsorgane 369.
— dynamische 13.
— der motorischen Rinde 283.
— reflektorische Verkürzung
der 145.
— und Reflexgeschehen 138 f.
— Reizfrequenz, Änderung
102 f.
— sensible und zentrale An-
sprechbarkeit 147 f.
— statische 13.
— Sympathicus 381.
— Variabilität 144 f.
Chronaxieschaltung, LAPIC-
QUEs Theorie der intra-
zentralen 149 f., 154.
CO₂-Dyspnoe 176.
Constrictoren, Tonus der
Vasodilatoren 110.
Corona radiata 279, 283.
Corpora quadrigemina und
vegetative Störungen 418.
Corpus geniculatum internum
303.
— — mediale 303.
— striatum 188, 229 f.
— — Blasenzentrum 437.
— — Blutdruckschwankung
430.
— — Hinkebeinreaktion 229.
— — Instinkthandlungen
231.
— — Magnetreaktion, abge-
schwächte 230.
— — Pupillenregulations-
zentrum 425.

Corpus striatum, Reizwirkung,
bedingte 322.
— — Schenkelreaktion 229.
— — und vegetative Stö-
rungen 418.
— subthalamicum, Lokomo-
tionsbewegung, Zen-
trum für 227.
— — motorische Unruhe 229.
— — Pupillenerweiterung
496.
— — und zentraler Mechanismus 422, 424.
Cortex, vegetative Regulationen 418.
Corticale Läsion, Restitution
funktionelle 313.
Corticalisierung, progressive
der nervösen Funktionen
299.
Curare 368, 375.
— Atemrhythmus bei curari-
siertem Tier 174.
— Gefäßreflex 410.
— Kleinhirn 263.
— und psychischer Vorgang
509.

Dachshund, Reaktion, be-
dingte 337.
Darm, Innervation 392.
Darmbewegung, Hirnrinde,
Reizung der 436.
— und psychischer Vorgang
516.
Darm-Verschlingung nach
Hirnrindenschädigung 485.
Dauerreiz, Kratzreflex 116.
Degeneration, Reperkussion
13.
— WALLERsche 311.
Dehnung und Arbeitsleistung
23.
— und Muskulatur 6 f.
Dehnungsgröße 41.
Dehnungslänge, größtmög-
liche Verkürzung 43.
Dehnungsreflex, Auslösung
des 128.
— Bedeutung der Starrezentren 198.
— an Beugemuskeln 130.
— Enthirnungsstarre, Auf-
rechterhaltung der
194.
— — tonische 127.
— normale Haltung 125, 129.
— Hemmung 128.
— Korrektionsbewegungen
215.
— Latenz 143.
— und Muskelspindeln 203.
— und Nachentladung 113.
— Streckmuskel, Spannung
der — bei dezerebrier-
tem Tier 200.

Dehnungsreflex, Verkürzungsreaktion 204.
— Verlängerungsreaktion
134.
— verschiedenes Verhalten
205.
— und Zentren 213.
Dehnungsreiz, „roter" Muskel
und 125 f.
— Schaltungen, reflekto-
rische durch 154 f.
Dehnungsspannung, Kontraktionsleistung 19.
Deiterospinalbahn, Ent-
hirnungsstarre 194.
DEITERSscher Kern beim dezerebrierten Tier 192, 194.
Dekapitiertes Tier, Definition
des 188.
— — und Reflexe 206.
Dekrement 73, 75.
— und Hemmung 104.
Depolarisation, partielle 101.
Depolarisationswellen 117.
Depressor, Erregung- und Aus-
schaltung des 136.
Dermatome 163 f.
— Abgrenzung 164.
— präfixe und postfixe Lage
der 166.
— Randfeld und Kernfeld
164 f.
— sympathische Innervation
165 f.
— Topographie, verglei-
chende 166.
— Überlappen der 164 f.
Dermatom-Karrikaturen 165.
Dermographie 361, 376, 390.
— bei Hemiplegie 479.
Dezerebriertes Tier 188 f.
Dezerebriertes Tier:
— Aktionsströme 198 f., 202.
— Anpassungsreaktionen 207.
— Aufstemmreaktion 216.
— Aufziehreaktion 216.
— Augendeviationen, kom-
pensatorische 206.
— Blinzelreflex 206.
— Dehnung der Kniestrecker
213.
— Dehnungsreflexe, verschie-
denes Verhalten der 205.
— Extremitäten, hyper-
tonische des stehenden
200.
— Gegensatz zu großhirn-
losem Tier 213 f., 223.
— Gleichgewichtsreaktionen
207.
— Halsstellreflexe 207.
— Hinkebeinreaktion 207,
225.
— Hypertonie, Kennzeichen
201.
— Kopfdrehreaktionen 206.

Dezerebriertes Tier:
— Korrektion abnormer
Pfotenstellung 216.
— Labyrinthreflexe, tonische
Rückenlage 224.
— — — Strecktonus 201.
— Labyrinthstellreflexe 206.
— Laufbewegungen 207, 225.
— Lebensdauer 225 f.
— Magnetreaktion 211.
— Nachdauerkontraktion
202.
— Niesreflex 206.
— Pflege im Dauerbad 226.
— Plastizität der Muskeln
202.
— Schluckreflex 207.
— Schunkelreaktion 216.
— spinale motorische Zen-
tren, Erregungszustand
der 204, 206, 224.
— Sprungbereitschaft 206 f.
— Stehstellung 213.
— Stemmbeinreaktion 207,
225.
— Symptomenbild 189 f.
— Taschenmesserphänomen
202, 204.
— Verkürzungsreaktion 203 f.
— Verlängerungsreaktion
202 f., 204.
— Wärmeregulation, Gestört-
sein der 225 f.
Diaschisis (v. MONAKOW) und
Rückenmarksdurchschnei-
dung 158, 313.
Diaschisislehre, vegetative
Zentren 435.
Diuresenreizwirkung, bedingte
334.
Doppelbrechung, optische der
Muskelfasern 3.
Drehen, Definition des 241.
Drehpunkt 48.
— Druckkomponente im 49.
Drehschwindel 248.
Drehungsachse 39 f., 49.
Drehungsbeschleunigung 48.
Drehungsmomente 38, 49, 51,
53 f.
— Bestimmung der 54 f.
— Kräftepaar 47.
— der Schwere und Muskeln
55 f.
— statische Masse 64.
Drehungsverhältnis eines Mus-
kels 62 f., 65.
Dressurmethoden 300.
Druckkomponenten, kinetische
49.
— statische 49.
Druckkraft und Muskel 46,
49 f., 53 f.
Drüsen, apokrine 394.
— ekkrine 394.

Drüsen der inneren Sekretion,
Beeinflussung der 517.
— mit innerer Sekretion und
vegetative Zentren
438 f., 442.
— innersekretorische, Innervation der 397 f.
— s. auch unter Darm,
Schweiß, Speichel.
Durchlässigkeit, Änderung der
10 f.
Dynamische Erscheinungen
nach Kleinhirnläsion 247.
Dysmetrie 251, 254, 263.
Dyspnoe, Irradiation der
respiratorischen Inner-
vation 137.
Dystrophiker, Adrenalin beim
378.

Effektivkraft des Schwer-
punktes 49 f., 51.
Eigenreflexe der Atemmusku-
latur 171, 177.
— Gruppe der 127.
Eingeweide, nervöse Regula-
tion durch das Gehirn
435 f.
— Sensorische Fasern aus den
414.
Eingeweidenervensystem 370.
Einheit, motorische 15, 40 f.,
91 f., 93, 96 f., 98.
Einstrahlung, sehnige 41 f.
Einzelreizung und Hemmung
104.
Eiweißstoffwechsel, cerebrale
Beeinflussung 455.
Ejaculationsreflex, Refraktär-
stadium beim 123.
Elastischer Widerstand 8.
Elastizität der Muskulatur 6 f.
Elastizitätsmodul 6, 9.
Elektrenkephalogramm 521 f.
Ellbogengelenk, Agonisten
und Antagonisten 131.
— Beugung im 20.
Embryonen, Motorik der 172.
Endokrine Tätigkeit des Zen-
tralnervensystems 419,
438 f.
Endplättchen, BOEKES akzes-
sorisches 377.
Endplatte, degenerierende und
normale bei segmentaler
Innervation 168 f.
— motorische 11, 13.
Enthirnungsstarre 188 f.
— Aktionsströme 198 f., 200,
202.
— Atmung 192.
— Aufrechterhaltung der
193 f., 195 f., 197 f., 205.
— Ausbleiben und Ausschal-
tung der 191, 195, 198.

Enthirnungsstarre, Auslösung
    und Entstehung 192 f.,
    194, 196, 206.
— Dauer 190, 193.
— Dehnungsreflex 194, 198,
    200, 203, 205.
— DEITERSscher Kern 192,
    194.
— Extremitätengelenke bei
    195 f.
— beim Faultier 131.
— Formatio reticularis 193 f.
— Halsreflexe, tonische 196,
    198.
— Kleinhirn 191.
— Kleinhirnexstirpation 259.
— Kleinhirnrinde 244 f.
— Kopf, Stellungsänderungen
    196 f.
— Labyrinthreflexe, tonische
    194, 196 f., 198, 201, 203,
    206 f.
— Medulla oblongata 188,
    192, 194, 198, 206.
— Mittelhirntier 224.
— Plastizität der Muskel 202.
— propriozeptive Muskel-
    erregungen 194 f., 196,
    206.
— Pyramidenbahnerregungen
    191.
— Reflexbogenverlauf 193 f.
— Reizausfall als Ursache
    190.
— Reticulospinalbahn 193.
— und rote Kerne 188, 190,
    194, 200.
— Schwerkraft und Stellung
    196, 200.
— spinale motorische Zentren
    204, 206.
— spinaler Impuls 93.
— Streckertonus, Erhöhung
    des 200.
— Streckstellung der Extre-
    mitäten 130.
— und Sympathicus 197.
— tetanische Kontraktion
    198 f., 200.
— tonische — Dehnungs-
    reflex 127.
— zentraler Mechanismus
    194.
— Zentren der 192, 194.
— nach Zerstörung der Nuclei
    Deiters und Bechterew
    192.
— s. auch unter dezerebriertes
    Tier.
Entlastungshemmung 199,
    203.
Entlastungsreflex 136, 430 f.
Epilepsie, JACKSONSche,
    Hauttemperatur bei
    479.
— — Schweiß-Aura bei 483.

Epileptiforme Krämpfe, Groß-
    hirnrinde 283.
— Nachentladung, Schwellen-
    reize 280.
Epileptiformer Anfall, Reiz-
    intensität 277.
Ergographische Kurve 501.
Ergosterol und bedingte Re-
    aktion 347.
Ergotoxin 376.
Erleben, exterozeptives 351.
— propriozeptives 351.
Ermüdung 78 f.
— Abnutzung der Muskulatur
    26.
— absolute 79.
— auffälligste Erscheinungen
    am Muskel 23.
— Belastungshöhe 24.
— Definition 23, 78.
— echte 79 f.
— Erregbarkeit, Verlust 25.
— Funktionsrhythmus 80.
— Haltungs- und Bewegungs-
    muskel 31 f.
— Hauptfaktoren der 23.
— motorische Nervenend-
    platte 26.
— nervöses Zentrum 26.
— Pseudoermüdung 79.
— relative 79 f.
— reversible Schädigung 78.
— Stoffe der 25.
— sympathicusloser Muskel
    380.
— vollständige 25.
— Wesen der 80.
— bei willkürlicher Muskel-
    tätigkeit 26.
Erregbarkeit 69 f.
— Leitfähigkeit, wechsel-
    seitige Beziehungen
    zwischen 75.
— Maß 71.
— und Reizbarkeit, Unter-
    scheidung 73, 75.
Erregbarkeitsverteilung,
    Körperstellung und Ände-
    rung 153 f.
Erregung 69 f., 321.
— Abstufung der 13 f.
— automatische 81.
— und Hemmung 371.
— und Reiz 69, 72 f.
— spezifisch tonisch spinale
    132 f.
— tonische Einflüsse 81.
— s. auch unter Reizreflex,
    Reaktion usw.
Erregungsablauf Gestalt-
    theorie 86.
Erregungsgröße und Reiz-
    größe 74.
Erregungsleitung, Begriff 72 f.
Erregungsrhythmus 94.
Erregungsrückstand 77.

Erregungsschwärme, Reflex
    90, 92.
Erregungsstadium, schein-
    bares 72.
Erregungsstoff 101.
— Acetylcholin 14, 31.
Erregungsstoffwechsel 73.
Erregungsübertragung vom
    Nerv zum Muskel 13 f.
Erregungsvorgänge, intra-
    spinale Verlauf 143.
Erregungswellen, Frequenz im
    Nerven 93 f., 95.
— Frequenzherabsetzung
    117.
— Geschwindigkeit der 367.
— hemmende Welle 105.
— in peripheren Nerven 90.
— primäre zentrale 117.
— rückläufige 121.
— — Einwirkung auf das
    motorische Zentrum
    107.
— — Nachentladung 112.
— in vegetativen Nerven
    137 f.
Erregungszentren 410 f.
Erregungszustand, lokaler
    Depolarisation, partielle
    101.
— zentraler 101.
— — Chronaxie afferenter
    Fasern 140 f.
— — Nachentladung 113.
— — Reflexhemmung 105,
    107.
Erstickungsstarre, Zentren der
    192.
Eserin 383, 395.
Esterasehemmende Wirkung
    des Physostigmin 374.
„Exaltationsphase" 124.
Exspirationszentrum 173.
Exstirpationsversuche am
    Kleinhirn 236 f.
Extensoren des Sprung-
    gelenkes und Schwerkraft
    125.
Extensorstoß 123.
— bei chronisch spinalem Tier
    211.
„Extinction" 281.
Extremitäten und Schwer-
    kraft 125.
Extremitätenknospen, Aus-
    wachsen der 166.
Extremitätenmuskeln, diffuse
    Versorgung 168.

Facialis s. auch unter Nervus.
Facialismuskulatur, Reflexe im
    Bereiche der 147 f.
Fascie, Einriß der 17.
Faserquerschnitte 42.

Faultier, Enthirnungsstarre beim 131.
Faustschluß, Dorsalflexion, synergische 19.
Feld, receptives 89, 110.
— 4 und 6 BRODMANNs 287f., 289, 298, 303.
— s. auch unter Area.
„Feldaktionsströme" 293.
„Feldeigenströme" 293.
Fettstoffwechsel, cerebrale Beeinflussung 454.
Fiederungswinkel 45.
Fisch nach Hemisphärenexstirpation 304.
— Reaktion, bedingte 352.
Fische, Exstirpationsversuche an 236.
Fixationsreflex 135.
„Fokus" des receptiven Feldes 89.
Formatio reticularis, Erregung, propriozeptive 193.
— — Laufakt, Zentren für den 208.
— — Muskeltonusregulation 225.
— — Starrezentren 193f.
Fremdreflexe 109.
Frequenz der Erregungswellen im Nerven 93f., 95.
— reflexauslösender Impuls 90.
— Reizfrequenz und Chronaxie 102f.
Frontallappen 303f.
Frosch, entrindeter 304f.
FULTONs prämotorisches Gebiet, Exstirpation von 298.
Funktion, höchste integrierte 323.
— mehrfache Regulierung für dieselbe 465.
Funktionell s. auch unter Lokalisation, und Plastizität.
Funktionelle Chemie 363.
Funktionsrhythmus, Ermüdung 80.
Funktionsübernahme, vikariierende 313.
Funktionswandel 84.
Futterreaktionen, bedingte 326f.

Galvanischer Hautrefelx 413f., 432.
— — mit Hilfsstrom 521.
— — und psychischer Vorgang 520f.
Ganglien, peripher gelegene 370.
— periphere Hormondrüsen 444.

Ganglienzellen und elektrische Phänomene 292.
— tonische Einflüsse 367.
Ganglion und Leitung der Erregung 369.
GASKELL-LANGLEYsche Lehre der unterbrochenen vegetativen Zentren 406, 412.
Gedankenlesen 498f., 500.
Gefäße, Innervation 383f., 390f.
— Refraktärstadium 388.
— nach Sympathicusdurchschneidung 385.
Gefäßerweiternde parasympathische Nerven 389.
Gefäßerweiterung 412.
— antidrome 389f., 395.
Gefäßnerven, Anatomie und Histologie 385f.
— verengernde sympathische 385f., 387f.
Gefäßnervenzentren im Rückenmark 406.
Gefäßreflexe, spinale Versuche über 406.
Gefäßtonus, Abhängigkeit von örtlichen Einrichtungen 409.
— somatischer Reflex 159.
Gefäßzentrum in der Medulla oblongata 427f., 431.
„Gegenhalten" 125.
Gehen und tonische Reflexe 125.
Gehirn, Bauch- und Beckeneingeweide und 435f.
— als Drüse mit innerer Sekretion 442f.
— plethysmographische Kurve 508.
— s. auch unter Hirn.
Gehirntemperatur und psychischer Vorgang 518f.
Geistige Tätigkeit und Gesamtumsatz 517.
Gelenk, Fernwirkung auf 66.
Gelenkachse 49.
Gelenkdruck, resultierender 50.
Gelenkmittelpunkt 49.
Gelenksystem, zweigliedriges 50f.
Gelenkwinkel 52f.
— Drehungsmoment 55.
— kinetisches Maß 65.
Gemeinschaftsbewegungen 257, 297.
Gemütsbewegung, Blutzirkulation 505f.
Genitalatrophie, cerebrale Beeinflussung 454, 457.
Geruchsfunktion 349.
Geruchszentrum 303.
Gesamtfunktion, nervöse 163.
Gesamtschwerpunkt 52.

Geschmackssphären 303.
Geschmacksvorstellungen 516.
Gesichtsmuskeln, Kontraktion der 289.
Gestaltpsychologie 316.
Gestalttheorie 85.
— und Zentrentheorie 86.
Gestaltung, ganzheitliche Reflex und 177f.
Gewebshormon 363.
Gewebspharmakologie 363.
Giftwirkung, pharmakologische 372.
Gleichgewicht, Drehungsmoment 54f., 56.
— der Kräfte 46.
— Umstellung des funktionellen 249.
Gleichgewichtsbedingung 47.
Gleichgewichtspunkt 59f., 61.
Gleichgewichtsreaktionen 207, 213, 223.
Gleichgewichtsverhältnisse, Bewegung und Änderung der 257.
Gleichgewichtszentrum, vestibuläres Kleinhirn 256.
Glieder, elastische Ruhelage 7.
— passive Bewegung 7.
Globus pallidus, experimentelle Physiologie 230.
Glykosurie 450f., 452.
GOLGIsche Sehnenspindeln und Erregung von Muskelreceptoren 203.
GOLTZscher Klopfversuch 384.
Greifreflex 221.
Greifschwanz, motorische Rinde 288.
Grenzstrangganglien, segmentale Anordnung 166.
— Überlappen benachbarter Innervationsgebiete 166.
Großhirnloses Tier 207f.
Großhirnloses Tier:
— Aufsetzreaktionen 218, 221f., 223.
— Aufstemmreaktion 216, 223.
— Aufziehreaktion 216, 223f.
— Augendrehreaktion 216.
— bedingte Reflexe 223.
— Blinzelreflex 223.
— Definition des 188.
— Dehnungsreflexe von 213.
— — und Korrektionsbewegung 215.
— Extensorstoß 211.
— Extremitätenreaktionen, labyrinthäre 216f.
— Gleichgewichtsreaktionen 213, 223.
— Greifreflex 221.
— Halsstellreflex 209, 213.
— Hinkebeinreaktion 213f., 215, 217, 223f., 229.

Großhirnloses Tier:
— Hinterbeinreaktion 223.
— Hinterpfote und Stütz-
tonus 211f., 213, 223.
— Hinterpfoten, herabge-
setzte Stütztonusstärke
229.
— Instinkthandlungen 231.
— Körperstellreflexe auf den
Körper 209, 221, 224.
— — auf den Kopf 209, 224.
— Korrektionsbewegungen
215, 222 f.
— Kratzbewegungen 220.
— Labyrinthstellreflexe
208f., 213, 216, 224.
— Laufen 207f., 213.
— Magnetreaktion 210f., 221,
223.
— — abgeschwächte 230.
— Nervus acusticus, Reizung
217, 223.
— Nystagmus 216, 223.
— optische Reize 218, 223.
— — Stellreflexe 218.
— pseudoaffektive Reflexe
222.
— rote Kerne, Reizung der
207f., 224.
— Schragenreaktion 213.
— Schunkelreaktion 216,
223f., 229.
— Stellreflexe, Hemmung der
216.
— — optische 209.
— Stemmbeinreaktion 213f.,
215, 217, 220, 223f.
— Stützreaktion, Auslösung
213.
— — Hemmung 216, 223.
— — propriozeptive 212,
223.
— Stütztonus 210, 215.
— Stütztonusstärke 212, 215.
— subcorticale Reaktionen,
Störungen 223.
— Unterschiede vom unver-
sehrten und dezere-
brierten Tier 213f., 223f.
— s. auch unter Affe, Fisch,
Frosch, Hund, Katze,
Taube.
Großhirnrinde, Acetylcholin
375.
— Aktionspotentiale nach
Rindenreizung 294f.
— Aktionsströme der Hirn-
rinde 292.
— Ausfallserscheinungen und
Funktionshemmung 247.
— Auslöschung als Rinden-
phänomen 281f.
— Ausschaltungen, lokali-
sierte, Ergebnisse 296.
— Ausschaltungsmethoden
274f.

Großhirnrinde, Bahnung, primäre und sekundäre 279,
282.
— Berührungsreflexe,
Munksche 297, 306.
— bipolare Reizung 272.
— chemische Reizung 273.
— — Zerstörung von Rin-
dengewebe, Methode
der 274.
— Chronaxie der motorischen
Rinde 283.
— Corticalisierung, progressive der nervösen Funk-
tionen 299.
— Dressurmethoden 300.
— Eigenstrombild 294.
— elektrisch erregbare, Lage
und Ausdehnung der
284.
— elektrische Reizung 272.
— elektrobiologische Er-
scheinungen 292f.
— epileptiforme Krämpfe
283.
— Exstirpation bestimmter
Gebiete 274.
— Extinction 281.
— Feld 4, beiderseitige Exstirpation 298.
— — 4, Effekte von 289.
— — 6 Brodmann, Exstir-
pation 298.
— — 6, Reizeffekte von 288f.
— — 7a als sensibles Gebiet
286.
— — 8, seitliche Augenab-
lenkung 289.
— Feldaktionsströme 293.
— Feldeigenströme 293.
— Flourens' Lehre 270.
— Frontallappen 303f.
— Funktionen der 268.
— Ganglion der Telerecep-
toren 268.
— Gemeinschaftsbewegungen
297.
— Geschmacksphären 303.
— Greifschwanz, motorische
Rinde 288.
— Hemianopsie, homonyme
301.
— Hemmungseffekte 280.
— Hinkebeinreaktion 296f.,
298.
— Hitzigs Versuche 276.
— Hörsphäre 302f.
— homolaterale Reizeffekte
289.
— Inaktivierung 281.
— Innervation, reziproke
280f.
— Isolierungseffekt 280.
— Kälte, reizlose Ausschal-
tung durch 274.

Großhirnrinde, Kleinhirn,
funktionelle Restitution
des 260f.
— Lokalanästhesie, tempo-
räre Ausschaltung durch
274.
— Lokalisation, funktionelle
310f.
— Lokalzeichen 300, 306, 309.
— mechanische Reizung 273.
— Narkose 272.
— Physiologie, Geschichte
der 268f.
— Plastizität, funktionelle
311.
— postzentrale Windung,
elektrische Erreg-
barkeit 289.
— — — somatotopische
Unterteilung 290.
— präzentrale Rinde und
Körpersensibilität
292.
— — Windung, Exstirpation
298.
— Pyramidenbahn, Ausschaltung 284.
— refraktäre Periode 283.
— Restitution, funktionelle
nach corticaler Läsion
313.
— Riechsphären 303.
— Rindenreizeffekte, Frage
der Genese 277.
— — Instabilität der 279.
— Rindenreizmethoden 272f.
— Rindenreizversuche, Er-
gebnisse 276f.
— Schema von Hitzig 285.
— Sehrinde 300f.
— sensible Rinde beim Affen,
Lage und Ausdehnung
292.
— sensibles Rindengebiet bei
der Katze 291f.
— senso-motorisches Gebiet,
Genese der Moti-
litätsstörungen
299f.
— — — bei Katze und Hund
296f., 298.
— Sensorium commune 269.
— Sonderbewegungen 297.
— Stoffwechsel in der 519.
— Strychninvergiftung, lo-
kale Ergebnisse 228, 273,
290f., 314f.
— Symptomatologie, ge-
kreuzte 291.
— Tastsinnstörungen 297.
— Temperaturreize, Stö-
rungen auf 297.
— Thalamus, funktionelle
Wechselwirkung zwi-
schen Rinde und 314.

Großhirnrinde, Thermokoagulation, schichtweise, Methode der 274.
— Tischrandreflex, optischer 296, 306.
— — taktiler 296 f., 298, 306.
— Totalexstirpation 304 f.
— unipolare Reizung 272.
— Untersuchungsmethoden 272 f.
— Wellen 279.
— Zwangsgreifen 298.
Guanidine 376.
Gyrus angularis beim Affen 301.
— coronarius, Entfernung des 350.
— hippocampi, Geruchszentrum 303.
— pyriformis, Riechfunktion und Entfernung des 349.
— sigmoideus, Entfernung 351.
— — Läsion im Gebiet 297.

HAABscher Rindenreflex 497.
Haarbalgmuskeln 396.
Halbzentren-Theorie (GRAHAM BROWN) 118.
Halsreflexe, tonische Enthirnungsstarre 189, 196, 198.
Halsstellreflexe 130, 207, 209.
Halssympathicus, cerebrale Beeinflussung 419 f.
— und Zwischenhirn 422.
Halssympathicusdurchschneidung 369.
Halteleistungen 39 f.
Haltung, nervöser Mechanismus der 128, 129 f.
— normale und Dehnungsreflex 125, 129.
Haltungsmuskel, absolute Höhe der dynamischen Arbeit 24.
— und Bewegungsmuskel 23.
— chemische Umsetzungen 29.
— Dehnung 7, 23.
— Ermüdbarkeit 31 f.
— motorische Einheit 15.
— Muskelfarbe 3.
— Superposition 18.
— tonischer, Acetylcholin 33.
— Zuckungsdauer 17.
Haltungsreflexe beim kleinhirnlosen Tiere 240.
— und Sehnenspindeln 128.
— sexuell bedingte 131 f.
Harnblase s. auch unter Blase.
Harnsäurestich 455.
Hauptpunkte (Muskelmechanik) 52, 55.
Hauptstrecke (Muskelmechanik) 52.

Hauptträgheitsachse (Muskelmechanik) 48 f.
Hautkrankheiten, psychogene 477.
Hautreceptor, wechselnder Reflexerfolg 152.
Hautreflex, galvanischer 413 f., 432.
— — und psychischer Vorgang 520 f.
Hautreflexe, spinale, Auslösbarkeit während einer Narkose 158.
Hautsensibilität, doppelseitige Repräsentation 314 f.
— beim kleinhirnlosen Tier 255.
Hautsinnstörungen beim Thalamustier 306.
Hauttemperatur, Veränderungen bei Hemiplegie 477, 480, 487 f.
Hautzonen, hyperalgetische 414.
Hebelarm 46, 53.
— virtueller, Berechnung des 54.
HEIDENHAIN-VULPIANsches Phänomen 382.
Hemianopsie, homonyme, Exstirpation des Hinterhauptlappens 301.
— — und Hemisphärenexstirpation, einseitige 309.
Hemihyperhidrosis 483.
Hemiplegie, Blutdruck bei 478, 480 f.
— Dermographie bei 479.
— Hauttemperatur bei 477 f., 480, 487 f.
— infantile 478.
— Ödem bei 482.
— pilomotorische Reaktionen 484.
— pletysmographische Untersuchungen 479.
— Puls bei 481.
— Schweißabsonderung bei 483, 487.
— trophische Störungen bei 482.
Hemisphäre, Riechfunktion und Entfernung der 349.
Hemisphärenexstirpation, Fisch nach 304.
Hemmung 77, 321, 330.
— autogene 21.
— und Erregung 371.
— gesteigerte Erregung nach länger dauernder 114.
— innere und Schlaf 349.
— intrazentrale 104.
— periphere im vegetativen System 105.
— reflektorische 103.
— reziproke 106, 109.

Hemmung und Strychninvergiftung 153.
Hemmungseffekte und Großhirnrinde 280.
Hemmungsfasern, zentripetale, „negativ chronotrope" 117.
Hemmungshypothese 313.
Hemmungsrecruitment 111.
Hemmungsrückprall 113.
Hemmungszentren 410 f.
Hemmungszustand, zentraler 105.
— — antidrome Impulse 108.
Herpes zoster 390.
Herpeseruption und Hautbezirk 414.
Herz, Abstufung der Kontraktionsstärke 19.
— Spannungsentwicklung, Optimum der 20.
— vegetative Innervation des 14.
Herzaortenpräparat, Atembewegungen 176.
Herzbeeinflussung vom Hypothalamus aus 429.
Herzhemmungszentren 412.
Herzmuskel, absolute Höhe der dynamischen Arbeit 24.
Herz-Vaguszentrum 412.
HESCHLsche Querwindung 303.
Heterochronismus 12.
Hinkebeinreaktion 207, 213 f., 215, 217, 223 f., 229, 240, 296 f., 298.
Hinterhauptlappen, Exstirpation des 300 f.
Hinterhauptwunden 416.
Hinterwurzel s. auch unter Wurzel, hintere.
Hinterwurzelataxie und Kleinhirnataxie 255 f.
Hippocampus, Riechfunktion und Entfernung des 349.
Hirn, Pulsationshöhe des 511 f. 513.
— s. auch unter Gehirn, Großhirn.
Hirnbasis, Fettsucht 454.
Hirnerschütterung, Shock 85.
Hirngefäße, Pulsverspätung 514.
Hirnplethysmogramm, respiratorische Schwankungen des 508.
Hirnrinde und Irisbewegung 420 f.
— motorische Region der, und Eingeweide 436.
— Ödeme bei Schädigung 482.
— regulierende Zirkulationszentren in der 431.
— Stoffwechsel bei Schädigung 477.

Hirnrinde, Sympathicuszentrum in der 424.
— vegetatives Nervensystem bei Schädigung der 477.
Hirnrindenfunktion 323.
Hirnschädigungen, Magen-Darmstörungen bei 484, 487.
Hirnschenkelfuß 422.
Hirnstamm, Corpus striatum 229f.
— dezerebriertes Tier 188f.
— großhirnloses Tier 207f.
— Hypothalamus 226f.
— inkretorische Funktion der vegetativen Zellen des 443.
— Mesencephalon 224f.
— Physiologie, experimentelle des 187f.
— und Stütztonus 187.
— Thalamus opticus 227f.
— vollkommen isolierter, Atmung 172.
— s. auch unter Enthirnungsstarre und dezerebriertes Tier.
Hirnvolumen und geistige Arbeit 513.
Hirnzirkulation, Atmung, Einfluß der 509.
— und psychischer Vorgang 507f.
— unlustbetonter Zustand 511f.
Histamin 376, 395.
Hörfunktion, Reaktion, bedingte 350.
— rohe und Lokalisation 350.
Hörschwelle, Untersuchungen der 302.
Hörsphäre 302f.
Homolateraler Reizeffekt 289.
Hormonale Funktion des Nervensystems 442f.
— Regulierung, Zusammenhang zwischen nervöser und 456.
Hormone, Lehre von 364.
Hormoneinwirkung auf die höheren vegetativen Zentren 438f.
H-Substanz (LEWIS) 361.
Hubhöhe, Kleinerwerden der 22f.
Humoral-physiologische Forschung 382.
Hund, akustische Unterscheidungsfähigkeit des 352.
— großhirnloser 304f.
Hund, großhirnloser:
— Abwehrreaktionen beim 308.
— Affektäußerung, feindliche 308.

Hund, großhirnloser:
— Intelligenz 308.
— Kaubewegungen 307.
— Körpergewicht 309.
— Körpertemperatur 309.
— Lokalzeichen 306.
— MUNKsche Berührungsreflexe 306, 309.
— Stellreflexe 306.
— trophische Störungen beim 309.
— Urinieren beim 308.
— s. auch unter großhirnloses Tier.
Hund mit verkürztem Rückenmark 409.
Hunger, pathologischer 484.
Hyperästhesie und Strychninisation 290.
Hyperalgesie und Hautzone 414.
Hypercalcämie und bedingte Reaktion 347.
Hyperhidrosis und Lähmung 434f.
Hypertonie, Bremsung 9.
— der Streckmuskeln nach Kleinhirnexstirpation 236.
Hyperventilation und Rindenreizeffekt 279.
Hypochlorämie 452.
Hypophyse, Hormonausschüttung 441.
— Hypothalamusreizung 429.
— Stoffwechsel 456f.
— und Zwischenhirn, Wechselbeziehungen 457f., 464.
Hypothalamus 226f., 477, 487f.
— Atmung 424.
— Ausbreitung afferenter Erregungen 137.
— Blasenkontraktion und Reizung 437.
— und Blutdruckregulation 481.
— Hormonausschüttung der Hypophyse 441.
— Irisbewegungen, Regulierung der 423.
— und Laufakt 225, 227.
— motorische Unruhe nach Einspritzung in den 229.
— und psychophysische Blutverschiebung 429, 431.
— Reflexzentren 423f.
— Regulationsmechanismus 418.
— Reizstelle im 422.
— Schmerzempfindlichkeit des 423f.
Hypotonie, Bremsung 9.

Ideomotorische Bewegungen 500, 506.
Ideomotorisches Prinzip 498.
Immunreaktion, bedingte 335.
Impuls, reflexauslösender 90.
— zentripetaler 91.
Inaktivierung, stimulative der Rinde 281.
Induktion 328.
— sukzessive, Rückprallkontraktion 114.
Inhibitory rebound 113.
Inkrete, Einwirkung der, auf die höheren vegetativen Zentren 438f.
— zentrale Mechanismen 456.
Inkretorische Funktion der vegetativen Zellen des Hirnstammes 443.
Innere Organe, Zentren für die 414f.
— Sekretion, psychischer Vorgang und Drüsen der 517.
Innersekretorische Drüsen, Innervation der 397f.
— Wirkung und Zentrenreizung 429.
Innervation, Abstufbarkeit der 91.
— der Bronchien 391.
— des Darmes 392.
— der Gefäße des Zentralnervensystems 383f., 390f.
— gefelderte der Rumpfmuskulatur 167.
— der glatten Augenmuskeln 391.
— der harnbereitenden und harnabführenden Organe 396f.
— der innersekretorischen Drüsen 397f.
— kollaterale 168.
— des Kreislaufapparates 382f.
— des Magens 392.
— normale Rückprallerregungen 114.
— des Oesophagus 392.
— parasympathische und Muskeltonus 382.
— und pharmakologische Wirkung 372.
— plurisegmentale 15, 168f.
— respiratorische Irradiation der 137.
— reziproke 103, 106, 109f., 122, 136.
— — Hirnrindenreizung 281f.
— der Schweißdrüsen 393f.
— segmentale 163f.
— der Speicheldrüsen 392f.

Innervation, sympathische
 und Muskeltonus 379.
— tonische 125 f.
— vegetative vordere Wur-
 zeln 408 f.
— zeitliche Koordination 111.
Innervationsfeld einzelner spi-
 naler Wurzeln 163 f.
Innervationsgebiet, pilomoto-
 risches, der ventralen Wurzel 166.
Inspirationsbewegungen,
 Dauer 175.
Inspirationszentrum 173.
Inspirium, Sehnenreflex 138.
— Zungenkieferreflex 137.
— s. auch unter Atmung.
Instabilität der Rindenreizeffekte 312.
Instinkthandlungen 231.
Insuffizienz, aktive 20.
Intelligenz, einseitige Hemisphärenexstirpation 309.
— großhirnloses Tier 308.
Interferenztheorie 104 f.
Intervall und Reflex 99 f.
Irisbewegungen und Corpus
 striatum 425.
— corticale Beeinflussung
 420 f.
— Psychoreflex der Pupille
 496.
— Regulierung vom Hypo-
 thalamus aus 423.
— und Vierhügel 425.
Irissaum s. auch unter Pupillenerweiterung und Pupillenunruhe.
Irradiation, autonomer Reflexe 136.
— der respiratorischen Innervation 137.
„Irresponsive Periode" 124.
Irritabilität 70.
Ischämie, Kontraktion, Absinken der 26.
Ischiadicus s. auch unter Nervus.
Isochronie-Gesetz 139 f., 148.
— widersprechende Beob-
 achtungen 143.
Isochronismus 12.
„Isolierungseffekt" 280.

Kältetremor, Extremitätenbewegung 118.
Kalium, Acetylcholin 370.
Kaninchen, Reaktion, be-
 dingte 352.
Kapsel, innere s. unter Capsula.
Kathodenstrahloszillograph
 293f.
Katze, akustische Unterscheidungsfähigkeit 352.

Katze, akut und chronisch
 spinale sowie decere-
 brierte 161.
— chronisch spinale, Streckreflex 162.
— Lage und Ausdehnung des
 sensiblen Rindengebie-
 tes 292.
— Ohrreflexe der 146f., 148.
— Strychninisation des Tha-
 lamus 306, 315.
Kaubewegungen 289.
— und Substantia nigra 226.
— beim Thalamustier 307.
Kettenreflexe 116.
Kiefermuskeln, Kontraktion
 der 289.
Kieferöffnungsreflex und Kie-
 ferschluß 114f.
Kinetik 46f.
Kinetische Reaktion, Koordi-
 nation und propriozeptive
 Impulse 170.
Kinetisches Maß, Formel des
 64.
— — Gelenkwinkel 65.
— — eines Muskels 62.
Kinoplasma, Sarkoplasma 4.
Klang, bedingte Reizwirkung
 auf 323.
Kleinhirn, Aktionsströme 246.
— Anisosthenie 265.
— Astasie 250, 252f.
— — Gleichgewichtserhal-
 tung 257.
— Asthenie 230, 250, 252.
— Ataxie, cerebellare 250,
 256.
— — schizotonische 259.
— Atonie 250, 252.
— Augenabweichungen bei
 Exstirpation 248.
— Ausfallserscheinungen
 nach Exstirpation
 237, 250.
— — und Funktionssteige-
 rung 247.
— Berührungsreflexe MUNK
 nach Exstirpation 239f.,
 241f., 255.
— Bewegung, zeitlicher Ab-
 lauf und Tonusschwan-
 kung 259.
— Bewegungen, Zentrum für
 die Koordination 256.
— Bewegungsänderungen und
 Gleichgewichtsverhält-
 nisse 257.
— Bewegungsregulierung
 246f.
— BOLKsche Lehre 262f.
— Curareinjektion in das 263.
— dynamische Erscheinungen
 nach Exstirpa-
 tion 237, 247.
— — — Genese 258.

Kleinhirn, Dysmetrie 251, 254.
— „Endstadium" nach Ex-
 stirpation 237.
— Enthirnungsstarre 191,259.
— Ermüdung 250.
— Exstirpationsversuche
 236f., 242f.
— — einer Hälfte 240f.
— Funktionen, lebenswich-
 tigste 417.
— — Theorie 250f., 258.
— Gehstörungen nach Exstir-
 pation 238f.
— Gleichgewichtszentrum,
 vestibuläres 256.
— Großhirnrinde, funktionel-
 le Verknüpfung 260f.
— Haltungsreflexe 240.
— Hautsensibilität nach Ex-
 stirpation 255.
— Hinterwurzelataxie 256.
— Kompensationsvorgänge
 nach Exstirpation 237,
 250.
— kompensatorische Erscheinungen 260.
— Koordination der Bewe-
 gungen 256.
— — der Kontraktion der
 Skeletmuskulatur
 258.
— Koordinationszentrum 256.
— Labyrinthreflexe und Exstirpation 240.
— Lokalisationsproblem in
 der Kleinhirnrinde 261f.
— Lokomotionsbestrebungen,
 abortive nach Exstirpa-
 tion 242.
— Muskelatonie 250, 252.
— Muskelreizung, indirekte
 Zeitspannungskurven
 253.
— Muskeltonus, sympathi-
 sches Zentrum 459.
— neocerebellarer Abschnitt
 235.
— Opisthotonus 238.
— paläocerebellarer Abschnitt
 235.
— Physiologie des 235f.
— Reizversuche am 243f.
— Restitution, funktionelle
 260.
— Rollbewegungen 236, 241,
 247f., 249f.
— Schwimmen nach Exstir-
 pation des 236, 240, 251,
 253f., 257.
— Sensibilität, propriozeptive
 nach Exstirpation 254.
— Tremor 242f.
— zentripetale Erregungen
 und Koordination 258.
— Zwangserscheinungen nach
 Exstirpation 248f.

Kleinhirn, Zwangserschei-
nungen, initiale nach Ex-
stirpation 237.
Klonische Komponente 284.
Klonus, Theorie der Genese
128.
Knie, passive Beugung und
Reflexumkehr 152.
Kniestrecker 213.
Körperhaltung, nervöser Me-
chanismus 129f.
— s. auch unter Haltung,
Lage, Schwerkraft, Stel-
lung, Strecker usw.
Körpermuskulatur, Kleinhirn-
reizung 243.
Körpersensibilität, präzentrale
Rinde 292.
— Thalamus opticus 228.
Körperstellreflexe auf den
— auf den Kopf 209.
Körperstellung und Erregbar-
keitsverteilung 153f.
Körpertemperatur, Affektvor-
gänge und 518.
— Medulla oblongata 433.
Koffein und bedingte Reak-
tion 342f., 344.
Kohlehydratstoffwechsel, Nu-
cleus paraventricularis 457.
Kompensation, funktionelle
247.
— organische 247.
Komponente, kinetische des
Achsendruckes 50.
— klonische und tonische 284.
Konstanz und Reflexapparat
125.
Konstitutionschronaxie 144.
Kontraktion, Abstufung 14f.,
18f.
— auxotonische 16.
— idiomuskuläre 12.
— isometrische 16.
— isotonische 16.
— Mechanik der 16.
— Myosin 10.
— tonische 30, 33.
Kontraktionsform, träge 4.
Kontraktionszustand, tonischer 127.
Konvergenz, Prinzip der 97.
Konzentrierung 330.
Koordinatensystem, räumliches, Drehpunkte 54.
Koordination, Begriff der 256.
— elementare, intermusku-
läre 108f.
— grobe 257.
— und Kleinhirn 256, 258.
— muskuläre 37.
— systembedingte 160.
Koordinationsmechanismen,
Veränderlichkeit 84f.
Koordinationszentren 83.

Koordinationszentrum und
Kleinhirn 256.
Koordinative Leistung, rein
zentrale, Bedingung 170.
Kopfbewegung, Kurven 500,
509.
Kopfdrehreaktionen 206.
Kopfpendeln 238, 242.
Kräftepaar, Achsenmoment
des 48.
— Ebene des 47.
— Entstehung des 49.
— Gliederbewegung 47.
Krafteinheit 46f.
Kraftgröße 41.
Kraftrichtung 41, 47.
Kraftstrecken 47.
Kraftwirkung 46.
Krampf, klonischer, corticale
Genese 284.
Krampfgifte, Schweißzentrum
und Einfluß 433.
Krampfzentrum 82.
Kranialautonomes System,
Ursprung und Ausdehnung
415.
Kranke, bedingte Reaktion
354.
Kratzreflex 89, 94, 99f.
— dauernder Hautreiz und
116.
— Rezeptionsfeld, propriozep-
tives 110.
— Shock, spinaler 158.
— des spinalen Hundes 116,
155.
Kreislauf, nervöse Regulation
136.
— nach unblutiger Ausschal-
tung zentraler Teile 406.
— s. auch unter Blutkreis-
lauf.
Kreislaufapparat, Innervation
des 382f.
Kreislaufreflexe 384.
Kreislaufstörung, Ganglienzelle 369.
Kühlzentrum, parasympathisches 448f.

Labyrinthexstirpation, beiderseitige 310.
— einseitige, Kleinhirnsymptome 249f.
Labyrinthreflexe nach Ex-
stirpation des Kleinhirns
240.
— und Stellung 130, 132.
— tonische Enthirnungsstarre
189, 194, 196f., 198, 201,
204.
Labyrinthstellreflexe 188.
— bei großhirnlosem Tier
208f.
— rote Kerne 206, 209, 216,
226, 244.

Lähmung und Hyperhidrosis
434f.
Lage der Körperteile und
Erregbarkeitsverteilung
154.
— Konstanz der, und Stellung
im Raum 124.
LANGLEYsche Untersuchungen
407f., 411f., 413.
LAPICQUEs Theorie der Chronaxieschaltung 148f., 150,
154.
Laufakt, Formatio reticularis
und Zentren 208.
— und Hypothalamus 225,
227.
— und Sehhügel 226.
Laufbewegungen, alternie-
rende, rote Kerne, Rei-
zung der 207.
— an deafferentierten Ex-
tremitäten 118.
— reflektorische, Dehnungsreflex 131.
— Schaltungsvorgänge 154.
— bei Thalamuskatzen 208.
Laufen und tonische Reflexe
125.
Leckbewegungen 289.
Leitfähigkeit 75.
— erhaltene, Verlust der
Reizbarkeit bei 75.
Leitungsgeschwindigkeit 367.
— nach Durchschneidung 144.
Leitungszeit, zentrale, zentrale Übertragungszeit 141.
Lendenmark, Einfluß auf die
Blutgefäße 404.
Lichtreaktion, Latenzzeit 497.
Lidschlag, reflektorischer, Reflexzeit 142.
Linsenkernschlinge und Reflexübertragung 422.
Liquor cerebrospinalis, Zwischenhirnreizung und Pi-
tuitringehalt des 441.
Lobulus ansiformis und Kleinhirneffekte 244f., 265.
— lateralis 237, 245.
— medianus posterior 261f.,
263f.
— paramedianus 262.
— posterior 266.
— quadrangularis 265.
— simplex 262f., 264f.
Lobus anterior 264.
— — Beugungseffekte 245.
— — Exstirpation des 236.
Lokalisation, corticale, vegetativer Vorgänge 487f.
— funktionelle, in der Rinde
310f.
Lokalisationstheorie, extreme
316.
— klassische 310.

Lokalisierbarkeit,anatomische 83.
Lokalzeichen, Aufhebung des 300.
— sensibles 306, 309.
Lokomotion und Schaltungsvorgang 154.
Lokomotionsbewegungen, koordinierte, Zentrum für 227.
— rasche, Reflexzeit 142f.
— und Reflex 116f.
— spinale automatische 170.
— bei spinalen Tieren 160.
Lokomotionsreflexe, rhythmische lang andauernde 118.
Lustbetonter Zustand,Atmung 503.
— — Blutzirkulation 506.
— — und Hirnzirkulation 511.
— — Magenmotilität 516.
Lymphherzen, spinale Automatie der 171.

Magen, Binnendruck 6.
— Innervation des 392.
Magen-Darm-Störungen bei Hirnschädigungen 484, 487.
Magenmotilität, lustbetonter Zustand 516.
Magensaftsekretion 515 f.
Magnetreaktion 210 f., 221, 230, 240.
Massengröße eines starren Körpers 39.
Massenpunkt 48.
Massensystem 52.
Massenverteilung 48.
Mastdarmbewegung und Lendenmark 404.
Mechanik von Zuckung und Tetanus 16.
Mechanologie 66.
Medulla oblongata: Atemzentren, spinale 171.
— lebenswichtigste Funktionen 417 f.
— Gefäßzentrum 427 f., 431.
— isolierte 171.
— Schweißsekretion 433.
— spinaler Shock 158.
— Starrezentren 192, 194, 198, 206.
— Stichverletzung 451 f.
— Stoffwechselvorgänge 456.
— Vagotomie und Atmung 173.
— vegetative Regulationszentren 418.
— Vestibulariskerne 188.
— Zuckerausscheidung 449 f.
Medulla spinalis und vasomotorische Nerven 405.

Mendel-Bechterewscher Reflex 299.
Mesencephalon 188, 224 f.
— s. auch unter Mittelhirn.
Metachronosen 146, 149 f.
Milchsäure Kontraktionsprozeß 29.
— (Muskelphysiologie) 25.
Miosis, Schlaf 497.
Mittelhirntier, Augendrehdeviation 226.
— Augenstellung, kompensatorische 226.
— Blinzelreflex 226.
— Enthirnungsstarre 224.
— Hinkebeinreaktion 225 f., 227.
— Hypothalamus 225.
— Kaubewegungen 226.
— Labyrinthstellreflexe 226.
— Laufbewegungen 225 f.
— Muskeltonusregulation 225.
— Nystagmus 226.
— rote Kerne 225 f.
— Schluckbewegungen 226.
— Stemmbeinreaktion 225 f., 227.
— Substantia nigra 226.
— Wärmeregulation, gestörte 225 f.
Momentfläche 55, 61.
Momentkurve 55.
Motilität, Substantia nigra 226.
Motorische Einheit 15, 40 f., 91 f., 93, 96 f., 98.
— Endplatte 11, 13.
Motorischer Punkt, Chronaxie 12.
Motorisches Neuron, Reaktion des 92 f.
Munksche Berührungsreflexe 238 f., 241 f., 255, 297, 306.
Muscarin 374.
Musculus accelerans, Hemmung des Tonus 110.
— detrusor 110.
— digastricus 114, 140 f., 142.
— extensor digitorum 15.
— — — longus, motorische Einheit 91.
— — — — Verschmelzungsfrequenz 92.
— gastrocnemius 15, 18.
— — Chronaxie 145.
— — Dehnung beim spinalen Tier 198.
— — Dehnungsreflexe 213.
— — spinale Automatie 170.
— — beim Streckreflex 110.
— — bei Strychninvergiftung 153.
— — Tetanus 92.
— pectoralis major, Myotome 167.

Musculus quadriceps fem. 109 f.
— rectus abdominis, segmentale Innervation des 167 f., 169.
— — med., Tetanus 92.
— semimembranosus, Reflexallianz 110.
— soleus 15, 18.
— — motorische Einheit 91.
— — bei Strychninvergiftung 153.
— — Verschmelzungsfrequenz 92.
— sphincter ani 110.
— — vesicae 110.
— temporalis 114.
— tibialis ant., Automatie, spinale 170.
— — — Erregungsfrequenz 94.
— — posticus, Verkürzungsreflex 109.
Muskel, Ablenkungsstelle 40.
— Abnutzung 26.
— Acetylcholin 13, 14, 22, 31.
— Achsendruck 49f.
— Adaptationsreflex 7.
— Aktionsströme 11, 14, 32.
— — und tonische Innervation 126f., 128.
— Aktionsstrombild 92f., 94f., 96.
— aktiv insuffizienter 43.
— Allergismus 66f.
— Angriffspunkt der Kräfte 46f.
— Ankurbelung, primäre 21.
— Ansatz und Ursprung 39.
— Ansatzfeld 40.
— antagonistischer 103, 144.
— Arbeit, Größe der 46.
— — im physikalischen Sinne 45.
— — statische 40.
— Arbeitsleistung, Chemie der 27f., 29.
— — dynamische und statische 16.
— — Energetik der 24, 27f.
— — Fiederungswinkel 46.
— — Hintereinanderschaltung 41.
— — stofflicher Umsatz 29.
— Atemmuskulatur, Eigenreflexe 171, 177.
— Atonie und Kleinhirnexstirpation 250, 252.
— Atrophie, Kontraktion 17.
— Ausgangsspannung, Bedeutung 19.
— autogene Hemmung 21.
— autonomer denervierter, histologische Veränderungen 378.
— Bänderspannung 38f.

Muskel, Bahnbeschleunigung
48.
— Bandschleife und Zug-
richtung 40.
— Beanspruchung, Grund-
formen 1 f.
— Beanspruchungsfolgen 21 f.
— Beschleunigung und Kraft-
wirkung 46.
— Bewegungsgleichungen
FISCHER 50 f., 52, 54 f.
— Bremsung 9.
— Chronaxie 12 f., 71.
— Dauerkontraktion bei kon-
stantem Strom 32.
— Dauerkontraktionsfähig-
keit, Sarkoplasma 4.
— Dauerleistungen 40.
— Dehnung 6 f.
— — und propriozeptive Re-
flexe 143.
— Dehnungsgröße und Trag-
vermögen 41.
— Dehnungslänge, größtmög-
liche Verkürzung 43.
— Dehnungsreflex und Nach-
entladung 113.
— Dehnungszustand und Re-
flexablauf 153.
— desafferentierter 113.
— — und Reflexablauf 135.
— Dicke 41.
— Doppelbrechung 3.
— Drehpunkt 48.
— — Druckkomponente 49.
— Drehungsachse, Reaktions-
kraft 49.
— — Trägheitsmoment 39.
— — Zugrichtung 40.
— Drehungsbeschleunigung
48.
— Drehungsebene 46.
— Drehungsmomente 38, 49,
51, 53 f.
— — Bestimmung 54 f.
— — Kräftepaar 47.
— Drehungsverhältnis 62 f.,
65.
— Druck 38.
— Druckkraft 46, 49 f., 53 f.
— Durchblutung der 22.
— Durchlässigkeit, Änderung
der 10 f.
— Eigenreflex 122.
— eingelenkiger 19, 43.
— Einheit, motorische 15,
40 f., 91 f., 93, 96 f., 98.
— Einstrahlung sehnige 41 f.
— Einteilung in glatte und
quergestreifte 3.
— Einzelzuckungen 92.
— Eiweißkörper des 10.
— Elastizität 6 f.
— Elastizitätsmodul 6, 9.
— Erholungsmechanismus 28.
— Ermüdung 79.

Muskel, Ermüdung von Hal-
tungs- und Bewe-
gungsmuskel 31 f.
— — und Tätigkeit 22 f., 26.
— Ermüdungsgeschwindig-
keit 24.
— Ermüdungsstoffe 25.
— Erregung 10 f.
— Erregungsübertragung
vom Nerv zum 13 f.
— Erregungswellen, Frequenz
der, im Nerven 95.
— erschlaffter 28.
— Extremitätenmuskel, dif-
fuse Versorgung 168.
— Facialismuskulatur, Re-
flexe 147 f.
— Farbe 3.
— Fascie, Einriß 17.
— Faserlänge 42.
— Fasern, embryonale 5.
— — Zählung 42.
— Faserquerschnitte, Summe
42.
— Fiederungswinkel 45 f.
— Funktionen, Substrat der
2 f.
— gebrochenes Bein 108.
— Gefäßmuskulatur 383 f.
— Gegenwirker 40.
— Gelenkachse 49.
— Gelenkdruck, resultieren-
der 50.
— Gelenke, Fernwirkung auf
66.
— — Winkelstellung des
Drehungsmoment 53.
— Gelenkmittelpunkt 49.
— Gelenkwinkel 52, 55.
— Gesamtarbeitsleistung,
Fiederungswinkel 45.
— Gesamtkraft, Berechnung
42.
— Gesamtmasse 38.
— Gesamtschwerpunkt 52.
— Gewebespannung 38.
— glatter des Auges 391.
— — Elastizität 6.
— — Sarkoplasma 4 f.
— Gleichgewicht, Drehungs-
moment 54 f., 56.
— — zwischen Schwere und
56 f.
— Gleichgewichtspunkt 59 f.,
61.
— Gleichgewichtsverhältnis
46.
— Gleichgewichtszustände 39.
— Glieder, elastische Ruhe-
lage 7.
— — passive Bewegung 7.
— Gliedersystem 38.
— Härte 37.
— Halteleistungen 39 f.
— Haltungsmuskel s. auch
unter Haltungsmuskel.

Muskel, Hauptpunkte 52, 55.
— Hauptstrecke 52.
— Hauptträgheitsachse 48 f.
— Hebelarm, Arbeitsleistung
46.
— — virtueller oder ideeller
53 f.
— Hemmungsvorgänge, iso-
lierte 108.
— Hintereinanderschaltung
41.
— Histologie, Feinbau, submikroskopischer 2 f.
— Hubhöhe, Fiederung 45 f.
— — Kleinerwerden der 22 f.
— hypertonische Zustände
und Atropin 374.
— Induktion, sukzessive 114.
— Innervation, gefelderte 167.
— — parasympathische 382.
— — pluriradikuläre 15, 168.
— — reziproke der Antago-
nisten 109 f.
— — segmentale 166 f.
— — sympathische 379.
— — tonische 125 f.
— — vierfache 377.
— — s. auch unter Inner-
vation.
— Insuffizienz, aktive 20.
— Isochronismus 12, 139 f.
— isolierter und Auslöschung
283.
— kinetisches Maß 62, 64 f.
— Klonus, Theorie 128.
— Knochenvorsprünge und
Zugrichtung 40, 54.
— Körperhaltung, nervöser
Mechanismus der 129 f.
— Kohlehydrate, Abbau 29.
— Kontraktion, Abstufung
14 f., 18.
— — Mechanik 16 f.
— — tonische 30 f., 33.
— — und Verkürzung 5.
— Kontraktionsform, träge 4.
— Kontraktionsstärke, Ab-
stufung 18 f.
— Kontraktionsvermögen,
Schnelligkeit 3.
— Kontraktionsvorgang,
Mechanismus 2 f.
— Koordinatensystem, räum-
liches 54.
— Koordination, elementare
intermuskuläre 108 f.
— — muskuläre 37.
— Kräftepaare 47 f.
— Krafteinheit 42, 46 f.
— Kraftentfaltung 39, 45.
— Kraftgröße, Kraftquelle 41.
— Kraftrichtung 47.
— Kraftstrecke 47.
— Kraftwirkung 47.
— Längenveränderung,
Adaptation 8.

Muskel, Leistungsarten 40.
— Lokomotionsbewegungen 116 f.
— Massengröße und Mechanik 39.
— Massenpunkt 48.
— Massensystem 52.
— Massenverteilung 39, 48.
— maximale reflektorische Erregung 96 f.
— Mechanologie 66.
— mehrgelenkiger 43.
— Mengenunterschiede, Qualität 42.
— Milchsäure 29.
— Mitbewegung 62.
— Momentfläche 55, 61.
— mono- und polymere 166.
— motorische Einheit 15, 40 f., 91 f., 93, 96 f., 98.
— — Endplatte 13.
— motorischer Punkt 12.
— Nachbargelenke 62.
— Nachentladung 112 f.
— Nachkontraktion, tonische 32.
— Nebeneinanderschaltung 41.
— NEWTONsches Gesetz 49.
— nichttonischer 31.
— Normalbeschleunigung 51.
— Okklusion 97 f.
— passiv insuffizient 43.
— Pendelfreiheit 60.
— phylogenetische Stufenleiter 6.
— Plastizität 6 f., 202.
— — und Tonus 8.
— propriozeptive Reflexkomponente 112.
— Pseudoantagonisten 110.
— Pseudoermüdung 79.
— und psychische Vorgänge 497 f.
— quergestreifter und Sympathicus 379 f.
— Querschnitt, physiologischer 40, 42, 46.
— Querschnittgröße, Messung 42 f.
— Receptionsfeld, propriozeptives 110.
— Reflex, alliierter 110 f.
— — elementare Abstufung 95 f.
— — isolierter 89.
— Reflexbogen, Verlauf 91.
— Reflexumkehr 151 f.
— Refraktärstadium 120.
— Reibung 38, 51.
— Reizbarkeit, direkte 12 f.
— — indirekte 12 f.
— Reizbeantwortung, Wandelbarkeit 150 f.
— Reizschwelle 71.

Muskel, Reizung durch Induktionsschläge 79.
— Richtpunkt 59 f.
— Röntgendiagramm 3.
— rote und weiße 125 f., 129 f.
— Rückprallkontraktion 113 f.
— Ruhelänge, plastische Änderung 5.
— — Veränderung der 8.
— Sarkoplasmagehalt 4.
— Sarkoplasmakontraktion und Sperrmechanismus 5.
— Schaltungsvorgänge durch Körperstellung 154.
— Schwerkraft 37 f.
— Schwerpunkt 48 f., 50.
— — Effektivkraft des 49 f., 51.
— Schwerpunktbestimmung 38.
— Sehnenverschiebung. Verkürzungsgröße 44.
— Spannkraft 45.
— in Spannung 37.
— Spannung, maximale und reflektorische 40, 97.
— Spannungsgröße, Ermittelung 42 f.
— Sperrfunktion, tonische 12, 18.
— Starrezustände 30 f.
— Strecke, maßgebende 41.
— Stützreaktion, positive und negative 109.
— Substrat, chemisches 10.
— Summation, zentrale 98 f., 100 f., 102.
— Sympathicus, Wirkungen auf die Skeletmuskulatur 132 f.
— Tangentialbeschleunigung 51.
— Teilmasse 38.
— tetanische Erregung, Verschmelzungsfrequenz 92.
— Tetanus 17 f.
— TIEGELsche Kontraktur 32.
— tonischer 8, 18, 31, 33.
— — spezifischer Zustand 125.
— Tonus und Konstanz 125.
— — plastischer 134 f.
— Tonusbündel 126.
— Tonusprüfung, klinische 7.
— Tonusregulation und Substantia nigra 226.
— Trägheitsmoment 48.
— Trägheitsradius 48, 52.
— Trägheitswiderstand 39.
— Tragfähigkeit 41.
— Training 27.
— transplantierter, selektives Ansprechen 73.

Muskel, Treppe 22.
— Trophik 459.
— Ursprungsfeld 40.
— Verkürzung, größtmögliche 43 f.
— — und Spannungsleistung 20 f.
— Verkürzungsbestreben 44.
— Verkürzungsgröße, Hebelarm 46.
— — Messung 43, 54.
— Verkürzungsreaktion 134 f.
— Verlängerungsreaktion 134 f.
— viscös-elastisches System 9.
— Vorderarmbeuger und Umklammerungsreflex 126.
— VULPIANsches Phänomen 132 f.
— Wärmebildung 169.
— Wärmeregulation 30.
— WEBER-FICKsches Gesetz 43.
— Widerstand 37 f., 40.
— — elastischer 8.
— Winkelbeschleunigung 48 f. 51.
— Winkelgeschwindigkeit 50 f.
— Wirkung, geführte 66 f.
— — statische 54.
— Zehenstand 60.
— Zeitspannungskurven bei indirekter Reizung 253.
— Zentripetalbeschleunigung 51.
— Zuckungsdauer 17.
— Zuckungsverlauf, gedehnter 23.
— Zugkraft 46, 54.
— Zugrichtung und Spannungsgröße 40 f.
— Zugspannung, Übertragung 17.
— Zwischengelenk 58.
Muskelcapillaren, sympathische, Erregung der 133.
Muskeldynamik 39.
Muskelfaser 41.
Muskelketten 37.
Muskelkraft 37, 39.
— absolute 21, 42, 46, 129.
— und Angst 42.
Muskellesen 498 f.
Muskelmechanik 37 f.
— Begriff 38.
— Drehungsmomente 53 f.
— Gelenksystem, zweigliedriges 50 f.
— Kinetik 46 f.
— Kräftepaare 47 f.
— reduziertes System 52.
Muskelmodelle, Versuche an 62.
Muskelpräparat, Feststellung am 44.

Muskelreceptoren, Frequenz 90.
Muskelresultante 40, 47, 55.
— Größe der 41.
Muskelrisse 17, 21.
Muskelspannung × Muskelverkürzung 46.
Muskelspindeln, Erregung 128f.
— und hemmende Erregung 203.
— Philippsons Reflex 134.
Muskelstatik 39.
Muskelstoffwechsel und Sympathicus 379.
Muskeltonus, Begriff 81.
— und parasympathische Innervation 382.
— und sympathische Innervation 379.
— sympathisches Zentrum 459.
Muskelverkürzung und Sehnenverschiebung 44f.
Muskelwirkung, Abhängigkeit 50.
— mechanische Einheit 40.
— Qualität der 39, 62.
Muskelzuckung und Reflex 92.
Myasthenie, Chronaxie bei 13.
Myomeren 166.
Myopathie, primäre 4.
Myosin 10.
Myotatic reflexes 195.
Myotatischer Reflex s. auch Dehnungsreflex.
Myotome 166f., 168.
Myotonie, motorischer Punkt 12.
Myotonische Kontraktur 32.

Nachdauerkontraktion, Hypertonie des dezerebrierten Tieres 202.
Nachentladung, Reflex 112 f.
— zentrale 99.
Nachkontraktionen, tonische 32 f.
Narkosebewegungen 158.
Narkotica und bedingte Reaktion 345.
Natriumsedative 344, 346.
Neocerebellare Rinde, Reizung der 245.
Neocerebellum 235.
Neopallium, bedingte Reizwirkung 322 f., 351.
— Unterscheidungsvermögen 323.
Nerven, adrenergische 368.
— afferente autonome 397 f.
— — Erfolgsorgane, zentrale 140.
— — Reflexumkehr bei Änderung der Reizstärke 151 f.

Nerven, Cholinergische 365, 368.
— gefäßerweiternde parasympathische 389.
— Refraktärstadium der 120.
— sympathische, gefäßverengernde 385, 387 f.
— trophische 409.
Nervenleitung, Resonanztheorie der 75.
Nervenphysiologie, allgemeine Grundbegriffe der 69 f.
Nervensystem, hormonale Funktion des 442 f.
— vegetatives 359 f.
Nervensystem, vegetatives:
— Aktionsströme von Sympathicus und Parasympathicus 368.
— Chemie, funktionelle 363.
— Chronaxie 369.
— Eingeweidenervensystem 370.
— Endplättchen, Boekes akzessorisches 377.
— Gefäße, Innervation 383 f.
— Gewebshormone 363.
— Gewebspharmakologie 363.
— Giftwirkung, pharmakologische 372.
— H-Substanz (Lewis) 361.
— Kreislaufapparat, Innervation 382 f.
— Leitungsgeschwindigkeit 367.
— Muskelinnervation, vierfache 377.
— Nicotinempfindlichkeit 370.
— Pharmakologie 371 f.
— rezeptive Substanz 373.
— somatisch versorgte Organe 377 f.
— Sympathische Innervation und Muskeltonus 379.
— Tiefenperson 362.
— Tonus und 459.
— Überempfindlichkeit 369.
Nervus auricularis magnus, Facialismuskulatur, Reflexe auf die 146, 147 f.
— auriculo-temporalis, Ligatur 146.
— depressor, Blutdruck 426 f.
— — sensible Vagusäste 175.
— facialis, Lähmung, Schwitzen bei 395.
— ischiadicus, Blutdruck 426 f.
— — Chronaxiewerte der sensiblen Fasern 145, 147.
— — Schweißfasern 373.
— lingualis, Blutdruck und Erregung 137.

Nervus oculomotorius, Psychoreflexe der Pupillen 496.
— phrenicus und Atmung 174 f.
— splanchnicus 397.
— trigeminus, Reizung 421, 423.
— vagus, Atemmuskulatur, Tonus der 174.
— — vegetativer Haushalt 430.
Netzhaut, konstante Projektion der 301.
Neuron, motorisches, Reaktion des 92 f.
Neuronenlehre 91, 310 f.
Neuroregulationen 86.
Newtonsches Gesetz 49.
Nicotin 377.
Nicotinempfindlichkeit 370.
Nierenfunktion, psychische Beeinflussung 516.
Normalbeschleunigung 51.
Novocaineinspritzung, paravertebrale 415.
Nucleus anterior thalami, Reizung des 227.
— Bechterew 192.
— caudatus, experimentelle Physiologie 230 f.
— Deiters 192.
— dentatus, hemmende Erregungen 191.
— fastigius 191.
— lateralis 227 f.
— medianus 227 f.
— ruber s. unter roter Kern.
Nullreizwirkung 337.
Nutritionsreflex 136, 430 f.
Nystagmus 216, 223.
— und Mittelhirn 226.

Occipitallappenentfernung, doppelseitige 350.
Occipitallappenexstirpation und Sehfunktion 350.
Ödeme bei Hirnrindenschädigung 482.
Oesophagus, Innervation des 392.
Ohrgefäße, Blutfülle 507.
Ohrreflexe der Katze 146f., 148.
Okklusion 97f.
Opisthotonus 238.

Padutin 376.
Paläocerebellare Rinde, Reizung der 245.
Paläocerebellum 235f.
Palaeostriatum, Blutdruck 430.
Palliativtrepanation 522.
Parasympathicus, Aktionsströme 368.

Parasympathische kraniale Zentren 416.
Parathyreoidhormon, Reaktion, bedingte 347.
Paravertebralanästhesie 416.
Partialreflexbogen, Verschiedenheit der Übertragungszeiten 142.
Patellarreflex 156f.
— Reflexzeit 142f.
Patellarsehne, Dehnungszustand und Reflexumkehr 153.
Penis, Erektion des 403.
Periode, irresponsive 76.
Periodik 76.
Peripherie, punktförmige Repräsentation in der Rinde 312.
Peristaltik, Antagonismus, funktioneller 110.
— Kettenreflex 116.
Pes pedunculi 422, 425.
Pharmakologie 371f.
Phase, refraktäre 120f.
— übernormale des Nerven 102, 124.
PHILIPPSONs Reflex 134.
Phosphorausscheidung 517.
Phosphorkreatin, Kontraktionsprozeß, muskulärer 29.
Phylogenetische Stufenleiter 6.
Physiologische Begleiterscheinungen psychischer Vorgänge 492f.
Physostigmin 372, 374.
Pigmentzellen 396.
Pilocarpin 372, 374, 394.
Piloerection, willkürliche 477.
Pilomotoren, Erregung 137.
Pilomotorenzentren, segmentale 412f.
Pilomotorische Reaktionen bei Hemiplegie 484, 487.
PILTZscher Vorstellungsreflex 497.
Piqûre 451f.
Pituitringehalt des Liquor cerebrospinalis 441.
Plastizität (BETHE) des Nervensystems 178, 311.
— und Funktionswandel 84f.
— der Muskulatur 6f.
— und Tonus 8.
Plastizitätskoordinationen 85.
Plethysmographische Kurve 505f., 508.
— Untersuchungen bei Hemiplegie 479.
Polymorphe Zellen 277.
Polypnoe 445.
Polyurie, cerebrale Beeinflussung 449f.

Polyurie, dauernde, Corpus trapezoides 452.
— vorübergehende, Medulla oblongata 452.
Postzentrale Rinde, Eigenstrombild 294.
— — elektrische Erregbarkeit 289f.
— — Sensibilitätsstörungen nach Läsion der 300.
Prämotorische Region, Einfluß auf vegetative Vorgänge 480, 487f.
Präzentrale Rinde, Eigenstrombild 294.
— Windung, Exstirpation 298.
Priapismus 161.
Propriozeptive Sensibilität beim Thalamustier 306.
Pseudoaffektiver Reflex 222, 227.
Pseudoaffektreaktion beim großhirnlosen Tier 308.
Pseudoantagonisten 110.
Pseudoermüdung 79.
Pseudopodien 5, 6.
Psychischer Vorgang und Blutdruck 507.
Psychobiologie, Reaktion, bedingte 355f.
Psychogalvanische Reflexe 488.
Psychographie 500.
Psychophysische Blutverschiebung, Hypothalamus 429, 431.
Psychoreflexe der Pupillen 495f.
Puls bei Hemiplegie 481.
Pulsationshöhe des Gehirns 511f., 513.
Pulsatorische Schwankungen 509f.
Pulslänge (Plethysmographie) 505.
Pulsverspätung 508f., 514.
Pupillarreflex 142.
Pupillen, Beeinflussung, willkürliche 417.
— Erweiterung 420, 425f., 495f.
— — Latenzzeit 497.
— rhythmische Schwankungen bei Geräusch 496.
— und Schlaf 497.
Pupillenreaktion, Hemmung des Sphinctertonus 497.
— paradoxe 369.
— — bei Tabes 391.
Pupillenregulationszentrum, Corpus striatum 425.
Pupillenstörungen bei Hirnrindenschädigung 486.
Pupillenunruhe 495.

Purinkörper 455.
Putamen, experimentelle Physiologie 230.
Pyramidenbahn, Rindenreizung nach Ausschaltung 284.
Pyramidenbahnläsion, Reflexe 299.
Pyramidenzellen, große, Paralyse 300.
— Rindenreizung 277.

Raum, Stellung im 124.
RAYNAUDsche Krankheit, Kältereiz 361.
Reaktion, bedingte 320f.
Reaktion, bedingte:
— Abwehrreaktionen 339f.
— Alkohol 347.
— Artreaktionen 320, 325.
— aufgeschobene beim Kind 355.
— Auslöschung 328f., 354f.
— Ausstrahlung 330.
— Bildung 321.
— biologische Wichtigkeit 321.
— Bulldoggentyp 337.
— Chloralhydratwirkung 347.
— Coffeinwirkung 342f., 344.
— Corpus striatum 322.
— Definition 325.
— Durst 333.
— Eintönigkeit 341.
— Ergosterol 347.
— Erleben, propriozeptives und exterozeptives 351.
— Extrareiz 331.
— beim Fisch 352.
— Funktionen, höchste integrierte 323, 355.
— Futterreaktionen 326f.
— Geruchsfunktion 349.
— Grundumsatz 335.
— Gyrus sigmoideus, Entfernung 351.
— Hemmung 321, 330, 349.
— Hirnrindenfunktion 323.
— Hörfunktion 350.
— Hund, akustische Unterscheidungsfähigkeit 352.
— Hundetypen 336f., 341, 349.
— Hypercalcämie 347.
— Immunreaktion 335.
— Induktion 328.
— Intensität der Reize 330, 343, 353f.
— Kaninchen 352.
— Katze 352.
— Kettenreizwirkungen 354.
— bei Kindern 353f.
— Klang 323.
— Konflikt, Triebe 331.
— Konzentrierung 330.

Reaktion, bedingte:
— bei Kranken 354.
— Kurve, „zweizipflige“ 346.
— Latenzzeit 344, 347, 353.
— Methodik 325f.
— Narkotica 345.
— negativ bedingter Reiz 326, 331, 337f.
Reaktion, bedingte, negativ bedingter Reiz:
— Abwehrreaktion 340.
— Begriff 324.
— Coffein 344.
— bei Kindern 354.
— negativ bedingte Reizwirkung, Schwellenerniedrigung nach 328.
— Neopallium 322f., 351.
— neugierige Tiere 332.
— nicht verstärkter Reiz 332.
— Nullreizwirkung 337.
— 2. Ordnung 352.
— 3. Ordnung 353.
— Orientierungsbewegungen 345f.
— Parathyreoidhormon 347.
— Phylogenese 322.
— Physiologie, vergleichende 351f.
— und Psychobiologie 355f.
— Ratte 352.
— Rindenfunktionen, Mosaik von 330.
— Schäferhund 337.
— Schaf 340, 342, 349.
— — und Anpassungsfähigkeit 352.
— Schläfrigkeit 336.
— Schmerz und bedingter Futterreiz 333f.
— Schwein 352.
— Schwelle, erhöhte 327, 331.
— — niedrigere 327f., 344.
— schwellenändernde Prozesse 348f.
— Sedativa 344, 346.
— Sehreize 323, 350.
— Signalisation 325.
— Spannung, Lösung 341.
— Stabilität 328, 331f., 336, 338.
— starke Reize 338.
— Störung 331, 337f.
— Symbolisation 325.
— Taktilunterscheidung 350.
— Thyreoiddrüsenextrakt 347.
— Totalreaktion 333.
— Überbeanspruchung 337f., 356.
— unbedingter Reiz, Übelkeit 324, 333.
— — — Verwandlung in bedingten Reiz 334.
— Unterscheidungsfähigkeiten 325, 339f., 351f.

Reaktion, bedingte:
— verspätete Reaktion 355.
— Versuchstiere 332f., 336f.
— Verstärkung 324.
— Voraussagbarkeit 332f.
— Zeitintervall 330, 341f., 353.
— Ziege 352.
— s. auch unter Reflex und Reiz, bedingter.
Reaktion, relative Größe der 71.
— unbedingte 320.
Reaktionsförderung, Bahnung 77.
— Erregungsrückstand 77.
— Summation 77.
Reaktionshemmung 77f.
Reaktionskraft 49.
Rebound s. Rückprallkontraktion.
Receptionsfeld, propriozeptives 110.
— receptives 110.
„receptive“ Substanz der Zelle 373.
Receptives Feld 89.
Receptoren 89f.
— adäquate Reizung 93.
— Adaptation 90.
Recruitment 99, 111f.
„Reduziertes System“ 52.
„referred pain“ 371, 399.
Reflex, Achillessehnenreflex, Reflexzeit 143.
— Adaptationsreflex FOERSTERS 135.
— afferente Nerven 97f.
— Aktionsströme und tonische Innervation 126f., 128.
— bei akut und chronisch spinalen und bei decerebrierten Katzen 161.
— Alles-oder-Nichts-Gesetz 90.
— alliierter 99, 110f., 136.
— Analreflex 127.
— Artreflex 320, 325.
— Atmung, nervöse Steuerung 172f.
— Aufgabe des Reflexapparates 124.
— Automatie, spinale 169f.
— autonomer 371.
— Bahnung 98f.
— bedingter 223, 307, 321, 477.
— Begriff 80.
— Beißbewegungen 115.
— Berührungsreflex MUNK 223, 238, 241f., 255, 297, 306.
— Beugereflex s. unter Beugereflex.
— Blinzelreflex 206, 226, 302.

Reflex, Chronaxie 138f.
— — und Reizfrequenz 102f., 149.
— — sensible und zentrale Ansprechbarkeit 147f.
— — Variabilität 144.
— Chronaxieschaltung, LAPICQUES Theorie 148f., 150, 154.
— Dauerreiz und Rhythmik 116.
— Dehnungsreflex 127f.
— — an Beugemuskeln 130.
— — und Bremsreflex 131.
— — Enthirnungsstarre 194, 198, 200, 203.
— — Haltung, normale 125, 129.
— — Latenz 143.
— — und Nachentladung 113.
— — Verlängerungsreaktion 134.
— „derecruitment“ 111.
— Dermatome 163f.
— doppelphasischer 116.
— Eigenreflex 127.
— — der Atemmuskulatur 171, 177.
— Einheit, motorische 91f., 93, 96f., 98.
— Einteilung 94f.
— Einzelhemmung, Gesamtdauer 104.
— Ejaculationsreflex, Refraktärstadium beim 123.
— elektrische Auslösung 143.
— vom „d'embleé-Typus“ 111.
— enterozeptiver 95.
— Enthirnungsstarre 127f.
— — Extremitätenstreckstellung 130f.
— Entlastungsreflex 136, 430.
— epitatischer 135.
— Erregungsrhythmus 94.
— Erregungsschwärme 90, 92, 100.
— Erregungsstoff 101.
— Erregungswellen, Frequenz im Nerven 90, 93f., 95.
— — primäre zentrale 117.
— — rückläufige und motorisches Zentrum 107.
— — — Vorderhornzelle 112.
— Erregungszustand, zentraler 101, 105, 107.
— — — Nachentladung 113.
— — — Reflexzeit 140f.
— Erythem 390.
— exspiratorischer 173f.

Reflex, exterozeptiver 95, 99, 109f.
— Extremitäten, hintere, isolierte, spinale Segmente 162.
— — — und vordere 119.
— auf die Facialismuskulatur 147f.
— Fixationsreflex 135.
— Flügel, und Schwanzstellreflexe 143.
— Fokus des receptiven Feldes 89.
— Fremdreflex 109.
— und ganzheitliche Gestaltung 177f.
— Gegenhalten 125.
— gegenseitige Förderung 98f.
— gekreuzter bei Embryonen 172.
— Greifreflex 221.
— HAABscher Rindenreflex 497.
— Halbzentren-Theorie (GRAHAM-BROWN) 118.
— Halsreflexe, tonische 189, 196, 198.
— Halsstellreflexe 130, 209.
— Haltung, nervöser Mechanismus der 128, 129f., 240.
— Haut, adäquate Reizungen 152.
— Hautmuskelreflex, Ausfall 157.
— Hautreflex, galvanischer 413, 432.
— — spinaler 158.
— Hemmung 103f., 106f.
— — intrazentrale 104f.
— — und Refraktärstadium 105.
— — reziproke 106.
— — und Synapse 105f.
— hormonale Beeinflussung 157.
— Impulse, reflexauslösende 90.
— — zentripetale 91.
— Induktion, sukzessive 114.
— Innervation, Abstufbarkeit der 91.
— — reziproke 103, 106, 109f., 122, 136.
— — segmentale 163f.
— inspiratorischer 173.
— Interferenztheorie 104f.
— Intervall 99f.
— ipsilateraler 162.
— Irradiation autonomer Reflexe 136.
— — der respiratorischen Innervation 137.
— „irresponsive Periode" 124.

Reflex, Isochronie-Gesetz 139f., 143, 148.
— isolierte spinale Segmente 162.
— isolierter, Fiktion des 89.
— Kältetremor und Extremitätenbewegung 118.
— Kettenreflex 116.
— Kieferöffnungsreflex und Kieferschluß 114f.
— Klonus 128.
— Körperstellreflexe auf den Körper 209.
— — auf den Kopf 209.
— Konstanz der Stellung im Raum 124f.
— Konstitutionschronaxie 144.
— Kontraktionen 95f.
— Koordination 95f.
— — elementare intermuskuläre 108f.
— — systembedingte 160.
— — zeitliche 111f.
— Kratzreflex 89, 99f., 155.
— — s. auch unter Kratzreflex.
— Kreislaufreflexe 384.
— Labyrinth 130, 310.
— Labyrinthreflexe, tonische 189, 194, 196f., 198, 201, 203, 206f.
— Labyrinthstellreflex 208f.
— Laufbewegungen bei desafferentierten Extremitäten 118.
— Laufreflex 117.
— Lehre 88f.
— Lokomotionsbewegungen 116f.
— — bei spinalen Tieren 160.
— MENDEL-BECHTEREWscher 299.
— Metachronosen 146, 149f.
— motorisches Neuron 92f.
— Muskelzuckung 92.
— myotatic reflexes 195, 199.
— Myotom, isoliertes 163.
— Nachentladung 112f.
— — zentrale 99.
— Nachschub 129.
— Neuronenlehre 91.
— Niesreflex 206.
— nociceptiver 108, 111, 142.
— Nutritionsreflex 136, 430.
— Ohrreflexe der Katze 146f., 148.
— Okklusion 97f.
— Patellarreflex 142f., 156f.
— Phase, übernormale des Nerven 102.
— — — nach Reflexen 124.
— phasischer 95, 118f.
— PHILIPPSONs Reflex 134.
— PILTZscher Vorstellungsreflex 497.

Reflex, Priapismus 161.
— propriozeptiver 95, 99, 108, 110, 111f.
— pseudoaffektiver 222, 227.
— Pseudoantagonisten 110.
— psychogalvanischer 413, 488.
— Psychoreflexe der Pupille 495f.
— Receptionsfeld, propriozeptives 110.
— — rezeptives 89, 110.
— Receptoren 89f.
— Receptorreizung, adäquate, Reflexzeit 141.
— Recruitment 99, 111f.
— Refraktärstadium 120f.
— — des Nerven 102.
— — zentrales 116.
— Reiz s. auch unter Reiz.
— Reizbeantwortung, Wandelbarkeit 150f.
— Reizfrequenz 100.
— Reizgestalten 103.
— Reizintervall, optimales 100f.
— Reizstoffe 92.
— Reizzeitspannungskurven 138f.
— rhythmischer 115f.
— ROSSOLIMOscher 299.
— Rückprallerschlaffung 114.
— Rückprallkontraktion 113f., 119.
— Schluckreflex 101, 207.
— — Refraktärstadium 123f.
— — und Summationsgesetze 102f.
— Schreitbewegungen 119.
— Schweifwedeln 115.
— Schwellenzahl sich summierender Reize 100.
— Schwerkraft 125.
— Segmente, spinale, caudal angrenzende 158f.
— Sehnenreflexe 92, 99.
— — Bremsreflex 131.
— — Reflexzeit 140, 143.
— — Refraktärstadium 122.
— — tonischer Reflex 127f.
— — Verstärkung während des Inspiriums 138.
— Sehnenspindeln 128.
— Selbstverstärkung 111.
— Sensibilisierung der Zentren für unterschwellige Reize 101.
— Shock, spinaler 157f.
— somatischer und Einfluß des Sympathicus 156f.
— — und Gefäßtonus 159.
— Sphinctertonus 127.
— spinaler 89f., 102, 108.
— spontane Entladung des gehemmten Zentrums 114.

Reflex, Stellreflexe 206f., 310.
— — optische 209, 218.
— Streckreflex s. unter
    Streckreflex.
— Streckstoß 117.
— Strychninvergiftung,
    lokale 164.
— Stützreaktion, positive und
    negative 109.
— Stütztonus 187.
— Subordinationschronaxie
    144.
— Sukzessivsummation 99.
— Summation, simultane 98.
— — zentrale 98f., 100f.,
    102.
— Smpathicus, Einfluß auf
    die Nervenchronaxie
    144.
— — Wirkungen auf die Ske-
    letmuskulatur 132f.
— sympathische Faser, Re-
    flexzeit 141.
— Synapse 91, 101.
— Synapsenverzögerung 141f.
— tonischer 95, 124f.
— — Ermüdbarkeit 129.
— — exterozeptive und pro-
    priozeptive Auslö-
    sung 127.
— — spinale Impulse 126f.
— Tonus, plastischer 134f.
— Typus 94.
— Überkreuzungszeit 141.
— Überlappung, zentrale 98.
— Umklammerungsreflex
    126f., 131.
— unisegmentaler 162.
— vegetativer 91f., 135f.
— Verkürzungsreaktion 108,
    134f., 203f.
— Verlängerungsreaktion
    134f., 202f., 204.
— Verschmelzungsfrequenz
    bei tetanischer Muskel-
    erregung 92.
— WEDENSKY-Phänomen
    104.
— Widerstandsreaktion 125.
— Zeitfaktor im Reflexge-
    schehen 138f., 144f.
— „Zeitmarkier-Reflex" 160.
— Zungenkieferreflex s. u. Z.
— s. auch unter Erregung,
    Reaktion, Reiz.
Reflexschaltung 153f.
— s. weiter auch unter Schal-
    tung.
Reflextetanus, schwacher 114.
Reflexumkehr 149, 151f.
Reflexzeit, Abhängigkeit von
    der Reizstärke 142.
— kürzeste 140.
Reflexzentren, afferente
    Nerven 140.
— und Hypothalamus 423f.

Reflexumstimmung 146.
— unterschwelliger Saum 99.
Refraktärstadium 120f.
— absolutes 76, 120.
— Hemmung und 104f.
— des Nerven 102.
— relatives 76, 120.
— zeitlicher Ablauf 139.
— zentrales, rhythmischer
    Reflex 116.
Regenerationsfähigkeit, durch-
    schnittener autonomer
    Nerven 369.
Regio hypothalamica und
    Laufbewegungen 208.
— subthalamica 188, 424.
Reitbahnbewegungen 227.
Reiz, Bahnung 77.
— Chemoreceptoren, peri-
    phere und Atmung 176.
— Definition 72.
— Einzelreiz und Hemmung
    104.
— Erregungsrückstand 77.
— negativ bedingter 324, 326.
— — — Schwelle, Erniedri-
    gung 328.
— nicht verstärkter 332.
— schmerzender bedingter
    333.
— Schwellenzahl sich sum-
    mierender 100.
— Sensibilisierung der Zen-
    tren für unterschwellige
    101.
— Summation 77.
— unbedingter Verwandlung
    in bedingten 334.
— — Vorgang 324.
— unterschwelliger 98.
— — Hemmung 107f.
— verstärkter 324, 326f.
— zeitlich überlagernder 321.
Reizbarkeit 70, 73, 75.
— direkte 12f.
— und Erregbarkeit, Unter-
    scheidung 73.
— indirekte 12f.
— und Leitfähigkeit 75.
— mechanische 12.
Reizeffekte, homolaterale 289.
— rhythmische Schwan-
    kungen 279.
Reizfrequenz 92f., 100.
— Chronaxie und Änderung
    der 102f., 149.
Reizgestalt 103, 153.
Reizintervall, optimales 100f.
Reizleitung, Begriff 72.
Reizschwelle 71.
Reizserien und Hemmung 104.
Reizstärke und Effekt 287.
— und Reflexzeit 142.
Reizstoffe, Bildung in der
    Peripherie 92.

Reizstoffe, peripher gebildete
    vegetative 136.
„Reizung" 73.
— künstliche, Wandungs-
    effekt 79.
— „schwebende" Methode
    105.
— — und Refraktärstadium
    121.
— unterschwellige und Bah-
    nung 279.
— Wiederreizung 115.
Reizungsstoffwechsel 73.
Reizwirkung am Erfolgsorgan
    75.
— sympathische oder para-
    sympathische 136.
Reizzeitspannungskurven
    138f.
Reperkussionen 13.
Resonanztheorie der Nerven-
    leitung 75.
Restitution, funktionelle nach
    corticaler Läsion 313.
Resultante der Kräfte 47, 55.
Reticulospinalbahn, proprio-
    zeptive Muskelerregung
    193f.
Rheobase 71, 138, 381.
Rheumatismus, Muskelchron-
    axie 13.
Rhythmik, automatische 76.
„Richtpunkt" 59f.
Riechapparat, Totalexstirpa-
    tion der Rinde 308.
Riechhirn, Reaktion, bedingte
    349.
Riechnerv, Durchschneiden
    349.
Riechsphären 303.
Riesenpyramidenzellen, Rin-
    denreizung 277f., 282.
Rigor, Adaptationsreflex 7.
— Elastizitätsmodul 9.
Rinde, punktförmige Reprä-
    sentation der Peripherie
    312.
— und regulierende vegeta-
    tive Zentren 466.
— Wechselwirkung zwischen
    Thalamus und 314f.
— s. auch unter Großhirn-
    rinde.
Rindenblindheit 301.
Rindenreflex, HAABscher 497.
Rindenreizeffekte, Instabilität
    312.
Röntgendiagramm und Kon-
    traktion 3.
Rollbewegungen 236, 241f.,
    247f., 249f.
ROSSOLIMOscher Reflex 299.
Roter Kern, elektrische Klein-
    hirnreizung 191.

Roter Kern und Enthirnungsstarre 188, 190, 194,
200, 206.
— — Labyrinthstellreflexe
206, 209, 216, 226,
244.
— — Laufbewegungen, alternierende 207f.
— — Muskeltonusverteilung
225.
„Rückendreieck" 165.
Rückenmark, Automatie, spinale 169f.
— Bahnung 98f.
— Chronaxie, sensible und
zentrale Ansprechbar-
keit 147f.
— Dermatome 163f.
— Diaschisishypothese 158,
313.
— Einzelmuskel, maximale
reflektorische Erregung
96f.
— Exstirpation des, Lebensdauer nach 163.
— funktionelle Grenzen 313.
— Haltung, nervöser Mechanismus der 129f.
— Hemmung 103f.
— Impulse, spinale 126f.,
132f.
— Innervation, segmentale
163f.
— isoliertes 157f.
— Koordination, elementare
intermuskuläre 108f.
— — zeitliche der Reflexe
111f.
— Maximum der Leistungen
187.
— motorische Einheit 91f.
— — motorisches Neuron
92f.
— Muskeln, segmentale In-
nervation 166.
— Nachentladung 112f.
— normales, Leistungen des
88f.
— Okklusion 97f.
— Rebound 113f.
— Receptoren 89f.
— Recruitment 111f.
— Reflex, rhythmischer 115f.
— — tonischer 124f., 127f.
— — Umkehr 151f.
— — s. auch unter Reflex.
— Reflexe, spinale 89f.
— Reflexgeschehen, Zeitfak-
tor 138f.
— Reflexkoordination 95f.
— Refraktärstadium der
Nervenfaser 120f.
— Reizbeantwortung, Wan-
delbarkeit der 150f.
— Ringskühlung 158f.
— Schaltungen 153f.

Rückenmark, Segmente, iso-
lierte 162f.
— Shock 157f.
— Stoffwechsel 455.
— Summation 98f.
— Tier, spinales 159f.
— vegetative Reflexe 135f.
— vegetativ-nervöse und hu-
morale Einflüsse 156f.
— verkürztes 409.
— Verkürzungsreflex 134f.
— Verlängerungsreaktion
134f.
— Zeiterregbarkeit, Variabi-
lität 144f.
— Zeitfaktor im Reflex-
geschehen 138f.
„Rückenmarksseele" 88.
Rückenmarkstiere 159f.
Rückprallerschlaffung 114.
Rückprallkontraktion 113f.,
119.
Ruhelängen, Veränderung der
5, 8.
Ruhelage, elastische der
Glieder 7.
Rumpfdermatome, Überlap-
pung 164f.
Rumpfmuskulatur, gefelderte
Innervation 167.

Säugerkleinhirn 235.
Säugetiere, Kleinhirnexstirpa-
tionen 237 f.
Salzstich 452.
Salzstoffwechsel, cerebrale
Beeinflussung 452 f.
Salzzentrum 453.
Sarkolemm 17.
Sarkoplasma und Kontrak-
tionsform 4.
— und Muskel 5, 125.
— Verkürzungsfähigkeit 32.
Sarkoplasmakontraktion,
Sperrmechanismus 5.
Sauerstoffmangeldyspnoe 176.
Schädelinhalt, Volumenzu-
nahme 510.
Schallokalisationsreaktion
beim Thalamustier 307.
Schaltung im Zentralnerven-
system 148, 150.
Schaltungen, reflektorische
durch Dehnungsreize 153f.
Schaltungsvorgänge durch
Körperstellung 154.
— Theorie der 156.
Scheinfütterung, Einfluß der
157.
Scheinwut 308.
Schilddrüsenhormone, Reflex-
erregbarkeit 157.
Schizotonische Ataxie 259.
Schläfenlappen, Entfernung
der, bedingte Reaktion
nach 350.

Schläfrigkeit, bedingte Reiz-
wirkung 336.
Schlaf und Atmung 504.
— Blutfülle des Gehirns 515.
— Galvanometerausschläge
521.
— Geräusche, Einwirkung von
515.
— Gehirntemperatur 520.
— und Pupille 497.
— Reaktion, bedingte 349.
— vegetative Zentren 460 f.
Schlafsteuerungszentrum 461.
Schluckakt, Kettenreflex 116.
Schluckbewegungen und Sub-
stantia nigra 226.
Schluckreflex 101, 207.
— nach Ablauf des relativen
Refraktärstadiums 124.
— Refraktärstadium 123.
— und Summationsgesetze
102 f.
Schluckzentrum, Chronaxie
149 f.
Schmerz und Arterie 384.
— und bedingter Futterreiz
334.
— Paravertebralanästhesie
416.
— übertragener 371, 399.
Schmerzreiz und Hemmung
108.
Schmerzzentren 423 f.
Schragenreaktion 213.
Schreck, Hirnzirkulation 512f.
Schreitbewegungen 119.
Schunkelreaktion 216, 223 f.,
229, 240.
Schweif, Reflexe 155.
Schweifwedeln 115.
Schweißabsonderung, Einfluß
der Hirnrinde auf 483,
487 f.
Schweißaura bei JACKSON-
scher Epilepsie 483.
Schweißbild 394.
Schweißdrüsen, Innervation
393 f.
— und psychischer Vorgang
520 f.
Schweißdrüsenfaser, sym-
pathische 365.
Schweißdrüsennerven 373.
Schweißdrüsenzentren für die
hintere Extremität 404.
Schweißsekretion, zentrale
Regulierung 431 f.
Schweißsekretionszentren,
segmentale 413 f.
Schweißzentrum, Zwischen-
hirn 433, 435.
Schwelle, erhöhte, bedingte
Reaktion 327, 331.
— galvanische 138.
— niedrigere, bedingte Reaktion 327 f.

Schwellenreize 277 f., 280, 286.
Schwellenwechsel, Erklärung 330.
Schwellenzahl, sich summierender Reize 100.
Schwere, Drehungsmomente der, und Muskeln 55 f.
— Gleichgewicht zwischen, und Muskeln 57 f.
Schwerkraft 37 f.
— Beuger beim Faultier 131.
— Extremitäten und 125.
— und Stellung 196, 200.
— tonische Reflexe 125.
Schwerpunkt 48 f., 50.
— Effektivkraft 49 f., 51.
Schwerpunktbestimmung 38.
Schwerpunktlage 39.
Schwimmen des kleinhirnlosen Tieres 236, 240, 251, 253 f., 257.
Schwungkraft des bewegten Körpers 58.
Sedativa in kleinen Mengen und bedingte Reaktion 346.
Seelenblindheit 301.
Segmente, spinale isolierte 162 f.
Sehen, rohes und Funktion 350.
Sehfunktion und Occipitallappenexstirpation 350.
Sehhügel, Laufakt 226.
Sehnenreflexe, Auslösung 99.
— Bremsreflex 131.
— Einzelzuckung 92.
— Reflexzeit 140, 143.
— Refraktärstadium 122.
— bei spinalen Affen 161.
— tonischer Reflex 127.
— Verstärkung während des Inspiriums 138.
Sehnenspindeln, Dehnungsreflex 128.
Sehreize, bedingte Reizwirkung auf 323.
Sehrinde 300 f.
Sehstörungen, Restitution von 302.
Sekretion, innere und psychischer Vorgang 517.
— — Stoffwechsel 456.
— — Zentren, vegetative 438 f., 442.
Selbststeuerung der Atmung 173 f.
Sensibilisierung der Zentren für unterschwellige Reize 101.
Sensibilität, propriozeptive und Kleinhirn 254.
— Sympathicus, Einfluß auf 381.
— tiefe 291.

Sensibilitätsbahnen, aufsteigende, Thalamus opticus 229.
Sensibilitätsstörungen, Thalamus opticus, einseitige Läsion 228.
Sensibles Rindengebiet 291 f.
Sensorische Fasern aus den Eingeweiden 414.
Sensorium commune 269.
Setschenowscher Hemmungsversuch 156.
Sham-rage 308.
Shock, spinaler 157 f.
— — Blutdrucksenkung 158 f.
— — Dauer 158.
— — Diaschisis 158.
— — Durchschneidungsreiz 158.
— — kranialer Rückenmarksabschnitt 159.
— — Ringskühlung des Rückenmarks 158 f.
— Wesen des 85.
Signalisation 325.
Sinus caroticus, chemische Reizung 176.
— — Erregung und Ausschaltung 136.
— — Patellarreflex und Drucksteigerung im 156.
Sinusnerven, Atmung 175.
Somatisches System, vegetative und humorale Beeinflussung 156 f.
Sonderbewegungen 257, 297.
Spannung, maximale bei Reizung des motorischen Nerven 97.
— und motorische Einheit 96.
— und Verkürzung 16.
Spannungsentwicklung, Kleinerwerden 22 f.
Spannungsgröße 41 f., 43.
Spannungskurve, isometrische Verkürzung 145.
Spannungszustand, Erhaltung 81.
Spastische Lähmung, Muskulatur, tonische Fähigkeit 133.
Speicheldrüsen, Innervation 392 f.
— und psychischer Vorgang 515 f.
Speicheldrüsensekretion, Zentrum 404 f.
Speichelreflex des Hundes 324.
Speichelsekretion, paralytische 369.
Sperrfunktion, tonische 12, 18, 33.
Sperrmechanismus, Sarkoplasma 5.

Sphincter ani 436.
— vesicae 436.
Sphinktertonus 127, 497.
Spinale Katze, Beugerstarre 132, 161.
Spinaler Hund und Reflexe 116.
Spinales Tier, Reflexe des 159 f.
Splanchnicus, Reizung des zentralen Stumpfes 157.
Sprachmuskulatur im Affekt 500.
Sprungbereitschaft 206 f.
Stäbchendoppelbrechung 3.
Starrezentren 192, 194, 198, 206.
Starrezustände 30 f.
Statisches Maß 64.
Steady state 25.
Stehbereitschaft 296.
Stehen, Dehnungsreflex 129 f.
— Reflexumkehr 152.
Stellreflexe 206 f.
— Enthirnungsstarre 224.
— an großhirnlosen Affen 298, 310.
— optische 209, 218.
— roter Kern 244.
Stellung der Körperteile und Erregbarkeitsverteilung 154.
— im Raum, Reflexapparat 124.
Stemmbeinreaktion, dezerebriertes Tier 207, 215.
— großhirnloses Tier 213 f., 215, 217, 220.
Stereognostischer Sinn, Störung 228.
Stigmatisierung 477.
Stirnlappen, Pupillenbewegungen, Einfluß auf 488.
Stoffwechsel, Affektvorgang und 517 f.
— bei Hirnrindenschädigung 477.
— zentrale Regulierung 449 f.
Stoffwechselregulierung, Zellgruppen, Funktion bestimmter 459.
Stoffwechselzentren, cerebrale 455 f.
„Strecke, maßgebende" 41.
Strecker, Automatie, spinale 170.
— Bergsteigen 129.
— und Schwerkraft 125.
Streckerchronaxie, Beugerchronaxie 144.
Streckerzentrum, Beugerzentrum 119.
Streckmuskel, Aktionsstrom bei dezerebriertem Tier 199.
— Dezerebration 194 f.

Streckmuskel, Hypertonie nach Kleinhirnexstirpation 236.
Streckreflex, gekreuzter 93 f., 96, 99, 109.
— — d'emblée-Typus 112.
— — Körperhaltung 131.
— — Nachentladung 112 f.
— — Rückprallkontraktion 113 f.
— — Segmente, isolierte spinale 162.
— — Verkürzungsreaktion 134.
— — Zeiterregbarkeit und Auslösung des 147.
— Hemmung 104.
— Katze, chronisch spinale 162.
— Pseudoantagonisten 110.
— Reflexumkehr 152 f.
— Rückenmarksdurchschneidung 159.
Streckstarre s. auch unter Enthirnungsstarre und dezerebriertes Tier.
Streckstoß 123.
— beim spinalen und dezerebrierten Tier 117.
Streckzentrum und Erregung 130.
Streifenhügel, Gefäßzentrum 431.
Striäre Erkrankung, Atropin 374.
Striatum, Blutdruckniveau 430.
Striatumtier 229 f.
STRICKERsche Lehre 406, 412.
Stromschleifen 243 f., 276, 284, 289.
Strychnin, Atemzentrum, bulbäres 171.
Strychninisation des Thalamus und Lokalzeichen 306.
Strychninsegmentzone bei Dermatomabgrenzung 164 f.
Strychnintetanus 115.
Strychninvergiftung 112, 273.
— lokale, der Rinde 286, 290 f.
— — sensible Reizerscheinungen 314 f.
— Reflexumkehr 153.
— Thalamus opticus 228.
Stützreaktion 213.
— exterozeptive 210.
— Hirnstammzentren 213.
— positive, Stehen 130.
— — und negative 109.
— propriozeptive 212, 236.
Stütztonus, Ephedrineinspritzung 192.
— großhirnloses Tier 210.
— Hirnstamm 187.

Stütztonusstärke 212, 229.
Subiculum cornu ammonis, Geruchszentrum 303.
Subordinationschronaxie 144.
Substantia nigra, Funktionen 226.
— — Zerstörung 208.
Substanz, „rezeptive" der Zelle 373.
Sukzessivsummation 99.
Sulcus cruciatus, Exstirpation 296.
Summation, Begriff 77.
— zentrale 98 f., 101 f., 105.
Superposition, Mechanismus 18.
Symbolisation 325.
Sympathektomierte Tiere, Lebensdauer 359.
Sympathicus, Aktionsströme 368.
— Cervicalmarkdurchtrennung 159.
— Einflüsse auf das Atemzentrum 173.
— Einfluß auf den Muskelstoffwechsel 379.
— — auf die Nervenchronaxie 144 f.
— — auf die Sensibilität 381.
— — auf die Skeletmuskulatur 132 f.
— — auf somatische Reflexe 156 f.
— — auf das Zentralnervensystem 382.
Sympathicusdurchschneidung 385.
Sympathicusreizung, Pupillenerweiterung bei Psychoreaktion 496 f.
Sympathicuszentrum, subcorticales 421 f.
Sympathien 105, 137, 383, 387, 391.
Sympathische Denervation, Schweißdrüsen 395.
— gefäßverengernde Nerven 385, 387 f.
— Innervation und Muskeltonus 379.
Synapse 91.
— Erregungszustand, zentraler 101.
— Hemmungszustand, zentraler 105 f.
Synapsenverzögerung 141 f.

Tabes, Ataxie und Reflexbogen, propriozeptive 135.
— Grundspannung, mangelhafte 20.
— Kleinhirnataxie 254.
— paradoxe Pupillenreaktion 391.

Tangentialbeschleunigung 51.
TARCHANOFFsches Phänomen 521.
Taschenmesserphänomen 202, 204.
Taube, entrindete 305.
Taubstummer, Gemütsbewegung 500.
„Telereceptoren, Ganglion der" 268.
Temperaturmessungen 518.
Temporallappen, Totalexstirpation beider 303.
Temporalwindung, erste und Gehörsempfindung 302 f.
Tetanie, Chronaxie und Rheobase 71.
— parathyreoprive 157.
Tetanische Muskelerregung, Verschmelzungsfrequenz 92.
Tetanus 17 f.
— Recruitment 111.
Tetanustoxin, Reflexumkehr 153.
Tetrahydronaphthylamin 429.
Thalamus opticus 188, 227 f., 314.
— — Blasenzentrum 437.
— — Körpersensibilität 228.
— — pseudoaffektive Reflexe 227.
— — Sensibilitätsbahnen, aufsteigende 229.
— — Strychninvergiftung 228, 306, 315.
— — und vegetative Störungen 418.
— — Wechselwirkung zwischen Rinde und 314 f.
Thalamustier, Begriff 305.
— Hautsinnstörungen 306.
— Kaubewegungen 307.
— Lokalzeichen 306.
— propriozeptive Sensibilität 306.
— Schallokalisationsreaktionen 307.
— Sehen beim 306 f.
Thermokoagulation, schichtweise 274.
Thermotaxis, Tuber cinereum 445.
Thixotropie der Muskelkolloide 22.
Thorakalmark, Durchschneidung 160.
— Durchtrennung und Reflex 159.
Thyreoiddrüsenextrakt, bedingte Reaktion 347.
Tiefenperson 362.
Tiefensensibilität, einseitige gekreuzte Repräsentation 314 f.

Tier, großhirnloses s. unter
großhirnlos.
Tischrandreflex 296, 306.
Tischrücken 500.
tonische Fähigkeiten beim
Kaltblüter 126.
— Halsreflexe, Enthirnungsstarre 189, 196, 198.
— Komponente 284.
— Labyrinthreflexe, Enthirnungsstarre 189, 194,
196f., 198, 201, 204.
— Nachkontraktionen 32f.
— Sperrfunktion 12, 18.
Tonus, Begriff 81.
— contractiler 33.
— und Konstanz 125.
— und parasympathische
Innervation 382.
— plastischer 8, 33, 134f.
— und sympathische Inner-
vation 379.
— vegetatives Nervensystem
459.
Tonusproblem 2.
Tonusprüfung, klinische 7.
Tractus Deiterospinalis, Starre
192.
— spinocerebellaris, Enthir-
nungsstarre 194.
Trägheitsmoment, Muskel-
mechanik 48.
Trägheitsradius 48, 52.
Trägheitswiderstand 39.
Tragfähigkeit 41.
Training und Muskel 27.
Trauma und Shockwirkung
158.
Tremor 242f.
Trigeminus s. unter Nervus.
Trophik, vegetative Zentren
459.
trophische Nervenfasern 409.
— Störungen bei Hemiplegie
482.
Tschermakscher Versuch 384.
Tuber cinereum, Reizversuche
432.
— Wärmeregulationsver-
mögen 447.
— als Zentrum für Polypnoe
445.
Türksche Zeit 156.

Überempfindlichkeit auf autonome Gifte 369.
— und Hautbezirk 414.
Überkreuzungszeit 141.
Überlappen, Grenzstrang-
ganglien 166.
— peripherer Innervations-
felder 164f.
Überlappung, zentrale 98.

Übertragungszeit und Lei-
tungszeit, zentrale 140f.
Umkehrwirkungen von Giften
373.
Umklammerungsreflex 126f.,
131, 157.
Umstimmung, echte 146.
— frequenzgebundene des afferenten Nerven 150.
— intracentrale 146.
— der motorischen Nerven
und Sympathicus 144.
— der peripheren Zeiterregbarkeit 144f.
Uncus, Geruchszentrum 303.
Unerregbarkeit s. Refraktärstadium.
Unlustbetonter Zustand,
Hirnzirkulation 511f.
— — Magenmotilität 516.
„Unsympathische" Tiere 366.
Unterarmflexoren, Aktionsströme 126.
Unterscheidungsfähigkeit,
akustische 352.
Unterscheidungsvermögen
und Neopallium 323f.
„Unterschwelliger Saum" 99.

Vagotomie, Atmung 173f.,
175f.
Vaguskern, dorsaler, schweiß-
treibende Funktion 434.
Vagusreizung, Acetylcholin
364, 370, 382f.
Vagusstoff 105.
Vasoconstrictoren 137, 388.
— Lähmung 478.
Vasoconstrictorentonus, Re-
stitution 159.
Vasoconstrictorenzentren 411.
Vasodilatation 388.
Vasodilatoren, Tonus der Con-
strictoren und 110.
Vasomotorenzentren 426,
427f., 431, 480.
— segmentale 410f.
Vasomotorische Nerven, Me-
dulla spinalis 405.
— Reaktionen, Automatis-
men 487.
— spinale Apparate 171.
Vasomotorisch-trophische Er-
krankungen 389.
Vastocrureuskontraktionen,
phasische reziproke 119.
Vegetative Nerven, Er-
regungswellen 137f.
— Reflexe 135f.
— Zentren s. unter Zentren.
Vegetatives Nervensystem
und extrapyramidale
Bahnen 488.
— — bei Hirnrindenschädi-
gung 477.

Vegetatives Nervensystem,
präganglionäre Fa-
sern 476.
— — psychische Beein-
flussung 476f.
— — und Pyramidenbahn
488.
— — s. auch unter Nerven-
system, vegetatives.
Venen, Innervation 387, 391.
Ventrikel 4., lebenswichtigste
Funktion 417.
Veraguthsches Phänomen
521.
Verhalten, menschliches 355f.
Verkürzungsgröße 43, 54.
Verkürzungsreaktion 134f.,
203f.
Verkürzungsreflex, Koordination, intermuskuläre 108.
Verlängerungsreaktion 134f.,
202f., 204.
Verschmelzungsfrequenz bei
tetanischer Muskeler-
regung 92.
Vestibuläre Mechanismen,
Augennystagmus, spon-
taner 237.
— Systeme, Kleinhirn-
störung, Rückbildung
260.
Vestibuläres Gleichgewichts-
zentrum, Kleinhirn 249,
256.
Vestibularisapparat, Rollbe-
wegungen 236, 250.
Vierhügel, Irisbewegungen
425.
— Reizung des vorderen 419f.
Vogelkleinhirn 234f., 236f.
Vogelrinde, Reizeffekte, elek-
trische 284.
Vorderhirn und Stoffwechsel
455f.
Vorderhornzellen, Aktions-
ströme, träge 143.
— Erregbarkeit, abgeänderte
215.
— Erregungsrhythmus 94.
— Erregungswelle, rückläu-
fige 107f.
— Frequenz der Entladung
92f.
— hemmende Impulse 103,
105.
— Nachentladung 112f.
— Refraktärstadium 121f.
— Synapse 91.
Vorderseitenstränge, proprio-
zeptive Muskelerregung
193f., 195f.
Vorstellungsreflexe, Piltzsche
497.
Vulpian-Heidenhainsches
Phänomen 132f., 382.

Wärmeregulation bei dezere-
briertem Tier 225f.
Wärmeregulierung, Nuclei
tuberis 457.
' — zentrale 444f., 448f.
Wärmezentrum, Zwischenhirn
433.
WALLERsche Degeneration
311.
Wasserhaushalt, Nucleus su-
praopticus 457.
Wasser- und Salzstoffwechsel,
cerebrale Beeinflussung
452f.
Wasserzentrum, einseitiges
454.
WEBER-FICKsches Gesetz 43.
WEDENSKY-Phänomen 104.
„Wendungseffekt" 79.
Widerstand, elastischer 8.
„Widerstandsreaktion" 125.
Wiederreizung 115.
Winkelbeschleunigung 48f.,
50f.
Wirbeltiere, Muskulatur 166.
— niedere, Rückenmark, Iso-
lation 160.
„Wirkungsqualität" 62.
Wurm, Exstirpation 248.
— Läsionen 249, 258.
— Lokalisation am 264.
Wurzeln, hintere, Reizver-
suche FOERSTERs 412.
— Innervationsfeld einzelner
spinaler 164f.
Wurzelreizungen und Zentren-
frage 408f.

Zehenstand, Analyse des 60.
Zeiterregbarkeit, periphere,
Umstimmung 144f.
— propriozeptiv reflektorische 145.
— Variabilität bei Reflexen
144.
„Zeitmarkier-Reflex" 160.
Zeit-Spannungskurven 253.
Zentralnervensystem, Mechanismus der Schaltung
148, 150.
— sekretorische Tätigkeit
443f.

Zentralnervensystem, Sym-
pathicus, Einfluß auf
382.
Zentren, Begriff 82.
— elektive Ansprechbarkeit
150.
— Hypothalamus 226.
— motorische, Erregungswellen, rückläufige 107.
— — Okklusion 98.
— — unterschwelliger Reiz
98.
— parasympathische kraniale
416.
— regulatorische 463.
— Schluckzentrum 123f.
— spinale, motorische Er-
regungszustand 204, 206,
224.
— Umstimmung 146.
— für unterschwellige Reize,
Sensibilisierung der 101.
— vegetative, Corpus sub-
thalmicum 424.
— — Diaschisis 435.
— — höhere regulierende
416f.
— — — Hormoneinwirkung
438f.
— — und innere Sekretion
438f.
— — Organisation, Allge-
meines 461f.
— — regulierende in der Rinde 466.
— — segmentale 402f.
— — — Centrum cilio-spi-
nale inferius 410.
— — — für die inneren Or-
gane 414f.
— — — Pilomotoren 412f.
— — — Schweißsekretion
413f.
— — — Vasomotoren 410f.
— — im Zwischenhirn s.
unter Zwischenhirn.
— Zentrum der Automatie 81.
Zentrentheorie 82f.
— Funktionswandel 84.
— Gestalttheorie 85f.
— Plastizität 84f.
— Shock 85.

Zentripetalbeschleunigung 51.
Zirkulationsgröße, Adapta-
tion 136.
Zittern und Gemütsbewegung
498.
Zuckerstoffwechsel, cerebrale
Beeinflussung 449f.
Zuckung, Mechanik 16f.
Zuckungsdauer 17.
Zugspannung, Übertragung
17.
Zungenkieferreflex 92.
— Auslösung 99.
— Inspirium und Exspirium
137.
— Reflexzeit 140f., 142.
— Refraktärstadium 121.
Zwangserscheinungen nach
Kleinhirnexstirpation 237,
248f.
Zwangsgreifen 9, 298.
Zwerchfellatmung 158, 174f.
Zwischengelenk 58.
Zwischenhirn, Muskeltonus,
parasympathisches Zen-
trum des 459.
— Schlaf und elektrische Rei-
zung des 461.
— und Schweißzentrum 433,
435.
— Stoffwechsel, Zentral-
apparat 456f.
— vegetative Zentren 418.
Zwischenhirnbasis, faradische
Reizung 421f.
Zwischenhirndrüse 443.
Zwischenhirn-Hypophysen-
system 457, 464.
Zwischenhirnreizung undBlut-
drucksteigerung 429f.
— und Pituitringehalt des
Liquor cerebrospinalis
441.
Zwischenhirnstich 450f.
Zwischenhirnzentren 477, 488.
— Magendarmtätigkeit 484.
— Organisation und Lokalisation der Funktionen
457f.
— Vaguskern, dorsaler 434.
— vegetative 452.